増補改訂　**分裂病症候学**

記述現象学的記載から神経心理学的理解へ

中　安　信　夫

星　和　書　店

Seiwa Shoten, Publishers

2-5 Kamitakaido 1-Chome
Suginamiku Tokyo 168-0074, Japan

増補改訂にあたって

本書の旧版である『分裂病症候学―記述現象学的記載から神経心理学的理解へ』（一九九一）を発刊してから早一〇年を経たが、旧版が品切れになったのを機に増補改訂版を出すことにした。この一〇年のうちに執筆したもののうち一六編を追加し（うち六編は一九九六年発刊の『初期分裂病／補稿』にも収載、一編は書き下ろし）、旧版一六編のうち初期分裂病関連の二編をのぞく一四編を残し、つごう三〇編の論文を新たに構成した三部に分けて収載することにした。

筆者は旧版の序で「症候学の復権」を唱え、そして自身が分裂病症候学を研究するのは〈日々の臨床実践に役立つ症候学を得たい〉ということと〈分裂病の病態生理に症候学から接近したい〉ということの二点を目的としたものであると記しておいた。こうした観点から見れば、この一〇年の仕事は前者の目的にはいささかの貢献をなしえたものと思われるが、後者の目的には寄与するところ少なかったと反省させられる。「状況意味失認―内因反応」仮説という、すでに旧版で呈示していた分裂病の病理発生に関する神経心理学的理解は、いつまでも概念的理解にとどまり、脳におけるその実体にまでは現在に至るも踏み込んではこれなかった。この一〇年、ことにその前半、旧版刊行とほぼ同時期に赴任した母校での非日常的業務が腰を据えてこの難問に挑む時間と気力をいささか奪ったのは確かではあるが、なによりも問題の難しさが筆者の能力を超えており、躊躇をもたらしたのである。代わって、第III部（臨床精神医学の方法）に収めた論文を数多く執筆することになったが、それはＤＳＭ-IIIに始まる精神科臨床のマニュアル化の滔々とした流れが、研究者である前にまずは臨床医でありたいと願う筆者に大いなる憤激を引き起こしたためである。読み返してみて、いささか怒りが前面に出過ぎているかなとも反省させられるが、その怒りの裏に臨床医の矜持を読み取っていただければと願っている。

いずれにしろ、本書は精神科医となって四半世紀をこえた筆者の仕事のうち、今やライフワークとも考えている初期分裂病論、および持てる力のすべてを注いだ宮﨑勤精神鑑定書をのぞく大半の仕事を収めたものである。個々の論文の内容だけでなく、症候学の復権と再生をとおして分裂病臨床の前進ならびに分裂病の病態追究に資せんと努めてきた一精神科医の軌跡をも読み取っていただければ、これに優る喜びはない。

なお最後に、旧版にひきつづいてこうした私編集の出版を快くひきうけていただいた星和書店社長石澤雄司氏ならびに労を厭わず困難な編集作業をやり遂げてくださった編集部の安達麻子氏に深甚なる謝意を申しあげる。

二〇〇一年九月

中　安　信　夫

旧版序

本書は一九八四年から一九九一年前半にかけて、分裂病症候学およびその周辺領域について筆者が発表した一六編の論文からなる論文集である。

本書成立の経緯をまず述べておきたい。筆者は昨秋、分裂病の特異的初期症状についての一〇年余の研究をふまえて『初期分裂病』（星和書店、一九九〇）と題した小著を著したが、その出版を終えた時点において新たに、分裂病症候学の実践篇ともいえるその書と対になるべく、理論篇を書き下ろしてみたいという欲求が心の中に出てきた。『分裂病の精神病理』シリーズ（東京大学出版会）およびその後をうけた『分裂病の精神病理と治療』シリーズ（星和書店）にて筆者が発表してきた一連の論文はこのテーマに沿ったものであり、作業はこれらの論文をまとめ直すことによって比較的容易に達成されるかとも思えたが、結局この企ては断念することにした。というのは、これらの諸論文はたかだかこの六〜七年来の仕事であり、改めて書き直すとしても現時点ではせいぜいその上をなぞる程度にしかならないと予測されたからであり、なによりも原論文を書いたおりの意気と熱気を取り戻せるだろうかと危惧されたからである。加えて、これらの諸論文はもともと体系化をめざして書き続けてきたものであり、そのままでも既に一つのまとまりを示しえているのではないかと判断されたからである。かわりに筆者は、それら諸論文に加えてその周辺領域について書いたいくつかの論文をもおさめた論文集を刊行して、分裂病症候論に関するまとまった一書として新たな批判を受けてみたいと考えるようになった。こうして出来上がったのが本書である。

さて、筆者は本書に『分裂病症候学』というタイトルを与えたが、分裂病症候論ではなく分裂病症候学としたことにはある意味を込めたつもりである。一般に「学」とは固有の対象とともに固有の方法を有するものであり、実学である医学においてはさらに固有の目的が付け加えられるものと思われる。筆者がこの私論集に敢えて『分裂病症候学』というタイトルを冠したのは、分裂病症候という対象に接近する方法と目的を筆者なりに強く意識し、本書におさめた諸論文においてそれらを貫き通したと考えるからである。

方法には二点ある。一つは〈初期症状から極期症状へ〉というもので、幻覚や妄想などの極期症状を自生体験や気付き亢進などの初期症状の進展として、すなわち両者を連続的、段階的な現象形態として理解しようとするものである。他の一つは副題にも表した〈記述現象学的記載から神経心理学的理解へ〉というものであり、症状理解にあたってはまず記述現象学的記載に徹底し、しかるのちにそれらを神経心理学的理解へ導こうとするものである。

また目的も二点ある。一つは〈日々の臨床実践に役立つ症候学を得たい〉というもので、これは現状においてはたかだか鑑別診断の用にしか、それも不十分な形でしか用をなさない精神症候学というものを、より厳密な鑑別診断、さらには病期の判定や予後の予測、あるいは治療効果の判定などにも役立つ、広範な臨床的実用性のあるものとして再生したいというものである。他の一つは〈分裂病の病態生理に症候学から接近したい〉というもので、今なお困難をきわめる分裂病への生物学的アプローチに対して、その作業仮説を症候学から提出しようとするものである。この後者の目的には、筆者が分裂病の生物学的病因論を奉じ、そうした研究に直接携わることをめざしながらも、賭けるに値する作業仮説を見いだせず、精神病理学へと転じてきたという個人史的経緯も関係していよう。

方法と目的を強く意識してきたゆえに本私論集に敢えて『分裂病症候学』というタイトルを与えたことを述べたが、このタイトルを用いることには今一つの、そして最大の理由がある（方法と目的の明確化も、その理由があればこそである）。それは筆者が、現今の精神医学において「症候学の復権」を強く希求しているからである。現象の記述こそあらゆる「学」の出発点と思われるが、さすれば精神医学においては精神症候学がすべての出発点であり、基礎とされなければならないであろう。しかし筆者の見るところ、近年この点が軽視され、症候学は本来その基盤の上に立つべき数多の学問的潮流と同格で、かつたんにその一つとしてしか見なされていないようである。結果として現今、症候学に欠け、臨床的事実から遠く離れた議論が横行しているように思われるが、これは筆者の僻目であろうか。議論の内実がいかにすぐれていようとも、臨床的事実との接点を失うならば、その議論は精神医学においては砂上の楼閣にすぎないものとなろう。筆者の眼からみれば、あまりにも素朴で「学」とも呼びえないＤＳＭ‐Ⅲの「症候学」によって虚を衝かれるのも致し方がないと思われる。

筆者は「症候学の復権」を希求すると述べた。しかし、それは旧来あるがままの姿での復権ではなく、その目的が意識され、方法が再検討された上での再生でなければならない。方法と目的を明確化しているからといっても、得られた結果をふりかえるならば、本書の内容に「学」の名を与えることには内心忸怩たるものがあり、また羊頭狗肉との謗りをも受けかねないと危惧されるが、それでもなお『分裂病症候学』というタイトルを用いるのは、筆者が本書に症候学再生の願いを託すからである。

こうした学術書のならわしを犯すことになるが、本書におさめた諸論文執筆の背景にある筆者の精神史を、以下簡略ながら語らせていただきたい。

筆者はどういうものか、むかしから〈形〉が好きである。好きという以上に憧れがあるといってもいい。この〈形〉への憧れは、医者になろうと決める前には建築家を志していたことや、あるいは医学部の講義でもっとも魅了された学科が解剖学であったことにも現れていよう。思うところあって筆者は、医学の中ではもっとも〈形〉のない精神科に進んだが、やはりというべきかそこで最終的に選んだものは結局〈形〉が一番ありそうに思えた症候学であった。読者が、筆者の症候学の中に〈形〉なきものを無理に〈形〉に拵える弊を見られるとすれば、あるいはまた筆者の症候学が動画の一コマを切り取ってきた静止画像を見るようで動きに乏しい弊を感じられるとすれば、それはみな、筆者のこうした〈形〉への憧れという性癖のしからしむるものである。

この性癖の弊は、いつの頃からかとりつかれた「自分に残された時間はあまりなさそうだ」というある種の強迫感と相俟って、また別の側面にも表れているように思われる。それらは、ペン先の動きを思考が後追いしているような急いた執筆態度、直線的な論理展開や直截な表現にみち、我ながら強引とも思える自説の主張と他説への断罪にあふれた論文内容、あるいは早すぎるこうした論文集作成の企てなどである。

しかし、それにしてもいったん成し得たと思えた〈形〉がすぐさまに崩れ去っていくように感じられるのは、どうしたことであろう。論文執筆が終盤に近づけば近づくほど感じられる「時間」との競争、その果てにたどり着いた、〈形〉を成し得たという充足感と高揚感が、日ならずして雲散霧消していくのには一体どう対処すればよかったのであろうか。残された道は「次を、また次を」と追いかけていくことしかなく、事実そうしてきたが、その試みにもいささか疲れてしまったというのが現在の偽らざる思いである。

本書の出版はもちろん先にあげた目的をめざしたものであるが、筆者の精神史にとっては雲散霧消してしまったかのように感じられる諸々の〈形〉を今一度自らの内に甦らせ、さらにはより強固な〈形〉へと作りかえることによって、これまでの自らの営みに一つの区切りを与えることを企図したものである。筆者にとってそれは、次なる出発のためには不可欠な喪の作業であると思われた。


これまで筆者は、自らの学問的内容において師を持たずに過ごしてきた者である。こうした言い方は不遜に聞こえるかもしれないが、決してそうではない。遠くに、また近くに師たる人を見いだしながらも、なお師にしたがうことを筆者の内心が潔しとしなかったのである。たぶんそれは、あらゆる権威の、ことに大学の権威の否定が吹き荒れた時代に学生生活を送った者としての狭量と矜持によるものであろう。このことは筆者の学問的姿勢にある面では先入見のない自由を与えたものの、反面その内容において多くの無知と誤解をもたらしたものと思われる。批判の舌鋒のみ鋭く、しかしそれが無知と誤解に基づくとすれば、これほど滑稽なものはなかろう。本書においてその滑稽さがいくらかでも減じているとすれば、それはたぶん筆者の狭量を許して無知と誤解を正し、そして時におちいる孤立感を癒してくださった多くの方々の寛容なお心の賜物であろう。現在の筆者の気持ちは、ただただ「ありがとうございました」というほかないものである。一々のお名前はあげえないが、このことを記して感謝の意を表したいと思う。

最後に、筆者のわがままを聞き届けて本書の出版を快くひきうけていただいた星和書店社長石澤雄司氏ならびに編集部の方々に、また個々の論文の転載の許可を与えられた日本精神神経学会、東京大学出版会、星和書店に深謝の意を申し述べるものである。

一九九一年六月

一、本書は既発表の二九編および今回書き下ろした一編の総計三〇編の論文から成る（ただし、第四章はもともと第三章の補遺として書かれたものである）。三部、三〇章に部・章だてしたが、各部におけるその配列は発表順とした。

二、一書にまとめるに際して、アラビア数字を漢数字に直すなど字句の小訂正を施したが、基本的には原論文をそのまま再掲した。このことに関連して＊、＊＊等を用いていくつかの注記を該当頁に施した。

三、原論文の初出雑誌・著書の名称、掲載頁、出版社、発行年などは、各章の最後に記載した。

第II部　周辺テーマをめぐって

第Ⅲ部　臨床精神医学の方法

第Ⅰ部　状況意味失認と内因反応

第I部解説

本書の題名にもっとも相応しいのはこの第I部に収めた一六編の論文である。一九七二年から一九八七年まで年一回のペースで行われ、わが国における分裂病の精神病理学的研究において一時期を画した東京大学出版会の『分裂病の精神病理』ワークショップ、筆者はこのワークショップの終盤にやっと間に合った者であるが、この第I部に収めた一六編のうち一一編が上記の『分裂病の精神病理』シリーズ（四編：第一、二、三、四章）、その後をうけた星和書店の『分裂病の精神病理と治療』シリーズ（六編：第五、六、七、九、一一、一四章）、さらにその後をうけた人文書院の『精神分裂病―臨床と病理』シリーズ（一編：第一五章）にて発表したものである。これらのワークショップ、ことに東京大学出版会のそれの雰囲気を筆者はかつて次のように記したことがある。

常識にとらわれない破天荒な論考こそ歓迎しようというおおらかさ、そのじつありきたりで凡庸な発表は情け容赦なく切って捨てるという厳しさ。本シリーズの前身である東京大学出版会の「分裂病の精神病理」ワークショップの雰囲気はそうしたものであったが、小生は前シリーズの終盤に初めて出席を許され、発表を行ったときの緊張と喜悦をいまだ忘れられないでいる。〝とことん考え抜いてきた〟という自負こそあったものの、はたして自分の発表が居並ぶ碩学にどう評価されるのか、発表を終えるまでのその張りつめた思いと、「おもしろいねえ」という一言によって生じた、身のうちを駆けめぐるような喜び。（中安信夫編：『分裂病の精神病理と治療8　治療の展開』、星和書店、一九九七の「まえがき」より）

ここに記した初々しさは常連メンバーになっていくうちにいつしか消え去っていったが、筆者は年一回行われてきたこれらのワークショップには期するところがあり、発表を許されるごとにノイエスを求めて懸命に思考を巡らせてきたように思う。初めての発表であった「背景思考の聴覚化─幻声とその周辺症状をめぐって」の冒頭で、筆者は図々しくも「本論文とそれに続いて予定している筆者の二、三の分裂病症状論」と記したが、それは二、三で終わらず一一編にもなってしまった。いまだ道半ばではあるが、ふりかえってみて〝よくぞ、ここまで来た〟との感慨なきにしもあらずである。筆者がこれらの論文で一貫して追い求めたのは、多様な分裂病症状をいかに統合的に理解するかであったが、そこで方法としたのが副題ともした「記述現象学的記載から神経心理学的理解へ」であり、結果として得られた統合的理解のキーワードが本第Ⅰ部の題とした「状況意味失認と内因反応」であった。「増補改訂にあたって」でも記したが、神経心理学的理解はいまだ概念レベルにとどまっており、脳におけるその実体にまでは踏み込んでいけてはいないが、記述現象学的記載に関しては、筆者が心中ひそかに敬愛し、その御仕事を継承・発展させたいと願ってきた村上仁、西丸四方、島崎敏樹の諸先生に誉めていただける域にようよう達したのではないかと思っている。

私論集ゆえに記すが、第九章の「自生と強迫―体験様式の差異とその臨床的意義」に対して村上仁先生が「中安氏の『自生と強迫』に対する反論と氏の業績全体についての二、三の感想」（永田俊彦編：『分裂病の精神病理と治療5』、二六―三二、星和書店、一九九三）で応じてくださり、加えて京都で行われた日本精神病理学会（一九九三）の会場ロビーにて約してお会いできたこと、また筆者が特別講演に招かれた松本での信州精神神経学会（一九九四）の会場に西丸四方先生が久方ぶりに御出席され筆者の講演にコメントをしてくださったこと、また島崎敏樹先生に関しては親友であられた臺弘先生が筆者の仕事を評して「島崎が生きていればさぞかし喜んだだろう」とおっしゃったことなど、筆者にとってはこの上ない喜び、至福であった。

さて、この第Ⅰ部に収めた諸論文執筆の背景を述べておこう。分裂病症候学に関する筆者の研究は〈分裂病の早期発見と顕在発症予防〉という臨床的要請の下、その特異的初期症状への関心から始まったものであるが、併せてその当初より〈分裂病の病態生理仮説の提示〉という目的をも視野に入れたものであった。というのは、筆者は〝何事によらず事の本質はその最初を見ればわかる〟という信念を抱いており、この観点からは初期症状の中に分裂病の病態生理が垣間見えるのではないかと考えられたからである。

〈分裂病の早期発見と顕在発症予防〉のためには勿論のこと、〈分裂病の病態生理仮説の提示〉のためにも、まずは初期症状ではないかと疑われる諸症状が真に分裂病の初期症状であるとの確証が必要であり、そしてそのためには当該の諸症状が幻声、妄想知覚、自我障害、緊張病症候群などの極期症状へ進展するとの証明が必要とされる。これには実証的方法と論証的方法の二つがあり、またさらに前者には既に顕在発症し、診断的に異論のない症例の初期段階を遡向的に調査する方法（遡向的実証）と、特異的初期症状ではないかと疑われる当該の諸症状を現に示している症例を前向的に追跡し、その症例が顕在発症することを確認する方法（前向的実証）の二つがあると考えられた。が、しかし実証的方法には以下の重大な欠陥があることがすぐに判明した。すなわち遡向的実証には、初期とその時期の体験を報告する現在との間に相当な時間的隔たりがあり、したがって一般的にも忘れ去られやすく、また覚えられていたとしても種々の修飾や変容をこうむっている可能性が高いという欠陥があり、また前向的実証には、分裂病の初期状態が疑われる症状があれば、当然のことながら患者は治療下におかれるので、患者が容易に顕在発症することは少なく、ために当該の諸症状がはたして真に分裂病の初期症状であるか否かがいつまでも確認しえないという欠陥が認められた。

以上のことから筆者は、欠陥の多い実証的方法は後日にまわし、論証的方法を採用することにしたが、初期症状が疑われる症状と極期症状とをたんに対比対応させるだけでは理論的媒介物は容易に浮かび上がるものではなく、またよしんば浮かび上がったとしても、それは恣意に流れる危険性が高いと考えられた。そこで筆者が考えたのは以下のような方法である。それは、特異的初期症状ではないかと疑われる諸症状をとりあえず分裂病性のものと仮定し、①それら当該の症状の発現に関与する病態生理を推定し、次いで②推定された病態生理およびそれに基づく症状形成機序によって、当該の症状のみならず、極期の症状の発現をも説明する、という方法である(図1)。②において、分裂病性として異論のない幻声、妄想知覚、自我障害、緊張病症候群などの極期症状の形成過程が遺漏なく説明されるならば、①で推定された病態生理が分裂病性のものであり、加えて出発点として初期症状では

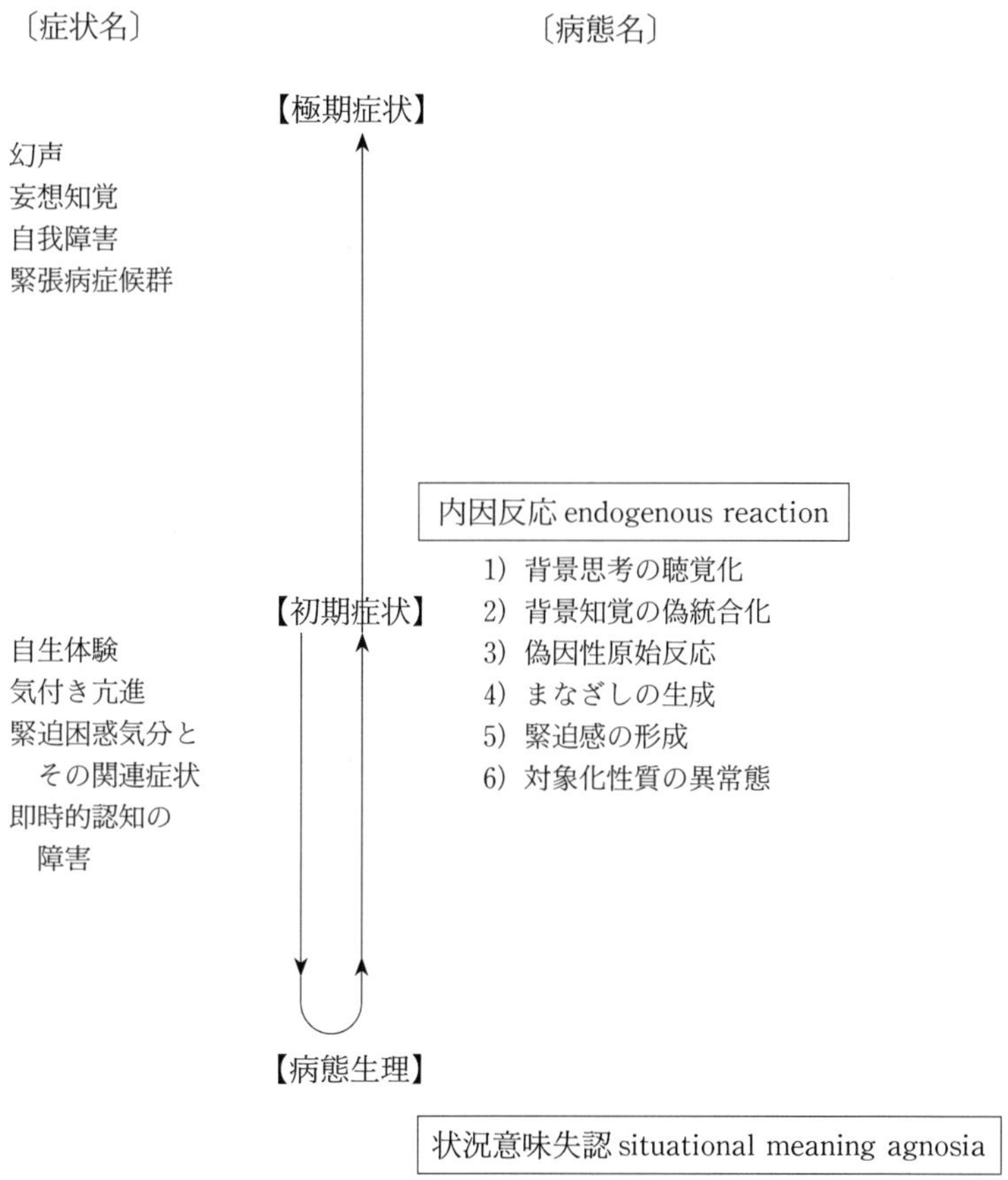

図 1　分裂病の病理発生と症状形成にアプローチするにあたって筆者が採用したストラテジー

ないかと仮定された当該の諸症状が真に分裂病性のものであるとの確証が与えられたことになる。こうした方法は、先にあげた二つの目的を順次に、すなわち〈分裂病の早期発見と顕在発症予防〉のためにまず特異的初期症状の同定を行い、しかるのちにその保証に基づいて〈分裂病の病態生理仮説の提示〉を行おうという当初の計画と異なって、両者を表裏一体のものとして同時進行的に行おうとするものである。この立証は分裂病の初期症状ではないかと疑われた当該の諸症状を個別に検討する方法で行われたが、個々に推定され、導出された病態生理は互いに一致する同一のものでなければならないのは当然のことであろう。ここに推定され、導出された分裂病の一次性病態生理が状況意味失認であり、それに基づく症状形成機序が内因反応であって、筆者は両者を総じて「状況意味失認—内因反応仮説 situational meaning agnosia-endogenous reaction hypothesis」と呼ぶことにした。この仮説に基づいて、現時点までに論証しえた分裂病の症状形成過程（分裂病症状系統樹）を図2に示しておく。

個々の論文の紹介は省くが、第Ⅰ部に収めた諸論文のうち、第四、八、一六章は上記の状況意味失認—内因反応仮説を一九八七、一九九〇、二〇〇一年（今回、書き下ろし）の各々の時点で総括的に論じたものであり、また図2に示した個々の症状形成過程に関しては「背景思考の聴覚化」は第一、六章で、「背景知覚の偽統合化」は第二、六章で、「偽因性原始反応」は第七章で、「まなざしの生成」は第五、六、一三章で、「緊迫感の形成」は第五、一〇、一四、一五章で、「対象化性質の異常態」は第一一、一三章（および第Ⅱ部第一八章）で論じた。

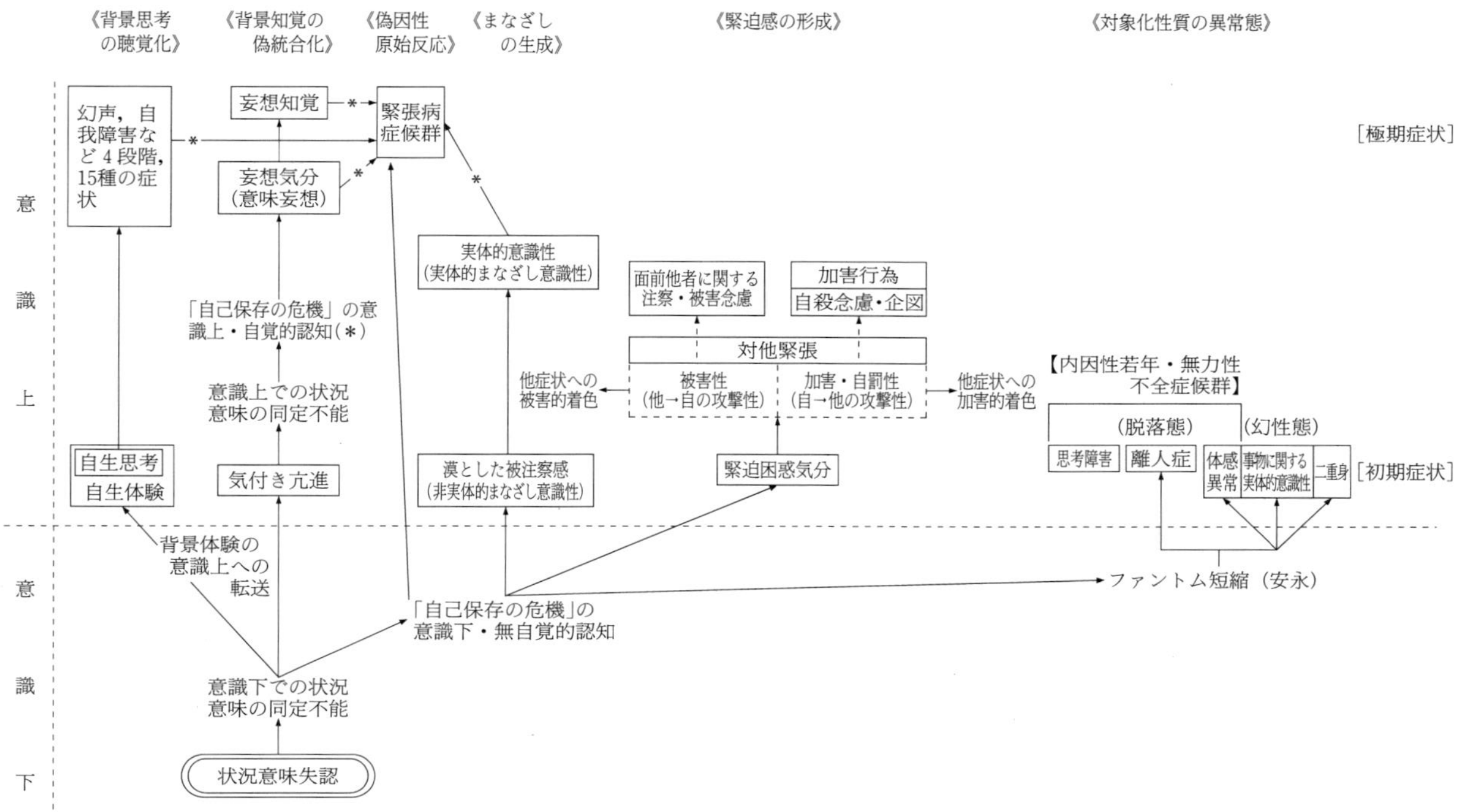

図2　状況意味失認—内因反応仮説に基づく分裂病症状系統樹（1998）
図中，点線の矢印は対人状況下において発動し，各々矢印の終点の症状が形成される

そのほか、上記の状況意味失認─内因反応仮説に直接かかわるものではないが、ここに収めた論文が三編ある。

第三章「『自我意識の異常』は自我の障害か──ダブルメッセージ性に着目して──」は、いわゆる自我障害ないし自我意識の異常が分裂病の本質とされ、分裂病が「人格の病」（それは分裂病の神経心理学的理解を峻拒する）ともされかねない現況に対して挑戦を試みたものである。論考の出発点は分裂病患者が自らの「自我意識の異常」を語りうることであり、それは自我意識のレベルにおいて自我の被動化を伝えるとともに、自我のレベルで、少なくともその一部では能動性が保持されていることを伝えるダブルメッセージと考えられるというものであり、論考の結論は自我ならざるもの（非自我）の意識化こそ自我障害の本態であって、自我の障害という理解はあたかもそうと見える化象にすぎないというものであった。

第九章「自生と強迫──体験様式の差異とその臨床的意義──」は、分裂病の初期症状の理解において肝要な自生性という体験様式の特性を、ともするとそうと誤認されかねない強迫性との比較をとおして際立たせ、その体験様式の存在をあまねく知らしめたいと願って書いた論文である。その意気込みを反映してか、批判の舌鋒はBlankenburg, W.や村上仁先生らにも向けられたが、村上先生からは筆者の批判を素直に認められた丁寧な応答論文が寄せられたのは先に記したとおりである。その論文を読んで、村上先生の素直さに〝学者とはかくあるべきもの〟とひどく感激したことを言い添えておく。

第一二章「二段階病理発生仮説から見た分裂病の再発／治癒と再燃／寛解」は、「精神分裂病の再発」

という特集テーマ（『精神医学レビュー12　精神分裂病の再発』、ライフ・サイエンス、一九九四）にひきずられて本来の主張が見えにくい論文名となっているが、筆者がこの論文で意図したことは、筆者の分裂病論における一段階症候論（状況意味失認―内因反応仮説）と二段階経過論（初期分裂病―極期分裂病仮説）の矛盾を止揚すべく、生物学的に規定された内在性の「防御メカニズム」の存在を主張し、そのメカニズムを内に含む分裂病の二段階病理発生仮説を提唱することにあった。初期症状の再現と消失に「再発」と「治癒」という用語を、極期症状の再現と消失に「再燃」と「寛解」という用語を当てるべきであるという主張は、二段階病理発生仮説から当然のごとく導かれた、いわば付け足しの主張であった。

第一章　背景思考の聴覚化
――幻声とその周辺症状をめぐって――

個人史的前置き

本論に入る前に、筆者の精神科医としての個人史をごく簡略にのべたい。というのは、人が「どこ」で精神科医を始めたかということが、その人の分裂病観の形成に多大な影響を及ぼしうるからであり、本論文とそれに続いて予定している筆者の二、三の分裂病症状論も、この状況規定性をまぬがれていないからである。

ここで「どこ」とのべているのは学派のことではなく、文字通り診療の場に関することであり、例えば精神病院か大学病院か、あるいは病棟か外来かなどをさしている。このことは偉大な先達を引き合いに出して恐縮であるが、ほぼ同時代の精神科医であるE・ブロイラーおよびクレランボーの分裂病論とそれらが形成された診療の場をおのおの対比的に眺めれば、一層明瞭となろう。周知のごとく、ブロイラーはその著『早発性痴呆または精神分裂病群』(1)で、連合弛緩、感情障害、自閉、両価性を基本症状とし、幻覚、妄想、緊張病症状等を副次症状とする分裂病症状論を展開したが、その基本構想は彼が二九歳から一二年間、医長として過したライナウ州立精神病院時代に形成されたものである。彼はそこでは病院構内に居住し、「彼のすべての時間を患者と共に過した」(M・ブロイラー：前掲書日本語版への序文)

のである。他方、クレランボーは精神医学を専攻して間もなく、三三歳でパリ市警視庁特別医務院に就職し、多数の浮浪者や種々の犯罪者等に対するごく短期間の精神鑑定業務を通して、有名な精神自動症 automatisme mental の理論を形成した[2、3]（彼はこの理論を主として慢性幻覚精神病 psychose hallucinatoire chronique を対象として成した。この臨床単位はフランス精神医学では分裂病と区別されているが、ドイツおよびその流れをくむわが国の精神医学では分裂病に属せしめよう）。前者は病院精神医学の産物で、慢性期の患者を対象として主として陰性症状に着目したものであり、後者はいわば外来精神医学の産物で、急性期の患者を対象として陽性症状に着目したものである。こうした診療の場の差異、ひいてはそれに規定された患者の質的差異のような背景を抜きにして、その結論のみを盲信するところからは、「群盲、象を評す」がごとき、分裂病論の対立を生じてくるのは、けだし当然であろう。筆者がこうした学術論文の慣習を犯して、敢えて個人史的背景をのべるのは、そうしたことが筆者の分裂病症状論に対する読者の理解を少しでも助けることになろうと思うからである。

筆者は前任地の東大病院精神神経科で約九年間を過したが、筆者の入局以前から現在に至るまで続いている紛争のために、筆者を含む殆どの新人の研修が外来診療に限定されていた。最初の一年間、筆者らは週五日、初診患者の予診をとり、次いで上級医師による本診の陪席をつとめるという方式で臨床研修を行なったが、研修が外来のみに限定されたことは幸か不幸か、初期状態や比較的軽症の分裂病患者に接する機会を相対的に増加させ、そのことが筆者に伝統的な分裂病症状論に対する、下記の二つの疑問を生じさせるに至ったのである。

その第一は、初期状態の診断基準に関するものである。その疑問は予診段階で筆者が神経症、とりわけ神経衰弱とか抑うつ神経症と診断した症例、あるいは稀には正常と診断した症例が、本診医によって分裂病とされるケースが往々みられたことに発している。こうしたくい違いは、分裂病患者に接し始めて間もない筆者が、その診断根拠を幻覚や妄想など、顕在化した陽性症状の確認にしか置くことができなかったのに対し、本診医はそうした例においては、筆者が当時は感知することのできなかった分裂病患者に固有の対人反応や思路の乱れに重きを置いたことからくるものであった。経験をつみ重ねた現在においては、筆者もそうした対人反応や思路の異常をそれなりに感知しうるようになってきたが、当時としてはそうした診断のくい違いを示される度に、自己の診断能力のなさに愕然とするほかなかった。しかし、一方ではおのおのの精神科医の資質や経験に依拠するところの大きいそうした診断技術が、恣意的で胡散くさいものに思えたのもまた事実である。こうした思いは、本診医によっても分裂病と診断しえなかった症例に、急性に幻覚妄想状態や緊張病状態が発現した時に一層強くなった。筆者は対人反応や思路の異常、あるいは行動変化ではなく、より確実な診断の根拠となりうる初期体験症状を得たいと願うようになったが、少なくとも教科書からはそれらは欠落していた。筆者は分裂病の初期体験症状を遡行的に追求したマッギー(4)、チャップマン(5)、バウアースら(6)の諸論文を参考にして、初期状態が疑われる症例に対して詳細な問診をくり返していく中で、旧来の診断学においてはせいぜい対人反応の異常や思路の乱れぐらいでしか分裂病と診断できない症例に、思いのほか明瞭な初期体験症状が潜んでいることに気がつくようになってきた。ちなみに筆者がそれらのトリアスと考えているものをあげると、①まとまりのない種々雑多な観念が次々と心の中に生起する自生思考、②周囲の些細な物音や視野の周辺部のわずかな変化など、通常は殆ど意識化されることのない知覚対象による注意転導性の亢進、③漠然とした注察念慮、である。

第二の疑問は、分裂病症状の分類もしくは構造の問題である。少なくとも教科書の記述をみる限り、わが国の分裂病症状論は大なり小なり、先にのべたブロイラーの基本症状と副次症状という分類によっている。この区別は病因論的観点からなされた一次症状と二次症状とは異なるという点は銘記されるべきであるが、基本症状は分裂病に特異的で、かつ経過の中で常に存在する持続的な症状とされ、副次症状は他の疾患にもみられる非特異的な症状であり、経過の中で間歇的に出現すると定義されることで、前者が分裂病性障害の本質としても、また診断的にも重視されていることは確かである。疾患に特異的か否か、および症状の出現が持続的か間歇的かの観点から多彩な分裂病症状を二分することはそれなりに首肯できるが、はたして前者に基本症状、後者に副次症状という位置づけを与えることは正しいであろうか。この疑問は筆者が外来で担当した分裂病患者の多くが、幻覚妄想状態や緊張病状態の急性再燃を経るごとに階段状に感情鈍麻や意欲減退を付け加えていくという経過を示したことに発している。こうした経過を素直に解釈すれば、幻覚や妄想、あるいは緊張病症状こそ、分裂病を分裂病たらしめている一次性のもののように思われ、感情鈍麻や意欲減退はそれによって生じる二次的な後遺症のごとくに考えられるのであった。この両者の一次―二次という関係は、幻覚や妄想が激しく、かつ長期にわたるほど、感情鈍麻や意欲減退が重篤になるという印象によっても裏付けられるものであった。以上のことから、筆者は次第にブロイラーの副次症状こそ、実は基本的な症状であり、基本症状は単なる後遺症にすぎないと考えるようになってきた。そして、他の疾患でも現われるという点からのべられた副次症状（幻覚、妄想など）の「非特異性」に今一度、厳密な精神病理学的批判を加えてみたいと願うようになってきた。

以上、二点につき、初期研修が外来のみに限定されるといった特殊な状況下で、分裂病の初期状態の診断に苦慮し、また急性再発型の比較的軽症の分裂病例を数多く経験することを通して、筆者が伝統的な分裂病症状論に抱いた疑問とそれに対する筆者なりの大まかな考え方をのべたが、それは決して筆者のノイエスでもなければ、また新しい考え方でもなかろう。ただ、いまだ精神医学のイロハも十分にわからなかった初期研修の段階で、実地の臨床を通して直接的に抱いた疑問であるだけに、その印象は鮮明であり、その後の筆者の分裂病臨床の課題となったものである。

筆者は上記の疑問を基礎として、分裂病の精神病理学は近年うちすてられた感のある幻覚と妄想の記述現象学に今一度立ちかえるべきであり、それへの接近方法としてはそれらの原初的形態を初期体験症状の中に見い出し、その発展的形態として幻覚や妄想をとらえ直すことが有効なのではないかと確信するようになった。本論文とそれに続いて予定している筆者の二、三の分裂病症状論は、以上のような分裂病観や研究方法に対する考えを背景として書き進められたものである。

1　序　説

幻覚の記述精神病理学的研究において、その感覚性への注目は、幻覚を「対象なき知覚」と定義したエスキロールに始まり、記述現象学的方法にもとづく知覚と表象の対比の上で、幻覚が実体性を有し、かつ外部客観空間に存在する点で知覚性格を有するとしたヤスパース(7)によって一応の完成をみるに至った。しかるに、こうした感覚性への着目に異議を投げかけ、幻覚研究の中心テーマは実験的に作られた幻覚（ヤスパースの幻覚研究はカンディンスキー(8)の偽幻覚の記述現象学的考察に端を発しているが、これは阿片チンキにより誘発されたものである）や幻像肢、せん妄時の幻視等ではなく、精神分裂病の言語幻聴（幻声）であることを主張するとともに、感覚性を幻覚の一次的標識からはずし、かわって無縁性（他者所属性）Fremdheit（聞こえてくる声を患者が fremd なものと感じていること）に着目したのはシュレーダー(9〜11)である。

シュレーダーの幻覚論は、自生思考、考想化声、思考奪取、作為体験、幻声等の症状は、思考過程に本来備わっている自己所属感が障害されて連続的に発展してくるものであり、一連の症状は患者がそれに対して無縁感 Fremdheitsgefühl を抱くという共通の標識のもとにまとめられるとするものである。これはそれまでヤスパースの幻覚論の影響下にあったドイツ記述現象学派をその桎梏から解き放つとともに、以下の二点において画期的なものであった。その第一は、言語幻覚症 verbale Halluzinose（分裂病性幻聴はその主要なものである）の解析に始まるものでありながら、無縁性という点で幻声が自生思考、考想化声、思考奪取などと一連のものであると主張することによって、単なる幻覚論の域をこえて、それを分裂病症状論一般にまで高めたことである。そして第二には、言語幻覚症を無縁思考 Fremddenken と呼ぶがごとく、それらの症状が病者の思考に由来するものであることをのべたことである。

シュレーダーが示したごとき、幻声を始めとする広範な分裂病症状が病者の思考に由来するとの考えは、フランスの精神医学では決して目新しいものではない[12、13]。ただし、ドイツ精神医学では思考を自己能動性の意識のもとに、随意的、論理的に営まれる単一なものと考えるのに対し、フランス精神医学は随意的、論理的で主体に十分に意識化されている思考（これはドイツ精神医学でのべる思考とほぼ同一のものである）のほかに、主体の意識下にあって、不随意的、非論理的にうごめく思考（内的思考 pensée intérieure という名称が付与されている）を想定する立場に立っており、分裂病で顕現する症状は後者の内的思考が意識化されたものであると考える違いがある。こうしたフランス精神医学の考え方は、クレランボーの精神自動症[2]において一つの極に達している。

以上、同じく幻声を始めとする広範な分裂病症状が思考に由来するとの説をとりながらも、その内容を異にするシュレーダーを始めとするドイツ学派と伝統的なフランス学派の考え方の概略を紹介したが、両者を対比的にたとえるならば、前者は「意識的思考の不随意化」であり、後者は「不随意的思考の意識化」である。ひるがえって、分裂病性体験の記述現象学に関するわが国の研究をながめてみると、そこにはドイツ学派に影響をうけたものとフランス学派に影響をうけたものとがみられる。前者の代表は島崎[14]の「人格の自律性の意識の障害」理論であり、後者の代表は西丸[15]の「背景体験の前景化」理論であろうか。

筆者もまた、幻声を始めとする広範な分裂病症状が思考過程に由来すると考えるものであり、さらに障害をうける思考については、《背景思考の聴覚化》という題名から察せられるように、西丸の「背景的思考」やそのもとをなしたフランス学派の「内的思考」を考える立場に立っている。こうした点では筆者はなんら新しい考え方を提出するものではない。ただ、分裂病性体験の思考起源説を概観してみて筆者が遺憾とするのは、フランス学派のみならず、ドイツ学派においても、その秀れた着想を厳密な記述現象学的方法にもとづく症状論的検討によって立証することがなおざりにされていることである。本論文はそうした分裂病性体験の思考起源説の症状論的立証と一層の精緻化を目的とするとともに、逆にそれを通して分裂病症状学を再編することをめざしたものである。

2　《背景思考の聴覚化》の概念

(1)　背景思考の仮定的設定

筆者が本論文に着手する直接的な契機となったものは、一分裂病患者で観察した〈内言の湧出〉とでも称すべき症状であった。患者の主訴は上記の仮称そのままに「心の中に言葉が湧いてくる」というものであり、例えばテレビで素敵な男優を見ると「結婚できるかしら」とか、中華料理店の前を通りかかると「帰りにギョーザを食べて帰ろうか」などという言葉が心の中に出てくるという。それらは逐一書き取ることができるほどに言語的に極めて明瞭であるにもかかわらず、「聞こえる」という感覚性のニュアンスが全くなく、またその内容も患者の与り知らないものであるという。

かつてヤスパース[7]がカンディンスキー[8]の偽幻覚を知覚と表象（正確には視覚と視覚表象と呼ぶべきである）の現象学的差異を明らかにすることを通して分析したのと同じ手法で、筆者はこの症状を思考および聴覚との対比において記述現象学的に検討してみようと思いたった。その際、フランス学派の主張するように思考を二つに分けてみた。すなわち、自己能動感を伴って随意的、論理的に行なわれる思考と、通常は主体の意識下にあって不随意的、非論理的にうごめいている思考である。そして、西丸[15]の前景―背景という用語を借りて、前者を前景思考、後者を背景思考と呼ぶことにした。前景思考はドイツ学派ののべる思考に相当し、この存在に疑義をはさむ人はいないであろうが、背景思考は意識下の思考という性質上、あくまでも仮定的なものである。ただし、仮定的といっても全く空想的なものではなく、その存在が示唆される傍証があり、また積極的に仮定したい論拠がある。

その第一は、背景思考の存在が正常状態でも少しは垣間みえているように思われることである。いわゆる「思いつき」、「ひらめき」などはふっと心の中にうかびくる観念であるが、その際、主体にはその観念の形成に能動的に関与したという思いは乏しい。背景思考の存在を一層確かなものに思わせるものは、うとうととまどろんだ入眠期の体験である。そんな折、例えば電話のベルなどで呼び起こされると、随分多くの非論理的で脈絡のない観念が心の中で生起していたのに気づかれる。ときには、例えば自らの名前が呼ばれたような、すなわちいく分聴覚的ニュアンスをおびた観念によって、自ら覚醒することさえある。こうした精神作用には自己の能動感は全く伴っていない（これらの体験が日中、覚醒した状態で起こるならば、それらは自生思考およびごく萌芽的な幻声と呼びうるものであり、分裂病の初期症状といえよう。分裂病においても、これらの症状が寝床に入って間もなくの時や一人静かに茫然としているときなど、覚醒水準がやや低下した状態で起こり易いことに注意する必要がある。これらのことは自生思考や幻声と背景思考の関連性を示唆している。より端的にのべるならば、分裂病性体験こそ背景思考の存在をもっとも証明しているのではないかと考えられるが、ここではこれ以上、この議論に深入りすることはとどめたいと思う）。

以上のように、筆者は「思いつき」、「ひらめき」や入眠期の非論理的で脈絡のない思考を背景思考の存在を示唆するものとしてあげ、それらと分裂病の初期症状との類縁性（より積極的にのべるならば、萌芽的形態に限定されてはいるが、正常者でも分裂病症状を経験している）とを指摘したが、これには異論があろう。例えば、島崎[14]は以下のようにのべている。

> 連想作用や freisteigendes Denken はひとりでに思いつくと体験され、自己の統率感がごくうすい。動作の方面では衝動作用と自動的動作がこれと同様である。又知覚作用では「物が見える」というように客観に即して体験され、主観の働きの意識が非常にかすかである。これらの諸作用では「自分が行う」、「自分が見ている」という主体の感はごくうすいけれども、しかし反省的には常に背後に自我があるという感じがあるものである。ただし反省的にもそうでない場合が幾つかある。それは放心時、疲労時、半眠時、及び夢における精神作用である。ここにおいては精神作用はしばしば自我に無関係に無支配に生滅する。このように自我の自律性が欠けた状態が実際に我々に存在するのであるが、しかしかかる状態は既に尋常ならぬ特殊な心的状況であって、分裂病の人格の異常性を探る前置きとしての常態の人格か

らは分離しておかねばならぬ。（傍点筆者）

つまり、筆者のあげた「思いつき」、「ひらめき」等には、かすかではあるが自我の能動性の意識があるとのべ、また入眠期の体験は尋常ならぬ特殊な心的状況下のものであり、従ってそれは分裂病性体験を考察する際の対照としての正常者の体験には含まれないとのべている。背景思考が意識下の思考という概念である以上、それが存在するか否かの議論は成立しない。あるのはそれが存在すると仮定するか否かである。その存在を仮定しない識者からは当然のごとく島崎と同様の反論がされようが、筆者は以下にのべる第二の論拠も考え合わせて、それを仮定する立場に立ちたいと思う。

背景思考の存在を仮定する第二の論拠は、思考とは別の精神機能における分裂病性障害の理解から与えられる。それは、周囲の些細な物音（例えば、戸の閉まる音）や視野の周辺部のわずかな変化（例えば、横切る鳥の姿）など、何かに注意を集中している時には殆ど意識化されることのない知覚対象による注意転導性の亢進（知覚過敏と表現されることもある）が自生思考とならぶ分裂病の初期症状だからである。前者を背景知覚（知覚の場合は前景―背景という表現がまさにピッタリする）が意識化されたものと考えることに異論はなかろうが、それとのアナロジーにおいて、自生思考は背景思考が意識化されたものと考えることができるからである。ここに、背景思考なるものを仮定したいもう一つの根拠がある。

(2)　思考と聴覚の記述現象学的差異

筆者は思考（前景思考と背景思考）と聴覚の記述現象学的比較において、図1に示すように、①営為に対す

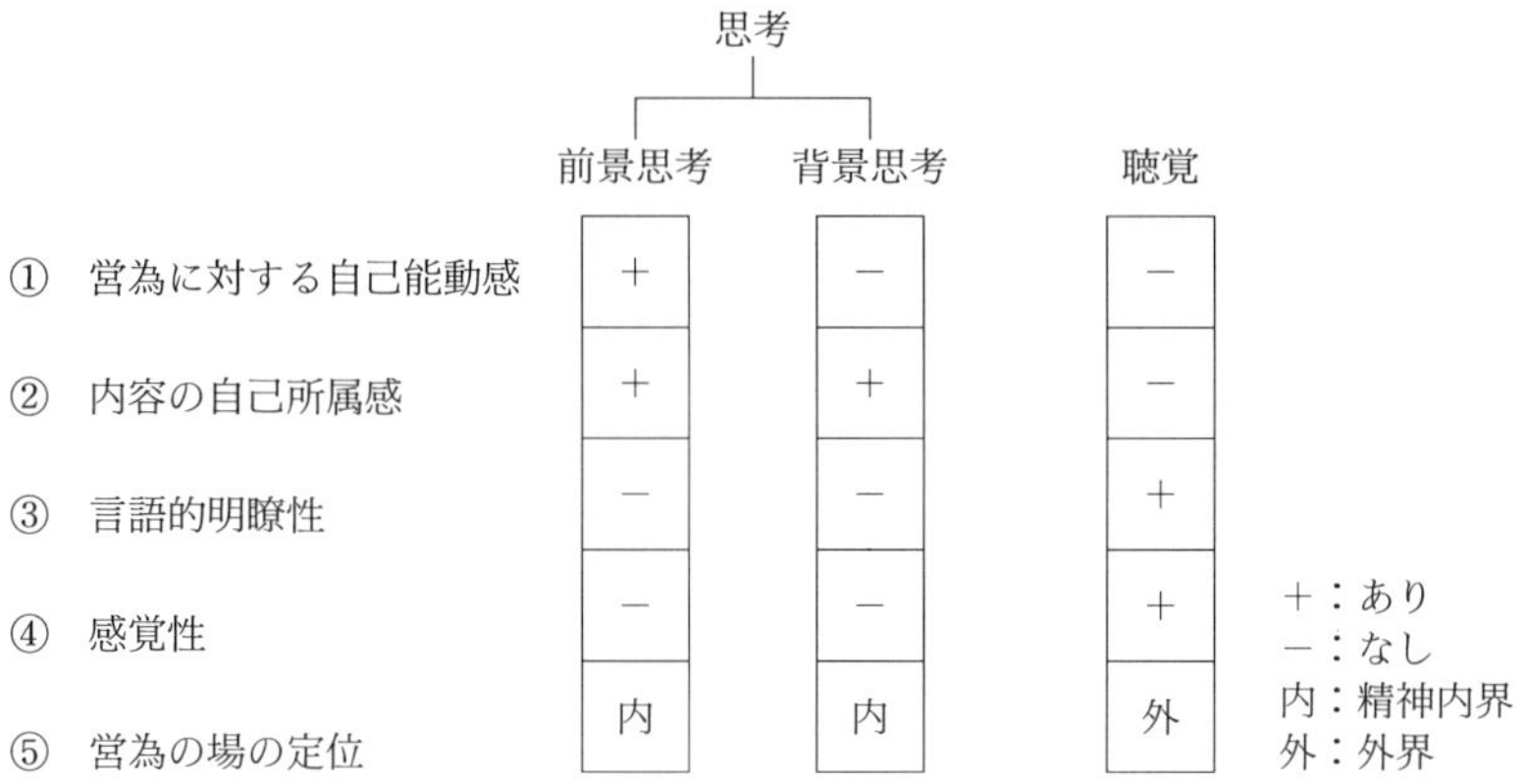

図 1　思考と聴覚の記述現象学的差異

る自己能動感、②内容の自己所属感、③言語的明瞭性、④感覚性＊、⑤営為の場の定位、の五つの属性をあげて、その有無を二分法によって検討してみた（ただし、営為の場の定位は精神内界か外界かに分けた）。

ここで上記のおのおのの属性の内容について説明しておきたい。営為に対する自己能動感とは、ある営為を自己が自己の意思にて行なっているという感じであり、内容の自己所属感とは、営為の結果もたらされる内容が自己のものであるという感じであるが、従来この二つの属性は必ずしも分離されておらず、また分離されていたとしても、それを示す用語として同じ言葉が用いられたりしていた感がある。例えば、考想化声の定義において、村上[16]はそれを「自己の思考に対する自己所属感は消失し、客観化されているが、その思考内容が自己に属する事は自覚されている」（傍点筆者）とのべている。この定義では、思考という営為のあり方とその内容とを区別してはいるが、おのおのに対して自己所属感、自己に属する事とほぼ同じ用語が用いられ

＊この属性名は後に音声性と改められた（本書第六章を参照のこと）。

ているため、はなはだわかりにくいものとなっている。自己所属感を自己能動感に置きかえるならば、その定義は明瞭なものとなろう。すなわち、考想化声とは筆者の用語を用いるならば、営為に対する自己能動感はないが内容の自己所属感はあるものである。前景思考や聴覚においてはこの両者が連動しているため、それらが別の属性であるとは気づかれにくいが、考想化声の定義で考察したように、それらは本来別々のものである。

営為に対する自己能動感と内容の自己所属感が本来、思考の属性であるのと反対に、言語的明瞭性と感覚性は本来、聴覚の属性である。言語的明瞭性に関しては、単なる明瞭性とせずに言語的と限定を加えたのは、ここでの聴覚とは思考との対比の上で言語音、すなわち人声に関する聴覚が取り扱われているからである。営為の内容のすべてが逐一、言語的に具体性を有するか否かが判定される。感覚性では、端的に「聞こえる」というニュアンスがあるか否かが問題とされている。

最後の属性である営為の場の定位では、営為が精神内界で行なわれているか、外界で行なわれているかに関する主体の判断が取り扱われるが、これには少し説明を要しよう。通常、何かを考えているという場合、その考えている場所はどこかと尋ねられると、人は「心の中」と答えたり、あるいは「このあたり」と漠然と前頭部あたりをさすのが常である。ただし、前頭部といってもその位置はどこまでも漠然としたものであって、より具体的にここと指し示される性質のものではない。このような「心の中」、もしくは漠然とした前頭部への定位をここでは精神内界（内界）への定位とよぶことにする。他方、外界への定位といった場合、たんに自己をとりまく環界のみならず、自己の胸や手、足、あるいは頭部であっても「右後頭部で皮下三センチの所から声が聞こえる」などのように、具体的で明瞭に指定された自己の身体への定位も含まれる。

さて、上記の属性のおのおのに関して、思考（前景思考と背景思考）と聴覚の性質を二分法によって検討すると図1のごとくとなる。前景思考と聴覚は五つの属性のすべてで反対の性質を有しており、また背景思考は営為に対する自己能動感がないという点でのみ、前景思考と異なる。

最終的には上記の結論が得られたが、ここで若干の補足説明をしておきたい。まず第一は、聴覚においては営為に対する自己能動感がないとしている点である。これに対しては、他人の話を聞くとか、音楽を聴くなどの場合、それは能動的な営為ではないかとの異議があろう。しかし、そうした場合は対象に注意を向けて選択的に聞くという特殊な場合であって、一般的には環界に満ちみちた種々雑多な音声は、「聞こえる」と表現されるように受動的な営為である。この違いは、前者に「聴く listen to」、後者に「聞こえる hear」という用語をあてることによって区別されることもある。おのおのの営為の頻度、および営為の対象の多寡については後者が圧倒的に多いことはいうまでもない。そこで筆者は、聴覚の性質としては一般的には自己能動感がないとしたのであり、「聴く listen to」という、自己能動感を伴う聴覚は例外的なものであると考えたのである。第二は言語的明瞭性の判定に関するもので、思考ではそれがなく、聴覚ではそれがあるとした点である。ごく例外的な人にあっては、すぐに書き写せるほどに言語的に明瞭な思考が営まれることもありえようが、殆どの人の思考においてはせいぜい中核的な観念のいくつかがキー・ワードとして結実しているにすぎず、思考のレベルではかなり明瞭となっている考えでも、いざ文章にするとなると一定の努力が必要とされるものである。このことから、思考という営為においては少なくとも全般的には言語的明瞭性はないといえる。一方、聴覚ではひそひそ声や遠方からの声などは別として、音量がある一定の閾値さえ越えれば、一般的には言語的に明瞭であることは論をまたない。

(3) 《背景思考の聴覚化》の定義

本節の最初にのべた〈内言の湧出〉という症状を、先の五つの属性の有無という方法で解析すると[−|−|+|−|内]となる。これを背景思考と比較すると、背景思考から内容の自己所属感が失われ、逆に言語的明瞭性を獲得したもの、換言するならば上記の二つの属性において、背景思考が聴覚の性質をおびたものが〈内言の湧出〉であるといえる。このことから筆者は、〈内言の湧出〉は《背景思考の聴覚化》の一現象形態であり、〈内言の湧出〉に限らず、幻声やその周辺症状も《背景思考の聴覚化》という鍵概念で理解できるのではないかという仮説をもつに至った（背景思考の存在を認めない立場からは、〈内言の湧出〉の起源は当然のごとく筆者ののべる前景思考に求められることになろう。しかし、既述したごとく、筆者は背景思考を仮定する立場に立っている）。

ここで《聴覚化》という用語の定義を明確にしておきたい。《聴覚化》とは従来、考想化声等でいわれた「音声化」とは異なるものである。筆者のあげた属性にもとづいてのべるならば、「音声化」とは感覚性の獲得のみをさした概念であるのに対し、《聴覚化》とは背景思考と聴覚において反対の性質を有する、内容の自己所属感以下の四つの属性が、その種類を問わず、わずか一つでも聴覚の性質に転じることをさす概念である。従って、〈内言の湧出〉は感覚性がないため、「音声化」したものではないが、《聴覚化》はおこっているのである。シュレーダー[9~11]の「無縁性」や島崎[14]の「人格の自律性の意識の障害」、あるいは「音声化」等の概念は、いずれも思考と聴覚を構成する属性の内、ある特定の一つの変化に着目したものであるが、筆者の提唱する《聴覚化》とは、それらの属性の変化はどの一つでも、あるいは逆にすべてでもよいのであり、対象の非実在性という点を別にして、背景思考が聴覚という別の精神機能へと転じていく過程全般をさしている。

3　《背景思考の聴覚化》の理論的過程

〈内言の湧出〉の記述現象学的検討を通して、筆者は〈内言の湧出〉のみならず、広範な分裂病症状が《背景思考の聴覚化》という鍵概念で理解しうるのではないかという仮説をもつに至ったが、その立証のために筆者が採用した方法は演繹的方法である。すなわち、背景思考から聴覚への移行過程を互いに正反対の性質を有する、内容の自己所属感以下の四つの属性の逐次的変化として理論的に推定し、次いで得られたおのおのの現象形態に該当する症状が従来の分裂病症状学の中に見い出せるか否かを検討した。おのおのの現象形態に該当する分裂病症状が存在し、かつその移行過程が臨床例において確認されるならば、《背景思考の聴覚化》仮説は立証されたと考えられる。

筆者はおのおのの属性の逐次的変化、およびその結果としての移行過程に属する現象形態の記載の上でも、先にのべたおのおのの属性に関する二分法を採用した。例えば、営為に対する自己能動感についても、それがあるかないかという分け方である。しかし、これに対しては「単純すぎる」という批判があるかもしれない。例えば、島崎[14]は人格の自律性の意識（自己能動感）の喪失を他律性、無律性、自律即他律性の三種に分けており、自己能動感がないといっても、それらは複雑な様相を呈しているからである。その他の属性についても同様の議論が成りたちえよう。筆者はこうした批判を認めることにやぶさかではないが、少なくとも理論的設定もしくは方法の段階でそれを考慮することは、徒らに問題を複雑化させるのみで益は少ないと考える。この問題の検討は、おのおのの現象形態に該当する分裂病症状を確認した後に、改めて行ないたい。

以上の方法によって背景思考から聴覚への移行過程を理論的に推定すると、そこには図2に示すように、五段階、一六種の現象形態を区別することができる。なお、ここでは、個々の属性はいったん背景思考の性質から聴覚の性質に転じれば、その後の進展経路においては不変であるということと、変化する属性の数は一段階ごとに一つである（移行経路によって、その属性の種類は異なるが）ということを基本的原理としている。おのおの段階および現象形態の名称を図2に示すようにつける。段階N（N＝0～Ⅳ）では、背景思考と聴覚で反対の性質を有する、内容の自己所属感以下の四つの属性の内、N個が聴覚の性質に転じている。なお、これらの内、0は背景思考がたんに意識化されたものであり、従ってその属性の性質に関しては背景思考と同一で、この点では《背景思考の聴覚化》の定義を満たさないが、《聴覚化》の前段階として重要であると考えられるので特にとりあげた。また、Ⅳは聴覚と同じ性質を有しているが、対象が実在しないという点で聴覚と異なるので区別されている。なお、営為に対する自己能動感に関しては、一六種の現象形態ですべて失われているが、これは《背景思考の聴覚化》という理論的設定からは当然であろう。

4　《背景思考の聴覚化》の実際

《背景思考の聴覚化》には理論的に五段階、一六種の現象形態が存在することをのべたが、次にこれらの現象形態のおのおのが旧来の分裂病症状学の中ですでに報告されているか否か、報告されているとすれば、いかな

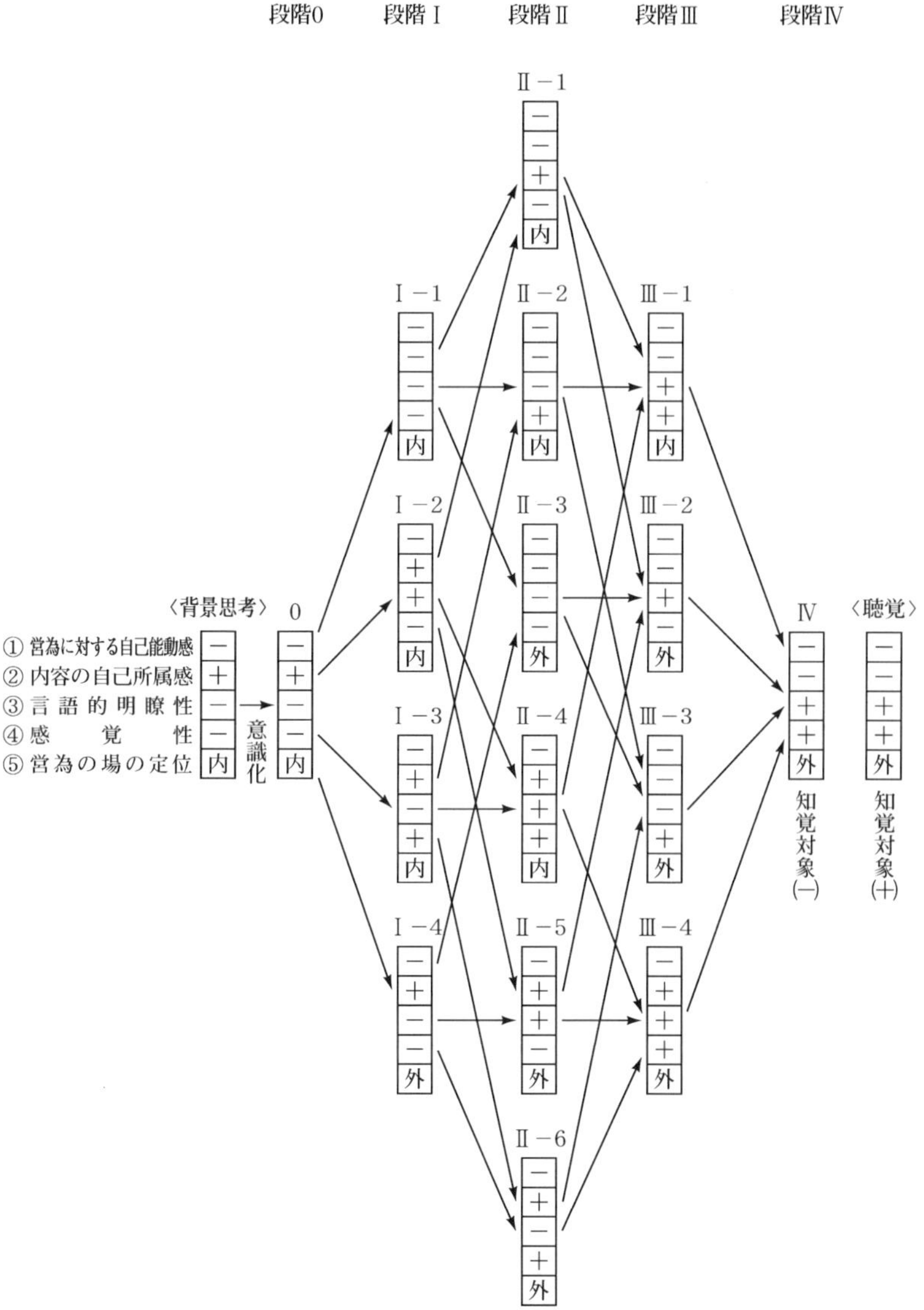

図2　《背景思考の聴覚化》の理論的過程

る症状名が与えられているかを検討したい。(注1)　それは、演繹的方法による《背景思考の聴覚化》仮説の成否を決定するものがこの点に存するからである。

その検討は以下のように、段階0から段階Ⅳに至る《背景思考の聴覚化》過程の各段階、各現象形態を逐次的に追うことによって行なった。ただし、旧来の分裂病症状学の中で記載がみられず、かつ筆者がその存在を確認しえたもの、あるいは記載されていても症状名が与えられていないものに対しては筆者が新しい症状名を与え、また旧来の症状名が複数の現象形態に該当する場合は、旧来の症状名のもとに下位分類を行なった。そして、上記のごとき新しい症状名に対してはゴチック体を用いて旧来の症状名と区別した。

段階0

0：[−][+][−][−][内]

これは背景思考そのものの単なる意識化と考えられるもので、分裂病症状学の中では自生思考 autochthones Denken として知られている。中井[17]は分裂病の発病過程の研究の中で、これを「思路の無限延長、無限分岐、彷徨」と呼んでいる。「種々の雑念がとりとめもなく次々と頭の中に浮かんでくる」と訴えられる。個人史的前置きでのべたように、筆者自身もこれが初期体験症状の一つであることを確認した。

段階Ⅰ

Ⅰ－1：[−][−][−][−][内]

やや意外な印象をもたれるかもしれないが、これは作為思考 gemachtes Denken である。作為思考においては、患者は自己の思考過程が他者により支配されていると感じるが、旧来の定義では「考えさせられる」というように営為に対する自己被動感に強調点がおかれすぎていたきらいがある。たんに営為に対する自己能動感の有無という二分法でみるならば、それは失われているものに属し、また他の属性について検討すると、患者は自己の思考過程が障害をうけると感じているのであるから、営為の場の定位は精神内界であり、他者に支配されたと感じる思考過程から生み出される思考内容は、当然のことながら他者に属するものとなる。言語的明瞭性はなく、感覚性は勿論ない。

I―2：　ー＋＋ー内

0（自生思考）との違いは言語的明瞭性の有無のみである。観念内容のすべてが逐一、具体的な言語で表現できるほど明瞭でありながらも感覚性がないという点からは、それは内言 innere Sprache と呼ぶにふさわしく、内言が自己能動感なく生じることからは、そうした性質を有する現象形態は**自生内言**と総称しうるであろう。これには本現象形態のほかに、II―1、II―5、III―2が含まれ、それらは内容の自己所属感の有無と営為の場の定位が精神内界か外界かによって、互いに区別される。前者の性質を自己―他者、後者の性質を内界―外界と呼んで下位分類を行なうと、本現象形態は**自生内言（自己―内界型）**と呼びうるものである。これは旧来の分裂病症状学の中では、自生思考に含まれていたり、また、ときにはそれと区別して自生観念 autochth-one Idee（ただし、ウェルニッケの用法とは異なる）と呼ばれていることもある（言語的に明瞭であることに伴って内容が明確であるため、思考という用語を避けて観念という用語が用いられたのであろう）。正常者での、いわゆる「思いつき」、「ひらめき」等の中にもこの現象形態を有するものがある。これらの内、内容への異和感やその不合理性に対する批判が薄れ、その確信度が病的なほど強まったものが妄想着想 Wahneinfall と考えられる。

Ⅰ―3：　一十一十内

内容の自己所属感と感覚性があるもの、すなわち、声が聞こえるがその内容は自分の考えであるという特徴を有するものは、本現象形態のほかにもⅡ―4、Ⅱ―6、Ⅲ―4の三種がある。しかしながら、これら四種は上記の特徴的な様式のために、旧来の分裂病症状学の中では考想化声 Gedankenlautwerden として一括されている。これら四種は言語的明瞭性の有無と営為の場の定位が精神内界か外界かの二つの属性の性質の組み合わせによって区別されるが、症状名としては前者の性質を曖昧―明瞭、後者の性質を内界―外界と呼んで下位分類を行ないたい。

本現象形態はそれらの内、言語的に曖昧で、かつ精神内界へ定位されるものであり、具体的には「頭の中で自分の考えが声として響くが、その内容はよくわからない」というものである。以上の点から、筆者は本現象形態を**考想化声（曖昧―内界型）**と呼びたい。筆者はこの体験を後述する症例2（Ⅱ―4参照）の回復期で観察した。患者は「まだ自分で喋ってしまう（注―患者は自分の声が聞こえるために、一見すると自己能動感があるような表現をした）。頭の中に声は聞こえるけれども、何と言っているのかわからない」と訴えた。

次に、厳密には本現象形態に属するとはいえないが、この項で論じておくべき症状は「自分の考えなのか、声が聞こえるのか、わからない」と訴えられる心声未分化（立津）[18]である。この症状は0からⅠ―3への移行過程を如実に反映しているものと考えられ、いまだ明確とはなっていないが感覚性のニュアンスをかすかではあっても感じとっているもので、**考想化声（曖昧―内界型）**の最も萌芽的な形態と考えられる。

I—4：−＋−−外

言語的明瞭性も感覚性もないことから、一般には思考障害に分類されていると考えられるが、それは自己のものでありながら外界で営まれているとされる特徴を有している。結論から先にのべるならば、これはK・シュナイダー[19]の提唱したGedankenausbreitungの一部を成しているが、その説明のためにはGedankenausbreitungに対するわが国とイギリスの解釈の相違から議論を始める必要がある。

周知のごとく、Gedankenausbreitungはシュナイダーにより分裂病の一級症状にあげられ、診断上重要視されているものであるが、わが国では通常、以下のように説明されている。

考想伝播——自己の思考が考えつかれた途端に、即座に他者によって感知されたとおもう病的確信（藤縄[20]）。

一方、ドイツ記述現象学をイギリスに紹介したフィシュ[21]は、次のようにのべている。

thought broadcasting——In thought broadcasting, the patient knows that as he is thinking everyone else is thinking in unison with him.

前者はまさに考想伝播という名称がピッタリとあてはまる説明で、主体の思考内容もしくは観念が即座に他者の知るところになると主体が確信することをのべている。結果的には主体も他者も同一の思考内容を有するわけではあるが、あくまでも主体において完成された思考内容が伝達されるのであり、そこには主体→他者という時間のずれがある。

一方、後者は Gedankenausbreitung の直訳*と考えられる thought broadcasting という用語を用いながらも、その意味するところと異なり、その内容は主体と他者が同時に同じ内容の思考（unison は音楽では斉唱の意である）を営んでいることをのべており、そこには主体→他者という時間のずれも伝達という概念もなく、また思考内容が主体に固有のものであるという概念も含まれてはいない。

わが国とイギリスにおける上記の解釈の違いはどこに由来するのであろうか、例えば一方がシュナイダーの定義を誤って理解したのだろうかという疑問が生じるが、この原因はもっぱらシュナイダーの原記載によるところが大きいように思われる。シュナイダーはその著『臨床精神病理学[19]』で、Gedankenausbreitung を次のように定義している。

＊ここは「直訳」ではなく、「誤訳」とすべきであったろう。というのは、broadcast には ausbreiten と同義の「広める」という意味もあるが、より一般的な用いられ方は「放送する」の意であるからである。関連して述べるならば、DSM-Ⅲ（-R）の thought broadcasting の定義は、その用語名に引きずられてか Gedankenausbreitung と Gedankenlautwerden の概念の混交したものとなっており、原語である Gedankenausbreitung の定義とは全くかけ離れたものとなっている（本書第二四章補遺を参照のこと）。

Ebenso wichtig sind die Angaben, die Gedanken gehören nicht einem allein, sondern Andere hätten daran teil, ja die ganze Stadt, die ganze Welt wisse davon. Dieses Symptom, die unmittelbare Teilhabe anderer an den Gedankeninhalten, wollen wir Gedankenenteignung oder Gedankenausbreitung nennen.（下線筆者）

この定義によれば、それはunmittelbare Gedankenteilhabe（直接的な思考共有）とでも名づけるべきものであって、Gedankenausbreitungという名称に示されるような、自己の思考が伝播するという概念は少なくともこの定義からは出てこない。ここで問題となるのが、unmittelbare Teilhabeという言い廻しである。それは、「仲介手段なしに共有する」とも、「（他者）自身が関与する」とも解釈しうるものである（teilhaben：share, participate in）。前者の解釈からはわが国の定義が、また後者の解釈からはフィシュの定義が導かれる。ただ、シュナイダーは上述の定義から一頁おいて再度Gedankenausbreitungに触れ、その用語およびわが国での解釈に該当する症例をあげている。しかし、その症例自体、シュナイダーの否定にもかかわらず、妄想知覚にもとづく考想察知とも解釈されかねないものである。

以上の考察を通じて、シュナイダーのGedankenausbreitungにはわが国の解釈もフィシュの解釈もともに成り立つと考えられるが、筆者は以下の議論では前者に改めて考想伝播という名称を与え、後者を**共働思考**と呼んで考察を続けたい。

考想伝播とは文字通り、自己の思考内容が伝播して他者の知るところとなると確信することを定義づけたものであり、従って思考や聴覚と同列に営為の場を云々することは不可能である。その特徴は自己のもとで完成された、自己所属感のある思考内容が自己とともに他者にも保有されると感じる点にあり、この症状の厳密な記述現象学的記載のためには、内容の自己所属感（それが自分から発したものである）とは別に、内容の自己保有感（それを自分が保有している）という属性を定立しなければならない。この保有感が自己にあるとともに他者にもあるとするものが、考想伝播であり、自己保有感がなくなり、もっぱら他者の保有するところになったとするものが思考奪取 Gedankenentzug であろう。

以上のように、内容の自己保有感という属性の定立を必要とする考想伝播や思考奪取は、筆者のとっている方法の枠内には入り切らないものである。

次の**共働思考**とは同一の思考内容が自己と他者とで同時に営まれているとする体験であるが、残念ながら筆者はこの体験を観察したことはない。しかしながら、先にのべたフィシュ[21]の定義以外にも、その具体例が断片的ながら文献に記載されている。例えば、島崎[14]のあげた次の例がそうである。

「自分と同じことを誰かが考えているような気がします。私のからだの中にほかの人がピッタリとはまりこんでしまったように感ずることもあるし、からだの外にある人のような気のすることもあるし。自分の考えが外に出ちゃうというかしら、考えがとられちゃうというかしら。」（傍点筆者）

この談話の後段からは考想伝播もしくは思考奪取とも受け取られかねないが、談話の全体からは、それが「自分と同じことを誰かが考えている」という原体験に対する患者なりの解釈であることは明瞭である。自己と他者の思考内容の同一性は表明された通りであり、営為の同時性も「私のからだの中にほかの人がピッタリとはまりこんでしまったように感ずる」との表現の中にうかがわれる。従って、この体験を**共働思考**と考えてもさしつかえがないと思われる。ただし、上記の症例記載にもかかわらず、島崎自身はこれをGedankenverstandenwerdenの例としてあげており、別の独立した症状であると認識していない。こうしたことはシュナイダーのGedankenausbreitungの定義に十分知悉してこなかったわれわれの認識眼によるところも大きかろう（分裂病性体験は患者にとっても尋常ならざる体験であるがゆえに、一般的にも患者は明細に表現しえないものである。そうした症状があることを知っている医師の巧みな質問によって、患者が初めて自己の症状の有様を認識し、表現しうることがそう珍しいものではないという点が想起される必要がある）。

共働思考においては、思考内容は自己に所属するものであるとともに他者にも所属するものであり、営為の場の定位は自己の精神内界であるとともに外界（他者）でもある。それは内容の自己所属感があり、外界に定位されるものという、おのおのの属性の二律背反的分別にもとづく本現象形態の定義と完全に合致するものではないが、そうした性質を満たしていることも確かであり、従って**共働思考**をここに属せしめることは可能であろう。*

段階II

II―1：［－－＋－内］

言語的明瞭性はあるが感覚性がないという営為、すなわち内言が自己能動感なく生じるという特徴からは、

*このI―4の現象形態にピッタリと合致する症状は、ここで述べた**共働思考**ではなく、**第二自己思考**とでも呼ぶべき体験であることを後に論述した。そして**共働思考**はI―4からII―3の移行形態であると訂正された（本書第六章を参照のこと）。

これもI―2と同様に**自生内言**であるが、内容の自己所属感がなく、しかも精神内界に定位されるという特徴に基づいて下位分類を行なうと、**自生内言（他者―内界型）**と呼びうるものである。* これは先に本論文着手の直接的契機として、〈内言の湧出〉と仮称して簡略に紹介した症状に該当するが、以下にやや詳しく症例を報告する。

［症例1］ N・T　三〇歳　女性

（主訴）心の中に言葉が湧いてくる。心の中が他人にさらされている。

（現病歴）二二歳で大学を卒業して銀行に就職した。配属された部署に行内でも評判の美男の独身男性がいて、そのため他の職場の同僚女性から嫉妬のこもった意地悪をうけるように感じた。そのため、六カ月で退職し、別の会社へ移ったが、その頃から自分しか知らないはずのことを他人が知っているような素振りをすることに気がついた。最初は不思議なことと思ったが、自分の心が皆に知られているのではないか、銀行で意地悪されたのもそのためではないかと気がついた。そうすると、途端に自分が心の中で考えたことに他人の反応があった。他人の反応は自分が普通に考えたことに対してあるとともに、その頃から起こり始めた「心の中の言葉」にもあった。

「心の中の言葉」とは、例えばテレビで男優をみると、自分では結婚など考えてもいないのに「結婚できるかしら」とか、女ばかりの同胞の長女なので両親の面倒をみていかなければならないと思っているのに「親の面倒はみない」と

＊このII―1の現象形態に合致する症状には、今一つ**無音幻声（内界型）**と呼びうるものがあることを後に論述した（本書第六章を参照のこと）。

か、電柱に貼ってある選挙候補者の名前をみて「この人の名前、英語で何と発音するんだろう」とか、中華料理店の前を通りかかると「帰りにギョーザを食べて帰ろうか」などの言葉が心の中に自然に出てくることをいう。それらの言葉の内容は、患者自身全く考えてもいないものであったり、常日頃考えていることの逆であったりする。こうした言葉は、すぐに紙に書き写せるほどに言語的に極めて明瞭であるにもかかわらず、聞こえるとか見えるとかの感覚性のニュアンスが全くなく、あくまでも「言葉が湧いてくる」のであるという。また、「言葉が湧いてくる」速度は普通に喋っている時と変りはないという。患者はこの状態を比喩的に、「誰かが私の心を借りて喋っている」とのべた。

これらの「心の中の言葉」は常に出現するとは限らず、他人が周囲にいるとか、他人の姿が見えなくても声が聞こえる（それが赤児の泣き声なら浮かばないが、幼児の喃語ならば出現する）とか、ラジオ・テレビの中継番組（録画とわかっている時は浮かばない。中継番組でも、あらかじめ定まった原稿を読みあげるだけのニュース番組なら浮かばないが、ワイドショーのようにフリー・トーキングの要素があると出現する）など、即座に反応することが可能である（と患者には考えられる）人の姿が見えるとか、あるいはそうした人の声が聞こえるとかの状況で出現する。

患者はこれらの誘発状況を避けるために、通常は窓を閉め切って閉居し、状態が悪い時にはさらに耳栓をしたり、逆にステレオで音量を大きくして音楽を流したりして、不意の人声が耳に入らないようにしている。誘発状況があると殆どといっていいくらいに「心の中の言葉」が湧いてきて、それに対して他人が行動や声で応じてくるという。声で応じるとのべるが、それは実際に存在する周囲の人々の話し声を自分に関係づけたものであり、幻聴とは考えられなかった。

（症状の要約）　**自主内言（他者―内界型）**、妄想知覚とそれに基づく考想察知。

Ⅱ―2：－－－＋内

感覚性があることからは、一般に幻聴 Gehörshalluzination と呼ばれるものであるが、あわせて内容の自己所属感が失われており、Ⅰ―3でのべた考想化声とは区別される。本現象形態と同様に、内容の自己所属感がなく、かつ感覚性があるものは、そのほかにⅢ―1、Ⅲ―3、Ⅳの三種があり、いずれも従来、正確には言語幻聴 verbale Gehörshalluzination もしくは幻声 Stimmenhören と呼ばれたものである。筆者は本稿では幻声という簡にして要を得た用語を採用したい。これらの四種は言語的明瞭性の有無と営為の場の定位が精神内界か外界かの二つの属性の性質の組み合わせによって区別される。先にのべた考想化声の下位分類にならって、症状名としては前者の性質を曖昧―明瞭、後者の性質を内界―外界と呼んで区別したい。

本現象形態は言語的に不明瞭で、かつ精神内界に定位されるものであるので、**幻声（曖昧―内界型）**と名づけられる。頭の中で声が響くが、内容はよく聞きとれないという体験であり、臨床的には明瞭な幻声が消褪していく過程でよく観察される。

Ⅱ―3：－－－－外

主体にとって他者の思考とは本現象形態に示される性質を有しているが、本来自己の心の中で生起した精神現象であるにもかかわらず、それらの属性の性質が本現象形態と同一である体験がある。これには二つのものが区別される。

第一は、例えば「他人の気持ちが読み取れる」と訴えられるもので、文字通り他者の思考内容が何の媒介もなくわかると感じられる体験である。旧来の症状学の中では、これは考想転移 Gedankenübertragung（注2）として知られている。また俗には、欧米ではテレパシー、わが国では以心伝心と呼ばれる。この体験は、ときに急性期に、神や造物主の意思が自分にわかったという啓示体験として、昂揚感や恍惚感を伴ってのべられることもある。

第二のものは思考吹入 Gedankeneingebung である。旧来の思考吹入の定義では、「考えを吹き入れられる」というように、主体が全く受動的、被強制的に他者の思考内容を保有させられると感じる点に強調点がおかれているが、そうして得られた観念についてみると、それはあくまでも他者が外界で営為した思考内容であると判断されている。従って思考吹入もこのII―3の現象形態を満足している。

以上のように、本現象形態には考想転移と思考吹入が含まれるが、次にこの両者の関係ならびに病態構造について考察してみよう。この両者の関係は内容の保有感という属性でみるならば、先にのべた考想伝播と思考奪取の関係と同じである。すなわち、おのおのの関係において、前者は内容の保有感が自己と他者の両方にあり、後者は内容の保有感が自己もしくは他者の一方にある。このように、内容の保有感という点で共通でありながら、考想転移と思考吹入が筆者の提唱する《背景思考の聴覚化》理論の枠内で論じられ、考想伝播と思考奪取が論じられないのはなぜだろうか。それは図3にみるように、考想転移と思考吹入においては、そうした名称に表わされた異常な体験様式の前段階として、本来自己の営為であるはずの思考がすでに外在化され、他者の思考と誤判断されている経緯があることにほかならない。考想伝播や思考奪取はたんに自己の思考が他者へ伝達、もしくは他者に奪取されると体験される一段階の病態構造であるが、考想転移や思考吹入は自己の思考がいったん他者の思考として外在化され、次いで自己へ伝達、もしくは他者により吹入されるという二段階の病態構造を有している。通常、思考奪取と思考吹入は自他境界の障害として対蹠的に取り扱われるが、以上

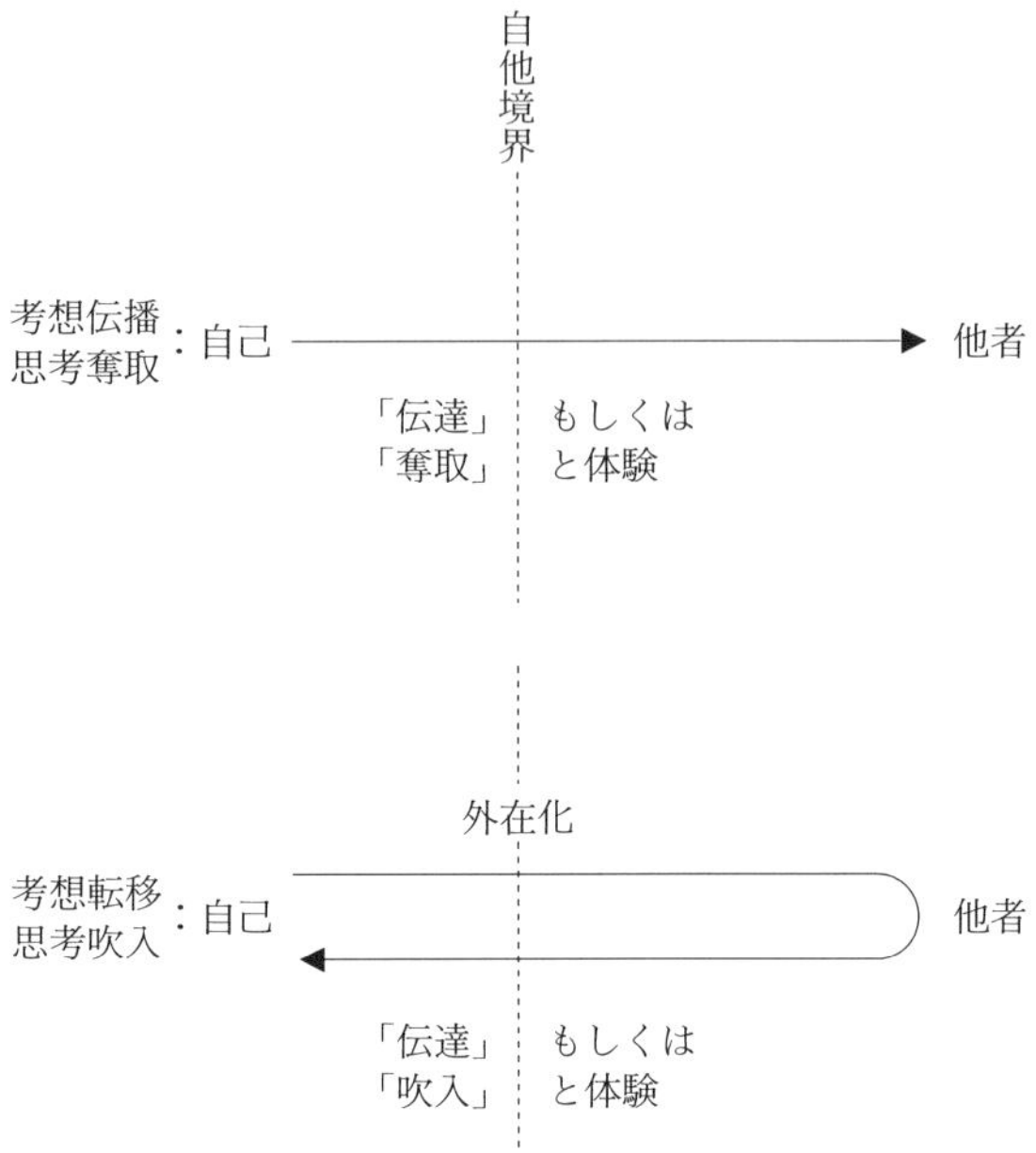

図3　考想伝播・思考奪取と考想転移・思考吹入の病態構造の違い

論証したようにその病態構造は決して対比的ではないのである。Ⅱ—3で取り扱っているものは、自己の思考が他者の思考として外在化されて感じられるという第一段階の障害を扱ったものにすぎず、少なくとも思考の体験様式の障害を十分に分別化するためには、筆者のあげた五つの属性のみでは不十分である。内容の保有感という次なる属性の定立がこの分別化にいささかの貢献をなすことは、以上の考察から確かであろう。

Ⅱ—4：−＋＋＋内

すでにⅠ—3でのべたように、これも従来考想化声と呼ばれたものである。他の属性に基づいて下位分類すると、**考想化声（明瞭—内界型）**と命名される。営為の場の定位は精神内界であるが、声の性質は自分の声と判断される場合と他者の声と判断される場合がある。次の例は前者の例である。

〔症例2〕 Ａ・Ａ　一六歳　女性

「思っていることを頭の中で喋ってしまう」ということを主訴として来院。最初は寝床に入って暫くしてからのみであったが、次第に昼間でも起こり始めた。内容は「エリマキトカゲ」、「馬鹿」、「死んでしまえ」とか、級友の名前を呼ぶなど。声は自分の声で、頭の中に大きく響くという。

本症例では「喋ってしまう」と、一見営為に対する自己能動感があるような訴えであるが、詳しく質問してみると、「自分の声だから」と声の性質によって「自分が喋る」と考えていることが明らかとなった。患者はこの症状に苦しんでおり、「決して自分から喋ろうとしているのではない」と営為に対する自己能動感は否定した。

Ⅱ―5：　[－][＋][＋][－][外]

既述のⅠ―2、Ⅱ―1と同様に、これも内言の性質を有しているが、本現象形態に該当する症状は文献に見あたらず、また筆者自身も経験がない。

Ⅱ―6：　[－][＋][－][＋][外]

既述のⅠ―3、Ⅱ―4と同様に考想化声に属するものであり、下位分類としては曖昧―外界型と名づけられよう。しかし、この症状も文献に報告がなく、筆者も経験していない。

段階Ⅲ

Ⅲ—1：[−][−][+][+][内]

Ⅱ—2と同様に幻声に属し、他の属性を考慮すると、下位分類としては**幻声（明瞭—内界型）**と名づけられよう。頭の中にはっきりとした声が聞こえるもので、分裂病性幻聴の典型例であり、もっとも頻繁に聴取される。

Ⅲ—2：[−][−][+][−][外]

これも内言の性質を有するが、本現象形態に該当する症状を筆者は知らない。*

Ⅲ—3：[−][−][−][+][外]

Ⅱ—2、Ⅲ—1と同様に幻声に属し、下位分類としては**幻声（曖昧—外界型）**である。内容のよく聞き取れぬ声が外界から聞こえてくるもので、急性期からの回復過程で聴取され易い。

---

*後に、このⅢ—2の現象形態に合致する症状が発見され、**無音幻声（外界型）**と名づけられた（本書第六章を参照のこと）。

III―4：［−＋＋＋外］

　これも考想化声の一型で、言語的明瞭性があり、外界に定位されるという性質からは、**考想化声（明瞭―外界型）**と名づけられる。従来、たんに考想化声とされている場合もあるが、外界から声が聞こえてくる場合は通常、その声は他者の性質をおびているので、考想化声と同義に使われる場合のほかに、自分の考えが他者によって話される場合に限定して用いられることもある考想聴取 Gedankenhören という用語があてられることもある[(22)]。

段階IV

IV：［−−＋＋外］

　幻声の一型であり、下位分類としては**幻声（明瞭―外界型）**と名づけられよう。五つの属性のすべての点で聴覚の性質をおびたものであり、知覚対象の非実在性という点でのみ、真の聴覚と区別される。従って臨床上、ときとして実際の他人の声を患者が自らに関係づけたものや錯聴との区別が必ずしも容易でない例も経験される。営為の場としての外界は、ときとして通常知覚できる範囲をこえて広がり、域外幻覚 extrakampine Halluzination の形をとることもある。

　以上にて、一六種の現象形態のおのおのが旧来の分裂病症状学の中に存在するか否か、存在するとすれば何に該当するかという検討を終えるが、以下にそのまとめをしておきたい（図4参照）。

①　断片的な記載も含めるならば、一六種の現象形態の内、一二種については旧来の分裂病症状学の中に記

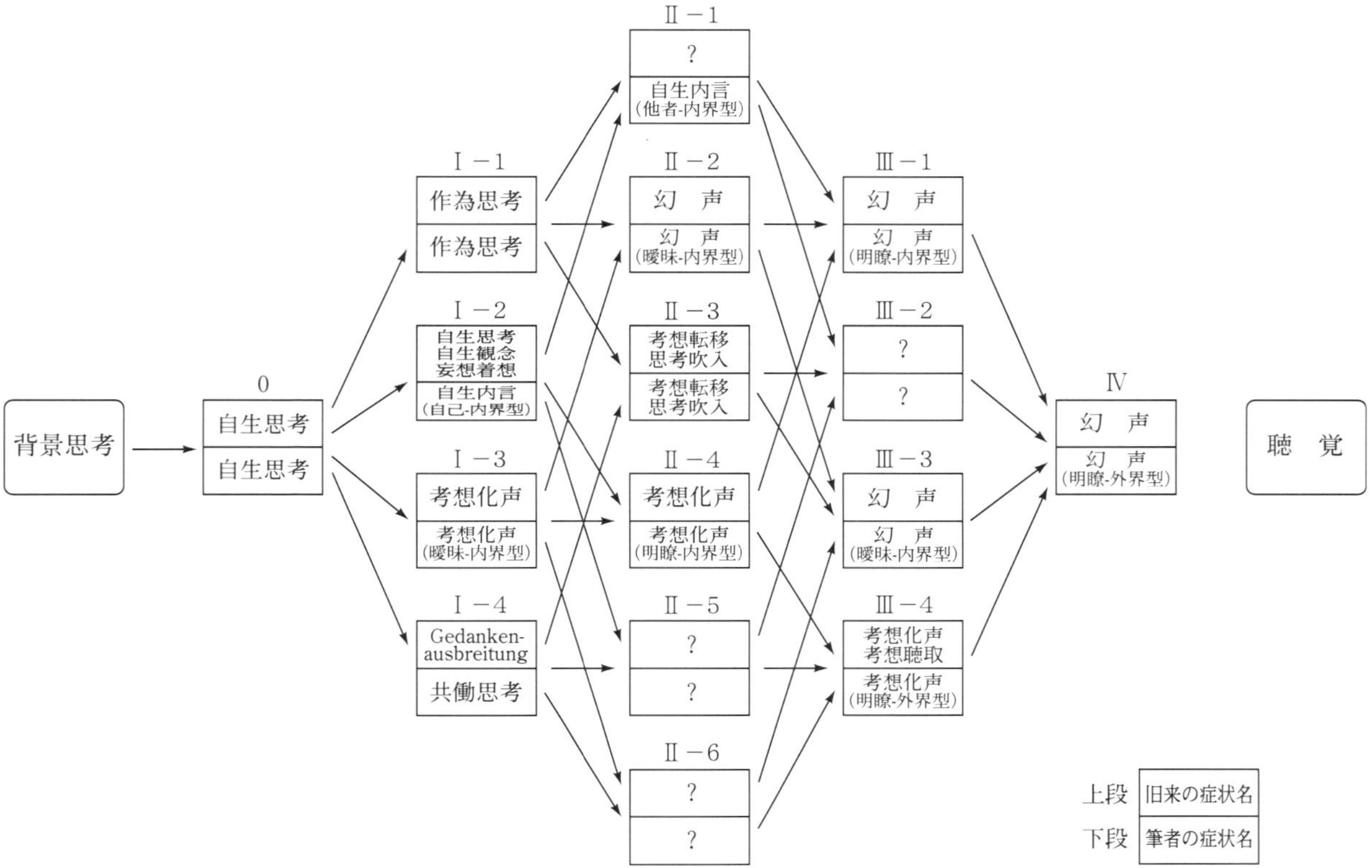

図 4　現象形態と症状名の対応

（Ⅰ—4のみ，旧来の症状名をドイツ語で記したのは，Ⅰ—4がK. Schneider の Gedankenausbreitung の原記載には含まれるが，わが国の考想伝播の定義には含まれないからである—本文参照）

載がみられた。ただし、その内、Ⅰ—2（**自生内言〈自己—内界型〉**）は複数の症状名の中に埋没し、Ⅰ—4（**共働思考**）はGedankenausbreitungに関するシュナイダーの原記載の中に一部含まれてはいるが、少なくともわが国ではこれまで十分に認識されてこなかったものである。これらに対しては筆者が独自の症状名を与えた。他の一〇種については、三種（0、Ⅰ—1、Ⅱ—3）に対しては旧来の症状名をそのままに採用し、七種（Ⅰ—3、Ⅱ—4、Ⅲ—4、およびⅡ—2、Ⅲ—1、Ⅲ—3、Ⅳ）に対しては考想化声、幻声という従来の症状名のもとに下位分類を行なった。

旧来の症状学の中に記載のみられなかった残り四種の内、一種（Ⅱ—1）に関しては筆者がその存在を確認し、**自生内言（他者—内界型）**との名称を与えたが、三種（Ⅱ—5、Ⅱ—6、Ⅲ—2）は筆者の知る範囲内においては文献に記載がみられず、また筆者自身も経験したことのないものであった。

②　現象形態と症状名の照合作業からは、《背景思考の聴覚化》過程に含まれる症状は、旧来の症状学の中では幻声、考想化声、思考の体験様式の障害（もしくは思考面に現われた自我意識障害）と呼ばれたものであり、加えて筆者の見い出した内言に関する症状であった。

本節を終えるにあたって最後に、方法の段階で残しておいた問題点に答えたい。それはおのおのの属性の逐次的変化、およびその結果としての現象形態の記載の上で採用した二分法が単純であり、複雑な現象学的様相をおおい隠してしまうのではないかという批判に関してである。

まず、当初より最も問題となった営為に対する自己能動感に関してであるが、これは方法の段階では一六種すべてで一括して単に失われているものと判断されていた。しかし、照合作業の結果として得られた個々の症状を相互の関係でみていくと、それは段階を追うごとに自動性から被動性へ（例えば、0：自生思考→Ⅰ—1：

作為思考）、次いで被動性から他者能動性へ（I—1：作為思考→II—2：**幻声〈曖昧—内界型〉**）と変化していくのがみてとれ、自己能動感が失われているといっても、その中で順次、聴覚の性質へと近づいていくのがわかる。このことは、方法として採用された二分法が決して複雑な現象学的様相をおおい隠すものではなく、逆にそれを改めて《聴覚化》という鍵概念のもとに整理するものであることを示しており、二分法が方法として間違っていなかったことを示しているといえよう。このことは他の属性に関してもあてはまるものであった。例えば、0（自生思考）→I—4（**共働思考**）→II—3（考想転移、思考吹入）にみられるように、自己所属感の喪失はいったん自己にも他者にも所属する状態をへて、その後もっぱら他者の専有するところとなるのであり、また0（自生思考）→I—3（**考想化声〈曖昧—内界型〉**）にみられるように、感覚性も考えなのか声なのか、よくわからない心声未分化の段階をへて、明瞭な声として顕現するに至るのである。

5　結　語

以上議論してきたように、《背景思考の聴覚化》仮説により演繹的に予測された一六種の症状の内、一三種*の症状の実在が確認された。従って、残された三種の症状の実在と具体的な臨床例を通しての症状間の移行の確

＊本稿では不明としていたIII—2が**無音幻声**（**外界型**）として実在することが後に判明して、現在では一四種の現象形態に合致する症状の実在が確認されている（本書第六章を参照のこと）。

認が残されるが、筆者は《背景思考の聴覚化》仮説はなかば以上、立証されたと考える。すでに序説でのべたように、幻声や考想化声、その他広範な分裂病性体験をその表面的な形態によって個々分断的に理解するのでなく、互いに関連あるものとして統合的に理解することや、その起源を思考という精神機能、ことに意識下に存在すると仮定される思考様式（例えば、内的思考）に求めることなどは、決して筆者自身のノイエスでもなければ、新しい考え方でもない。しかし、筆者が論じたごとく、複数の属性を比較検討の対象として多数の症状の関連性を具体的に示したものや、統合的理解の鍵をたんに個別の属性の変化に求めるのでなく、《背景思考の聴覚化》というように、ある精神機能が別の精神機能へと変化していく過程に求めたものは従来にない見解であろう。こうした筆者独自の二つの見解の内、前者は臨床の場での分裂病症状の把握と評価、さらには経過の予測に資することができるものであり、後者は分裂病の神経心理学的理解へとつながる可能性のあるものである（ここで筆者は神経心理学をいわゆる大脳病理学として狭く解するのではなく、広く、心理現象を脳の構造と機能のレベルで理解するものとしている）。

稿を終えるにあたって、最後に筆者は記述現象学の復権を唱えたいと思う。演繹的方法による症状の予測とその確認というスタイルをとったために、本論文はいきおい生硬な概念的議論に終始した感がある。しかし、そこで用いた素材はあくまでも臨床観察を通してこれまで営々と築かれてきた分裂病性体験の記述現象学的記載である。筆者が試みたような記述現象学的な分裂病症状論は少なくともこの二〇～三〇年間は分裂病の精神病理学の主流ではありえなかったし、一部の研究者からは過去の遺物として見捨てられていた感さえある。しかし、本論文で示したように（成功したか否かは読者の判断を仰ぐしかないが）、記述現象学は決して硬直化し、形骸化した過去の遺物ではなく、今なお分裂病症状を心理学的に理解する方法としては、最も有効な、生きた方法である。また、精神病理学がひとり孤立することなく、生物学的立場からの分裂病の病態生理の追求に資するためにも、記述現象学的方法は不可欠なものと考えられる。

筆者は幻声とその周辺症状に対する記述現象学的理解から、さらに一歩を進めて、その結論を神経心理学的に解釈したい誘惑にかられるが、その前に幻覚とならんで今一つの巨大な分裂病症状を成している妄想に対して、記述現象学的接近を試みたいと考えている。

注

（1）既存の症状名は精神医学用語集（一九七〇年四月、日本精神神経学会―精神医学用語統一委員会編）によった。

（2）Gedankenübertragung の定義は、ここでは Peters, U. H.： Wörterbuch der Psychiatrie und medizinischen Psychologie. 3. Aufl.（Urban & Schwarzenberg, München, 1984）によった。

Gedankenübertragung—Unmittelbares Gewahrwerden von Denkinhalten einer anderen, evtl. in der Ferne weilenden Person ohne Benutzung technischer Hilfsmittel und ohne sinnliche Wahrnehmung. Volkstümlich mit Telepathie gleichgesetzt.

ここでは、他者の思考内容が何らの伝達手段や具体的な知覚なしに、自己に感知されることをのべており、まさに考想伝播 Gedankenausbreitung と反対の現象をさしている。

しかし、Gedankenübertragung の定義はドイツでも必ずしも一定していないようであり、例えば、Haring, C. und Leickert, K. H.： Wörterbuch der Psychiatrie und ihrer Grenzgebiete.（Schattauer, Stuttgart, 1968）によれば、以下のごとく、伝達される意識内容の所属については記載がなく、自己→他者、他者→自己という両方向性の伝達を含む定義となっている。

Gedankenübertragung—Übermittlung von Bewußtseinsinhalten ohne Einschaltung sinnlich wahrnehmbarer Phänomene, Z. B. Gedankenlesen, Telepathie.

また、ドイツ記述精神病理学をイギリスに紹介したFish, F.: Clinical Psychopathology. (John Wright & Sons, Bristol, 1967) を、逆輸入する形でドイツ語に翻訳したBrandt, K. 訳のHamilton, M.: Klinische Psychopathologie. (Enke, Stuttgart, 1984.─翻訳はHamilton, M. による改訂第二版・一九七四年によっている) では、thought broadcasting の訳としてGedankenübertragung があてられており、その内容は筆者が先に**共働思考**と名付けたものとなっている。

次にGedankenübertragung のわが国での訳語および定義であるが、西丸四方著「精神医学入門（第21版）」（南山堂、一九八二年）を除いては、どの精神医学事典にも教科書にも記載がみられない。

西丸は先の教科書では、

自分の考えが他人に通じてしまう思考伝播 broadcasting of thought, Gedankenausbreitung, telepathy, Gedankenübertragung（一六七頁）

と記載しており、少なくともこの記載に限るならば、Gedankenausbreitung と同義で、かつ同じく思考伝播という訳語を用いている。しかし、私信によれば、先のHaring und Leickert の定義と同じく、両方向性の伝達を示すものと理解しているとのことであり、そうであるならば、Gedankenausbreitung の邦訳である思考伝播を同じく用いるのは不適切であろう。

筆者はいまだ適切な邦訳がなされていないGedankenübertragung に対して、考想転移という仮の邦訳名を与えておいた（Übertragung を転移としたのは、精神分析用語であるGegenübertragung が逆転移と訳されていることに準じたにすぎない）。ただし、本論文中で筆者が依拠したPeters の定義では、Gedankenausbreitung とGedankenübertragung はまさに逆方向の伝達を表わしているが、考想伝播と考想転移という直訳は症状内容を十分に表現していず、かつ紛らわしい。将来においては、症状内容をより明瞭に表現する邦訳名（例えば、自己考想伝播と他者考想伝播）が検討されることが望まれる。

文献

（1）Bleuler, E.: Dementia Praecox oder Gruppe der Schizophrenien. Franz Deuticke, Leipzig & Wien, 1911.（飯田真、下坂幸三、保崎秀夫、安永浩訳：『早発性痴呆または精神分裂病群』、医学書院、一九七四）

（2）de Clérambault, G.: Automatisme mental et scission du moi. Oeuvre psychiatrique, Tome II, P. U. F., pp. 457-467, 1942.（高橋徹、中谷陽二訳：精神医学、一九：五二七、一九七七）

（3）高橋徹、中谷陽二：ドゥ・クレランボー。保崎秀夫、高橋徹編：『近代精神病理学の思想』、金剛出版、一九八三。

（4）McGhie, A. and Chapman, J.: Disorders of attention and perception in early schizophrenia. Brit. J. Med. Psychol. 34: 103, 1961.

（5）Chapman, J.: The early symptoms of schizophrenia. Brit. J. Psychiat. 112: 225, 1966.

（6）Bowers, M. B. and Freedman, D. X.: "Psychedelic" experiences in acute psychoses. Arch. Gen. Psychiat., 15: 240, 1966.

（7）Jaspers, K.: Allgemeine Psychopathologie. Springer-Verlag, Berlin, 1913.（西丸四方訳：『精神病理学原論』、みすず書房、一九七一）

（8）Kandinsky, V.: Zur Lehre von den Halluzinationen. Arch. Psychiatr. Nervenkr., 11: 453, 1881.

（9）Schröder, P.: Von den Halluzinationen. Mschr. Psychiat. Neurol., 37: 1, 1915.

（10）Schröder, P.: Über Halluzinose und Halluzinieren. Mschr. Psychiat. Neurol., 49: 189, 1921.

（11）Schröder, P.: Fremddenken und Fremdhandeln. Mschr. Psychiat. Neurol., 68: 515, 1928.

（12）Baruk, H.: La psychiatrie française, de Pinel a nos jours. P. U. F., Paris, 1967.（影山任佐訳：『フランス精神医学の流れ―ピネルから現代へ』、東京大学出版会、一九八二）

（13）Baruk, H.: Psychoses et névroses.（"Que sais-je ?" n° 221）P. U. F., Paris, 1946.（村上仁、荻野恒一、杉本直人訳：『精神病と神経症』、白水社、一九五四）

（14）島崎敏樹：精神分裂病における人格の自律性の意識の障害（上・下）。精神経誌、五〇：三三、一九四九および五一：一、一九五〇。

（15）西丸四方：分裂性体験の研究。精神経誌、六〇：五六七、一九五八。

（16）村上仁：『精神分裂病の心理』。弘文堂、一九四三。

（17）中井久夫：分裂病の発病過程とその転導。木村敏編：『分裂病の精神病理3』、東京大学出版会、一九七四。

(18) 立津政順：自我障害の一生起機序―精神分裂病の場合。精神経誌、六〇：七八二、一九五八。
(19) Schneider, K.: Klinische Psychopathologie. (12 Aufl.) Georg Thieme Verlag, Stuttgart, 1980.
(20) 藤縄昭：考想伝播。加藤正明、保崎秀夫、笠原嘉、宮本忠雄、小此木啓吾編：『精神医学事典』、弘文堂、一九七五。
(21) Fish, F.: Clinical Psychopathology—Signs and Symptoms in Psychiatry. Wright, Bristol, 1967.
(22) Bleuler, E. (neubearbeitet von M. Bleuler): Lehrbuch der Psychiatrie. (15 Aufl.) Springer-Verlag, Berlin. 1983.

（内沼幸雄編：『分裂病の精神病理14』、一九九―二三五、東京大学出版会、一九八五）

第二章　背景知覚の偽統合化

――妄想知覚の形成をめぐって――

1　序　説

妄想知覚はシュナイダーの二節性理論[1]以来、記述現象学的には思考の障害として、すなわち知覚は正常であるが、その意味づけにおいて誤ったものと解されており、その発生的了解に関しては、それ以上さかのぼって了解することのできない原発症状とされている。思うにこれは、記述現象学派が明々白々な完成した症状の分析を出発点としたことと、発生的了解の概念をあくまでも常識的枠内にとどめたことによるものと思われる[2]。

筆者は先の論文[3]で、幻声とその周辺症状が《背景思考の聴覚化》という記述現象学的な鍵概念で理解される思考の障害であることを示したが、本稿においては妄想知覚が《背景知覚の偽統合化》という鍵概念で理解される認知[4]の障害であり（ここにおいて、筆者の幻覚―妄想論は要素心理学的には伝統的な記述現象学的見解とほぼ倒置の関係にある）、さらにそうした現象の基礎に状況意味失認と偽統合反応という病態機序が想定されることを論証したいと思う。

ここで、以下の論証に際して筆者の用いた方法について概略の説明を与えておこう。筆者は従来の記述現象学の方法に対する先の批判をふまえて、症状分析の出発点をいまだ明瞭な形をとっていない初期症状におき、さらに発生的了解の枠を拡大して、その解釈を情報処理理論にもとづく認知心理学的了解に求めた（後者の点で、筆者の妄想知覚論は伝統的な記述精神病理学を逸脱している）。それ以後の過程、すなわち妄想気分や妄想知覚という顕在化した、完成的な症状の発現は、障害された下位機能に対する正常な上位機能の反応として自ずと導かれた。以下に詳論しよう。

2　妄想知覚の原初形態

(1)　背景知覚による注意転導性の亢進*

筆者は分裂病初期状態についての自身の臨床経験から、①自生思考、②背景知覚による注意転導性の亢進、③注察念慮をトリアス**と考えているが、[5] 妄想知覚との関連において②の〈背景知覚による注意転導性の亢進〉に注目した（幻声とその周辺症状の理解が①の自生思考の進展によって理解されることは先の論文[3]のテーマで

*現在では〈気付き亢進〉という症状名に改めている。

**現在ではこれら三つの症状も含めて、①自生体験、②気付き亢進、③漠とした被注察感、④緊迫困惑気分を《初期分裂病の特異的四主徴》と呼んで重視している（第八章、および拙著『初期分裂病』を参照のこと）。

あった)。

さて、ここで〈背景知覚による注意転導性の亢進〉という耳慣れない用語、およびその内容について説明したい。この症状は、周囲の些細な物音や視野の周辺部のわずかな変化など、通常は殆ど意識化されることのない知覚対象（注意が向けられていないという意味で背景知覚）によって容易に注意が転導されることをさしたものであり、既に英語圏では exaggerated state of awareness (MacDonald)[6]、perceptual enhancement (Crider)[7]、heightened distractibility (McGhie and Chapman)[8]、deficits in focusing attention and concentrating (Freedman)[9] などと呼ばれて、分裂病初期症状の中心をなすものとして十分に指摘されてきたものであるが、意外なことにわが国では殆ど注目されておらず、近年中井の指摘する「微分回路的認知」[10~12]、「アンテナ感覚」[13]、徳田の「〝気になる〟という体験」[14]をあげうるだけであろうか。類した用語に知覚過敏（聴覚領域に限定して、聴覚過敏といわれることもある）があるが、これには少なくとも以下の二つの意味が含まれており、筆者がここで問題にしている〈背景知覚による注意転導性の亢進〉という概念と完全に一致するものではない。その第一はここで問題にしている〈背景知覚による注意転導性の亢進〉であり、第二は感覚強度の増大である。後者は視覚であれば細部の明瞭度や色彩の鮮明度、聴覚であれば音量の程度の知覚が増大するもので、英語圏では heightening of sensory vividness (McGhie and Chapman)[8] と呼ばれる。両者は、臨床例においてそうであるばかりではなく、正常状態にあるわれわれ自身の了解しうる範囲内においても、相伴って現れることが多い。例えば、筆者は身体は疲れているのに妙に頭が冴えて寝付かれない夜など、時計の音、戸外での警笛などが大きく聞こえ、かつそれらに気をとられて一層入眠しづらくなることを折々経験する。しかし、精神機能という点からはこれらの障害は峻別すべきものである。〈背景知覚による注意転導性の亢進〉は注意機能の障害

（随意的注意の低下ないし不随意的注意の亢進）であり、感覚強度の増大は知覚機能の障害（知覚要素の亢進）である。

さて、こうした前置きをのべた上で実際の分裂病初期状態の症例にあたってみよう。

［症例１］　二七歳　男性

（往診例。作り付けのベッドのある三畳洋室、清潔とはいいがたいが、さりとて乱雑でもない。窓には厚いカーテンがおりており、昼間ではあるが電灯をつけている。テレビがかかっており——ただし、イヤホーンをしているため、音声は聞こえず——、ラジオからは比較的大きな音量で音楽が流れている。患者は清潔な身なりであるが、異様な格好をしている。左耳にテレビのイヤホーンを差し込み、その上から両耳を覆う形でタオルを巻いている——両親によれば、耳穴には綿を詰めているとのこと。ラジオもテレビもつけたままで応対する。筆者の声はかなり小声であるが、十分に聞き取って応答する。）

他人の声や不意の音（例えば、戸を開閉する音や近くを走る電車の音）を聞くとビクッとして落ち着かなくなる。意図して自分が聞いているラジオ、テレビ、ステレオの音に対してはそういうことはない。最近ではそれほどでもないが、大学を中退した頃が最もひどく、音を出している人に憎しみさえ抱いた。講義中、まわりの学生が雑談していると耐えきれなくなって外へ出た。何かをしようとすると、決まって音声が耳に入ってきて注意の集中ができなくなった。音声も以前に比して大きく聞こえる。タオルをはずすと、先生の声も心に響いて耐えきれなくなると思う。

この症例は筆者が某保健所の精神衛生相談を担当していた折、数年間自室に閉じこもっているということで往診を依頼された例である。そうした依頼事項に加えて、患者の一種異様ないでたちを見た際、筆者は即座に破瓜型分裂病を疑ったのであったが、家人をも入れないという部屋に容易に筆者を招き入れたことやその部屋が存外清潔であったこと、表情に全く弛緩が認められないことなどが上記の診断と符合しない奇異なことと思われた。患者の語るところによれば、患者は精神科医の来訪を待っていたとのことであり、治療の必要性は感じていたが、上記の症状のために外出が不能であったとのことであった。

本症例の主たる症状の第一は、患者の予期しえない不意の音声による注意転導・驚愕反応であり、たんに〈背景知覚による注意転導性の亢進〉のみでなく、それに強い驚愕を伴うことが特徴的であった。しかし、不意の音声が入らないようにする一手段として用いられたラジオ・テレビ・ステレオの音声については、その内容も逐一予測不能であるにもかかわらず、それによっては注意転導・驚愕反応が起こらないとのことであった。患者自身は、それらは自分が意図して聞いているものであるから（起こらないのが）当然とのべた。症状の第二は、音声の強度の増大である。これは自ら、音が大きく聞こえると訴えるほかに、耳栓をし、イヤホーンでテレビの音を流しながらも、筆者の小声を十分に聞き取ることからも推測された。

筆者はこれらの症状から、本症例を分裂病初期状態の長期持続例[15]と診断した。

〔症例2〕　一六歳　男性

他人の動きが気になる。他人が自分に危害を加えるような気にはならないけれど、まわりの人が立ったり、座ったりすると気になる。視野が広がったようである。机の端を見ていても、視野の周辺に人が入ってくると気になる。気にしないようにしようとすると、今度は音が気になる。

本症例は待合室でも、また診察室でも常に身をかがめ、視線を下に落とした常同的姿態をとり、時々窺うような視線を周囲に投げかける患者であった。そうした表出からは被害妄想の存在が示唆されたが、いざ面接してみるとその体験は上記のごときものであり、自己関係づけの傾向も被害的な色彩も全く有していなかった。症状の感覚領域は症例1とは対照的に、主として視覚性であったが、その内容は視野内の人物の動き（姿態の変化や場所の移動）や新しい人物の視野への侵入など、視覚対象の予測不能な変化であり、同様に〈背景知覚による注意転導性の亢進〉と考えられた。本症例では明らかな感覚強度の増大は認められなかった。

［症例3］　一八歳　女性

中学一年生の頃から些細ではあっても不意の物音に過敏になった。例えば、授業中に誰かが鉛筆を落とすとか、家庭ではハンガーが落ちたり、戸が閉まるとかするとびっくりして「キャー」などの声をあげてしまう。そのために、クラスでは物笑いの種になるし、家族からはいぶかしがられた。また、試験中に巡回の教師が自分の脇を通り過ぎるなどして不意に視野に物が飛び込んでもびっくりしてしまう。

高校一年生の頃からは、過去の失敗や感情が揺れ動いた時のことなどがふっと心の中に浮かんでくる。そしてそのことを考え始めると、その折の情景が映像として頭の中に見えてくる。色彩はモノトーンであるが、細部まで極めて明瞭である。

最近（高校三年生）になって、腹の方からとザワザワとした人の声があがってくるようになった。女の声で内容は聞き取れない。トラックが近付いて、そして遠ざかっていくように、段々大きくなり、そして段々小さくなる。一回が数秒程度である。

本症例は最近になって始まった幻声によって自ら来院した患者であるが、「それ以前に変わったことはなかったですか」という問いに対して、約五年前にさかのぼる、不意の物音や視野への人物の侵入による注意転導・驚愕反応、約二年前にさかのぼる自生記憶想起（偽幻覚化を伴う）[16]が述べられた。以上より、初期状態が長く持続した後、最近になって顕在化した分裂病と診断した。

先に、〈背景知覚による注意転導性の亢進〉と感覚強度の増大は相伴って現われることが多いとのべたが、上記の自験例においても、症例1はそうである。しかし、症例2、症例3では感覚強度の増大を伴わずに、〈背景知覚による注意転導性の亢進〉のみが現われている。また、ここには例示しなかったが「壁や襖の色彩が色濃くなり、迫ってくる」（三〇歳、男性、慢性期）とか、「遠くの木々の葉の一枚一枚がくっきりと見える」（一五歳、男性、急性期）など、〈背景知覚による注意転導性の亢進〉はなく、感覚強度の増大のみが現われることもある。こうした事実は、分裂病では〈背景知覚による注意転導性の亢進〉と感覚強度の増大が正常心理で了解される共存をこえて、互いに独立した障害として現われることもあることを示している。ただし、筆者の印象では分裂病の初期状態で見られやすいのは〈背景知覚による注意転導性の亢進〉であり、対比的に感覚強度の増大が見られやすいのは幻覚剤体験である[17]。

ともあれ、筆者は〈背景知覚による注意転導性の亢進〉を妄想知覚の原初形態として注目した。

(2) 状況意味失認と背景知覚の二次的意識化

前項にて、〈背景知覚による注意転導性の亢進〉を妄想知覚の原初形態と定位したが、本項の論議は〈背景知覚による注意転導性の亢進〉に対して、どのような神経心理学的機序が想定されるかを論証することにある。先にものべたように、この症状は従来、精神機能的には注意の障害として、より具体的には随意的注意もしくは選択的注意の低下、ないし不随意的注意の亢進とみなされているが、考察がこの段階にとどまるならば、そこからは妄想知覚への発展は全く窺いみることはできない[18]。筆者は注意障害は一次的障害ではなく、認知過程におけるなんらかの一次的障害にもとづく二次的な現象であると考えるが、この議論のためには前もって、広く情報処理過程と呼ばれるものの内、対象認知、注意など初期段階に相当する機能の検討をしておく必要がある。ただし、筆者はこれらに関する従来の理論をそのままに引用する意図はない。というのは、従来の情報処理理論は実験心理学的な手法によって、日常生活で遭遇することとあまりにもかけはなれた特殊な課題を負荷して得られたものにすぎないからである。したがって、議論の前提としてこれから行う認知過程に関する考察は、再考という域をこえて筆者独自の認知仮説であり、また前提という域をこえて筆者の妄想知覚論の中核をなすものである。

注意という精神機能は、古典的には「同時に存在しうるいくつかの認知や思考の対象の内の一つに意識の焦点を合わせ、それを明瞭にとらえること」（ジェームズ）と定義される[19]。一般的には転導のあり方によって随意的注意と不随意的注意に分けられるが、そのほかには前注意過程（preattentive process）と焦点的注意（focal attention）に分けられる場合（ナイサー）[20]もある。前注意過程と焦点的注意は前者が後者を誘導する上で必須であるという点で有機的関係があり、また両者の違いとしては前者は後者に比すと全体的、巨視的、大雑把、不正確であるといえる。以下の論稿において、筆者がたんに注意とのべる時はナイサーのいう焦点的注意であることをのべて、議論の出発点としての注意の検討はこの程度にとどめておきたい。

次に対象認知に関してであるが、その言葉の持つ意味は通常は「その対象は何であるか」ということであり、すなわち対象そのものの同定をさしている。しかし、実際の日常生活の中では今一つ、「その対象はその状況の中で何を意味するか」が絶えず問われている。例えば、道路に一つの財布が落ちているとしよう。そこを通りがかった人はそれを認めて、「それは財布である」ということだけではなく、同時に「多分、それは誰かがうっかりして落としていったのだろう」という判断をする。対象認知とはつまるところ意味の認知であるという観点からみれば、前者は即物意味の認知であり、後者は状況意味の認知であるということもできよう。[21] そして、状況意味の認知に関しては、後に行う妄想気分や妄想知覚の議論との関連で、是非ここで強調しておかねばならないことが二つある。その第一は、それぞれの判断原理が即物意味では「明らかに、○○である」という決定性であるのに対し、状況意味では「多分、○○であろう」という蓋然性であることとである。先の例を借りて今少し説明を加えると、財布を手にとり、その中身をあらため、すなわちその対象についての十分の情報が得られる限りにおいては、前者に関しては「これは財布であって、それ以外の何物でもない」という決定的な判断がくだされるが、後者に関しては「多分、それは誰かがうっかりして落としていったのだろう」という蓋然的な判断がくだされるにすぎず、それは最も妥当性の高い常識的な判断ではあるが、それ以外の判断が全く有り得ないわけではない。例えば、猜疑心の強い人は「誰かが自分の道徳心を試そうとして、わざと財布を置いたのではないか」と考えるかもしれない。そうした判断は全く有り得ないことと否定されるものでもない。[22] 第二は、状況意味の認知は状況全体の統合的理解をまって初めてなされる認知であって、つとに統合化機制の強い認知（統合的認知)であることである。先の財布の例をあげるならば、それが道路に落ちているからこそ、「誰かが落としていったのだろう」と認知されるのであって、同じ財布であってもそれが机の上に置いてあるのならば、落とし物として交番に届け出る人はいないであろう。

さて、以上の前提をふまえた上で認知過程に関する筆者の仮説をのべよう。筆者は認知過程には意識下で行われる自動的認知機構と意識上で行われる随意的認知機構の二段階があり、両者は有機的に結合し、合理的に機能していると考えている。(23) この説明のために、バックグラウンド・ミュージックが流れ、人の話声が周囲に満ちた喫茶店で他人と会話しているという場面を考えてみよう。そういう場所にテープレコーダーを置いて、後に聞いてみるときわめて雑多な音声が記録されており、相手との会話が聞き取りづらいのに驚かされる。しかし、実際の場面では人は難なく相手と会話を楽しむことができる。これはカクテルパーティ効果とよばれ、選択的注意の範例とされる。しかし、そうした注意の選択性にもかかわらず、隣に一人で座って静かにコーヒーを飲んでいた人が急にクスクスと笑いだすとか、静かに流れていたクラシック音楽が急にロック音楽に変わるとかすると、人は「おや、何だろう」とその新しい出来事に注意をむける。このことは、注意の選択性によってそれまで意識化されていなかった背景知覚もけっして認知的処理をうけていなかったわけではないことを示している。事実は、意識下で自動的に即物意味や状況意味の同定が完了され、ゆえに意識化には至らなかったものと思われる。それでは、隣人のクスクス笑いやロック音楽への変更は何故に意識下での自動的処理にとどまらず、意識化され、注意が向けられたのであろうか。筆者の考えるところ、その理由はそれらの対象が図として、それ以外の対象が地として構成される状況全体の中で、それらの対象の示す意味(すなわち状況意味)が同定されえなかったことにほかならない。この際、地をなすそれ以外の対象の認知は、先行する対象認知をも含んでおり、時間的に積分されたものである。

意識化され、注意が向けられた次におこることは何であろうか。人は不随意的に注意をひきつけられた対象に、今度は意識的に注意を向けて（随意的注意）、情報を得ようとする。そして、ただコーヒーを飲んでいるとばかり思っていた隣人が、いつの間にか漫画本を読んでいるのを見いだしてクスクス笑いの意味を納得し、ウェイトレスがあわててレコードをセットしなおして、再び静かなクラシック音楽が流れるのを聞いて、レコードをかけ間違えたのだなと思う。そして、再び相手との会話に戻っていく。

以上は、意識下の自動的認知機構で状況意味の同定が不能の際に起こる過程を例示したものであるが、同様のことは即物意味の同定ができないときにもおこる。「幽霊の正体見たり枯れ尾花」という有名な川柳があるが、この川柳はそのことをあますところなく伝えている。暗夜にボーとした人影らしきものが見えると、人の注意は恐怖心をともなって即座にそれにひきつけられる。息をひそめ、目をこらしてそれに見入る。そしてそれがただの枯れ果てた尾花のように、昼間であれば何の恐怖心をもひきおこすものではないとわかってホッとする、というような経験は誰しももちあわせているだろう（暗闇はその明度の小ささのために対象の即物意味の同定を困難にする。そのことが注意をひきつけるのであるが、ただし、即物意味の同定ができないことが何故に恐怖心をひきおこすかについては、後に議論しよう）。

これまでの例示によって、対象認知には即物意味の認知と状況意味の認知の二種類があり、おのおのがまず意識下の自動的認知機構で照合をうけ、同定不能の時にのみ、その対象が意識化され、同時に不随意的に注意が向けられ、次いで随意的に注意を保持し、より詳細な情報を得ることを通して、意識上の随意的認知機構によって再度の照合が行われることが了解されよう。

この小考察を終えるにあたって、最後に注意という精神機能を筆者の認知過程仮説の中に位置づけることを通して、再度定義しなおそう。その前に予備的検討として、情報処理理論の立場よりみた注意モデルに関する従来の理論を概観

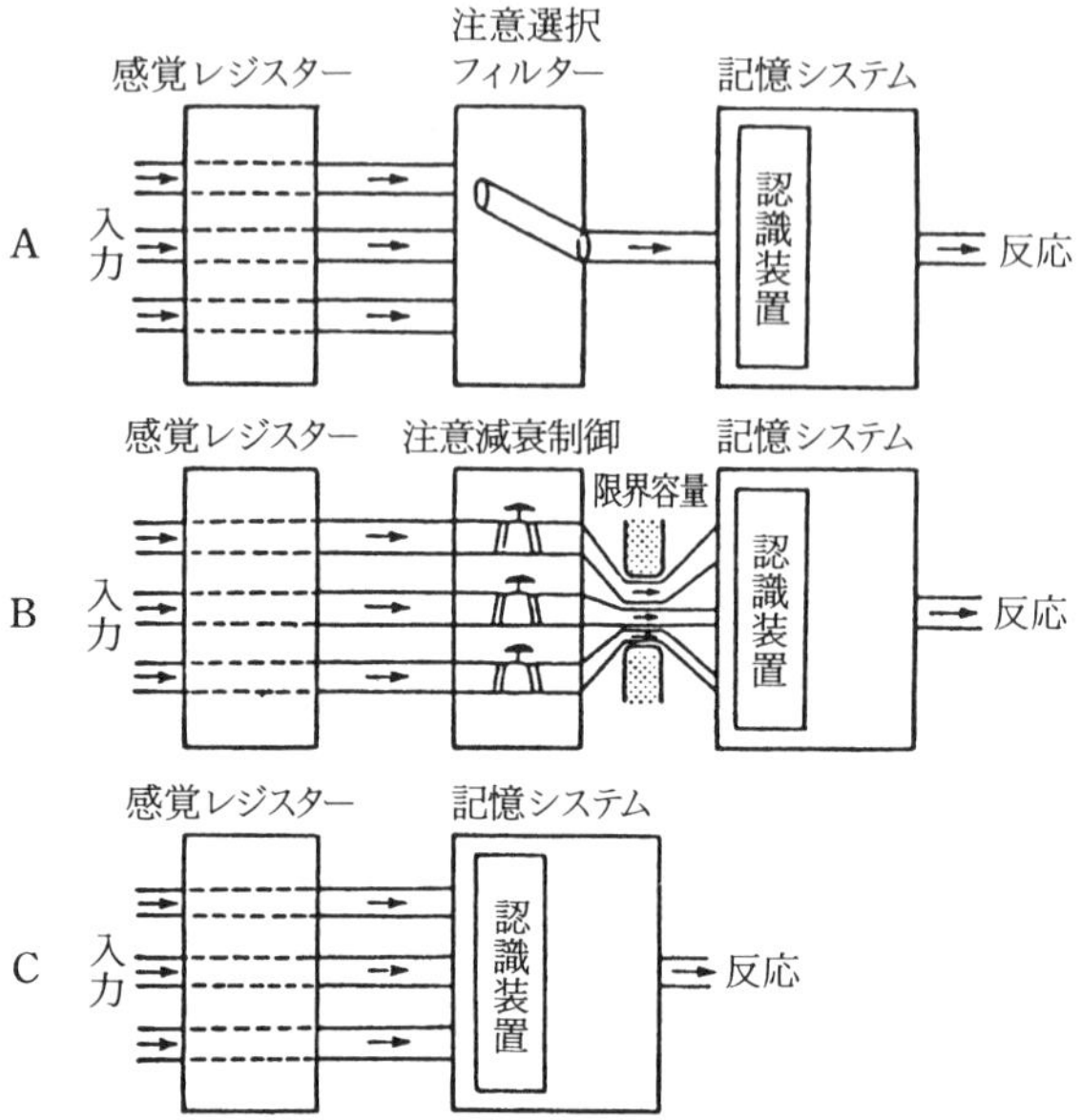

図1　従来の注意モデル（シフリン，1975）（文献19より引用）
A. 単一回路モデル single-channel model.
B. 減衰制御モデル attenuation model.
C. 無注意・並列回路モデル non-attention 'independent' model.

しておこう（図1参照[19]）。これには三種ある。第一は単一回路モデル（single-channel model）ないしフィルターモデル（filter model）（ブロードベント[24]）であり、感覚レジスターには多数の入力回路があるが、注意選択器がどれか一つの回路を選択し、そこから短期記憶の中に情報が送りこまれる。第二は減衰制御モデル（attenuation model）（トレイスマンとゲッフェン）であり、注意装置は一種の減衰器として、すべての入力信号を減衰することにより、容量に限界のある限界容量回路を通過させる。注意の向けられている回路は主要な回路として多くの情報を通過させうるが、注意の向けられていない回路の情報も多少なりとも通過する。以上の二つの理論が注意は情報の入力段階で作動すると考えるのにたいして、第三の理論は注意が認識段階で作動するという立場にたっている。それは無注意・並列回路モデル（non-attention 'independent' model）であり、すべての入力は等しく短期記憶にまで達し、認識装置によって分析を受ける。選択的注意の効果がもしあるとすれば、この後に起こるとされる。

筆者はすでに、意識下の自動的認知機構と意識上の随意的認知機構という二段階の認知過程仮説をのべ、そうした認知過程において注意が不随意的に転導をうけたり、あるいは主体が意図的に注意を保持するのを見てきたが、筆者の認知過程仮説を注意という側面から眺めれば、すべての情報入力は選択もしくは減衰されることなく、認識装置にまで達するのであり、注意という機能は情報の入力段階ではなく、認識段階において作動するという点で、それは上記の注意モデルの内、無注意・並列回路モデルと同じである（ただし、このモデルは注意という点に関しては認識段階以後に先送りしたのみで何ものべてはいない）。

注意という精神機能を考える上で、もう一つの重要な予備的検討はその機能的役割である。従来の注意モデルは、実験室内で主体にとってはさして関心のない特殊な課題を負荷して得られたものであるが、そうした実験から得られた結論を一般化することは果たして妥当であろうか。筆者は生態論的観点からヒト、さらには動物におけるその役割を考えるところから出発したい。高度に文明化した現代社会においては注意という機能の用途は多種多様におよぶが、その原初的機能は原始社会を想像することによって端的に浮かび上がる。いまだ巨大動物が棲息し、ヒトが狩猟や採集によって生活していた時代には、注意はもっぱら外敵から身を守り、獲物を捕らえることにおいて最大に機能したに違いない。動物社会においては「弱肉強食」はいまだ現実のものである。獲物を捕らえることにおいてもそうであるが、まず外敵から身を守ることこそ、生きていく上での至上命令であろう。外敵に対峙した際、逃避するにしろ、反撃するに

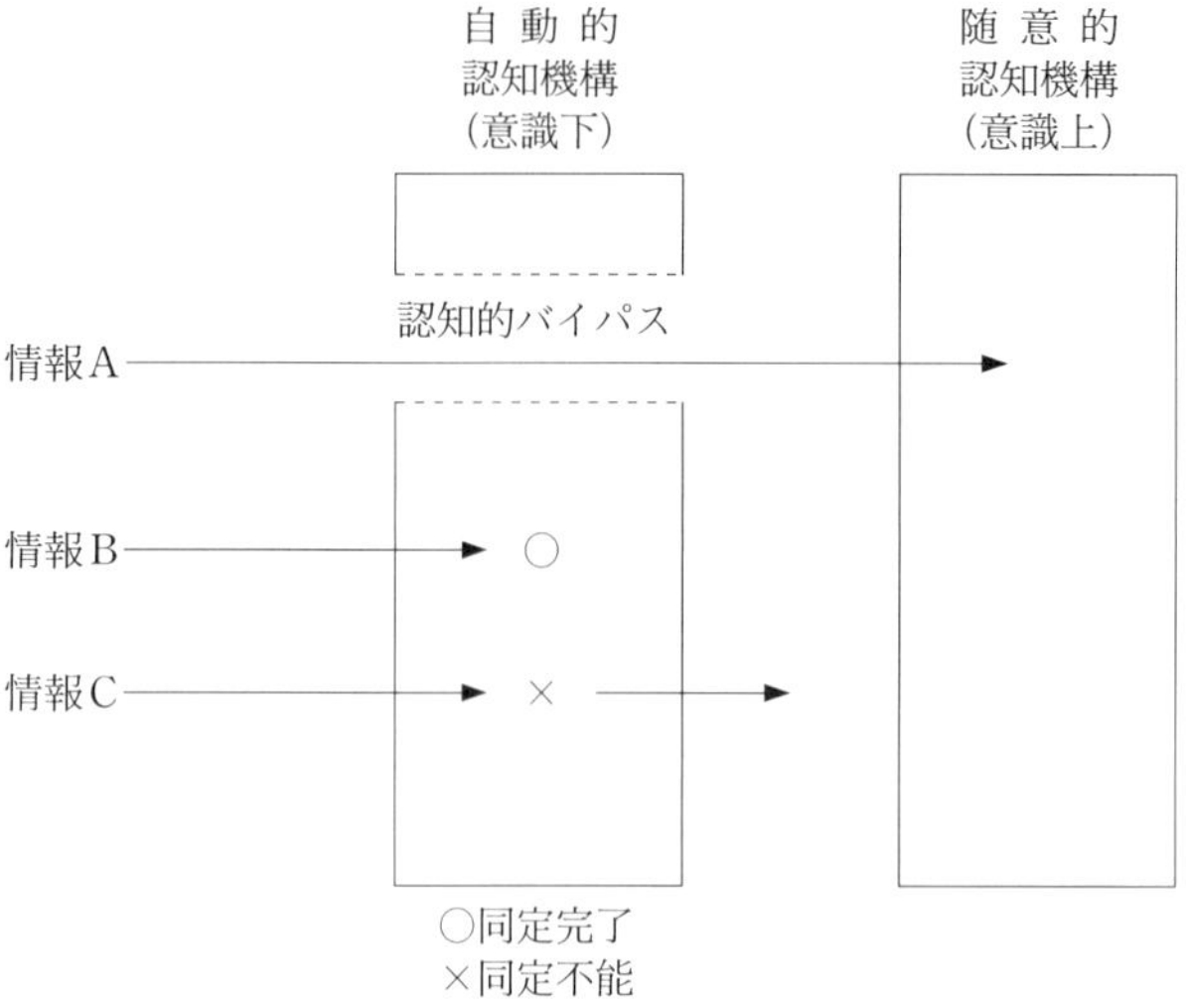

図2　筆者の提唱する二段階の認知機構と注意の認知的バイパスモデル

情報Aは前景知覚であり，当初より自動的認知機構に認知的バイパス(注意)が開けられており，したがって自動的認知機構をへずして随意的認知機構で同定をうけるため，情報の迅速処理が行われる。情報B，Cはともに背景知覚であるが，Bは自動的認知機構で同定が完了したために随意的認知機構へ転送されることはなく，Cは自動的認知機構で同定不能のため，随意的認知機構へ転送される。図には示されていないが，情報Cが随意的認知機構へ達するや否や，即座に認知的バイパスはAからCへと切り換わり(注意が転導され)，情報Cの随意的認知機構での処理が行われる。

しろ、その次に要請されるのは機敏な反応である。そのためにこそ、外敵の動静に注意をはらう必要があるのである。以上のように、生態論的観点を導入するならば、最も原初的、基本的な注意の役割とは外敵の動静をいちはやくキャッチし、それに続く機敏な反応を用意するものであり、それが自己保存本能に基づくものであることと考えられるのである。したがって、情報処理という面から眺めるならば、注意とは情報の迅速処理にとって必須のものと考えられる。

さて、注意という精神機能は、①情報の入力段階ではなく、認識段階で作動するものである、②情報の迅速処理にとって必須のものである、という予備的検討の結論をふまえて、それを筆者の二段階の認知過程仮説のなかで定義しなおそう。結論をのべるならば、筆者は注意の認知的バイパスモデル(cognitive bypass model)を提唱するものである(図2参照)。これは特定の情報入力を意識下の自動的認知機構を経ずして、意識上の随意的認知機構へ導くものであり、情報処理のスピードアップを図るものである。注意の向けられた対象（前景知覚）に対しては、当初より随意的認知機構へのバイパスが開けられており、迅速な情報処理が行われるが、これに対して注意の向けられていない対象（背景知覚）はまず意識下の自動的認知機構で照合をうけ、即物意味や状況意味の同定が不能の際にのみ、二次的に随意的認知機構へ転送される。この際、二次的に意識化された対象に対しては、即座に、かつ自動的にバイパスが開けられ、随意的認知機構において再度の照合をうけるものと考えられる。したがって、その情報処理は当初より注意の向けられていた対象の処理に比して格段に遅いものとなる。

最後に、筆者ののべる意識下の自動的認知機構と注意の概念に属する旧来の用語との関連をのべたい。既に気付かれたかもしれないが、これはブロードベント[24]のフィルター理論についてその実体概念を提出したものであり、またナイサー[20]の前注意過程を言い直したものである。ただ筆者がいわんとするところは、それらは注意という概念で理解されるべきものではなく（注意という概念は先にのべた認知的バイパスに限定されるべきものである）、認知機構の一部として理解されるべきものであるということである。

次に、認知過程に関する上記の理論にもとづけば、〈背景知覚による注意転導性の亢進〉にどのような認知心理学的解釈が与えられるかをみていこう。すでに例をあげてのべたように、正常の認知過程において背景知覚が意識化されるのは、即物意味の認知であれば対象そのものにかんする情報の不足（「幽霊の正体見たり枯れ尾花」の例では明度の小ささによる形態の識別困難）によって、また状況意味の認知であれば対象の背景をなす状況に関する情報の不足（先の喫茶店のクスクス笑いの例では、隣人が漫画本を読んでいることを知らなかったこと）によって、意識下の自動的認知機構において同定が完了しない時である。それでは分裂病で見られる

〈背景知覚による注意転導性の亢進〉においても、背景知覚が意識化されるのは情報不足によるのであろうか。否である。というのは、背景知覚の意識化に対する分裂病者の反応は（少なくとも初期状態では）「どうしてそれが気になるのか、わからない」という当惑であるからであり、随意的認知機構における再照合は新たな情報の探索を要するまでもなく、容易に完了されうるからである。それでは分裂病者における背景知覚の意識化はどのような機序によって生じるのであろうか。筆者はここで、分裂病者で意識化される背景知覚は単一の、また特定のものではなく、多岐にわたる、不特定なものであることに注目したい。このことは、意識化の要因が処理をうける知覚対象の側にあるのではなく、処理機構そのものにあることを示唆している（このように考える前提として、その要因が何であれ、自動的認知機構で同定不能の対象は随意的認知機構へ転送されるということが仮定されている）。すなわち、分裂病の初期状態では意識下の自動的認知機構に欠陥が生じると考えられるのである。すでにくりかえしてのべたように、対象認知には即物意味の認知と状況意味の認知があるが、妄想知覚が「知覚は正常であるが、その意味づけにおいて誤ったもの」であるという点からは、それは状況意味の誤認と言い換えることができる。したがって、意識下の自動的認知機構の内、分裂病で障害を受けるのはもっぱら状況意味の認知に関わる部分と推測しうるのである。筆者はこの障害に状況意味失認という用語を与えたい。

以下に、状況意味失認という神経心理学的な用語を用いたことについて説明するが、その前に失認（Agnosie）の概念をめぐる昨今の議論を概観しておこう。というのは、失認とは古典的、一般的には、①一つの感覚路を通じての、②要素的感覚障害、一般精神症状、言語障害のいずれによっても説明されない、③局在性大脳病変による、④対象認知の、障害と定義されるが、[25]その後の歴史的経緯を眺めるならば、一方にこれら四つの定義を満たさなくても失認という用語が与えられてきた症状があり、すなわち概念の拡大・曖昧化が図られるという方向があり、他方には上記の定義そのものに疑義がだされて、失認という概念そのものを否定するという方向があるという形で、今や失認という概念自体が混沌としており、おのおのの研究者が自分の用いる「失認」という概念を明らかにしておかない限り、そもそも議論が成り立ちえないという状況があるからである。

筆者は、先にあげた失認の古典的定義に対する二方向性の議論を、個々の規定条件ごとに整理するという仕方で要約したいと思う。ただし、そもそも失認という概念自体を認めないという議論は先の規定条件の②に集中しており、他方概念の拡大を図る方向は①と④に集中していることをあらかじめ断っておきたい。

①　一つの感覚路を通じての

これはオルガス[26]によれば感覚様態特異的（modalitätsspezifisch）と呼ばれるものであり、視覚物体失認を例にとると、視覚的には対象物体の名称や用途がわからないが、他の感覚を用いると、例えばその物体に触るかすると即座にそれがわかるというものである。このような、感覚様態の違いによる対象同定の劇的な改善は、個々の感覚様態に固有な認知機構の存在を示唆し、それが感覚様態特異性を失認の重要な定義としたのであるが、この定義を厳密に適用するならば、古典的失認群に属する色彩失認や同時失認（画像の全体的意味の失認）すらも失認と呼ぶことが妥当か否かという問題が生じてくる。というのは、色彩や画像の感覚属性は視覚性のみであり、したがって他の感覚様態によるそれらの改善はそもそも検証不可能であるからである。言い換えるならば、色彩失認や同時失認が提唱された段階で、この「一つの感覚路を通しての」（感覚様態特異性）という定義には多少の逸脱が生じており、失認の概念に拡大が図られたともいえよう。

この定義の一層明瞭な逸脱の例として挙げうるのは、ゲルストマンの提唱した手指失認である。これはたんに視覚的に認知できないばかりでなく、閉眼にて他者によって触れられても認知できないものであり、明らかに感覚様態特異的とはいえない。

② 要素的感覚障害、一般精神症状、言語障害のいずれによっても説明されない

失認に関する他の定義が包含基準であるのと違って、この基準は除外基準であり、したがって臨床の実際上、その完全な証明がはなはだ困難であることは想像にかたくない。他方、この定義はその背後に、知覚とも思考とも異なり、いわばそれらの中間に位置する認知という独立した機構を想定しており、そうした独立した認知機構を認めるか否かという理論上の問題を投げかけている。失認という障害の存否をめぐる根幹ともいうべき、こうした表裏をなす二つの問題点を含んでいるがゆえに、この定義に対しては種々の異議が申し立てられている。

失認の原型ともいうべき視覚物体失認の存否をめぐる議論をオルガスの要約にしたがって紹介するならば、いわゆる「失認症状」は一方では通常の眼科学的検査では検出しえない微細な機能的視覚障害（変形視、脳性弱視、視覚性機能変遷など）に帰せられるものであり、他方ではゲシュヴィントにより提唱された感覚様態特異的呼称障害に帰せられるものであり、これまでに報告されてきた大半の症例もこれらに該当するとされている。他の失認型についても同様の議論が可能であり、失認という障害の存在ははなはだ危ういものとされている。

失認という障害を否定する議論は上記の臨床的観点だけでなく、認知という独立した中枢機構を想定する理論に対してもなされている。例えば、トイバーらは現今の解剖学的、生理学的知識に基づいて、感覚的情報処理は感覚印象を漸進的に処理していく多段階の、ほとんど連続的な過程であることを主張し、いうならば認知中枢を想定することは根

拠のないものであると斥けている。

③ **局在性大脳病変による**

この定義は最も議論の少ないものである。ただし、個々の失認型の責任病巣の局在部位決定は必ずしも確定的なものではない。また「局在性」という言葉には病変の質がいわゆる器質性であることが前提とされている。

④ **対象認知の**

初期の失認型に比すると、この定義にはかなりの拡大が加えられてきている。例えば、視空間失認は物体の空間的関係の認知の障害であり、また病態失認は自己の病的欠陥の認知の障害であり、狭義の対象認知の障害とは呼べないであろう。筆者の提唱する状況意味失認との関係で、是非ここで強調して取り上げておきたいのは同時失認である。この用語を提唱したウォルパート(27)によれば、それは細部の認知能力が保たれているにもかかわらず、全体把握(状況全体の統合的意味の理解)が特異的に障害されたものである。ただし、この場合の状況とはエカン(28)が同時失認を画像失認の名称のもとに分類したように、実生活上の状況ではなく、あくまでも画像(複雑な絵や状況図)上の状況である。いずれにしろ、この場合の失認の対象とは状況全体の示す意味であり、それは古典的定義による対象の範囲を大きく逸脱したものである。

以上のべたように、視覚(物体)失認の提唱以来の失認研究の歴史をたどっていくならば、一方で古典的失認の定義を満足しない、いわば症状論のレベルでの「失認」の諸型が漸次追加されていく流れがあり、他方ではいわば原因論のレベルで失認という障害を否定していく流れ(この流れに属する研究者は失認という用語を認めず、前者のような不用意な「失認」の乱発に反対している)があるといえる。

さて、以上の失認をめぐる議論を踏まえて筆者の提唱する状況意味失認の概念を説明しよう。議論の都合上、まず先の定義の包含基準、すなわち①、③、④について検討し、次に除外基準、すなわち②について検討したい。

包含基準に関して

① 一つの感覚路を通じての

実生活上の状況認知は、時としてはふっと眼に入った場面とか、チラッと小耳に挟んだ言葉など、単一の感覚様態に依拠してなされることもあるが、通常は視覚性、聴覚性を主とし、時には他の感覚をも動員して行われる多感覚性の複合的認知である。したがって、状況意味失認は本定義を明らかに逸脱している。ただし、従来の失認諸型の中にも手指失認のごとく、本定義の逸脱がみられることは先にのべた。

③ 局在性大脳病変による

分裂病では局在性—器質性病変は認められないというのが今日までの定説であり、この点においても状況意味失認は旧来の失認概念に反している。ただし、これには注釈を加える必要がある。というのは、その定説はあくまでもこれまでは明確な局在性病変が見いだされていないということであって、将来にわたって見いだされる可能性が全くないというものではない。局在性という表現の背後に存する器質性という概念自体も（あわせて器質性と対になって用いられる機能性という概念も）解析技術の精度に依拠するものであって、現今の機能性が将来においては器質性へと転じる可能性も存するのである（分裂病の病態生理を中脳辺縁系のドパミン性過剰伝達に求めるドパミン仮説はそうした例である）。

④　**対象認知の**

状況意味が古典的定義ののべる対象から逸脱することは明らかである。ただし、先にものべたように、この定義にも従来の失認諸型で既に逸脱が生じている。とりわけ同時失認は、あくまでも画像に関してであるが状況意味の失認を取り扱っており、筆者の提唱する状況意味失認と共通点がある。両者の共通点と相違点をまとめて表現するならば、同時失認は画像状況意味失認であり、状況意味失認は現実状況意味失認である。

以上のべた諸点を考え合わせるならば、筆者の提唱する状況意味失認の概念は、量的には三つの包含基準のすべてで逸脱している点で逸脱の程度がはるかに大きいものであるが、質的にはこれまでに報告された、広義の失認諸型と相通じるものであると考えられるのである。

除外基準に関して

②　**要素的感覚障害、一般精神症状、言語障害のいずれによっても説明されない**

先にものべたように、昨今の議論はこの定義を否定し、失認という障害自体を抹消する方向へ進展しつつある。その是非については神経心理学の門外漢である筆者には即断しかねるものがあるが、それにもかかわらず筆者が敢えて状況意味失認という概念を提唱するに至ったのは、分裂病症状の最ゝ芽形態を追求する中で背景知覚の意識化とそれによる注意転導性の亢進という症状につきあたり、それを説明するにあたって否応なく、意識下の自動的認知機構の存在とその障害というものを想定せざるをえなかったことにほかならない。したがって、筆者の状況意味失認の「失認」とはあくまでも作業仮説であり[29]、この除外基準に抵触しないかどうかの詳細な検証を今後にまつべきものである。

3　二次的発展形態

前節において、筆者は初期症状の一つである〈背景知覚による注意転導性の亢進〉を妄想知覚の原初形態として注目し、それが神経心理学的には状況意味失認による背景知覚の二次的意識化として理解しうることをのべた。本節においては、次なる段階としていかなる症状が、いかなる機序によって発展してくるかを論証していきたい。

(1)　背景知覚に対する被害的自己関係づけ

［症例4］　三五歳　女性（韓国籍）

昨年の半ばより不思議な現象がおこりはじめた。患者がウェイトレスとして勤めていた日本そば屋へかっての同級生がやってきたり、朝鮮人がくるのが急激に増加した。来店する客の数には一定のリズムがあったのが乱れてきて、普通は暇な時間帯に多くなり、混む時間帯に少なくなったりした。子供が通路に足を投げ出して、私が通るのに邪魔になったりした。
私はおまじないを作った。『アブタカダブラチチンプイ（八回繰り返す）、一人称、二人称、三人称直接話法のみを信じる』。このおまじないの意味は、対面して話す時は明らかに私のことと信じるが、他人が話し合っているのが聞こえるときは「○○」と私の名前が出てきた時のみ信じるようにして、その他のことには耳を傾けないということ。

〔症例5〕　二八歳　女性
最近、耳が鋭くなった。家事をしていて、外で遊んでいる子供達が「死ね」などと言い合っているのが聞こえてくると、自分が言われているわけではないとわかってはいるが、でも気になる。百分の一ぐらいは自分が言われている可能性が残る。出勤する主人を見送りにでた帰途、歩いている自分の隣に車が停まり、降りてきた人がトランクの上の水滴を払った。たんなる偶然とわかっているけれども、一方でわざとされたのかなあという気がして、いつまでも厭な気がした。

症例4、症例5も共に再発例であるが、症例4は幻覚妄想状態から回復した後に顕在発症に先行する約六カ月間のことを回想してのべたものであり、症例5は再発のごく初期に自ら来院し、最近の状態をのべたものである。いずれもそれまでは気にもとめないような些細な知覚対象に注意が固着され、そしてそれらが何かしら自分に関係するような疑念を生じているといえる。しかし、それらはあくまでも疑念であって確信に乏しく、また自己関係づけはあっても具体的な意味は有していない。症例4では自己のそうした傾向に対する必死の抵抗がみてとれ、症例5ではその疑念はやや被害的な色彩を帯びている。

さらに、臨床的に次の段階と考えられる症例をあげよう。

［症例6］　一三歳　女性

約半年前から私が弾くピアノの音に近所で建築工事をしている大工が槌音を合わせる。次第に家の中での足音や呼吸にも合わせて槌音を響かせるようになった。足音も聞こえるのだから話声や物音も聞こえるだろうと思うし、そんな些細な音が聞こえるのだから、どこかに盗聴器が仕掛けてあるのではないかと思う。また、最近家の前に車が停まっていることが多く、私が戸を開けると逃げ出していく。

本症例は初発例である。ここでは自己関係づけの対象は、大工の槌音や自宅の前への車の駐車・発進であるが、それに対して「ピアノの音、足音、呼吸に合わせている」とか、「私が見ると逃げ出していく」とかの具体的な意味を発呈させている点で症例4や症例5とは異なっている。本症例ではこうした具体的な意味を有する自己関係づけに加えて、「どこかに盗聴機が仕掛けてあるに違いない」という二次的な解釈妄想を発展させている。

さて、これらの具体例は旧来の記述症候学ではどのように呼ばれたものであろうか。まず形式的な面であるが、この検討のために筆者はここで近年のドイツ記述現象学派の最大の業績と考えられるフーバーとグロスの妄想知覚論(30)を引用したい。これは六二一例（ハイデルベルク大学症例一一九例、ボン大学症例五〇二例）という膨大な患者を対象群とする妄想研究から帰納的に抽出されたものであり、図3に示すように妄想知覚には三つの発展段階があるとするものである。ここで段階分けの指標として選択されたのは、自己関係づけ（Eigenb-

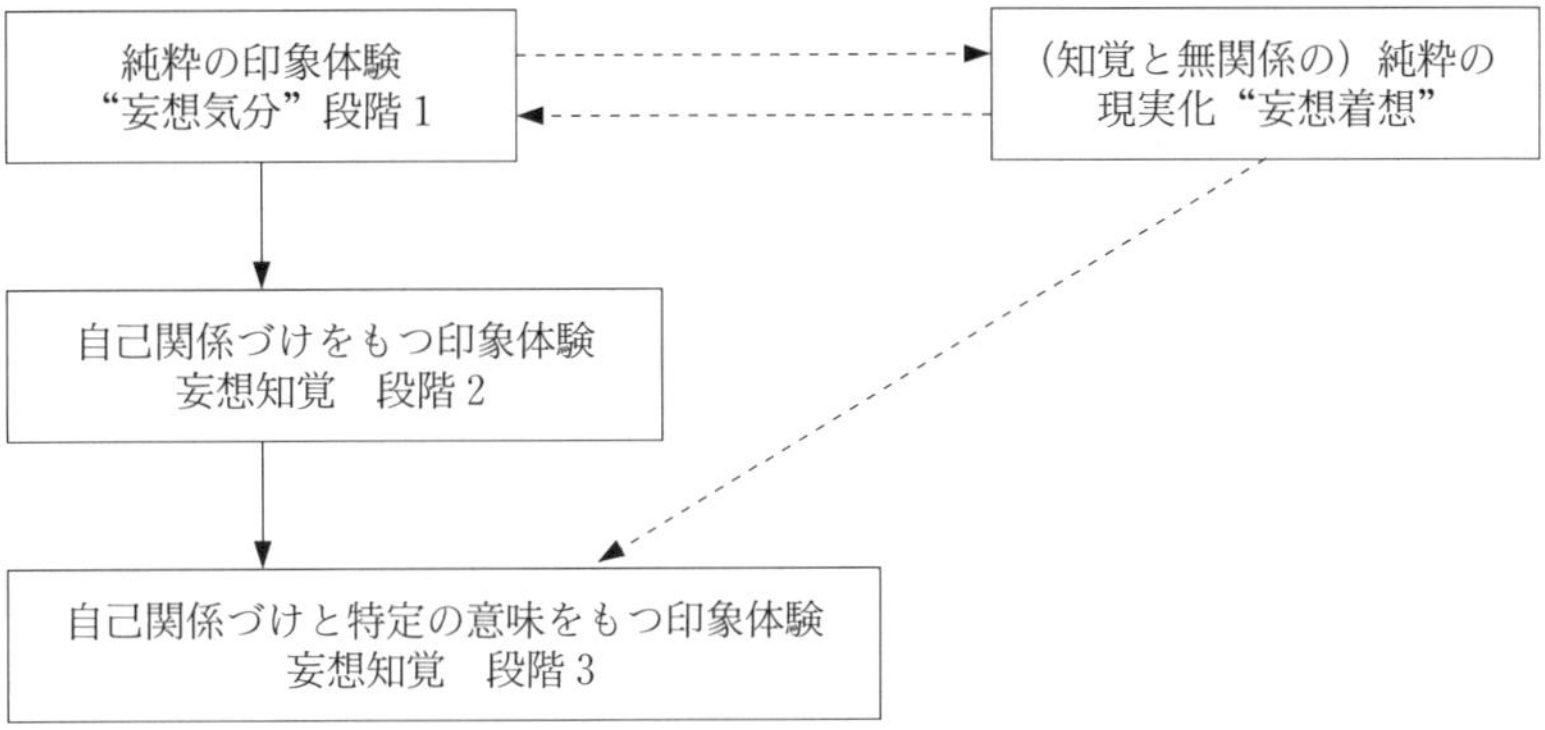

図 3　フーバーとグロスによる妄想現象の類型論（文献 30 より引用）

eziehung）が生じているか否か、および特定の意味（bestimmte Bedeutung）を有しているか否かの二点である。すなわち、段階1は自己関係づけと特定の意味の両方を欠き、段階2になると自己関係づけは出現するが、特定の意味の発現はいまだみないものであり、段階3に至ると自己関係づけに加えて、それに特定の意味が備わってくるという。ただし、ここで是非付言しておかねばならないことは、フーバーとグロスはヤンツァリークおよびコンラートの修正を受け入れて上記の三段階を提唱しているが、彼らの対象群では段階1、すなわち自己関係づけと特定の意味の両方を欠く純粋の妄想気分を認めることが稀である（ハイデルベルク大学での対象群：一一九例中二例、一・七％）としていることであり、通常妄想気分とされるものも子細に観察すれば、なんらかの漠然とした自己関係づけを認めることが殆どであるとしていることである。

　彼ら自身が観察したこうした臨床的事実と最終的な結論として出された先の三段階の妄想知覚の発展図式の解離を前にして、筆者は順次、以下のような感想を抱いた。その第一は、臨床的事実の素直な解釈からは妄想知覚の発展段階は基本的には段階2と段階3の二段階であり、段階1はごく特殊な例として除外すべきではないのかという素朴な疑問であり、第二はややうがった見方であるが、彼らの臨床統計上、段階1の頻度が極めて少ないのは、彼らが広く妄想体験として資料を取捨選択した際の基準によるのではないのかという感想である。というのは、段階1の基準は自己関係づけも特定の意味もないのであるから、その取捨選択はもっぱら気分性によるしかなく、それはつとに観察者の恣意性によるところが大きいからである。そして第三の、かつ最終の感想は彼らのいう段階1は筆者ののべる〈背景知覚による注意転導性の亢進〉に相当するものであり（というのは、そうした状態にある筆者の症例では、概ねなんとも表現しがたい当惑意識があるからである）、それにはいまだ妄想という用語を冠することは（妄想気分という用語であっても）適切ではないこと、および妄想と呼びうるのは少なくとも自己関係づけを生じる段階2以降に限定すべきであり、もう少し立ち入るならば、段階2は自己関係づけはあってもいまだ特定の意味は生じていないのであるから妄想気分と呼ぶべきであり、特定の意味を生じる段階3こそ、狭義の、かつ真の妄想知覚と呼びうるものである、ということであった。ともあれ、先にあげた筆者の症例にフーバーとグロスによる段階分けを適用するならば、症例4と症例5は段階2であり、症例6は段階3であり、いずれも些細ではあっても〈自己関係づけ〉を特徴としているといえよう。

次に内容的な面であるが、先に筆者のあげたごく平凡な症例でも例示されているように、分裂病性妄想の主題で最も多いものが被害妄想であることは少しでも精神科臨床に触れた人ならば、すぐ気付くことであろう。統計的にもクランツ[31]、あるいは先にあげたフーバーとグロスは迫害、被害、被毒という妄想主題が（それらの個々の内容は別にして）時代によって影響されることの少ない最大のテーマであることをのべている。したがって、内容的には〈被害的〉であることが分裂病性妄想の特徴といいうる。以上、形式、内容の両面から検討した場合、分裂病性妄想の特徴は〈被害的自己関係づけ〉と呼びうるものである。

さらに今一つ検討しておきたいことは、こうした〈被害的自己関係づけ〉はいかなる対象に対して生じたものであるかということである。先にあげた筆者の症例では、症例4では来店する客層や来客のリズム、症例5では他愛もない子供の声や車の水滴を払う他人の動作、症例6では大工の槌音や車の駐車・発進などで、どれ一つをとってみても特別の事象ではない。それらはすべて日常茶飯に、いつ、いかなる時でもわれわれの周囲に満ちみちた、ありふれた些細な事象である（ここで若干の付言をするならば、症例4〜6で意識化された背景知覚は症例1〜3のそれがきわめて要素的な音声や視野内の単純な動きであるのに比して、それなりの意味を有する言葉や出来事であることである。このことは妄想化の要因の一つに、意識化された背景知覚がそもそも有する意味の分化度が関係することが示唆される）。この点で筆者が想起するのは、かつて西丸[32]が彼の「背景体験の前景化」理論で、「妄想知覚では、患者がじっと見たものに特別な意味がみてとれるということはない。ふと目に入ったものに、特別な意味があるのである」とのべていることである。筆者の症例でも、少なくとも自己関係づけの最初の対象はふと目にした、ふと気付いたものである。ただし、この「ふと目に入った」という西丸の記載には筆者は異論を呈したいと思う。西丸の記載では、妄想対象と主体との出会いはわれわれ正常者にも見られる全くの偶縁性とも受け取られかねないが、筆者にはその偶縁性は「ふと目に入らされた」とも表現されるようなものであり、疾患によっていわば強制された、運命づけられたものであるように思われる。筆者のこれまでの論述によれば、それは状況意味失認による背景知覚の二次的意識化にほかならない。したがって、妄想対象は直接的には主体に意識されたもの、すなわち前景知覚であるが、元来は〈背景知覚〉であったものである。

以上のことより、筆者はこの段階の症状を、①被害的自己関係づけである、②関係づけの対象は状況意味失認により前景化したものであるが元来は背景知覚であったものである、という特徴に注目して〈背景知覚に対する被害的自己関係づけ〉と呼びたい。

(2)　偽統合反応

前項にて〈背景知覚に対する被害的自己関係づけ〉が妄想知覚の二次的発展形態であることをのべたが、本項ではこれがいかなる機序によって生じるかを論証しよう。

前節にて状況意味失認によって背景知覚が意識化されることをのべたが、背景知覚の意識化の初期におこる分裂病者の実際の反応から見ていこう。先にものべたように、初期には意識化された個々の対象に対して「何故、こんなことが気になるのか」という当惑がみられるのみで、再照合は新たな情報の検索なく、ただちに完了される。しかし、分裂病における背景知覚の意識化が処理機構の欠陥によるという性質上、次第にその対象は多岐にわたる不特定のものとなり、対象間には何の関係もなく、脈絡のないものとなる（分裂病者の認知世界は変容をこうむり、混乱する）。ここにおいて、分裂病者が、というより上記のごとき状態に陥った人のとりうる反応はいかなるものであろうか。この考察の上で想起されなければならないことは、すでに前節でのべたように、状況意味の認知がつとに統合化機制に基づく認知（統合的認知）であることである。したがって、状況意味失認により意識化された不特定の、脈絡のない背景知覚群に対して、いかに新たな情報を検索しえても統合することが不可能であるにもかかわらず、随意的認知機構はこれらを統合的に理解しようとする。

さらに以下にのべる二つの因子がこの統合化機制を一層促進する。その第一は状況意味認知の判断原理が蓋然性にあることであり、おのおのの蓋然性の高低を別にすると、論理的には多種多様な状況意味の認知の可能性が開かれていることである。これはわれわれ精神科医が妄想患者、ことにパラノイア症例に対峙した時に感じる苦衷を思えば、すぐに了解されることであろう。患者の微に入り、細を穿った妄想に対して一概に「あなたの考えは妄想だ」と切り捨てないのは、たんにそうすることが治療関係の破綻を招くという理由からだけではなく、純粋に論理上は反駁しえないからであり、いったんそのことに踏み込めば際限のない平行線の議論に終始せざるをえないからである。患者においては、この状況意味の蓋然性は自己の偽りの統合、すなわち妄想形成に対して病識[33]を生じさせない、たとえていうと、ブレーキをかけないという形で統合化機制に対する消極的な促進因子となる。促進因子の第二は背景知覚の統合化の失敗が容易に自己保存本能を誘導することにある。この点で想起されねばならないことは、注意という精神機能の原初的役割が自己保存本能に基づく情報の迅速処理にあるという前節での考察である。注意という機能が自己保存本能に基づくならば、注意が枢要な役割を果たす認知機能の原初的役割をも自己保存本能に求めることができるであろう。そして、認知機能の原初的役割が自己保存本能に帰するとするならば、随意的認知機構においてもなお対象の状況意味の同定が不能であること（分裂病において意識化される背景知覚群は、そもそも多岐にわたる、不特定の、脈絡のないものである以上、当然であろう）は即、自己保存の危機と認識され、不安が喚起されるのは推測するに難くない。こうした自己保存の危機という認識が統合化機制を、たとえていえばアクセルを踏むがごときに積極的に促進することは想像に難くない。両者は表裏をなす形で随意的認知機構の統合化機制を促進し、あたかも見えざるものを見ようとするかごとくに、脈絡のない多数の対象の中に一つの状況意味を見いだそうとする。それはいわば狂気へと突き進んでいく道で、決して報われることのない、しかし主体にとっては最大限の努力であり、筆者はここにまさに分裂病患者の悲惨さを感じざるをえない。

そして最後に、自己保存の危機という認識が不特定の脈絡のない対象群を自己を迫害する脅威へと転化させ、ここに形式的には妄想知覚が、内容的には〈被害的自己関係づけ〉、すなわち被害妄想が結実するのであるが、これはどのように説明されるであろうか。筆者には、これはそういう状態に陥った人がとりうる最後の自己防衛手段であると思われる。そのように考える根拠としては、妄想形成、すなわち偽りの統合が完了されると、それ以前のよるべのない、脅威的な不安（妄想気分）が軽減されることがよく知られた臨床的事実であるからである。妄想の内容は自己保存の危機という認識、加えて病前の不幸な対人関係（分裂病質による内閉性）を反映してか、〈被害的自己関係づけ〉の形をとらざるをえず、それ自体は主体にとって新たなる恐怖の出現であるが、それでもなお、対象の定かではない自己危機的な不安よりはましなのである。いわゆる妄想気分に支配された発病初期に突発的な自殺が起こりやすいこともよく知られた臨床的事実であるが、これも自己保存の危機としての圧倒的不安に主体が耐え切れなくなった結果とみなしうるのである。[34]

筆者は〈背景知覚による注意転導性の亢進〉を受けて、随意的認知機構で生じる上記のごとき一連の機序を偽統合反応と呼びたい。この機序はつまるところ状況意味認知の統合化機制に基づくものであって、先にのべた状況意味失認が障害概念であるのとは違って、それ自体は正常な上位機能の、障害された下位機能に対する反応にすぎないものである。

以上にて、分裂病においては偽統合反応という機序によって〈背景知覚による注意転導性の亢進〉から〈背景知覚に対する被害的自己関係づけ〉が発現することの説明を終えるが、最後に補遺として、この機序は分裂病にかぎらず、心因性精神病に含まれる妄想反応をも説明する概念であることをのべておきたい。好例は「海外渡航者の急性妄想反応」や「難聴者の迫害妄想」である。その一次的要因は勿論、言葉が通じず、習慣も異なる異文化圏でのコミュニケーションの阻害であり、また難聴によるコミュニケーションの阻害であるが、そうしたコミュニケーション阻害が情報不足という機序によって対象の状況意味の認知を障害して、二次的に偽統合反応という機序を発動させ、結果として分裂病と紛らわしい妄想知覚を発現させると考えられるのである。

4　結　語

稿を終えるにあたって、これまでの議論のまとめをしておこう(図4参照)。筆者は認知過程に関する独自の理論を前提として、まず意識下の自動的認知機構の欠陥によって状況意味の同定が不能となり（状況意味失認）、次いでそのことにより、本来主体によって注意の向けられていない、多岐にわたる不特定の知覚対象が不随意的に意識化され、さらにそれらに対して、意識上の随意的認知機構では統合化機制という、それ自体は正常な機序が応答することによって偽りの統合がなされる（偽統合反応）ことが妄想知覚の発現メカニズムであるとした。偽りの統合を受けるのは、直接的にはあくまでも意識化され、注意の向けられた知覚対象、すなわち前景知覚であるが、それは状況意味失認という自動的認知機構の欠陥によって不随意的に前景化したものにすぎず、もともとは注意の向けられていない知覚対象、すなわち背景知覚であったものである。したがって、筆者は上記の過程を要約して《背景知覚の偽統合化》と呼びたい。

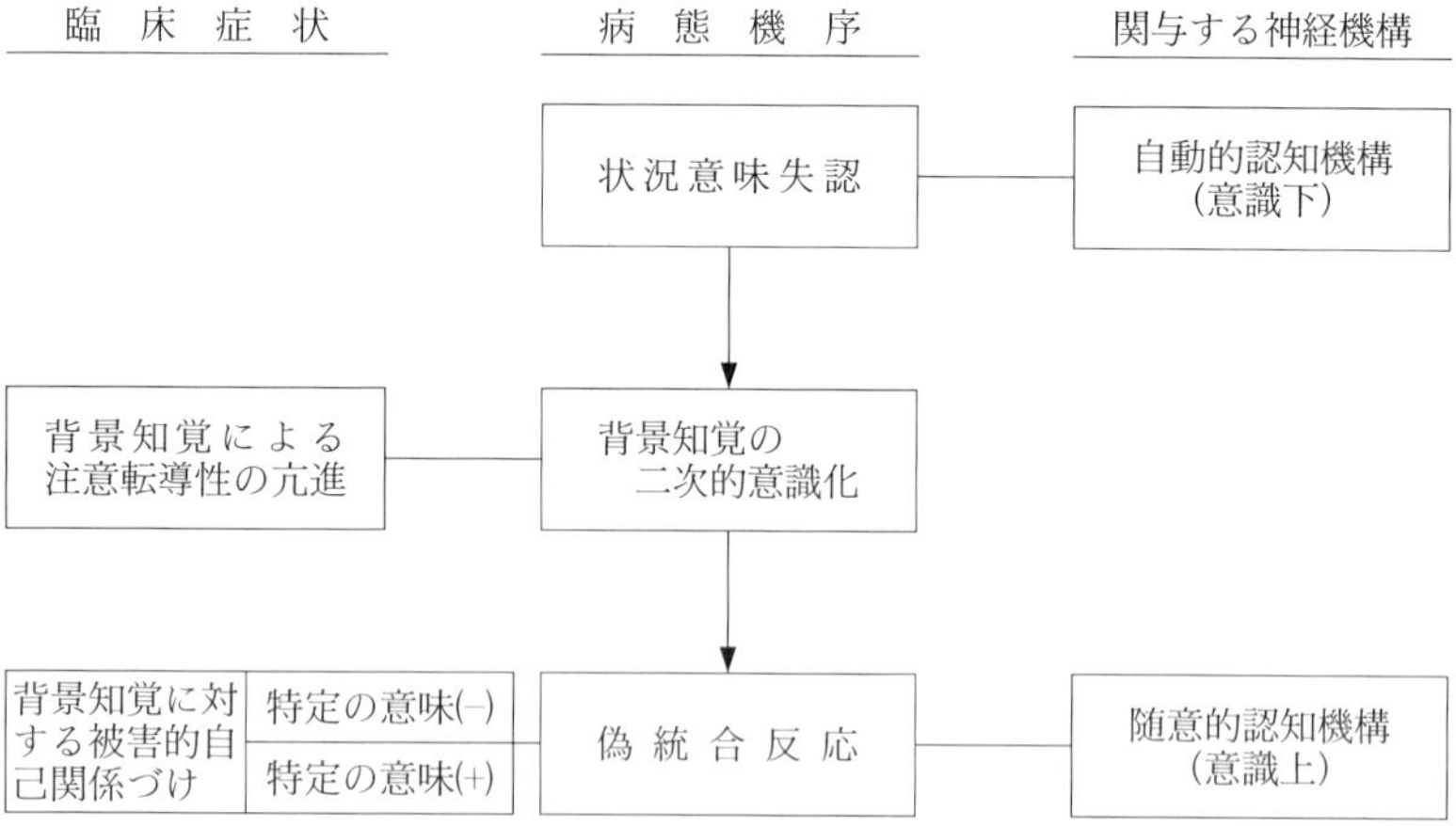

図4　筆者の提唱する妄想知覚の形成図式

妄想知覚の形成をめぐる、筆者のこの《背景知覚の偽統合化》理論は勿論エイ(35)の所説とは異なるが、一種の器質力動論である。ここでは最後に筆者の立論の最も基本的な構造を、エイの所説の基となったジャクソン理論(36、37)と対比しつつ簡略にのべておきたい。

周知のごとく、神経系の解体に基づく症状構成に関するジャクソンの理論は次の二つの基本原則から構成されている。その第一は、解体は最も組織されていない、最も複雑な、最も意識的な最上位中枢から、最もよく組織され、最も単純な、最も自動的な最下位中枢へ向かって進展していくこと、第二は症状は破壊された上位中枢の活動抑止による陰性症状と健常な下位中枢の抑制解除による陽性症状から構成される。この理論は神経疾患の症状を説明する上ではある程度成功したといえるが、ジャクソン自身による精神疾患への適用は必ずしも首肯できるものではなく、ネオ・ジャクソニズムといわれるエイの出現を待たねばならなかった。しかし、一方ではこの理論に対して鋭い批判がなされていることにも眼をとどめておかねばならないであろう。その批判はことに第一の原則に対してであり（第二の原則は第一の原則が崩れた際には問題とならない）、例えばギローは「損傷はいつも機能の解剖学的組織の頂点をおかすとは限らず、……実際には病的原因は局所親和性等に応じて、ジャクソンが強固に組織されていると主張する下位段階を選択的におかすこともある」とのべている(35)。

筆者の《背景知覚の偽統合化》理論はまさにこの下位機能がおかされた際の症状構成をのべたものである。一次的な障害は認知過程の下位段階である意識下の自動的認知機構に起こる（状況意味失認）が、それのみでは症状を成立させることはなく、知覚情報が認知過程の上位段階である意識上の随意的認知機構へ転送され、さらに認知機能に内在する統合化機制という正常な機能が応答する（偽統合反応）ことによって、初めて症状が成立するのである。ジャクソン流に要約するならば、下位機能の損傷はそれ自体では症状を成立させることはなく、正常な上位機能がそれに応答することによって初めて症状が成立するのである。先に筆者の理論も一種の器質力動論であるとのべたが、その意味するところは一次的障害である状況意味失認はまさに脳機能そのものの障害によるものであるが、二次的障害である偽統合反応はそれ自体は正常な脳機能である統合化機制が状況意味失認に応答した結果にすぎないものである。「器質的」といっても、それは決して不可逆的な粗大な脳損傷を意味するものではなく、脳機能の一次的障害が存するということであり、また「力動的」といっても、それは決して個々に異なる反応をさしているのではなく、ヒトに自己保存本能が存する限り、不可避的に生じてくる一律の反応性の事態であるということをのべたものである。

〔補　遺〕

筆者は《背景思考の聴覚化》と題した先の論文[3]と《背景知覚の偽統合化》と題した本論文の議論を統合する形で、筆者の幻覚―妄想論の要約をしておきたい。

①　要素心理学的には従来、知覚の障害とされてきた幻声は実は《背景思考の聴覚化》と理解しうる思考の障害*であり、逆に思考の障害とされてきた妄想知覚は《背景知覚の偽統合化》と理解しうる認知の障害であると考えられた。すなわち、筆者の幻覚―妄想論は要素心理学的には従来の見解とほぼ倒置の関係にある。

②　幻声および妄想知覚をおのおの最終的な現象形態として顕現するに至る、分裂病において障害を受ける精神機能とは、いうならば背景思考、および背景知覚の認知であると考えられたが、これらの精神機能はいずれも意識下で不随意的、自動的に作動しているものであり、正常状態においては主体にほとんど感知されえていないものである。

③　分裂病において最初に生じる現象は、背景思考および背景知覚の意識化であり、換言すれば、かつて西丸[32]ののべた「背景体験の前景化」である。症状学的には、前者は〈自生思考〉であり、後者は〈背景知覚による注意転導性の亢進〉である。

④　初期状態に続く、その後の進展経過において生じる現象は、背景思考に関しては《聴覚化》であり、背景知覚に関しては《偽統合化》である。

⑤　《背景知覚の偽統合化》という現象の基礎をなす病態機序としては、状況意味失認と偽統合反応が想定された。一方、《背景思考の聴覚化》の病態機序は現在のところ、不明のままに残された。

＊ここでは《背景思考の聴覚化》は思考の障害であると述べたが、後にこれもまた状況意味失認によって説明しうる認知の障害であると訂正した（第四章を参照のこと）。

⑥《背景知覚の偽統合化》理論からは、妄想知覚の成立機転には「障害された下位機能に対する正常な上位機能の反応」という図式が考えられた。しかし、この図式が幻声を始めとする他の陽性症状にも適用できるか否かは今後の検討にまつべきものである。

注と文献

（1）Schneider,K.：Klinische Psychopathologie. (6 Aufl.) Thieme, Stuttgart, 1962.（平井静也、鹿子木敏範訳：『臨床精神病理学』、文光堂、一九六八）

（2）ヤスパースは二節性理論を否定し、（筆者のみるところ）正当にも妄想知覚は「知覚に随伴する意味意識の障害」であることを指摘しているが、それを「誤られた判断」とし、「人格の変化を想定しなければ説明がつかない」としている点では、筆者がシュナイダーに与えた批判を同様にまぬがれえないであろう。

Jaspers, K.：Allgemeine Psychopathologie. Springer, Berlin, 1913.（西丸四方訳：『精神病理学原論』、みすず書房、一九七一）

（3）中安信夫：背景思考の聴覚化―幻声とその周辺症状をめぐって。内沼幸雄編：『分裂病の精神病理14』、東京大学出版会、一九八五。**（本書第一章）**

（4）認知（cognition）という用語は近年次第にその概念が拡大され、知覚、判断、決定、記憶、推論、課題の発見と解決、言語理解とその使用など、情報の入力から出力まで広く情報処理過程全般をさすものとして使われる傾向にあるが、筆者がここでのべる認知とは文字どおり「認め知る」こと、すなわち知覚された対象の同定の意であり、狭義の認知概念である。

（5）中安信夫：分裂病性シュープの最初期兆候―見逃されやすい微細な体験症状について。精神科治療学、一：五四五、一九八六。

（6）MacDonald, N.：Living with schizophrenia. In；The Inner World of Mental Illness. (ed. by B. Kaplan), Harper & Row, New York, 1964.

（7）Crider, A.：Schizophrenia—a biopsychological perspective. Lawrence Erlbaum Associates, Hillsdale, 1979.

（8） McGhie, A. and Chapman, J. : Disorders of attention and perception in early schizophrenia. Brit. J. Med. Psychol. 34 : 103, 1961.
（9） Freedman, B. J. : The subjective experience of perceptual and cognitive disturbances in schizophrenia—a review of autobiographical accounts. Arch. Gen. Psychiatry. 30 : 333, 1974.
（10） 中井久夫：分裂病と人類—一つの試論。安永浩編：『分裂病の精神病理6』、東京大学出版会、一九七七。
（11） 中井久夫：奇妙な静けさとざわめきとひしめき—臨床的発病に直接先駆する一時期について。中井久夫編：『分裂病の精神病理8』、東京大学出版会、一九七九。
（12） 中井久夫、上田宣子：分裂病発病前後の〝不連続的移行現象〟—特に一回的短期間現象とその関連における超覚醒現象について。内沼幸雄編：『分裂病の精神病理14』、東京大学出版会、一九八五。
（13） 中井久夫：関係念慮とアンテナ感覚—急性患者との対話における一種の座標変換とその意味について。精神科治療学、一：一二七、一九八六。
（14） 徳田康年：精神分裂病における「気になる」という体験について—注意の様態と関連して。臨床精神病理、五：一二五、一九八五。
（15） 本症例に酷似した症例としては、一九七四年八月「ピアノ殺人」として新聞紙上をにぎわせた事件の犯人があげられる。この犯人の病歴は精神鑑定人である山上皓の論文に詳しい（診断・パラノイア）が、犯人は明確な被害的自己関係づけ（被害妄想）の出現に先行する約七年間、本症例と同様な、些細な物音や話声に対する極度の過敏性を示し、そのため頻回な転居や隣人とのトラブルを繰り返している。重要なことは、この時期には後に出現した被害的自己関係づけを欠いていることであり、筆者が本症例で観察した、感覚強度の増大を伴う〈背景知覚による注意転導性の亢進〉という症状に該当すると考えられる。山上は妄想発展の要因として、犯人に少年時代からみられた吃音を重視し、この〈背景知覚による注意転導性の亢進〉を全く顧慮していないが、筆者は次節で詳述するように、この〈背景知覚による注意転導性の亢進〉こそ、妄想発展の基をなした一次的現象であると考えている。
山上皓：偏執型と殺人—パラノイア問題への寄与。犯罪学雑誌、四三：一一九、一九七七。
（16） 中安信夫：経験性幻覚症ないし幻覚性記憶想起亢進症の二例。精神経誌、八六：二三、一九八四。**（本書第一七章）**
（17） 山口・中井は分裂病の慢性期にみられる「知覚潰乱発作」ないし「知覚変容を主とする発作」を記載しているが、その一つの症状は感覚強度の増大である。
山口直彦、中井久夫：分裂病者における「知覚潰乱発作」について—一般に「発作」「頭痛」などさまざまな俗称で呼ばれて軽視されがちなものを中心として。内沼幸雄編：『分裂病の精神病理14』、東京大学出版会、一九八五。

(18) 山口直彦：分裂病者の訴える知覚変容を主とする「発作」症状について。精神科治療学、一：一〇七、一九八六。徳田（文献14）は筆者ののべる〈背景知覚による注意転導性の亢進〉を〝「気になる」という体験〟と表現し、それを視聴覚領域における背景的注意の増大と理解している。彼においては「気になる」という体験と妄想知覚との関連は「気になる」ということ、すなわち主要な注意を注意対象へ向けることが妄想知覚成立の前提になっているというだけのことである。

(19) 『新版心理学事典』。平凡社、一九八一。

(20) Neisser, U.: Cognition and Reality. W. H. Freeman and Company, San Francisco, 1976.（古崎敬、村瀬旻訳：『認知の構図』、サイエンス社、一九七八）

(21) このことは既に安永がのべており、かれは物体意味、枠組み意味、状況意味、象徴意味を分けている。筆者はそれらの内、基本的かつ普遍的なものとして物体意味と状況意味をとりあげたのであるが、物体意味については彼の用語と異なり、即物意味という用語を用いた。というのは、ここでは「対象がある状況で示す意味」という状況意味の定義との比較上、「対象そのものに即した意味」という定義を対比的に表現したかったためである。また、状況意味についてはヤスパースが「知覚に随伴する意味意識」と、またサルトルが「他の対象物との無数の時間的空間的決定関係（意味関連性、あるいはいわゆる道具関連性）」と呼んだものである。
安永浩：分裂病と自我図式偏位―擬遊戯（演技）性、擬憑依、幻聴。藤縄昭編：『分裂病の精神病理10』東京大学出版会、一九八一。

(22) 内沼幸雄：妄想世界の二重構造性。精神経誌、六九：七一七、一九六七。
われわれは通例、いわゆる「常識」の助けを借りて、それ（状況意味）をあたかも「決定的」であるかごとくに処理している。しかし、論理的にはあくまでもそうした判断が最も可能性が高いというにすぎず、すなわち蓋然的なものである。このことを筆者は妄想患者、殊にパラノイア症例に対峙した際にひしひしと感じる。そこではいわゆる「常識」なるものは通用せず、個別事象そのものの論理的解釈という点では、妄想に反駁しえないのである。

(23) この二段階に分けるやり方は勿論、恣意的なものである。実際にはより多段階であるかもしれず、あるいは連続的な過程かもしれない。ただ筆者が強調したかったことは、認知という、ともすれば意識的、随意的とも思える精神機能にも意識下で自動的に作動する広大な基礎領野が存在し、それがきわめて膨大な情報処理を担当しており、主体に意識された認知を支えているということである。意識下の自動的認知機構そのものは生下時に既に備わったものと考えられるが、その処理容量は全く生得的なものに限られた微々たるものにすぎないと思われる。幼児はあらゆるものに関心を示し、また成人に達しても人は新奇なるものに関心を示すが、こうした意識上の随意的認知機構での学習の成果は順次、意識下の自動的認知機構へ転送され、その処理容量を次第に増加させてゆくと考えられる。

(24) Broadbent, D. E.: Perception and Communication. Pergamon Press, New York, 1958.

(25) 浜中淑彦：失認。加藤正明・保崎秀夫・笠原嘉・宮本忠雄・小此木啓吾編：『増補版精神医学事典』、弘文堂、一九八五。

　浜中の記載によれば、③と④は一括されて「局在性大脳病変による認知障害」とされているが、この中には異なる基準が包含されているので筆者は二つに分けた。

(26) Orgass, B.: Agnosie. In: Klinische Neuropsychologie. (hersg. von K. Poeck), Thieme, Stuttgart, 1982.（波多野和夫訳：『臨床神経心理学』、文光堂、一九八四）

(27) Wolpert, I.: Die Simultanagnosie—Störung der Gesamtauffassung. Z. Gesamte Neurol. Psychiatr., 93: 397, 1924.

(28) Hecaen, H. and Albert, M. L.: Human Neuropsychology. John Wiley & Sons, New York, 1978.（安田一郎訳：『神経心理学』、上・下、青土社、一九八三）

(29) このことについては一言、筆者の意図するところをのべておきたい。昨今の分裂病の精神病理学的研究を通覧して筆者が不満とするのは、精神病理学徒の多くが精神病理学のいわば固有の領域を順守し、精神医学のもう一つの大きな分野である生物学的精神医学への問題提起を忘れているのではないかということである。生物学的精神医学はその性格上、精神疾患の病態生理の解明を究極の目標とするが、その際その作業仮説がたんに生物学的事実のみに依拠して臨床的事実を忘れる時には、いかに隆盛しているように見えても、それは一時期のあだ花となるに違いない。これはこれまでの分裂病の生物学的研究の歴史の教訓でもあり、また現今華やかにもてはやされてきたドパミン仮説のゆきづまりをみても、その感を深くせざるをえない。ドパミン仮説は抗精神病薬の作用機序やアンフェタミン精神病の病態生理のみから出されたものであり、例えば分裂病症状学は何の寄与も行っていない。筆者が分裂病症状学の研究を通して、「状況意味失認」というやや牽強付会とも思える大胆な作業仮説を提出したのは、現今の跛行的な分裂病の病態生理研究に臨床の側から一つの指針を与えたいと願うからである。まずは精神病理学を専攻する同僚諸氏の批判を、そして望むらくは生物学的精神医学を専攻する諸氏にも批判を仰ぎたいと思う。

(30) Huber, G. und Gross, G.: Wahn—Eine deskriptiv-phänomenologische Untersuchung schizophrenen Wahns. Enke, Stuttgart, 1977.（木村定、池村義明訳：『妄想—分裂病妄想の記述現象学的研究』、金剛出版、一九八三）

(31) Kranz, H.: Das Thema des Wahns im Wandel der Zeit. Fortschr. Neurol. Psychiat. 23: 58, 1955.
(32) 西丸四方：分裂性体験の研究。精神経誌、六〇：五六七、一九五八。
(33) 妄想に関する病識問題について一言触れておきたい。われわれは妄想患者を前にして、通例「私の考えは正しく、彼（彼女）の考えは間違っている」と判断するが、それはいわば決定性の原理に基づいた判断といえる（これは患者の側の論理にも当てはまる）。しかし、既に状況意味について説明したごとく、正確には「私の考えは正しい確率が高く、彼（彼女）の考えは正しい確率が低い」という蓋然性があるにすぎない。したがって、患者の病識の無さとはわれわれからみて蓋然性の低い判断を高い判断より優位におく、すなわち蓋然度が逆転しているにすぎない。
(34) やや本論をはずれるが、緊張病性興奮および昏迷は動物にみられる運動暴発や擬死反射などの原始反応と相同と思える。両者の状態像の類似性はすでに十分に指摘されてきたものであるが、それらが「自己保存本能の危機」という主体の認識に起因する点でも同じである。ただし、原始反応の場合は外界にそうした認識に適合する客観的事実があるが、緊張病症状の場合にはそうした事実はなく、あくまでも主体の側に状況意味失認に基づく誤った認識があるにすぎない。
(35) アンリ・エイ＝石田卓訳編：『精神疾患の器質力動論』、金剛出版、一九七六。
(36) Taylor, J. ed.: Selected writings of John Hughlings Jackson. vol. 2, Hodder and Stoughton, London, 1934.
(37) 諏訪望：精神分裂病の症状構成—陰性および陽性症状をめぐって。精神経誌、八七：七八七、一九八五。

（高橋俊彦編：『分裂病の精神病理15』、一九七—二三一、東京大学出版会、一九八六）

第三章 「自我意識の異常」は自我の障害か
――ダブルメッセージ性に着目して――

1 序説

本稿は、筆者が精神科医になりたての頃に感じたある戸惑いに端を発している。それは極めて単純なもので、当時筆者が折々参照していたいくつかの精神医学教科書の間で、作為体験等いわゆる「自我意識の異常」[1]の症候学的理解に違いが見られたことである。例えば作為体験に関しては、笠松章著『臨床精神医学』[2]では「自我障害」とされ、諏訪望著『最新精神医学』[3]では「自我意識障害」の項に入れられ、また村上仁・満田久敏・大橋博司監修『精神医学』[4]ではそれをなんら上位の障害概念にまとめることなく、そのままに「作為体験」という症状レベルの記述に徹しているという具合である（その後、種々の教科書を通覧するに、記述症候学的には「自我意識の異常」とし、障害をうける精神機能という点では「自我障害」とするのが一般的なようである）。その戸惑いとは多分に筆者の詮索癖のなせるわざであって、当時の筆者にはそうした記述の違いの裏に分裂病の理解にかかわる重大な問題点が秘められているとは思う術もなかった。そして日々の臨床に追いまくられていくうちに、いつしかこの戸惑いは「たんに用語上の問題」として次第に薄れていった。ただ、それでもなお同僚と症例の議論をする折など、この戸惑いは「はて、どの言葉を使おうか」という格好で筆者の心の中でくすぶり続けてはいた。

筆者の心の中で、単なる詮索癖のなせるわざであったこの戸惑いというくすぶりに新たな火を投じ、改めて「『自我意識の異常』は自我の障害なのか、それとも自我意識の障害なのか」という重大な学問上の疑義として燃え上がらせたのは、筆者自身の先の論文[5]において、《背景思考の聴覚化》を鍵概念として演繹的に予測した幻声の成立経路図の中に、全く思いがけず作為思考、共働思考(Gedankenausbreitung の一部)、考想転移、思考吹入等、いくつかの「自我意識異常」症状が見いだされたことであった。ここにおいては、「自我意識の異常」は自生思考、自生内言などの思考障害、あるいは考想化声、幻声などの幻覚とは異なる、独立した障害というものではなく、たんに前者から発展し、あるいは後者へと至る移行段階の現象形態にすぎなかった。先に戸惑いが学問上の疑義に燃え上がったとのべたが、正直にのべるならば、先にのべた種々の「自我意識異常」症状が自生思考から発展し、究極のところ幻声（明瞭—外界型）へと至る症状発展経路の中間の現象形態であるとわかった瞬間、筆者の心の中ではその戸惑いは疑義へと結晶化するいとまもなく、アッという間に氷解したと思えたものである。すなわち、「自我障害」も「自我意識障害」もすべてまぼろしであって、あるのはただ《背景思考の聴覚化》という思考障害のみであると。そういう意味では、少なくとも筆者にとってはこの問題はいわば「かたのついた」問題である。

しかるに敢えて本稿をおこしてこの問題を議論しようとするのは、それなりの理由があるからである。それは、DSM-Ⅲにおけるその重視以来、再度脚光をあびているシュナイダーの一級症状の多くが「自我意識異常」

症状であるように、またわが国の大学精神科主任教授アンケート[6]において、三分の一強の教授が「自我障害」を分裂病の最も本質的な症状であると考えていることにも示されるように、現今の分裂病理解において、診断上も理論上も「自我意識の異常」は最重視されている症状であり、それゆえにこそ、初期症状を出発点として分裂病症状学の再編を企図している筆者としては、「『自我意識の異常』をどう考えるか」は改めて正面から考え尽くすことなくして避けて通ることのできない問題であると思えるからである。

2　自我意識―その成立要件と自我との関係性

序説において、筆者は「自我意識の異常」というふうに、自我意識の異常という用語にカギ括弧を付しておいた。それは注釈[1]でのべたように、筆者が「『自我意識異常』症状ははたして本来の自我意識の異常であるのだろうか」という疑問を抱いているからである。しかし、そうであるにしろ、ないにしろ、「自我意識の異常」を対象として考察を進めていくにあたっては、まずもって「そもそも（本来の）自我意識とはいかなるものか」を検討しておくことが必要不可欠の前提であろう。

周知のごとく、ヤスパース[7]は自我意識に①能動性の意識、②単一性の意識、③同一性の意識、④自他の区別の意識、の四つの形式標識をあげているが、誤解されてはならないことは、これらはヤスパース自身のべているように、あくまでも標識であって定義ではない。そして、ヤスパースが定義としてのべた「自我が自己自身をいかに意識するか」はあまりにも単純にすぎて、科学的考察に耐えるには不十分なものであると考えざるをえない。筆者はこの節で、まず自我意識の定義、およびその成立要件を再考したい。

筆者の論はやや突飛と思われるかもしれないが、自分の眼が自我のアナローグとして成立するところから始まる。人は自分の眼を直接的には見ることができない。というのは、観察されるべき客体たる眼そのものが、即観察するべき主体であるからである。自我とは、たとえていえばこうした自分の眼のようなものであり、そこでは同様に主体は即客体であり、逆に客体は即主体である。われわれが自分の眼を見ようとする際には、例えば「鏡を見る」、すなわちなんらかの媒介手段を通して得た虚像を対象とし、それを知覚するように、自我が自我を観察しようとする際にも、まず最初になんらかの操作によって自我を対象化することが必要であり、次いでそうした対象化によって獲得された自我表象の認知が続くと考えられる。すなわち、自我意識とは自我を素材として①自我の対象化、②（対象化によって獲得された）自我表象の認知、という二つの段階をへて形成されるものであろう。

さて、以上のべた筆者自身の自我意識の定義は、とりもなおさず自我意識は対象意識の一つにすぎないことを主張するものであり、それはヤスパースが自我意識を対象意識に対立するものとして同列に定位したことに反論するものである。ヤスパースが「最も広義の『対象』なるものは、我々に対立するものの全部、我々が内なる精神の眼か或は外部の感覚器の眼で我々の前に持つもの、捕捉するもの、考えるもの、認知するものの全部、現実であろうとなかろうと、直観的であろうと抽象的であろうと、瞭然としていようといまいと、我々に対立するものとして、我々が内的に向けられていることができるものの全部をいう」というならば、何故に自我意識を対象意識から除外することができようか。筆者によれば、ヤスパースののべる「対象」には二つの区別がつけられるように思う。それらはともに対象化という志向的作用によって「対象」という性格をおびてくるものであるが、素材の与えられ方が異なるのである。その一は、例えば知覚におけるがごとく、当初より対象となるべき素材が与えられていて、「我々に対立している」ものであり、その二は自我意識のごとく、対象化という志向的作用を通して、初めて「我々に対立する」素材が現前化してくる（ただし、この場合、素材の現前は即「対象」の現前となる）ものである。ヤスパースが対象意識としてあげた表象（もっぱら視覚表象のみをさしている）にしても、その表象像が自生的に生じたもの（例えば、偽幻覚）であるならば第一の「対象」であるが、それが主体の意識的作用によって生じたもの（正常者の通常の表象はこれに属する）ならば第二の「対象」ということになろう。このように、筆者は自我意識は対象化という志向的作用によって、それまで「我々に対立する」ものではなかった（言い換えるならば、存在しなかった）素材が、即「対象」として現前化してくる一種の対象意識であると考える。

それでは、このようにして形成された自我意識と素材としての自我との関係はいかなるものであろうか。議論の進行上、まず自我なるものを定義づけることが順序というものであろうが、この作業は科学的検証性に乏しい、はなはだ危ういものである。というのは、自我なるものはあくまでもわれわれ個々の自我意識を通して類実体的に仮定されたものであって、決して直接的な対象とはなりえないものであるからである。こうした注釈をつけた上で、筆者は自我の本質に関して「静的には心理諸機能の統合中心(位置)、動的にはその統合作用」とする安永[8]の定義を採用して議論を進めたい。

鏡に写った自分の眼が（左右入れ替わった鏡像である点は別にしても）あくまでも虚像であって実体でないのと同様に、自我意識とはあくまでも自我という実体の虚像にすぎないものと考えられる。ここにおいて重要なことは、一般に虚像は必ずしも実体を正確に反映するものではないことである。例えば、先の「自分の眼を鏡で見る」という例の場合、鏡面に歪みがあれば、鏡に写った自分の眼には歪みが生じよう。これはごく単純な例であるが、「自分の眼を鏡で見る」ことに関する、こうした実体と虚像との異同性を考慮すると、アナロジーとしてとらえられた自我と自我意識の関係性に関しても、虚像たる自我意識は実体たる自我を正確に反映するものではなかろうという推測が成り立つのである。要約するならば、自我意識とはあくまでも「対象化された自我の認知」にすぎないものであり、それが自我そのものを正確に反映しているという保証はどこにもないのである。

3　ダブルメッセージとしての「自我意識の異常」

(1)　分裂病性「自我意識異常」の特異性

これまでの論稿において、筆者は「自我意識の異常」が真に前節でのべた本来の自我意識の異常であるか否かという疑問を呈しておいた。また、前節において自我意識は自我を素材として①自我の対象化、②自我表象の認知、という二段階をへて形成される対象意識であり、かつ自我意識が自我を正確に反映しているという保証はどこにもないと結論した。こうした疑問、立論からは、「自我意識の異常」を即、自我の障害とする旧来のおおかたの分裂病症状論[9、10]、ひいてはそこから発展して分裂病の本質を自我障害に求める、あらゆる分裂病論の基盤はきわめて危ういものと考えざるをえない。そこには二段階の論理の飛躍が認められる。第一は「自我意識異常」症状を即、本来の自我意識の異常としていることであり、第二はよしんば第一の仮定が正しいとしても、自我意識の異常を、自我から自我意識を生じさせる諸段階（自我の対象化、および自我表象の認知）の障害という観点から検討することなく、即、素材である自我の障害であるとアプリオリに断言していることである。筆者には、それは先験性（アプリオリ）のなした、とてつもない誤謬であり、かつその上に築きあげられたもろもろの分裂病論を「砂上の楼閣」にもしかねないものと思われる。

それでは、筆者自身は「自我意識の異常」をどう考えるか。本項の標題の中に、わざわざ「分裂病性」という言葉を挿入したように、筆者は分裂病における「自我意識異常」症状の特異性を論じるところから、この議論を始めたい。

「自我意識の異常」を見いだすことが即、分裂病との診断にも通じかねない現今の理解からは、筆者の論説は読者には奇異なことと映るかもしれない。しかし、筆者の立論からは逆に、分裂病性の「自我意識異常」症状のみに狭く「自我意識の異常」という認識を与えることこそ奇異なのである。例えば、昏睡は完全な自我意識の喪失をきたすものであって、自我意識という側面から見れば、これを自我意識異常と言わずして、何と呼びえようか。

分裂病性「自我意識異常」の特異性とはただ一点、分裂病患者が「自我意識の異常」を語りうるということである。例えば、作為体験において患者は「……させられる」とのべる。これまでの分裂病論、少なくとも記述現象学派のそれは、この「……させられる」という陳述そのものをそもそもの議論の出発点とし、そこに「自我の能動性の喪失、自我の被動化」をみたのであるが、筆者がここで問題にしようとしているのは、患者が「……させられる」とのべうること、すなわち陳述が可能であることである。このことはとりもなおさず、患者が「……

させられる」と表現する心的事象が生起する、まさにその時点において、すなわち同（共）時的に、その心的事象を体験として成立させうる基盤が存立していることを示している(筆者のこうした論に対しては、「……させられる」という陳述はあくまでも事後的ではないかという反論が予想される。確かに陳述自体は事後的であるが、しかし「させられ体験」をのべる際の分裂病患者の確信に満ちた陳述ぶりは、それがたんなる追想的推論ではなく、陳述の内容たる精神現象と、それを体験として定着させる精神機能の共時性を保証していると考えられる)。これは前節で考察したように、自我意識が対象意識の一つである以上、当然といえば当然のことであるが、しかしこれまで殆ど注目されてこなかった事実である。筆者にはこの体験成立の基盤とは能動的な自我と思われるが、そうであるとするならば、「……させられる」という患者の陳述は、その陳述の内容において、いいかえるならば自我意識のレベルにおいて「被動化した自我」の存在をわれわれに伝えると同時に、そうした陳述が可能であるという点で能動的な自我の存立をも示すという、一見するに互いに相反する内容を内に含むダブルメッセージなのである。このダブルメッセージ性について今少し説明しておくと、それはその内に相矛盾する二つの内容を含む、あくまでも一つのメッセージであって、シングルメッセージが二つあるということではないこと、及び相矛盾する内容といっても、それはアンビバレンツのごとく、同一次元における食い違いではなく、一方は自我意識のレベルに、他方は自我のレベルにあって、両者は一つの主体の中で、少なくとも主体においては矛盾なく共存しているものである。

(2) 自我の分裂・未成立か、自我意識の錯誤か、それとも非自我の意識化か

それでは、このダブルメッセージをいかに読む（解釈する）べきであろうか。分裂病性「自我意識異常」が

本来の自我意識の異常ではないのではなかろうかという疑問はひとまず脇において、まず最初に、それが本来の自我意識の異常であるとするならば、どのような障害が考えられるかを検討したい。このことを、筆者は改めて自我意識とその成立要件に関する先の考察に立ち戻って考えたい。この際の重要な留意点は、たとえ旧来の記述現象学派ののべる「自我の被動化」を認めるとしても、それは際限のない、いわば一〇〇％完了されるものではなく、「自我の被動化」を患者が語りうるかぎり、少なくとも部分的な能動的自我は存立しているということである。大枠二つの解釈が成り立つ。その一は自我そのものの障害であり、いったん確立した自我が二つに分裂し、一方は能動的なままに残存し、他方が被動化した場合（自我の分裂）、もしくは自我が未成立で、その内部に能動性を欠き、被動化をうけやすい部分を宿している場合（自我の未成立）である。これらの場合、そのいずれでも「被動化した自我」のみが自我意識として対象化されていることになる。その二は自我そのものは健常であるが、それを素材として自我意識を成立させる諸段階（自我の対象化、および自我表象の認知）に障害が起き、自我意識のレベルにおいては「被動化した自我」と錯誤された場合である（自我意識の錯誤）。先にものべたように、我々が考察の資料としうるのはあくまでも自我意識であって、自我そのものやそれを素材として自我意識を生ぜしめる諸段階については推論の域をでないものである。したがって、分裂病性「自我意識異常」に関する上記の二つの考えも、あくまでも解釈、推論であって論理的実証性の保証されるものではない（それらの解釈が正しいとも、また間違っているとも断定できない）。

自我意識、およびそれと自我との関係性の関する前節の議論から直接的に帰納しうる解釈は以上の二つに尽きるが、分裂病性「自我意識異常」症状がその命名に示されるごとく「自我意識の異常」という現象形態をとってはいるが、その起源が実は先に問題とした自我、あるいはその反映としての自我意識とは全く無関係のものではないのか（これは幻声が「知覚の異常」という現象形態をとりながら、その実、本来の知覚と無関係の病態であることと相同の考えである）という観点に立つならば、ここに分裂病性「自我意識異常」の理解に関するコペルニクス的転回ともいうべき第三の推論が定立できることになる。それは、症状の起源をわれわれの意識下にあって自動的に作動しており、随意的にはいかに対象化しようにも対象化しえないという（仮設的）精神機能に求め、「自我意識異常」症状とはそれが不随意的に意識化したと考えるものである。「自我意識異常」症状の最大の特徴は体験における能動性の欠如であるが、意識下・自動的精神機能を想定する筆者の立場からいえば、それは症状の起源が「自動的」なものである以上、当然のことであり（「能動性の欠如」は喪失の結果ではなく、元来ないのである）、また患者がそれらの症状を自我意識と結びつけて、それが障害されたと考えるのも、その起源が「意識下」のものであって、通常はその存在すら殆ど主体に感知されえていないのであるから当然であろう。筆者はこの意識下・自動的精神機能を、それがもともと自我意識が成立しえない領域である点に着目し、かつ「自我意識異常」を取り扱うという本稿の性格を考慮して、とりあえず本稿においては「非自我」と呼びたいが、その用語を用いるならば、分裂病性「自我意識異常」とは非自我が意識へと突出してくる事態（非自我の意識化）と解釈しうるのである。

(3)　非自我の存在についての傍証

筆者はこの《非自我の意識化》論を定立することによって、《自我の分裂・未成立》、もしくは《自我意識の錯誤》の両論と同様に、科学的検証が直接に及ばない領域にすでに踏み入ってしまった。したがって、本項の議論はあくまでも推論でしかないが、推論であることを自覚しつつも、この論を支持する傍証をあげていきたい。

この《非自我の意識化》論は次の二点を骨子としている。第一は非自我、より一般的には意識下・自動的精神機能の存在であり、第二はこの非自我の意識化したものが「自我意識の異常」という症状を成すということである。これらの内、第二の点については、序説でふれたように《背景思考の聴覚化》と題した筆者自身の先の論文で[5]、非自我の一部と仮定された背景思考が聴覚化（前段階として意識化が生じている）したものの中に「自我意識異常」症状を認めたことが本論文執筆の契機となったのであって、既に例証されていると考えたい。したがって本項で論じるのは、もっぱら第一の非自我の存在に関する傍証である。この非自我（意識下・自動的精神機能）との関連ですぐに思いつかれるのはフロイト以来の無意識論であるが、筆者自身はあくまでも分裂病初期症状の記述現象学的記載を出発点として分裂病症状学を再編しようという試みの中でこの非自我（意識下・自動的精神機能）の存在を仮定せざるをえなくなったのであり、たんにフロイトを援用するのでなく、一応それと切り離れた形で議論を進めたい。

傍証①　錐体外路系と小脳——意識下・自動的運動機能の存在

「自我意識異常」を取り扱う本稿において、狭義の神経学に関する脳機構の話題が出現したことを読者はいぶかしがられるかもしれないが、筆者にとってはこれは決して突飛な思いつきというようなものではない。

随意運動が中心前回（一次運動領）に始まるいわゆる錐体路系により遂行されること、大脳基底核を含む錐体外路系と小脳が筋緊張の制御、関連運動の遂行、姿勢の調節などを通して上述の随意運動の巧緻・円滑化をはかっていることは神経学の常識であるが、筆者がここで非自我（意識下・自動的精神機能）との関連で注目したいのは錐体外路系と小脳の機能的位置づけである。それらはいったん主体の意思決定によって随意運動が開始されるや否や、その巧緻・円滑化を助けるべく、主体の意思の関与なく、全く自動的に作動し始めるものである。この「主体の意思の関与なく、全く自動的に」という特徴に注目するならば、これら錐体外路系と小脳のはたす役割を意識下・自動的運動機能と呼びうることは自ずから明らかであろう。筆者がこの意識下・自動的運動機能の存在を意識下・自動的精神機能の存在の傍証としてかかげるのはアナロジーに基づく推論であるが、運動機能に意識下・自動的なものがあるのに精神機能にはそれがないと、はたして誰が断言できようか。

この、運動機能のみならず精神機能にも意識下・自動的機能があるという考えは、それらの障害時の現象（症状）の相似性という点からも支持される。いうまでもなく錐体外路系と小脳の障害は不随意運動や失調をひきおこす。一方、仮定された意識下・自動的精神機能の障害は《非自我の意識化》を促して、「自我意識異常」や幻声を生み出す。そして重要なことは、「自我意識異常」や幻声という症状は、筆者のこれまでの論をふまえてのべるならば、精神自動症（クレランボー[11]）、もしくはより対比的には不随意精神と呼ぶことが可能であり、それは不随意運動との間に相似性をなすのである。

より一層想像をたくましくすることが許されるならば、錐体外路系の内、黒質―線条体路の神経伝達物質がドパミンであること、および黒質―線条体路とサーキットをなす線条体―黒質路との関係において、黒質―線条体路の相対的優位（例えば、ハンチントン舞踏病やL-ドーパの過剰投与）によって不随意運動が発現することと、抗幻覚・妄想効果を有する抗精神病薬がドパミン受容体遮断剤であり、幻覚や妄想の発現にドパミン作動系の過活動が関与していると考えられることとの間には、ドパミン作動系の絶対的・相対的優位という共通点があり、こうした同一の神経伝達物質の共有性、およびその優位による不随意機能の亢進という点も意識下・自動的精神機能の存在を示すばかりか、意識下・自動的運動機能と意識下・自動的精神機能が神経機構の進化において同根のものであることを示唆しているといえよう。

傍証②　ひらめき・思いつき、入眠期体験、自動筆記——正常者における分裂病性体験

「正常者における分裂病性体験」という副題は殊更に奇をてらうことを意図したものではない。筆者はこれまで比較的多数の分裂病初期状態例を観察する機会をえたが、彼らに共通する最初期症状を整理していく中で[12]、それらの症状が断片的ながらわれわれ自身の日常の中に散見される精神的現象であることに気付いてきた。そのことが、筆者をして以下にのべるような、われわれにとってごく日常的でなんの疑いをもはさまないような現象を「正常者における分裂病性体験」と一括せしめたのである。筆者はかつての論文[5]で「分裂病性体験こそ背景思考の存在をもっとも証明しているのではなかろうか」と示唆したことがあるが、本稿でのべる現象はそれが正常者にみられるものであるだけに、一層意識下・自動的精神機能が常態として存在することを示しているように思われる（なお、ここで正常者の例としてかかげるのはもっぱら筆者自身に生じた日常的体験であるが、当然のことながら筆者を正常者になぞらえることに全く疑問の余地がないというわけではない。しかし、同僚の数人に問い合わせたところ、やはり同様の体験を有しているとのことで、一応これをよしとしたのである。また文献や聞き書きによらず、筆者自身の例をかかげる今一つの積極的理由は、それが自分のものであるだけに体験の正確な記述と概念化が容易であるからである）。

第一にとりあげるのは「ひらめき」あるいは「思いつき」である。これらが正常者にとってごく日常的な現象であることは、そうした言葉が日常語として頻繁に使われていることからも明らかであろう。しかし、いったんそうした日常性を離れて、これらの言葉の有する概念を精神病理学的に検討してみると、それは「自己能動感が希薄、もしくは存在

しない一定の観念の自生であり、その成立を必ずしも論理的に説明できないもの」と定義することができる（はたしてこれは、妄想着想の定義にいかに類似していることであろうか。違いがあるとすれば、妄想着想の場合は主体がその着想の不謬性を論証なしに確信しているのに対し、「ひらめき」、「思いつき」の場合は主体がそれがいまだ論理的に保証されたものではないことを自覚しているということのみである）。この定義に今一つ注釈をつけるならば、「ひらめき」と「思いつき」という言葉の使い方には若干の違いがあり、前者にはポジティブな価値が、後者にはどちらかといえばネガティブな価値が付与されているといえる。いずれにしても筆者が注目するのは、この定義に示されるようにその成立に「自己能動感が希薄、もしくは存在しない」ことである。これは意識下・自動的精神機能の存在を想定するならば、その働きの結果の一部が不随意的に意識化されたものと考えることができよう。

「正常者における分裂病性体験」の第二にあげたいのは「入眠期体験」である。筆者は床に入って少し眠気がさしてきたものの、まだ寝付かれない折など、頭の中に勝手にどんどんと想念がわいてくるのを感じる時がある。それは前後の脈絡があるというようなものでもなく、また一定の観念というわけでもなく、雑多な種々の思いというようなものであり、はっきりと目覚めて「はて、今何を考えていたのか」と思い返しても、しかとはつかみがたいようなものである。時には、その一部が何かしら聞こえたように感じる時もある。これはまた、分裂病初期症状に位置づけられる自生思考や心声未分化の体験となんと似ていることであろうか。実際、筆者は初期分裂病が疑われる症例には、自分のこの「入眠期体験」を範例基準として自生思考の有無を質問しており、その体験自体においては両者は全く同一のものであると考えている。その違いは正常者の「入眠期体験」と分裂病患者の自生思考が生じる際の覚醒度の違いだけであり、患者においては昼間の十分に覚醒した状態においても、それが生じてくることが異常なのである。筆者は「入眠期体験」も自生思考もともに、意識下・自動的精神機能の一部である背景思考が意識化したものと考えるが、正常者と分裂病患者を区分けしているのは、要はこの意識化の閾値の差異にすぎないと考えている（患者がこれらの体験が一人静かに茫乎としている時に出現しやすいというのは、分裂病による閾値低下を基盤としつつも、その上にさらに正常者にもみられる覚醒度低下による閾値低下が重なるためであろう）。

第三にあげたいのは「自動筆記」である。ここでも筆者自身の個人的体験をのべるが、ただし、これは正常者のすべてに見られるかどうかは疑わしく、筆者の分裂病親和性をのべるだけになるかもしれないという危惧もある。

筆者は高校生の頃、家族も寝しずまった深夜、数学の問題を解いている時などに、よく以下のような体験をもった。腕そのものが伸びたという感じはないものの、ノートが随分と遠く離れた所にあるように思え、そして手が自分の意思を離れて勝手に動いて問題を解いていくように感じられ、それを自分は「不思議だなあ」と思いつつ眺めているという体験である。この体験の持続時間は一問を解き終えるまでの五〜一〇分であったが、体験が終了した後、今度は通常の状態でその解法や解答を検討し、殆ど誤りがないことに改めて驚嘆したものである。これと同じ体験で今も印象深く思い出されるのは、大学入試初日第一時限の国語の試験である。入試の最初でかつ苦手の国語の試験ということで、その時ひどく緊張していたことを記憶しているが、試験が始まって、いざ答案に向かうと、なんだか身体が少し斜めに傾いて、少しフワァと浮き上がっているように感じられ、姿勢を正すべくいくら座り直してもそれはかわらないのであった。仕方なく、そのまま答案を書き始めたが、間もなく上記の「自動筆記」が出現したのである。それは二時間あまり試験の終了まで続き、結果はこれまでにない意想外の出来であった。

以上のべたエピソードほど稀でもなく、またさして印象的でもないが、筆者は同質の体験を現在でも折々感じる。それは論文を書く際、手あるいは筆記用具が勝手に動いて文章を作っているような錯覚にとらわれることであり、実際この効用を大いに利用している。この際、もちろん実際にはなんらかの思考過程が先行しているのであろうが、そうした体験においては殆ど思考過程が意識化されないのである。この体験の生起には一部、筆記用具の種類も関係しており、例えば紙面を滑りやすい鉛筆を用いると、文字通り「筆が走る」し、逆に紙面を滑りにくい万年筆を用いると一々の思考過程が意識化されて、かえってギクシャクとした文章となってしまう。

これらの「自動筆記」は、分裂病症状学においては自動行為、離人体験、もしくは精神的自我と身体的自我との分離という観点から自我分離体験と呼ばれたものと相同であろう。

さて、これらの「自動筆記」はどのように解釈されるべきであろうか。筆者は前段で「ひらめき・思いつき」、「入眠期体験」を意識下・自動的精神機能の一部と考えられる背景思考の意識化と断じたが、その際それらの成立は非論理的で、内容は前後の脈絡のない雑多なものであるとのべた。この点に関する比較においては、ここで問題としている「自動筆記」の内容は、試験問題の解決や論文執筆など論理的思考を要するものであって、むしろ背景思考の内容とは対極をなす課題であり、そのままに背景思考が意識化をへずして筆記動作をひきおこしたと解釈することはできない。素直な解釈としては、論理的思考は意識上・能動的なものであり、それが意識下・自動的であるかごとくに錯覚されたということであろうか。ただ筆者がこの考えを今一つ納得しがたいと思うのは、先にのべた「自動筆記」の内容に以下のような注釈がつく点である。それは数学であれ、入試時の国語であれ、「自動筆記」の対象となった試験問題それ自体は新奇なものであるとしても、問題解決の基礎にある原理（例えば、公式や一定の論理展開）は既に十分になじみのあるものであり、また類似問題はそれまで数限りなく施行したものであること、論文執筆の自動化が生じた際もその基本構想はすでに年余にわたって十分に練られたものであったことなどである。すなわち、おのおのの「自動筆記」の内容の逐一はそれ自体においては初めてのものであるとしても、その基礎原理や基本構想はすでに十分に知悉されたものであったことである。そして逆に、「思いつき」、「ひらめき」の対象となった全く新奇の着想や論理展開は、決して「自動筆記」として顕現したことはなかった。このことは筆者に、論理的思考はあくまでも意識上・能動的なものであるとしても、いわばリハーサルを繰り返すことによって意識下・自動的なものに転化され、それが意識化をへずして、即行為として顕現されることもありうるのではないかということを示唆した。それは、ハイハイからやっとヨチヨチ歩きになった幼児にとっては、歩行はまさに一歩一歩、右足左足とさしだしていく文字通りの随意運動であるが、慣れること（リハーサルの繰り返し）によって、個々の一歩が意識化されることなく、自動化していると感じられるのと同じことのように思われる。したがって、このことから筆者は筆者に生じた「自動筆記」も意識下・自動的精神機能の直接的行為化であり、それはまた意識化とは別の、一種の不随意的顕現のあり方であると思われるのである。

以上、「思いつき・ひらめき」、「入眠期体験」、「自動筆記」をおのおの、分裂病症状に数え上げられる妄想着想、自生思考・心声未分化、自動行為の相同現象であると結論し、それらを「正常者における分裂病性体験」と一括するとともに、それらの存在が意識下・自動的精神機能が常態として存在していることを傍証しているとのべたが、最後に各段で言い残したこれらの体験の共通点について補足しておきたい。

一つには、これらの体験においては確かに自己能動感はないが、それはあくまでも自動化の段階にとどまり、決して被動化の段階には至っていないことである。この点で「正常者における分裂病性体験」とは称しえても、それらはあくまでも初期分裂病性体験[12~14]のアナローグである。

二つには、これらの体験がそのままでは極めて記銘されがたいことである。「思いつき・ひらめき」や「入眠期体験」はそれが生じた際にすぐメモするか、心の中で反芻しない限り、忘れ去られやすいものである。これらの特徴は分裂病症状、殊に初期症状の聴取において、症状のある、まさにその時に尋ねない限り、まず精細化が困難であること（筆者は「次の面接で詳しく」などと横着をして数日たって尋ねると、「よく思い出せません」とか、時には「そんなこと言いましたか」などと言われた苦い体験を有している）とよく似ている。この点も「正常者における分裂病性体験」と分裂病初期症状が同一の起源を有することを示唆する。

4 結語

本稿の表題の中に、筆者は二つの、というより二重の設問を呈示していた。一つには、その表題どおり「自我意識の異常」と通例称される症状が、はたしてその一般的理解となっている自我の障害なのかということであり、二つには、自我意識の異常という用語にカギ括弧を付したように、はたしてそれは自我の反映たる本来の自我意識の異常なのかということである。こうした設問に対する論証において、筆者が議論の出発点として着目したのは、分裂病患者が自らの「自我意識の異常」を語りうるということであり、それは自我意識のレベルにおいて「自我の被動化」を伝えるとともに、自我のレベルで、少なくともその一部では能動性が保持されていることを伝えるというダブルメッセージと考えられた。設問の二重性を反映して論証はいきおい複雑なものとなったが、このダブルメッセージ性の解釈という観点から、いわゆる「自我意識の異常」の症候学的理解として《自我の分裂・未成立》、《自我意識の錯誤》、および《非自我の意識化》の三論が導き出された。自我、およびそれから自我意識が成立してくる過程の論証不能性のゆえに、この三論はあくまでも並置の段階にとどまり、先の設問は解答をうることなく、最後まで設問の段階にとどまったが、非自我の存在に関する傍証、および筆者が先に論じた《背景思考の聴覚化》論との一致より、筆者には第三の《非自我の意識化》論が最も妥当性の高い解答と考えられた。

最後に、筆者が一連の分裂病症状論の中で、この「自我意識の異常」をとりあげた隠された理由をのべたい。それは従来の分裂病症状学において「自我意識の異常」の位置づけがあまりにも過大であると筆者には思えたからである。それは、一方で分裂病診断における硬直性を生み出し（「自我意識の異常」を分裂病診断のメルクマールとする限り、誤診はしないかわり、逆に初期状態例を見逃すこととなろう）、他方では十分な検討なしに「自我意識の異常」を自我の障害とする考えと相まって、分裂病性障害の本質を考える上で、「人格の病」[10]という、生物学的理解を峻拒する怪物を架空させてしまう。「『自我意識の異常』は自我の障害であり、ひいては分裂病は『人格の病』である」という定説は、筆者の眼には先験性（アプリオリ）が不可思議なことに受けるべき批判を受けずして生き延びてきたものであり、まぼろしの怪物のごとく思われる。反証が成功したとはいいがたいが、この小論が「自我意識の異常」という症状を分裂病症状学の中心からひきずりおろし、先の怪物がまぼろしにすぎないのではないかという示唆を与えることには、いささかの貢献をなしうるものと考える。

文献と注

（1） カギ括弧を付したのは、それが真に自我意識の異常であるか否かという疑問を筆者が抱いているからである。以下の論稿においても、「 」もしくは『 』を付して自我意識の異常、あるいは自我意識異常という用語を用いる際には、〝いわゆる、教科書的な意味で〟という含みがある。
（2） 笠松章：『臨床精神医学』（第四版）。中外医学社、一六六六。
（3） 諏訪望：『最新精神医学』（第二〇版）。南江堂、一九七六。

（４）村上仁、満田久敏、大橋博司監修：『精神医学』（第三版）。医学書院、一九七六。
（５）中安信夫：背景思考の聴覚化—幻声とその周辺症状をめぐって。内沼幸雄編：『分裂病の精神病理14』、東京大学出版会、一九八五。（**本書第一章**）
（６）「精神科主任教授アンケート—精神分裂病を考える」。こころの科学、一〇：一一五、一九八六。
（７）Jaspers, K. : Allgemeine Psychopathologie. (5 Aufl.) Springer-Verlag, Berlin, 1948.（内村祐之、西丸四方、島崎敏樹、岡田敬蔵訳：『精神病理学総論』、岩波書店、一九五三）
（８）安永浩：症状。『現代精神医学体系一〇巻 A_1、精神分裂病Ia』、中山書店、一九八一。
（９）島崎敏樹：精神分裂病における人格の自律性の意識の障害。（上・下）、精神経誌、五〇：三三、一九四九および五一：一、一九五〇。
島崎のこの論文は、精神病理学とはいかなるものかを教えてくれたものとして、筆者には印象深いものである。しかし、彼が自我意識を取り扱い、それを論文名にも残していながら、自我意識の異常と自我の障害に区別をつけず、本文中でいつの間にか、自我意識の異常を自我の障害へと化身させ、結果として「人格の病」を創出したことには厳しく批判を呈したいと思う。
（10）島崎敏樹：『人格の病』。みすず書房、一九七六。
（11）de Clerambault, G. : Automatisme mental et scission du moi. Oeuvre psychiatrique, Tome II, P. U. F., pp.457-467.（高橋徹、中谷陽二訳：精神医学、一九：五二七、一九七七）
（12）中安信夫：分裂病性シュープの最初期兆候—見逃されやすい微細な体験症状について。精神科治療学、一：五四五、一九八六。
（13）Chapman,J . : The early symptoms of schizophrenia. Brit. J. Psychiat. 112; 225, 1966.
（14）MacDonald, N. : Living with schizophrenia. The Inner World of Mental Illness (ed. by B.Kaplan), Harper & Row, New York, 1964.

（土居健郎編：『分裂病の精神病理16』、四七—六三、東京大学出版会、一九八七）

第四章　状況意味失認―半球間過剰連絡症状群
――分裂病症状の神経心理学的理解――

1　はじめに

筆者は分裂病症状学の再編をめざして、本シリーズ*14巻(1)、15巻(2)、そして本巻とおのおの幻声、妄想知覚、「自我意識異常」という症状を初期症状の発展という観点から再検討してきたが、異例の「個人史的前置き」（14巻冒頭）で始めた、この分裂病症状論三部作に一応の総括を付したいと考えて、本補遺**を敢えて付け加えさせていただくことにした。

*一九七二年から一九八七年にわたって、ほぼ毎年一回のわりで開かれた「分裂病の精神病理」ワークショップ。その記録は『分裂病の精神病理』と題されて、東京大学出版会から逐次刊行され、一六巻を数えた。本稿において「14巻」、「15巻」、「本巻（16巻）」とのべているのは各々、本書の第一章、第二章、第三章の論文である。

**本稿は『分裂病の精神病理』シリーズ第16巻に寄せた拙著『自我意識の異常』は自我の障害か――ダブルメッセージ性に着目して」の本文（本書第三章）の補遺として書かれたものである。

幻声、妄想知覚、「自我意識異常」、緊張病性興奮・昏迷は統計的研究はいざ知らず、筆者の印象では日常の分裂病臨床にあって最も頻繁に遭遇する症状である。筆者がこれまで行ってきた分裂病症状論は、これら陽性症状の代表ともいうべき症状に照準を合わせ、方法としては基本的には記述現象学の立場にたって、初期症状の発展という観点から考察してきたものである。そして、結論としては、幻声、「自我意識異常」については14巻と本巻において《背景思考の聴覚化》、より広くは《非自我の意識化》と要約できること、妄想知覚については15巻において、筆者独自の認知仮説や神経心理学的観点を援用して《背景知覚の偽統合化》と要約できること（注でしかのべることはなかったが、緊張病性興奮・昏迷は《背景知覚の偽統合化》の失敗として、偽りの「自己保存の危機」に対して原始反応が生じたものと解された）＊をのべてきた。本補遺においては、これまで個々に行ってきた分裂病症状理解についての上記二つの流れを、15巻において少し導入した神経心理学的観点に全面的に依拠して、一層の統合をはかることをめざしたい。

結論からのべるならば、筆者の論は状況意味失認と半球間過剰連絡という二つの障害によって分裂病症状が顕現するとするものである。前者は一次性、原発性の障害であり、それのみでは症状を形成することはないが、否応なく二次性、続発性の障害である後者を導き、そこに症状が開花することとなる。以下に詳論する。

＊この理解は後に一論文を費やして詳述した（本書第七章）。

2　状況意味失認

筆者は15巻にて、妄想知覚の成立機序を一次的には背景知覚に対する状況意味失認、二次的にはその結果として意識化された背景知覚（その際にはすでに前景知覚といえる）に対する偽統合反応であると説明した。本節では、この状況意味失認という神経心理学的概念がたんに妄想知覚のみではなく、14巻にて《背景思考の聴覚化》と要約した幻声、「自我意識異常」等の症状の成立をも説明しうるものであることを主張したい。

繰り返しとなるが、まず最初に15巻でのべた状況意味失認の概念について改めて説明しておきたい。この概念は次の二点を骨子とする筆者独自の認知仮説を前提としている。

①　対象認知とはつまるところ意味の認知であり、それには「その対象は何であるか」という即物意味の認知と「その対象はその状況で何を意味するか」という状況意味の認知との二つがある。前者は情報が十分に与えられる限り、「明らかに、○○である」との決定的判断が下されるが、後者はあくまでも「多分、○○であろう」という蓋然的判断であるにすぎず、またそれは状況全体の統合的理解をまって始めてなされる認知であって、つとに統合化機制の強い認知（統合的認知）である。

②　認知過程には、意識下の自動的認知機構と意識上の随意的認知機構の二段階があり、両者は意識上・随意的認知機構へのバイパスと考えられる注意（注意の認知的バイパスモデル）を介在させることによっ

て、有機的に結合し、合理的に機能している。より具体的にのべるならば、注意の向けられた知覚対象に対しては当初より意識上・随意的認知機構へのバイパスが開けられており、迅速かつ精度の高い情報処理が行われるが、注意の向けられていない知覚対象はすべて、いったん意識下・自動的認知機構で処理をうけ、即物意味ないし状況意味の同定が不能の際のみ、意識上・随意的認知機構へ転送される。この際、二次的に意識化された知覚対象に対しては、即座に、かつ自動的にバイパスが開けられ（注意が向けられ）、意識上・随意的認知機構で再度の処理をうけることとなる。

さて、この認知仮説を前提として、筆者が妄想知覚の一次的障害として状況意味失認の概念に思い至ったのは、表面に現れた形（象）としての「現象」はその最〻芽形態において事の「本質」を露呈しているはずだという確信と、そうした観点から初期症状を眺めた際、〈背景知覚による注意転導性の亢進〉（以下、注意転導亢進と略す）が妄想知覚の原初形態ではないかと着想されたことにある。注意転導亢進とは、それまで殆ど意識化されることのなかった、周囲の些細な物音や視野の周辺部のわずかな変化などによって、容易に注意が転導されることをのべたものであり、欧米でも、例えば heightened distractibility (McGhie and Chapman)[3]、exaggerated state of awareness (MacDonald)[4] などと呼ばれ、また筆者自身が経験した分裂病初期状態例においても、最も頻度が高く観察されたものである[5]。筆者の認知仮説によれば、これは意識下・自動的認知機構において、対象の即物意味もしくは状況意味の同定が不能のため、意識上・随意的認知機構へその知覚情報が転送されるためと考えられた。もちろん、これは正常の認知過程でも頻繁に生じていることであるが、筆者が失認という神経心理学的障害に思い至ったのは、一つには分裂病者で意識化される背景知覚が単一の、また特定のものではなく、多岐にわたる不特定のものであること、二つにはこの不特定多数の背景知覚の意識化に対する主体の反応が、少なくとも病初期においては「どうしてそれが気になるのか、わからない」という当惑のみであり、新たな知覚情報の検索を要すまでもなく、再同定が容易に完了されるためである。ここにおいて筆者は、背景知覚の意識化は背景知覚自体に問題があるからではなく、（意識下・自動的）認知機構そのものに障害が生じ（すなわち、失認）、そのためにもろもろの背景知覚に対して、偽りの負の同定（偽りの同定不能）pseudonegative identification が発現するためであろうと考えざるをえなかったのである。こうして失認の概念に逢着したが、次に問題となったのはそれが即物意味の失認なのか、状況意味の失認なのか、それともその両者なのかということである。この点について筆者は、注意転導亢進を原初形態とし、そこから最終的に顕現してくると考えられる症状が妄想知覚であること、妄想知覚が「知覚は正常であるが、その意味づけにおいて誤ったもの」と定義されるならば、それは状況意味誤認と言い換えることができることより、意識下・自動的認知機構において障害されるのは状況意味の認知であろうと考えたのである（妄想知覚発現の二次的機序と考えられる偽統合反応の説明はここでは省く）。こうして、状況意味失認の概念が形成された。

以上が15巻でのべた状況意味失認の概念であるが、この概念、ならびにその前提となる、先にのべた認知仮説は殆どそのままの形で、14巻であくまでも記述現象学的考察に終始し、その病態機序は不明としていた《背景思考の聴覚化》をも説明するものとなる。というのは、認知（文字どおり、「認め知る」の意）の対象には、15巻でのべた知覚のような外的刺激のみでなく、思考、感情、欲動、記憶、自我意識のごとき内的表象も含まれるからである。15巻では認知仮説および状況意味失認の概念を知覚に引き寄せて論じたが、改めてのべるならば、それは外的対象に対する状況意味失認（外的状況意味失認）と呼びうるものであり、以下にのべる《背景思考の聴覚化》の病態機序は、同様の観点からは思考という内的対象に対する状況意味失認（内的状況意味失認）と言いうるものであろう。[6] 筆者がこう論じるのは、繰り返してのべたように、思考にも意識下で自動的に作動する背景思考が存在するということが措定されているからである。簡単な例をあげよう。例えば、われわれがリンゴを眼にして「うまそうだなあ」と思うとか、あるいはかつて旅先で見たリンゴ畑を思い起こしたとしよう。その際、これらの思いや記憶は初めから意図されて生じたものであろうか。筆者は否と考える。リンゴを眼にして、実は意識下では「果実」、「赤い」、「球形」、「甘酸っぱい」など、リンゴの一般的属性やリンゴにまつわる種々の個人的エピソードが自動的に喚起されたに違いない。そして、それらは混然一体をなして、その折の背景思考を成しているものと思われる。そして、意識されているといないとにかかわらず、主体がその際何を志向しているかという内的状況（例えば、先の例では「空腹で何か食べたい」と思っていたとか、感傷的となって過ぎ去った日々を思い出すような心境にあったとか）に合致する一つの意味が、これまた自動的に選択されて意識化されるのだと思われる。先に、筆者の認知仮説は殆どそのまま《背景思考の聴覚化》の病態機序の理解にも適用できるとのべたが、重要な違いが一点ある。それは、知覚の場合は外的状況意味の認知が不能の際に、その情報が意識下・自動的認知機構から意識上・随意的認知機構へ転送される（意識化される）のであるが、思考の場合には内的状況に合致する、すなわち内的状況意味の認知が成立した情報のみが意識化されるのである。さて、こうした機序を想定する立場からは、《背景思考の聴覚化》とは、意識下・自動的認知機構の障害によって、こうした背景思考の内的状況意味の認知に偽りの正の同定 pseudopositive identification が成立し、結果として背景思考のもろもろが意識化されるものと思われる（背景思考の意識化そのものは自生思考という症状をなす。その後、順次聴覚属性を帯びていくことの説明は次節でのべる）。筆者は14巻で《背景思考の聴覚化》を論じた際に、それを思考の障害であるとのべたが、以上の成因論的議論からは、それは《背景知覚の偽統合化》と同様に認知の障害であると訂正したい。ここにおいて、本節の標題でのべる状況意味失認 situational meaning agnosia とは、上記の外的状況意味失認と内的状況意味失認を一括したものであり、15巻でのべたそれよりも一層広義の、より普遍的なものとして使用される。

先に、注意とは意識上・随意的認知機構へのバイパスであり、それが意識下・自動的認知機構と意識上・随意的認知機構の両者の有機的結合—合理的機能を実現させているとのべたが、われわれ自身の日常的経験に照らし合わせて考えるに、注意の対象はその瞬間瞬間において常に一つであり、知覚のような外的刺激と思考などの内的表象との間に競合が生じること、また分裂病性体験において幻声と妄想知覚は多くの場合、共存して幻覚妄想状態をなすことなどは、これまでのべてきた仮設的な認知機構が外的刺激と内的表象のおのおのに対して別々に存在するものではなく、単一の、かつ共同の機構として機能していることを示唆するものである。ここにおいて、外的状況意味失認と内的状況意味失認は、たんに概念の上で同一であるということだけでなく、そうした障害を生み出す脳構造の上でも単一のものであろうと推測されるのである。筆者が外的と内的とを一括し、状況意味失認が分裂病症状形成の一次的でかつ普遍的な障害であると主張する根拠がここにもある。

3　半球間過剰連絡

状況意味失認によって、不特定多数の背景思考ないし背景知覚は二次的、不可避的に意識下・自動的認知機構から意識上・随意的認知機構へ転送されることになる。これは直接的にはおのおの、自生思考、注意転導亢進という初期症状をなすことになるが、これらは一括して《背景体験の過剰意識化》と要約することができる。14巻にて幻声、「自我意識異常」等を《背景思考の聴覚化》、15巻にて妄想知覚を《背景知覚の偽統合化》と論じたが、ここでのべた聴覚化、偽統合化の概念の中には、すでに過剰意識化という概念がその前提とされているのであり、聴覚化、偽統合化という言葉自体が直接的に示す機序は、過剰意識化にひきつづいてさらに生起する事象に向けられたものである。

さて、筆者が状況意味失認に続いて不可避的に生じてくる二次的障害を神経心理学的に理解するにあたって鍵となると考えているのは、この《背景体験の過剰意識化》という事態である。くりかえしてのべることになるが、筆者の認知仮説によれば、これはいわば直列的に連結し、通常は合理的な機能分化と統合の保たれている意識下・自動的認知機構と意識上・随意的認知機構との間に、情報の過剰な転送が生じた（もちろん前者から後者へである）ということである。神経心理学が高次精神活動を脳の構造との関連で理解するものである以上、「二つの認知機構間の過剰な情報転送」というのみでは、それは神経心理学的理解とは呼べない。そう呼べるためには、心理学的な仮設概念である「二つの認知機構」の脳局在と「過剰な情報転送」の神経学的実体を提出することが必要であろう。

まず「過剰な情報転送」に関してであるが、認知機構を大脳皮質もしくは皮質下核の神経細胞群、あるいはそれらによって構成される神経回路網のいずれで考えるとしても、少なくともそれら神経機能単位間の連絡線維群に過剰な興奮が生じているとみなすことができよう。ただし、過剰な情報転送は状況意味失認によって生じた、あくまでも二次的な障害であり、かつ情報転送機構自体は正常状態においても存在し、機能していることと、また幻覚、妄想等の陽性症状は近代的治療法のなかった時代においても概して一過性のものであったことなどは、連絡線維群の過剰な興奮は神経線維の数や太さの異常というような器質的な背景をもったものではなく(少なくとも初発時においては)、神経インパルスの増加という機能的なものと推測される。これをゲシュヴィント[7]の提唱した離断 disconnexion との対比でのべるならば、過剰連絡 hyperconnexion (より正確には機能的過剰連絡 functional hyperconnexion) と呼べるであろう。

次なる問題は、こうした過剰連絡が生じると考えられる「二つの認知機構」の脳局在である。これを解き明かす鍵として筆者が注目するのは、意識下・自動的認知機構と意識上・随意的認知機構という用語に含まれる意識という概念である。「意識とは何か」という正面切っての問いかけは一応脇において、筆者はこれまでこの概念をたんに「主体が気付いている」、すなわち「気付き awareness」の意で用いてきたが、ここでは近年注目をあびている分離脳の研究[8~11]を参照することで、意識の概念を再検討し、ひいては二つの認知機構の脳局在という問題に迫りたいと考えている。

分離脳患者に共通して認められるいくつかの症状は半球間離断症状群 interhemispheric disconnexion syndrome として知られる。これらには、〈左視野の失読〉、〈左視野の物品呼称障害〉、〈左手の触覚性呼称障害〉、〈言語性両耳分離聴時の左耳刺激の無視〉、〈口頭命令に対する左手失行〉、〈左手の失書〉などがあるが[11]、いずれも右半球が左半球の言語領から離断されたために生じると考えられる。それらの内、今ここに〈左視野の物品呼称障害〉をとりあげよう。これはタキストスコープを用いて初めて明らかにされた症状であり、右視野に瞬間呈示された物品の名称をのべたり、どのような物品であるか、その形状、用途をのべることはできるにもかかわらず、左視野に呈示された際にはそれらをのべることができないというものである。より具体的にわかるように、スプリンガーとドイチェ[9]の引用例をあげよう。

カリフォルニアの主婦である患者N・Gは、中央に小さな黒い点のあるスクリーンの前に座っている。彼女は、真直ぐにその点を見るように指示されている。実験者は、彼女が点を凝視していることを確かめてから、コップの絵を凝視点の右側に瞬間呈示する。すると、N・Gは、コップが見えたと報告する。彼女は再び点を凝視するように指示され、今度はスプーンの絵が凝視点の左に呈示されて何がみえたかを尋ねられる。彼女は「いいえ、何も見えません」と答える。そこで彼女は、左手をスクリーンの下に伸ばし、そこにあるいくつかの物を手でさわり、その中から今見たものと同じものを選択するようにいわれる。すると彼女の左手は、いくつかの物を次々とさわり、スプーンを取り上げる。そこで次に今持っている物は何ですか、と尋ねられると、彼女は鉛筆です、と答える。

再び彼女はスクリーン上の点を凝視するよう指示され、今度は女性のヌード写真が点の左側に投影される。N・Gの顔はいく分赤面し、くすくす笑い始める。何が見えたのかと尋ねられると、彼女は、「何も。光のフラッシュだけです」と答えるが、再びくすくす笑い、手で口を押さえる。「ではなぜあなたは笑っているのですか」と尋ねられると、彼女は、「ああ、先生、なにか仕掛けをしましたね」と答えるのである。（傍線筆者）

左視野への瞬間的な物品呈示は右半球の視覚領にのみ投射される。その後、この情報は連合線維を介して右半球内の種々の連合野には伝えられるが、脳梁（交連線維）の切断のために左半球には伝えられない。ここに右半球固有の認知能力を検索する準備ができたことになる。さて、患者は「何が見えたのか」と尋ねられても、言語的にそれを報告することができない。これは、通常言語領は左半球に局在していて、右半球には存在しないためと理解することができる。次に、この点を筆者は注目しているのであるが、傍線を付したように左手でいくつかの物品を触らせる（これは右半球への問いかけである）と患者は見た物品を正確に選びだすことができ、またヌード写真の例ではそれに応じた情動反応が生じるのである。前者は視覚―触覚という異種感覚間の照合が、後者は視覚―情動系の連合が成立していることを示しており、患者の右半球は非言語的には見た物品を認知しているといえるであろう。このことからは、左半球から離断された右半球の、すなわち右半球固有の認知能力は、「非言語的には認知できるが、言語的には認知できない non-verbal cognition, but no verbal cognition」ものであるといえよう。

さて、分離脳が直接的に教えるのは互いに他の半球から離断されたおのおのの独立半球の個別機能であるが、当然のことながらそれはおのおのの半球の機能分化を対比する試みとなる。これまでの分離脳研究は左・右両半球を同列に並べて、例えばある機能はどちらの半球に偏在しているか、あるいはより優位であるか、あるいは両半球のおのおのが別個に担うのか（その究極の問いかけが意識の二重性の問題である）とか、また左・右両半球の情報処理様式の特徴を対比する（左半球―言語的、連続的、分析的、右半球―非言語的、同時的、総合的）などの考察を行ってきた。しかし、分離脳の研究は一方では非分離（正常）脳との比較を通して、間接的ながら両半球の統合のあり方をも示唆するのであり、筆者にはその点がこれまで看過されてきたように思える。筆者が注目するのは、この両半球の統合機能である。統合には一般に並列回路的統合と直列回路的統合があるが、ここではその指摘のみをしておく。

前の例に戻ろう。タキストスコープを用いて左視野にのみ（右半球にのみ）スプーンやヌード写真を呈示すると、分離脳の患者では上記のごとく、左手でスプーンを選びだしたり、クスクスと笑うなど、非言語的な認知の成立を示すサインが現れるが、言語的には認知できない。しかるに、同じ実験を非分離脳の正常者に施行すると、わけなく言語的な認知が成立するのである。これは、知覚情報はいったん右半球にのみ到達するが、次いで健全な脳梁を介してそれが左半球の言語領に転送されるためと考えられる。さて、ここで問題になるのがこの際の右半球の機能的位置づけである。右半球は左半球で言語的認知が成立する際の、知覚情報のたんなる通り道なのであろうか。筆者はこれに否と答えたい。分離脳の知見からは、右半球でいったん非言語的認知 non-verbal cognition が成立し、次いでさらに左半球で言語的認知 verbal cognition が成立すると考えられる。しかし、これでもなお、不十分と考えざるをえない。というのは、右半球：非言語的認知→左半球：言語的認知というのみではたんなる連続的過程というのみで、右半球でいったん非言語的認知が成立すること自体が、主体にとってどのような意味を有しているのか、不明であるからである。ここには統合的要素はまったく含まれていない。

ここでちょっと分離脳を離れて、日常的体験を考えてみよう。一瞬一瞬を考えてみるならば、われわれの視線は固定されており、その都度視点の左半分は右半球にのみ投射されていることになるが、われわれはその一々のすべてを言語的に認知しているであろうか。していない。ということは、右半球に投射された知覚情報のすべてが脳梁、その他の交連線維を介して左半球の言語領に達しているわけではないことになる。どこかで転送されるべき知覚情報の選別が行われているに違いない。この選別機能は、それ自体の働き方については何も言及していないフィルターというような概念で説明できるものではない。筆者は右半球の非言語的認知こそがこの選別機能（いずれを左半球に転送するか否か）をはたしているのではないかと推測するものである。ここに、少なくとも右半球に投射された知覚情報はまず右半球内で非言語的認知が行われ、その結果によってそのすべてではなく、一部が選別されて左半球の言語領に転送され、言語的認知をうけると考えられる。これは先にのべた二つの統合様式の内、直列回路的統合である。

さて、以上の議論を通して、左・右両半球は非言語的認知（右半球）→言語的認知（左半球）という直列回路的統合をなしていることが明らかになったが、これは筆者の意識下・自動的認知機構→意識上・随意的認知機構という直列回路的認知仮説ときわめて似通った結論である。次なる問題は両者が同一のものか、それとも異なったものなのかということである。先に筆者は、これまで筆者の用いてきた意識の概念は「気付きawareness」であるとのべたが、左半球での言語的認知は主体が「気付いている」認知と呼びうること、すなわちそれが筆者ののべる意識上・随意的認知であると結論づけられることには異論がなかろう。問題となるのは右半球の非言語的認知である。これについて、スプリンガーとドイチェの例で、左視野（右半球）にのみ呈示されたスプーンやヌード写真に対して、それを正確に左手で選択したり、クスクスと笑う情動反応が生じたとしても、その後の反応を見れば、通常の意味では主体が「気付いていない」と言えることは首肯されるであろう。しかし、既に非言語的認知という言葉を使ったように「非言語的には気付いている」とも言えそうである。ここにおいて、右半球の非言語的認知がはたして意識上なのか、それとも意識下なのかを決定する上で、意識の意として用いてきた「気付き」が用をなさないのが明らかとなった。しかし、筆者はこの障壁を乗り越えるべく、日常漠然と使用している「気付き」の概念を今一度、明確にすることで再検討したい。このことを、筆者は「気付く」という動詞の語法および語源を探るところから始めたい。

語法としては一般に「○○に気付く」と使用されること、語源的にはその動詞は「気が付く」と分解しうることより、その正確な意味は「気が○○に付く」ということである。この場合の「気」とは心の意と思われ、かつそれはあくまでも「自分の」気である以上、それは「自分の心が○○に付着する」ということ、すなわち対象化にほかならない。ここで重要なことは、対象化とは直接的にはそうした営為の客体たる○○がたんなる素材から対象へと転ずることをさすが、対象が文字通り「対立する象（かたち）」であるように、そこにはそうした営為の主体たる自己の存在が暗黙の内に前提とされていることである。こうした点を考慮に入れると、先に右半球の非言語的認知を「非言語的には気付いている」としても、通常の意味では「気付いていない」と筆者にいわしめたのは、○○の対象化自体は成立していても、その前提である自己の存在そのものの対象化（これは、ヤスパースののべる自我意識であるが、意識を論じている本稿ではその用語を避け、シュナイダー[12]にならって自我体験と呼ぼう）は成立していないことによるとおもわれる。以上からは、当初漠然と意識の意として用いた「気付き」とは、たんなる対象体験（自我体験にならって、こう呼ぶ）ではなく、正確には「○○に気付いていることに気付いている aware of being aware[13]」ということ、すなわち二重の「気付き」であって、対象体験とともに、そうした対象体験の成立している場としての自我をも主体が体験している（自我体験）ことをさしているものと思われる。筆者の考えによれば、外界事物の対象化のみならず、自我をも対象化するということ、すなわち自我体験が成立するためには、自我が眼に見え、耳に聞こえるというような具象性を有さず、抽象的な概念であるだけに、シンボル機能としての言語の発生をまたなければならないように思える。言語領を有さない右半球が、ために対象体験のみで自我体験を有さないこと、すなわち意識下認知にとどまるのは必定のことであろう。

上記のことをまとめるならば、分離脳の知見から帰納される非言語的認知（右半球）→言語的認知（左半球）という直列回路的認知統合は、筆者が分裂病の症候学的検討から導きだした意識下・自動的認知機構→意識上・随意的認知機構という直列回路的認知仮説とパラレルに対応するものであり、ここに意識下・自動的認知機構は右半球、意識上・随意的認知機構は左半球にあると、おおまかではあるが局在化することができるのである。

ところで、筆者はこれまで二つの認知機構の脳局在の決定に関して、右半球にのみ入力された情報の処理のみ取り扱い、上記の結論に達した。しかし、この結論は左半球に入力された情報にも適用しうるであろうか。我田引水のそしりを免れえず、またきわめて大胆な仮説をのべることになるが、筆者は適用しうると考えている。すなわち、左半球に入力された情報の内、注意の向けられている情報はそのまま左半球の意識上・随意的認知機構で処理をうけるが、注意の向けられていない情報は脳梁、その他の交連線維を介して、いったん右半球内の意識下・自動的認知機構で処理をうけ、そのまま同定が完了されてしまうか、あるいは同定不能の際には再度、交連線維を介して左半球に転送されるのではないだろうか（先に、右半球に入力された情報について、右半球→（一部）左半球という二段階の認知をのべたが、それはあくまでも注意の向けられていない情報であり、注意の向けられている情報は即、右半球の意識下・自動的認知機構をへずして、交連線維を介して左半球へ送られると考えられる）。筆者の認知仮説では、注意とはある情報を意識下・自動的認知機構をへずして、意識上・随意的認知機構へもたらす認知的バイパスと考えられたが、これに二つの認知機構の脳局在に関するこれまでの結論を導入するならば、ある対象に「注意を向けている」とは、その対象に関する情報が右半球に入ろうとも、左半球に入ろうとも、あるいは両半球にまたがって入ろうとも、当初からその処理を左半球で行うことであり、逆に「注意を向けていない」とは右半球でその処理を行うことである。ここに、注意とは情報の左半球処理をもたらすものであり、その転導とは左半球で処理する情報をある対象から別の対象へと移すスイッチの切り換えである。

以上にて、分裂病の初期に生じる《背景体験の過剰意識化》の神経心理学的説明を終えるが、それは右半球から左半球への脳梁性交連線維に過剰なインパルスの増加が生じたものと思われ、半球間過剰連絡 interhemispheric hyperconnexion（より正確には、右→左半球経脳梁性過剰連絡 right to left hemisphere transcallosal hyperconnexion）と呼びうるものであろう。なお、この障害はあくまでも二次的なものであり、一次的障害である状況意味失認は、先の二つの認知機構の脳局在の決定からは右半球で生じるものと考えられる。先に、対象の状況意味の認知は状況全体の統合的理解をまってはじめてなされる認知であり、つとに統合化機制の強い認知であることをのべたが、これは従来の分離脳の知見より、右半球の情報処理様式が同時的、総合的といわれることと一致している。

さて、最後に残された問題に論を進めよう。《背景体験の過剰意識化》は自生思考や注意転導亢進という初期症状を説明するが、それのみではいまだ幻声、「自我意識異常」、妄想知覚の成立は説明できていない。最初にのべたように、これらの成立には《過剰意識化》にひきつづいて起こる《聴覚化》や《偽統合化》という機序を想定せざるをえない。これらの内、《偽統合化》は15巻のテーマであり、もはや詳細な説明は要すまい。要約するに、それは外的状況意味失認の結果、過剰に意識化された、多岐にわたる脈絡のない背景知覚群に対して、自己保存の危機という誤った認識によって偽統合が発動されたことにほかならず、それはヒトに自己保存本能が存するかぎり、不可避的に生じてくる反応性の事態である。問題となるのが《聴覚化》の説明である。これまでの筆者の論によれば、これはもろもろの背景思考が左半球の感覚性言語領（ウェルニッケ領野）に達した後に生じる機序と考えられ、その詳細な神経心理学的機序は不明ながら、感覚性言語領が元来聴覚連合野であり、一次聴覚野との間に豊富な線維連絡を有していることと関係がありそうに思える。右半球から感覚性言語領に達した多量の情報入力は一次聴覚野にいわば溢れでて、次第に聴覚属性をおびていくのであろうか（なお、

「自我意識異常」が《聴覚化》の一現象形態であることは、14巻ならびに本巻でのべた通りである。「自我意識異常」を分裂病の本質と考える論者は、そこに現れる「見知らぬ他者（一般他者）の出現」を重視するが、筆者によれば他者性は聴覚性の一つの属性にすぎないものであり、それのみを別個に取り上げるのは「木を見て森を見ず」の譬え通りである。聴覚性は内に他者性をも包摂する概念である）。いずれにしても、《偽統合化》も《聴覚化》も半球間過剰連絡を母体として生じる機序であることは確かなものと思われる。

4　おわりに

以上にて、分裂病症状の神経心理学的説明のすべてを終わるが、要約するに、分裂病とは状況意味失認―半球間過剰連絡症状群 situational meaning agnosia-interhemispheric hyperconnexion syndrome と呼びうるであろう。

本論文の作成に際して、筆者の所属する群馬大学精神神経科精神病理研究室の同僚諸氏に批判を仰いだ。ことに、天谷太郎氏には aware と conscious の用法の違い、術語の英訳など、貴重な助言をえた。記して謝意を呈する次第である。

文献と注

（1）中安信夫：背景思考の聴覚化―幻声とその周辺症状をめぐって。内沼幸雄編：『分裂病の精神病理14』、東京大学出版会、一九八五。（本書第一章）

（2）中安信夫：背景知覚の偽統合化―妄想知覚の形成をめぐって。高橋俊彦編：『分裂病の精神病理15』、東京大学出版会、一九八六。（本書第二章）

（3）McGhie, A. and Chapman, J.: Disorders of attention and perception in early schizophrenia. Brit. J. Med. Psychol. 34; 103, 1961.

（4）MacDonald, N.: Living with schizophrenia. The Inner World of Mental Illness (ed. by B.Kaplan), Harper & Row, New York, 1964.

（5）中安信夫：分裂病性シュープの最初期兆候―見逃されやすい微細な体験症状について。精神科治療学、一：五四五、一九八六。

（6）ただし、知覚において、その対象物は確かに脳の外部に存するとしても、知覚という精神過程そのものは脳の内部において進行するものである以上、知覚も内的といいうるであろう。この点において、外的―内的という二分は成立しえないが、慣用にしたがって、ここでは本文のごとくにしておく。

（7）Geschwind, N.: Disconnxion syndromes in animals and man. Brain, 88; 237, 585, 1965.（河内十郎訳：『高次脳機能の基礎』、新曜社、一九八四）

（8）Gazzaniga, M. S. and LeDoux, J. E.: The Integrated Mind. Plenum Press, New York, 1978.（柏原恵竜、大岸通孝、塩見邦雄訳：『二つの脳と一つの心―左右の半球と認知』、ミネルヴァ書房、一九八〇）

（9）Springer, S. P. and Deutsch, G.: Left Brain, Right Brain. W.H.Freeman & Company, San Francisco, 1981.（福井圀彦、河内十郎監訳：『左の脳と右の脳』、医学書院、一九八五）

（10）杉下守弘：失語、失行、失認に関する最近の諸研究―一九六〇年前後から最近まで。（第一部・第二部）、精神医学、二〇：三五六、一一五六、一九七八。

（11）杉下守弘：分離脳研究の現況。脳と神経、三八：三五、一九八六。

（12）Schneider, K.: Klinische Psychopathologie. (12 Aufl.), Georg Thieme Verlag, Stuttgart, 1980.

（13）かつて英語学を修め、現在は筆者の同僚である天谷太郎氏によれば、動物の場合、awareは一般的に用いられるが、

conscious は擬人化して表現する時にのみ用いられるという。この用法の違いを考えるに、conscious とはここでのべた aware of being aware、すなわち自我体験をさしていると思われ、これは人間に固有の能力であるとされていることが窺われる。

（土居健郎編：『分裂病の精神病理16』、六三―七六、東京大学出版会、一九八七）

第五章　分裂病最初期にみられる「まなざし意識性」について

1　はじめに

本稿でとりあげる「まなざし意識性（Blicksbewußtheit）」とは、かつて筆者[1]が注意転導亢進、自生思考[2]と並ぶ分裂病最初期症状のトリアスの一つとして報告した「漠とした注察念慮」を言い換えたものである。本症状については筆者は最初期状態における頻発という点で診断上つとに重視してきたものの、分裂病の病態生理を考える上でいかように理解すればよいのか不明であり、トリアスに含まれる他の二つの症状から導き出された状況意味失認[3、4]という神経心理学的機序とのつながりも見えず、困惑のままにその考察をこれまで放置してきたものである。しかし、今回上記のごとくその症状名を変更し、一稿をもうけて議論するのは、症状名の変更に示されるように、その記述現象学的理解（概念化）にこれまで重大な誤りがあったことに気付いたからであり、かつその訂正が、これまでその関連性が不明であった状況意味失認―半球間過剰連絡症状群[4]という分裂病の神経心理学的仮説を一層補完することになると考えるに至ったからである。

2　記述現象学的理解

本考察を始めるにあたって、まず既出の拙著論文「分裂病性シュープの最初期兆候——見逃されやすい微細な体験症状について」[5]において、筆者が本症状をどのように概念化していたかを再録し、あわせて症例を呈示することで、その出発点としよう。なお、症例はいずれも自験例であり、本症状と注意転導亢進、自生思考、自生視覚表象、自生記憶想起などの同時期併存によって、筆者自身が〈分裂病の最初期状態〉と診断したものである。

【筆者による旧来の定義】

漠とした注察念慮：これはどことなく周囲から見られている感じであり、患者にとっては確実な被注察感であるが、その見ているという存在そのものに関しては一般に漠としており、その方向や定位を定めきれず、またそれが人間であるか否かすらも曖昧であるものが多い[6]（時には、その存在を実体的意識性として感じとっている場合もある）。また、自室で周囲に誰もいない状況でも生じることがあり、その場合には最初期兆候であることは一層確実と思われる。先に確実な被注察感と述べたが、それでもなお「注察念慮」と表現せざるをえないのは、患者自身が「誰も見ているはずはないのに」とその異常性を十分に認識しているからである。本症状は比較的多いものであるにもかかわらず、分裂病初期症状を研究した欧米の学者の論文にはみられないようである。

［症例］

症例1　二〇歳　女性

人ごみの中だけではなく、自室に一人でいる時でも、まわりに意識されていると感じる。見られているのではなく、意識されているという感じ。人ごみではそれは人かなって思うけど、部屋の場合は意識しているのは人ではない感じ。

症例2　一八歳　男性

雑踏の中で急に圧迫感というか、まわりの人から見られているのじゃないかと感じて、不安でその場から逃げたくなることがある。誰が見ているというわけではなく、漠然としたもの。その場を離れることもあるけど、じっと耐える場合もある。そうすると、五〜一〇分で終了する。

症例3　二九歳　男性

自分のことをいつもどこかから見られている気がする。

症例4　一七歳　女性

見られる感じがあるので緊張する。部屋にいると誰かに覗かれている感じがする。

症例5　一六歳　男性

部屋の中にいて、周囲の全体から見られている感じのすることがある。

さて、次に概念の再検討に移るが、以下の論理展開を三つの段階に分けて行うことをあらかじめ述べておきたい。こうした段階をふんだ議論をするのは、本症状に対する実際の筆者の認識の進展をありのままに表現するだけではなく、論証上それが必要不可欠であると考えられるからである。

(1)　「漠とした注察念慮」から「漠とした被注察感」へ

まずは症状名に表わされた、それとわかる明らかな誤りを訂正しておこう。

一つには、当たり前のことであるが、記述現象学が患者の体験の記述を行うものである以上、術語は患者の体験に則して用いられるべきことである。この点を考慮に入れるならば、「誰かが見ている」のではなく、一次的には「誰かに見られている」と感じられる患者の生の体験は注察（Beachtung）ではなく、被注察（Angeblicktwerden）(7) と訂正されるべきであろう。

二つには、「見られている」という訴えはそうした認識が成立するや否や、一つの観念（念慮）となるが、患者の体験そのものを子細に検討してみるならば、そうした認識の成立機転はなんらかの素材を対象としての判断ではなく、アプリオリに生じたある種の感じ（Gefühl）ともいうべき事態であることである。従って、妄想に通じ、またそれ自体が思考の障害を示唆する念慮（Idee）を用いることは明らかに誤っていると考えられる。(8)

先に示した旧来の定義において、筆者は「先に確実な被注察感と述べたが、それでもなお『注察念慮』と表現せざるをえないのは、患者自身が『誰も見ているはずはないのに』とその異常性を十分に認識しているからである」と、体験そのものに対する強い確信と体験の異常性に対する十分な認識とを別個にとりあげて、そこに漠然とした形ではあれ、ある矛盾を感じとっているが、これは極期における監視妄想（Beobachtungswahn）と同様に、本症状を思考の障害とし、妄想や念慮の枠内で考えていたゆえの「矛盾」である。というのは、妄想や念慮の枠内では体験そのものに対する確信度が増すことは、即体験の異常性の認識（病識）が失われることを意味しているからである。[9] 今ここに、本症状の成立機転が思考の異常ではなく、ある種の感じ（Gefühl）によるものであるとするならば、先の「矛盾」は矛盾ではなくなるのである。逆に考えるならば、体験そのものに対する確信と体験の異常性に対する病識欠如に乖離が生じていること自体が、本症状が思考の異常である念慮ではないことを明証しているといえる。

以上より、筆者は本稿で対象としている症状を、以後は「漠とした注察念慮（vage Beachtungsidee）」ではなく、「漠とした被注察感（vages Angeblicktwerdensgefühl）」と呼ぶことにしよう。

(2) 「漠とした被注察感」から「漠とした被注察感─非実体的意識性」へ

さて、症状名に表わされた、それとわかる明らかな誤りを訂正した上で、改めて「漠とした被注察感」がいかなる精神機能の障害なのか、概念の一層の検討に移ろう。考えるヒントはやはり臨床的事実の中に与えられている。旧来の定義の中でも一部触れているが、それは「見られている」という被注察感を訴える患者の中に、往々「見ている」存在を実体的意識性としてありありと感じている患者がいることであり（この場合、まぼろしの注察者の方向、距離が明瞭であるばかりか、それが実体的なものである以上、その被注察感は「漠とした（vag）」ものではなく、「明瞭な（bestimmt）」ものといわざるをえない）、あるいはまた「漠とした被注察感」を訴えていた患者が、経過の進展につれて実体的意識性を訴え始め、被注察感が後景に退いてしまうことがあるという事実である。症例を示そう。

［症例］

症例6　一四歳　男性

自分の背後五mくらいから、誰かに見られている感じがする。時には、それが自分と同じぐらいの年齢の人（男だったり、女だったり）とわかる。

症例7　一四歳　男性

（被注察感に加えて）まわりに霊がいるのを感じる。どこで何をしているのか大体わかる。ベッドに寝ていると霊が襲ってくる。

症例8　一四歳　女性

部屋の中が不気味で何か起こるような異様な感じがあり、一人でいる時にもまわりから見られている感じがする。

（しばらくして幻声が始まり、半年後より以下の体験）

自分のまわりに先祖の霊がいる。時には、自分の背中に重なるようにおぶさってきて、重い。

これはどのように解釈されるべきことなのであろうか。改めて考えてみるに、「見る」―「見られる」が相補的な対概念であることからは、「見られている」という認識は必ず、「見ている」ものの存在を前提としているといえる。従って、「明瞭な被注察感（bestimmtes Angeblicktwerdensgefühl）」に加えて実体的意識性を患者が訴える場合、これは両者が無関係に併存しているのではなく、同一の心的現象を表と裏から、すなわち見られる側に焦点を当てるならば「明瞭な被注察感」が、また見る側に焦点を移すと実体的意識性が、体験として生起するものと考えるべきである。経過の進展につれて実体的意識性のみが訴えられる場合でも、実体的意識性として体験される対象は、少なくとも病初期においては患者と関係なく存在するものではなく、必ずや患者にとっての脅威として存在するものであり、そこではその存在の視線は患者に向けられているが、患者は存在そのもののあまりの実体性に圧倒されて、被注察感が後景に退いているものと解釈される。

さて、上記のように「明瞭な被注察感」と実体的意識性は実は同一の心的事象の表と裏であり、「明瞭な被注察感―実体的意識性（bestimmtes Angeblicktwerdensgefühl―leibhaftige Bewußtheit）」とでも表すべき単一の症状であるとわかったが、さすれば、それに先行する最初期症状として本稿の主題としている「漠とした被注察感」とは、実体的意識性を欠いた被注察感、いわば裏（見る側に焦点化）を欠いた表（見られる側に焦点化）だけの体験ということになろうか。いや、こういう言い方は正しくなく、また誤解をもたらそう。というのは、先に筆者は「明瞭な被注察感」を表の体験として定位したのであり、その論考に従えば「漠とした被注察感」も表の体験のみを論じる用語であって、最初期にあっては裏の、すなわち「見ている」存在についての体験が通常の表現をこえたもので、ためにその体験が訴えとして析出してこないものと考えるべきである。しかし、先にも述べたように「見る」―「見られる」が相補的な対概念である以上、裏の体験はそれが体験以前（体験として自覚されない）に留まるとしても必ずや存在するはずであり、筆者はそれを概念化したいと思う。

先の(1)の議論において、筆者は本体験の生起は判断ではなく、ある種の感じ（Gefühl）であるとだけ述べておいたが、患者の生の体験に密着して正確に述べるならば、それは直感もしくはいわゆる第六感であり、それによってとらえられたものは気配であるといえる。直感といい、第六感といい、ともに感覚に擬せられてはいるがそれと証明できないものであり、ここにそれらは感覚によるものではなく、また表象、想像心像でもなく、勿論思惟・判断によるものでもなく、非直観的（unanschaulich）なものということになり、それは意識性にほかならないこととなる。[10] こうした結論は、また別の面からも支持される。それは先に述べたように、「明瞭な被注察感」と実体的意識性が実は同一の心的事象の表と裏の体験であるとしていたことである。ここにおいて、裏の体験である実体的意識性は当然のごとく意識性の精神病理であるが、さすれば同一事象の表である「明瞭な被注察感」も、そして更に敷衍して、その先行形態である「漠とした被注察感」も意識性の病理の現象形態であるとの推測が成り立つのである。ここに「漠とした被注察感」は意識性の精神病理であることがわかったが、この認識は筆者にはきわめて重要と思われる。というのは、少なくとも現今の理解では意識性の精神病理はほぼ実体的意識性に限局されている感があるからである。しかし、筆者の眼から見るならば、意識性の精神病理はより広範なものであり、実体的意識性はその一部で、本稿の論考に従って述べるならば、それは「明瞭な被注察感―実体的意識性」という体験全体のうち、見る側に焦点化された体験（それは感知された実体性の外部存在にひきずられるゆえであろう）にすぎないものである。[11]

さて、本題にかえって、「明瞭な被注察感」に対する実体的意識性にならって、表の体験である「漠とした被注察感」と相補的となっている裏の「体験」を概念化するならば、それは「非実体的意識性（unleibhaftige Bewußtheit）」と呼びうるであろう。ここにおいて、「非実体的意識性」は実体性を欠くゆえに、訴えとして十分に析出してこないものと思われる。

以上の議論より、これまで「漠とした被注察感」と呼んできた症状を、「明瞭な被注察感―実体的意識性」にならって、煩雑とはなるがより正しく、概念がわかるように表現するならば、「漠とした被注察感―非実体的意識性（vages Angeblicktwerdensgefühl—unleibhaftige Bewußtheit）」ということになる。

(3)「漠とした被注察感—非実体的意識性」から「まなざし意識性」へ

前述のごとく、本症状は形式的には意識性の精神病理であることが明らかとなったが、はて、その内容はとなると、「漠とした被注察感—非実体的意識性」という症状名に示されるごとく、見られる側と見る側の二極に分断されたままに、今一つ明瞭に浮かびあがってこない。記述現象学的立場からは、症状は最終的にはその名称に具現されるまでに、形式と内容の両面にわたって概念が明確にされる必要があるが、この点からすると本症状の概念は内容の点で今少し精練される必要があろう。

筆者には、この精練作業の鍵は「見る」—「見られる」という相補的対概念を統合する新たな視点の導入にあると思われ、それを「まなざし（Blick）」に求めるのである。筆者がこう述べるのは、「まなざし（眼差）」の原語は「まなこざし」であり、それは「まなこ（眼）」の存在、ひいては人、動物、あるいはそれらの代理物など、「見る」ものの存在を前提とした上で、それを「差し向ける」こと、すなわち四囲の対象へと向かう大きさと方向を有する視線（視線はそれを受ける側からすると「見られる」ことになる）を意味しており、「見る」—「見られる」という相補的な対概念が「まなざし」という用語の中に統合的に表現されていると考えるからである。以上のことから、「漠とした被注察感—非実体的意識性」という二極分化した体験の含むものをより統合的な視点でとらえるならば、それは〝まぼろしの他者が自己へ向けるまなざしの、意識性による感知[12]〟ということであり、ここに「まなざし意識性（Blicksbewußtheit）」という症状名に到達するのである。この症状名は、本症状が内容的にはまなざしの病理であり、形式的には意識性の病理であることを端的に示している。

最後に、追補として若干の症状名の整理をしておこう。「漠とした被注察感—非実体的意識性」が「まなざし

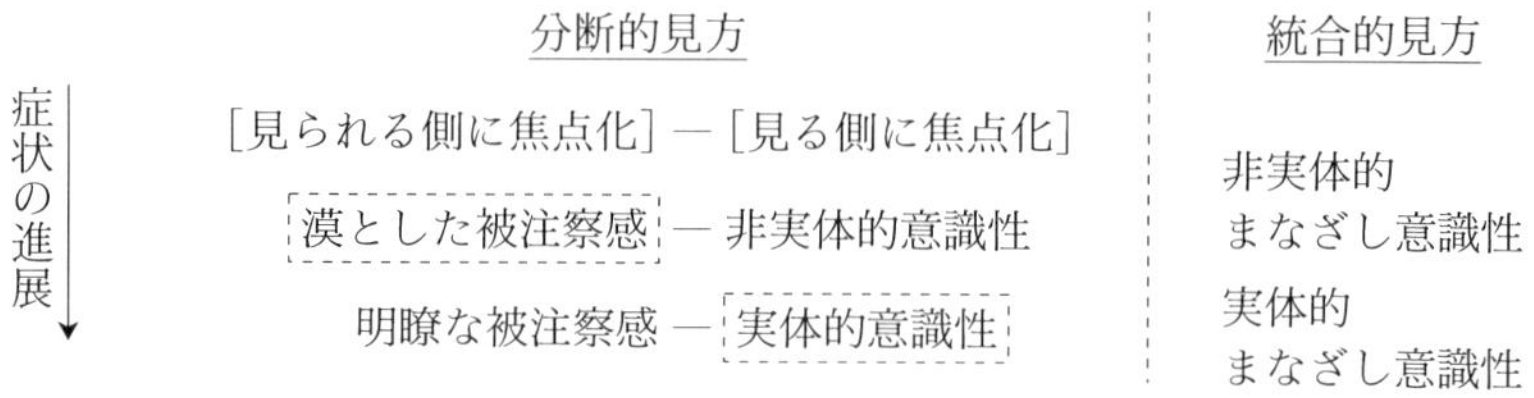

図1　「まなざし意識性」の精神病理

疾患の進行につれて，患者の自覚的訴え（体験）は［点線枠］に入れた「漠とした被注察感」から実体的意識性へと移行し，一見体験間にはつながりがないように見受けられるが，実は単一の症状が進展するにつれて，患者の認識の焦点が見られる側から見る側へと移動したにすぎないのである。この認識の焦点の移動は，意識性が生々しい実体性を獲得することによって生じたものと思われる。

意識性」としてとらえられるならば、その発展として見られる「明瞭な被注察感—実体的意識性」もまた、「まなざし意識性」という精神病理の一現象形態としてとらえることが可能であろう。体験のあり方についての両者の違いは、「見る」存在、すなわち起始点と、「見られる」という視線、すなわちベクトルのうち、前者はベクトルに、後者は起始点に重きをおかれたものと考えることができるが、ここでは「見る」存在の実体性の有無に着目して、前者を「非実体的まなざし意識性(unleibhaftige Blicksbewußtheit)」、後者を「実体的まなざし意識性(leibhaftige Blicksbewußtheit)」と呼んでおこう。

以上の議論の要点を図1に示す。

3　神経心理学との接点を求めて

記述現象学的に「まなざし意識性」と概念化された本症状に対して、次にその神経心理学的接近を試みたい。筆者はそれへの接近の鍵を、本症状が内容的にまなざしの精神病理であることに求めたい。「まなざし意識性」という症状と神経心理学とはあまりにも大きな隔たりがあるように思われ、また精神症状の形式にではなく、内容に神経心理学的理解の鍵を求めることとは異なることのように思われるかもしれないが、意外にそこに両者をつなぐ隠れた近道があることを以下に論証していきたい。まなざしの精神病理に関しては、わが国では視線恐怖、広くは対人恐怖を通して長い蓄積があるが、文献・注の（12）でも述べたように、本症状が〝まぼろしの他者が自己へ向けるまなざしの、意識性による感知〟であるのに対し、視線恐怖が〝現実の他者が自己へ向けるまなざしへの恐怖〟であり、それらは同じくまなざしの病理であるとしても、その概念は似て非なるものであるので、ここでは視線恐怖からの考察ではなく、広く一般に「まなざし」について検討するところから始めたい。筆者はそれを動物行動学（エソロジー）、文化人類学ないし民俗学、および卑近な日常体験に求め、「まなざし」の比較心理学を行いたい。

(1)「まなざし」の比較心理学

a　動物行動学より(13)

ここで取り上げたいのは眼状紋（eye spot）である。これはある種の蝶、蛾、カマキリ、バッタ、およびそれらの幼虫などが通常は翅の裏や臀部などに隠し持っており、彼らを餌とする鳥類などが捕食距離内に入ってくると翅を開いたり、臀部を持ちあげたりして誇示して見せる、〝脊椎動物の眼に模した二つの円環、要するに偽りの眼である。この眼状紋は被捕食者が捕食者に出会った時だけに発動して、生き延びるチャンスを高める機能である二次防衛戦略の一種であり、実際、捕食者である鳥類などが突然の眼状紋の出現によって逃走するのが自然観察される。そして種々の実験を通して、現在では鳥類等に見られる眼状紋に対する逃避反応は生得的であると考えられている。筆者は勿論、この観察を即スライドして人間にも凝視に対する恐怖があると即断するものではないが、それが生得的なものであるとするならば、進化の長い連鎖の極にあるヒト（Homo sapiens）の中にも眼状紋、より直接的には凝視に対する恐怖が遺伝的に組み込まれているのではなかろうかという示唆をうける。

b　文化人類学あるいは民俗学より[14]

ここで取り上げるのは、古来よりある邪視（邪眼、evil eye）の信仰とその害を防ぐ風習である。邪視とは呪力を持つ眼、すなわち呪眼が相手に悪意を抱いた時のまなざしであり、それによって見つめられると、人や家畜は病気となったり、更には死んだり、家屋は火事になるなどの被害をこうむるという。この信仰と風習は南ヨーロッパ、西アジア、北アフリカには今なお盛んといわれるが、古くは世界各地に見られ、その名残りがそれと知られずして現代に残っている。

邪視を防ぐ手だてにはいくつかの方法が知られている。その一は邪眼を他に転じさせることでその害を防ごうとするもので、代表的なものが性器の露出である。南方熊楠によれば、『日本書紀』の天孫降臨の段に登場する猿田彦大神が邪眼の持ち主で、天孫降臨に際して道中に立ち塞がった猿田彦大神の鋭い眼光に気押されて、一行が名を問うこともできず立ち往生した際、召喚された天鈿女が胸をはだけて乳房を露呈し、下着の紐を解いて臍の下まで脱いでにっこり笑い、そのことによって猿田彦大神は降参して一行の道案内をしたという。より一般的な風習としては直接的な性器の露出ではなく、性器を露出させた彫像や性器を型どったお守りが用いられた。アイルランドの古い寺院では、門前に性器を露出させた女人像が建ててある所が多く、それは魔性の者が寺院をにらんで火事を起こさないように、眼を女陰の方にそらすためであるという。わが国でも、男根や女陰を模した道祖神は道を往来する旅人の邪視から里人を守るためのものであるとのことである。南ヨーロッパの各地には、人差指と中指の間から親指を覗かせた握り拳（女陰を模しており、わが国でも女陰もしくは性交を意味する）をかたどったイチジクのお守りが広く分布しているが、これも邪視をそれにひきつけて身を守るためのものであるという。その二は単に邪視を他に転じるだけではなく、より積極的に邪視をくらまし、あるいは邪視を突こうとするものである。迷路図のような線を描いた護符、無数の小孔のある隕石(イタリア)などが魔除けとなるのは、線を追っていくうちに眼がくらんだり、孔を数えていくうちに邪視の効力がなくなるためという。節分に豆を撒くのは、鬼に豆を数えさせて眼をくらまし、その間に入口の柱に挿しておいたヒイラギの葉で眼を突き刺すという、邪視から家を守る儀式であった。

以上、具体例をあげて邪視の信仰を説明したが、これらは単に呪力あるいは邪力など、非科学的な迷信が信じられていた時代に特異的な現象であったという理解ではなく、古来、人がまなざしそのものが一般に有する(他者を侵襲する)攻撃性に気付いており、それを邪視の形をかりて象徴的に表現したものと理解されるべきであろう。

c　卑近な日常体験より

日本人ならば誰でも、見ず知らずの人をじろじろと見つめることが礼節を欠く行為であることを知っているし、また逆の立場でそうされた際には不快で腹立たしく、時には不気味にさえ感じることを知っているだろう。人間空間学とでも訳すべきプロクセミックス(proxemics)を創始したホール(Hall, T.)[15]によれば、こうした事情はドイツでも同様で、彼のドイツ人の助手は公衆距離(一二フィート以上)で写した写真のピントをわざとぼかし、理由を尋ねられると「公衆距離では人を見つめないことになっています。それは侵害だからです」と答えたとのことである。このように、まなざしを他人に固定しない、すなわち他人を凝視しないという相互の暗黙の了解は、いみじくも先のドイツ人が述べたように、凝視が他人を侵害、より強調していうならば攻撃するサインとなるからであろう。これは、わが国のヤクザや非行少年の集団において、いわゆる「眼つけ」が喧嘩の原因となることに如実に現われている。憤怒にかられた人は眉を吊り上げ、瞳孔を散大させて(それ自体は交感神経のなせるわざである)相手をにらみつけるが、まなざしの効用という点から考察するならば、それは凝視の与える攻撃サインを一層際立たせる仕草と考えられ、また喧嘩で対峙し、にらみあった際、先に視線をそらした方が負けとなるのは、視線をそらすことが即、攻撃の意志のないことを伝えるからである。

まなざしの有する攻撃性を例証する証拠としては、そのほか「突き刺すようなまなざし」「射るようなまなざし」などの表現に見られるように、端的に攻撃を示す言葉が形容詞として使われることなどがあげられようが、そのいちいちを数え上げるのが本論文の主務ではないので、このあたりで引用を終えることとする。

以上、眼状紋、邪視、卑近な日常体験について種々引用してきたが、得られた結論はごく簡潔なものである。それは、まなざすことは第一義的に攻撃であるというものである。逆転して述べるならば、まなざされることは他者から攻撃を受けることを意味する。そしてその攻撃とは、餌として捕食しようと接近した途端に突然出現した眼状紋によって慌てふためいて逃走する鳥類の行動を、動物世界における弱肉強食の原理に照らしてみるならば端的にわかるように、自己保存の危機に至るまでのものであると理解される。ここに、動物においてはまなざされることは即、自己保存の危機であることが明らかとなったが、これはひとえに動物だけのことではなく、系統発生の長い連鎖の極にあるヒトの中にも、その表面的な形は前記のごとく、より穏やかな形への変更が加えられているとしても、究極においては「まなざされる→自己保存の危機」という認識が深く組み込まれているものと考えざるをえない。

(2)「まなざし意識性」の発現機序

前項において、我々ヒトにおいても、日常普段の意識からは排除されているとしても「まなざされる→自己保存の危機」という認識が潜在的な形で意識の中に深く組み込まれているに違いないという結論に達した。「まなざし意識性」の発現機序の考察において、筆者がその出発点であると共に結論のほぼ一歩手前まで達していると考えるオリジナルな着想は、「まなざされる」と「自己保存の危機」のカップリングは前記のごとく前者から後者への一方向性のものでなく、後者から前者へと向かう逆の認識をも含む両方向性のものではないか、すなわち「まなざされる⇅自己保存の危機」というものである。新たに加わった、この後者から前者へと向かう認識、順序を入れ替えて書き改めるならば、「自己保存の危機→まなざされる」という認識が確かに我々の中に存在すると筆者が考えるのは、先の「まなざされる」と「自己保存の危機」のカップリングはそれが自己保存本能にかかわるものだけに極めて強固な結びつきを有し、従って両方向性の認識に至っているであろうという単なる推測からだけではなく、さしたる注意を要せずとも、我々の日常生活の中にそれが垣間見えているからである。そのように筆者が考える根拠を以下にあげよう。

筆者はかつて「幽霊の正体見たり枯れ尾花」という川柳に自己流の認知心理学的解釈を与えたことがある(3)。筆者の解釈は、暗闇によって周囲の「対象が何であるか」がわからない、すなわち対象の即物意味の同定不能が動物たるヒトの自己保存本能を刺激して恐怖心をひきおこし、その恐怖心が即物意味の認知がわけなく行える昼間であればなんでもない対象（ここでは枯れ尾花）を幽霊という脅威に転化する、というものである。似たような話としては、「講談では、幽霊はなぜ丑三ツ時に出るか」というものもあり、これは丑三ツが現在の時刻表示でいえば午前二時〜二時三〇分という、最も闇の濃い深夜であり、闇の深さが対象の即物意味の認知を不能とし、それが人に恐怖心をひきおこすからであると理解されよう。ここにおいて、本考察との関連で上記の論考が示す重要なポイントは、こうした自己保存の危機の前状況（外界の探索において視覚優位のヒトは、暗闇では敵に無防備であり、それは自己保存の危機の前状況と呼んで差しつかえがなかろう。以後、こうした状況を「危機前状況」と呼ぶ）にて恐怖に陥った人が、その恐怖の対象として「幽霊」なるものを仮想することである。

川柳や講談を引き合いに出して、危機前状況が仮想敵として「幽霊」を現出することを述べたが、これは決してフィクションに限られたものではない。逆に、作者を知らずとも前記したような川柳や講談が現代にも語り継がれてきたこと自体が、それらの中に人々が滑稽さや臨場的恐怖を伴った共感を見いだしてきたことを端的に物語っているといえよう。誰しも子供の頃、深夜一人で便所に立つことは恐かったであろうし、悪戯の仕置きとして納戸や押し入れに入れられた経験の一つや二つはあろうが、これらのことに対しても単に「子供にとっては暗闇が恐いから」という表面的な解釈に留まるだけでは不十分で、先の川柳や講談の解釈と同様に、暗闇であることによって周囲に何があるかがわからないこと（対象の即物意味の同定不能）が弱肉強食という生存競争を生き抜いてきた動物としてのヒトに、自己保存の危機前状況という認識とそれと強く結びついた恐怖心をひきおこし、それが仮想敵として自分をまなざす何物かの存在を不確かながら感知させるためと理解されるべきであろう。それは暗闇についての経験に乏しい子供において一層端的に現われるし、また「幽霊」「お化け」「妖怪」等はその何物かの存在に対して、科学的な批判力に乏しい近代以前の人々が与えた具象的姿であると思われるが、それらがいずれも人知を超えたものとされている点に、年齢をこえ、時代をこえたヒトとしての恐怖心が反映されているように思われる。

さて、以上によって自己保存の危機前状況が何物かにまなざされているという認識を生じることについての一応の理解が得られたと考えるが、先に「自己保存の危機↓まなざされる」という着想が結論の一歩手前であると述べたように、これを分裂病患者における「まなざし意識性」の発現機序に適用するについては更に若干の説明を要しよう。というのは、前段での「自己保存の危機↓まなざされる」という論証はもっぱら対象の即物意味の同定不能による危機前状況のものであるが、分裂病では即物意味の認知は無傷であるからである。筆者がこれまでのいくつかの論稿を通して結論づけた分裂病の一次的障害は状況意味失認であるが、ここにおいて状況意味（その対象はその状況で何を意味するか）の同定不能もまた自己保存の危機前状況といえるか否かが「まなざし意識性」の発現を説明するか否かの鍵となる。

簡単な例をあげよう。それは野生動物の生態観察についての知見であり、例えばシマウマ等、肉食動物の餌食とされる草食動物が、例えばライオン等に対してとる距離についての観察である。こうした観察はテレビ番組でよく放映されるので御存知と思われるが、ライオンが飽食し、家族とくつろいでいる折など、シマウマはさしたる注意を払っているとも見えずに、不用意と思われるまでの近距離に接近して草をついばんでいるのが見てとれる。この事実を解釈するに、シマウマのライオンに対する認知は「それは（自分の生命を脅かす）ライオンである」という即物意味の認知に加えて、「現在はくつろいでおり、危害を加えることはなかろう」という状況意味の認知が行われているに違いない[16]。というのは、前者のみであればシマウマはライオンとの距離を、自己保存のためには必ずや逃走可能域内に保つであろうし、ために先に述べたような光景はまず見られることはないと考えられるからである。ここにおいては、状況意味の認知の正否が自己保存が可能か否かを決しているのである。動物例のみでは不足と考えられるので、今一つヒトの例をあげよう。それはいわゆる一般正常者が精神病患者に抱く恐怖感についての考察である。筆者の見るところ、それは必ずしも偏見や悪意によるもののみではなく、むしろ彼らが折にして眼にした精神病患者の表出や行動の不可解さによるものではなかろうか。ここに「不可解」と述べたが、それは精神病患者の表出や行動がその場において示す意味、すなわち状況意味が観察者である正常者には不分明、すなわち認知不能ということであり、そのことが正常者に「自己保存の危機」の警告としての恐怖感を生じるのであると考えられる。

以上にて、状況意味の認知もまた自己保存本能と深くかかわっており、その認知不能が即、「自己保存の危機」という認識、およびその警告としての恐怖感を生み出すことが理解されよう。従って、「自己保存の危機→まなざされる」という認識は、単に即物意味の同定不能の際のみではなく、状況意味の同定不能に際しても成立しうると考えられる（なお、ここでキーワードとして用いている「自己保存の危機」という用語について、誤解を避けるために若干の注釈を施しておこう。議論の中で「自己保存の危機前状況」という用語を使っているので既にお気付きかもしれないが、「自己保存の危機」の〝危機〟とは「今まさに渦中にある」という現在進行形の認識ではなく、「ごく近い将来に迫っている」という未来形の、予兆の認識である）。

分裂病における「まなざし意識性」の発現機序を考察するにおいて、論じておかなければならない問題が今一つ残されている。それは「自己保存の危機→まなざされる」という認識の成立において、その母体である「自己保存の危機」という認識ははたしてどのレベルで生起したものか、より端的に述べるならば、その認識は意識上の自覚的認知（consciousness）なのか、それとも意識下の無自覚的認知（awareness）なのかということである。[17] 筆者がこう問題設定するのは、これまでくり返し述べてきたように、筆者の仮説によれば分裂病の一次的障害と考えられる状況意味失認は意識下・自動的認知機構のものであり、従ってまずは意識下において直接的に、処理機構の欠陥による状況意味の同定不能が生じ、次いで同定不能の結果として意識上・随意的認知機構へ転送された、多岐にわたる不特定の情報入力群に対して、今度は処理機構は健常であるとしても情報入力に脈絡がないことから、今一度、意識上において状況意味の同定不能が生じる、すなわち状況意味の同定不能は意識下と意識上の二度にわたって生じ、その際にはともに等しく「自己保存の危機」という認識が形成されると考えられるからである。

結論から先に述べるならば、筆者は「まなざし意識性」の発現に関与する「自己保存の危機」という認識は意識下にて無自覚的に生じたものと考える。その理由として、次の二点があげられよう。

第一は、分裂病の臨床経過上、出現時期がほぼ一致している点で「まなざし意識性」が自生思考および注意転導亢進と同格の症状と考えられることである。後二者については、これまでの論稿[1,3,4]で既に、意識下での状況意味の同定不能（状況意味失認）に基づくものであることが論証ずみであるので、「まなざし意識性」の発現も同様に意識下での状況意味の同定不能が関与し、そこから直接的にもたらされる意識下での「自己保存の危機」という認識によるのではないかとの推測が成り立つのである。

第二は、これまで指摘してこなかったけれども、「まなざし意識性」にはいうならば「緊迫困惑気分(gespannt-ratlose Stimmung)」とでも称すべき、ある種の気分変化が同期している(臨床観察からは、この気分の発生は決して「まなざされる」からではなく、即ち「まなざし意識性」の結果としてではない）ことである。そして、それを併せて理解する上で、やはり意識下での無自覚的な「自己保存の危機」という認識が要請されるのである。これには若干の説明を必要としよう。

妄想気分との対比をも兼ねて、症状用語として筆者の与えた、この「緊迫困惑気分」とはその命名通りに、何かが差し迫っているようで緊張を要するものの、何故そんな気持ちになるのかがわからなくて戸惑っているというような、緊迫の自生とそれに対する困惑からなる気分であるが、筆者がこれまでに経験した〈分裂病の最初期状態〉例において、認知的異常を主とする他の最初期症状と併存して往々訴えられるものである。いや、「訴えられる」というよりも、それは患者にあってはなんとも表現しがたい気分性として現われ、かつ「併存して」というよりもむしろ、個別的な認知的異常の背後にある普遍的な異常であるとの印象すらもうけるものである。そして、筆者が臨床実地において分裂病最初期の認知的異常の有無を検索するにあたって、いわば〝あたりをつける〟上で嗅ぎ出していたものが、最初期状態の患者に見られる、この「緊迫困惑気分」であった（自発的に来院した、最初期状態にある患者の主たる受診動機は、この緊迫と困惑であり、認知的異常は筆者の質問に応じて引き出されることが多い）。筆者が自己の臨床上、本症状をこれほど役立てていながら、これまで症候学的にはしかと自覚してこなかったのは、やはりそれが筆者の心の中でもなんとも表現しがたい、概念化しがたいものであったゆえであろう。筆者の見るところ、この症状は多分、従来は妄想気分に包摂されて理解されていると思えるが、妄想気分をヤスパースの意味妄想[18]――「対象と出来事は何かを意味するが、何と定まったことを意味していない」――に解するかぎり、それとは、①患者は外的事象の意味変化におののいているのではなく、内的自己の変容に戸惑っている、②妄想志向性がない、という点で区別が与えられよう。また時期的にも、妄想気分に先行して現われるものである。従来、分裂病の初期に認められる情動性の変化としては、妄想気分のみにスポットが当てられ、またその概念の曖昧さとあいまって、それが拡大適用される傾向があるが[19]、前記したごく最初期に認められる「緊迫困惑気分」は妄想気分とは臨床的かつ概念的に区別される必要があろう。よしんば、その純粋な形がごく最初期にしか認められず、妄想気分を呈する段階においては妄想気分を促進する形でそれに重畳して、その分別的認識が困難であるとしても。

さて、「まなざし意識性」に同期してみられる、こうした「緊迫困惑気分」の発現にはいかなる理解が与えられるであろうか。理解の鍵は先に用語の上でも、また概念の上でも対比した妄想気分の発現機序とそれとの関連で理解される患者の反応との比較にあろう。筆者のこれまでの理解[3]によれば、妄想気分とは意識下・自動的認知機構に生じた状況意味失認によって転送された、多岐にわたる脈絡のない背景知覚群に対して、健常な意識上・随意的認知機構が統合的に応答しようとするも、統合に至らない結果として生じた、意識上での「自己保存の危機」に由来するものである（統合に至ったものが妄想知覚であるが、それは結局は偽統合にすぎない）。患者は妄想気分において、そうした気分の原因を外的事象に求めるが、それは通常は意識化には至らない、多岐にわたる不特定の背景知覚群が意識上へと流入し、結果として（患者の体験の上では）外界の認知世界が変容をこうむっているのが（原因や機序はわからず、結果のみであり、またそれも「これまでとは何かが違っている」という、漠としたものであるが）患者に自覚されるからである。こうした妄想気分における患者の反応と比較して、「緊迫困惑気分」にある患者が決定的に異なっているのは、そうした気分にある患者はただ困惑するばかりで、その気分の原因をどこにも求め得ず、自覚しえない点である。この点を考慮するならば、「緊迫困惑気分」の発現は意識上の機構が全く関与しない、純粋に意識下性のものであろうと推察され、筆者はそれを状況意味失認そのものに由来する、意識下での「自己保存の危機」という認識に求めるのである。「緊迫困惑気分」についてのこうした理解からは、同時期に併存してみられる「まなざし意識性」の発現母体である「自己保存の危機」という認識も、意識下・無自覚的認知（awareness）であろうと考えられるのである。

以上のすべての議論を統合して、分裂病最初期症状の一つとして生じる「まなざし意識性」の発現機序を要約しよう。分裂病患者では意識下・自動的認知機構に生じた状況意味失認そのものによって、既に意識下において「自己保存の危機」という無自覚的認識が形成され、そのことがヒトをも含めた動物一般にあまねく具備されている「自己保存の危機→まなざされる」という生得的認識パターンを介して、何物かに「まなざされる」という意識上での自覚的認識を生じるのである。既報にて論じた、他の分裂病症状の発現機序との対比も兼ねて、前記の結論を図2に示す。

4　おわりに

稿を終えるにあたって最後に、筆者の一連の分裂病症状論における本稿の位置づけを簡単に述べておこう。「まなざし意識性」とそれに関連した「緊迫困惑気分」の発現を論じた本稿は、自生思考〜「自我意識異常」〜幻声、および注意転導亢進〜妄想知覚の発現を論じた以前の論稿[1,3,4]が、状況意味失認という認知障害の直接的帰結として当然のごとくもたらされる認知的異常を取り扱ったものであるのに対し、状況意味失認が「自己保存の危機」という認識を介してもたらす間接的な認知的異常と情動的異常を扱ったものである。

筆者のこれまでの論稿は、分裂病の一次的障害を状況意味失認という認知障害に措定したことにひきずられて、もっぱら認知的異常の解明に終始してきた。しかし、それのみでは真の分裂病理解として片手落ちである

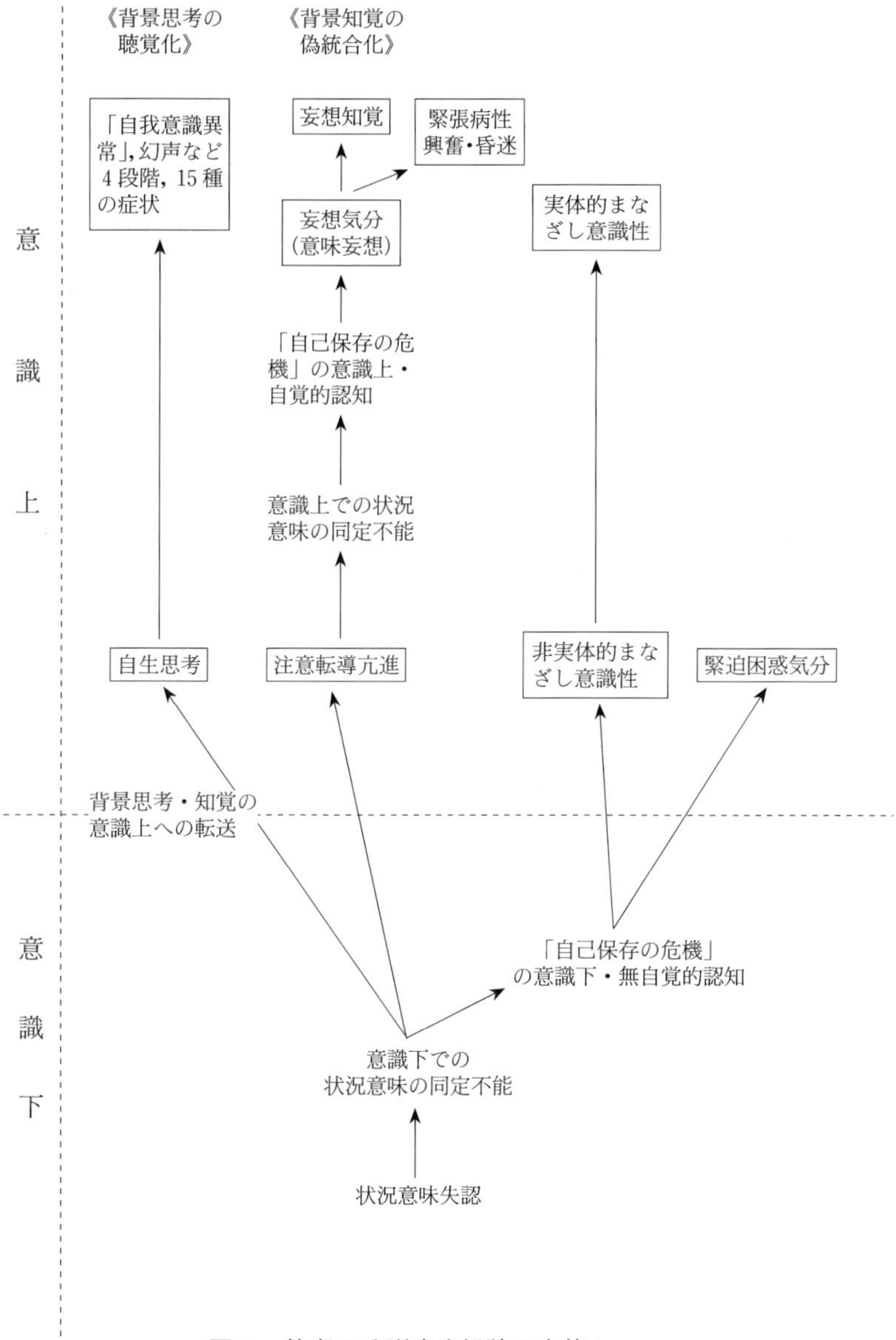

《背景思考の聴覚化》
《背景知覚の偽統合化》
「自我意識異常」，幻声など4段階，15種の症状
妄想知覚
緊張病性興奮・昏迷
妄想気分（意味妄想）
実体的まなざし意識性
「自己保存の危機」の意識上・自覚的認知
意識上での状況意味の同定不能
意識上
自生思考
注意転導亢進
非実体的まなざし意識性
緊迫困惑気分
背景思考・知覚の意識上への転送
意識下
「自己保存の危機」の意識下・無自覚的認知
意識下での状況意味の同定不能
状況意味失認

図 2　筆者の分裂病症候論の全体シェーマ

ことは、急速に展開していく分裂病性事態の渦中にある患者の、パニックともいえる著しい恐怖の感情を目の当たりにしたことのある者ならば誰にも、火を見るより明らかであろう。すなわち、情動的異常の解明もまた必須なのである。本稿における筆者の考察は、「まなざし意識性」という認知的異常を主題として取り扱いつつ、一面においてその成立機転としての〈「自己保存の危機」の意識下・無自覚的認知〉という鍵概念を通して、同時期に必ずや併存して見られる「緊迫困惑気分」をも明るみにもたらしたものであり、この点で今述べた恐怖感情の解明に一歩踏み込んだものといえよう。もとより、あくまでもその「一歩」であって、自己保存本能という概念を検討することなく援用していることや、更には理論的整合性を求めるあまり、状況意味失認の枠内でのみ論じ切っていること等、考究すべき問題点もいくつかあり、それらは今後の課題として残されている。

文献・注

（1）中安信夫：背景思考の聴覚化―幻声とその周辺症状をめぐって。内沼幸雄編：『分裂病の精神病理14』、東京大学出版会、一九八五。**（本書第一章）**

（2）本症状は内言語の自生（自生内言）、視覚表象の自生（自生視覚表象）、記憶想起の自生（自生記憶想起）、空想的視覚表象の自生（白昼夢）とともに、広く自生体験（autochthone Erlebnisse）と一括しうる上位の症状単位を構成する。

（3）中安信夫：背景知覚の偽統合化―妄想知覚の形成をめぐって。高橋俊彦編：『分裂病の精神病理15』、東京大学出版会、一九八六。**（本書第二章）**

（4）中安信夫：「自我意識の異常」は自我の障害か―ダブルメッセージ性に着目して。土居健郎編：『分裂病の精神病理16』、東京大学出版会、一九八七。**（本書第三章、第四章）**

（5）中安信夫：分裂病性シュープの最初期兆候―見逃されやすい微細な体験症状について。精神科治療学、一：五四五―五五六、一九八六。

（6）「定位」としたのは筆者の単純なミスであり、これは「距離」とされるべきである。

（7）Zutt, J.: Blick und Stimme —— Beitrag zur Grundlegung einer verstehenden Anthropologie, Nervenarzt, 28 : 350-355, 1957.

（8）これはあくまでも本稿で問題としている分裂病最初期の「注察念慮」に限定しての考察であって、例えば「行く先々にどことなく素振りの変な人がいる。あれはどうやら自分の動静を探っているらしい」というような形で現れる、より病状が進展した時期に現れる注察（監視）念慮は判断の異常であり、その場合には当該症状名が妥当と思われる。

（9）中安信夫：記述現象学の方法としての「病識欠如」。精神科治療学、三：三三―四二、一九八八。（本書第二三章）

（10）Jaspers, K.: Über leibhaftige Bewußtheiten（Bewußtheitstäuschungen）. Ein psychopathologisches Elemetersymptom. Zs. f. Pathopsychologie. 2 : 151-161, 1913.（Jaspers, K.: Gesammelte Schriften zur Psychopathologie. Springer Verlag, Berlin, 1963. 藤森英之訳：『精神病理学研究２』、みすず書房、東京、一九七一、に所収）

（11）宮本は実体的意識性を、そこから各種の幻覚、妄想、あるいは作為現象が発展してくる原発的な症状としており、分裂病症状論の中でそれに「中核的な意味と地位」を与えているが、筆者の論考に従えば、それは続発的なものであり、かつ限局した地位しか有していない。
宮本忠雄：実体的意識性について—精神分裂病者における他者の現象学。精神経誌、六一：一三一六—一三三九、一九五九。

（12）似て非なるものは視線恐怖である。それを本症状と対比しつつ述べるならば、それは〝現実の他者が自己へ向けるまなざしへの恐怖〟といいえる。

（13）Edmunds, M.: Defence in Animals. Longman, London, 1974.（小原嘉明、加藤義臣訳：『動物の防衛戦略』、培風館、一九八〇）

（14）この項についての著者の知識は全くもって下記の著書に負っていることを断っておく。
福井康之：『まなざしの心理学——視線と人間関係』。創元社、一九八四。

（15）Hall, T.: The Hidden Dimension. Doubleday & Company, New York, 1966.（日高敏隆・佐藤信行訳：『かくれた次元』、みすず書房、一九七〇）

（16）このように表現したからといって、実際にシマウマがそうした言語的認知を、かつそれを自覚して行っているというわけではない。

（17）consciousness と awareness の概念ならびに用法の違いについては、既に文献（4）で述べた。

（18）Jaspers, K.: Allgemeine Psychopathologie. 5 Aufl., Springer-Verlag, Berlin, 1948.（内村祐之、西丸四方、島崎敏樹、岡田敬蔵訳：『精神病理学総論』、岩波書店、一九五三）

（19）その気分性に着目する限り、妄想気分という用語は拡大適用される危険性があること、この観点からは特有の気分の背景をなしている認知的異常に着目して概念化したヤスパースの意味妄想、あるいはフーバーとグロスの妄想知覚の段階2（自己関係づけは出現するが、特定の意味の発現はいまだみない――彼らはそれを妄想知覚の一部としているが）の方が、妄想気分の臨床的把握のためには有用であることは既に文献(3)で述べた。

（吉松和哉編：『分裂病の精神病理と治療1』、一―二七、星和書店、一九八八）

第六章　内なる「非自我」と外なる「外敵」
――分裂病症状に見られる「他者」の起源について――

1　はじめに

分裂病には現実の個別的他者とは異なる、固有の「他者」が現れるといわれる（以下、分裂病に固有の他者については、カギ括弧をつけて「他者」と記載し、それ以外の場合、あるいは一般的な表現の場合には、たんに他者と記載する）。この「他者」について、たとえば木村[1、2]は「他者は自己の外部から侵入するのではなく、自己の中心部に忽然として姿を現わす」と述べ、村上[3、4]はその無人称―超越性に着目して「超越的他者」と呼び、また内沼[5、6]は「無人称的な他者」もしくは「得体の知れない他者」と、小出[7]は「他性」と呼んでいる。これらの研究者間には、分裂病体験を理解する方法の差異を反映して「他者」の名称、起源、適用範囲にそれなりの差異があるとはいえ、〈固有の「他者」の出現〉を分裂病の本質理解の手懸かりとし、かつ臨床診断のメルクマールとみなしている点では共通している。

筆者はこれまでの論稿[8〜15]にて、対象としては初期症状から極期症状へ、方法としては記述現象学から神経心理学へ、を旨とする独自の分裂病症候論を展開してきたが、本稿ではその下において〈固有の「他者」の出現〉がどのように位置づけられるかを検討したい。そして、それを通して「他者」の起源を探り、分裂病の本質理解におけるその概念の意義と、また臨床診断におけるその有用性を検討したいと思う。

2　状況意味失認における「他者」

状況意味失認[15]を分裂病の一次的障害と措定する筆者の分裂病症候論は、既に発表した体系的シェーマ（図1[14]）に要約されているが、本節ではこのシェーマを、その下に位置づけられた各種症状に現れる「他者」に焦点を当てて整理する。

筆者の分裂病症状シェーマは、大きくは状況意味失認を起点とする三つの症状進展経路（いうならば症状系統樹）、すなわち《背景思考の聴覚化》、《背景知覚の偽統合化》、および《まなざし意識性》に分けられる。以下の論考はこの症状系統樹に沿って行なわれるが、議論の都合上、後二者は一括して論じられる。

(1)《背景思考の聴覚化》に見られる「他者」

①症状進展図式の再整理

《背景思考の聴覚化》の症状進展図式[11]に含まれる各種症状において「他者」がいかように現れるかを論じるに先立って、まずその図式の訂正と追加（図2）をおこなっておきたい。

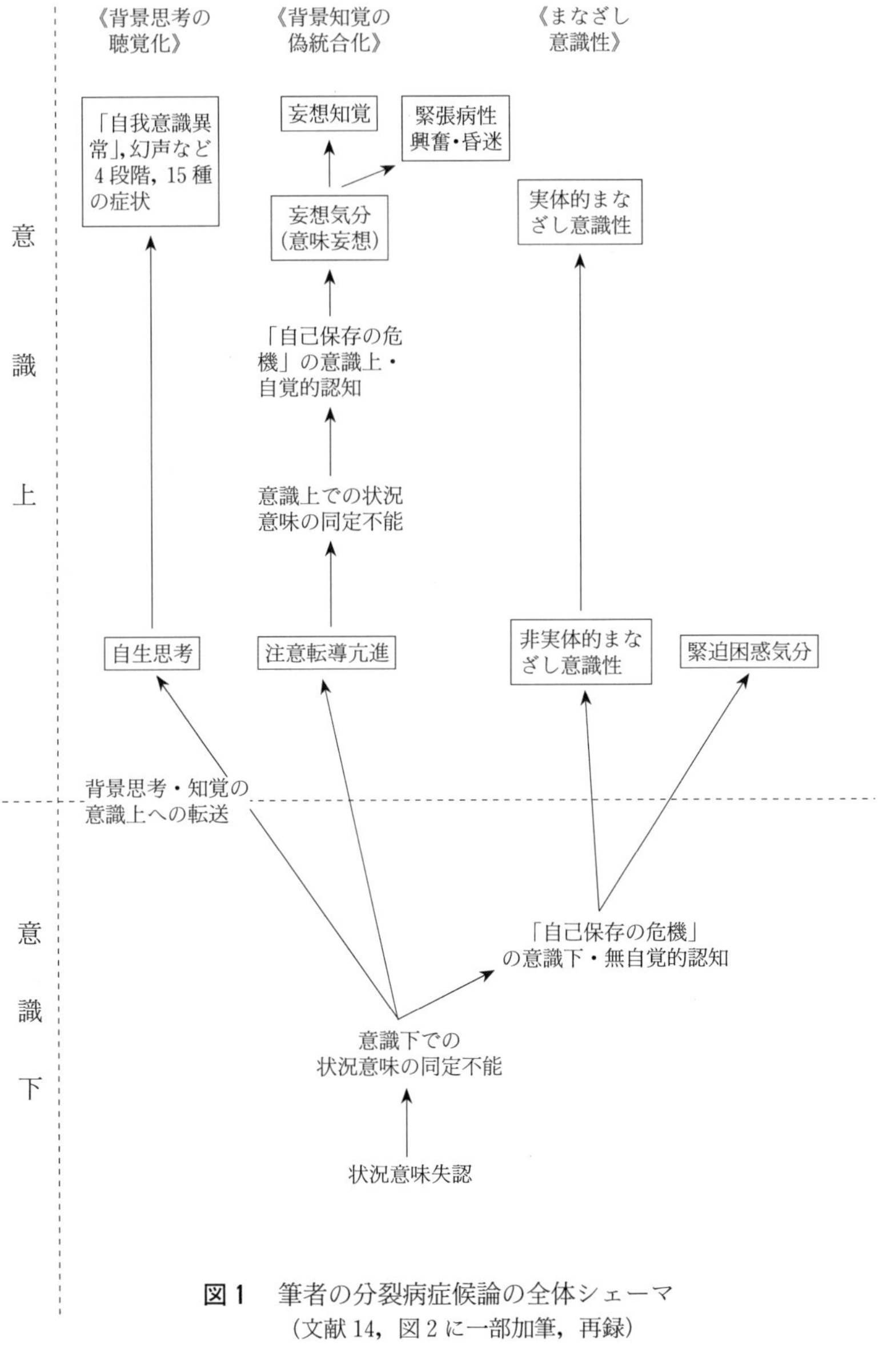

図1　筆者の分裂病症候論の全体シェーマ
(文献14, 図2に一部加筆, 再録)

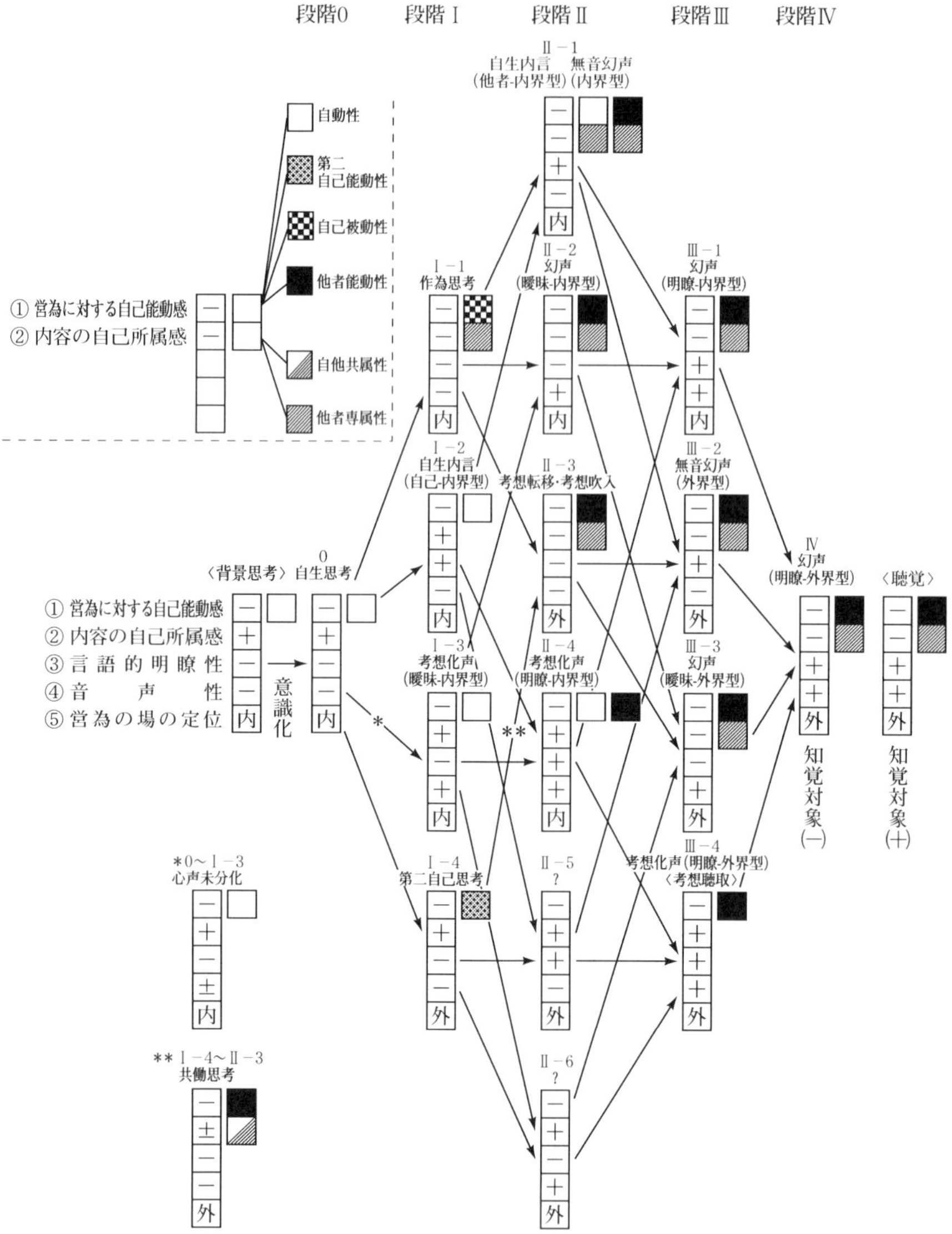

図 2　《背景思考の聴覚化》の症状進展図式（改訂版）と
そこにおける「他者」出現の様相

(i)　I－4 一十二一外：第二自己思考

筆者は先の論稿[11]においては、この現象形態に合致する症状は共働思考であるとしていた。共働思考という症状名は筆者の命名になるものであるが、内容的にはシュナイダー（Schneider, K.）[16]の Gedankenausbreitung の一部をなすものであり、またそれをイギリスへ紹介したフィッシュ（Fish, F.）[17]の以下の定義に合致するものである。

In thought broadcasting, the patient knows that as he is thinking everyone else is thinking in unison with him.

その具体例としては、島崎[18]の報告した以下の症例があげられる。

「自分と同じことを誰かが考えているような気がします。私のからだの中にほかの人がピッタリとはまりこんでしまったように感ずることもあるし、からだの外にある人のような気がすることもあるし。」

以上の定義および具体例を要約するならば、共働思考とは自分と他者が同時に、かつ同じ内容の（unison は斉唱の意である）思考を営んでいることを示している。ここにおいて筆者は、他者が営んでいるとされる思考に焦点を当てた場合、それはI－4に合致するであろうと考えたのである。

しかし改めて考えるに、Ｉ-４の現象形態においては〈内容の自己所属感〉は有り（＋）、すなわち自己所属的であるのに対し、共働思考では自己所属的であると同時に他者所属的でもあり、確かにＩ-４の属性を満たしはするものの、厳密には自他共属的であって、（±）とでも表現するものである。したがって、Ｉ-４に共働思考を当てることは過包含であって適切ではないことになる。

それではＩ-４に相当する症状は何であろうか。再び島崎[18]のあげた症例を引用するが、以下の陳述がこれに相当しよう。

「自分の外にある第二の自我が考え、第二の自我が感ずるのです。この第二の自我が私を圧倒してしまう。時には私と第二の自我がお互いに争うこともあります。

外から思想の流れがドーッとくる。するとこれを裏返そうとして私の自我が努力するのです。」（傍点ならびに段落切りは筆者）

この陳述を素直に解釈するならば、前段がＩ-４に相当し、後段は考想吹入である（Ｉ-４からの症状進展経路の一つに、Ⅱ-３：考想転移・考想吹入へと至る経路があり、したがってＩ-４と考想吹入が同一の陳述のなかに共存することは十分に理解可能である。むしろ、それは《背景思考の聴覚化》図式の妥当性を立証する一つの証左ともいえる）。

さて、筆者は前段の陳述がＩ-４であると述べたが、これについて今少し説明しておこう。各々の属性ごとに検討すると、まず〔営為に対する自己能動感〕についてであるが、営為の主体は「第二の自我」であり、これが〔第一の自我である〕「私」を圧倒するものである以上、本来の意味での自己能動感はないものと判定され、また〔営為の場の定位〕については、患者自身が「自分の外にある第二の自我」と表現しているのだから外界であると考えられる。また「考え、……感ずるのです」と表現される以上、それは思考であるので、〔言語的明瞭性〕や〔音声性〕〔以前の〔感覚性〕を訂正〕はないものと判定される。特別の考察を要するのは〔内容の自己所属感〕についてである。先にも述べたように、営為の主体は「私」と区別されているが、それでもその主体に〔「他者」ではなく〕他ならぬ「第二の自我」という名称が付与されているところを見ると、営為の結果として与えられる思考内容が、漠然としたものではあっても自己に属することは認められているようである。したがって、〔内容の自己所属感〕はあると判定され、ここにこの前段の陳述がⅠ-4の現象形態を満足するものであることが明らかとなった。筆者はこの症状に対して、「第二の自我」という患者の表現を生かして「第二自己思考[19]」という名称を与えたい。

以上、島崎のあげた典型例を引用してこの症状を説明したが、これは決して珍しい症状ではないと思われる。0：自生思考が顕著になった場合、患者がそこに独立した人格を想定し始めるのは十分に了解しうることであり、筆者が以前に報告した下記の訴え[8、10]は現象形態としては0：自生思考の形をとりながらも、そこに「第二自己」、さらには「第三自己」をも感じ始めているものであり、Ⅰ-4：第二自己思考への移行過程を如実に示していると考えられる（この症状が後に述べる移行形態といまだ呼びえないのは、〔営為の場の定位〕が内界にとどまっているからである）。

〔症例1〕　一六歳　女性（診断：初期分裂病）

自分という意識が出たときには、いつも一つではないみたい。二つとか、それ以上のこともある。各々は考えているけれども、意識して考えているわけではない。全然身勝手に動いている感じ。

(ii)　Ⅲ-2 [−|−|+|−|外]：無音幻声（外界型）

これは以前の論稿[11]において、その実在がいまだわからないとしていた三種の現象形態の一つである。筆者はこの現象形態に相当する症状を、同僚の加藤[20]の報告した症例において見いだした。

〔症例2〕　一五歳　男性（診断：注意欠陥障害〔ADD〕の既往のある精神分裂病）

患者は小学六年生時の発病であるが、（種々多彩な症状とともに）「霊が話しかけてくる」という訴えをした。これは、誰にでも守護霊がついているということを本で読み、頭の中で霊に話しかけたところ、「俺がお前の守護霊だ」と頭の中でいっている気がしたというのが最初である。当初は言語的に内容ははっきりとしているものの、聞こえるという感じはなく、患者はこれを「音のない声」と表現していた(イ)。後になって、霊は外部に実体を伴って絶えず存在するようになり、またはっきりとした声で話しかけてくるようになった(ロ)。初診時以降は上記イ、ロの両者の訴え、および外部に存在する霊が「音のない声」で話しかけてくるという両者の混合した訴え(ハ)も見られた。

これらのうち、イはⅡ-1の現象形態に該当し、ロはⅣ：幻声（明瞭―外界型）である。イは「霊が話しかけてくる」というものであり、筆者が以前に経験した症例[11]からⅡ-1に与えた自生内言（他者―内界型）という症状名は今一つしっくりこない感がある。これは〔営為に対する自己能動感〕が等しく失われているとしても、その失われ方が以前の症例では自動性であるのに対し、今回の症例では他者能動性である（自動性、他者能動性という用語については後述する）ことの相違による。これを反映して、患者の実際の表現は異なり、以前の症例では「心の中の言葉」、今回の症例では「音のない声」と述べられた。等しくII－1に属するとはいえ、上記の相違を考慮し、また患者の表現を生かして、筆者はイに対して「無音幻声（内界型）」という仮称[21]を与えておこう。

さて、イとロについてのこうした症候学的同定を踏まえたうえで、ここに問題としているハの同定に移ろう。イからロへの変化は〔音声性〕が（－）→（＋）、〔営為の場の定位〕が（内）→（外）と変わることによって行なわれると考えられるが、この二属性の変化は理論的には〔音声性〕の変化が先行するもの（III－1）と〔営為の場の定位〕が先行するもの（III－2）の二つがあると想定される。そして、実際のハの訴えを見てみるならば、イと同様に「音のない声」が、イとは違って外部に存在する霊によってもたらされるものであり、上記の二つの想定のうちの後者、すなわちIII－2に該当することがわかる。このIII－2は以前の論稿[11]ではその実在がいまだわからないとしていたものであり[22]、筆者はここにハの訴えをイの命名にならって「無音幻声（外界型）」と呼んでおこう。

以上、i、iiが演繹的に予測された現象形態と症状との対応についての訂正と追加に関するものであるのに対し、以下のiiiとivは段階を一つだけ異にする現象形態間の移行形態に関するものである。今回、わかりえた範囲でこれらを症状進展図式に書き加える。

(iii)　0からⅠ-3への移行形態　［－｜＋｜－｜±｜内］：心声未分化

以前の論稿[11]でも述べた「自分の考えなのか、声が聞こえるのか、わからない」と訴えられる心声未分化〔立津〕[23]は、〔音声性〕以外の属性では0：自生思考とⅠ-3：考想化声（曖昧―内界型）と同じである。〔音声性〕については0で無く（－）、Ⅰ-3では有り（＋）、そして心声未分化ではその症状名に示されるように、有るとも無いとも表現しえないものである（±）。したがって、このことからは心声未分化は0からⅠ-3への移行形態と判断される。

(iv)　Ⅰ-4からⅡ-3への移行形態　［－｜±｜－｜－｜外］：共働思考

既にiの第二自己思考の考察に際して述べたように、共働思考における〔内容の自己所属感〕は自他共属的（±）であり、したがってそれは上記の現象形態となる。これはⅠ-4：第二自己思考からⅡ-3：考想転移・考想吹入への移行形態と考えられる。

②症状進展図式に現れる「他者」の様相

図式の再整理に基づいて、そこに「他者」が現れるか否か、また現れるとすればその様相はいかなるものかを検討したい。

五つの属性のうち、「他者」が現れうるのは〔営為に対する自己能動感〕と〔内容の自己所属感〕の二属性が各々、有り（＋）から無し（－）に転じた以後のことであろう。これは、（＋）か（－）かの二分法を用いた図式のうち、（二）と判定されている点について、該当する症状にあたって、その内容をより詳細に検討することへと導く。上記の二属性について、各々別個に検討する。

まず〔営為に対する自己能動感〕が（一）である点の考察であるが、これは演繹的に予測された現象形態のうち、その実在が確認された一四種の症状と、段階間の移行形態として実在が確認された二種の症状、あわせて一六種の症状が対象となる。この点について実際の症状にあたり、その詳細を区分するならば、「他者」が全く存在しないものから最後に明瞭な「他者」が現れるものまで順番に、自動性□、第二自己能動性▒、自己被動性▩、他者能動性■の四つの様相が見られる。これらのうち、自動性とは、その体験の生起に自己性も、また他者性も全くなく、いわば「体験自身が勝手に出てくる」と感じられるものである。第二自己能動性とは、「第二の自我」あるいは「もう一人の自分」と表現されるように、そこに自己の性質があるものの、実はそれは本来の自己とは異なり、また本来の自己によってコントロールも受けないもので、「他者」のゝ芽と考えられるものである。自己被動性とは、自己に働きかけ、自己をコントロールしようとする「他者」が現れはするが、その「他者」の感じられ方の重心が「他者」の能動性ではなく、自己の被動性に傾いて体験されるものである。そして他者能動性とは、自己を左右する能動的な「他者」が明瞭に体験のなかに現れるものである。

次に〔内容の自己所属感〕が（一）である点の考察であるが、これには演繹的に予測され、その実在が確かめられた八種の症状と、段階間の移行形態として確定された一種の症状、あわせて九種の症状が対象となる。実際の症状にあたってのその詳細は、自他共属性▨と他者専属性▧の二つに区分される。自他共属性とは、営為の結果として与えられる観念内容が自己にも、また他者にも属するものであり、他者専属性とはそれが全く他者の専有するところとなったものである。

以上の検討を、対象となった各々の症状について図示したものが図2である。要点は図2に尽きるが、これには若干の注釈を必要としよう。これはもっぱら、〔既に①で述べた症状については重複を避けるためにはぶくとしても、その他の〕いくつかの症状の〔営為に対する自己能動感〕に関するものである。Ⅱ‐1については自動性と他者能動性との二種類があげられているが、先にも述べたように前者は自生内言（他者―内界型）――「心の中の言葉」であり、後者は今回報告した無音幻声（内界型）――「音のない声」で、二分法ではともに同一の現象形態をとるものの、一歩踏み込めば上述の違いが看取されるからである。Ⅱ‐3：考想転移・考想吹入については他者能動性ではなく、Ⅰ‐1：作為思考と同様に自己被動性ではないかという疑問が寄せられようが、前稿(11)で論じたようにこれらの症状の成立には「他者」の思考が伝わる、あるいは吹き入れられるという自覚的体験に先立って、本来自己のものである思考が「他者」によって能動的に営まれているという無自覚的「体験」が存在するからであり、この後者に着目して現象形態と症状との対応が図られてきたという経緯による。Ⅱ‐4：考想化声（明瞭―内界型）にもⅡ‐1と同様に二種類あるのは、声の主が自分でかつ意図なく自然にという場合と声の主が「他者」で自分の心の内を読みとって話すという場合とがあるからである。Ⅲ‐4：考想化声（明瞭―外界型）〈考想聴取〉を他者能動性としたのは、この場合はⅡ‐4とは異なり、声の主は通常「他者」のみであり、その「他者」が自分の心の内を読みとって話すと体験されるからである。

さて、こうした個別の症状ごとの〔営為に対する自己能動感〕および〔内容の自己所属感〕の失われ方の様相を見たうえで、改めて図2を俯瞰して諸種様相の推移を検討しよう。

〔営為に対する自己能動感〕に関してすぐ気付かれることは、段階が進むにつれて自動性が減少し（段階0

～段階IIに限局）、逆に他者能動性が増加する（段階Iと段階IIの移行形態～段階IVに限局）こと、および第二自己能動性と自己被動性は各々一つのみで、ともに段階Iに限局していることである。このことからも、「他者」は症状の進展につれて徐々に明瞭に姿を現してくるとの印象がえられるが、この印象は矢印で示される個々具体的な症状進展経路に沿った検討によって一層確かなものとなる。例をあげれば、0→I－1→II－2は自動性→自己被動性→他者能動性であり、0→I－4→共働思考は自動性→第二自己能動性→他者能動性という具合であり、自動性→第二自己能動性→自己被動性→他者能動性という、「他者」が次第に明瞭に姿を現してくる想定順路から外れる例外は全く見られない（先にも述べたように、II－1には自動性、他者能動性と二種類あるが、これらのうち、自動性はI－2の自動性から、他者能動性はI－1の自己被動性から進展すると考えると想定順路に矛盾なく理解できる）。

〔内容の自己所属感〕については自他共属性は共働思考のみであり、他の八症状はすべて他者専属性である。ここでも自他共属性→他者専属性という「他者」出現の想定順路に一致した推移が見られる。

（人声を対象とする）聴覚においては、もちろん、営為は他者能動性、その内容は他者専属性という特徴を有するものであり、したがって上記に示した「他者」出現の段階的推移は、各々二分法（有り、または無し）を用いた五種の属性変化により演繹的に予測された現象形態の大部分が実際の分裂病症状として実在することの証明によってほぼ確立されていた《背景思考の聴覚化》仮説[11]を、一層確実なものとしている。

③「他者」の起源とその止揚

筆者がこれまで、《背景思考の聴覚化》に含まれる諸症状における「他者」出現の様相とその推移を縷々、こまごまと論じてきたのは、つまるところ「他者」の起源を探り、そしてそのことを通して、その概念をより高い観点からとらえ直すことにあった。この問題についての結論は、①、②で提出した資料によって既におのずから導かれており、ここではその結論のみを簡略に述べるだけで十分であろう。

「他者」とは、背景思考が漸次聴覚の属性をおびていく過程のうち、〔営為に対する自己能動感〕と〔内容の自己所属感〕の二属性の変化に焦点が合わせられて抽出される概念である。つまるところ、「他者」とは他とは切り離れた独立性を有する概念ではなく、《背景思考の聴覚化》という、より上位の概念の一部分現象ないし一側面にすぎないものであり（それのみを別個に取り上げるのは『木を見て森を見ず』の譬え通りである）、その起源は背景思考という意識下・自動的精神機能に求められるものである。なお、ここで措定している意識下・自動的精神機能とは自己の内に生起するものでありながら、その意識下・自動的という特性からしてそもそも自我意識の成立しえない領域であり、自己の内なる「非自我」と呼びえよう[13]。こうした「非自我」が意識化され、さらに聴覚化されて、そこに他者性が付与されようとも、主体がそこに日常レベルでの個別的他者を感得しないのは至極もっともなことと思われる。

(2)《背景知覚の偽統合化》と《まなざし意識性》に見られる「他者」

《背景知覚の偽統合化》[12]では妄想気分においてかすかに、妄想知覚において明瞭に、また《まなざし意識性》[14]では非実体的まなざし意識性（漠とした被注察感）においてかすかに、実体的まなざし意識性（実体的意識性）において明瞭に「他者」が出現する。本項では、この「他者」の起源について考察するが、これら二つの症状系統樹における「他者」の出現を一括して論じようとするのは、以前の論稿で詳述し、図１に示したように、上記の諸症状がいずれも〈自己保存の危機〉という認識に由来すると考えられるからである。ただし、等しく〈自己保存の危機〉といっても、《背景知覚の偽統合化》のそれは意識上・自覚的なものであり、一方《まなざし意識性》のそれは意識下・無自覚的なものであるので、各々における「他者」はその起源を共有するとしても、その様相を異にしている。

《背景知覚の偽統合化》においては、外界事象に対する状況意味失認によってまず多岐・不特定・非脈絡の背景的な知覚対象が意識化する（臨床症状としては注意転導亢進の形をとり、またここにおいて患者の認知している外的世界の相貌は変化していると考えられる）のであるが、それに対して意識上・随意的認知機構が統合的に理解すべく応答しようとするも、情報入力の非脈絡の当然の結果として統合不能に陥るに至る。ここに生じてくるのが、他人の何気ない振る舞いが自己に向けて何事かを暗示しているように感じられること、すなわち自己関係づけ（Eigenbeziehung）はあるが特定の意味（bestimmte Bedeutung）の発現はいまだないという意味妄想ないし妄想気分であるが、このことは認知（文字通り「認め知る」の意）の原初的役割が外敵から身を守ること、すなわち自己保存にあり、したがって意識上・自覚的レベルにおいてもなお認知不能な外界を患者が自己に事寄せて、そして内容的には〈自己保存の危機〉という方向にて理解しようとしていることを意味している。こうした認知的構えは他人（より広くは意思ある主体）が示す変化（言語であれ、行為であれ）に外敵であることの証左を見いだそうとする意識的な努力を生み出し、そしてその意識的な努力が結実し、そこに自己を迫害する他人の明確な意思を感知したもの（それは所詮は偽りの理解であり、偽統合である）が形式的に妄想知覚と呼ばれ、内容的には被害（迫害）妄想と呼ばれるものである。[12] 自己を迫害しようとする意思の具体的現れは、直接的には個別状況における個別的他者を介して伝えられることになるが、障害が主体そのものの中にあるという事態を反映して個別状況はそこかしこに、すなわち状況全体のなかに蔓延し、また個別的他者も不特定多数に及んでくる。ここにその意思の統括者であり、迫害の首謀者が想定されることになる（これは当然の帰結として我々にも了解しうるものである）が、患者の恐れる外敵が、つまるところは状況意味失認という患者の内部に生じた障害に基づく架空のもの（すなわち、括弧づきの「外敵」）であるだけに、首謀者確定の試みはどこまでたどっても実りのないものとなり（いったん確定しえたかのように思えても、新しい事態に遭遇するとすぐにそれは裏切られることになる）、常に個別的他者の背後にいる「誰か」＝無人称・超越的な「他者」が暗示されるにとどまるのである。

以上、《背景知覚の偽統合化》における症状形成とそこに現れる「他者」の様相を素描したが、その「他者」は〈自己保存の危機〉という誤った認識を母体とした架空の「外敵」（状況意味失認という障害は意識下のものであるだけに患者には自覚されず、したがって「外敵」が架空のものであることも患者には認識されない）に起源を有するものと考えられる。

次に《まなざし意識性》に見られる「他者」を概観しよう。ここでの「他者」は、まず非実体的まなざし意識性（漠とした被注察感）において「見られる」という自己受動性の認識の暗黙の前提として立ち現れ、次いで実体的まなざし意識性（実体的意識性）において「見る」という他者能動性の認識を通して、かつ実体を伴って明々白々に現れるに至る。ただし、ここで自己受動性といい、また他者能動性といっても、それは《背景思考の聴覚化》で論じたように自己の内部に現れ、さらに自己の営為に干渉するというものではなく、自己は他とは切り離れた独立した存在として定立しているという認識と平行して、これまた独立した存在としての「他者」が外部に現れるというものである（ただし、先にあげた症例2に見られるように、実体的まなざし意識性と幻声が共存すると、両者の「他者」に重複が起こる）。こうした症状形成はかつて議論したように[14]、状況意味失認によって生じた意識下・無自覚的レベルでの〈自己保存の危機〉という認識に由来する（「自己保存の危機↓まなざされる」という生得的認知機制の利用）と考えられるが、その認識が《背景知覚の偽統合化》と異なり、意識下・無自覚的なものであるだけに、そこに立ち現れる「他者」に妄想気分や妄想知覚に見られる「他者」とは異なる、独特のニュアンスを付与することになる。すなわち、《まなざし意識性》において〈自己保存の危機〉という認識が生じるのは意識下においてであり、したがってその認識そのものは患者には自覚されない（それによって生じる気分性は緊迫困惑気分として自覚されることもある）がゆえに、その無自覚的認識に基づく恐怖感は動物存在であるヒト（Homo sapiens）としての原初的不安となり、そのことが「外敵」である「他者」を人間ではない、何か人知を超えたものと感じさせるのであろう（非実体的まなざし意識性で感じられる「他者」が「まなざしのみの存在」であったり、あるいは「何物か不明のもの」であったり、時にはそれは「壁」のような非生物にも擬せられることはよくあることである）。対比して述べれば、《背景知覚の偽統合化》にて〈自己保存の危機〉という認識が生じるのは意識上であり、したがってそれは患者に自覚されるがゆえに、その認識に基づく恐怖感は現実の人間社会を生き抜く人間（human being）としての実生活上の恐怖感となり、そうした意味あいで認識される「外敵」は、妄想気分や妄想知覚に見られるように患者と同じ人間となるのである。

3　木村および村上の「他者」論との比較

前節にて筆者は、分裂病には現実の個別的他者とは異なる、固有の「他者」が出現するという大方の論者の意見を認めたうえで、その「他者」の起源には二種あり、それらは一つには意識下・自動的精神機能としての「非自我」であり、二つには〈自己保存の危機〉という誤った認識に基づく架空の「外敵」であることを論述した（以下、「非自我」を起源とする「他者」を「非自我他者」、「外敵」を起源とする「他者」を「外敵他者」と呼ぶ）。本節では、筆者のこうした「他者」論と他の論者の「他者」論の比較検討を行ないたい。限られた紙数でもあり、ここではそれらを代表するものとして木村[1、2]および村上[3、4]の「他者」論を取り上げる。

(1) 木村 vs. 村上

筆者との比較の前に、木村と村上の「他者」論の比較検討を行なう。

木村および村上は、ともに分裂病固有と考えられる「他者」についての論考を出発点とし、各々に「自己の個別化の原理の危機」、「自己の他者化（他有化）」を分裂病の本質理解として提出している。これら両者の出発点と結論は一見類似しているかのように見えながらも、一歩内部に踏み込んでみるに両者の間には大きな隔たりがあると思われる。この隔たりは論考の出発点でもあり、またえられた結論の臨床応用でもある、実際の症例を診ていく際での「他者」概念の適用範囲の違いに如実に現れている。その違いを述べるならば、木村は〈無媒介的な妄想的自覚〉（一般に自我障害と呼ばれるもの）において、〝自己ならざる自己〟として自己の内部に忽然と現れる「他者」に注目し、それを分裂病固有のものとして順守し、当初より独立した一個の存在として外部に現れる幻声や妄想知覚の「他者」とは一線を画しているが、村上は人格病態（自我障害、あるいは木村の〈無媒介的な妄想的自覚〉に該当する）に限らず、幻覚病態、妄想病態に現れる「他者」をも分裂病固有のものとし、それらを一括して「超越的他者」と呼んでいる。問題の在りかを一層端的に明示するならば、幻声や妄想知覚に現れる「他者」を、木村は分裂病に非特異的とし、村上は特異的と考えていることになる。

はたして、この違いはどこから生じたものであろうか。この要因の一つは、各々が考察の中心においた対象の相違に帰せられよう。木村がそれまでの現象学的・人間学的分裂病論が妄想を考察の主たる対象としてきたことを批判し、自らは妄想産出に乏しい単純型ないし破瓜型など、いわゆる非妄想型を視野の中央に置き、分裂病全体の基礎構造を探ったのに対し、村上は広く分裂病圏から非分裂病としての思春期妄想症を取り出す過程において、その対比として分裂病の妄想型を取り上げ、分裂病一般に見られる「他者」考察の出発点としたのであった。

しかし、こうした非妄想型―妄想型という対象の差異以上に、両者における「他者」のとらえ方の相違を生み出したものとして、筆者は両者の方法論的差異を指摘したいと思う。端的に述べれば、木村の方法は人間学的現象学であり、村上のそれは記述現象学であるが、この方法の違いは患者の心の内に生じた体験（Erlebnis）をどのようなものとみなすかという点での相違となって現れてくる。木村は患者の体験を〝自らにおいて自らを示すもの〟としての「現象（Phänomen）」とみなし、背後にある疾患の「現れ（Erscheinung）」としての症状とみなす考えを厳しく排除している。ここにおいては、いわゆる分裂病体験はいわば〝これまで分裂病と呼びならわされてきたもの〟（以後、たんに〝分裂病〟と記載する）の本質そのものを体現しているものと見なされ、逆に〝分裂病〟の本質は分裂病体験において直接的に明示されると考えられることになる。いうならば、体験＝本質であって、両者は一体不可分のものである。こうした観点の臨床適応がいわば体験密着的となるのは理の当然であり、幻声や妄想知覚におけるがごとく、〝誰それ〟と明示され、あるいは明示されないとしても、その当初より自己の外部に、独立した一個の存在として現前してくる外在的「他者」と、〈無媒介的な妄想的自覚〉に見られるように、自己の内部に忽然と現れてくる内在的「他者」とを木村が区別するのは筆者にも十分に理解可能である。一方、村上は妄想知覚あるいは幻声の体験において表面上、現実の個別的他者が現れようとも、結局それは背後に存在する、どこまでたどっても不明・未具体的にとどまらざるをえない「他者」、すなわち超越的他者の傀儡にすぎず、その本質部分においては自我障害でより直接的・無媒介的に立ち現れてくる「他者」と何ら変わるところがないとしている。ここには木村と違って、体験の解釈可能性が開かれており、木村と比べるとやや体験遊離的といえる。これは明言こそしていないが、村上が体験を疾患の「現れ」と考えているからと思われ、患者の体験と疾患の本質を区別したうえで、体験から遡行的に本質に迫る（体験→本質）という立場に立っているからであろう。

⑵木村 vs. 筆者

村上と同様に、筆者もまた体験を疾患の「現れ」としての症状と考える立場に立っており（筆者の場合、さらに進んで分裂病という疾患を生物学的規定性のあるものと考えている）、したがって木村と筆者では基本的観点が異なり、必ずしも議論はかみ合わないが、しかし得られた結論について両者の「他者」論の対応を見ておくことは、互いの立場を今一度鮮明にすることにおいて有用であろう。以下に箇条書きする。

①木村が自我障害（彼のいう〈無媒介的な妄想的自覚〉）に現れる「他者」と妄想知覚に現れる「他者」との間に明瞭に一線を画すのは、筆者のえた結論からも十分に理解できる。というのは、筆者の論考にしたがえば、前者は「非自我他者」であり、後者は「外敵他者」であるからである。他方、木村は幻声に現れる「他者」をも自我障害に現れる「他者」と区別しているが、筆者の《背景思考の聴覚化》論より述べれば、両者の「他者」はともに「非自我他者」であり、同系列のものである。筆者の観点からあえて言及するならば、幻声に現れる「他者」が、自我障害の場合と違って〝自己の内に忽然と現れる〟ように見えないのは、幻声は自我障害よりも進展した症状であり、すなわち聴覚の属性により接近しており、ためにそこに見られる「他者」が独立した一個の性格を有する、外在的な個別的他者の相貌をおびてくるからであろう。

②木村は〈固有の「他者」の出現〉を分裂病の本質理解の鍵としているが、筆者の論考にしたがえば、それは背景思考が聴覚化していく過程の一側面ということになり、先にも述べたように、それのみを取り上げるのは「木を見て森を見ず」の譬え通りとなる。

③木村にあっては、妄想知覚に現れる「他者」はその外在性によって他の疾患、たとえばパラノイアにおける他者と同一視されているが、筆者によれば妄想知覚において、たとえ個別的他者が現れたとしても、それは「外敵」が現実の個別的他者に投影された仮象であり、真に現実の他者をめぐって病態が展開するパラノイアとはまた異なるものと結論される。

④「自己の個別化の原理の危機」を分裂病の本質とする木村にあっては、いわゆる非妄想型が分裂病の中核とされ、妄想型の大部分は非分裂病ともされかねないが、「他者」の起源である「非自我」および「外敵」も、

つまるところはともに状況意味失認という一次的障害に基づくと考える筆者によれば、非妄想型も妄想型もともに等しく分裂病を構成するものとなる。

⑶村上 vs. 筆者

疾患の本質をどのレベルに措定するかという点において異なるとはいえ、体験を疾患の「現れ」である症状と考える基本的観点においては、村上と筆者は一致すると思える。また村上が広く分裂病圏から非分裂病性事態を取り出そうとしてきた（その成果の一つが思春期妄想症という臨床単位の確立である）のに対し、筆者は同じく分裂病圏から真に分裂病性事態を峻別・純化しようとしてきたものであり、両者はそれら対向的なアプローチの行き着くところ遭遇する共通領野を有しており、議論可能な共通基盤があると考える。

①分裂病における〈固有の「他者」の出現〉を木村とは異なり、自我障害に限定せず、幻声や妄想知覚に広げているが、この点は筆者の論考と一致する。さらに、人格病態および幻覚病態と妄想病態の「他者」の分別が比較的容易であるとしている点は、前者は「非自我他者」、後者は「外敵他者」であるという筆者の論考に合致する臨床的所見であろう。ただし、村上は両者をともに「超越的他者」と一括しており、その本質の分別を行なっていない。

②村上は妄想病態を「自己において生じた『他者』が現実の他者に投影され、現実の他者を介して出現する病像」と規定し、「ここでは『他者』は、みかけ上、外界（状況内）に定位される。現実の他者はその個別性を剝され、その背後に存在する『他者』の傀儡となる」と述べている。これは患者の実体験において感得され、表現されたものを手懸かりとしつつも、それを超えて、その背後にある本質に迫ろうとする彼の基本的観点に

沿った論述と考えられるが、しかし、ここで是非注意を喚起しておきたいことがある。それはこうした体験↓本質という観点においては、妄想病態についての上述の規定に端的に示されているように、本質論としての〈固有の「他者」の出現〉は必ずしも体験のレベルでの〈固有の「他者」の出現〉を要しないということである。そして、こうした結論は、同じ結論をえながらも、直接的な臨床観察をいったん離れて「他者」の起源が状況意味失認に基づく「外敵」であることを論証・定位してきた筆者の場合とは異なり、純然たる臨床観察のみから〃本質直観〃としてこう考えるに至った村上においては、ともすると観察者の恣意にも陥りかねない、体験の解釈可能性に大きく道を開くものとなった。これはある意味ではきわめて危険なことといわねばなるまい。事実、この危険性は、村上が思春期妄想症という臨床単位の確立から疾患分類学的立場に移行して、その概念の拡大を図った際に如実に現れたと思える。思春期妄想症の辺縁群と妄想型分裂病との鑑別に苦慮する村上が、元来直接的・対峙的状況において不随意な忌避的反応を呈するしかなかった他者（中核群）が、間接的・拡散的状況において随意的・故意的な迫害行動を呈する「他者」へと変貌しても（辺縁群）、なおかつそれは個別的他者であると述べるとき、あるいは逆に「状況に密着した」、個別的他者のみによって構成される妄想（村上は超越的他者の現れる妄想知覚と区別して、これを関係妄想と呼んでいる）が妄想型分裂病に見られることを認めながら、その関係妄想は「状況と他者の乖離の傾向を内在させている(24)」、すなわち超越的他者が潜在していると語るとき、筆者はそこに村上の先入見に基づいた恣意を感じざるをえない。

村上と同様に、筆者も本質レベルと体験レベルを区別するものであり、妄想知覚の本質は「外敵」に由来する「他者」の出現にあると考えるが、体験レベルにおけるその表現は純然とした個別的他者であっても一向にかまわないし、また背後の首謀的役割を担う個別的他者を次々と追ってもなお最終的な首謀者にたどりつけず、そこに無人称・超越的な「他者」が垣間見えたとしても一向に差し支えがないと考える。というのは、体験レベルにおける「他者」表現のこうした差異は、一方において病勢に、他方において首謀者の不明性を是とできるか否かという患者の性向にも依存していると考えられるからであり、体験レベルにおける「他者」の様相はさして重要な問題とは思われないからである。関連して述べるならば、他者の忌避の原因を自己の身体的欠陥に求める自責的態度、単一症候的経過、欠陥の認められないことなどの特徴によって筆者は思春期妄想症（中核群）という臨床単位の存在を認めるが、そこに現れる他者の様相を分裂病との鑑別点とすること（思春期妄想症と分裂病の他者に関して、本質論としては前者は個別的他者であり、後者は超越的他者であるという村上の主張は認めるが、先にも述べたように体験レベルにおける両者の弁別は時にはきわめて困難であり、ともすると恣意的となりかねない）や辺縁群の定立等には疑義を抱いている。

以上、木村、村上、筆者の「他者」論の比較検討を行なってきたが、初期症状を出発点として分裂病症候学の再編を図ってきた筆者の観点から一言付け加えたい。
木村のごとく体験＝本質と考えるとしても、また村上のごとく体験→本質と考えるとしても、〈固有の「他者」の出現〉を本質に迫りうる体験標識と考える限りにおいては、「他者」が、あるいは個別的他者すらもが現れない体験（筆者が分裂病の初期症状であると主張している自生思考、注意転導亢進、あるいは緊迫困惑気分などは、こうした類いの体験である）が非分裂病性と考えられるのは必定であろう。しかし、筆者の論考によれば、「非自我他者」は《背景思考の聴覚化》の一側面であり、また、「外敵他者」は〈自己保存の危機〉の意識下認知ないし意識上認知の結果にすぎないものであり、それらは分裂病の本質のいわば派生物ではあっても決して核心とはいえないものである。核心はあくまでも状況意味失認という神経心理学的障害にあり、こうした観点からは状況意味失認から導かれる、先の自生思考等の体験は分裂病症状であるといいうるのである。

4　おわりに

分裂病の本質理解あるいは臨床診断の鍵概念として、多くの論者によって語られてきた〈固有の「他者」の出現〉について、筆者独自の分裂病症候論の立場から縷々論じてきたが、最後に結論を要約しておきたい。

①分裂病に現れる「他者」の起源には二種を区別することができる。一つは意識下・自動的精神機能としての「非自我」であり、それはいわゆる自我障害や幻声において顕現する。また、二つは〈自己保存の危機〉という認識によって招来される「外敵」であり、それは妄想知覚やまなざし意識性において顕現する。

②直接的起源を異にするとはいえ、こうした二種の「他者」はともに状況意味失認という分裂病の一次的障害から必然的に導かれるものである。ただし、必然的に導かれるとはいっても、それらは状況意味失認によってもたらされる二次的障害の一側面ないし一結果であり、あくまでも派生物にすぎない。したがって、他の論者の主張のごとく、その概念をもって分裂病の本質理解の手懸かりとすることはできない。

③患者の体験レベルにおいては、本質論としての「他者」は必ずしも「他者」性を実際上あらわにするとは限らず、時には現実の個別的他者の様相に終始する場合もあり、また初期症状の体験においては「他者」はお

ろか、個別的他者すらも現れない。したがって、〈固有の「他者」の出現〉を臨床診断のメルクマールとする限り、多くの分裂病症状が非分裂病性とされ、診断、ことに初期診断は全く不可能となる。

以上、筆者独自の分裂病症候論における〈固有の「他者」の出現〉の位置づけを探ることから始めた本稿は、「他者」の起源の検討を経て、最終的には分裂病の本質理解の手懸かりとして、あるいは臨床診断のメルクマールとして、その重要性がこれまであまた主張されてきた〈固有の「他者」の出現〉そのものを揚棄するに至った。

文献・注

(1) 木村敏：妄想的他者のトポロジイ。木村敏編：『分裂病の精神病理3』、東京大学出版会、一九七四。
(2) 木村敏：精神分裂病の症状論。横井晋・佐藤壱三・宮本忠雄編：『精神分裂病』、医学書院、一九七五。
(3) 村上靖彦：青年期と精神分裂病—「破瓜型分裂病」をめぐっての一考察、精神医学、一九：一二四一—一二五一、一九七七。
(4) 村上靖彦：自己と他者の病理学—思春期妄想症と分裂病。湯浅修一編：『分裂病の精神病理7』、東京大学出版会、一九七八。
(5) 内沼幸雄：妄想世界の二重構造性。精神経誌、六九：七〇七—七三四、一九六七。
(6) 内沼幸雄：重症離人症の一例をめぐって—分裂病診断の検討。内沼幸雄編：『分裂病の精神病理14』、東京大学出版会、一九八五。
(7) 小出浩之：分裂病者の体験する「他性」について。『破瓜病の精神病理をめざして』、金剛出版、一九八四。
(8) 中安信夫：分裂病性シュープの最初期兆候—見逃されやすい微細な体験症状について。精神科治療学、一：五四五—五

五六、一九八六。

（9）中安信夫、皆川邦直、守屋直樹、吉松和哉：「初期分裂病」診断をめぐって。精神科治療学、四：九一一―九二四、一九八九。

（10）中安信夫：初期分裂病患者への精神療法的対応―診断面接に含まれる治療的意義について。臨床精神病理、一〇：一八一―一九〇、一九八九。

（11）中安信夫：背景思考の聴覚化―幻声とその周辺症状をめぐって。内沼幸雄編：『分裂病の精神病理14』、東京大学出版会、一九八五。**（本書第一章）**

（12）中安信夫：背景知覚の偽統合化―妄想知覚の形成をめぐって。高橋俊彦編：『分裂病の精神病理15』、東京大学出版会、一九八六。**（本書第二章）**

（13）中安信夫：「自我意識の異常」は自我の障害か―ダブルメッセージ性に着目して。土居健郎編：『分裂病の精神病理16』、東京大学出版会、一九八七。**（本書第三章）**

（14）中安信夫：分裂病最初期にみられる「まなざし意識性」について。吉松和哉編：『分裂病の精神病理と治療1』、星和書店、一九八八。**（本書第五章）**

（15）中安信夫：状況意味失認―半球間過剰連絡症状群―分裂病症状の神経心理学的理解。文献（13）補遺。**（本書第四章）**

（16）Schneider, K.: Klinische Psychopathologie. (12 Aufl.) Georg Thieme Verlag, Stuttgart, 1980.

（17）Fish, F.: Clinical Psychopathology――Signs and Symptoms in Psychiatry. Wright, Bristol, 1967.

（18）島崎敏樹：精神分裂病における人格の自律性の意識の障害（上・下）。精神経誌、五〇：三三―四〇、一九四九および五一：一―七、一九五〇。

（19）思考という営為に限らず、いわゆる自我分離体験において患者は多く〝もう一人の自分〟という表現を使うものである。筆者は当初、この症状を「分裂（ないし分離）自己思考」と呼ぶことを考えたが、「分裂（分離）」という用語では「（自分が二つに）分かれている」という状態そのものを表現している患者の原体験が正確に伝わらず、「（一つの自分が二つに）分かれた」という状態間の移行をさしているように誤解されること、および異常体験における営為の主体は「第一の自我」あるいは「本来の自分」ではなく、それと少し心的距離をおいて表現される「第二の自我」ないし「もう一人の自分」であることの二点を考慮して、やや煩瑣ながら「第二自己思考」と呼ぶこととした。

（20）加藤雅人、野本文幸、町山幸輝：精神分裂病症状を示したＡＤＤの一例。精神医学、三〇：一一五五―一一五八、一九八八。

(21)「音のない声」という患者の表現は体験の機微を言いえて妙であるが、それを症状名らしく言い直した「無音幻声」という筆者の命名は生硬で、またその内に何かしらの矛盾を感じさせてしまう。これは我々が「声」という概念を音声性とほぼ同義に考えていることによろう。しかし、筆者が五つの属性をあげて明示したように、音声性は「声」の特徴の内の最大のものではあっても、結局はそれらの内の一つでしかなく、「声」の認知の基礎には複数の属性の認知が関与しているのであろう。そのことが患者をして、音声性はなくともその体験を「声」と言わしめた理由と考えられる。いずれにしろ、我々の日常用語、日常概念で病的体験を表現することはなかなか難しいと実感される。

(22) その後の文献調査で、本症状は既にBaillargerにより報告されているのが判明した。彼の一例は、第六感によって遠くから考えが聞こえてくると確信していて、「音のしない考えが聞こえ……」と述べたとのことである。Baruk, H.: La psychiatrie française de Pinel a nos jours. P. U. F., Paris, 1967.（影山任佐訳：『フランス精神医学の流れ―ピネルから現代へ』、東京大学出版会、一九八二）

(23) 立津政順：自我障害の一生起機序―精神分裂病の場合。精神経誌、六〇：七八二―七八八、一九五八。

(24) 村上靖彦：私信。

（湯浅修一編：『分裂病の精神病理と治療２』、一六一―一八九、星和書店、一九八九）

第七章　緊張病症候群の成因論的定義
——偽因性原始反応として——

1　はじめに

興奮と昏迷を中核とし、そのほか強梗症（カタレプシー）、常同症、反響症状、拒絶症等から成る緊張病症候群は分裂病、種々の脳器質・症状性疾患、原始反応等に見られるが、ここでは分裂病に見られるそれに限定して、その成因をさぐりたい。

なお本稿では、緊張病症候群を病像の主体とする分裂病に対して、歴史にのっとって「緊張病Katatonie」[1]という用語を当てるが、これは全くもって議論の混乱を避けるためだけの措置であり、筆者自身は一疾患単位としての緊張病の存在をおおむね認めていない。このことは後に議論されよう。

2　緊張病と原始反応の症候学的類似性（クレッチマー）への再着目

緊張病に見られる緊張病性興奮 katatone Erregung と緊張病性昏迷 katatoner Stupor が各々、動物における本能的防衛行動として、またそれらの相同物と考えられる、人間における原始反応として見られる運動暴発 Bewegungssturm と擬死反射 Totstellreflex に類似していることは、すでに古くクレッチマー（Kretschmer, E.）[2] が彼のヒステリー論の中で指摘したところである。

> ……在来ヒステリーと称された臨床像の大多数が同時に両方の定義によく合致するということである。それは明瞭に傾向的であると共に、他方では大抵勝手に考えついた欺瞞ではなく、一定の生物学的根底において作用するものである。この根底というのは催眠様状態、昏迷、痙攣及び振顫機制その他の反射的、半反射的過程などのことであって、それはヒステリーなる一疾患にのみ特有ではなく、健病いずれを問わず生活表示の種々な領域において見られる。すなわち緊張病とか、尋常な情動表出形式の亢進した場合とか、下等動物の最も簡単な本能反応（運動暴発や擬死反射をさす——筆者注）においてその近親関係或は類似形式を発見することの出来るものである。（傍点筆者）

ところがその後においては、緊張病と原始反応の症候学的類似性を指摘した研究は少なく（現今の種々の教科書もそれに言及していない）、いわんやその類似性への着目を出発点として緊張病症候群の成因をさぐった研究はきわめて希少でしかない。現段階にて筆者が知りえているものは、動物における強直性無動 tonic immobility（動物催眠 animal hypnosis）を緊張病性昏迷のモデルと考えるギャラップとメイサー（Gallup, Jr. G. G. and Maser, J. D.）[3]の研究のみである。はたして、どうしてこの類似性が大きな注目をひかなかったのであろうか。筆者の見るところ、以下のような理由があろう。

①原始反応についての臨床経験の乏しさ

少なくなってきたとはいえ緊張病を診察する機会はなお多いが、他方精神科医が一般の臨床の場で原始反応を観察する機会はまずないと言ってよく(筆者にも経験はない)、したがってその類似性を目の当りに実感することができない。

②症状用語の違い

状態像としてはほぼ同一のものに対して、異なる用語が用いられていることが類似性を認識することの障害となっていると思われる。例えば、同じ精神運動性興奮に対して一方は緊張病性興奮、他方は運動暴発と呼び、また精神運動性昏迷に対して一方は緊張病性昏迷、他方は擬死反射という用語を用いる、などである。ここにも、種々の人々が種々勝手に命名した症状の寄せ集めにすぎない現代の精神症状学の欠陥が如実に顔をのぞかせている。

③分裂病内因説の呪縛

近年に至るまで、分裂病はもっぱら不明の内因による生物学的病的過程と考えられてきた。現代においては内因に加えて、その他の多くの要因が関与するという多因子発病説がそれにとって代わったが、しかし今なお内因が重視され、分裂病が内因性精神病とされることには変わりはない。こうした内因重視の立場からは、いかに症候学的類似性を示すとしても、概念上心因反応に属する原始反応との関連性に注意が向けられないのは当然であろう。

④クレッチマー「ヒステリー論[2]」の功罪

クレッチマーが運動暴発や擬死反射をヒステリーの成因考察の素材とし、それらが生命危急時に際しての下層意志機制 hypobulischer Mechanismus による反応（原始反応）であるとして、ヒステリー成立の基盤に系統発生的に準備された生物学的装置の存在を指摘したことは重要な功であるが、反面において、運動暴発や擬死反射をヒステリーという「心因性」の精神病理の枠内で論じた（論じすぎた？）ゆえに、それらがまた「内因性」の緊張病症候群にも類似した現象であるという、今一つの重要な指摘の影が薄れてしまったと思える。

以上、緊張病と原始反応の症候学的類似性が古く指摘されながら、何ゆえにそれがこれまで軽視されるに至ってきたのかという原因をのべたが、②、③、④に挙げた、これまでの精神医学研究史が作りあげてきた「常識」、すなわち我々にとっての先入見を排した上で、改めて原始反応についての文献を虚心担懐に読むならば、そこに現れる諸症状が日常接する緊張病症候群にいかに類似したものであるかに驚かされる。ここでは〈未開人における原始反応〉とされるアイヌ民族のイムと、〈拘禁反応〉の原始反応型とされる爆発反応とレッケ（Raecke, J）の昏迷を、各々内村[4]、小木[5]の記述から見てみよう。

まずアイヌ民族のイムであるが、内村[4]によれば主として中年以降の女性に、アイヌ語で蛇を意味するトッコニという言葉を突然大声で叫ぶか、ないしは蛇そのものやその玩具を突然見せるかすると、(1)躁暴状態（逃避動作、反抗動作）、(2)反響症状（反響動作、反響表情、反響言語、命令自動および強梗症）、(3)反対動作、(4)理性制止退行（陰部暴露、性的言行）が一過性に見られる者があるという。詳細な記載を見るまでもなく、あげられている症状名を見るだけでも、その主たるものが分裂病における緊張病症候群にきわめて類似していることはすぐに了解されよう。(注1)

次に拘禁反応に見られる爆発反応とレッケの昏迷であるが、小木(5)によれば爆発反応とは昔から懲治場爆発Zuchthausknallとか爆発発作crise de violenceとか呼ばれたもので、「突発的におこる憤怒の発作から、極度の混乱におちいり典型的な運動乱発状態や痙攣発作までの段階がみられる。囚人は壁や扉を乱打し、房内の器物を破壊し、周囲の人物―看守や同囚―に対して全く無意味な攻撃を行い、叫び泣き笑う」というものである。レッケの昏迷とは、レッケの記載を小木が紹介したものによれば、「囚人は突然静止し、房内に茫然として佇立したり、倒れたまま動かなくなる。外界の刺激にはほとんど反応せず、緘黙、拒食、大小便失禁の状態となる」というものである。前者が分裂病に見られる緊張病性興奮に、後者が緊張病性昏迷に擬せられることは明らかであろう。

以上、アイヌ民族のイム、および拘禁反応における原始反応型を簡単に見てみたが、その経過や予後は別として純症候学的にはそれらが分裂における緊張病症候群にきわめて類似していることには驚くばかりである。(注2)

3　偽因性原始反応としての緊張病症候群

(1)　緊張病と原始反応の成因論に関するクレッチマーの考え

さて前節において、クレッチマーが緊張病と原始反応との症候学的類似性を指摘していることを述べたが、成因論のレベルではこの両者の関連を彼はどのように考えていたのであろうか。彼の記述[2]を読んでみよう。まず、原始反応の成立をどのように考えていたのか。

表出領域の内部において高等な中枢が働かなくなったときには常に、全装置が停止するものでなく、下級の中枢がその生来の原始的な独自の法則に従ってその運転を引き受ける。……そしてもし或る人において突然の精神的震撼や慢性の情動の葛藤によって目的領域が不全状態に陥ったならば、何が起るであろうか？　その時は原始意志が統治を引き受け、初生児期の反応形式が現われ、すぐ下部の作用弓にある精神身体的表出装置が按排される。

ここには、上位中枢の機能不全―下位中枢の機能作動というジャクソニズム[6]と同等の作用図式が描かれている。[注3]

次に、彼が緊張病をどのように考えていたかについての記述を見てみよう。

緊張病性症候群はこの原始意志的な型を最も鮮明に含有している。勿論私はこれをもって緊張病性拒絶症がヒステリー性のそれや小児動物の拒絶現象と同一であると言いたくはない。私はただ奇妙な形をした腫瘍が以前に何もなかった場所や器質的に何の関係も認められない場所に生ずるように、緊張病性症候群も精神分裂病なる疾患の作り出した新生物ではないというだけである。緊張病は原始意志的症候群を創造するのではなく、これをただ引き出すだけである。それは高等動物における精神身体表出装置の一つの重要な尋常構成素であるものを使用し、これを尋常な連関から引きちぎって、隔離し、これを尋常な結合から移動し、それによってこれを過度に強く、不適当に専横に働かせる。故にそれは前に述べたヒステリー型とその様式において似ているところがある。（傍点筆者）

彼は以上のように述べて、たんに症候学的類似性のみならず、そうした症候の成立に関与する生物学的機序（原始意志的機制）においても、緊張病と原始反応が類似していることを述べているが、しかし傍点で示したように両者が同一であるとまでは述べておらず、原始反応においては「突然の精神的震撼や慢性の情動の葛藤」に起因するものとされている上位中枢の機能不全―下位中枢の機能作動が、緊張病においてはいかような原因によって生じるかについては言及していない。筆者の見るところ、議論がここまで進んだならば、緊張病症候群もまたある種の原始反応ではなかろうかという問いが発せられて当然と思われるが、クレッチマーが今一歩論を進めてその可能性を論議しなかったのは何ゆえであろうか。不可解としか言いようがないが、しかしこのことは分裂病内因説が決定的に支配する当時の時代背景を考えに入れると、一応の納得が得られるように思われる。敏感関係妄想 sensitiver Beziehungswahn[7] の概念を提出し、当時全く内因的に形成されると考えられていた妄想の発生に内因と心因の複合をみたクレッチマーにおいてすらもなお、緊張病症候群の理解に際しては分裂病内因説の呪縛から完全に自由にはなりきれなかったというべきであろうか。[注4] しかし、前節で述べた近代精神医学史の「常識」、我々にとっての先入見から自由な立場に身をおくならば、筆者の心の中には緊張病症候群がある種の原始反応ではなかろうかという着想がごく自然に浮き上がってくる。以下、この着想の論証にとりかかりたい。

(2)　原始反応の概念の再整理

論証の手初めに原始反応の概念[2、8]を振り返ってみよう。

第一の基準は、原始反応 primitive Reaktion（クレッチマー）なる用語に反映されているように、当該の反応は系統発生的に低級の層である下層意志機制 hypobulischer Mechanismus によるものであり、それは上部構造の機能不全によって表面化したと理解されることである。しかし、筆者のみるところクレッチマーのいう下層意志機制という概念やその表面化のジャクソニズム的解釈の妥当性はともかくとして、重要なことは当該の反応が下等動物からヒトに至るまでの広範な種に認められる既成の反応型 vorgebildete Reaktionstypen、すなわち生得的な反応行動様式であるということである。

第二の基準は、用語名には明示されていないが、その反応は生命危急時の自己保存反応であるということである。その経緯は、発病状況に着目した場合、原始反応が恐慌反応 Panikreaktion、驚愕反応 Schreckreaktion とも呼ばれることにも一部表されているが、ここでは症候学的類似性を論じる際に引用したイムと拘禁反応に見られる原始反応を例にあげて、原始反応としては特殊例であるそうした例においても、原始反応は生命危急時に生じるという特性が貫徹していることを見ておこう。

まずイムについてであるが、[4] 原始反応をひきおこす刺激がトッコニ（蛇）という言葉、あるいは蛇そのものやその玩具であることは先に述べたとおりであるが、それらに対するアイヌ民族の驚愕はその社会文化的な背景を考慮に入れた場合、単なる日常一般の驚きの域ではないことが注目される。内村はイムという現象の背後にあるものとしてアイヌ民族の民俗と信仰に注目し、トーテムとタブーの一般的説明（「トーテムとは Frazer の定義によれば、一定の物的対象にして、未開人がその事物と彼等との間に特別の関係ありと思惟し、これを迷信的に崇拝するものを意味し、……〈中略〉。タブーとは神聖なる規範的性質をその本質とする原始的制裁若しくは禁忌の意であって、タブーとされたものを見、或は触れ、或はその名を口にすると災厄を招くと信ずることである〈中略〉。トーテムとタブーの関係は密接で、トーテムは多く同時にタブーである」）を述べた後で、次のように記している。

尚イムにとって重要な役割を演ずる蛇が女子のトーテム即ち性トーテムの意味を持つことは甚だ興味の多い所である。是等のトーテムの中或ものは食用其の他に使用されるが、中には又同時にこれが接触は禁忌即ちタブーとされて居るものもある。蛇はその最も大なるものである。例えば関場博士の「アイヌ醫事談」中にも次の如き記載が見出せる。「アイヌが蛇蝮を畏怖する尋常に過ぐるのみならず以て太だしき悪魔となし酷だしき怨霊となす。殊に婦女子の之を畏るること意表に出づ。即ち蛇は居常女子に憑依し之を魔し之を狂にせんとするの機を窮ふものなりと迷信せり。而して蛇は人の若し戸外に酣睡するを見れば其口に入り以て其体中に棲息するを得べし。若し又蛇の殺さるるある時は一の怨霊となり其人の心中に入ると云ひ伝ふ。故に其俗蛇を殺すものなし」。

こうした社会文化的背景がイム発生に関係していることは、アイヌの民族的、社会的純潔性が保たれている地域にイムが多く、「和人化」の進みつつある地域では急速にイムの発生が減っていたという事実によっても傍証されているが、〈蛇〉に対するこうした迷信を背景において考えるならば、それへの驚愕が文字どおりの生命危急的なものではないにしろ、「魔」となり「狂」ともなる、ある種の「生命危急的」恐怖であることがわかる。

次に原始反応型の拘禁反応の状況因を見てみよう。この素材として最も適切なものは、「零番」囚（未決重罪犯で死刑か無期懲役となる可能性がきわめて大きい）、死刑確定囚、無期懲役囚の三者の間で拘禁反応に差異が見られるか否かを検討した小木の研究である。(9) 彼によれば、「零番」囚と死刑囚は同じ傾向を示し、原始反応、被害妄想および赦免妄想、劇的な気分障害などの急性で不安な拘禁反応がよく見られるのに対して、無期囚でよく見られるものは慢性の神経衰弱状態や感情麻痺などの安定した拘禁反応であるとのことである。ここでは更に、本稿に関係のある原始反応型の拘禁反応を取り出して見ていくが、爆発反応とレッケの昏迷を合わせた原始反応の頻度は「零番」囚で一八・〇％、死刑囚で一八・二％、無期囚で五・九％で前二者が後一者より有意に多く（百分率、有意差判定は小木の論文より筆者計算）、また無期囚も遡行的に調査すると、「零番」囚であった頃は原始反応を呈した頻度が高かったことが示されている。さて、この違いをどのように解釈するかであるが、小木はこれを時間の精神病理学の観点から解釈し、無期囚で頻度高く見られる安定した反応が「無制限の時間に対する恐怖」から発したものであるのに対して、「零番」囚や死刑囚における、原始反応を含む急性の不安定な反応が「制限された時間に対する恐怖」に起因するものであろうと解釈している。ここで述べられた「制限された時間に対する恐怖」とはすなわち「間近に迫った死に対する恐怖」であり、こうして死刑囚や「零番」囚の置かれた状況はまさに生命危急的なものと言えるのであり、それゆえにこそ原始反応が生じるのであると考えられる。

突発的な災害等で見られる定型的な原始反応ばかりでなく、原始反応としてはやや特殊例に属するアイヌ民族のイムや拘禁反応においても、その発現には生命危急的事態が存するという特性が貫いていることを述べたが、原始反応は生命危急時の反応であるという考察は、たんに発病状況の観察から得られるだけでなく、生じてきた反応の内容が自己防衛的意義を有する（これは古くダーウィン Darwin, C. によって指摘されたことである）[10] という点からも推定しうるものである。例えば、運動暴発はその状況からの偶然の逃避の可能性を秘めているし、外敵が存在する場合は一定の法則のない乱発的動きは捕捉の危険性を減じることになる。一方擬死反射は自らの身体を静止した環界と同等のものとすることによって外敵から身を隠すことになり、あるいは一般に動くものにより強い注意を向けるという外敵からその無動性のゆえに逃れさせることになるのである。つまるところ、運動暴発も擬死反射もともに結果的には自己保存の方向に作用することになるのであり、それらが生命危急に対する反応であるとの支持を与えるのである。

さて、原始反応の概念を再検討し、その特性として①生得的な反応行動様式、②生命危急時の自己保存反応、の二点をあげ、ことに後者の説明に長々と紙数を費やしたが、それは筆者が分裂病における緊張病症候群と原始反応とをつなぐ鍵をそこにこそ求めるからである。というのは、これまでに[11〜15]筆者が論述してきた分裂病症候論において、症状成立の背後にある病態機序として〈「自己保存の危機」の意識下・無自覚的認知および意識上・自覚的認知〉が重要な役割を果たしていることをすでに指摘してきているからである。以下、本稿の議論に関連する部分について筆者の分裂病症候論を再論し、緊張病症候群の位置づけを考察してみよう。

(3)　緊張病症候群の「偽因性原始反応」論

筆者がこれまでの論稿にて到達した分裂病症候論の全体シェーマ（分裂病症状系統樹[14、15]）を図1に掲げる。筆者の分裂病症候論は筆者独自の認知理論[12]を前提とするものであるが、まずそれを再論しておこう。

①認知機構は認知的バイパスとしての注意が両者の合理的・有機的連結をはたしている二段階のもの、すなわち意識下・自動的認知機構と意識上・随意的認知機構とによって構成される。認知機構への入力のうち、当初より注意が向けられている入力に対しては認知的バイパスが開かれており、その入力は意識下・自動的認知機構をへずして、初めから意識上・随意的認知機構で処理され、ために迅速な情報処理が行われる。他方、注意が向けられていない入力はすべて、いったん意識下・自動的認知機構で処理をうけ、同定可能な場合はそこで情報処理は完了するが、同定不能の場合にはその入力は意識上・随意的認知機構へと転送され、そこで再度の処理を受けることになる。その際、その入力が意識上・随意的認知機構へ達するや否や、認知的バイパス（注意）はその入力に対して開かれる（図2）。

②上記の認知機構への入力にはあらゆるものが含まれる。すなわち、外的知覚(五感によってとらえられる外界情報や身体感覚）と内的表象（観念、心像、記憶、感情など）の一切である。

③個々の入力は各々以下の二面について処理をうける。第一は即物意味であり、それは「その対象は何であるか」というものであり、第二は状況意味であり、それは「その対象はその状況の中では何を意味するか」というものである。例えば、路上の財布を眼にして「それは財布である」と判断されるのが即物意味であり、「それは誰かがうっかりして落としたのだろう」と判断されるのが状況意味である。この例からもわかるように、各々の認知の判断原理は、即物意味では決定性であり、状況意味では蓋然性である。また即物意味の認知と違って、状況意味の認知は状況全体の統合を

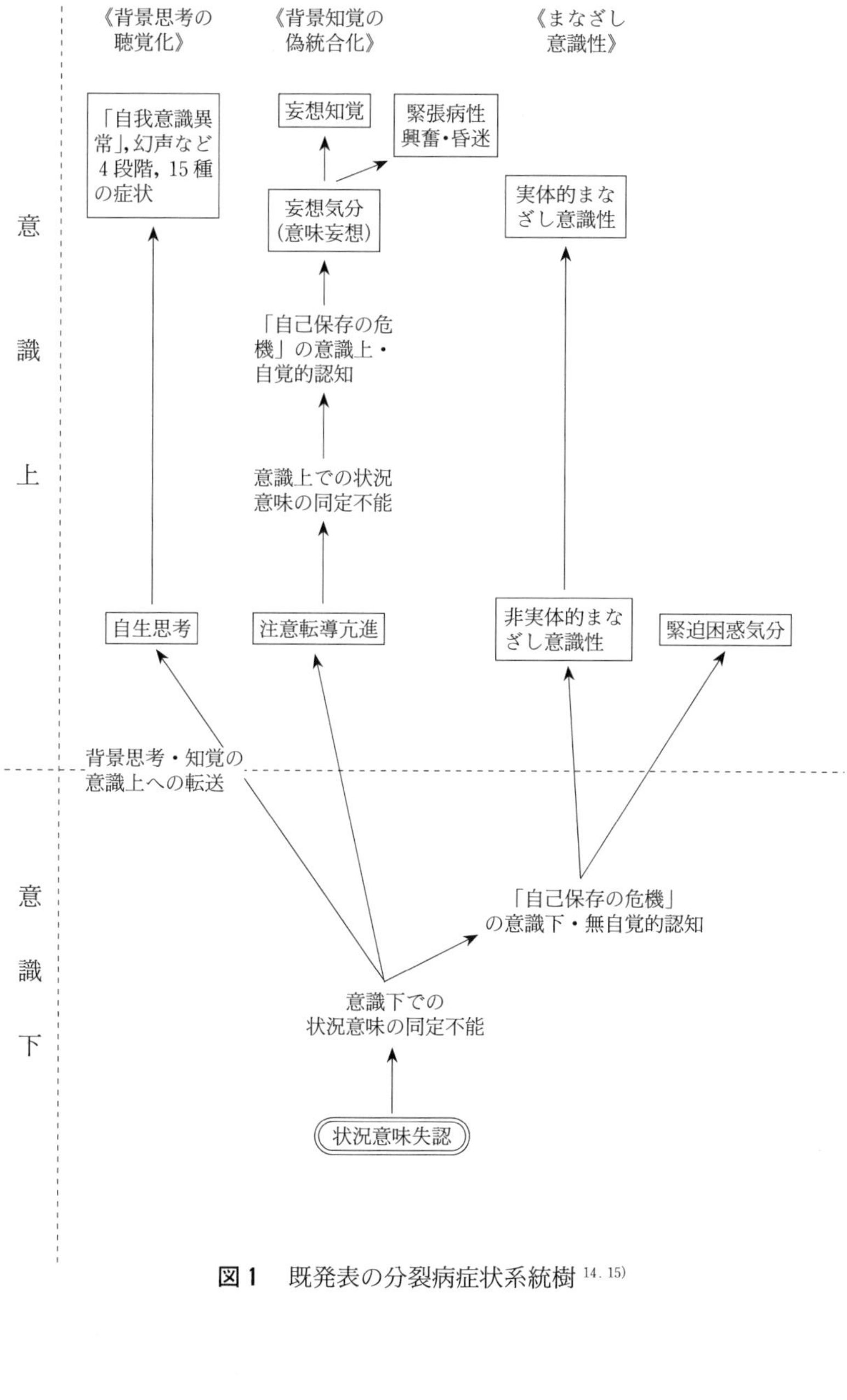
《背景思考の
聴覚化》
《背景知覚の
偽統合化》
《まなざし
意識性》
「自我意識異常」，幻声など4段階，15種の症状
妄想知覚
緊張病性
興奮・昏迷
妄想気分
(意味妄想)
実体的まなざし意識性
意
識
上
「自己保存の危機」の意識上・自覚的認知
意識上での状況意味の同定不能
自生思考
注意転導亢進
非実体的まなざし意識性
緊迫困惑気分
背景思考・知覚の
意識上への転送
意
識
下
「自己保存の危機」
の意識下・無自覚的認知
意識下での
状況意味の同定不能
状況意味失認

図 1　既発表の分裂病症状系統樹[14, 15]

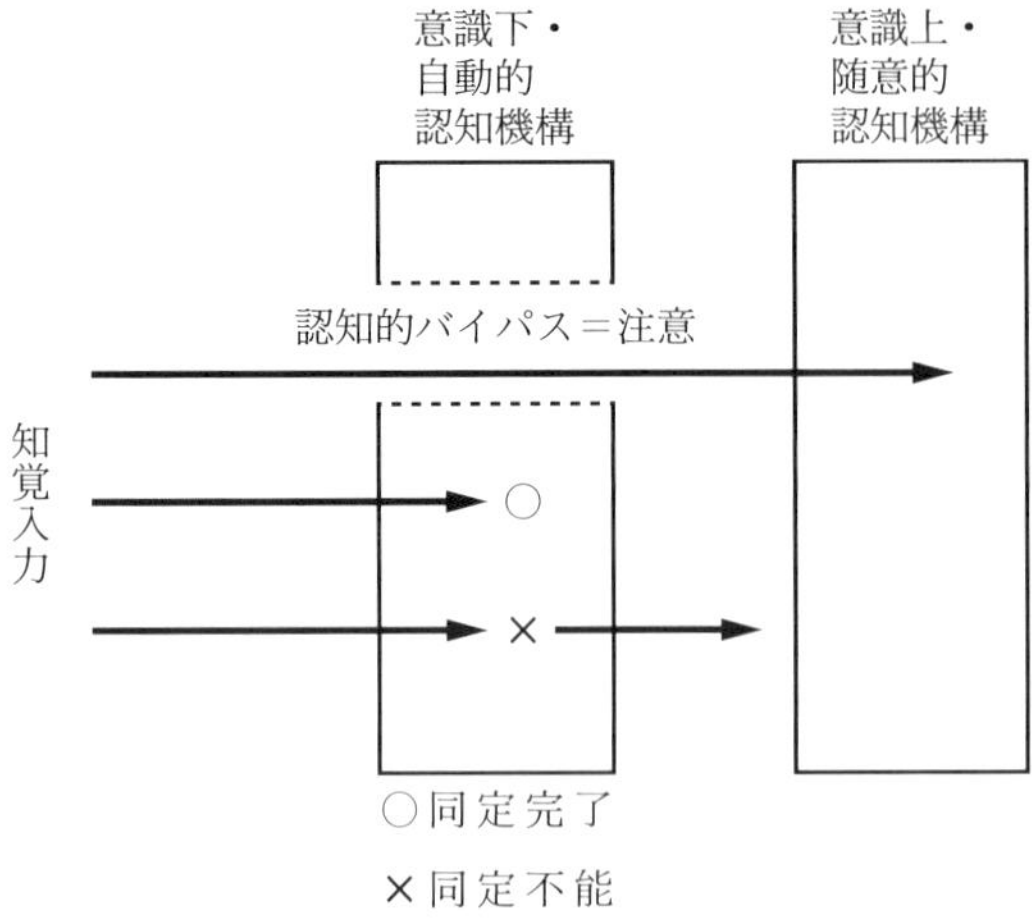

図 2　筆者の提唱する二段階の認知機構仮説と注意の認知的バイパスモデル（文献 12 より，一部修正して転載）

まって初めてなされるものであり、つとに統合化機制の強い認知（統合的認知）である。

④目的論的に考えるならば、上述の二段階の認知機構の原初的役割はともに自己保存にあると考えられる。まず意識下・自動的認知機構についてであるが、この機構の存在は二重の意味で自己保護的である。すなわち、一つは内に対するもので、意識野が環界からの絶え間ないノイズに攪乱されるのを防ぐという意味であり、二つは外に対するもので、意識的関与なく外界の変化をキャッチするという意味である。弱肉強食の譬えを引くまでもなく、動物社会においては自己保存は至上命令の課題であるが、前者なしには獲物を追い求め続けることは不可能となろうし、後者なしには外敵の出現をキャッチできず、自らがすぐに獲物となり果ててしまうことになろう。次に意識上・随意的認知機構についてであるが、先にも述べたようにこの機構の特性は情報の迅速処理にあると考えられる。意識下・自動的認知機構によって外敵をキャッチしえたとしても、それのみでは外敵から身を守ることが可能となるわけではあるまい。次に要求さ

れるのは、逃避するにしろ反撃するにしろ機敏な反応であり、これには外敵の動静を逸速くキャッチすることがまずもって必要とされよう。そしてこの点においてこそ、情報の迅速処理をその特性とする意識上・随意的認知機構が重要な役割を果たすと考えられるのである。動物社会を例にとって論じてきたが、いかに進化したとはいえ、動物に属する我々ヒト Homo sapiens においてもこのことはあてはまるものと考えられ、また少なくとも太古の人間にとってはこのことはまさに現実のことであったろう。

上述の認知理論を前提として筆者が分裂病の一次的障害と考えたものは、意識下・自動的認知機構における状況意味の認知に関わる部分の障害、すなわち状況意味失認である（誤解のなきように注釈すると、この場合の「失認」とは視覚物体失認のごとき通例の症状概念としての失認ではなく、障害概念としての「失認」であり、それは意識下で生じたものであるだけに、そのままで症状として顕現するものではない）。この仮説は、分裂病の初期症状の一つである気付き亢進（不意に起こる要素的な音声や視野内の何気ない物や動きなど、種々の些細な知覚刺激が意図せずに気付かれること）が妄想気分へ、更には妄想知覚（シュナイダーSchneider, K.[16]の二節性理論によれば、「知覚は正常であるが、その意味づけにおいて誤ったもの」とされるが、筆者の認知理論ではそれは状況意味誤認と理解される）へと発展するとの仮説の論証[12]の中で提出されたものであるが、後にそれは大部分の初期症状の発現とそれらの極期症状への進展をも説明しうるものであることが論証され、より包括的なものとなった[13、14]。

さて、改めて図1のシェーマに戻るが、「自己保存の危機」という用語は二度にわたって現れる。一つは意識下においてであり、意識下・自動的認知機構での状況意味失認という障害そのものによって個々の情報入力の状況意味の同定が不能に陥るために、「自己保存の危機」が無自覚的に認識される場合であり、二つには意識上においてであり、意識下での状況意味失認によって二次的に意識上・随意的認知機構へ転送された情報入力に対して、今度は認知機構は正常であるとしても転送されてきた入力の多岐・不特定・非脈絡性のゆえに状況意味の同定が不能に陥り、「自己保存の危機」が自覚的に認識される場合である。なお、ここにおいては状況意味の同定不能は即「自己保存の危機」という認識を招来することが前提とされているが、これは先の認知理論で述べたように認知の原初的機能が自己保存にあると考えられているからである。「自己保存の危機」という認識とは、言い換えれば現在の状況が患者にとって「生命危急的」であるという認識であり、先に述べた原始反応の概念の第二、すなわち「原始反応は生命危急時の自己保存反応である」に照らし合わせると、ここに分裂病においても原始反応が生じうることが理解されえよう。筆者が、分裂病における緊張病症候群もまたある種の原始反応であると確信するのは、原始反応発現のこうした土台が分裂病の病態の中にもあるからである。

なお、上記の結論に二点ほど補注を加えよう。

第一は、状況意味失認から不可避的に導かれる「自己保存の危機」という認識はシェーマに表した上記二つに限られるが、そのうち〈「自己保存の危機」の意識上・自覚的認知〉に関しては、他の症状を介して二次的にそれが生じる道筋の可能性が多々考えられるということである。例えば、〈「自己保存の危機」の意識下・無自覚的認知〉からは「自己保存の危機⇅まなざされる」という生得的認識パターンを介して、漠とした被注察感ないし非実体的まなざし意識性（まぼろしの他者が自己へ向けるまなざしの、意識性による感知）という症状が生じるが[14]、この誰か不明の他者に見られているという恐怖感が〈「自己保存の危機」の意識上・自覚的認知〉をもたらしうるし、またシェーマに表した〈「自己保存の危機」の意識上・自覚的認知〉は妄想気分をへて妄想知覚へと発展し[12]、そこで生じた被害的自己関係づけ（被害妄想）の結果として新たに〈「自己保存の危機」の意識上・自覚的認知〉が生じてくる可能性がある。道筋はその他種々あり、それは図3に示したが、このようにいったん状況意味失認という障害が発動した場合には、それに基づく症状進展の多くの段階で「自己保存の危機」という認識、その結果としての緊張病症候群が発現する可能性があるといえる。

第二は、緊張病症候群を呈している患者の内的体験は様々であるが、それは多分、第一の補注で述べた緊張病症候群発現の多様性を反映したものであろうということである。緊張病症候群を呈しているその時点では、我々は患者の内的体験を聴取することはほとんど不可能であるが、後になって聞いてみると明瞭な幻覚妄想状態にあったことが判明する患者もいれば、逆に全くの精神的空白であったとしか言いえないような患者もいる。後者の場合、何らかの体験があったとしても忘れ去られたという可能性ももちろんあるが、その緊張病症候群は〈「自己保存の危機」の意識下・無自覚的認知〉によるものであり、したがって真実、自覚的な体験が何もなかったということも考えられるのである。

さて本節での考察の最後に、これまで筆者が緊張病症候群もある種の原始反応であると述べてきた、その「ある種」とは何かという検討を行おう。何ゆえにこの検討を要するかといえば、繰り返し述べてきたように、分裂病においてはその症状進展過程において「自己保存の危機」という認識が醸成され、それが原始反応としての緊張病症候群をひきおこすのであるが、この「自己保存の危機」、したがって現在が「生命危急的」事態であるという認識は、あくまでも基底にある状況意味失認から生じた誤った認識、すなわち実際には該当する状況を有さない、患者の心の中だけの認識であるからであり（筆者が「自己保存の危機」、「生命危急的」と、それらの用語に括弧を付しているのはそのためである)、その点で現実の状況として生命危急的事態が生じている通常の原始反応とは異なると思えるからである。このように原始反応の形成因である生命危急的事態の認識が真に正しい認識であるのか、それとも誤った認識であるのかが通常の原始反応と分裂病に見られる緊張病症候群とを区別しているのであるが、前者を真因性原始反応と呼ぶならば、後者は偽因性原始反応と呼びうるであろう。ここに「偽因性」と呼ぶのは、繰り返して述べるが分裂病における生命危急的事態はあくまでも患者の心の内に生じた誤った認識(状況意味失認が意識下のものである以上、患者にはこの誤りは自覚されず、したがって患者にとってはあくまでも「正しい」認識であるが)にすぎないものであり、現実の状況としては真の生命危急的事態が存しないからである。ただ、精神的反応というものは外的現実そのものによって生起するのではなく、あくまでもそのことの内的認識によって生じるものである以上、客観的にはいかに誤っていようとも、すなわち偽因性であろうとも、生命危急的事態にあるという内的認識がひきおこすものは原始反応と呼びうるのである。以上のことが、筆者が分裂病における緊張病症候群を「偽因性原始反応」と呼ぶゆえんである。

最後にこれまでの議論をふまえて、先に図1に示したこれまでの〈分裂病症状系統樹〉に緊張病症候群の成立経路を書き加えて、新たに示し直すことにする(図3)。

4　症状形成機序からみた緊張型と妄想型の同一性と差異性
――分裂病における「亜型」概念の検討

これまで議論したように、偽因性であるとはいえ緊張病症候群を原始反応にすぎないと考える筆者は、一疾

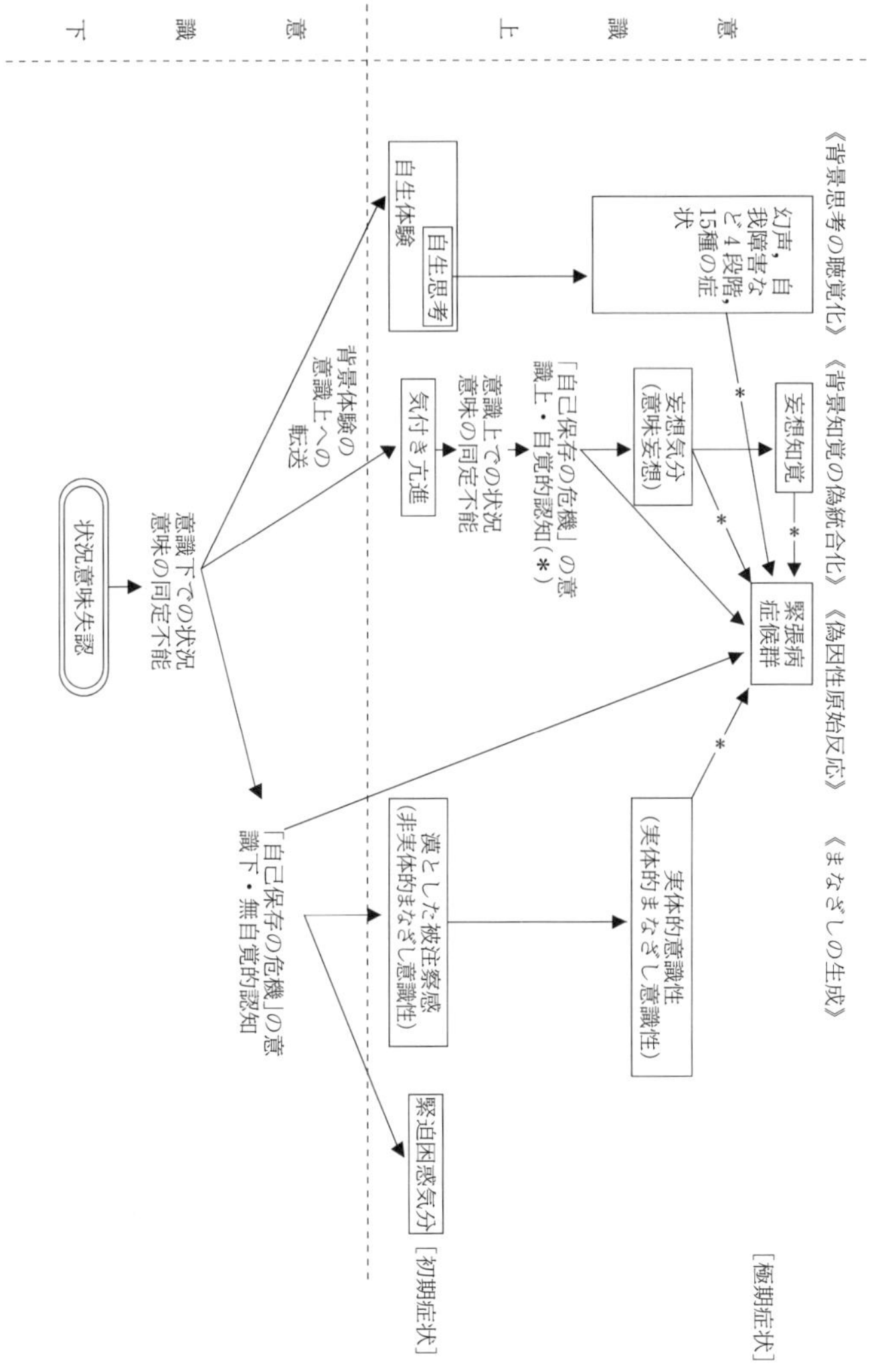

図3　今回訂正した分裂病症状系統樹
（図1に緊張病症候群の成立経路を追加し，また症状名など一部変更した）

患単位としての緊張病の存在をおおむね認めていない。しかし、分裂病という疾患単位の中に緊張型という一亜型 subtype を認めることはある意味では可能であると考える。同様に筆者は、妄想痴呆 Dementia paranoides という疾患単位は認めないが、妄想型 paranoide Form という亜型もある意味では認められると思う。

クレペリンの時代から定式化されてきたことを何を今更と思われるかもしれないが、筆者がこう切り出したのは、破瓜病、緊張病、妄想痴呆がそれらの予後の共通性によってクレペリンによって早発性痴呆に一括されるのと表裏の関係で生み出された、分裂病の「亜型」概念が従来曖昧なままにとどまっており、そのことに対して症候論の観点から議論をしてみたいと考えたからである[注5]。ここでは筆者が、緊張型もまた妄想型も「ある意味では可能である……ある意味では認められる」と述べている、その「ある意味では」とは何かを語ることになる。このことを筆者は、緊張型と妄想型の各々の中核的な症状である緊張病症候群と妄想知覚の形成機序を比較することによって行いたい。

各々の症状の形成機序については、緊張病症候群は本稿で、また妄想知覚は既稿[12]で論じたが、比較のために今一度簡略に紹介しておこう。緊張病症候群は状況意味失認（分裂病の一次的障害であると措定）そのものによって一次的に、あるいは他の症状を介して二次的、三次的に、しかも不可避的に生じてくる「自己保存の危機」という誤った内的認識に起因する〈偽因性原始反応〉である。一方、妄想知覚は状況意味失認によって生じてくる多岐・不特定・非脈絡な背景知覚の不随意的意識化（症状としては気付き亢進）に対して、それによって生じた「自己保存の危機」という内的認識に駆動される形で、かつ状況意味認知の有する統合化機制と蓋然的判断原理によって意識上・随意的認知機構が応答した〈偽統合反応〉である。

両者の形成機序の共通点を挙げるならば、

①偽因性原始反応、偽統合反応と呼ぶように、両者はともに広くは反応性事態に属する。
②反応の基盤となり、あるいは駆動するのは、ともに「自己保存の危機」という誤った内的認識である。
③反応形成の一次的障害はともに意識下・自動的認知機構に生じた状況意味失認である。
の三点であり、

相違点を挙げるならば、
①緊張病症候群が下等動物からヒトに至るまでの多くの種に認められる生得的反応行動様式であり、いわば下部構造による反応であるのに対して、妄想知覚は意識上・随意的認知機構、すなわちヒトにおいて特に発達した、いわば脳機構の上部構造による反応である。
②緊張病症候群が状況意味失認による多様な症状形成の多くの段階で生じる、いわば広範反応であるのに対して、妄想知覚は背景知覚の不随意的意識化に対する、いわば限定反応である。
の二点である。

さて、緊張病症候群と妄想知覚の形成機序に関するこうした共通点と相違点を見てみると、つまるところ両者はともに状況意味失認という同一の障害に基づくものであり、その現象的差異は状況意味失認のいわば表現型phenotypeの違いであると結論できるのである。よりわかりやすく具体例をひこう。背景知覚の不随意的意識化とそれによって形成されてくる「自己保存の危機」という内的認識に対しては、緊張病症候群と妄想知覚がともに生じうる可能性があるが、多岐・不特定・非脈絡な知覚入力群に対してまずは上部構造によって統合化が図られようとする(偽統合反応)。そして偽りであっても一応の統合が完成すれば、すなわち妄想知覚が形成されると「自己保存の危機」という認識とそれによる不安は減少する。しかし統合が失敗に終わった際には

「自己保存の危機」という内的認識がますます増大し、ある閾値をこえるとそれに対して今度は下部構造によって偽因性原始反応が、すなわち緊張病症候群が生じると考えられるのである。要するに、この場合は上部構造が応答するか、あるいは下部構造が応答するかによって、各々妄想知覚が生じるか、あるいは緊張病症候群が生じるかという、表現型の差異が見られることになるのである。

本節の最初に戻ろう。筆者は「ある意味では」緊張型や妄想型の存在を認めると述べた。これまでの議論ですでに結論が得られているが、その「ある意味では」とは「状況意味失認の表現型としては」という意味である。数は少ないが、我々が日常臨床の上でたんに分裂病と診断するだけでなく、緊張型とか妄想型とかの亜型診断を付加したくなるような症例とは、表現型が両者の一方に傾きやすいもの、すなわち容易に下部構造で反応して偽因性原始反応を呈することが常である症例（緊張型）や常に上部構造での反応に終始して偽統合反応を呈する症例（妄想型）のことであろう。両亜型の差異として発病年齢、知能、地域の差等がこれまで指摘されてきているが、筆者の観点からはこれらは各々の表現型の発現のしやすさを左右する因子と考えられる。多くの症例が一方で緊張病的となり、他方で妄想的となって亜型分類が容易でない（鑑別不能型の存在）のは、両型の差異とはつまるところ表現型の違いであり、原理的には同一の人に混在して現れうるものであることからは当然であろう。結論を述べるならば、筆者は状況意味失認の表現型としての緊張型や妄想型は認めるが、従来のごとく症候のみならず経過や予後までも含めた、ほぼ疾患単位と同等に見做されてきた臨床的亜型分類としての「緊張型」や「妄想型」の存在は認めない。それらはあくまでも表現型がある一方に傾いた極型にすぎないものである。

なお、「破瓜型」は筆者の症候論の観点からは議論しえないものである。それは上記二型と違って陰性症状を主とするものであるからであり、その理解にはまた別の観点が要請されるものと思われる。

5　おわりに

以上、分裂病に見られる緊張病症候群は状況意味失認に基づく偽因性原始反応と理解しうること、「緊張型」という臨床亜型は状況意味失認の表現型の一つの極型にすぎず、独立した疾患単位とは見做しえないことを述べた。成因論的定義という以上は、「生得的な反応行動様式」とだけ述べておいた(注6)原始反応の原基について今少し詳しく立ち入るべきかとも思うが、筆者の関心は緊張病症候群＝原始反応の精神病理にあるのではなく、分裂病におけるその発現機序にあるのであり、今回はそこまでは踏み込まなかった。

本考察を貫いている筆者の基本的立場は、精神疾患を見ていく際にその成因と病態（症状形成）機序を区別していくというものである。これはすでにクレッチマーによって、心因性のヒステリーの成立に系統発生的に準備された生物学的装置の関与が仮定された段階で示された立場であるが、この基本的立場に立ちながらも筆者が本稿で示したことはクレッチマーとは逆のこと、すなわち内因性の分裂病の症状形成過程に反応性の要素が関与していることの指摘である（ただし、この場合の反応とは状況意味失認という内因に対する不可避的な脳の応答であり、内因反応 endogenous reaction ともいうべきものである。詳しくはこれを主題とした別稿(17)を参照のこと）。従来、成因と病態機序はともすると一体不可分のものと見做され、内因性疾患の病態は病的過程 Prozeß、心因性疾患の病態は反応 Reaktion と考えられ、また両者は相反するものと考えられてきたが、筆者が本稿で示した結論はこういう旧来の精神医学の「常識」から外れたところにある。

最後に、今なお「難物」でありつづける分裂病の病態追究にあたっては、「常識」から一歩離れた立場に意識して身を置くことが肝要であることを強調して筆をおく。

注

（1）ごく最近、高畑と七田は『いむ』と題する一書[18]を著し、忘れかけられているこの病態に改めて注意を喚起した。彼らはこの書にて、数は少なく軽症化した（隠れイム、口真似イム、尻取りイム）とはいえ現代においてもなおイムが発生しているという貴重な報告をなし、またイムに関するすべての文献を総説するとともにその精神病理学的考察を行っている。彼らはイムが原始反応、ヒステリー、催眠状態、憑依状態、強迫現象のいずれとも共通点を有する、多様な精神現象の複合体であることを指摘し、かつ体験における自己能動性の意識の有無、強弱をメルクマールとして、イムを意識的自我の減弱―無意識的自我の機能亢進ととらえている。この書の観点からすれば、内村の示した症例は古典的重症例ということになろう。

（2）イムにおいては通例意識清明なるも、時に健忘を残して意識混濁があったと推定される例があること、また更に拘禁反応においては通例において健忘を残し、意識混濁が推定されると指摘されているが、このことは分裂病における緊張病症候群が通常意識清明とされていることと異なっている。しかし、健忘の存在のみで意識混濁を判定することには疑義があり、またこの基準に従えば緊張病症候群の中にも意識混濁があると判定される例が多いことは臨床家であれば当然首肯されるであろう。すなわち健忘の有無、それによる意識障害の有無の判定はなんら原始反応と緊張病症候群の類似性を否定しないのである。

（3）こうした考え方はなにもクレッチマーに限られたものではない。内村[10]の解説によれば、クレッチマーはこの考えをクレペリン（Kraepelin, E.）のヒステリー論に学んだとされ、またこの考えはジャクソンの系譜をつぐリボー（Ribot,

（4）T. A.)、ジャネ（Janet, P)、後のエイ（Ey, H.）にも見られるもので、近代精神医学の一つの思想ともなっている。筆者のこうした評価に対して、編者の中井から「クレッチュマーはヤスパースからたえず攻撃されないかと脅えていた人で、彼の本当に言いたいことは抑制しており、『呪縛』ではないと思う」とのコメントが寄せられた。

（5）筆者と同様に「亜型」概念の曖昧さを嫌い、しかしその方向は正反対である仕事に、カールバウム（Kahlbaum, K. L.)[19]、パウライコフ（Pauleikhoff, B.）の、疾患単位としての緊張病（挿話性緊張病）概念を復興しようとする近年の市橋の業績がある。市橋は「予後、臨床経過、検査所見、発症年齢、病像、治療効果、病前性格等が一つのまとまりを形成するとき、これを一疾患単位としてとりだし検討する余地がはじめて開かれると思う」と述べ、実際に緊張病症候群を示した症例の詳しい分析を行っているが、市橋のこうした立場と、いわば〝一点突破、全面展開〟を狙って緊張病症候群の症候論的議論に徹している筆者の立場の相違は、かつてのクレペリンの疾患単位学説とホッヘ（Hoche, A.）の症候群（反応型）学説の対立を思い起こさせる。

（6）脳器質・症状性疾患に見られる緊張病症候群に関しては、その発現に関与する脳部位の直接的侵襲が想定される。あるいはまた、それが分裂病と同様な偽因性原始反応として生じている可能性もある。

文献

（1）Kahlbaum, K. L.: Die Katatonie oder das Spannungsirresein, Eine klinische Form psychischer Krankheit. Verlag von August Hirschwald, Berlin, 1874.（渡辺哲夫訳：『緊張病』、星和書店、一九七九）

（2）Kretschmer, E.: Histerie, Reflex und Instinkt.（5. Aufl.）Georg Thieme Verlag, Berlin, 1948.（吉益脩夫訳：『ヒステリーの心理』、みすず書房、一九六一）

（3）Gallup, Jr. G. G. and Maser, J.D.: Tonic Immobility—Evolutionary underpinnings of human catalepsy and catatonia. In:（ed.）, J. D. Maser and M.E.P. Seligman. Psychopathology—Experimental models, W. H. Freeman and Company, San Francisco, p.334-357, 1977.

（4）内村祐之、秋元波留夫、石橋俊實：あいぬノいむニ就イテ（あいぬノ精神病学的研究第1報）。精神経誌、四二：一―六九、一九三八。

（5）小木貞孝：拘禁状況の精神病理。井村恒郎、懸田克躬、島崎敏樹、村上仁編：『異常心理学講座5　社会病理学』、みすず書房、一九六五。

(6) Jackson, J. H.: Evolution and dissolution of the nervous system (Croonian lectures, 1884). In: (ed.), J. Taylor. Selected Writings of John Hughlings Jackson, Vol. 2, Hodder and Stoughton, London, p.45-75, 1932.

(7) Kretschmer, E.: Der sensitive Beziehungswahn—Ein Beitrag zur Paranoiafrage und zur psychiatrischen Charakterlehle. (4. Aufl.) Springer Verlag, Berlin, 1966.（切替辰哉訳：『新敏感関係妄想—パラノイア問題と精神医学的性格研究への寄与』、星和書店、一九七九）

(8) Kretschmer, E.: Medizinische Psychologie. (10. Aufl.) Georg Thime Verlag, Stuttgart, 1950.（西丸四方、高橋義夫訳：『医学的心理学』、みすず書房、一九五五）

(9) 小木貞孝：死刑確定者と無期受刑者の研究。『死刑囚と無期囚の心理』、金剛出版、一九七四。

(10) 内村祐之：『精神医学の基本問題—精神病と神経症の構造論の展望』。医学書院、一九七二。

(11) 中安信夫：背景思考の聴覚化—幻声とその周辺症状をめぐって。内沼幸雄編：『分裂病の精神病理14』、東京大学出版会、一九八五。（本書第一章）

(12) 中安信夫：背景知覚の偽統合化—妄想知覚の形成をめぐって。高橋俊彦編：『分裂病の精神病理15』、東京大学出版会、一九八六。（本書第二章）

(13) 中安信夫：「自我意識の異常」は自我の障害か—ダブルメッセージ性に着目して。土居健郎編：『分裂病の精神病理16』、東京大学出版会、一九八七。（本書第三章、第四章）

(14) 中安信夫：分裂病最初期にみられる「まなざし意識性」について。吉松和哉編：『分裂病の精神病理と治療1』、星和書店、一九八八。（本書第五章）

(15) 中安信夫：内なる「非自我」と外なる「外敵」—分裂病症状に見られる「他者」の起源について。湯浅修一編：『分裂病の精神病理と治療2』、星和書店、一九八九。（本書第六章）

(16) Schneider, K.: Klinische Psychopathologie. (6 Aufl.) Georg Thieme Verlag, Stuttgart,1962.（平井静也、鹿子木敏範訳、『臨床精神病理学』、文光堂、一九六八）

(17) 中安信夫：状況意味失認と内因反応—症候学からみた分裂病の成因と症状形成機序。臨床精神病理、一一：二〇五-二一九、一九九〇。（本書第八章）

(18) 高畑直彦、七田博文：『いむ』。非売品、一九八八。

(19) 市橋秀夫：緊張病の精神病理—緊張病親和性性格を中心に。村上靖彦編：『分裂病の精神病理12』、東京大学出版会、一九八三。

（中井久夫編：『分裂病の精神病理と治療3』、一―二八、星和書店、一九九一）

第八章　状況意味失認と内因反応

——症候学からみた分裂病の成因と症状形成機序——

1　はじめに

「内因性とは何か」は途方もなく難しい設問であり、できるならば避けたい、触れずにすませたいというのが正直なところであるが、分裂病を研究対象とする者としては避けては通ることのできない問題であることも確かであろう。気重な課題であるが少なくとも一度は考えておかなければならないという思いが、この特集号*への寄稿を引き受けた理由である。

ただ最初にお断りしておきたいのは、内因性の概念とはいっても筆者が述べうるのは分裂病におけるそれであって、広く躁うつ病やあるいは非定型精神病までも含んだ内因性一般ではないことであり、また分裂病における内因性の概念の取り扱いも、それを直接の主題として論じるのではなく、近年筆者[15~21]が継続的に行ってきた

＊臨床精神病理、第一一巻第三号（一九九〇）、特集「内因性概念をめぐって」

分裂病症候学の研究を再論する中で論じようとしていることである。

2　症候学は疾患論に寄与しうるか

副題に「症候学からみた分裂病の成因と症状形成機序」と記したように、筆者がこれから論じようとしているのは、分裂病の症候学からその疾患論にせまることである。筆者が近年行ってきた、分裂病に関する一連の症候学的研究の狙いは一部この点にあるのであるが、この議論に入る前に、議論の前提として「症候学は疾患論に寄与しうるか」という設問に答えておきたい。

(1)　症状形成機序としての反応型学説

上述の設問に関連する精神医学の歴史を簡単にふりかえっておこう。この設問そのものが直接に問題にされたわけではないが、精神病構造論についての「疾患単位」学説と「反応型」学説の対立の中に、これまでの研究者がこの問題をどのように考えていたかが垣間みえるように思える（このあたりの論争は内村[25]の著書に詳しい解説がある）。一つの症状ないしいくつかの症状の組み合わせをもって一つの疾患とする、あるいは同一の原因によるものを一つの疾患とする、あるいはまた同一の病理所見をもって一つの疾患とするというような単一的方法による試みが失敗に終わったのちに、Kahlbaum, K. L.[9] の病像と経過を重視する「臨床的方法」を踏襲・拡張し、かつ進行麻痺をモデルとして、原因―症状―経過―転帰―脳病理所見の一連の組み合わせによる疾患単位 Krankheitseinheit の概念を提唱したのは、周知のごとく Kraepelin, E. である。この疾患単位学説によれば、特定の原因によって特定の症状が生じることになるが、この説は Hoche, A.[6] によって「見込みのない幻に向かって狩りをする」こととして激しい攻撃にさらされることになった。というのは、既に Bonhoeffer, K.[2] によって提唱されていた外因反応型 exogene Reaktionstypen の概念に見られるように、原因は種々異なろうともそれらが同一の症状を生み出すことがあり、逆に原因は同一であってもそれは個人内あるいは個人間で種々異なる症状を生み出すことがわかっていたからである。そして、疾患単位に代わるものとして Hoche が提出したものが症候群学説である。これは正常な心においても一定の症状連結 Symptomverkuppelungen が前形成的 präformiert に存在していて、これが一部においては性格として現れ、また特別な病因の影響をうけて病的反応型として顕在化するというものである（病的反応型として現れる前形成的な症候群 Symptomenkomplexe を Hoche は第二次単位 Einheiten zweiter Ordnung と呼んでいる）。この説によれば、疾患過程は固有の症状（群）を新たに作り出すものではなく、潜在化してはいるが既に形づくられている一定の症状（群）を引き出すだけの役割しか負っていないことになる。そして原因が種々異なろうとも同一の病像が生じるのは、こうしたことによって説明されるのである。このように、あらかじめ定まった反応型 Reaktionstypen が存在し、病因はこれを誘発するだけであるという反応型学説は、その後 Kraepelin[10] があくまでも疾患単位の枠内であるとはいえ、これを認めることによって、少なくとも症状（群）形成の機序としては優勢なものとなった。Kraepelin が精神異常現象の成立条件としてあげたものは、病因から直接に由来する基礎障害と既成装置 vorgebildete Einrichtung によるものであり、後者の例として具体的に一〇種に及ぶ現象形態 Erscheinungsformen ないし表現型 Äusserungsformen（ほぼ症候群ないし状態像をさしている）をあげたが、加えて後の筆者の議論とも関係する、反応型学説への重大な補充がここでなされたのである。それは、Kraepelin が既成装置を種族発生史的 stammesgeschichtlich とよび、それらが系統発生上および個体発生上の低次、下位の段階に属する機構であるとしたことである。ここには Jackson, J. H.[8] が「神経系の進化と解体」で述べた中心思想、すなわち疾患過程はたんに上位中枢の破壊による陰性症状を生じるだけでなく、それまで抑制されてきた下位中枢を解放することによって陽性症状を生み出すという理論と合致する考え方が見てとれる（この考え方は Kraepelin に限らず、Ribot, T. A., Janet, P., Kretschmer, E., Ey, H. にも見られるもので、精神疾患の構造論に関する近代精神医学の一つの思想となっている[25]）。

さて、このように症状（群）の形成機序としては反応型学説が優勢となり、これは現代にも及んでいるのであるが（改まった形で反応型が取り沙汰されることはないが、我々が疾患診断において二段階の過程を経ること、すなわちまずは状態像ないし症候群の診断を行い、しかるべき後に経過やその他の要因を考慮して疾患の診断を行うのも、つまるところはこうした議論の結果をふまえてのことであろう）、このことは「症候学は疾患論に寄与しうるか」という設問にとって、どのような意味を有するのであろうか。疾患単位学説によれば、いわば原因→症状という連鎖があり、この連鎖を逆にたどることによって、すなわち症状を解析することによって原因へ到達できることが原則的には可能ということになるが、原因→反応型→症状という連鎖からなる反応型学説にしたがえば、いくら症状を解析しえたとしても原因に到達することは不可能となる。というのは、症状の原型である反応型は前形成的（Hoche）、既成（Kraepelin）の、いわば〝出来合い〟のものであって、原因はたんにそれらを誘発するにすぎないものであるからである。

⑵　反応型学説への疑義

以上のことからは、症候学から疾患論へ到達することはできないと結論せざるをえないが、しかしはたしてこの結論は正当であろうか。筆者は反応型学説に対する疑義を提出することで、この結論に挑戦してみようと考える。

反応型学説への疑義の第一は、その学説の適用範囲である。種々異なった原因が同一の症状群や状態像を生じるということが、特定の反応型があらかじめ備わっているにちがいないという反応型学説の出発点であったわけであるが、これが実際例を通して確認されているのは外因性精神疾患に限られたものである。内因性精神病については、そもそも原因が不明であるだけに先の事実は確認のしようがなく、したがって内因性精神病に現れやすい症状群や状態像が反応型として理解できるかどうかは、そもそも判断する資料すら与えられていないことになる。この観点からすると、Kraepelin が既成装置による表現型（すなわち反応型）の中に、妄想性表現型や言語幻覚性表現型を取り込んだのは明らかに行き過ぎと思われる。こうした理論上の問題点だけでなく、先の妄想や言語幻覚については、既成装置の存在の一つの根拠とされる小児、未開人種、動物における同様症状の存在が確かめられていないという点からも、妄想性表現型や言語幻覚性表現型を反応型とすることは反応型概念の不用意な拡張であると考えられる。思うに、Kraepelin は Hoche の挑発（?）に乗せられすぎたというべきであろうか。

疑義の第二は、特定の症状群ないし状態像がくりかえし同一の形で現れる（パターン性）からといって、それらを前形成的な症状連結、あるいは既成の装置が顕在化したものと考えるだけでいいのかということである。症状連結の前形成性、装置の既成性はジャクソニズムの考え方によって裏打ちされて一層確からしく思われるが、筆者の見るところ、これはパターン性を生み出す一つの機序にすぎないものであろう。というのは、理論上は別の機序によってもパターン性が得られると考えられるからである。例えば、ジャクソニズムとは違って障害が下位中枢に生じたとすると（この可能性と実例は既にGuiraud, P.[7]によって指摘されている）、それは即そのままの形で症状化するのではなく、健全な上位中枢を経ることによって加工・変形が加えられて症状化すると考えられるが、この場合下位中枢の障害の原因が何であろうとも、同一の上位中枢による加工・変形を受ける限りは、最終的に現れる状態像や症状群にも同一のパターン性が付与されると考えられる。ジャクソニズムの一つの基盤である神経系の階層構造、ひいては精神機能の層次学説を認めることには筆者もやぶさかではないが、疾患過程は常に上位中枢から下位中枢への方向に及ぶとする今一つの原理は筆者には異なことと思われ、また多くの研究者がその原理をそのままに受け入れてきたことには、驚きを通り越して不可思議な印象され感じざるをえない。

以上、適用範囲の逸脱とパターン性の解釈の二点について、筆者は反応型学説に疑義を提出したが、だからといって反応型学説そのものを全く誤ったものとしているわけではない。外因性疾患の症状形成機序としては、反応型学説が万人を最もよく納得せしめるものであることは確かであろう。しかし、内因性精神病の症状形成機序についてはまた別の可能性が残されているのであり、この点で筆者は、分裂病に関してはその症候学から疾患論（成因と症状形成機序）へせまろうという試みが、あながち無謀なこととはいえないと考えたのである。

以下に、症候学から疾患論にせまることを企図して、ここ数年来筆者が継続的に行ってきた分裂病の症候学的研究を要約して示すが、議論の都合上これを〈成因としての状況意味失認〉と〈症状形成機序としての内因

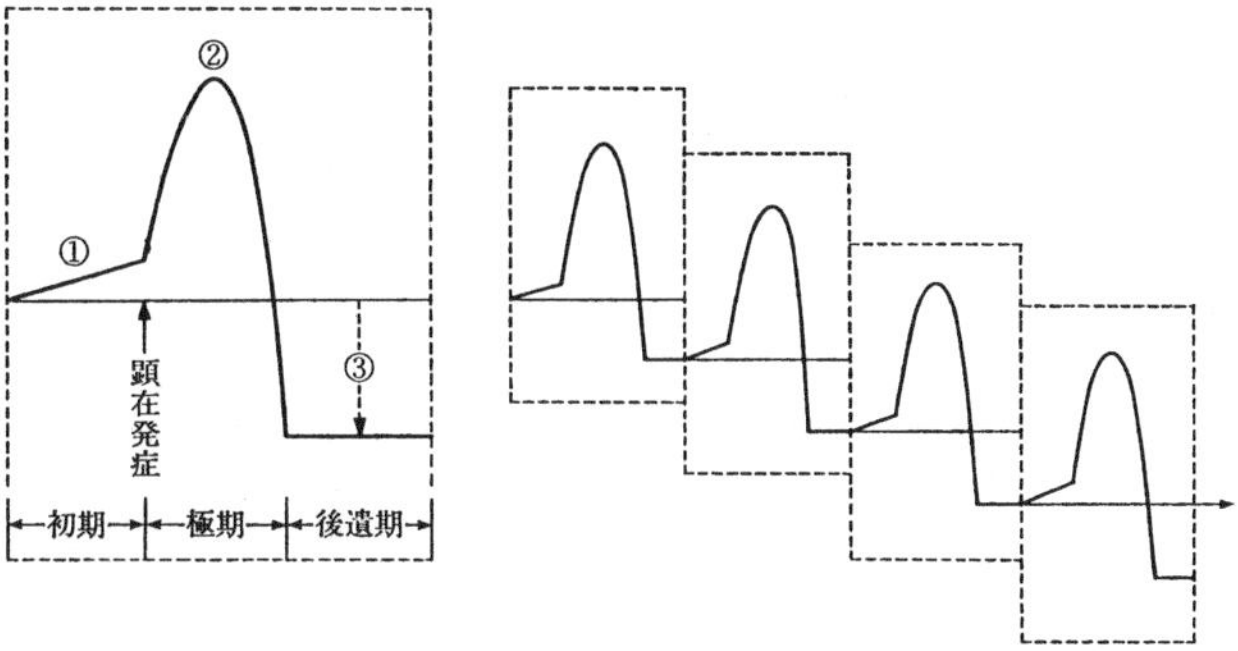

①初期症状	②極期症状	③後遺（期）症状
自生体験	幻声	感情鈍麻
気付き亢進	妄想知覚	意欲減退
漠とした被注察感	自我障害	思考弛緩
緊迫困惑気分	緊張病症候群	

図1　分裂症シュープと経過の模式図

水平基準線は個々のシュープ前（初回シュープでは病前）の状態を表す。基準線より上方はいわゆる陽性症状の発現を，また基準線より下方は陰性症状の発現を示す。シュープを経るごとに基準線は低下していく。（文献21より転載）

反応〉の二つに分けて論じる。なお、これまでの筆者の症候学的研究の対象となり、今またここで述べる分裂病とは、経過分類では急性再発型、三亜型分類では緊張型や妄想型、あるいはブロイラー型、辺縁群などと呼ばれるものであり、筆者自身[21]は〈初期―極期―後遺期と進展する特異なシュープを反復する慢性脳疾患〉と定義しているものである（図1）。明瞭なシュープをなすことなく、急速に陰性症状を強め、いわゆる人格荒廃に至る慢性進行型、破瓜型、クレペリン型、中核群については、ここでは一応対象から除外しておく。

3　成因としての状況意味失認

(1)　一次障害の満たすべき症候学的条件

疾患論を求めて症候学へ立ち向かう際に、暗々裡に筆者は次の二点を仮設的前提としていた。その一は病態機序は症状に反映されるということ、その二は病態機序が進展するにつれて症状はその外形を変えるということである。

さて、出発点として筆者が注目したのは初期症状、ことに分裂病に特異的と考えられる初期症状である。というのは、上記の第一の前提をふまえるならば、特異的初期症状の中に分裂病特異的な一次障害が垣間みえるのではないかと想定されたからである。この場合、垣間みえてきた一次障害が妥当性を有するためには、その一次障害が初期症状全般の形成を説明しうる（条件一）のは当然のこととして、上記の第二の前提、すなわち一次障害に端を発する病態機序が初期から極期への移行に伴う症状変容をも説明する（条件二）ものであることが、必要にして十分な条件となる。こうした観点のもとに行われた筆者の研究を以下に述べる。

(2)　〈気付き亢進〉への着目

自験例を通して、筆者が分裂病に特異的な初期症状であると考えたのは、①自生体験、②気付き亢進、③漠とした被注察感、④緊迫困惑気分の四種である（初期分裂病の特異的四主徴[21]）が、これらのうち一次障害を探る端緒となったものは〈気付き亢進〉という症状である。この症状は、「注意を向けている対象以外の、種々の些細な知覚刺激が意図せずに気づかれ、そのことによって容易に注意がそれる――往々、驚愕や恐怖を伴う――……些細な知覚刺激とは不意に起こる要素的な音声や視野内の何気ない物や動きであり、患者はそれに対して注意を固着させたり、自己に関係づけたり、あるいは特別の意味を感じとったりすることはなく、むしろ『どうしてこんなことが気になるのか』と困惑を感じることが多い」というものであり、heightened dis-tractibility, loss in the selective function of attention, widening of the range of conscious perception（以上、McGhie, A. and Chapman, J.)[12]、deficits in focusing attention and concentrating（Freedman, B. J.）[5]、exaggerated state of awareness（MacDonald, N.）[11]、perceptual enhancement（Crider, A.）[4]、「微分回路的認知」、「アンテナ感覚」（以上、中井）[13,14]、「『気になる』という体験」（徳田）[24]などと呼ばれて、分裂病に特異的な初期症状としてこれまでも十分に指摘されてきたものである。そして、この症状の基盤には、上述の多くの症状名に端的に示されるように注意の障害（随意的・選択的注意の低下、あるいは不随意的注意の亢進）が、また注意を一種の感覚フィルターと見なすならばフィルターの障害があるとされてきた（中井は除く）。分裂病を注意の障害とみなす根拠の一端がここにあるのであるが、はたしてそうなのか。筆者は、この注意障害という理解はなるほど〈気付き亢進〉という症状を説明するには適しているが、同時期に見られる〈自生体験〉、〈漠とした被注察感〉、〈緊迫困惑気分〉等は説明しえない、すなわち先の条件一を満たさないという点で誤りであると考えた。そして、〈気付き亢進〉において、いかにもそれらしく見える注意の障害は仮象にすぎないものであろうと考えた。

(3)　認知過程再考

それでは、〈気付き亢進〉の基盤にある一次障害とは何であろうか。筆者はこれを認知過程を再考する中でとらえようとした[16]。日常経験を振り返ってみるならば、それを注意と見なすか否かは別として、我々の心の中には意識の前に立ちはだかる感覚フィルターがあることは確からしく思われる。というのは、聴覚を例にとるならば、いわゆる「カクテルパーティ効果」をあげるまでもなく、我々は周囲に満ちみちた種々雑多な音声のすべてを自覚的に認知しているわけではなく、そのうちの、注意の向けられたごく一部の聴覚情報のみを認知し

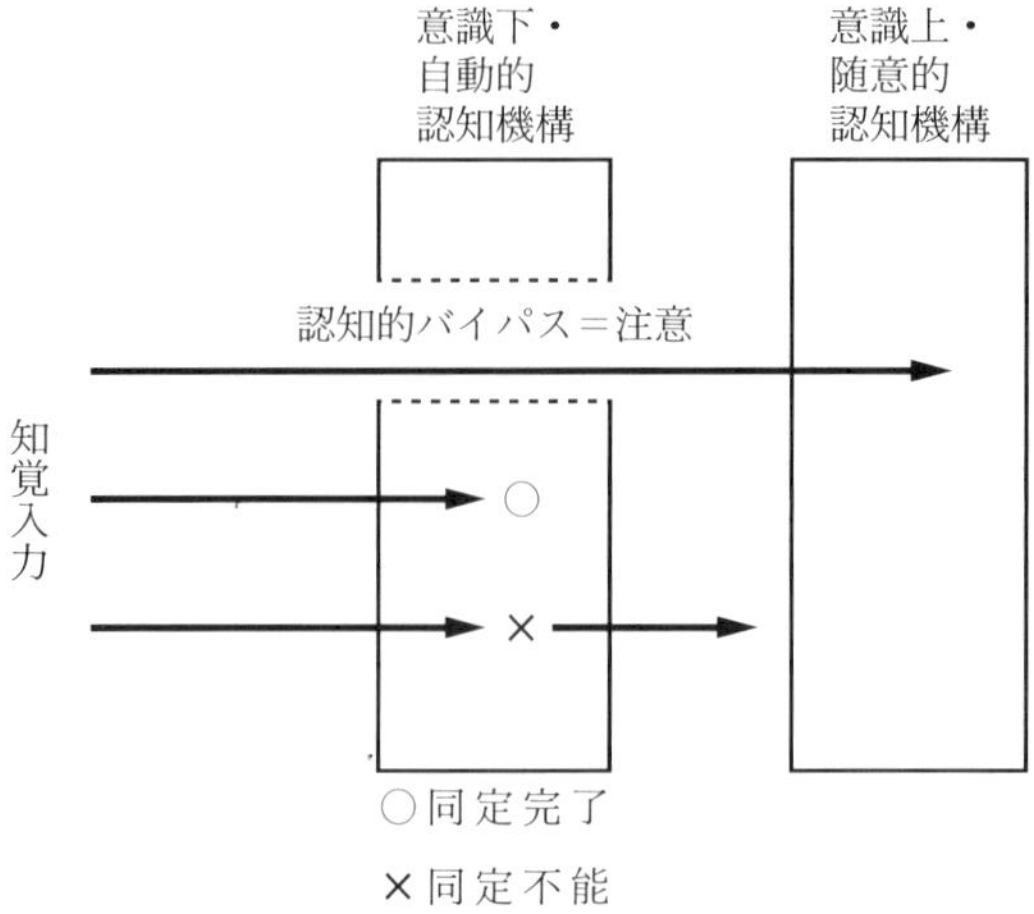

図2　筆者の提唱する二段階の認知機構仮説と注意の認知的バイパスモデル（文献16より，一部修正して転載）

ているだけだからである。ここでは注意はフィルターに開いた、いわば穴であり、注意の向けられた情報は穴を抜けて意識化されるが、その他の情報はフィルターに遮られて意識化へと至らないことになる（注意のフィルターモデル—Broadbent, D. E.）[3]。それでは、注意の向けられていない聴覚情報は一切意識化されないかというと、そうでもなさそうである。例えば立食パーティーの席で、相手との話に熱中していて周りの話し声やその他もろもろの雑音が耳に入らなくとも、その場に似つかわしくない悲鳴が一声上がるならば、我々の注意はさっとそちらに向けられてしまう（不随意的注意）。ここではフィルターそのものが自動的にいかなる情報を意識化するか否かを判断しているように見える。そこで筆者が考えたものが、意識下・自動的認知機構と意識上・随意的認知機構から成り、注意がバイパスとして両者の有機的・合理的連結をはたしている二段階の認知機構仮説である(図2)。ここでは先に述べた「自動的にいかなる情報を意識化するか否かを判断している」フィルターは、意識下・自動的認知機構と措定されているのである。勿論こうした機能の存在は、既にNeisser, U.[22]によって前注意過程 preattentive process として述べられているが、筆者はこれを注意の概念の枠内でとらえるのではなく、認知機構としてとらえるべきであると考えたのである。そして、注意とはあくまでも Neisser の焦点的注意 focal attention に限られるべきであり、それは筆者の認知機構仮説の中では意識下・自動的認知機構に開いた、いわばバイパス（注意の認知的バイパスモデル）にすぎないものなのである。筆者の仮説を要約するならば、注意そのものがフィルターなのではなく、意識下・自動的認知機構こそがフィルター概念の実体であり、注意はその機構のバイパスとしての意味しかおびていないのである。

さて、それではこの意識下・自動的認知機構の機能とはより具体的には何であろうか。先の立食パーティーの席での悲鳴の例に端的に示されるように、我々が何かに注意を向けているのにもかかわらず、不随意的に別のことに注意を奪われるのは、その知覚情報の認知的同定が意識下でできなかった場合であると推測される。このことは、そうした際に我々の心の中にごく自然に浮かび上がる思いが「おや、何だろう？」とか、「おや、どうしたんだろう？」という疑問であることからも支持される。こうしたことからは、意識下・自動的認知機構の機能とは既にその名称に表したように、環界に満ちみちたあらゆる知覚情報の認知的処理を意識下で自動的に行うことであり、認知的同定が不能の際にはその情報を意識上・随意的認知機構へ転送することであると思われる（なお、あらかじめ注意の向けられている知覚情報は、認知的バイパスを通って、当初より意識上・随意的認知機構で処理される。これはある意味では情報の迅速処理システムである）。目的論的に考えるならば、こうした機構の存在は二重の意味で自己保護的な意味を有すると思われる。一つは内に対するもので、意識野が環界からの絶え間ないノイズに攪乱されるのを防ぐという意味であり、二つは外に対するもので、意識的関与なく外界の変化をキャッチするという意味である。弱肉強食の譬えを引くまでもなく、動物社会においては自己保存は至上命令の課題であるが、前者なしには獲物を追い求め続けることは不可能であろうし、後者なしには外敵の出現をキャッチできず、自らがすぐに獲物になり果ててしまうこととなろう。意識下・自動的認知機構の原初的役割はこうした、つとに自己保存的なものと思われるが、いかに進化したとはいえ、動物に属する我々ヒト Homo sapiens においても自己保存は必至のことであり、担うべき機能の表面的な形こそ変われ、こうした機構が常に作動していると考えられる。

(4)「状況意味失認」仮説の提出

認知機構仮説の説明がいささか長くなったが、改めて分裂病における〈気付き亢進〉に戻ろう。正常状態において我々の注意が不随意的に転導をうけるのは、先の悲鳴のごとく特定の限られたことである。しかし、分裂病における〈気付き亢進〉の対象となるものは、定義に記したように「種々の些細な知覚刺激」であり、不特定・多岐・非脈絡のものである（昂じると「知覚の洪水」に陥る）。また、その際の患者の反応は自験例の一人がいみじくも、「あたりまえのことをどうしてなんだろうと思っちゃう」と述べたように、主体にとってもその気付きの理由が腑に落ちず、わからないものである。これらの点から筆者は、〈気付き亢進〉の原因は正常状態におけるような知覚情報の側にあるのではなく、認知機構の側にあること、すなわち意識下・自動的認知機構の障害によってあらゆる知覚情報の同定が不能に陥り、その結果としてそれらが次々と意識上・随意的認知機構へ転送されたためと考えた（この場合、意識下・自動的認知機構は情報判断系と同定不能の際の情報転送系に区別され、前者に障害が生じているが、後者は健全であると考えられている）。これが分裂病における〈気付き亢進〉の概略の説明であるが、障害が脳の認知機構にあるという点で、従来の概念からは失認 agnosia という概念が相当すると考えられたのである。

さて、やっと失認という概念に到達したが、この場合失認されるのは何なのか。これまでの議論において筆者は、情報の同定といい同定不能といったが、その際情報のうちの何が同定され、あるいは何が同定不能に陥るかについては等閑に付してきた。次の設問として、これを取り上げよう。

認知（文字通り「認め知る」の意）とはつまるところ意味の認知であると考えられるが、この主要なものは即物意味の認知と状況意味の認知であろう。前者は「その対象は何であるか」というものであり、後者は「その対象はその状況の中で何を意味するか」というものである。情報が十分に与えられる限りにおいて、前者は「明らかに○○である」という決定的な判断が下されるが、後者はなお「多分○○であろう」という蓋然的な判断が下されるにすぎず、またそれは状況全体の統合的理解をまって初めてなされる認知であって、つとに統合化機制の強い認知（統合的認知）である。さて、認知をこのようなものととらえると、分裂病における〈気付き亢進〉の背後にある失認において認知不能に陥るのは、即物意味であろうか、それとも状況意味であろうか、あるいはその両者であろうか。本節の始めに、一次障害の妥当性を証する条件を二つあげたが、その条件二、すなわち「一次障害に端を発する病態機序が初期から極期への移行に伴う症状変容をも説明する」ものであるとすると、この〈気付き亢進〉は極期のいかなる症状へ移行するのかということが、先の設問を考えるヒントになる。そこで筆者は、〈気付き亢進〉から移行する極期症状をとりあえず妄想知覚であると仮定して考えることにした。Schneider, K.の二節性理論[23]によれば、妄想知覚とは「知覚は正常であるが、その意味づけにおいて誤ったもの」と定義されるが、これを先の認知対象についての筆者の考え方で読み替えれば、「即物意味の認知は正しいが、状況意味の認知は誤ったもの」となる。すなわち、妄想知覚とは状況意味の誤認ということになるのであるが、このことから、つまり後に状況意味誤認へと移行するという点からは、〈気付き亢進〉という症状の背後にある失認は状況意味の認知に関わるもの、すなわち状況意味失認 situational meaning agnosia と結論づけられたのである。[16]

ここで誤解のなきように、短いが重要な注釈を加えておこう。それは、筆者が結論づけた状況意味失認とは、従来の失認概念（例えば視覚物体失認）のごとき症状概念ではなく、障害概念であり、それも意識下にあると仮定されている認知機構の障害と考えられていることである。したがって、この状況意味失認はそれのみでは直接に症状として顕在化するものではない。

(5)　状況意味失認は他の初期症状の形成を説明しうるか

ここで、これまでの(1)〜(4)の議論の簡単な総括を付しておくが、分裂病の初期に見られる〈気付き亢進〉は、すぐにそれとして理解されやすい注意の障害ではなく、意識下・自動的認知機構に生じた状況意味失認によって、本来ならば意識下で処理が完了される不特定・多岐・非脈絡な知覚情報が意識上・随意的認知機構へ転送されたために起こったものである。そしてこの場合、注意の転導亢進はこうしたことの二次的な結果にすぎないと考えられる。

さて、このようにして注意障害に代わる一次障害の仮説に到達したが、これが妥当性を有するためには、まず本節の始めに示した条件一、すなわち「一次障害が初期症状全般を説明しうる」か否かの設問に答えられなければならない。以下にこれを検討する。

まず〈自生体験〉に関してであるが、〈自生体験〉とは「体験そのものがいわば勝手に生じてくるもの」であり、この上位概念のもとに自生思考、自生視覚表象、自生記憶想起、自生内言、白昼夢などの下位症状が含まれる。[21] ここではそれらのうちで最もよく見られる自生思考を取り上げて、その形成が状況意味失認によって説明されうるか否かを検討する。[15、17] 先に論じた〈気付き亢進〉の場合、意識化されるのはそれまで注意の向けられていない知覚刺激、すなわち背景知覚であったが、同様の観点に立って思考にもいわば「背景思考」なるものが存在すると考えるならば、自生思考の形成は〈気付き亢進〉とほぼ同様の機序によって説明しうることになる。したがって、ここでは背景思考が存在するか否かが鍵となる。背景知覚とは注意が向けられていない知覚刺激ということであったが、背景思考の場合の「背景」とは「意識下で自動的に営まれている」ということであり、意識下のことであるだけに、それが存在するか否かは主観的に自覚することも客観的に実証することもできないものである。したがって、ここで問われるのはその存在を認める立場に立つかどうかということである。背景思考を認めない立場からは自生思考は全く説明できないが、筆者は正常者においてもその存在が垣間みえる体験があること、すなわち「ひらめき」や「思いつき」（これらにはその形成に自己が能動的に関与したという感じがないか、もしくはあっても極めて薄弱である）、あるいは入眠期体験（少し眠気がさしてきたものの、まだ寝付かれない折に、頭の中に勝手に想念が涌いてくるのを読者は経験したことがなかろうか）から、この背景思考の存在を認める立場に立っており、自生思考とはこれが意識化したものと考えている。なお、筆者の考える背景思考はフランスでいうところの内的思考 pensée intérieure に相当する。

さて、この意識化の機序であるが、先に「〈気付き亢進〉とほぼ同様の機序によって」と述べた。すなわち、それは状況意味失認によってということであるが、一点のみ違いがある。それは〈気付き亢進〉では状況意味失認によって背景知覚の同定不能(偽りの負の同定)が生じたためであるが、自生思考では状況意味失認によって背景思考の偽同定（偽りの正の同定）が生じたためと思われる。なぜならば、正常状態において背景思考が意識化されるのは、それが内的状況に合致する場合と考えられるからである（この点については文献17を参照のこと)。以上、背景思考を例にあげて説明したが、これは他の〈自生体験〉一般の説明にも適用しうるものと思われる。

背景知覚に対する状況意味失認を外的状況意味失認とすると、この背景思考に対するそれは内的状況意味失認というるものであるが、外的、内的といっても、それらがともに同一の認知機構に生じたものであることは、瞬間瞬間においては我々の自覚しうる認知対象は常に一つであり、知覚のような外的刺激と思考のような内的刺激との間に注意の対象をめぐって競合が起こることから理解されよう。筆者が両者を一括してたんに状況意味失認と呼ぶのは、障害の概念が同一であるというだけでなく、そうした障害が生じる脳構造の上でも両者は単一であると考えるからである。

次に、〈漠とした被注察感〉が状況意味失認によって説明されうるか否かであるが[18]、これは前二者のごとく、背景知覚が、あるいは背景思考が単純に意識化したものとしては理解できない。何らかの中間項が必要であるが、筆者は先の(3)で述べたように意識下・自動的認知機構の原初的役割が自己保存にあり、したがって意識下・自動的認知機構に生じた状況意味失認によって外界知覚の同定が不能に陥ると、それが即「自己保存の危機」という意識下・無自覚的認識を生じることにこの中間項を求めた。それでは、誤ったものでありながらも、こうした認識がなにゆえに〈漠とした被注察感〉を生み出すのか。詳しい説明は省略するが、動物行動学、文化人類学ないし民俗学、あるいは卑近な日常体験からは「まなざされる⇅自己保存の危機」という認識がヒトの中にも深く組み込まれていることに、この症状の成立の起源を求めることができる。すなわち、状況意味失認によって生じた「自己保存の危機」という意識下・無自覚的認識は、「自己保存の危機→まなざされる」というあらかじめ定まった認識パターンを誘導し、これが患者に〈漠とした被注察感〉という体験を生じると考えられた。

最後に〈緊迫困惑気分〉の形成であるが[18]、これは上述の〈漠とした被注察感〉の形成と同根のものである。すなわち、この気分性は状況意味失認によって生じた「自己保存の危機」という意識下・無自覚的認識と密接不可分に結びついた気分にほかならない。その認識が意識下のものであって、したがって自覚しえないものであるだけに、患者は自生してきた緊迫感の原因をどこにも求めえず、いたずらな困惑に陥るばかりとなるのである。

与えられた紙数の関係で、短い要約にならざるをえなかったが、以上の議論によって〈気付き亢進〉から抽出された状況意味失認という一次障害仮説は〈自生体験〉、〈漠とした被注察感〉、〈緊迫困惑気分〉という他の初期症状をも説明しうること、すなわち状況意味失認の概念が先の条件一をクリアーするものであることが明らかとなった。

(6)　状況意味失認の内因性

ここまでの議論をへて、筆者はやっと本特集のテーマである「内因性」にたどりついた。内因性についての従来の見解の最大公約数は、①脳の障害である(心因性の除外)、②脳の障害であるとしても、脳の外からの侵襲によるものではなく、また脳内に発生した障害であっても粗大な病変によるものではない（外因性の除外）、というものであろう。いずれも除外規定であるが、筆者が到達した状況意味失認という概念が、この除外規定に抵触しないかどうか、言い換えれば内因性の資格があるか否かの検討を行いたい。

まず第一の規定であるが、状況意味失認とは状況意味認知に関わる意識下・自動的認知機構の障害であり、仮定されたそうした認知機構の存在や部位こそいまだ不明であるが、これを脳の障害と考えうるのは当然のことであろう。したがって、状況意味失認はこの規定には抵触しない。

次に第二の規定であるが、後にも述べるように筆者は、状況意味失認こそ分裂病の一次障害でかつ唯一の障害と考えており、またそれは上述したように状況意味認知に関わる意識下・自動的認知機構の障害で、しかもそのうちの判断系の選択的障害（転送系は健在）と考えているが、こうした極めて選択的な障害が、脳外からの侵襲によって起こりうる蓋然性はきわめて低いと思われる（脳外からの侵襲の場合は、より広範な障害を生み出すと思える）。また、初期症状に続いて起こってくる幻覚妄想状態や緊張病状態が可逆的であることを考えると、その基礎にある状況意味失認も可逆的な障害と考えられ、この点でそれが粗大で固定的な脳病変に基づくものでないことも納得されるところである。したがって、状況意味失認はこの第二の規定にも抵触しない。

以上のことからは、筆者は状況意味失認を内因と呼びうる妥当性は十分に高いものと判断する。なお、内因の「内」たることに関してであるが、遺伝学的研究を参考にして、筆者はこれを生来的な脳の脆弱性に求めている。これまでの議論から推察されるように、ここで脆弱であるとしている「脳」とは、勿論脳全般ではなく、状況意味認知に関わる意識下・自動的認知機構という特定の脳部位であり、またその「脆弱性」とは恒常的な機能的低格さではなく、失調し易さについて規定されたものである。

4　症状形成機序としての内因反応

本節の表題にある「内因反応 endogene Reaktion」という用語には、奇異な印象を持たれる方も多かろうと想像する。というのは、反応 Reaktion というと一般には心因反応が想起され、またそれは内因と分かちがたく結びついた(病的)過程 Prozeß と対極をなす概念であるからである。ここには、一見すると異質な概念の混交が読み取られかねないが、しかし反応という用語がなにも心因性の専売特許でないことは、第二節で述べた外因反応型（Bonhoeffer）や反応型学説という用語の存在から首肯されよう。筆者がここで述べる内因反応とは「内因に対する脳の応答」という意味であり、「人格の応答」ではなく「脳の応答」という点で、それは心因反応ではなく外因反応の概念に近いものである。ただ外因反応と違う点は、既述したように外因反応とは外因に対してあらかじめ定まった反応型が誘導されるということであり、反応という用語の使用がいわば僭称に近いとも思われる(せいぜい好発型Prädilektionstypen(2)が適当か)のに対し、後述するように筆者の述べる内因反応とは、内因たる脳の障害に対して一次、二次、三次と次々と（他の部位の）脳が応答を重ねていくものであり、真に「反応」という用語の使用が適切であると考えられるものである。以下に、分裂病における症状形成機序が内因反応という概念によって理解されうることを論証しよう。

第三節において、筆者は分裂病の内因として状況意味失認という概念に到達した。これは初期症状から成因へと遡及する方法によって得られたものであるが、実際の病態はあくまでも先に成因があり、それによって症状が形成されてくるものである。そこで改めて、状況意味失認を起点としていかなる症状が形成されてくるのかということが問題となるが、筆者はこの主題に関して既に数年来継続的に論考を行ってきており[15〜20]、そのことについての現時点での結論に基づいて、本稿で必要とされる議論を行おうと思う。

分裂病の症状形成過程に関して筆者の到達した結論を図3に示す[20,21]。この図を大まかに縦割りにすると、上端に示した《背景思考の聴覚化》、《背景知覚の偽統合化》、《偽因性原始反応》、《まなざしの生成》というような、初期から極期へと連なるいくつかの症状連鎖とその機序が浮かび上がり、また横割りにすると右端に示したように〔初期症状〕と〔極期症状〕の分別が浮かび上がってくる。しかし、ここでは内因反応という観点から症状形成機序を⑴一次反応、⑵二次反応とその後の反応連鎖、に二分して論じよう。議論の都合上、先に述べた初期症状の形成にも、今一度触れることになるのをお断りしておく。

⑴　一次反応

意識下・自動的認知機構に生じた状況意味失認によって、意識下での状況意味の同定不能が起こるが、このことを基盤としていくつかの一次反応が起こる。既述したように、この認知機構の情報判断系に障害が生じたとしても情報転送系は健在であるため、同定不能に陥った情報は転送系の正常な機能によって意識上・随意的認知機構へと転送される。これが〈自生体験〉や〈気付き亢進〉という初期症状を現出する。一方、これまた既述したように意識下・自動的認知機構の原初的役割が自己保存にある以上、同定不能という事態は即、「自己保存の危機」の意識下・無自覚的認知を生じさせる。この両者を反応、すなわち「脳の応答」と呼びうるのは、

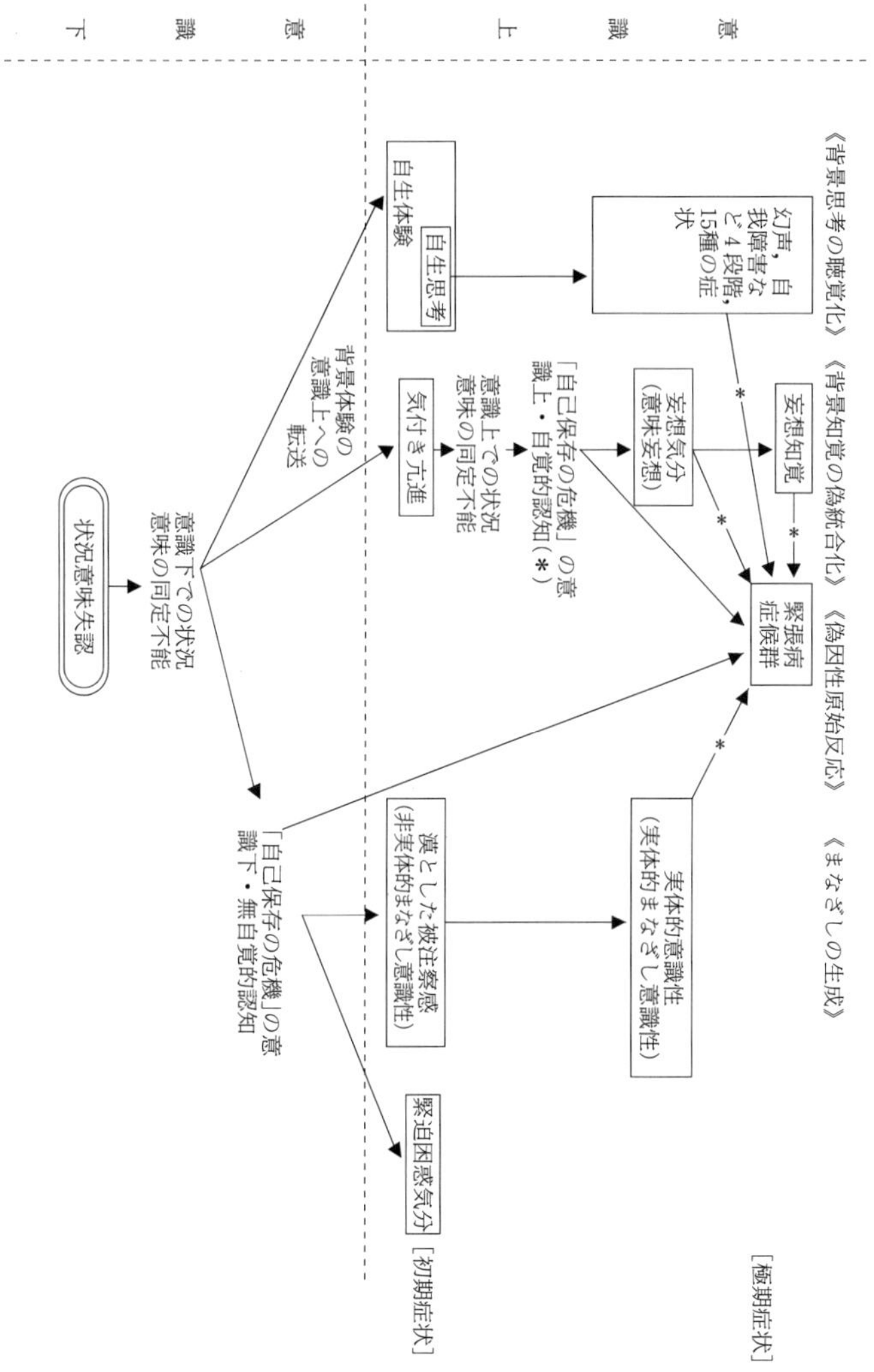

図3　状況意味失認を起点とする分裂病症状系統樹
（文献 20，21 より転載）

前者は入ってきた情報の同定不能という一般的事態に対する正常な情報転送系の応答であり、後者は同様事態に対して、自己保存にはたす意識下・自動的認知機構の役割と不可分に結びついた認知が発現したものと見なせるからである。これらの応答は通常の状態においても常に作動しているものであり（例えば、それまでに経験のない奇異な情報入力に対して）、それ自体は全く正常なものと考えられる。

(2)　二次反応とその後の反応連鎖

二次反応の筆頭にあげたいのは、上述の一次反応で生じた「自己保存の危機」の意識下・無自覚的認知に続発する反応である。既述したごとく、「自己保存の危機」の意識下・無自覚的認知は、一方で「まなざされる↓自己保存の危機」という、ヒトをも含む動物にあまねく備わっていると思われる生得的認知パターンを賦活して〈漠とした被注察感〉を現出させ、他方では「自己保存の危機」の認識と不可分に結びついた不安を喚起し、これが〈緊迫困惑気分〉となるものと思われる。この両者はともに初期症状であるが、症状形成機序の観点からは〈自生体験〉、〈気付き亢進〉とは異なり、二次反応に属するものである。併せて述べるならば、見られる側に事寄せられた体験であった〈漠とした被注察感〉が、見る側へと事寄せられた体験である〈実体的意識性〉へと、その後次第に変化していくのは、「自己保存の危機」という認識が「危機への対処」を促し、それはいわば〝外に敵を探し求める〟ことになるからと思われる。(18)

次に、〈気付き亢進〉に続発する二次反応は何であろうか。ここで重要なことは、意識下での状況意味の同定不能は状況意味失認という認知機構の障害に起因するものである以上、特定の情報入力に対してのみ生じるものではなく、不特定・多岐・非脈絡の情報入力に対して生じるということである。したがって、〈気付き亢進〉

で気付かれるのは不特定・多岐・非脈絡の情報であり、情報入力のそもそもの統合不能性のゆえに、意識下でのそれとは異なる、意識上での状況意味の同定不能がここで新たに生み出されることになる。これが〈気付き亢進〉に連なる二次反応である。これはさらに、意識下での事態と同様に必然的に「自己保存の危機」の意識上・自覚的認知を誘導し（意識下に続いて意識上でも同定できないとなると、不安は一層大きかろう）、これが〈妄想気分（意味妄想）〉となって現出するのである。意識上での状況意味の同定不能に始まり、〈妄想気分（意味妄想）〉の現出で終わる、この反応連鎖は、先に述べた意識下での状況意味の同定不能に始まり、〈緊迫困惑気分〉で終わる反応連鎖とまさに瓜二つの関係にある。ただ、違いがあるとすれば、後者では「自己保存の危機」が意識化されず、ためにその気分性は緊迫感だけでなく、（緊迫感の原因がわからないゆえの）困惑感に彩られるが、前者の場合は「自己保存の危機」が意識化されているがゆえに、それは周囲の具体的現実の中に「危機」の根拠を見いだそうとする積極的な構えを生み出し（〈意味妄想〉という側面）、これが次の段階である〈妄想知覚〉を現出せしめるのである。〈妄想知覚〉の内容が往々被害的自己関係づけの形をとるのは、その基礎に「自己保存の危機」の意識上・自覚的認知があるからであり、病識をもちえないのは意識野への不特定・多岐・非脈絡の情報入力の侵入によって、認知されるべき世界がその相貌を通常とは違えているからである。患者と正常者とは同じ世界を見て異なる意味づけをしているのではなく、異なる世界を見て異なる意味づけをしているのである。我々が環界の意味づけに何の疑問も抱かないように、患者もいわば〝そうとしか見えない〟環界の意味づけに疑問を抱かないのである。妄想内容がいかに迫害的であろうとも、妄想形成によって患者がホッと一息つくように見えるのも、理由の定かでない「自己保存の危機」の認識よりは、それが〝まだまし〟であるからであろう。〈気付き亢進〉の形成をも含む上述の機序を、筆者は《背景知覚の偽統合化》と呼んでいる。(16)

次は〈自生体験〉に続く二次反応であるが、〈自生体験〉のうちでここでは〈自生思考〉をとりあげる。一次反応も含めて、この機序は《背景思考の聴覚化》と一括しうるものである（図4）が、端的に述べるならば、これは背景思考が次第にその対極にある聴覚の属性をおびていくというものである。[15] この機序を今少し区分すると、《背景思考の意識化》と《自生思考の聴覚化》の二つに分けることが可能となる。[17] 前者は既述したように背景思考の意識上・随意的認知機構への転送によって説明しうるものであり、この機序によって現出するものが〈自生思考〉であるが、これが一次反応である。後者の《自生思考の聴覚化》こそ、二次反応とその後の反応連鎖と考えられるものであるが、これは種々の思考障害、いわゆる自我障害、および幻声の現出を説明する。これは推定にしかすぎないが、自生思考が聴覚属性をおびていくことの理解に関しては、意識上・随意的認知機構へと転送されてきた背景思考情報がさらに聴覚領へ転送されるためではないかと考えられ（関連して述べれば、図3の症状系統樹に含まれてはいないが、Séglas, J. の言語運動幻覚 hallucination psychomotrice verbale[1] は、背景思考が聴覚領ではなく言語運動領へ転送されるために生じるものであろう）、また敢えて目的論的立場に立って考えるならば、それは自己の内部に生じた事態を外部からの事態とみなすことであって、自己の統一性を保全する試みであるように思われる（自生思考の常態化は、本来の自己とは別の「もう一人の自分」という認識を、すなわち自己の二重化ないし分裂感を引き起こす）。

最後に、緊張病症候群の発現はいかに説明されるかを見ておこう。結論から先に述べれば、少なくとも分裂病にみられる緊張病症候群は《偽因性原始反応》とみなしうるものである。[20] 筆者がこうした結論に至った考察の出発点は、緊張病性興奮や緊張病性昏迷が各々、自己保存の危機に瀕した動物の本能的防衛行動として、あるいはまた強い驚愕や恐怖に直面した人間の原始反応として見られる運動暴発 Bewegungsstrum と擬死反射

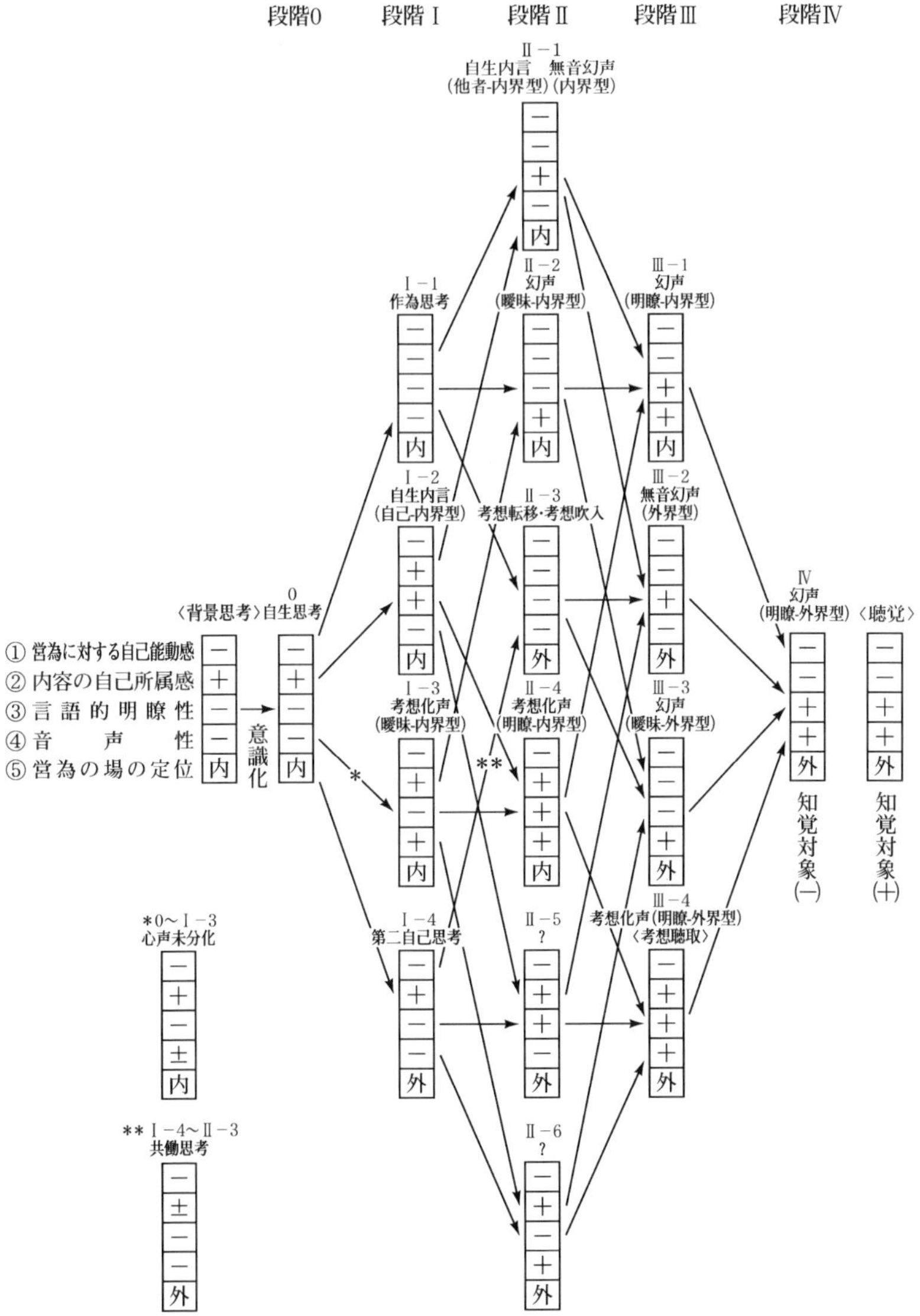

図4　《背景思考の聴覚化》の症状進展図式
（文献19より，一部削除して転載）

Totstellreflex にきわめて類似していることへの着目にあった。こうした状態像の類似性に着目するならば、次の考察として当然のごとく、分裂病の症状形成機序の中に自己保存の危機の認識という事態が存在するのではないかと疑われるが、これまでもすでに論じたように、分裂病においては意識下・無自覚的にも、また意識上・自覚的にも「自己保存の危機」の認識が確かに生じうるのである。ただし、「自己保存の危機」と括弧をつけて表現したように、それらはいずれも状況意味失認に発する、自己保存の危機の「偽りの認識」であって、ゆえに分裂病における緊張病症候群は偽因性の原始反応とみなせるのである。ここでは緊張病症候群は、下等動物からヒトまで広範に遍在する(自己保存の危機に直面した際の)反応型とみなされており、その内部に立ち入っての生成機序は問われてはいないが、分裂病症状の形成機序の考察の上では、それは必ずしも必要ないであろう。分裂病の症状形成過程の中で緊張病症候群が現出する道筋の可能性を図3に書き込んでおいたが、それは「自己保存の危機」の意識下・無自覚的認知から二次反応として現出するほか、多くの経路をへて生じる「自己保存の危機」の意識上・自覚的認知からも現出すると考えられる。

以上の議論によって、分裂病の初期から極期にかけて現れる主だった症状がいかにして形成されるかが明らかになったと思える。分裂病における障害は唯一、意識下・自動的認知機構に生じた状況意味失認であるが、症状はこれがそのままの形で顕在化したものではなく、他の正常な脳機能が内因たる状況意味失認に一次、二次、三次……と次々に応答を重ねて形成されるのである。これが、筆者が分裂病の症状形成機序を「内因反応」と呼ぶゆえんである。この内因反応という概念が、第三節の冒頭で述べた「一次障害の満たすべき症候学的条件」の条件二、すなわち「一次障害に端を発する病態機序が初期から極期への移行に伴う症状変容をも説明する」に対する筆者の回答である。

外因反応とは外因に対してあらかじめ定まった反応型が誘導されるだけのことであり、他方筆者の述べる内因反応とは内因に対して次々と脳が応答を重ねていくものであって、同じく「反応」という用語を用いながら、その内実はかなり異なることが明らかにされたと思うが、最後に外因反応と内因反応の概念間に見られる今一つの重要な差異を指摘しよう。それは、第二節で触れたように外因反応あるいは広く反応型学説の思想の中には、ジャクソニズム、すなわち「疾患過程はただ上位中枢を破壊するのみで、それは上位中枢の破壊による陰性症状と下位中枢の解放による陽性症状を生じる」という考え方が重要な骨格として含まれているが、筆者がここで述べている内因反応の理解はこのジャクソニズムとは全く反対の考えであることである。というのは、措定されている意識下・自動的認知機構は意識上・随意的認知機構よりも下位の機構であるのは当然のこととして、その内部においても障害が生じると考えられた情報判断系は健全である情報転送系よりも下位の機構であり、したがって内因反応として理解される分裂病の症状形成過程においては、障害は下位中枢に生じるのであって、それが正常な上位中枢の、それ自体は正常な応答を誘導することによって症状が形成されるのであると考えられるからである。

5　おわりに

分裂病の成因と症状形成機序に焦点をあて、分裂病症候学についての筆者の研究を再論してきた。結論を今一度確認しておくと、分裂病における一次障害は意識下・自動的認知機構に生じた状況意味失認 situational meaning agnosia であり、それは直接には何らの症状として現れるものではないが、内因として作用し、それ自体は正当な、より上位の脳機構の応答を、すなわち内因反応 endogenous reaction を不可避的に誘導して、そこに症状が形成されるのである。ここには、成因としての状況意味失認と症状形成機序としての内因反応が区別されている。筆者がここで対象とした分裂病が、急性再発型、あるいは妄想型や緊張型、あるいはブロイラー型や辺縁群などと呼ばれる限られたもの（ただし、その頻度は圧倒的に多い）であるとはいえ、筆者の得た結論は、従来の通念では密接不可分に結びついていた内因と（病的）過程 Prozeß の連関を断ち切るものとなった。いまだ荒削りのものであるが、筆者の論がそれなりの意義を有するとすれば、それはこうした従来の精神医学の通念、「常識」に疑いを差し挟んだことにあろう。

今一つ感想を述べるならば、本特集のテーマは「内因性概念をめぐって」であるが、思うにこうした漠たる概念レベルの議論をせざるをえないところに精神医学の後進性が現れており、精神医学もそろそろこの段階を卒業していかなければならないであろう。

文　献

（1）Baruk, H. : La psychiatrie française — de Pinel a nos jours. P. U. F., Paris, 1967.（影山任佐訳：『フランス精神医学の流れ―ピネルから現代へ』、東京大学出版会、一九八二）

（2）Bonhoeffer, K. : Zur Frage der exogenen Psychosen. Zentralbl. f. Nervenheilk. Psychiat. 32 : 499-505, 1909.（小

俣和一郎訳：外因性精神病の問題について。精神医学、二六：一一二九―一一三一、一九八四）
（3）Broadbent, D. E. : Perception and Communication. Pergamon Press, New York, 1958.
（4）Crider, A. : Schizophrenia—A Biopsychological Perspective. Lawrence Erlbaum Associates, Hillsdale, 1979.
（5）Freedman, B. J. : The subjective experience of perceptual and cognitive disturbances in schizophrenia—a review of autobiographical accounts. Arch. Gen. Psychiat. 30 : 333-340, 1974.
（6）Hoche, A. : Die Bedeutung der Symptomenkomplexe in der Psychiatrie. Z. Neur.,12 : 540, 1912.（下坂幸三訳：精神医学における症状群の意義について。精神医学、一七：七七一―八五、一九七五）
（7）石田卓訳編：『アンリ・エイ―精神疾患の器質力動論』。金剛出版、一九七六。
（8）Jackson, J. H. : Evolution and dissolution of the nervous system (Croonian lertures, 1884). In ; Selected Writings of John Hughlings Jackson (ed. by J.Taylor) vol. 2, p.45-75, Hedder and Stoughton, London, 1932.
（9）Kahlbaum, K. L. : Die Katatonie oder das Spannungsirresein, Eine klinische Form psychischer Krankheit. Verlag von August Hirschwald, Berlin, 1874.（渡辺哲夫訳：『緊張病』、星和書店、一九七九）
（10）Kraepelin, E. : Die Erscheinungsformen des Irreseins. Zschr. f. Neurol u. Psychiatr. 62 : 1-29, 1920.（臺弘訳：『精神病の現象形態』、精神医学、一七：五一一―五二八、一九七五）
（11）MacDonald, N. : Living with schizophrenia. Canad. Med. Assoc, J., 82 : 218-221, 678-681, 1960.
（12）McGhie, A. and Chapman, J. : Disorders of attention and perception in early schizophrenia. Br. J. Med. Psychol. 34 : 103-116, 1961.
（13）中井久夫：分裂病と人類―一つの試論。安永浩編：『分裂病の精神病理6』、二四三―二七六、東京大学出版会、一九七七。
（14）中井久夫：関係念慮とアンテナ感覚―急性患者との対話における一種の座標変換とその意味について。精神科治療学、一：一二七―一三一、一九八六。
（15）中安信夫：背景思考の聴覚化―幻声とその周辺症状をめぐって。内沼幸雄編：『分裂病の精神病理14』、東京大学出版会、一九八五。（**本書第一章**）
（16）中安信夫：背景知覚の偽統合化―妄想知覚の形成をめぐって。高橋俊彦編：『分裂病の精神病理15』、東京大学出版会、一九八六。（**本書第二章**）
（17）中安信夫：「自我意識の異常」は自我の障害か―ダブルメッセージ性に着目して。土居健郎編：『分裂病の精神病理

16』、東京大学出版会、一九八七。（本書第三章、第四章）
(18) 中安信夫：分裂病最初期にみられる「まなざし意識性」について。吉松和哉編：『分裂病の精神病理と治療1』、星和書店、一九八八。（本書第五章）
(19) 中安信夫：内なる「非自我」と外なる「外敵」―分裂病症状に見られる「他者」の起源について。湯浅修一編：『分裂病の精神病理と治療2』、星和書店、一九八九。（本書第六章）
(20) 中安信夫：緊張病症候群の成因論的定義―偽因性原始反応として。中井久夫編：『分裂病の精神病理と治療3』、星和書店、一九九〇。（本書第七章）
(21) 中安信夫：『初期分裂病』。星和書店、一九九〇。
(22) Neisser, U.: Cognition and Reality. W. H. Freeman and Company, San Francisco, 1976.（古崎敬、村瀬旻訳：『認知の構図』、サイエンス社、一九七八）
(23) Schneider, K.: Klinische Psychopathologie. (6 Aufl.) Thieme, Stuttgart, 1962.（平井静也、鹿子木敏範訳：『臨床精神病理学』、文光堂、一九六八）
(24) 徳田康年：精神分裂病における「気になる」という体験について―注意の様態と関連して。臨床精神病理、五：一二五―一四一、一九八五。
(25) 内村祐之：『精神医学の基本問題―精神病と神経症の構造論の展望』。医学書院、一九七二。

（臨床精神病理、一一：二〇五―二一九、一九九〇）

第九章　自生と強迫

——体験様式の差異とその臨床的意義——

1　はじめに

本稿にて筆者が行おうとすることは、自生 autochthony と強迫 compulsion[1] という二つの体験様式を互いに対比しつつ、各々の特性を明らかにすることであり、加えてその臨床的意義を明瞭にすることである。

筆者がこの問題を取り上げるに至った直接的契機は、症例アンネ・ラウが訴えた自生思考および自生記憶想起（広く自生体験）の症状同定において、ブランケンブルク[2]がそれらを強迫観念ではないかと疑い、結果的にはそれを否定こそしたものの自生体験という理解には達せず、それらを思考促迫 Gedankendrängen および表象促迫 Vorstellungsdrängen と言うにとどまったことにある。

【ブランケンブルクが強迫観念かと疑った、アンネ・ラウの自生体験】（訳書六九—七〇頁）

質的および内容的にはっきりと精神病的といえるような体験は、最初のうちは確認できなかった。考えが押しよせてきて苦しいという体験があったが、このことにも患者ははじめのうちはそれとなく触れただけで、それがどういう内容のものなのかは詳しく話してくれなかった。それについて質問されても、いつも口ごもるばかりであった。ずっと後になって、自分の体験様式の変化からある程度距離がおけるようになってから、ようやくその詳細がうちあけられた。昼間はっきり眼がさめている状態での《夢》だとか《空想》だとかいういい方がされたが、実際の夢や空想とは違っていたという。彼女の説明はきまって次のようなものだった。《空想といってしまってはあまり正確ではありません。とにかく、なにかが中から出てくるのです》――（どんな内容なの）《たとえば他の人たちにみられたいろいろな反応とか……別にはっきりしたものではなくて……ほんのとりとめのない考えなんです》――《いろいろな考えがおしつけられるんです。どのようにそれに逆らおうとしてもだめなのです》。しかし、それがだれかから押しつけられたものだとか、催眠術にかけられた感じだとかいうことは、はっきりしなかった。ただ、このことが話題になると、いつもは見られないしかめ顔すれすれの表情の不自然な歪みや心の動揺が認められ、この体験が恐しいものであることがありありとうかがわれた。恐しいのは明らかにこの体験の内容ではなかった。その内容がとるにたりないものであることは、彼女が何度もはっきりと述べている。恐しいのはむしろその体験の生じかた、つまり体験成立の形式的特徴らしかった。推察しうる限りにおいて、その空想というのは、彼女が他の人びととの態度や反応の仕方を――その場面全体のいろいろな細部までも――心の中で模倣するように強制されている、といったようなものらしかった。（傍点は筆者による）

促迫Drangという体験様式は、それが内的に促され、迫られたものとしても、いまだ営為に対する自己能動感が保たれたものであり、その点で自己能動感が全くない体験様式である自生とは異なるものであるが、こうした、人によっては些細とも思われるかもしれない症状同定について筆者が厳密をきすのは、症状同定の差異が実は疾患診断に決定的な差異を生み出すからである。ブランケンブルクは症状同定においては上記の誤りを

表1　強迫観念と自生思考の差異（文献10より転載）

	強迫観念	自生思考
1. 観念の成立形式	強迫性 （強いられた感があるとはいえ，あくまでも自己能動的）	自生性 （自己が全く関与せず，自動的）
2. 観念の内容	特定・不合理	不特定・多岐・非脈絡
3. 主体の苦悩	観念内容の不合理性	観念成立形式の自生性

犯したにもかかわらず、症状学的位置づけにおいてはそれらを「自我障碍の初期」、「妄想・幻覚的なあり方の前駆型」と呼び、それらを分裂病性のものとしたが、その記述には一抹の躊躇すらも見てとれる。それも道理で、一般に促迫という体験様式が分裂病性のものであるという症状学的保証はないからである。筆者の行ってきた分裂病症候論[8、10、11]にしたがえば、「自我障碍の初期」、「妄想・幻覚的なあり方の前駆型」という位置づけは実は自生体験にこそあてはまる表現であり、アンネの訴えが自生思考および自生記憶想起であると捉えられていたならば、アンネが分裂病（正確に述べれば初期分裂病）であることは苦もなく診断されたことと思われる。

筆者は上述のことに端を発して、先の論稿[10]においても強迫観念と自生思考の症状学的差異を簡単に論じておいたが、本稿の出発に際して今一度その対比表（表1）を掲げておく。

2　旧来の分裂病症候論における強迫体験の位置づけ

自生と強迫という二つの体験様式を対比しつつ明瞭に区分したいという筆者の問題意識の直接的な契機が、ブランケンブルクによるアンネの症状分析に対する疑義にあることを述べたが、この問題はそれ以前から、分裂病症候学ことに初期分裂病の症候

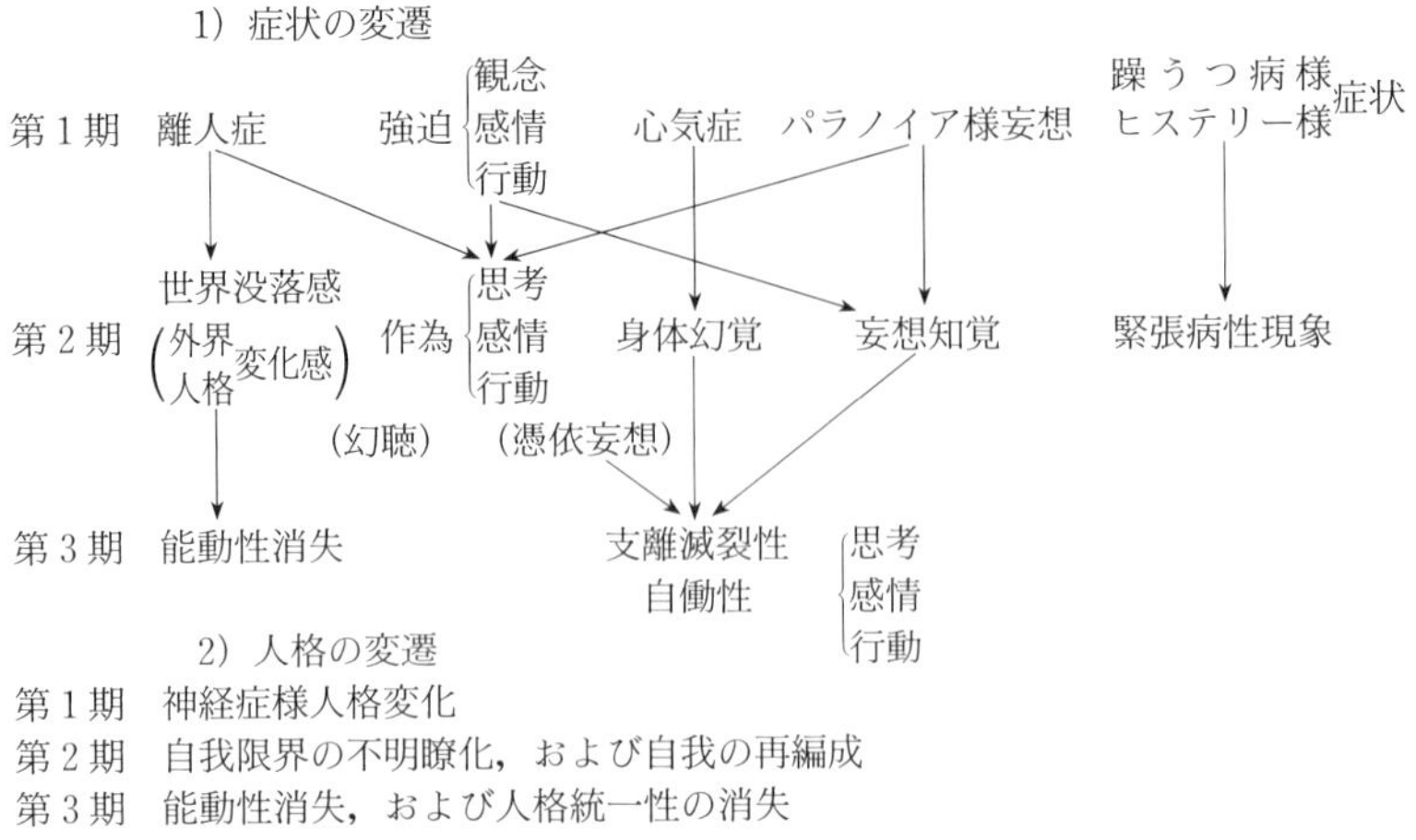

図１　村上による分裂病の症状変遷図（文献６より転載）

学に関心を有する筆者の脳裏に長らくしこっていた問題でもある。というのは、臨床的にも、また精神病理学的にも強迫症状と初期分裂病との密接な関係が従来指摘されてきたからである。

まず臨床的側面について述べるならば、強迫症状が分裂病の発病初期に現れることがあるとも、またさらに進んで分裂病の初期症状とも言われてきたという経緯がある。こうした考えを代表し、またその与えた影響の大なる者として村上(仁)をあげることができるが、彼は「分裂病の精神症状論」[6]と題した論文(昭和二三年度精神神経学会の宿題報告)において図1のごとき分裂病の症状変遷図を提出している。ここでは強迫観念・感情・行動は第1期(神経症様人格変化)の症状群の一部をなし、進展して作為思考・感情・行動ないし妄想知覚など第2期(自我限界の不明瞭化、および自我の再編成)の症状群へと至るとされている。

次にその精神病理学的側面についてであるが、強迫という体験様式を自我障害の一型と理解するむきがあると思われる。そうした理解の端緒はヤスパースにあると思われるが、彼は

表2　立律[13]の考える自我障害の諸症状とその相互移行

症状間の相互移行は矢印で示したごとく，1→13，あるいは逆に13→1の方向に順次起こる。

1. 離人症
2. 強迫症状
3. 自動体験
4. 作為体験
5. 以心伝心，心脱出，心入来，心在宙
6. 予知・予言体験
7. 心声（形）未分化
8. 頭に声（形）
9. 腕（胸，腹など）に声（形）
10. 先心後声（形）
11. 先物（音，行）有声（形）
12. 有読有声
13. 狭義幻覚

かの有名な『精神病理学総論』(4)において、強迫体験を自我能動性の意識、より詳細に述べるならば、そのうちの実行意識 Vollzugsbewußtsein の障害としている。また同じく強迫体験を自我障害と考える者をわが国において捜すとすれば、立津をあげえよう。彼は「自我障害の一生起機序——精神分裂病の場合」(13)と題した論文において、表2のごとき、いわば自我障害スペクトルを描いており、強迫症状を萌芽的なものながら明瞭に自我障害の一型ととらえている(立津はごく最近、前論文以来三二年ぶりにその続論ともいうべき「幻覚の生起機序」(14)と題した論文を公にしたが、ここでも強迫体験は自我障害とされている)。

3　異論の提出

強迫症状が分裂病の初期症状でもありうるという臨床的観察と、強迫という体験様式は自我障害の一型であるという精神病理学的考察はあいまって、我々に強迫状態の患者の鑑別診断に細心の注意を払うよう求めてきたのであるが、はたして上記の臨床的観察や精神病理学的考察は正当なものであろうか。ここではその結論を盲信することなく、その根拠となった症例記載にさかのぼり、またそこで述べられた強迫体験の定義にたちもどって検討してみよう。

(1) 臨床的観察についての批判

強迫症状が分裂病の初期症状でもありうるという臨床的観察のわが国における嚆矢として、またその後に与えた影響力の大であったことを考慮して、ここでは村上の観察を批判の素材とするが、彼が上記の結論を導くに至った根拠としているものは、「精神分裂病と神経症との関連について」[7]と題された論文に掲げられた症例1と症例2である。やや煩瑣ながら症例記載の全文を引用するが、議論の都合上先に症例2を引用する。

［村上の症例2］

二五歳男、小学校の成績は良好であったが、一六歳(中学三年頃)から学校の成績が悪くなった。同年一二月頃より不眠となり人に会うのをいやがる。翌年二月末まで休学静養する。その後も落ち着きなく、発作的に胸が苦しいという。八月入院。「昨年あたりから人の声が聞える……誰の声かわからない、自分の思っていることが声になり人に知られる」、「胸が苦しくなると聞えてきます、聞えるのは変なこと(性的なことの意味)や恐いことです」。治療によってほとんど変化がなかったが、退院間際から急に軽快した。一八歳一月に来院した時は「もう聞えません、しかし何でもないものを見ても、変なことが頭に浮びます、下駄のぬぎようが悪いのを見ると『死ぬ』のではないかと思う。『へんずり』とか『きんたま』ということが頭に浮んできて困ります」。本例はその後中学は卒業したが、一人前の仕事も出

来ないで、家にいる。(傍点は筆者による)

本例の症状変化についての村上の記述は「病状の軽快とともに作為思考、幻聴が強迫観念に移行するのが見られる。このような経過はわれわれがしばしば出会う、最も平凡なものの一つである」というものであるが、村上がここで強迫観念と述べているもの(筆者傍点部)ははたして真に強迫観念と呼びうるものであろうか。これには後述するように強迫の定義にもかかわる問題であるが、筆者の眼から見れば、ここで生じているものは『死ぬ』、『へんずり』、『きんたま』などの言葉の自生であり、これらは自生内言(自生体験の一種、筆者の命名による)であって強迫観念ではない。そして強迫観念ではなく自生内言であればこそ、それは村上の言うごとく「このような経過はわれわれがしばしば出会う、最も平凡なものの一つである」のであり、作為思考や幻聴との移行が理論的にも予測されるのである。[8]

次に症例1を引用する。

［村上の症例1］

現在三七歳、性格は生来寡言、非社交的、学歴は師範学校卒業、成績優秀。地方の小学校に就職当時から、「道に落ちている縄を一回またぐと、また同じようにまたがねば気がすまぬ、食事の前に食器を何度も洗わないと汚く思う」(①)などの強迫観念があったが、昭和一二年(二八歳)一〇月結婚してから以上の症状が強くなり、道を歩いていて突然後向きになって歩いたり、握り飯の皮をむいて食べたりする。同時に「種々の雑念が浮び、決心がつかない、本を読んでいる時に突然『東南』という語が浮び、同時に顔を東南に向けねばならぬように思う」(②)「自分に『西』『東』

『東南』などと話しかけるものがあるように思い、その方に行きたくなる、すぐ戻れば家に近いのだが、後方から押されるように感じ、回り道をする」③(作為体験)などと訴えるにいたり入院する。治療の結果いちじるしく快方に向った。「今でも本を読んでいると、いろいろな単語が頭に浮ぶことがあるが、それに従わねばならぬとは思わない」。しかし、強迫体験は残存している。「手紙を書こうとしても二、三行書くと巧くゆかず、反古をたくさんつくる」「今日病院の廊下の下の道を通ったが、帰りも同じ所を通らねば神様の罰があたるように思う」など。なお入院当時は姿態が硬固で不自然であるが、作為体験の消失とともに、動作も平常に近くなる。

本例は三一歳の春にも病勢増悪し「夜、人のささやきが聞える」などと言い、裸で外へ飛び出したりして入院したが、数カ月にして軽快退院した。この時の体験も「頭のなかに浮ぶ言葉が自分に命令する」、「英語の単語が頭に浮び、それを帳面に筆記せねばならないように思う」など作為体験が主である。(傍点および①、②、③は筆者による)

本例に対して村上は「本例は師範学校卒業頃から強迫観念を訴えるようになり、二八歳の時結婚を動機としてそれが変形し、『頭に浮ぶ言葉が自分に命令する』という作為体験となり、病勢が軽快するとともに、ふたたび強迫観念に変化した例である。同様の経過が数年後にも繰り返される。作為体験はグルーレのいわゆる基礎症状の一つであって、多くの人によって分裂病に特有な原発性症状と考えられているが、本例ではそれが強迫観念の変型、すなわち強迫観念の内容の客観化(自己の観念を他人から与えられたるごとく感ずること)によって発現せるものなることがきわめて明瞭である」との解説を与えているが、はたしてこの解説は妥当なものであろうか。いくつかの疑義を挙げうるが、疑義の第一は傍点①が強迫観念であることは確かであるとしても、傍点②および③の体験内容とは異なる点において、「それが変形し、……作為体験となり」とは言いえないこと、疑義の第二は傍点②および③は主体がそれに従わざるをえないというような強制感を伴った自生内言（②）と幻声（③）にすぎず、主体の営為そのものが一次的に被動化されるという本来の作為体験ではないことである。以上まとめるに、筆者の理解では本例においては強迫観念が自生内言や幻声などの明瞭な分裂病症状に先行して出現したことは確かであるが、それを作為体験（それを自生内言や幻声に訂正したとしても）の前駆症状であるとは決して呼びえないのである。

（先に引用した症例2の説明において、村上が『死ぬ』、『へんずり』、『きんたま』などの自生内言を強迫観念としているのを考慮すると、この村上の解説には別の解釈も成り立つ。それは、村上は傍点②をも強迫観念としたのであり、それが「変形して」傍点③の作為体験になったと主張しているという解釈である。もしそうであるならば、村上の言う「作為体験はグルーレのいわゆる基礎症状の一つであって、多くの人によって分裂病に特有な原発性症状と考えられているが、本例ではそれが強迫観念の変型、すなわち強迫観念の内容の客観化（自己の観念を他人から与えられたるごとく感ずること）によって発現せるものなることがきわめて明瞭である」という論述が今少しわかりやすいものとなろうか。しかし、傍点②が強迫観念ではなく、傍点③が作為体験でないことは上述の通りであり、傍点③は傍点②の体験がやや音声性を帯びたものにすぎない）。

以上、村上が図1の作成にあたって論拠とした二症例の再検討を行ったが、強迫観念が作為体験に移行するという彼の結論を支える臨床的事実は見いだせないと判断される。そこに見られたものは、作為体験という症状についての村上の誤解と、自生体験という症状の存在に村上が無自覚であったゆえに生じた強迫体験の過包含であった。

(2)　精神病理学的考察についての批判

ここでは、強迫体験についてこれまでどのような定義が用いられてきたかを検討するが、筆者の批判の眼目が、従来強迫体験が自我障害、とりわけ自己能動性の障害と考えられてきていることにあるので、体験生起の有り様にしぼって、いく人かの論者の見解を検討する。

まずは強迫症状をその他諸々の体験（表2参照）とともに自我障害の一型と明瞭に断じている立津[13]の論述から見てみよう。立津の論述には強迫のみを取り出してその定義を詳しく論じたものはないが、彼が「ここにいう自我障害とは、主として自我の能動の意識の障害（a）と意識内容が自己に所属するという意識の障害（b）」（a、bは筆者による）であると述べ、aとbが「同時に」障害されると彼が考えていることからは、立津が強迫体験においては自我の能動性が障害されると考えていることは確かであると思われる。定義ではないが、以下の文章が彼の考えを知るのに適切であろう。

［立津の記載］

昭和一六年の夏の頃、私は非常におもしろい例を経験した。その患者には、同一人において、上記の症状（表2の一三種の症状—筆者注）の殆どすべてが認められた。しかも、これらの症状が相互に移行することが、短い経過の間にみられた。これらのことから起った第一の問題は、上記の異常体験は相互に近縁関係にあるものではなかろうか、ということであった。この問題を検討する目的で、その後今日まで実例を多く集めるように努めて来た。その結果からして、私はこれらの諸体験は相互に近縁関係にあるものと考えるようになった。その主な根拠として、次の三つのことが挙げられる。（ｉ）一人の患者でこれらの症状の多くの種類がみられることが多い。（ⅱ）体験としては一つであるが、これらの症状の多くの種類の特徴を同時に兼ねそなえた体験がしばしば経験される。例を挙げると、「頭の中に言語が浮ぶ、自然に湧いて来る、それがいつまでも頭から消えない、忘れようとすると余計しつこく浮んで来る」という体験がある。これは、強迫症状、自動体験、頭に声体験などの要素を兼ねそなえている複合体験である。（ⅲ）経過をみていると、同一例において、これら各症状間に移行し合う現象が、しばしば経験される。なお、この相互移行の場合、ほぼ第1表（本稿の表2―筆者注）に並べられた序列に従って、1→13ないし1←13項の方向に移り変る。（傍点は筆者による）

自我障害を示す諸症状間の関連性についての立津の見解を紹介する目的もあっていささか長く引用したが、本稿との関連で重要な記載は筆者が傍点を付した部分である。立津は、患者の陳述の中にはいくつかの異常体験が複合したものがあると述べ、具体例として「頭の中に言語が浮ぶ、自然に湧いて来る、それがいつまでも頭から消えない、忘れようとすると余計しつこく浮んで来る」という陳述を強迫症状、自動体験、頭に声体験の三つの体験の複合例としてあげるのであるが、筆者がここで問題としたいのは、立津が強迫症状と自動体験が同時に成立していると考えている点である。立津の理解を推察するに、この陳述の前段「頭の中に言語が浮ぶ、自然に湧いて来る」が自動体験（筆者の用語でいえば自生体験）とされ、後段「それがいつまでも頭から消えない、忘れようとすると余計しつこく浮んで来る」が強迫体験とされたのであろうが、後段を特徴づける特性と考えられる〈意志に反して〉という属性は確かに強迫体験の一つの属性ではあるが、決して強迫体験の専売特許ではない（事実、アンネ・ラウの先の陳述にも見られるように、自生体験も〈意志に反して〉現れるものであり、患者はそれを抑圧しようとするものである）。またそもそも、前段（体験生起の一般的特性）を自動体験とし、後段（意志との関連）を強迫症状とするのは、体験の異なった側面に着目しての理解であり、この方法でもって体験の複合を論じるのは原理上誤ったものといわざるをえない。後述するように、筆者は自生と強迫は二律背反的な体験様式であると考えており、立津がこの両者の併存を認めている点に、筆者は強迫という体験様式に対する立津の認識の限界を見てとるのである。筆者の眼から見れば、上述の患者の陳述は自生内言にすぎない（蛇足ながら、引用された患者の陳述からは、頭に声体験はないと判断される）。

さて次に強迫という体験様式の定義、ことに自己能動性の如何に関して、先にその臨床的観察について批判した村上[5]の、また近年記述症候学にのっとった操作的診断基準として提出されたDSM-Ⅲ-R[1]の、また強迫現象についてのごく最近の総説である成田[12]の記述を取り上げてみたい（なお、各々の引用文における傍点は筆者による）。

［村上の定義］

強迫観念とはある特定の観念表象などが絶えず胸裡に浮んできて、それを考えまいとしても抑止することができない状態である。その観念の内容は多くの場合、本人にとって不愉快なものである。……（中略）……強迫現象の特徴は第一に自己の特定の心的作用、観念、思考、感情、行為などのいっさいが自己の意志に反して現れ、これを有意的に抑止することができないことである。

（この強迫観念に属するもので、無意味な事柄を絶えず考えずにはいられない状態になることがある。一般に穿鑿症(Grübelsucht) と呼ばれるもので、強迫思考と呼んでもよいと思われる）

［ＤＳＭ-Ⅲ-Ｒの定義］（強迫観念についての四つの定義の第１）

反復的、持続的な観念、思考、衝動または心像で、少なくとも初期には、それらは侵入的(intrusive)で無意味なものとして体験される。例えば、ある患者は愛する子を殺すという反復する衝動をもつ、ある信心深い人が反復して冒瀆的な考えをもつ。

［成田の定義］（三つの定義の第１）

ある思考や行為が随意的コントロールを越えて執拗に意識のなかに侵入する。

筆者がこれら三者の定義を一括して取り上げたのは、強迫体験における自己能動性の如何に関して三者ともにほぼ共通の理解が示されているからである。傍点を付して明示したように「浮んで」、「現れ」（村上）、「侵入的(intrusive)」（ＤＳＭ-Ⅲ-Ｒ）、「侵入する」（成田）というのがそれであるが、これらの表現からは強迫体験には自己能動性はなく、少なくとも体験生起の有り様にかぎるかぎり、自生体験との区別がつかなくなってしまっている。区別がつかなくなっているというよりも、推察するに各々の論者は強迫体験の定義に際して、自生体験との異同を明瞭にするという意識が欠如していた、より批判的に論じるならばそもそも自生という体験様式が存在することに気がついていなかったのではなかろうか。後述するように、筆者はこうした理解は明らかに誤りであると考えるが、先に批判したように村上が自生内言を強迫観念と誤ったのは、こうした間違った定義にもとづくものであり、むべなるかと思われる。

臨床的観察に続いて精神病理学的考察においても、筆者は村上に厳しい批判の矢を向けざるをえなかったが、彼の論述の中にも唯一、強迫に対する正当な定義が見られる。それは上述の引用文のうち最後に括弧にいれて引用した箇所である。それは強迫観念のうち穿鑿症について彼が述べた箇所であり、彼はそれを「考えずにはいられない」と表現している。一般には「……せずにはおられない」と表現されえようが、筆者はこの表現こそ強迫という体験様式を明々に示すものと考える。これは、「強いられ、迫られた」(強迫)ものであるとしても、つまるところそれは自己の能動性によるものであるということを示す表現であり、強迫体験においては自己能動性は保たれているということになろう。

立津、村上、DSM-Ⅲ-R、成田と、各々の強迫体験の定義に対して次々と批判の矢を射てきたが、筆者が知りえた範囲内で唯一正当な強迫体験の定義を残している者がある。それは戦前において「強迫体験に就いて——強迫体験の現象学への補遺」を著した冨岡[15]であり、すでに忘れ去られた感すらあるが、筆者は彼の論説を高く再評価したいと思う。彼の論述の中から強迫体験の定義に触れた部分をいくつか抜粋してみよう(傍点は筆者による)。

［冨岡の定義］

強迫現象とは自我によって遂行せられるものと承認せられるが而も自我の現下の傾向(akutuelle Tendenz)に一致

せず、従って自我は抗争的、拒否的態度を以て之を抑制せんと努むるが尚且抑制し得ざる作用（Akt）である。

然しながら患者は能動性意識（Aktivitätbewußtsein）を失わず、自己の作用（Akt）であることを肯定する。之は強迫症患者の体験と精神分裂病患者の自我障礙を比較すれば明かである。精神分裂病患者は「私の舌が動く」「他人が私の舌を動かして発音せしめる」と云ふ。強迫症患者は「私はさう云はずには居れぬ」と云ふ。患者自己の意志に従はないが其の自我より発する作用である。

強迫は自己の作用であることの認識を前提とするもので、中心自我ではないが尚且自我の作用であると承認せられる所に強迫体験は体験し得られるのであって、……Kronfeld が之を「自己自身の能動性を欠如せる特異なる体験」として特徴づけているのは妥当ではないであらう。

説明の必要もないほどであるが、ここには強迫体験が自己能動性のしからしむるものであることが明瞭に記述されており、自我障害を自己能動性の障害と解するかぎりにおいて、強迫体験は自我障害ではないことが示されている。ただ冨岡の論説において惜しむらくは、またそれが後世において必ずしも彼が評価されてこなかった理由と思われるのであるが、一方でこうした明瞭な定義を与えているにもかかわらず、他方ではビュルガーとマイヤー゠グロスにしたがって強迫の今一つの特性である「主体の抗争的態度」を重視するあまり、実際の患者の具体的陳述に対する症状同定において彼が誤ったことが挙げられよう。例えば、彼は次のように述べている。

之は即ち関係妄想ではあるが、患者がかかる観念に対して批判を有っており、之に反抗し、且其の観念の自己への帰属性を承認せる限りに於て之を強迫現象と称し得るであらう。

此の患者の「考へ」は云ふ迄もなく作為念慮（gemachte Gedanken）に属すべきものである。然し患者は尚自己の思惟なることを否定しない（自己反逆）点及び夫れが病的なるものであることをよく意識して、之に抗争的態度をとる点に於て之を強迫現象と云ふことが出来るであらう。

このように彼は、原体験が関係妄想であろうとも、あるいはまた作為念慮であろうとも、主体がこれに対して抗争的態度をとるかぎりにおいて、それらを広く強迫現象に含ませてしまったのである。

以上、強迫現象についての冨岡の論説は〝内包において正しく、外延において誤った〟とでもいうべきものであるが、強迫体験においては自己能動性が保たれていること、そのかぎりにおいて自我障害とは呼びえないことを明示した点においては、現時点においても高く評価されるべきことと思われる。

4　自生と強迫の体験特性の比較

強迫という体験様式について、従来その定義が曖昧であり、また分裂病の初期症状として現れたとされてきた強迫症状が実は強迫症状ではなかったということを長々と文献を引用しつつ論じてきたが、すでにこれまでの論述から明らかなように、定義において強迫との異同が不明瞭で、かつ症状同定において強迫症状と誤られた当該のものは自生体験である。そこで筆者は、いよいよ本稿の主題である自生と強迫という二つの体験様式の差異に関する議論に入っていきたいと思う。

ただ、比較の一方である自生という体験様式の存在ならびにその概念が現今の精神医学において必ずしも十分に知られていないと思われるので、あらかじめその概略の説明をしておきたい。自生という体験様式は、その言葉どおりなんらかの精神現象が〝自ずから生じる〟と体験されるものであり、すでに一九二〇年代においてクレランボー(3)の精神自動症 automatisme mental(とりわけ、そのうちの小精神自動症 petit automatisme mental)の概念によって明確に提示されたものである。しかるに筆者の理解するところ、精神自動症の発現についてクレランボーが主張した神経学的機序が機械論として批判されるにおよんで、彼の観察した自動症(自生)という体験様式自体もいささか軽視されたようである。筆者はフランス語圏の精神医学に疎く、その国における影響力には分明ではないが、わが国も含めてドイツ語圏の精神医学には自生という体験様式に着目した症状名としては autochthones Denken(自生思考)があるのみであり、英米圏の精神医学にはその影すらも見いだせないようである。筆者は自らの初期分裂病研究を通してその主要症状の一つが自生体験であることを見いだした(筆者の述べる初期分裂病の症状はクレランボーの小精神自動症の症状群と重なるところが多い)が、改めてクレランボーの観察眼に感服せざるをえなかった。

さて、概念の比較にあたって筆者が経験した自生体験の陳述例を掲げておこう。筆者が見いだした自生体験は要素心理学的には思考、内言語、記憶想起、視覚表象、空想表象などに及んでおり、筆者は各々に「自生」という用語を冠して症状名としているが、ここでは強迫観念との比較を考慮して自生思考と自生内言の例をあげておこう。

自分で意識して考えていることと無関係な考えが、急に発作的にどんどんと押し寄せてくる。頭の中がごちゃまぜとなってまとまらなくなる。長くて一〇分、短くても二〜三分続く。（自生思考）

雑念が出てくる。テストの前なんか余計に出てくる。必ずしもテストに関係ない。逆らうみたいに出てくる。（コントロールできない？）全然身勝手に動いている感じ。放っておこうと思えば、悩まなくてもすむけど。（自生思考）

心の中に言葉が出てくる。例えばテレビで男優を見ると、自分では結婚など考えてもいないのに「結婚できるかしら」とか、女ばかりの同胞の長女なので両親の面倒をみていかなければならないと思っているのに「親の面倒はみない」とか、中華料理店の前を通りかかると「帰りにギョーザを食べて帰ろうか」などの言葉が心の中に自然と出てくる。それらの言葉の内容は全く考えてもいないものであったり、常日頃考えていることの逆であったりする。こうした言葉はすぐに紙に書き写せるほど言語的に明瞭であるが、聞こえるとか見えるとかの感じは全くない。あくまでも心に湧いてくる感じ。また、言葉が湧いてくるスピードは普通にしゃべっているのと変わりはない。（自生内言）

前節までに論じた強迫に関する議論、および本節で述べた自生についての紹介をふまえて、以後自生と強迫の体験特性を対比的に検討してみたい。なお、ここで検討した特性は以下の五種である。

①体験の感じられ方——その実体験は主体にとってどのように感じられるものなのか、それを叙述形式で表

現し、かつ〔営為に対する自己能動感〕はあるのか、それともないのかを検討する。

②重症化の方向性――重症化していった際には、その体験は形式的にどのような変容をこうむるのかを検討する。

③体験による主体の苦痛――その体験において主体が最も苦痛とするものは何なのかを検討する。

④体験に対する主体の構え――その体験の発現に対して、主体はどのような態度をとるのかを検討する。

⑤体験内容の単一―多岐、特定―不特定、新規―再現――体験内容は単一なのか多岐に及ぶのか、特定のことか不特定のことか、そのつど新規なものなのかくりかえし再現するものなのかを検討する。

①体験の感じられ方

自生および強迫における体験の感じられ方を叙述形式で表現すると、各々「……が勝手に出てくる」、「……を考えず(せず)にはおられない」となろう。自生における「……が勝手に出てくる」という表現は患者自身が自発的に述べることの多いものであり、また治療者からその有無を尋ねる際に患者にもっともわかりやすい尋ね方である。注釈を要するのは強迫における「……を考えず(せず)にはおられない」という表現である。筆者のこれまでの経験によれば、患者のすべてが必ずしもこうした表現で強迫症状を陳述するものではない。時には「浮かぶ」など自生とまぎらわしい表現をすることもある。しかし、そうした表現が選ばれるのはそこで行われる営為が患者の全一の意志によるものではなく、まさに強迫という用語どおりに「強いられ、迫られる」感じが随伴しているからであり、よくよく尋ねてみるならば、結局は自分が考え、自分がしていることを認めるものである。これら両者の表現を今少し解析的に〔営為に対する自己能動感〕の有無で区分けしてみると、

「……が勝手に出てくる」は文字どおり自生性であって、そこには自己の能動性も、また他者による被動性もないものであるが、「……を考えず（せず）にはおられない」は強いられ、迫られたものであるとしても、つまるところそれは自己の能動性のしからしむるものであるということになる。すなわち前者には〈営為に対する自己能動感〉がなく、後者にはそれがあるということになり、少なくともこの属性で見るかぎりは、両者は対極的であり、画然と区別されることになる。付け加えるならば、以上の解析からも明らかなように、自生性と強迫性という用語は対比的な用語ではなく、体験様式の差異を真に対比的に表現するためには、強迫性という用語に代えて強迫的能動性という用語が選ばれるべきであり、それが自生性という用語に対置されるべきであろう。先に批判したように、村上をはじめとする多くの論者が強迫症状の中に自生体験を包含したり、あるいは冨岡が強迫症状はつまるところ自己能動性によるものであると認めながらも、抗争的態度（それは「強いられ、迫られる」という意味での強迫性に対して主体のとる構えである）を重視するあまり、種々の症状を強迫体験に包含するという誤りを犯したのは、結局のところ強迫という体験様式に含まれる自己能動性が十分に理解されておらず、強迫と自生が二律背反的な体験様式であることが認識されていなかったことによるのであろう。

②重症化の方向性

〈営為に対する自己能動感〉という属性で見るかぎり、自生と強迫は互いに画然と区別される体験様式であることを述べたが、この違いは重症化していった際の両者の体験様式の変容をみれば一層明らかとなる。筆者はかつて〈背景思考の聴覚化〉を論じ[8]、その症状変遷における〈営為に対する自己能動感〉の属性変化を述べたことがあるが[9]、自生性は順次、第二自己能動性→自己被動性→他者能動性へと次第に「超越的他者」が現れる方向へと変化していくのである。一方、強迫症状が重症化するとどうなるのであろうか。時に強迫病 Zwangskrankheit とも呼ばれる重症強迫神経症においては、患者は強迫内容の不合理性や無意味性に対して批判を失い、その点で強迫症状が妄想化している（筆者はこうした症状を自我親和的強迫体験 ichnahe Zwangserlebnisse もしくは妄想様強迫体験 wahnähnliche Zwangserlebnisse と呼んでいる）が、この際同時に体験には「強いられ、迫られる」という意味での強迫性が失われており、ここに強迫的能動性は通常の自己能動性へと変化してしまっている。

以上述べたように、重症化に伴って自生性は他者能動性の方向に、一方強迫的能動性は通常の自己能動性へと変化するが、これらの変化のベクトルは全く逆方向であり、ここでも自生と強迫という体験様式は画然と区別されることになる。

③体験による主体の苦痛

ここで検討するのは、体験に際して患者は体験のどの点を苦痛とするのかということである。本稿の冒頭に掲げたアンネ・ラウの症例記載においてブランケンブルクがいみじくも「恐しいのは明らかにこの体験の内容ではなかった。その内容がとるにたりないものであることは、彼女が何度もはっきりと述べている。恐しいのはむしろその体験の生じかた、つまり体験成立の形式的特徴らしかった」と述べたように、自生において患者が苦痛とするのは体験出現の自生性である。一方、強迫においてはそれは体験成立の形式ではなく、体験内容の不合理・無意味性と考えられる。もちろん患者は「意志に反して、何度も何度も」（形式的特徴）考えずにはおられないことをも苦慮とするが、それはあくまでも考えずにはおられない内容が例えば「どうしてこんなにわかりきった、馬鹿らしいこと」だからであって、真の苦痛は体験内容の不合理・無意味性にあると思われる。これは次に述べる〈体験に対する主体の構え〉を見れば一層明瞭となる。

④体験に対する主体の構え

ここで検討する〈体験に対する主体の構え〉は前項の〈体験による主体の苦痛〉と密接に関連する。というのは、当然のことながら患者の何らかの対処は体験による苦痛に向けられたものだからである。自生においては、患者は例えば何かのことに随意的、意図的に集中する、すなわちいわば〝わざと気をそらす〟ことによって、自生的な体験出現を抑圧しようとしたりするが、多くの場合それは功を奏さず、かえってそのことによって体験出現が増加する場合すらもある。そうなると多くは、体験出現にただ受身的に翻弄されるばかりとなる。一方強迫においては、患者は不合理・無意味な体験内容に対して、心の一方では自明のこととしてわかっているその不合理・無意味性を今一度筋道を立てて証明しようとしたり、あるいは生じてくる不安を強迫行為で解消しようとしたりして、つまるところ抗争するのである。

⑤体験内容の単一―多岐、特定―不特定、新規―再現

ここでは限られた、ある一定期間における体験内容について検討するが、自生においては体験内容は多岐にわたるものであり(自生思考においてはその一々を説明しえないほどである)、かつ個々の内容は不特定でその間には脈絡がなく、またそのつど新規なものが現れるのを特徴とする。一方、強迫においては少なくともある一定期間の範囲内では内容は単一であり（必ずしも単一と呼べない場合もあるが、それでも限定されたいくつ

表3　自生と強迫の体験特性の比較

		自　生	強　迫
1	体験の感じられ方	……が勝手に出てくる 〈自生性〉	……を考えず（せず）にはおられない 〈強迫的能動性〉
	営為に対する自己能動感	なし	あり
2	重症化の方向性	自生性→第二自己能動性→自己被動性→他者能動性（「超越的他者の出現」へ）	強迫的能動性→通常の自己能動性
3	体験による主体の苦痛	体験出現の自生性	体験内容の不合理・無意味性
4	体験に対する主体の構え	自生的な体験出現を抑圧しようとするか，もしくは受身的に翻弄される	不合理・無意味な体験内容に対して抗争する
5	体験内容の 単一—多岐， 特定—不特定， 新規—再現	多岐 不特定 新規	単一 特定 再現

かのものであることがほとんどである)、かつ特定のものであり（内容がいくつかある場合には、そこに共通のテーマが見いだせることが多い)、くりかえしくりかえし同一もしくは類似の内容が再現することを特徴とする。

以上、五種の特性について自生と強迫の体験特性の比較を行ったが、このうち最も肝要な差異は①であり（その妥当性は更に②によって裏付けられている)、筆者はそのことによって、自生と強迫が全く異なる、二律背反的な体験様式であることを主張しようと思う。以上の議論を表示すると表3のごとくとなる。

5　おわりに

筆者が本稿で行ったことは、強迫という体験様式に対する従来の理解がその内包と外延の両面において自生という体験様式を過包含していることを指摘し、改めて自生と強迫の体験特性の比較を通して、両者が全く別の、二律背反的な体験様式であることを主張したものである。こうした議論はきわめて基礎的な精神病理学的議論であるが、議論の結果は初期分裂病の鑑別診断に際しての強迫症状に対する過度の配慮が無用のものであること、それに代わるものとして自生体験の有無に注意を配ることが肝要であることなどを指し示しており、臨床に直結する議論でもある。もちろん筆者は、自生と強迫という体験様式についての今回の議論をふまえてもなお、分裂病（その初期にも）に強迫症状が現れることがあることを否定しないが、少なくとも自生を過包含した従来の強迫の定義による、分裂病と強迫症状の関連性に関する文献を鵜呑みにせず、また今後においては今回提示した定義に基づいて議論を行うことが必要であることは主張できるように思う。

強迫の定義ならびに実際の症状同定における従来の誤りを指摘した本稿は、ひるがえって自生という体験様式に注意を喚起するものとなったが、思うに筆者の意図は、自生が強迫と並んで、むしろそれ以上に重視されなければならない体験様式であるとの主張であったのかもしれない。

注

通常、強迫観念には obsession が、強迫行為には compulsion があてられるが、本稿では強迫という体験様式を論じており、それに対応するものとしてここでは compulsion を採用した。

文献

(1) American Psychiatric Association : Diagnostic and Statistical Manual of Mental Disorders. third ed.-revised, APA, Washington, D. C., 1987（高橋三郎訳：『DSM-III-R精神障害の診断・統計マニュアル』、医学書院、東京、一九八八）。

(2) Blankenburg, W. : Der Verlust der natürlichen Selbstverständlichkeit——Ein Beitrag zur Psychopathologie symptomarmer Schizophrenien. Ferdinand Enke Verlag, Stuttgart, 1971.（木村敏、岡本進、島弘嗣訳：『自明性の喪失-分裂病の現象学』、みすず書房、東京、一九七八）

(3) Clérambault, G., de : Automatisme mental et scission du moi. Oeuvre psychiatrique, Tome II, P. U. F., p. 457-467, 1942.（高橋徹、中谷陽二訳：精神医学、一九：五二七—五三五、一九七七）

(4) Jaspers, K.: Allgemeine Psychopathologie. 5 Aufl., SpringerVerlag, Berlin, 1948.（内村祐之、西丸四方、島崎敏樹、岡田敬蔵訳：『精神病理学総論』、岩波書店、東京、一九五三）

(5) 村上仁：精神分裂病の心理。弘文堂、東京、一九四三。村上仁：『精神病理学論集1』、みすず書房、東京、一九七一。

(6) 村上仁：分裂病の精神症状論。精神経誌、五〇：一〇—一七、一九四九。村上仁：『精神病理学論集1』、みすず書房、東京、一九七一。

(7) 村上仁：精神分裂病と神経症との関連について。村上仁：『精神病理学論集1』、一一九—一四一、みすず書房、東京、一九七一。

(8) 中安信夫：背景思考の聴覚化—幻声とその周辺症状をめぐって。内沼幸雄編：『分裂病の精神病理14』、一九九—二三五、東京大学出版会、東京、一九八五。（本書第一章）

(9) 中安信夫：内なる「非自我」と外なる「外敵」—分裂病症状に見られる「他者」の起源について。湯浅修一編：『分裂病の精神病理と治療2』、一六一—一八九、星和書店、東京、一九八九。（本書第六章）

(10) 中安信夫：『初期分裂病』。星和書店、東京、一九九〇。

(11) 中安信夫：『分裂病症候学—記述現象学的記載から神経心理学的理解へ』。星和書店、東京、一九九一。

(12) 成田善弘：強迫症。土居健郎、笠原嘉、宮本忠雄、木村敏編：『異常心理学講座（第三次）第四巻　神経症と精神病1』、四五—一〇五、みすず書房、東京、一九八七。

(13) 立津政順：自我障害の一生起機序—精神分裂病の場合。精神経誌、六〇：七八二—七八八、一九五八。

(14) 立津政順：幻覚の生起機序。精神医学、三三：三一一―三一七、一九九〇。
(15) 冨岡徳三郎：強迫体験に就いて―強迫体験の現象学への補遺。精神経誌、四四：六一三―六二三、一九四〇。

（永田俊彦編：『分裂病の精神病理と治療5』、一―二五、星和書店、東京、一九九三）

第一〇章　緊迫困惑気分／居住まいを正させる緊迫感
――初期分裂病治療の標的について――

1　はじめに

緊迫困惑気分（gespannt-ratlose Stimmung, tense and perplexed mood）とは筆者[2]が《初期分裂病の特異的四主徴》の一つに数え上げたものであり、「何かが差し迫っているようで緊張を要するものの、何故そんな気持ちになるのかわからなくて戸惑っているというような、緊迫の自生とそれに対する困惑からなる気分」である。これは妄想気分の前段階に見られるものであって、それとは①患者は外的事象の意味変化におののいているのではなく、内的自己の変容に戸惑っている、②妄想志向性がない、という二点において区別される[3]。筆者[3]はこの気分の発生を状況意味失認に基づく〈「自己保存の危機」の意識下・無自覚的認知〉によるものと考えているが、そうした理論の当否はさておくとしても、それは初期分裂病の臨床上きわめて重要な症状と思われる。いま筆者は「臨床上」と述べたが、これまでの論稿[2、4]において筆者が強調したのは、そのうち診断に関するものであり、それが初期分裂病を疑うメルクマールの一つであり、初期分裂病診断へのいわば〝導きの糸〟になりうるということであった。しかし、これまで述べることは少なかったが、初期分裂病の治療においてこの緊迫困惑気分はもっとも重要な標的でもある。以下、本稿ではこの点を論じてみたい。

2　居住まいを正させる緊迫感 vs. 危急に備えさせる緊迫感

筆者[4]はかつて精神医学の診断手法はパターン認知と即応的質問であると述べ、眼前の患者が初期分裂病ではないかと疑うパターンの内実を以下の三点に要約したことがある。それらは、①自発的来院でありながら、面接は受身的である、②外観からは疲れてくすんだ印象を受けるものの、そのじつ弛緩はしていず、むしろ緊迫感がある、③苦悩は強いが、その原因を述べることができない、であり、経験の乏しかった研修医時代にはそれらは総じて「奇妙な矛盾」と感じられたものであった。そして、こうした受診行為あるいは全般的雰囲気に感じられた「奇妙な矛盾」から最終的にもたらされたものが緊迫困惑気分という症状概念であった。緊迫困惑気分という用語はそれを四主徴の一つに数え上げたことに示されるように症状名であって、筆者はその気分性をあくまでも患者のものと考えているのであるが、しかし筆者は自身の初期分裂病臨床の当初からそう認識していたわけではなく、当初感知しえていたものは初期分裂病患者に対した際に我知らず心内・身内に生じてくる自らの緊迫感であり、またその病態をどう理解すればいいのか、患者にどう対応していいのかわからないことから生じてくる自らの困惑感であった。しかもそれは自覚的な認識ではなく、無自覚的な感知の類いのものであった。そして、自らに生じた緊迫と困惑を感知から認識に転じ、次いでそれが患者の有する気分性から生じたものとして患者に投げ返したもの（「緊迫」、「困惑」という同じ用語を用いながらも、その内容は患者のそれと筆者のそれとではもちろん異なるものである）が緊迫困惑気分という症状概念であり、その成立の経緯であった。

さて、本稿ではこの緊迫困惑気分こそが初期分裂病治療のもっとも重要な標的であることを論じるのであるが、それに先立ってこの症状概念を今一度明細化しておきたいと思う。すでに述べたように、患者の緊迫感はまずもって患者に面前する治療者の心内・身内に生じる緊迫感として、あるいは患者と治療者で構成される場の緊迫感として治療者に感知されるが、この緊迫感がいかような性質をおびたものなのか、ここではその内実を今少し明らかにすることとする。

明らかにするといっても、「私にはそう感じられる」というものであるにすぎないが、その緊迫感は〝何かよくわからないが、居住まいを正さざるをえない〟という性質のものであり、どこか〝粛然たる思い〟を抱かせる類いのものである。面前する他者に与える、こうした影響を表現し、かつそれが患者の気分性に発するものとして患者に投げ返せば、それは「居住まいを正させる緊迫感」とでも表現しえようか。この〝感じ〟を一層よくわかろうとするには、幻覚妄想状態あるいはより明瞭には緊張病状態の患者に接した時に治療者に感じられる緊迫感と対比してみればよかろう。筆者には後者は「危急に備えさせる緊迫感」と感じられ、それを受けて筆者の側にはどこか〝対峙する構え〟が生まれるようである。「居住まいを正させる緊迫感」、〝粛然たる思い〟vs.「危急に備えさせる緊迫感」、〝対峙する構え〟という対比が成り立つのであるが、その印象のよってきたるところを解釈するならば、前者は人間存在としての実存的不安にさらされている他者の危機を眼前にしてのものであり、後者は動物存在としての生命的恐怖に襲われている自らの危機を予兆してのもののようである（誤解を避けるため後者に関して付言するが、「動物存在としての生命的恐怖に襲われている」のはまずは患者であり、それが患者の中に外界に対峙する姿勢をもたらすゆえに、治療者の側にも一方で治療者でありながら、どこかしら対峙の姿勢が喚起されるものと思われる。またこれには今一つ解釈があり、それはかつて筆者(3)が自己保存にはたす状況意味認知の役割と正常者が精神病者に抱く恐怖心、いわゆる「偏見」との関連性にふれて述べたことであるが、精神病者の示す行動の不可解さ、すなわち状況意味認知の同定不能という事態が治療者の中にもある、動物としてのヒトの自己保存本能に警告を発するゆえであろう）。

以上述べたように、この緊迫困惑気分は初期分裂病患者に面前した治療者の側にもっぱら感知されるものであって、いうならば客観的所見としての徴候 sign であるが、しかし稀ながらそれが自覚的訴え symptom として患者から陳述される場合もある。筆者(2)はかつてその訴えの一例を示したが、ここでもまた参考のために別の一陳述例を示しておこう。

［緊迫困惑気分の陳述例　二二歳、女性］

いつも何かに追われているような圧迫感があります。

（追われるって何に？）時間とか……。

（怖いって感じはあるの？）怖いです〈コックリとうなずきながら〉

（自然に緊張してくるの？）いつも入社試験の面接の前の日のような緊張感が、朝も昼も晩もあるんです。

（いつ頃からあるの？）社会に出てから……三年前よりひどいです。昔から軽くはあったんですけど……社会に出てか

表1　初期分裂病の特異的四主徴

1.	自生体験 ①自生思考 ②自生視覚表象 ③自生記憶想起 ④自生内言 ⑤白昼夢
2.	気付き亢進 ①聴覚性気付き亢進 ②視覚性気付き亢進 ③身体感覚性気付き亢進
3.	漠とした被注察感
4.	緊迫困惑気分

表2　診断基準作成に関する研究において筆者らが用いている初期分裂病症状リスト

1.	自生思考
2.	自生内言と心声未分化
3.	自生記憶想起
4.	自生空想表象
5.	自生視覚表象
6.	非実在と判断される幻視
7.	非実在と判断される要素幻聴と呼名幻声
8.	音楽性幻聴
9.	視覚性気付き亢進
10.	聴覚性気付き亢進
11.	視覚の強度増大ないし質的変容
12.	聴覚の強度増大ないし質的変容
13.	まなざし意識性
14.	体外離脱体験

ら余計ひどくなったんです。
（どうしてそうなると思う？）いつも何かで頭が一杯で、余裕がない感じです。
（つらい？）……つらいですね、もう。苦しいって感じ。
（これが一番つらいんだね？）はい…はい…〈と、涙を流して泣く〉。

3　初期分裂病治療の標的として

初期分裂病に関する筆者の研究は、これまでいささか診断面に偏りすぎていたかもしれない。それはこうした臨床単位の存在がいまだ十分に知られず、それゆえに診断のための基準をより明確に示そうと努めてきたゆえであるが、それは反面において治療の標的を、それももっとも重要な標的を見失わせる方向に進んできたとも思える。具体的に述べよう。筆者は当初、初期分裂病症状として《初期分裂病の特異的四主徴》（下位症状を含めるならば一〇種）[2]（表1）を掲げたが、診断基準の確立を目的とする近年の多施設共同の前行的研究においては、それを改定した一四種の《初期分裂病症状リスト》[5]（表2）を用いるようになってきた。そしてこの変更を行うにあたってもっとも留意したことは、それが多人数による共同研究であるだけに評価者間信頼性を高めることであり、そのためリストに含む症状を①言語的陳述が得られるもの、②産出性（陽性）のもの、に限ったのである。そのことは結果的に四主徴の一つに数え上げていた緊迫困惑気分を症状リストから外すこととなったが、このことが筆者の臨床眼をいささか狂わせてしまったようである。筆者はごく最近、このことを痛烈に感じさせられる臨床経験をもった。それは患者がもらした一言であるが、患者にはその意図はないとしても筆者にはそれは初期分裂病患者に対する最近の筆者の治療姿勢についての激しい抗議とも受け取れるものであった。以下、この経緯を詳しく語り、それを通して緊迫困惑気分こそが初期分裂病治療のもっとも重要な標的であることを明示してみよう。

筆者に衝撃となった患者の一言は第二回目の診察の最初にもたらされたものであったが、それは初診時診察に関するものであったので、ここではまず初診の様相を描き出しておこう。患者はすでに二カ所の大学病院を受診したのちに改めて当院へ単身で自発的に来院した二〇歳の女子大生であり、研修医による予診ののちに筆者が診察を行った。主訴は「自分がここに居る気がしない」というものであり、それは「頭の中心部で喉の上のあたりが（当初ガンガンとし、次いで）ボーとしている」とも表現でき、両者は全く同質のものであるとのことであった。患者の表出は第2節冒頭で述べたパターンそのままで緊迫困惑気分の存在が示唆され、筆者は面接開始後すぐに初期分裂病を疑ったのであるが、まずは主訴について今少し詳しく尋ねることにした。各々難渋しながらではあったが、前者に別の表現を求めると「自分の存在が感じられない」との答えが得られ、ただし行為に際しては自分が感じられ、また自己の身体や外界は以前となんら変わりはないということであった。後者については「〝ガンガン〟とは痛みではなく、拍動する感じ。また〝ボーとしている〟というのは、そのあたりの神経が腫れている感じ」との陳述が得られた。筆者はここで、前者は自己精神離人症（存在意識の喪失）、後者は体感異常であると判断したが、離人症と体感異常の合併しやすさ（この症例の場合は正確には「合併」ではなく、同一の体験に別の表現を与えたものである。要素心理学的には全く別と思われる二つの表現が同一の体験をさしているという患者の陳述にはきわめて興味をひかれるが、その考察は割愛する）は臨床的にも数多く報告され[6]、また筆者自身が理論的に証明し[6,7]、かつそれらが合併して出現する際には併せて初期分裂病症状も認められるという報告[8]（離人症、体感異常、思考障害をトリアスとするGlatzel, J. ら[1]の内因性若年—無力性不全症候群は初期分裂病症状スペクトラムの一症状群であるという報告：図1にこれらの症状の成立機転をも含む、新たに改定した分裂病症状系統樹を掲げる）もしており、筆者はますます本症例が初期分裂病であろうと疑って、次のステップとして初期分裂病症状の有無を問うてみた。予測どおりというか、この質問によって自生思考、自生記憶想起、自生空想表象、視覚性気付き亢進、音楽性幻聴の五種の陽性初期症状の存在が確認され、筆者は本症例を初期分裂病と診断し、患者には先の質問によって確認された症状を例にひきながら「神経過敏症という病気であり、服薬によって軽快するであろう」と告げ、sulpiride を処方して第一回目の診察を終えたのである。

　さて、問題の一言であるが、それは第二回目の診察のはじめ、患者が席につくやいなや発したもので、「神経過敏症と〝自分がここに居る気がしない〟というのは全く違うんです」というものであった。その一言を述べ

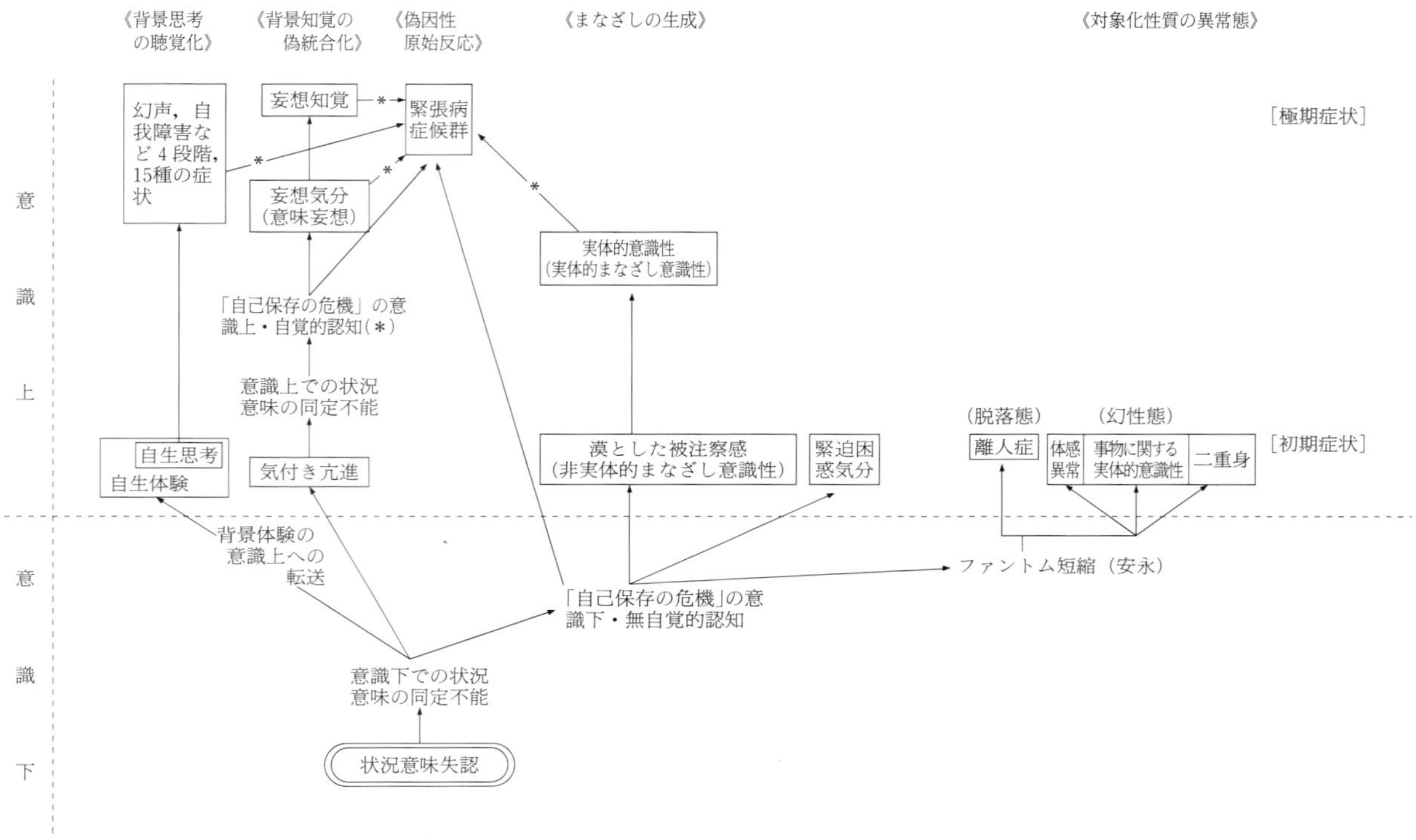
《背景思考の聴覚化》
《背景知覚の偽統合化》
《偽因性原始反応》
《まなざしの生成》
《対象化性質の異常態》
[極期症状]
[初期症状]
意識上
意識下
幻声，自我障害など4段階，15種の症状
妄想知覚
緊張病症候群
妄想気分（意味妄想）
*
実体的意識性（実体的まなざし意識性）
「自己保存の危機」の意識上・自覚的認知（*）
意識上での状況意味の同定不能
自生思考
自生体験
気付き亢進
漠とした被注察感（非実体的まなざし意識性）
緊迫困惑気分
（脱落態）
（幻性態）
離人症
体感異常
事物に関する実体的意識性
二重身
背景体験の意識上への転送
「自己保存の危機」の意識下・無自覚的認知
ファントム短縮（安永）
意識下での状況意味の同定不能
状況意味失認

図1　状況意味失認を起点とする分裂病症状系統樹（新改訂）

ただけで、患者はまた初診時と同様に黙ったまま質問を待ち受けるという態度を示したが、それだけにこの一言は患者がぜがひでも治療者に伝えておかなければならないと思ったメッセージであると理解された。そして、以下に述べるような、メッセージとしてのその一言の意味するものに気づいて、筆者はハッとし、次いでガツーンと頭を殴られたような衝撃を感じたのである。

筆者の治療姿勢に対する「抗議」とも思えたその一言によって、筆者は何に気づいたのか。

第一には、筆者の診察が診断を重視するあまり、主として陽性初期症状（〃神経過敏症〃）の確認に向けられており、「自分がここに居る気がしない」という主訴に向けられていなかったこと、すなわち患者の苦衷の在所に焦点化していなかったことである。

第二には苦衷の程度に関して軽視があったことである。患者の主訴は「自分がここに居る気がしない」という存在意識の喪失であり、それは断片的な認知的異常である〃神経過敏症〃とは比較にならないほどの危機的事態であったろう。ましてや、この症例の場合には体感異常の「合併」もあり、筆者が自らの理論に忠実に従うならば（図1参照）、これらの表面的な症状の背後に〈「自己保存の危機」の意識下・無自覚的認知〉という深刻な事態が隠れていることに思いを馳せるべきであった。これは同じ〈「自己保存の危機」の意識下・無自覚的認知〉によって生じると考えられる緊迫困惑気分がこの症例には明白に認められていたことからも推察されるべきことであった。筆者はこの一言を聞いてのち、改めて患者が各々の体験をどう感じているのかを尋ねてみたが、存在意識の喪失については患者は絞り出すような声で「苦しい」、「つらい」と述べ、一方陽性初期症状（〃神経過敏症〃）についてはあっさりと「邪魔」というだけであって、前者こそが苦衷の源であり、後者は取るに足りないものであることが示された。

第三には、そしてこれこそが患者の「抗議」の最たるものであり、逆にこれさえ保てておれば患者の「抗議」を受けることもなかったろうと思えるが、患者に向かう筆者の治療姿勢あるいは雰囲気が患者の示す緊迫困惑気分と同調（文字どおり〝調子を同じくする〟の意）していなかったことである。振り返ってこれにはいくつかの原因が考えられる。一つの原因は、研修医が陪席しており、かつ予診段階において初期症状の聴取が行われていなかったこともあって、筆者の面接の中にどこか研修医に対して初期分裂病を供覧するという奢りがあったこと、あるいはまた離人症と体感異常が合併する際には併せて初期分裂病症状もあるはずだという理論に合致する症例をまた一例見いだしたという研究者としてのある種の自尊が顔を覗かせていたことなど、治療者としては邪心があったことである。二つ目の原因は、すでにこの緊迫感に「緊迫困惑気分」という症状名を与え、また今回それを新たに「居住まいを正させる緊迫感」と呼び、〝粛然たる思い〟を喚起すると述べたように、筆者の中でこの緊迫感の対象化が進み、それが逆にもはや作為なしの、自然に生じてくる緊迫感を筆者の心の中に生み出しがたくしてしまっていたことである。初期分裂病患者に対する面接にふれて、筆者はかつて以下のように述べたことがあるが、今回患者からそのことを指摘されたように思える。「筆者は初期分裂病患者に対する自身の臨床を振り返る時、いまだ経験の浅かった時期の方が良い面接ができていたように思う。というのは、その頃は初期症状を自ら聴取した経験が少なく、したがって初期症状の訴えを聞くたびに、〝へえー、こんなことを体験しているのか。辛いだろうな〟と新鮮な驚きを感じるとともに、陳述のいちいちを自らの心の上に移しかえてみて、なおわからないところを尋ねるということがごく自然に行いえたからである。今振り返ると、そこには作為なしの共感と心性に適った質問が行われており、そのことが患者との間に病気に立ち向かう連帯感をごく自然に醸し出していたようである。経験を積むごとに、筆者の中には概念化と理論化が進み、それはその都度、患者との治療的距離を離れさせていったように思われてしかたがない」。三つ目の原因は、先に紹介した自己陳述例での質疑応答に見られるごとく緊迫困惑気分こそ初期分裂病治療の標的であるという認識を一方では感じながらも、その自覚が弱かったことである。その自覚さえあれば、患者の緊迫感と同調する雰囲気が自然に醸成されることこそなくとも、筆者の診察は今少し緊張にみちた雰囲気の中で行いえたであろうし、苦衷の在所に焦点を合わせ、またその程度を軽んじることはなかったろうと思われる。

一例での苦い臨床経験を語ってきたが、読者の中にははたしてこの症例が「緊迫困惑気分こそ初期分裂病治療のもっとも重要な標的である」ことの示説例になるのかという疑問を呈される方もおられよう。というのは、この症例は確かに緊迫困惑気分を体現していたとしても、筆者がその在所を見誤り、その程度を軽視したとして患者が「抗議」したのは「自分がここに居る気がしない」という自己精神離人症（存在意識の喪失）という主訴に関してであったからである。しかし、筆者は以下のように考えたのである。確かに表面的には患者の主訴、苦衷は自己精神離人症（表裏の関係で体感異常）であるが、それは背後にある〈「自己保存の危機」の意識下・無自覚的認知〉あるいはその直接表現である緊迫困惑気分が、いうならば苦しまぎれに対象を求めて仮現したものであり（離人症や体感異常などの「対象化性質の異常態」には真の苦衷からの逃避機制、目くらまし作用が感じられる）、真の苦衷は緊迫困惑気分にこそあるのだ、と。「深読み」と言われるかもしれないが、〝こういうものこそ実存的不安というのだ！〟（なにごとも明確に対象化し、認識するのを旨とする筆者の精神病理学には「実存的不安」なる曖昧な用語は長らくなかったが）と実感される緊迫困惑気分にある患者を前にすると、筆者にはそうとしか感じられないのである。

さて、長々とした考察をへて得られた結論は〝緊迫困惑気分こそ初期分裂病治療の標的であり、治療に際してはそのことを明瞭に自覚しておくとともに、同様の緊迫感を治療者が共有することが必須である〟というものである。筆者自身についてこの「同様の緊迫感」を述べれば、自覚的な認識ではなく、いまだ無自覚的な感知にとどまっていた頃の心内・身内に起こる緊迫感こそ、治療姿勢として最良のものであったと思われる。しかるに、一方においてこの緊迫感を緊迫困惑気分として対象化するにつれ、他方において診断の確実性を求めるあまり、この緊迫困惑気分の重要性を見失うに至って、患者に向かう筆者の姿勢は無意識的ながら治療から次第に遠ざかったものになっていったのであろう。そして結局、上述のごとき「抗議」を受けるに至ったと思われる。

こうした認識に達した今、自ら経験した数多くの初期分裂病患者を想い起こしてみると、筆者が〝診断への導きの糸〟としたこの緊迫困惑気分は、患者にとっては〝受診への導きの糸〟であり、それゆえに苦衷の源であって、治療のもっとも重要な標的であったことが改めて思い知らされる。筆者が初期分裂病の診断基準の作成のために列挙している陽性初期症状はいうならば「副訴」であって、それゆえにこそ〝微に入り細を穿つ〟質問[2]を行ってもさほど侵襲的とはならないが、「主訴」であるこの緊迫困惑気分に関しては、上記したようにそれを細心の注意のもとに取り扱わねばならないのである。というのは、くりかえしになるが、それこそが患者の苦衷であるからであり、またその背後に〈「自己保存の危機」の意識下・無自覚的認知〉という危機的事態が控えているからである。

4　おわりに

自らの反省をふまえ、これまで触れることの少なかった、また筆者自身の中でも曖昧になりつつあった初期分裂病治療の標的について述べた。備忘録にも近いこの小文が、初期分裂病の治療に努力されている他の方々にとっても少しでもお役に立つものとなれば望外の喜びである。

文献

(1) Glatzel, J. and Huber, G.: Zur Phänomenologie eines Typs endogener juvenil-asthenischer Versagenssyndrome. Psychiat. Clin. 1:15-31, 1968.（高橋俊彦、大磯英雄、青木勝ほか訳：内因性若年無力性不全症候群の一型に関する現象学。思春期青年期精神医学、二：一〇三―一一八、一九九二）
(2) 中安信夫：『初期分裂病』。星和書店、東京、一九九〇。
(3) 中安信夫：分裂病最初期にみられる「まなざし意識性」について。吉松和哉編：『分裂病の精神病理と治療1』、一―二七、星和書店、東京、一九八八。（本書第五章）
(4) 中安信夫：初期分裂病：いかに診断し、いかに治療するか？　精神科治療学、六：七六一―七七二、一九九一。
(5) 中安信夫：症例15　初期分裂病。木村敏編：『シリーズ精神科症例集1　精神分裂病Ⅰ―精神病理』、二〇九―二二四、中山書店、東京、一九九四。
(6) 中安信夫：離人症の症候学的位置づけについての一試論―二重身、異常体感、実体的意識性との関連性。精神科治療

学、四：一三九三―一四〇四、一九八九。（本書第一八章）

（7）中安信夫：ファントム理論に対する疑義。臨床精神病理、一二：七―一八、一九九一。（本書第一九章）

（8）中安信夫：内因性若年―無力性不全症候群についての一考察―初期分裂病症状スペクトラムの一症状群として。村上靖彦編：『分裂病の精神病理と治療6』、二五九―二八四、星和書店、東京、一九九四。（本書第一一章）

（精神科治療学、八：一一六一―一一六七、一九九三）

第一一章　内因性若年―無力性不全症候群についての一考察

――初期分裂病症状スペクトラムの一症状群として――

1　はじめに

内因性若年―無力性不全症候群 endogene juvenil-asthenische Versagenssyndrome とはグラッツェル Glatzel, J.とフーバー Huber, G.の提唱（一九六八）[1]になるものである。彼らは「神経衰弱の異質群の内部においていくつかの症候群を取り出そうとする試み、特に『神経衰弱』があとからみると内因性精神病の初期段階か不全型であるとわかるような諸病像を現象学的に鑑別し、できるだけ早期に把握しようとする試みは、やりがいのあることだと思う」という目的のもとに、「体験的現象的によく理解できる一定の異常な体験様式によって特徴づけられる一つの愁訴型を発見した」のであるが、ここで述べられた「一つの愁訴型」こそ、⑴身体感情障害(Leibgefühlsstörung)―体感異常、⑵疎隔体験(Entfremdungserlebnis)―離人症、⑶思考障害(Denkstörung)をそのトリアスとする内因性若年―無力性不全症候群であり、疾患論的には彼らはそれを「分裂病なき分裂病 schizophrenia sine schizophrenia」[2]と位置づけたのである。

さて、「分裂病なき分裂病」という疾患論的位置づけに明らかなように、彼らがその初期段階で、あるいはまたその不全型を把握しようとした「内因性精神病」とは精神分裂病のことであるが、この点でこの内因性若年—無力性不全症候群への彼らの関心は初期分裂病に対する筆者の関心と重なるものである。以下、筆者は本稿においてこの内因性若年—無力性不全症候群について考察し、それが筆者の提唱する初期分裂病に広く包摂されるものであることを論じたい。

2　着想の契機

上述したように、分裂病を初期段階で見いだそうとする目的においてグラッツェルらの関心は筆者のそれと重なるものであり、したがって内因性若年—無力性不全症候群にいかなる理解を与えるかは筆者としては避けてとおることのできないほどに重要なものであるが、しかしながら振り返ってみてそれは、気づいてみて初めてその重要性を認識したという類いのものであって、筆者がこの問題に関心を寄せたのは、直接的には内因性若年—無力性不全症候群とは関係のない二つの契機の、いわばたまさかの時間的一致によるものであった。

さて、その二つの契機であるが、まず第一の契機は雑誌「精神科治療学」の特集「神経症症状と分裂病」に筆者が執筆を求められたことである。筆者は以前より、分裂病の初期に現れると言われてきた神経衰弱状態についての考察する必要を感じていたが、それは非特異的な神経衰弱状態の中に、より特異的と思われる欠損性の

表 1　初期分裂病の特異的四主徴

1. 自生体験
   - ①自生思考
   - ②自生視覚表象
   - ③自生記憶想起
   - ④自生内言
   - ⑤白昼夢
2. 気付き亢進
   - ①聴覚性気付き亢進
   - ②視覚性気付き亢進
   - ③身体感覚性気付き亢進
3. 漠とした被注察感
4. 緊迫困惑気分

表 2　初期分裂病症状リスト

1. 自生思考
2. 自生内言と心声未分化
3. 自生記憶想起
4. 自生空想表象
5. 自生視覚表象
6. 非実在と判断される幻視
7. 非実在と判断される要素幻聴と呼名幻声
8. 音楽性幻聴
9. 視覚性気付き亢進
10. 聴覚性気付き亢進
11. 視覚の強度増大ないし質的変容
12. 聴覚の強度増大ないし質的変容
13. まなざし意識性
14. 体外離脱体験

症状が潜んでいることに気づいていたからである。筆者が従来より行ってきた「初期分裂病」研究[10]では、筆者は診断の確実性を求めて産出性の症状のみを意識的に取り上げ、上述の欠損性の症状を等閑視してきたのであるが、この機会にそれを報告してみようと考え、同僚の関の協力を得て「初期分裂病の陰性症状——二症例にもとづく予備報告」[13]という論文を成したのである。《初期分裂病の特異的四主徴》(表1)[10]あるいはそれを改定した《初期分裂病症状リスト》(表2)[17]にある諸々の症状(新たに「陽性初期症状 positive early symptoms」と命名)の併存を根拠として、筆者と関が各々一例、その症例を初期分裂病と診断し、その症状を分裂病の「陰性初期症状 negative early symptoms」と名付けた体験は、おおまかには記憶、理解、自己の現在についての認識、日常行為の遂行などに関連したものであったが、ここではその中心的症状であり、新たに「即時記憶の障害」、「即時理解の障害」、および「思路構成の障害」と筆者が名付けた体験を引用してみよう（なお、同様の体験は初期分裂病研究の嚆矢でもあるMcGhie, A.とChapman, J.[7]の論文にも記載があり、あわせて引用しておく）。

即時記憶の障害

・「さっき、何と言われたの」って聞かれても答えられなくて。彼氏っていうか、同棲している人から電話があって……色々と話して、話している時はわかっているけど、後になるとわかんなくなるんです。

・〈患者はコンビニエンス・ストアで働いているが〉お客さんに言われた用件をほかの店員に取り次ぐことができないんです。何と言われたか、すぐに忘れちゃって思い出せないんです。

・少しはよくなりましたが、まだ昨日のこともよくわからないんです。いつもと違うことがあると、それが覚えられないんです。「あなた、こう言ったでしょう！」って言われて、「そんなこと言った？」というようなことがよくあります。

（以上、中安の症例）

・家で姉と話していても、何を話していたのかを忘れちゃうんです。（あとで思い出せる？）思い出せません。話したということは覚えているけれども、内容を思い出せないんです。それで何を話したか聞き返してしまいます。

・何をしようとしていたのか忘れてしまうんです。例えば冷蔵庫に何かを取りに行くとすると、何を取りに来たのか思い出せないんです。〈臨床検査技師の仕事を辞めてから遊園地で御土産の販売のアルバイトをしているが〉いつも忘れてしまうので倉庫に商品を取りに行く時には、その商品を一つ持って行くようにしています。

・ドアを開け放しにして外出したり、ガスレンジの火を点けたままにしてあったりして。あとから注意されるんですけど、自分で鍵を締め忘れたことや火を消し忘れたことは覚えていないんです。

（以上、関の症例）

即時理解の障害

・〈コンビニエンス・ストアで働いているが〉お客さんに何か言われても、お客さんの眼ばっかりじっと見ているだけで、何と言われたのかがわからないんです。
・文章を読んでも、読むことに一生懸命で、何が書いてあるのか理解できません。
・変な言葉に敏感になって、普通の言葉がよくわからないんです。

（以上、中安の症例）

・人の話を聴くときは、言葉の意味をいちいち考えねばなりません。それでパッと自然な反応が出ないで、ちょっとした間が入ってしまうんです。まず、その意味を考えなければいけませんでしょ、それで時間がかかってしまいますからね。人が話しているのを聴こうというときは全神経を集中させないと駄目ですよ。そうしないとすっかりごちゃごちゃになってしまって、話の内容がわからなくなってしまいますから。
・みんなが話していても、言葉は次から次とひっきりなしに通り過ぎていくだけで、私には理解できないのです。まるで真っ白な壁に入っていくような感じで、頭はひどく混乱してしまいます。

（以上、McGhie, A. & Chapman, J. の症例）

思路構成の障害

・〈他人とうまく会話ができないということに関して〉いざ話そうと思っても、どういう順番で話せばいいのか考えてしまいます。自分の頭で思っていることがしゃべれないんです。

・〈用件を取り次ぐ際に〉要領よくまとめられないので、そのままにしか伝えられないんです。

（以上、中安の症例）

さて、筆者は上述のごとく即時記憶の障害、即時理解の障害、および思路構成の障害を主とする「陰性初期症状」を報告したが、じつはこの時点においてはそれがグラッツェルらが内因性若年─無力性不全症候群のトリアスの一つに数え上げた思考障害と同一の体験であるとは気づいていなかった。筆者がそのことに気づいたのは、グラッツェルらの原論文の高橋ら(1)による全訳紹介を読み、その詳細を知るところとなってからであるが、ここではグラッツェルらの論文に掲載された患者の体験陳述を引用してみよう。

・私はもはや物事がつかめず、物事の認識を失ってしまった。私は記憶困難があり、出来事の間に関連を作り出すことができなくて、ただ理屈だけで理解力がない。

（症例2）

・僕は記憶が困難です。僕は諸体験の間に何の関連も作り出せません。

・集中することなど僕にはまったく不可能です。いま僕を悩ましていることは、極端な集中力困難と記憶力の悪さです。文章一つ作ろうとしても、それができない。いろいろ試みた後に、結局自分は何が言いたかったのか忘れてしまいます。勉強にしても原因と結果を混同してしまいます。だから答えが仮定のように思えます。

・テキストを読む際にも多くのことを忘れてしまいます。それだけでなく、テキストを読んでも問題が浮かび上がりません。〈中略〉僕が何か義務的でないことをする時にはうまくいき、思考装置も機能します。他人は何も気付きません。くつろいだ会話ではうまくいきます。決定を下すことが義務的な時には、何かが僕の決定するのを邪魔します。義務的でない事柄の際にもうまくいかないことがしばしばあり、そういう事柄は論理的に実行することができません。

・何か読むとき、それが意味あることだと僕は恐らく知っていますが、それが僕には飛び込んできません。僕は一つの言葉をその意味関連性の中で把握していません。

（以上、症例3）

渾然一体となって、また仰々しいほどに堅苦しく表現されているが、上述した即時記憶の障害、即時理解の障害、思路構成の障害をこの陳述の中に読み取ることは容易であろう。筆者が長らく内因性若年―無力性不全症候群という症状群ないしは臨床単位の存在を知りながら、それに関心を抱かなかったのは、ここに引用した患者の体験陳述を知らなかったせいでもあるが、あわせてグラッツェルらがこれらを一括りに「思考障害」と呼んでいたことも与っていよう。筆者の眼からみれば、これらの体験を「思考障害」と一括することは思考障害を重視する旧来の分裂病概念に引かれ過ぎた理解であり、かつまたそれは患者の実体験からいささか遠く離れ過ぎた理解と思われる。実際のところ、患者はこれを思考障害ではなく「記憶障害」と表現しているのであるが、このあたりの経緯は論文中にあるグラッツェルらの次の文章によく表れている。

患者は彼が身にしみて苦しんだ彼自身の体験した障害を「記憶障害」と名付けた。すなわち、一つの文章を作ろうとすると、わずかの言葉を連ねている間にすでにはじめの部分を忘れてしまっているために、それが出来なくなることがしばしばである、読書する場合も同様であると訴える。「記憶衰弱」という意味の似たような自己叙述も、思考障害に関する多くの論文で報告されている。

グラッツェルらの述べる「思考障害」という理解が適切か、あるいは患者自身が述べた「記憶障害」、はたまた即時記憶の障害、即時理解の障害、思路構成の障害という筆者の分別的な理解が適切かはさておくとしても、いずれにしろここで筆者の注意を俄然引き付けたことは、内因性若年―無力性不全症候群のトリアスの一つとまったく同一の体験が初期分裂病に見られたということである。

次に第二の契機であるが、それは本書のもととなった「分裂病の精神病理と治療」第六回ワークショップ・症状論に発表の機会が与えられ、当初筆者が離人症論を再考しようと考えたことである。その理由は、第一に筆者はかつて「離人症の症候学的位置づけについての一試論――二重身、異常体感、実体的意識性との関連性」[9]を著し、離人症と副題にあげた諸種の症状との臨床的合併を論証した（後に安永のファントム論を援用して一層確実なものにした）[12]が、これはあくまでも症状学的レベルの議論にとどまったものであり、さらに発展させてそれらの症状合併の疾患論的意味づけを考究しなければならないと考えていたこと、第二に前回のワークショップにおいて筆者は「自生と強迫――体験様式の差異とその臨床的意義」[14]を発表し、分裂病の初期に現れやすいと従来から言われてきた強迫症状はそのじつ自生体験ではなかろうかという議論を展開したのであるが、それと同様の意図で、今一つ分裂病の初期に現れやすいと言われる離人症を再考しようと考えたことにある。
さて、このような問題意識をもって臨床例の観察を行っているうちに、筆者は離人症と体感異常、加えて事物に関する実体的意識性と二重心を併せもち、かつ重要なことに分裂病の陽性初期症状をも有する一例を観察した。これは同僚の針間が主治医として診療にあたり、筆者がその相談にのっていた例であるが、以下その症状をまとめて記載する。

〔症例〕二〇歳、男性

二人同胞の第二子次男であり、両親、兄とともに某県にて生育した。既往歴や遺伝負因に特記すべきものはない。主訴は「子供っぽい性格になる。音に敏感になってびくっとする」というものであった。発病は中学二年の頃であり、その頃より以下の諸症状が出現するとともに、漸次学業成績が低下していった。かろうじて高校は卒業したものの、大学受験には失敗し、現在予備校に籍をおいてはいるもののほとんど通学せず、家にこもって昼夜逆転の生活をしている。以下、症状の出現順に患者の自己陳述を交えながら体験を列記する。

聴覚性気付き亢進

一四歳頃より、授業中など周囲に他人がいる際に「消しゴムや鉛筆が落ちる音」など些細な音や声に対して「首や体がぴくっとして、音に神経が集中する」、「音が大きく聞こえて、神経に衝撃がくる」など、聴覚強度の増大と驚愕を伴う聴覚性気付き亢進が起こるようになった。その結果、「それを他人に気づかれるのではないか、緊張しているところを見られるのが嫌」と対人場面では常に緊張するようになった。当初は授業中のみであったが、高校卒業後は外出時や自宅で家族と過ごしている時にも些細な音に気付き、四六時中緊張するようになった。

体感異常

一四歳の頃からすでにおぼろげに感じられていたが、この一〜二年来明瞭に次のように感じられるようになってきた。「透明から白っぽい重い膜か磁場のようなものが、顔の中の前三分の一から（目や耳のまわり五〜一〇cm位のところまで）かかっている」、「良くなる時は頭の後ろの下の方から何か大きなものが持ち上がってくる。悪くなる時は逆にそれが下がってきて、頭の後ろが空洞になることもあった。膜が重くて瞼が下がってくる」、あるいは「目の奥が痛い、頭の中心が硬くなっている」。

事物に関する実体的意識性

上述の体感異常と連続したものであるが、「透明から白っぽい重い膜か磁場のようなものが、（顔の中の前三分の一から）目や耳のまわり五〜一〇cm位のところまでかかっている」と述べる。

離人症

一九歳頃より「物がよく見えない、周りの気配がつかめない」、「生きている実感が薄い。自分自身が薄れていく。自分をチェックできない。していること、しゃべっていることの感じが希薄」、また「時間の経過がわからない」といった、外界、自己、時間に関する離人感を自覚するようになった。現在まで漸次増悪しているという。

二重心

一九歳頃より「二人の自分を感じる」と自己分離感が生じ、それが以下のように各々身体内の別の箇所に定位されるようになった。例えば、「頭の前と後ろがはっきりとではないが、二つに分かれている。頭の前の子供っぽい自分と、頭の後ろを使った本当の自分と。顔の後ろの自分が外づらの自分を感じている」と。

自生記憶想起

二重心とほぼ同時期より、かつそれと関連して以下のような訴えが発現してきた。「頭の後ろを使うようになって調子が良くなってきた。調子が良いと、瞬間的にそれと同じ感じだった頃の中学や高校時の場面が頭の中に浮かんでフィルムのように動くのが見え、感じる。勉強している、テレビを見ている等、一般的な日常生活の場面。手などの自分の体の一部もその時に見えたように見える。他人は出てこない」。

ここで、上述の体験に対する症候学的同定に関して二点ほど説明を付け加えておきたい。

その一は、「透明から白っぽい重い膜か磁場のようなものが、顔の中の前三分の一から目や耳のまわり五〜一〇cm位のところまでかかっている」という患者の陳述を「顔の中の前三分の一から（顔の表面まで）」と「目や耳（から）まわり五〜一〇cm位のところまで」の二つに分け、前者に体感異常と、後者に事物に関する実体的意識性と、各々に別の症状名を与えたことである。単一の体験を二つに分類して別々に症状名を与えるなぞ（さらに悪質なことには、その症状名の中には「体感」と「意識性」という、別の機能の障害が含意されている）、恣意的に思われるむきもあろうかと思うが、これは旧来の症候学的分類に忠実にしたがうかぎりはそうとしか言わざるをえないということであって、筆者自身がそれでよしとしているわけではないことを急いで断っておきたい。以前の論稿(9)にて既に論じたことであるが、筆者自身は体感異常あるいは実体的意識性という症状名は各々「身体内偽対象感」あるいは「外界内偽対象感」と改められるべき〝対象化性質の幻性態〟であって、基本的には同一の体験であると考えているのであるが、今回はからずも本症例の上述の体験がこれを立証してくれた形となった。

その二は、頭の後部にある「本当の自分」によって感知されている頭の前部の「子供っぽい自分」を二重心と同定したことである。この「二重心」という症状名は筆者の手になるもので、もう一人の自分の存在が一切の身体性を欠いたままに感じ取れるものであり、二重身 Doppelgänger の原基と考えられるものである（二重身は「二重心の身体化・外部化・視覚化」と理解された[9]）。ただし、筆者は石福[5]の症例記載の中にこの具体例をみ、そしてそれを出発点として上述のように理論化したのであったが、実際の具体例を自身は観察してきてはいなかった。しかし今回、〃身体内に分別して定位されるもう一人の自分〃という上述の体験を知り、これこそ二重心ではなかろうか、そしてもしそうであるとすると、これまでそれと知らずに過ぎてきたが、意外に多い体験ではなかろうかと考えるに至った（〃身体内に分別して定位される〃のであれば、一切の身体性を欠くとは言えず、したがって二重心とは呼べないのではないかという反論が予測されるが、この場合はあくまでももう一人の自分が定位される場が身体内ということであって、もう一人の自分そのものは決してなんらの身体性を帯びたものではないのである）。

さて本論に返るが、上述の症例が筆者の関心を引いたのは、内因性若年―無力性不全症候群のトリアスを構成する離人症と体感異常が合併した症例で、以前の論稿でさらなる合併として予測していた事物に関する実体的意識性と二重心とが実際に合併し、加えて本論との関係で述べるならば極めて重要なことに聴覚性気付き亢進と自生記憶想起という分裂病の陽性初期症状が合併していたからである。

筆者が内因性若年―無力性不全症候群の考察に入るに至った二つの契機を長々と語ってきた。第一の契機はグラッツェルらが思考障害と呼び、筆者らが陰性初期症状（主として即時記憶の障害、即時理解の障害、思路構成の障害）と呼んだものに陽性初期症状が合併した症例を観察したことであり、第二の契機は離人症と体感異常にやはり同様に陽性初期症状が合併した症例を観察したことである。逆の言い方をすると、別々の症例ながら初期分裂病の症例が内因性若年―無力性不全症候群を構成する三つの症状のうち、各々一つと残りの二つを併せ持つのを観察したのである。振り返ってみて、この二つの契機が時間的に離れて経験されていれば、話は違っていたかもしれない。しかし、幸運なことに筆者はこの二つの契機をほとんど同時期に経験したのである。たぶんそのことが、筆者をして次節で述べる仮説に思いを至らせたのであろう。

3　仮説設定とその論証

上述の二つの契機から導かれた仮説とは何か。それは以下のようにまとめられよう。

①内因性若年―無力性不全症候群のトリアスを構成する**離人症**、**体感異常**、**思考障害**（陰性初期症状）と筆者が《初期分裂病の特異的四主徴》あるいは《初期分裂病症状リスト》にあげた分裂病の**陽性初期症状**、さらには以前の論稿にて離人症や体感異常との臨床的合併を論証・実証し、また上述の症例でもその合併が確認された**事物に関する実体的意識性**と**二重身**（二重心を含む広義のもの）は、ある特定の症状スペクトラムを構成している。

②この特定の症状スペクトラムとは、陽性初期症状をその内に含んでいることによって明示されるように初期分裂病症状スペクトラムであり、したがってグラッツェルらの提唱した内因性若年―無力性不全症候群は症

候論的には初期分裂病症状スペクトラムに含まれる一症状群であり、疾患論的には初期分裂病に包摂されるものである。

さて、筆者はこのような仮説を立てたが、立てた瞬間にこれは筆者がこれまでの種々の論稿[11]において個々には十分に論証してきたことではないかと、はたと気づいたのである。残されていたのは、個々の論証が内因性若年―無力性不全症候群の理解へと収斂していなかったこと、それのみであった。これまでの論稿にて論証ずみの結論を統合して図1に示す。

図1に掲げた個々の用語の示す概念や矢印で示された相互の関連は、これまでの論文[11]で紙数を尽くして論じてきたことであり、議論の重複を避けるためにここではもはや述べることはしないが、結論として言えることは内因性若年―無力性不全症候群を含む上述の初期分裂病症状スペクトラムは、思考障害（陰性初期症状）の成立が現在のところ論証できていないことを除いて、残りのすべての症状が状況意味失認（筆者の措定する分裂病の一次障害）によって説明が可能であるということである。

4　文献例による実証

論証に引き続いて次に、筆者は文献に記載された症例にあたることによって、上述の初期分裂病症状スペクトラムが存在するかどうか実証することを試みてみた。ここで筆者が検索した文献例の選択基準は、①離人症

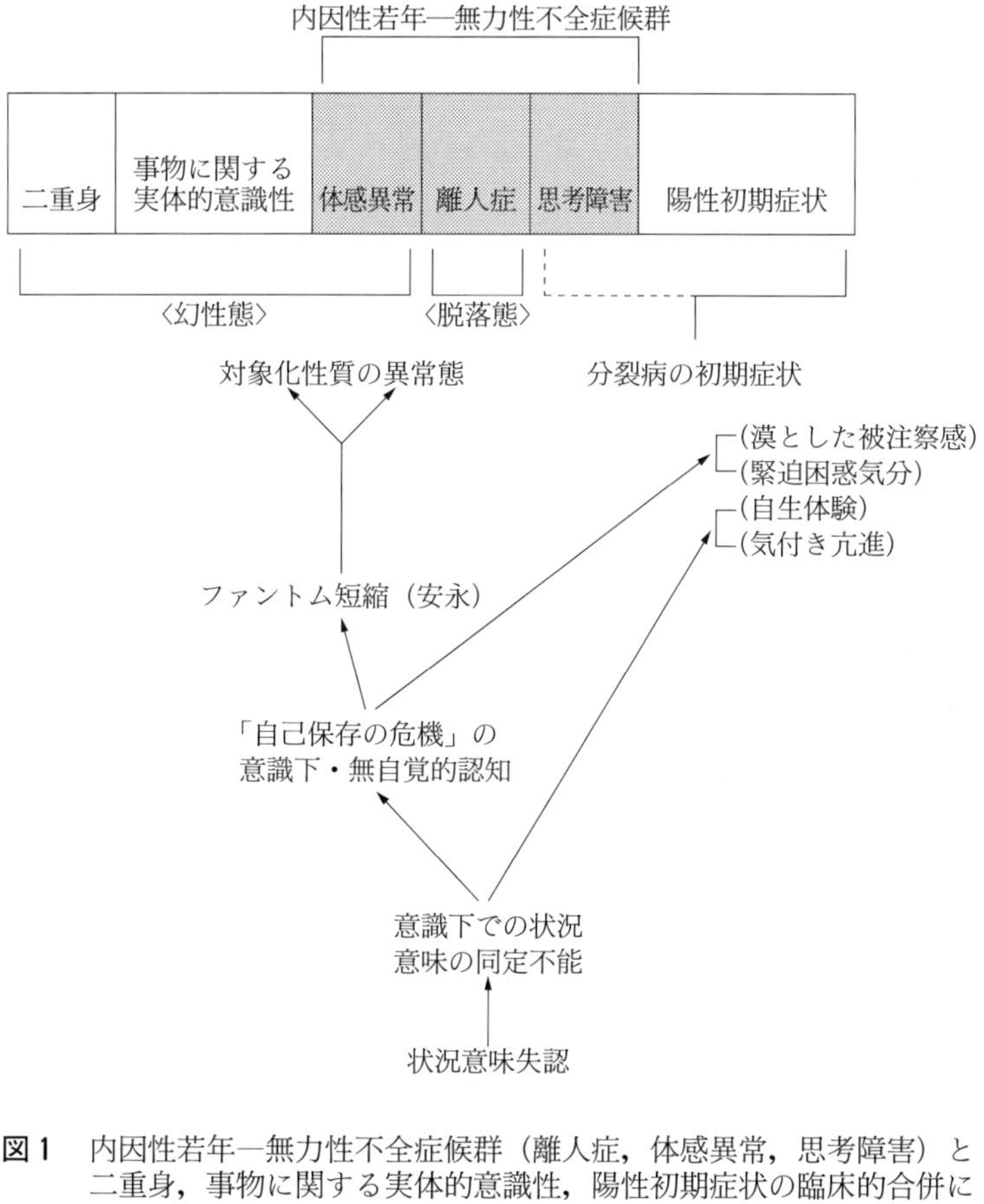

図 1　内因性若年—無力性不全症候群（離人症，体感異常，思考障害）と二重身，事物に関する実体的意識性，陽性初期症状の臨床的合併についての統一的理解

もしくは体感異常という症状に注目してなされた報告、②わが国の文献で、かつ比較的詳しく病歴や症状が記載された症例、の二点である。

若干解説しておくと、①については症状スペクトラムを構成する各々の症状に注目してなされた文献を総ざらいしてその症状合併を検討することも考えられたが、本稿の目的は内因性若年—無力性不全症候群が初期分裂病症状スペクトラムに包摂される一症状群であることを立証することであり、したがって症状合併を検索する出発点となる症状は内因性若年—無力性不全症候群のトリアスでよかろうと考えたのである。ただし、思考障害(陰性初期症状)はこれまでまったくといっていいほど注目されていないため検索から除外した。また②において、わが国の文献に限定して検索を行ったのは、上述のごとくこの初期分裂病症状スペクトラムに含まれる各種症状はいずれも微細なものであり、ましてや各々の著者が必ずしも症状合併に注目していないために合併症状の記載は簡略粗雑であろうと推測され、その中からなお確実な症状同定を行わなければならないとなると、それは邦文文献に限定して行わざるをえないだろうと判断されたからである。

上述の基準で選択した文献は、離人症に注目した報告では井上[3、4]の二編、高柳[21]、高橋[20]の各々一編、体感異常に注目した報告では吉松[23]、小波蔵[6]、渡辺[22]の各々一編、総計七編の論文であり、症例数は三三例にのぼる。そして、比較的詳細に記載されている病歴を改めて筆者の眼で読み返し、原著者の症状同定について是認できるところはそのままに、間違いと思われたところは正し、あるいはたんに体験陳述が記載されているのみで症状として十分に認識されていないところには症状名を与え、こうした作業によって得られた各症例の症状合併に原著者の与えた診断名を付して一覧表にまとめたものが表3である。

表3を解析する前に、各著者の記載した病歴からどの部分をいかなる症状と同定したのか、その実例をいくつかあげておきたい。ただし、体感異常と離人症については引用をまつまでもなく十分に知られている症状であり、かつそもそもその一方に注目してなされた報告であって、他方との臨床的合併も各著者によって十分に意識されて記載されているために、ここでは取り上げないこととする。

［二重身］

高柳の症例Ｖ（実体的意識性による二重身）

「大勢の中でしゃべったりするともう一人の自分を感じる。それは自分の背後にいて自分のすることを支配するんです。背後にいる自分がしゃべらせるんです。多分、人が大勢いると自分というものがバラバラになり統一がなくなるのかも知れません」。

小波蔵の症例4（身体内に分別して定位される二重心）

「自分の脳の右半分は、物事に集中できる本来の脳であり、左半分は、物事に緊張したとき自分で抑制できない脳である」、「それぞれが違う人格でできており、左側が優位になると尊大となり、他人を軽蔑する」。

［事物に関する実体的意識性］

井上（一九五七）の症例3（視覚、触覚もやや関与している）

「周りと自分の間に硝子の壁みたいなものがあって、私は壁でスッポリ包まれているような感じです。厚い硝子の壁

表3－1　離人症に注目した症例報告に見る
〈初期分裂病症状スペクトラム〉の症状合併

著者	症例番号	二重身	事物に関する実体的意識性	体感異常	離人症	思考障害	陽性初期症状	その他の症状	診断名
井上(1956)	1				●				離人神経症
	2	●*		●	●		●$_{1,2}$		離人神経症
井上(1957)	1			●	●	○	●$_{11}$	被害妄想,幻聴	精神分裂病
	2	●		●	●			無為,感情鈍麻	精神分裂病
	3	●*	●		●	●		注察念慮,幻視,幻聴,作為体験,感情鈍麻	精神分裂病
	4			○	●			興奮,被害念慮,関係妄想,妄想気分	精神分裂病
	5	○	●	●	●			作為体験,感情鈍麻,被害念慮	精神分裂病
	6		●		●			関係念慮,被害妄想,幻聴,身体的被影響体験	精神分裂病
	7			●	●			無為,感情鈍麻,作為体験,幻視	精神分裂病
	8	●*		●	●		●$_{11}$	錯視,幻聴	精神分裂病
	9	○	○	●	●	●	●$_{7}$	自動体験,関係妄想,被害念慮	精神分裂病
高柳(1967)	I			●	●	●	●$_{1,3}$	浮遊感,無為傾向	精神分裂病
	II			●	●		●$_{1}$		精神分裂病
	III		●		●	●	●$_{1,3}$	抑うつ気分,心気症,無為傾向	精神分裂病
	IV			○	●	●		無為傾向	精神分裂病
	V	●	○	●	●	●		関係妄想,浮遊感,妄想気分	精神分裂病
	VI		○	●	●	●	●$_{3,13,14}$	心的空白体験,注察妄想	精神分裂病
	VII			○	●	●			精神分裂病
	VIII			○	●	●	●$_{1}$	浮遊感,注察・被害妄想,幻聴	精神分裂病
高橋(1986)	A			●	●	●	●$_{1}$	対人緊張,関係念慮,無為,昏迷	「重症」離人症
	B				●			摂食異常,考想化声,幻聴	「重症」離人症
	C			●	●			家族否認妄想,被害妄想,幻聴,カタレプシー	「重症」離人症

表３－２　体感異常に注目した症例報告に見る〈初期分裂病症状スペクトラム〉の症状合併

著者	症例番号	二重身	事物に関する実体的意識性	体感異常	離人症	思考障害	陽性初期症状	その他の症状	診断名
吉松(1966)	1	●＊		●	●	○		無為	破瓜病
	3			●		○		被害念慮	欠陥分裂病
	11			●				無為	セネストパチー
	17			●					妄想病
	24			●				関係注察妄想	境界例
小波蔵(1978)	1			●	●			亜昏迷，能動性低下	青春期分裂性精神病
	2	●＊		●	●	●		注察念慮	青春期分裂性精神病
	3			●	●	○	$○_7$	浮遊感	青春期分裂性精神病
	4	●＊		●		●			青春期分裂性精神病
	5	●		●	●			考想化声，関係念慮，思考吹入	青春期分裂性精神病
渡辺(1979)	1	●＊		●	●	○		関係念慮	青年期セネストパチー

●：確実な症状同定，○：不確実な症状同定

（注）二重身：＊が付してあるものは「身体内に分別して定位される二重心」を表す。
　　　陽性初期症状：右下に付した番号は「初期分裂病症状リスト」の症状番号（n：１～14）を表す

です。自分の行くところ行くところに、周囲にまるいような空間があって、そこだけが自分の世界です。外界との間の関係がなくなり、硝子板でも透して見ているようです。たとえではありません。本当に視覚的にです。硝子よりもゼラチンを透してと言った方がいいかもしれません」、「外界と自分との間に触れると痺れるような一つの膜があります。本当に身体に触れます。この膜によって外界が自分から隔てられています」。

高柳の症例Ⅲ

「なにか自分が眼に見えないもので外界と隔てられている。心のふれあいを邪魔するような、なにかがあるような気がする」。

［思考障害（陰性初期症状）］

高柳の症例Ⅰ（即時理解の障害）

「人のしゃべっていることがわからなくなり、あとでなにを聞いたのかわからなくなってしまうようになった」、「本や授業が頭に入らない。テレビをみても映画をみてもなにをやっているのかわからない。記憶がなくなった」、「本を読んでもただ字を追っているだけ。新聞も何回も読みかえさないとだめ、ただ字を追っているだけ。人の話しをきいてもテレビをみてもなにを言っているのかさっぱりわからない。テレビドラマの筋さえわからなくなってしまう」。

小波蔵の症例２（思路構成の障害）

「はっきりと知っていることでも言葉に出して言えない、考えがまとまらない」。

［陽性初期症状］

井上（一九五六）の症例2（自生思考）

「この頃は考えまいとしても、色々雑念が頭に浮んできます。それをとめようとすると混乱してしまいます」。

高柳の症例Ⅲ（自生記憶想起）

「横浜にいた頃の景色がふと出てくる。本を読んでいても横浜や東京の景色がふと浮んできて本を読むのを邪魔してしまう」。

さて表3の解析であるが、以下のようにまとめられよう。

①離人症もしくは体感異常という、当初より注目された症状のみからなる単一症状例は井上（一九五六）の症例1、および吉松の症例11、17、24の4例のみであり、このうち一例は離人神経症、一例はセネストパチー、また他の一例は境界例という診断名ながら現在では醜貌恐怖という診断が与えられる例であり、いずれも単一症候的に経過することが知られている臨床単位である。残りの一例は妄想病という分裂病近縁の診断名ながら四九歳時の発病であり、他の三二症例がいずれも若年発病例であることを考えると、この例は異質な症例の混在と思われた。

他方、離人症もしくは体感異常という当初より注目された症状以外に、初期分裂病症状スペクトラムを構成する他の症状を少なくとも一つ以上併せ持っていた複合症状例は二九例あり、離人神経症一例の例外をのぞいて、二八例の診断名の内訳は精神分裂病（破瓜病、欠陥分裂病を含む）が一九例、また精神分裂病に近縁ではありながら、一応それと区別して原著者によって新たな臨床単位として提唱された青春期分裂性精神病（小波蔵）が五例、「重症」離人症（高橋）が三例、青年期セネストパチー（渡辺）が一例であった。

単一症状例と複合症状例の数に偏りがあるものの、上述のように互いの診断名を対比的に眺めるならば、症状合併は分裂病もしくはそれに近縁な病態で生じていることが示唆される。

②複合症状例二九例のうち内因性若年―無力性不全症候群のトリアスを完全に満たすものが六例、不完全に（トリアスのうち、一つの症状の症状同定が不確実）満たすものが七例あった。また、この両者の和一三例のうちの過半九例は本症候群についてのグラッツェルらの提唱（一九六八）以前に発表されたものであり、この症候群を知らずしてもその症状合併が記載されるほどに、この症候群は頻繁に見られるものと考えられた。

③初期分裂病症状スペクトラムを構成する他の症状との合併という観点で上記一三例を細分類すると、分裂病の陽性初期症状のみを併せ持つ例は五例、一方二重身ないし事物に関する実体的意識性のみを併せ持つ例は四例、両者をともに併せ持つ例は二例、いずれの症状も合併せず、本症候群のみを示した例は二例であった。

さて、以上の文献例のまとめは、筆者の仮説すなわち〝内因性若年―無力性不全症候群は、そのトリアスに加えるに陽性初期症状、事物に関する実体的意識性、二重身をも含む初期分裂病症状スペクトラムの一症状群であり、疾患論的には初期分裂病に包摂されるものである〟を実証していると言えるであろうか。以下にその考察を行うが、それに先立って次のことをあらかじめ断っておきたい。それは「実証」とは呼んでいるものの、筆者が検討の対象とした症例群は複数の原著者が各々別の観点で観察した症例をただ寄せ集めたものにすぎず、したがってそもそも統計学的検定の対象にならず、またそれを行った上での真の実証ではないということである。

考察に入るが、ここで取り上げた全症例三三例（複合症状例二九例）のうち一三例、三九・四％（複合症状例の中では四四・八%）が内因性若年―無力性不全症候群のトリアスを満たしていたこと、しかるにその一三例のうちトリアスのみを示した症例はたかだか二例、一五・四%しか見られなかったということは、内因性若年―無力性不全症候群は臨床的には頻繁に見られるものの、決して独立した症候群ではないということを結論づけているように思われる。逆の面から考察すれば、上記一三例のうち六例、四六・二%に二重身ないし事物に関する実体的意識性が合併し、他方七例、五三・八%に陽性初期症状が合併していたことは、内因性若年―無力性不全症候群が二重身、事物に関する実体的意識性、陽性初期症状をも含む、ある特定の症状スペクトラムを形成しており、さらにその特定の症状スペクトラムとはその内に陽性初期症状を含むことによって示されるように初期分裂病の症状スペクトラムであることを証しているように思われる。

加えるに筆者は、ここで上述の数値に関して重要なことを指摘しておきたい。それは、上述の数値はあくまでも原著者によって記載された病歴にもとづくものであって、症例が実際に体験した症状から得られる本当の数値は、筆者の仮説を一層立証している可能性が高いのではないかということである。というのは、上述の諸症状のうち、思考障害（陰性初期症状）、陽性初期症状、事物に関する実体的意識性はこれまでまったくといっていいほどに知られることなく、症状記載にあたってなんらの注意も向けられていなかったであろうと推測される（実際、表3の作成にあたって筆者は上述のごとくに同定したが、原著者にはそれらは無視されていたり、あるいは離人症に包摂されて理解されていた）からであり、また二重身に関してもよく知られているのは視覚による二重身、すなわち自己像幻視のみであって、筆者自身今回初めて認識しえた「身体内に分別して定位される二重心」をはじめ、その他の形態のもの（体感による二重身、実体的意識性による二重身）は十分には知られてこなかったという事情があるからである。知られざるものはその有無を問われるはずもなく、よしんば患者によって訴えられたとしても軽視・無視された可能性が高かろう。このことが筆者をして、「症例が実際に体験した症状から得られる本当の数値は、筆者の仮説を一層立証した可能性が高いのではないか」と言わしめるのである。

5　おわりに

本論考は〝着想がすべて〟という趣もあり、「2　着想の契機」がいたずらに肥大したが、筆者は本稿を成すにあたって、着想の契機→仮説の設定→論証と実証という具合に、筆者の頭の中で進んできたことを流れに沿ってできるだけ正直に語ってみた。これは、筆者の主張する精神病理学における仮説―検証的方法を表現してみようとの意図にもとづいてのことである。[15]

さて、流れは一途に内因性若年―無力性不全症候群の考察へと収斂していったが、結局結論はその症候群の独立性を否定し、それを初期分裂病症状スペクトラムの中へと揚棄する(図2)に至ったのは御覧の通りである。ただ最後に一つだけ、この結論に注釈を加えておきたい。それは、同じく初期分裂病であるとはいっても、筆者がこれまで紹介してきた典型例と違って、本稿で取り上げた症例は離人症や体感異常を前景化させており、様相がいささか異なるということである。その成り立ちの要因や（もしもそういうものがあるならば、という限定つきながら）当該症例にとっての意味あいについては推論の域を出ないが、この点について以下若干の考察を付すことで本稿を閉じたいと思う。

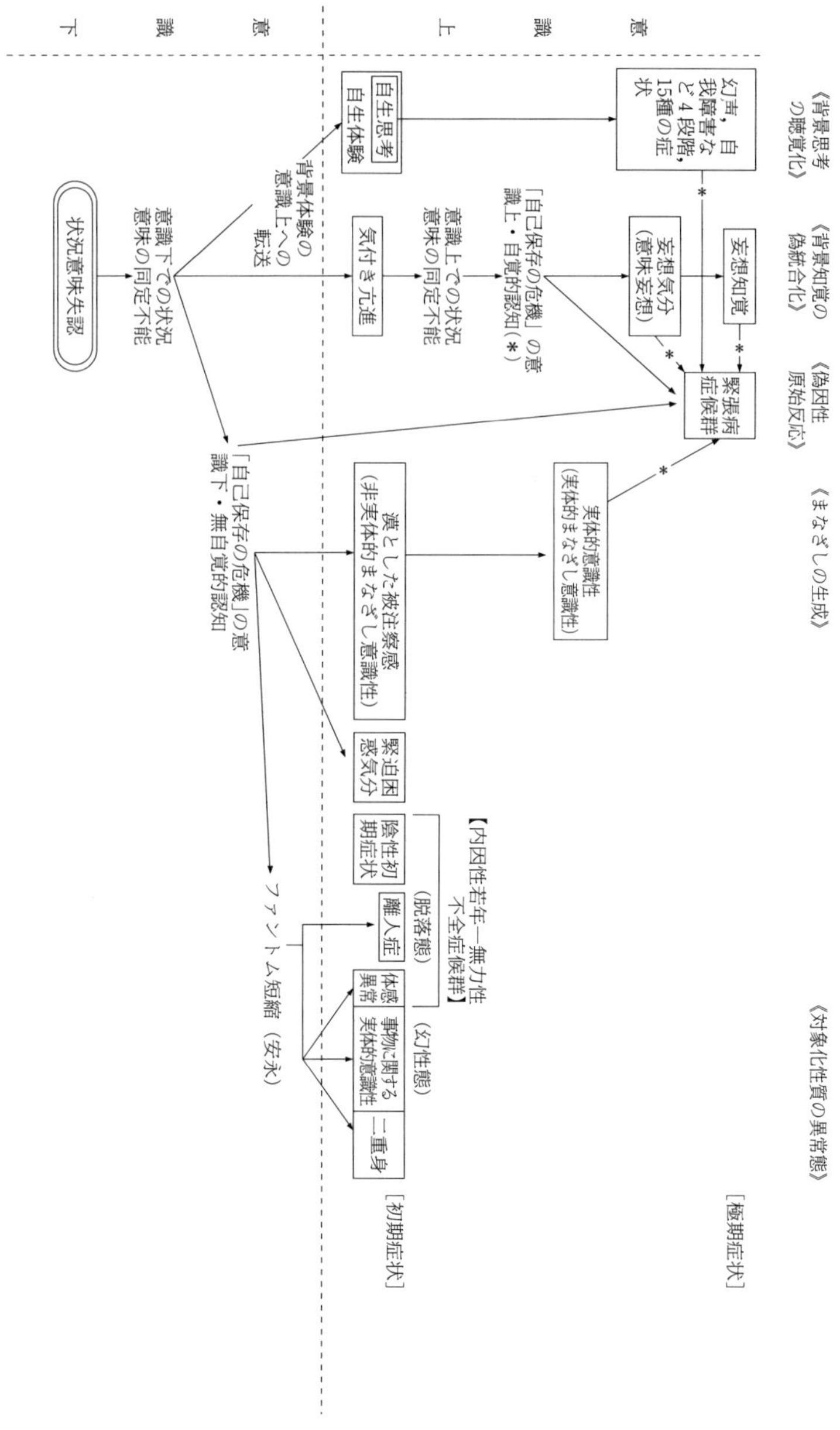
《背景思考の聴覚化》
《背景知覚の偽統合化》
《偽因性原始反応》
《まなざしの生成》
《対象化性質の異常態》
意識上
意識下
幻声，自我障害など4段階，15種の症状
妄想知覚
妄想気分（意味妄想）
緊張病症候群
実体的意識性（実体的まなざし意識性）
自生思考
自生体験
背景体験の意識上への転送
気付き亢進
意識上での状況意味の同定不能
「自己保存の危機」の意識上・自覚的認知（*）
状況意味失認
意識下での状況意味の同定不能
「自己保存の危機」の意識下・無自覚的認知
漠とした被注察感（非実体的まなざし意識性）
緊迫困惑気分
【内因性若年—無力性不全症候群】
（脱落態）
（幻性態）
陰性初期症状
離人症
体感異常
事物に関する実体的意識性
二重身
ファントム短縮（安永）
[極期症状]
[初期症状]

図2　状況意味失認を起点とする分裂病症状系統樹（新訂版）

まず成り立ちの要因についてであるが、離人症や体感異常が対象化性質の異常態であり、[9] それはファントム短縮（安永）によって生じること、またファントム短縮は〈「自己保存の危機」の意識下・無自覚的認知〉によって生じ、つまるところ状況意味失認こそが一次障害であるということはすでに述べてきたことであるが、[12] この考察を踏まえるならば離人症や体感異常が前景化する症例は初期分裂病の典型例に比して状況意味失認によって生じる〈「自己保存の危機」の意識下・無自覚的認知〉がより強く、ためにファントム短縮が生じやすい症例ではなかろうかという推論が与えられる。また当該症例にとっての意味あいであるが、離人症や体感異常を前景化させることは限定された特異な症状による〝めくらまし作用〟という意味あいがあるのではなかろうか。この場合の〝めくらまし〟とは、自己の実存的存立を震撼とさせるような緊迫困惑気分[16]（《初期分裂病の特異的四主徴》の一つ）からのめくらましであるが、そのことを考えると離人症や体感異常の前景化はある種の不安解消・自己防衛的働きをしているように思われる。この推論は、これらの症状の存在は分裂病の明瞭な発病への防波堤であるという[8、18、19]議論と一部相通じるものでもある。

文　献

（1） Glatzel, J. und Huber, G.: Zur Phänomenologie eines Typs endogener juvenil-asthenischer Versagenssyndrome. Psychia. clin. 1: 15-31, 1968.（高橋俊彦、大磯英雄、青木勝、渡辺央他訳：内因性若年無力性不全症候群の一型に関する現象学。思春期青年期精神医学、二：一〇三―一一八、一九九二）

（2） Huber, G.: Aktuelle Aspekte der Schizophrenieforschung. In: G. Huber herg.: Schizophrenie und Zyklothymie. Thieme, Stuttgart, 1969.（フーバー：精神分裂病研究の現況。フーバー編、保崎秀夫、武正建一、浅井昌弘、仲村禎

夫他訳、『精神分裂病と躁うつ病—臨床研究と問題点』、医学書院、東京、一九七四）
（3）井上晴雄：離人神経症に関する一考察。精神経誌、五八：六九六—七〇六、一九五六。
（4）井上晴雄：精神分裂病における離人症の現象学的考察。精神経誌、五九：五三一—五四九、一九五七。
（5）石福恒雄：二重身の臨床精神病理学的研究。精神経誌、八一：三三一—六一、一九七九。
（6）小波蔵安勝：異常体感を主徴とする青春期分裂性精神病の臨床的研究。精神経誌、八〇：一—二八、一九七八。
（7）McGhie, A. and Chapman, J.: Disorders of attention and perception in early schizophrenia. Br. J. Med. Psychol, 34 ; 103-116, 1961.（天谷太郎、飯島幸生、加藤雅人、中安信夫訳：初期分裂病における注意と知覚の障害。思春期青年期精神医学、一：九二—一一〇、一九九一）
（8）永田俊彦：内因性若年—無力性不全症候群（Glatzel und Huber）をめぐって—寡症状性分裂病の症状理解に向けて。精神科治療学、二：二二五—二三三、一九八七。
（9）中安信夫：離人症の症候学的位置づけについての一試論—二重身、異常体感、実体的意識性との関連性。精神科治療学、四：一三九四—一四〇四、一九八九。（本書第一八章）
（10）中安信夫：『初期分裂病』。星和書店、東京、一九九〇。
（11）中安信夫：『分裂病症候学—記述現象学的記載から神経心理学的理解へ』。星和書店、東京、一九九一。
（12）中安信夫：ファントム理論に対する疑義。臨床精神病理、一二：七—一八、一九九一。（本書第一九章）
（13）中安信夫、関由賀子：初期分裂病の陰性症状—2症例にもとづく予備報告。精神科治療学、七：一三五三—一三五八、一九九二。
（14）中安信夫：自生と強迫—体験様式の差異とその臨床的意義。永田俊彦編：『分裂病の精神病理と治療5』、一—二五、星和書店、東京、一九九三。（本書第九章）
（15）中安信夫：精神病理学における「記述」とは何か。臨床精神病理、一四：一五—三一、一九九三。（本書第二六章）
（16）中安信夫：緊迫困惑気分／居住まいを正させる緊迫感—初期分裂病治療の標的について。精神科治療学、八：一一六一—一一六七、一九九三。（本書第一〇章）
（17）中安信夫：症例15　初期分裂病。木村敏編：『シリーズ精神科症例集1　精神分裂病Ⅰ—精神病理』、二〇九—二三四、中山書店、東京、一九九四。
（18）Oberst, U.: Einige theoretische Ansätze zur Depersonalisation. Nervenarzt 54 ; 17-22 , 1983.
（19）Simkó , A.: Die Reflexivtät als strukturdynamisches Prinzip in einigen Formen der Schizophrenie. Nervenarzt

33；312-316，1962.
(20) 高橋俊彦：分裂病と「重症」離人症との連続性について—離人症状及び思考の聴覚化を手懸りとして。高橋俊彦編：『分裂病の精神病理 15』、三〇五—三三一、東京大学出版会、東京、一九八六。
(21) 高柳功：離人症の精神病理学的研究。信州医誌、一六：一二六—一三九、一九六七。
(22) 渡辺央、青木勝、高橋俊彦、大磯英雄他：「青年期セネストパチー」について—青年期に好発する異常な確信的体験(第5報)。精神医学、二一：一二九一—一三〇〇、一九七九。
(23) 吉松和哉：セネストパチーの精神病理。精神経誌、六八：八七二—八九〇、一九六六。

(村上靖彦編：『分裂病の精神病理と治療6　分裂病症状をめぐって』、二五九—二八四、星和書店、東京、一九九四)

第一二章　二段階病理発生仮説から見た分裂病の再発／治癒と再燃／寛解

1　はじめに

筆者は本稿において、分裂病の病理発生 the pathogenesis of schizophrenia に関する自身の仮説を述べ、またその仮説に基づいて「分裂病の再発」に関する諸種の概念を整理し、あわせて術語の用い方について提言を行いたいと思う。

なお、最初に断っておくが、筆者がここで述べる分裂病の病理発生仮説は幻覚妄想状態あるいは緊張病性興奮・昏迷状態などからなるシュープをくりかえし、漸次感情鈍麻や意欲減退などのいわゆる欠陥を付け加えていく、いうならば急性再発（再燃）型の分裂病に限定してのものである。

表1　状況意味の定義および特徴（即物意味と比較して）

	即物意味	状況意味
定義	その対象は何であるか	その対象はその状況の中で何を意味するか
認知原理	決定性 明らかに，○○である	蓋然性 多分，△△であろう
	単体的認知 その対象のみで可能	統合的認知 他の対象群との相互関係のもとに可能
具体例	道路にある特定の物Xがある	
	Xは財布である	Xは誰かがうっかりして落としたのだろう

2　分裂病の二段階病理発生仮説

分裂病の再発を直接的に論じる前に、その前提となる議論として分裂病の病理発生に関する筆者自身の仮説を述べておきたい。

(1)　一段階症候論と二段階経過論の矛盾

紙数の関係で結論しか述べえないが、[9、10]筆者はこれまでの研究において以下のことを論じてきた。

①分裂病の一次障害は状況意味失認という一種の「失認」[注1]であり、種々の症状形成はその一次障害に対する、より上位の脳機構のそれ自体は正常な応答（内因反応）による（表1、図1、図2）――状況意味失認―内因反応仮説 situational meaning agnosia-endogenous reaction hypothesis[8]。

②分裂病の経過は臨床的には初期分裂病から極期分裂病への発展と理解されるが[注2]、両者は臨床像および想定される病態生理において画然と区別されるものであり、また前者から後者への移行には障壁がある

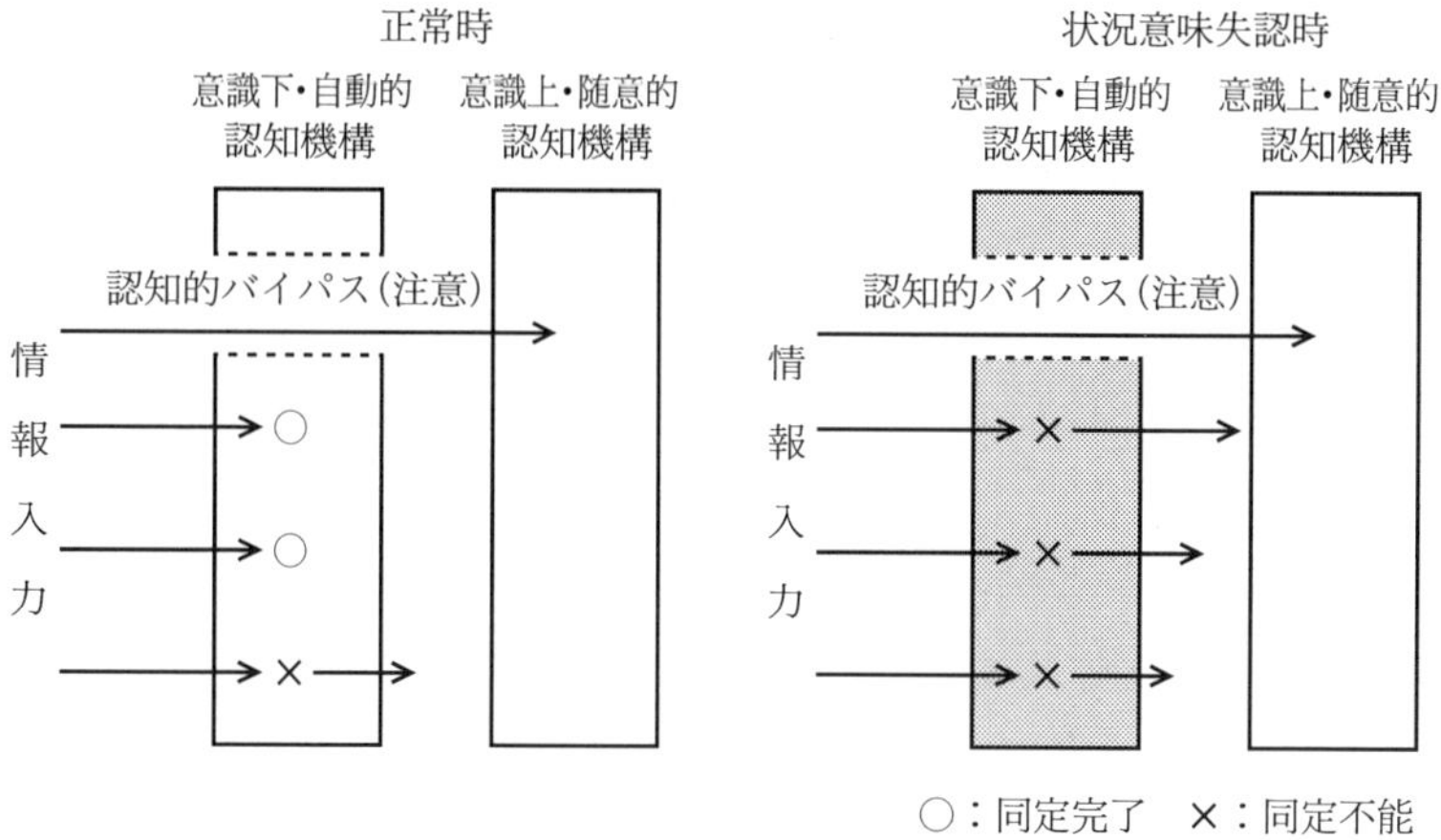

図 1　二段階認知機構と状況意味失認

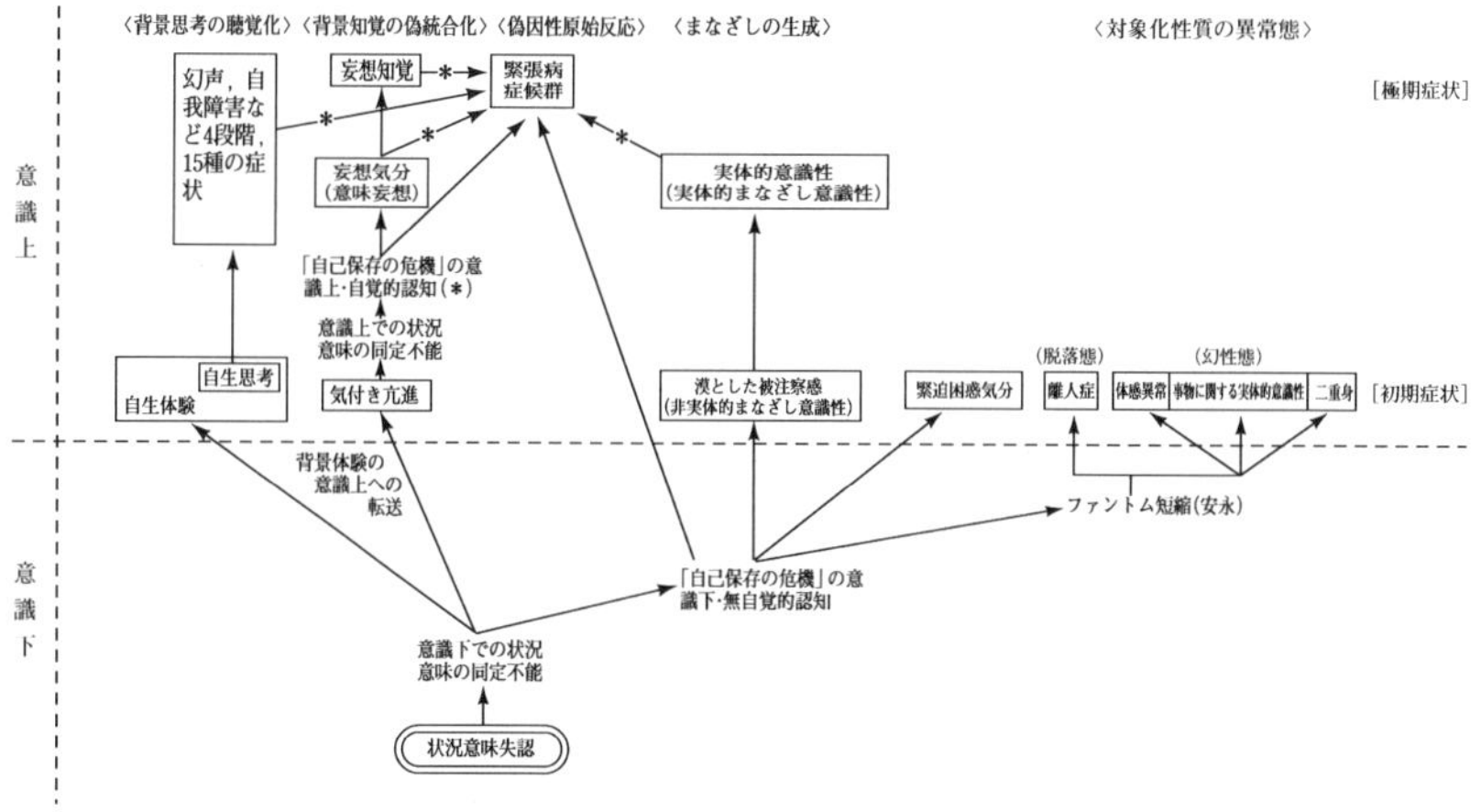

図 2　状況意味失認—内因反応仮説による分裂病症状系統樹

と考えられる（図3、表2）——初期分裂病—極期分裂病仮説 early schizophrenia-florid schizophrenia hypothesis[9]。

さて、上述の二つの仮説のうち、前者すなわち状況意味失認—内因反応仮説は分裂病の一次障害論であると同時に症候論でもあるが、この症候論は後述する経過論との対比を考慮すれば「一段階症候論」とでも呼ぶべきものである。というのは、この仮説によれば図2に例示されるように、いったん状況意味失認が生じるならば、それは必然的に〝ドミノ倒し〟のごとく次々と内因反応の連鎖をよび、症状形成は最終的な極期症状の形成にまで一気に至ると考えられているからである。他方、後者すなわち初期分裂病—極期分裂病仮説はいうならば経過論であり、表2に示したような初期分裂病と極期分裂病との間の画然たる差異、および端的には前者から後者への移行には障壁があるとの考えに示されるように「二段階経過論」である。ここに分裂病に対する筆者の理解は、症候論的には一段階であり、経過論的には二段階であることが示されたわけであるが、これは大いなる矛盾といわなければならない。というのは、一段階症候論に基づくならば、先にも述べたように症状形成過程は一気に極期症状の形成にまで進展するのであって、初期症状はその過程の中間段階として、それが

注1：ただし、この「失認」は旧来の症状レベルでの失認（例えば、視覚物体失認）の概念とは異なり、障害レベルでの概念である。すなわち、状況意味失認とは意識下・自動的認知機構に生じた障害であって、それ自体は何の症状をも示さないものである。また、その易傷性は遺伝的に規定されていると考えられ、その点で内因と呼ぶことが可能である。

注2：同じように名付けるならば、後遺〈期〉分裂病とでも呼びうる段階もあるが、これは疾患そのものではなく、疾患の後遺症（後障害）と理解する方が適切である。

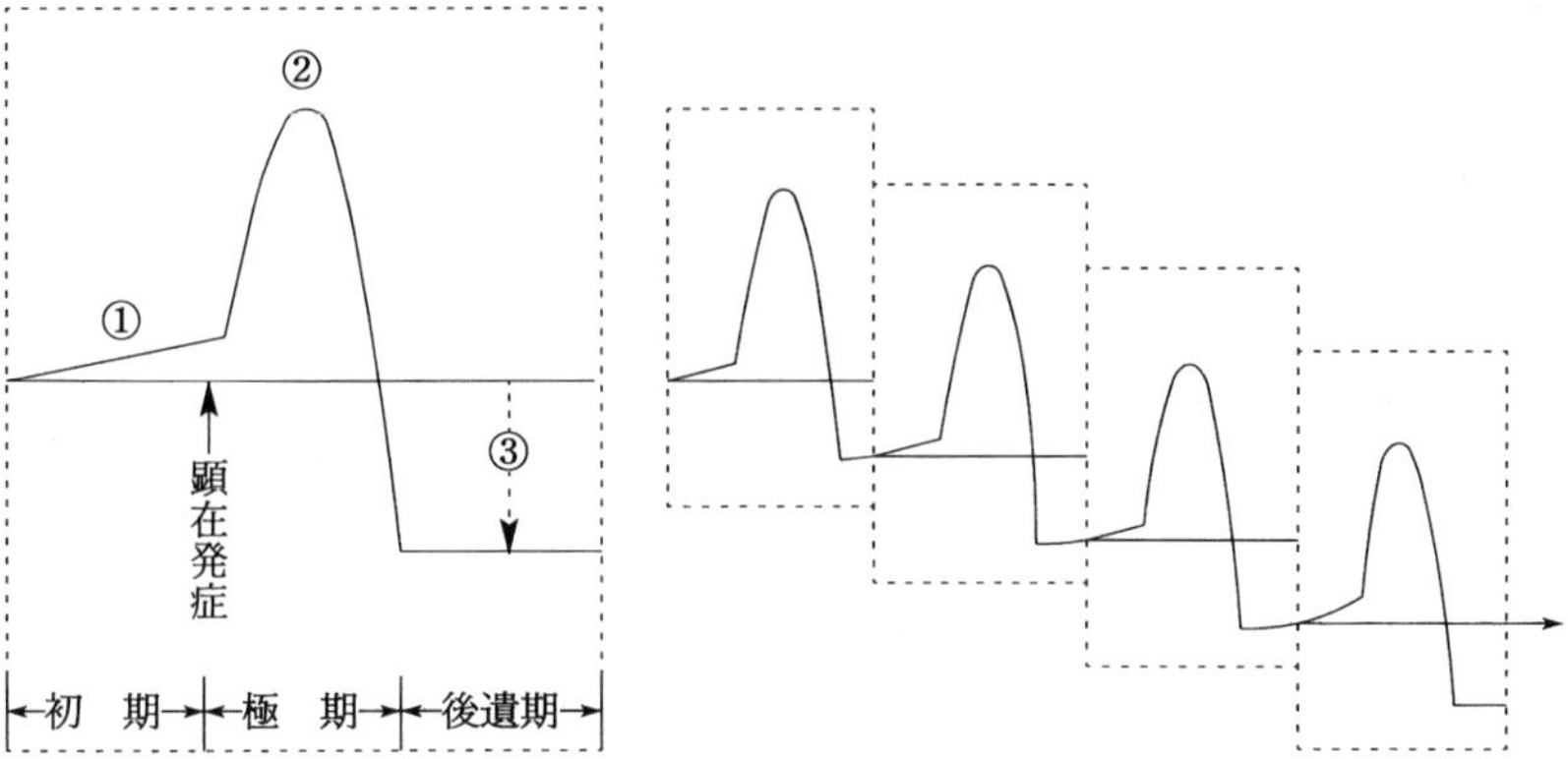

①初期症状	②極期症状	③後遺(期)症状
自生体験	幻声	感情鈍麻
気付き亢進	妄想知覚	意欲減退
漠とした被注察感	自我障害	思考弛緩
緊迫困惑気分	緊張病症候群	

図 3　分裂病シュープと経過の模式図

水平基準線は個々のシュープ前（初回シュープでは病前）の状態を表す。基準線より上方はいわゆる陽性症状の発現を，また基準線より下方は陰性症状の発現を示す。シュープを経るごとに基準線は低下していく。

表 2　初期分裂病と極期分裂病の臨床的差異

	初期分裂病	極期分裂病
症　状	自生体験 気付き亢進 漠とした被注察感 緊迫困惑気分	幻声 妄想知覚 自我障害 緊張病症候群
病　識	あり	なし
後遺症(情意減弱の付加)	なし	あり
抗精神病薬の有効性	低い？	高い
ドーパミン系の関与	なし？	あり
抗精神病薬への耐用性	低い	高い

生じるとしても臨床的にはごく一過性に見られるにすぎないはずであるのに、実際の臨床上では二段階経過論に示されるごとく、この初期症状のみを長期にわたって示す一群の患者（初期分裂病）が見られるからである。

(2) 矛盾の止揚――「防御メカニズム」の導入

ここには当然のごとく、一段階症候論と二段階経過論のいずれかが誤りであるという可能性があるが、二段階経過論は一方に初期症状のみで構成される臨床単位（初期分裂病）があり、他方に初期症状の進展によって形成される極期症状で構成される通例の分裂病（極期分裂病）があるという事実そのものを表現したものであり、したがって誤りがあるとすれば、もっぱら精神病理学的論証によって呈示された一段階症候論の側にあることになろう。しかし、筆者は自らの研究をふりかえってその論証のいずこにも誤りを見いだすことができない。そこで「この矛盾はいかにして止揚されるのか」、それが次の課題となってくる。上述の矛盾を止揚するためには、筆者はここで分裂病の病理発生に抗する防御メカニズムの存在を仮定せざるをえなくなってくるが、この防御メカニズムとは自己治癒努力あるいは近年の対処行動などの考え方とは異なり、後述するように生物学的に規定された内在的な機構と解されるものである。分裂病に抗する内在的な防御メカニズムの存在という考えは一見奇異に響くかもしれないが、免疫機構、ホメオスターシスの例に見られるように生体には異常に自ら対処する機構が内在しているのであって、ひとり分裂病あるいは精神疾患のみにそれがないと考える方がよほど奇妙といわざるをえないであろう。

さて、初期段階と極期段階の間に上述の防御メカニズムが作動していると考えると、一段階症候論と二段階経過論とは矛盾なく両立することになる。すなわち、分裂病は疾患プロセス（状況意味失認とそれに端を発す

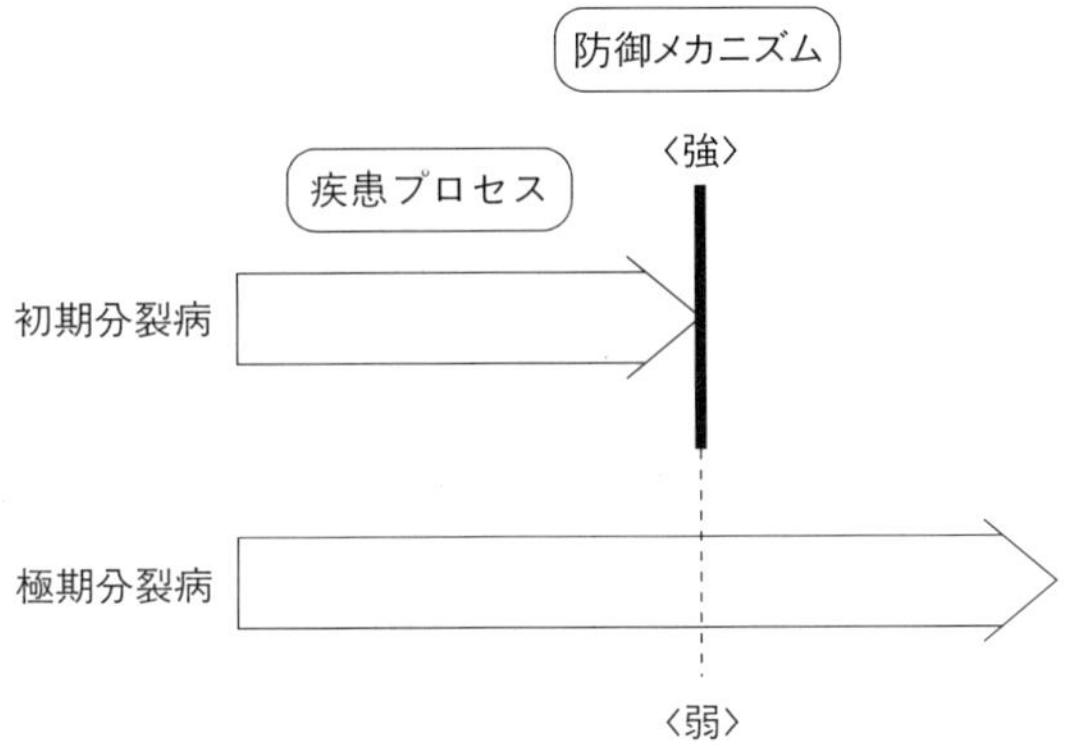

図4　防御メカニズムの強弱と初期分裂病，極期分裂病の形成

る内因反応）としては本来極期症状の形成にまで一気に至るのであるが、初期症状の形成後に防御メカニズムが作動することによって実際上は初期段階と極期段階との二段階の経過を示すのである、と。ここで防御メカニズムには強弱があると考えると、それが強い場合には分裂病は初期段階で押し止められ、逆に弱い場合には初期段階を形成する暇もなく、分裂病は極期段階にまで進展すると想定されるが（図4）、これは臨床の実際に合致するものである。すなわち、前者の典型が初診時においてすでに数カ月から数年にもわたって初期症状のみを示しており、その後の経過観察においてもいつまでもこの段階に留まっている例（筆者による「初期分裂病」概念の提唱はこうした症例の観察によって導かれたものである）であり、後者の典型が極期段階すなわち従来概念による分裂病の病像を呈したのちに受診し、いくら丁寧に問診をくりかえしても、極期に先行して初期症状が存在したことが確認されない例である（こうした症例の存在を根拠に筆者の二段階経過論に反論が寄せられたことがある）。また、数週間から数カ月の初期段階ののちに極期段階に至った症例も散見されるが、これらは防御メカニズムがある程度作動はしたものの、のちにおいてそれが疾患プロセスに打ち負かされたものと考

えることができよう。

(3) 防御メカニズムの想定理由およびその実体

さて、議論が後先になった感があるが、臨床的に観察される初期段階と極期段階との間の障壁を自己治癒努力や対処行動、あるいはたんなる偶発的因子など、いわば表層的な要因にではなく、生物学的に規定された内在的な防御メカニズムに筆者が求めたのは、すでに表2に示したように初期分裂病と極期分裂病の間には第一に病識の有無[7]、第二に後遺症の付加の有無、第三に抗ドーパミン作用の効果の有無、第四に抗精神病薬に対する耐用力の大小などの違いがあり、それらはいずれも両者の生物学的病態生理に大きな断裂があることを示唆しており、こうした生物学的断裂に介在するものとして想定されるのは、やはりなんらかの生物学的メカニズムであろうと考えられたからである。

それでは、生物学的に規定されていると考えられるこの防御メカニズムの実体とはいったい何であろうか。筆者は以下の理由によって、少なくともその防御メカニズムにはドーパミン系が関与していることは確かであると考えているが、この論は一方ではドーパミン系が分裂病の病態生理に関与しているという従来の仮説（ドーパミン機能亢進仮説）を否定するものでもある。

その理由であるが、より消極的な理由、すなわち分裂病の病態生理にはドーパミン系は関与していないと筆者が考える理由は三点ある。その一は長年におよぶ種々の検索にもかかわらず、分裂病脳においてドーパミン機能亢進を示す恒常的な所見が見いだせないことである[3]。その二はドーパミン受容体遮断剤である抗精神病薬の効果は投与後すぐに発現するのではなく、その主たる効果である抗幻覚妄想効果の発現には少なくとも一週間から一〇日を要することである。このことは、症状の消失はドーパミン受容体遮断の直接効果ではなく、それに続くきわめて緩徐な生化学的過程（それは単一の反応だけでなく、複雑な反応連鎖の可能性もある）という間接効果によるものであることを示唆するが、もしそうであるとするとドーパミン受容体遮断によって症状が消失することは確かであるとしても、だからといってそれが即、分裂病の病態生理としてドーパミン機能亢進があることの証拠とはならないと思われる。つまり、分裂病の病態生理は上述の緩徐な生化学的過程に、より極論すればその最終過程にのみ関連したものであって、ドーパミン系はその過程の調節系 regulatory system の一つにすぎないとの考えも成り立つのである。その三は haloperidol や chlorpromazine のような中核的な抗精神病薬が初期症状には無効なことである。筆者の状況意味失認―内因反応仮説によれば分裂病性の障害は状況意味失認のみであり、症状形成はいずれも内因反応という、それ自体は正常な脳機能の応答にすぎないと考えられるのであるが、唯一の障害である状況意味失認に直続する初期症状にドーパミン受容体遮断剤が無効であるとなると、状況意味失認には、すなわち分裂病にはドーパミン機能亢進はないと判断せざるをえなくなる（後述するように初期症状にはD_2受容体の選択的ブロッカーと言われる sulpiride が有効であるが、この事実は分裂病にはドーパミン機能亢進がないという筆者の主張と矛盾するのではないかという異論が呈されよう。しかし、確かに sulpiride はD_2受容体の選択的ブロッカーではあるが、それは *in vitro* のことであって、*in vivo* にあっては、例えば apomorphine による自発運動亢進に対する拮抗作用などの行動薬理学的指標では sulpiride の抗ドーパミン作用力価はきわめて弱く[5]、また N-ethoxycarbonyl-2-ethoxy-1,2-dihydroquinoline（EEDQ）を利用して測定された sulpiride のD_2受容体占有率も低く[4]、ましてや筆者が初期分裂病例に用いている使用量は一〇〇～二〇〇㎎という少量であり、この量では sulpiride には抗ドーパミン作用はほとんどないものと判定される)。

次により積極的な理由、すなわち分裂病の初期段階と極期段階の間には防御メカニズムが関与し、これにドーパミン系が関与していることを示唆する所見であるが、これには以下の二点の臨床観察をあげうるであろう。その一は、haloperidol や chlorpromazine のような中核的な抗精神病薬は先にも述べたように初期症状の消失には有効ではないが、極期への進展は防止していると考えられることである（初期分裂病に対する薬物療法において、初期症状の消失に有効な sulpiride の発見以前には、筆者はもっぱら極期への進展防止を主目的として各種の抗精神病薬を用いていた）。その二は、既往に幻覚妄想状態や緊張病状態などの極期を呈したことが明らかで、現在寛解期にある症例（例えば次節で述べる症例２）や、あるいはまた欠陥状態にあって長期に入院している慢性患者においても、詳しく問診を行うと存外多くの症例が初期症状を有していることが明らかとなることである（同僚の川尻は八例の「長期院内寛解状態」の患者を調査し、そのうちの三例に初期症状が残存していることを見いだした——未報告）。以上の所見は、状況意味失認が存在し、それによって内因反応が発動して初期症状が生じているとしても、抗精神病薬によるドーパミン受容体遮断が防御メカニズムを強化し、極期への進展を防止していることを示唆するものである。

以上のように、筆者は自らの研究をとおして、ドーパミン系は分裂病の病態生理にかかわるものではなく、分裂病に抗する内在的な防御メカニズムにこそ関与するものであろうという結論に達したが、これとまったく同じ結論が Friedhoff, A. J.[1、2] によって抗精神病薬投与後の血中ホモヴァニリン酸（ＨＶＡ）動態の解析から導かれている。[13、14] 八木の紹介によれば、restitutive system または biological stress buffering system としてのドーパミン系は「持続的な心理的ないし生物学的逆境が余りにも苛酷で我々を精神的崩壊の脅威にさらす場合や、心理的な防衛機制または行動上の対処が成功しない場合に作動し、自発的な down regulation によって精神病症状の出現を防止したり、既に出現しつつある諸症状を改善する。ＮＬＰ（神経遮断剤、抗精神病薬）はＤＡ受容体の遮断によって、内因性修復システムの生理的な down regulation と同様のＤＡ活動の低下を達成し、精神病を改善する」のである。筆者の論と Friedhoff の論の主たる相違は、筆者の防御メカニズムは分裂病の初期段階から極期段階への進展を阻止すべく作動すると考えられているのに対し、Friedhoff の防御・修復システムは分裂病の一次性の病理発生そのものを阻止すると考えられている点であるが、それらがともにドーパミン系が関与する内在的な生物学的機構であり、抗精神病薬の投与はドーパミン受容体遮断を通してその down regulation をもたらし、結果的にその機構を強化すると考えられている点では両者の論は共通している。

(4)　防御メカニズムの存在と抗精神病薬の二面的臨床効果

周知のように、抗精神病薬は幻覚、妄想、緊張病性興奮・昏迷などの陽性症状を消失させる効果（症状消失効果）とともに、再発（慣用にしたがってここでは「再発」という用語を用いるが、のちに筆者が行う再定義によれば「再燃」が妥当である）を予防する効果（再発予防効果）との二つの臨床効果を併せもっている。それにしたがって、臨床の実際においては急性期には比較的大量の抗精神病薬を用い、寛解後にはその量を減じながらもなお同じ抗精神病薬を投与しつづけるのが分裂病の薬物療法の一般的原則となっている。分裂病のドーパミン機能亢進仮説によれば、後者の再発予防効果についてはそれは文字どおりに再発そのものを予防するものではなく、実際は抗精神病薬があらかじめ投与されていることによって再発のごく早期の段階において症状の消失がはかられるのであり、結果的に表面上は再発そのものが予防されているように見えるにすぎない

（みせかけの再発予防効果）と考えられ、筆者もまた概ねそう考えてきたが、ただこの論には一部やや無理があることも確かである。というのは、近年指摘されてきた微小再燃[12]は上述の仮説を支持するものながら、一方には微小再燃はおろか、生活上のいささかの動揺もみせずに長期にわたって完全な寛解状態を維持する患者がいるからである。もちろんそうした患者には再発そのものが一切起こっていないと考えることも可能であるが、服薬中断が起これば間もなく臨床上明らかな再発が生じることを思えば、服薬下でいかに早期に症状消失がはかられているとはいえ再発そのものは生じているとしか考えられず、それにしてはいささかの生活上の動揺すら見えてこないのは不可思議であるからである。

さて、先に筆者は分裂病の初期段階と極期段階との間にはドーパミン系の関与する内在的な防御メカニズムがあり、抗精神病薬はその down regulation を通してそれを強化し、結果として初期から極期への進展を防止すると述べたが、本項では抗精神病薬のこうした作用機序の観点から、上述の抗精神病薬の二面的臨床効果を考察してみたい。抗精神病薬の作用点が分裂病の病態生理にではなく、それに抗する防御メカニズムの側にあるとすると、症状消失効果と再発予防効果の理解のしやすさはこれまでと反転してしまう。すなわち再発予防効果はすぐに直接的に理解されるものとなり、逆に症状消失効果の理解のためには格段の考察を要することになる。

まず再発予防効果についてであるが、ここでいう再発が幻覚妄想状態あるいは緊張病状態の再現（シュープ）、すなわち筆者のいう極期の再現をさしているということがわかっているならば、抗精神病薬がそれを予防することは難なく理解されよう。というのは、抗精神病薬は疾患プロセスの初期から極期への進展に抗する防御メカニズムを直接的に強化するものであるからである。

次いで症状消失効果についてであるが、防御メカニズムを介して極期への進展を予防する作用しかもたないはずの抗精神病薬が今ある幻覚や妄想などの極期症状を消失させることができるのは、いったいいかなる機序によってなのであろうか。この議論のためには、その前提として体験一般あるいはその一部としての精神症状の「瞬間性」に関する議論を要しよう。

一般に個々の体験というものは、我が心をかえりみればすぐわかるように、その瞬間その瞬間において新たに生じ、またすぐさまに消え去っていくものであり、たとえれば水面に浮かびくる泡のごとく、現れては消え、消えてはまた別のものが現れるというものである。当然のことながら、これは幻覚や妄想にもあてはまることである。まず臨床的観察を述べるが、聴覚が一瞬一瞬のものであるように、患者もまた一瞬一瞬新たな幻聴を体験していることがすぐにも観察されよう。これは妄想知覚についても同じことがいえるのであり、極期にある患者はその場面その場面において、そのつど新たな妄想知覚を体験しているのである（我々精神科医は日常、「幻覚（妄想）が持続している」などと述べるが、この場合の「持続」とは患者に幻聴や妄想知覚が生じることが頻棹繁棹であることをさしているのであり、上述のごとき個々の体験の持続性をさしたものではない）。このことを筆者の分裂病症候論にしたがって発生論的に述べてみよう。くりかえし述べることになるが、分裂病における症状形成は状況意味失認という一次障害に対する、より上位の脳機構のそれ自体は正常な応答によるものであるが、筆者がいみじくもそれを内因反応と呼んだように、これは化学反応にもなぞらえうる事態である。一つ例をあげるが、筆者[6]はかつて「背景思考の聴覚化」論において、背景思考が意識化され、次いで聴覚化を受けることによって、もともとあった背景思考が漸次その現象形態を変化させ、それが思考障害、自我障害、幻声などの症状として現れてくるさまを図式化したが、化学反応になぞらえるならば、この場合、反応の基質は背景思考であり、もろもろの反応過程をへる中で種々の症状が形成されてくるさまは基質が次々と物質変化を起こしていくということにたとえられよう。いずれにしろ、ここにおいて重要なことは、状況意味失認により誘発される内因反応の中に瞬間瞬間、体験原基（ここでは背景思考）が投げ込まれ、種々の反応過程をへてそのつど病的体験が形成されるということである。

さて、以上の考察から得られた結論、すなわち個々の分裂病症状は瞬間瞬間、そのつど産生され、そして消失するものであるということをふまえるならば、抗精神病薬の作用機序がたんに初期段階と極期段階との間にある防御メカニズムを強化し、初期症状が極期症状へ進展するのを防止するにすぎないものであるとしても、一方で今ある極期症状は体験の瞬間性という摂理にしたがって自然に消失し、他方で極期症状の新たな産生が止むことによって、結果的に極期症状が「消失」するものと思われる（この場合の「消失」は先に述べた「持続」に相応するものとしての意である。極期症状の「消失」は即座ではなく、一週間から一〇日間という期間を要するが、これは防御メカニズムの強化に要する時間であり、その間はいまだ極期症状の新たな産生は生じているとみなされる）。

(5)　分裂病の病理発生に関する二段階仮説

上述のごとく、筆者は自身の一段階症候論と二段階経過論の矛盾を止揚すべく、初期段階から極期段階への進展を阻止する内在的な防御メカニズムという概念を導入し、さらに従来の仮説によれば分裂病の病態生理に関与していると考えられてきたドーパミン系はじつはこの防御メカニズムに関与するものであり、抗精神病薬はそのドーパミン受容体遮断作用を介してこの防御メカニズムを強化し、よって分裂病の病態生理および症状形成を初期段階に留めるものであると考えている。

さて本節の結論を述べるが、筆者は以上の考察をとおして分裂病の病理発生に関して以下の仮説をえた。ただし、この場合の病理発生 pathogenesis とは状況意味失認とそれに端を発する内因反応という疾患プロセスのみではなく、それに抗する防御メカニズムをもその内に含んだものである。その仮説をごく簡明に述べれば、分裂病の病理発生は二段階から成り、その第一段階は疾患プロセスが始動し、初期段階にまでそれが進展するものであり、第二段階はここで始動する防御メカニズムに打ち勝って疾患プロセスがさらに極期にまで進展するものである。これらの段階は各々初期症状と極期症状の形成に関与するが、臨床の実際において初期症状が認められるのは防御メカニズムが疾患プロセスに打ち勝った場合のみであり、極期症状が認められるのは逆に疾患プロセスが防御メカニズムに打ち勝った場合である。

筆者[11]はかつて、臨床上観察される二段階経過論をたんにそのまま敷衍する形で「二段階発病仮説」を唱えたことがあったが、今回提唱している「二段階病理発生仮説」は一段階症候論と二段階経過論の矛盾を止揚すべく病理発生にまでふみこんで考察したものであり、先の論と類似の結論であるとしても、本質的には異なるものである。

3　分裂病の再発／治癒と再燃／寛解

上述の二段階病理発生仮説をふまえて、本節では分裂病の再発に関する諸種の概念を整理し、あわせて術語の用い方について提言を行いたい。

(1)　再発に関する術語の旧来概念

分裂病の再発を直接的に明示する術語として旧来用いられてきたものには再発、再燃があり、また関連してシュープ Schub（病勢増悪）という術語もある。また再発という以上は、いったん生じていた病勢が治まるという事態がそれに先行しており、これをさすものとして寛解、治癒という術語もある。しかしながら、これらの術語の定義ならびに用法に関してはこれまでいささかの混乱や隔たりが認められるように思われる。術語の定義に混乱があり、また用いる者によってその用法に隔たりがあるのもまた道理で、それはこれらの術語がいずれも分裂病の経過論、さらには分裂病という疾患をそもそもいかなるものと考えるかという分裂病論そのものと関連しており、その理解に関して時代的変遷があり、また同時代においても差異があるからである。この混乱と隔たりはまた、分裂病と一括りにされている病態に諸種のものが含まれていることによっても生み出されているものと思われる。

さて、以上のような経緯があるために術語の旧来概念を論じるといっても、それに万人が認める統一的な説明を与えることは必ずしも出来ることではない。したがってここでは、筆者がそれらの術語をこれまでどのように理解し、使用してきたか、また使用に際してどのような点で困ってきたかを述べてみようと思う。

まずは異論の少なそうなものから始めることとして寛解を取り上げるが、筆者はこれを急性に生じてきた幻覚妄想状態や緊張病性興奮・昏迷状態が治まったことをさして用いてきた。ただし、この場合「治まった」とやや曖昧な表現をしたように、幻覚や妄想が一部残存しているか否かは必ずしも厳密に問うているのではなく、そのおおかたの消失をもって用いてきたというのが素直なところである。

次に治癒であるが、いわゆる陽性症状もほとんどなく、陰性症状ないし欠陥を有しながらも職場や家庭でそれなりの社会生活を維持している場合をさす「社会的治癒」の概念は別にして、筆者は自身の分裂病臨床において医学的な意味での治癒という概念をほとんど用いたことがない。ふりかえってみて、これには二つの理由があると思われる。その理由とは第一に、筆者は分裂病の経過はそのつど完結するシュープのくりかえし（ただし、この場合のシュープとは病勢増悪という通常の用い方とは異なり、一連の初期―極期―後遺期をさしている―図3参照）にほかならないものであり、また陰性症状は陽性症状のたんなる後遺症と考えているのであるが、そのように考え方を変更してもなお、分裂病は過程的 prozeßhaft に進行するという Kraepelin, E. の経過論から、また（今ふうに陽性―陰性症状論を用いれば）陰性症状こそ分裂病の基本症状であり、陽性症状は副次症状であるという Bleuler, E. の症候論から完全に脱し切れておらず、ために寛解によって陽性症状が消失しても、陰性症状が前回のシュープ後よりもなお付加して残存していくのを見ると、どうしても治癒とは呼びきれなかったのである。理由の第二は、一般に治癒という概念は対になるものとして治療終了を意味しているが、すでに図3の経過模式図にも示したように、分裂病には高い再発準備性（ここでも慣用にしたがって「再発」と述べておく）があり、そのため寛解に達してもなお、患者を医療の場から離れさせるわけにはいかないからである。このことも筆者が治癒という術語を安易に用いることが出来なかった理由である。

最後に再発、再燃の旧来概念を検討しよう。筆者自身は従来この二つの術語を、そして今一つシュープ（病勢増悪）という術語を、ともに幻覚妄想状態や緊張病性興奮・昏迷状態の急性再現をさすものとして、ほとんど区別せずに用いてきた。そして、これらの術語の示すものは寛解の逆であり、両者は対応関係にあるが、寛解における陽性症状の消失が完全であるか否かを問わなかったように、再発、再燃、シュープの場合も、それに先行する状態において陽性症状が完全になかったか否かを問うこともほとんどなかったように思う。再発と再燃を同義に使ってきたと述べたが、ただし無意識的ながら話の文脈上、若干の使い分けはしていたように思う。というのは、生物学的機制を論じる際には再発を、また広く臨床上は再燃という術語を選んでいたようである。ふりかえってみて筆者がこうした若干の使い分けをしたのは、再発という用語は「再発症」（再燃と同義）とも、「再発病」とも取りうるものであり、後者の場合には疾患そのものが再現するということが含意されているように感じられていたからである。

(2)　二段階病理発生仮説から見た再発／治癒と再燃／寛解

前項において筆者が再発に関する術語の旧来概念を縷々述べてきたのは、一つにはこの項で行う二段階病理発生仮説から見た術語との対比をはかろうとするためであり、今一つはその際の術語の選定において旧来の用いられ方を一部取り入れたいと思ったからである。

すでに述べたように、筆者は分裂病の病理発生は二段階性であり、第一段階は疾患プロセスが始動し、初期

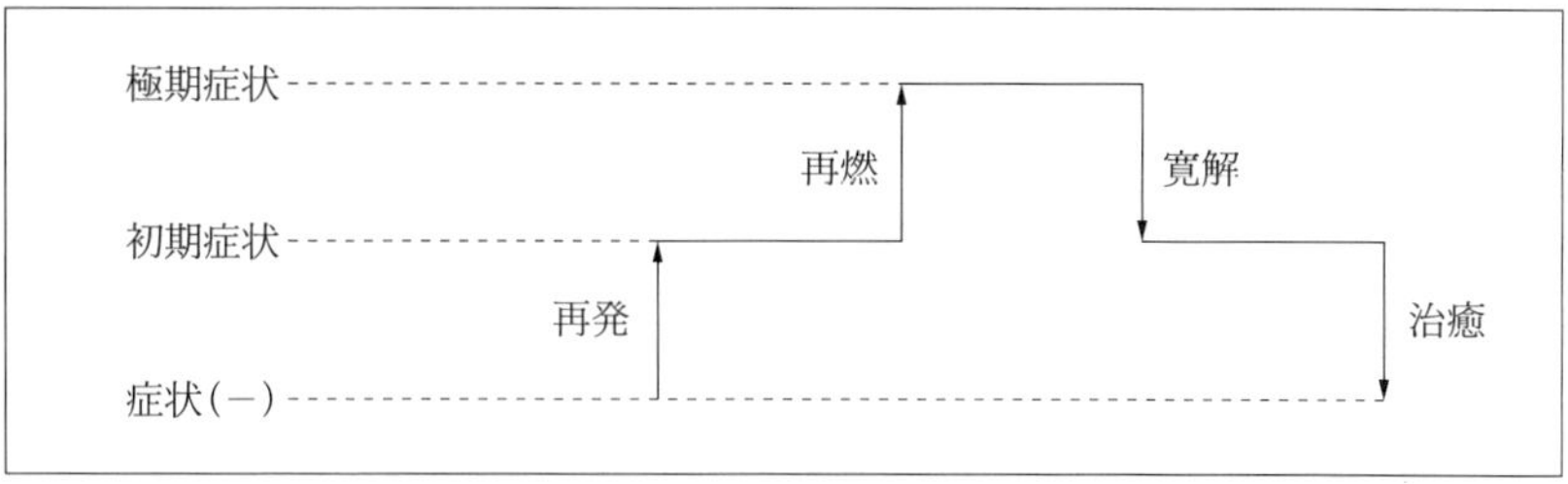

図５　二段階病理発生仮説に基づく分裂病の再発／治癒，再燃／寛解の定義

段階にまでそれが進展するものであり、第二段階はここで始動する防御メカニズムに打ち勝って疾患プロセスがさらに極期にまで進展するものであり、各々が初期症状と極期症状の形成に関与すると考えているが、この仮説をふまえて筆者は再発にかかわる術語の定義を以下のように定めることを提唱したいと思う。すなわち、初期症状の出現をもって「再発」（それが初回の場合は「発病」もしくは「初発」）と、さらに初期症状から極期症状への進展をもって「再燃」（初回は「顕在発症」）と呼び、逆に極期症状から初期症状への後退をもって「寛解」と、さらに初期症状の消失をもって「治癒」とする（図５）、と。もちろん、図５に示したような一段階ごとの変化を示すとはかぎらず、初期段階を示さず、いきなり極期分裂病になることもありうるが、この場合は「再発再燃」と呼びうるし、一方極期分裂病が初期段階をへずして一気に消失することもありうることであり、この場合には「寛解治癒」と呼びえよう。いずれにしろ、病理発生の第一段階の出現―消失という点で「再発」と「治癒」が対概念であり（再発／治癒）、病理発生の第二段階の出現―消失という点で「再燃」と「寛解」が対概念となる（再燃／寛解）。

旧来概念との違いに触れて、以上のことに若干の注釈を施しておこう。

第一に、上述の「再発」とは症状の再現（再発症）の意味ではなく、疾患プロセスが新たに始動するという意味で疾患の再現（再発病）を意味するものである。

第二に、「治癒」という概念を用いたが、これは初期症状の消失後（先行して極期症状の消失もある）にいかに陰性症状が残存していようとも、ここで論じている急性再発（再燃）型の分裂病に見られる陰性症状に関しては、筆者がそれを狭義の症状（現在進行中の病態生理によって生じたもの）ではなく、陽性症状の後遺症（後障害）と考えるからである。すなわち、筆者は現在進行中の病態生理に基づく狭義の症状の消失をもって「治癒」と呼んでいるのである。ただ、以上のように新たな病理発生仮説に基づいて、筆者は分裂病臨床においてこれまで使われることの少なかった「治癒」という術語を前面に押し出したが、後遺症（後障害）は残存し、また「再発」準備性（これまでいわれてきた再発準備性は「再燃」準備性かもしれない）も失われたわけではないと思われるので、この「治癒」概念はなお一般の治癒概念からは遠いものと思われる。

なお、シュープという術語に関しては、図3に示したように筆者はすでにそれを「初発、再発を問わず、初期―極期―後遺期から形成される一連のもの」に拡大しており、訳語としてはそれに「推進」という術語をあてている。

(3) 症例呈示

上述の術語には我ながらいまだ生硬な印象をもたざるをえないが、その実際的汎用をめざしてこれらの術語を2症例に適用してみよう。症例1はいったん治癒したものが再発した例であり、症例2は寛解に留まっていたものが再燃をきたした例である。要点のみを簡略に記載する。

a．症例1（治癒→再発）

筆者初診時四一歳の男性。発病は六年前、三五歳時で、会社内で「上司、同僚が自分の仕事の邪魔をしたり、ひそひそと自分の噂話をしている」、また自宅では「近所の人が聞き耳を立てている」、妻に対して「自分の行った仕事が他社に漏れているが、お前がスパイをしたのだろう」と暴力をふるうなど、監視妄想、被害妄想などが認められ、妄想状態であった。また「勝手に考えごとが浮かんできて、集中できない」などと自生思考も認められていた。その折、当院（他医）を受診し、haloperidol を主とする抗精神病薬の服用によって上記状態は急速に消失した。以後状態は安定し、三年後には自ら通院・服薬を中断した（のちに述べるように、この時期には自生思考などの初期症状もなく、治癒と判断される）。

初診六年後、服薬中断三年後に「また前のようになりそうで心配なので」と自らの意志にて来院した。「仕事中や新聞を読んでいる時、ふっと気がつくと関係ない別のことを考えたりしていて、集中力がなくなった」という自生思考が主訴であったが、そのほかに「頭の中に鮮明で色彩も豊かな物語的な場面が次々と浮かんでくる（それで最近それをもとにして小説を書き始めた）」という自生空想表象、「背後からどことなく見られている」という漠とした被注察感、「マンションの上の階の物音によく気がつくようになり、時折ビクッとする」という聴覚性気付き亢進、「新聞を読んでいても、字は読めるが、それが意味するものがよく理解できない」という理解力の低下などの初期症状も認められた。これらの症状は初診以後途絶えていたが三カ月前からまた始まったとのことであり、一方「前回はなんとなく見ず知らずの人でも自分に注目しているような感じがしたり、まわりの人が悪意をもって何かしようとしているというような猜疑心があったりしたんですけど、今回はありません」と自己関係づけについては否定し、極期段階には至っていないと判断された（再発）。

b．症例2（寛解→再燃）

筆者初診時三一歳の女性。二九歳時、職場でのある盗難事件を契機に幻覚妄想状態にて発病した。職場でも外でも、まわりの人がヒソヒソと患者が犯人である旨の噂話をしていたり、そのため追跡を受けたりもしたという。また、実際にその声が聞こえてもいたという。他院を受診し、haloperidol、mosapramine 等の抗精神病薬の投与を受けて上記状態は治まったが、薬剤性パーキンソニズム、アカシジアが生じ、その治療的対応に不満をいだいて当院を受診した。当院初診時、上記幻覚妄想状態は消失していたが、なお過去の盗難事件に関するいくつかの場面が細部まで明瞭に頭の中に見える（発作性に「サーッと頭をよぎっていく」と表現）という自生記憶想起が残存していることが明らかとなった（寛解）。

抗精神病薬の減量をはかり、上記副作用は漸次改善されたが、減薬後三カ月にして再び発病時と同様な幻覚妄想状態が再現した（再燃）。

4　おわりに

分裂病の病理発生に関する大胆な仮説に基づいて、再発に関する諸々の術語の再定義を行った。言うまでもなく、術語は診断的認識へと直結し、治療的行為を決定するものであるだけに厳密であることが必要であるが、この場合の「厳密」さはその術語がそれによって指し示そうとする概念を明示しているという的確性においてだけでなく、そもそも明示されるべき概念自体の妥当性においても要求されるものである。(注3)

筆者が本稿で行った再発／治癒、および再燃／寛解という術語の再定義は、各々、臨床的には初期症状および極期症状の出現―消失を、また病理発生論的には疾患プロセスの始動という第一段階と疾患プロセスが防御メカニズムに打ち勝って一層進展するという第二段階に関連したものとされており、診断的にも、また治療的にも分裂病臨床の指標となりうるものであろう。上述の再定義はいまだ生硬ではあるが、分裂病臨床において今後汎用されることを願ってやまない。

注3：概念が、そしてつまるところ術語がいかに治療的行為を決定するのかという点に関して、一つ例をあげておこう。それは近年「陰性症状」の名の下に再び注目をあびることになった、いわゆる欠陥 Defekt の問題である。これに、かつては基本症状(Bleuler, E.)という術語が与えられ、今また陰性症状という術語が与えられているが、筆者が問題として取り上げたいのは、いずれにしてもそこに「症状」という名称が用いられていることである。やや機械的な区分けを述べるが、それを「症状」と認識するかぎりは、これを医療の場で、それも狭義の医療の場で取り扱おうとするのは当然の発想となり、広義の医療、すなわち障害を有する人々の社会的復権をめざすリハビリテーション医学の対象とはなりがたく、また障害者の自立を援助する福祉の対象ともなりがたいものとなってくるのは理の当然であろう。筆者の分裂病観よりすれば、欠陥は可逆的な症状ではなく、(少なくとも現今の生物学的治療手段によるかぎりは)不可逆的な障害である。筆者自身、これまでこれを後遺症状、後遺症など曖昧な術語で呼んできたが、改めてそれを「後障害」と呼びたいと思う(差別的なニュアンスのある欠陥という術語もまた避けられるべきであろう)。筆者の眼から見ると、我々の認識が後障害という障害論的認識に達せず、基本症状あるいは陰性症状という症状論的認識に留まってきたことこそ、より端的に述べればそうした意味合いの術語に安住してきたことこそが、慢性分裂病患者の処遇にあたってはリハビリテーション医学と福祉が主役であるという認識を妨げてきた最大の要因であると思われる。

文　献

（1）Friedhoff, A.J. : A dopamine-dependent restitutive system for the maintenance of mental normacy. Ann NY Acad Sci 463 ; 47-52, 1986.

（2）Friedhoff, A.J. and Simkowitz, P. : A new conception of the relationship betwee n psychological coping mechanism and biological stress buffering systems. Br J Psychiatry 154(Suppl 4) ; 61-66, 1989.

（3）金野滋：精神分裂病の生物学的研究の進展―病態についての新たな仮説。精神科治療学、六：九一一―九二四、一九九一。

（4）Matsubara, S., Matsubara, R., Kasumi, I. et al. : Dopamine D1, D2 and serotonin2 receptor occupation by typical and atypical antipsychotic drugs in vivo. J Pharmacol Exp Ther 265 ; 498-508, 1993.

（5）中安信夫：脳内モノアミン作動系への作用比に基づく抗精神病薬の分類―抗ノルアドレナリン作用、抗セロトニン作用、および抗ノルアドレナリン作用に対する抗セロトニン作用の作用比の有する臨床効果の検討。神経精神薬理、六：四五―五六、一九八四。

（6）中安信夫：背景思考の聴覚化―幻声とその周辺症状をめぐって。内沼幸雄編：『分裂病の精神病理14』、一九九―二三五、東京大学出版会、東京、一九八五。（本書第一章）

（7）中安信夫：記述現象学の方法としての「病識欠如」。精神科治療学、三：三三―四二、一九八八。（本書第二三章）

（8）中安信夫：状況意味失認と内因反応―症候学からみた分裂病の成因と症状形成機序。臨床精神病理、一一：二〇五―二一九、一九九〇。（本書第八章）

（9）中安信夫：『初期分裂病』。星和書店、東京、一九九〇。

（10）中安信夫：『分裂病症候学―記述現象学的記載から神経心理学的理解へ』。星和書店、東京、一九九一。

（11）中安信夫：分裂病の二段階発病仮説―初期分裂病と極期分裂病。イマーゴ三(一)：一一六―一二六、一九九二。

（12）臺弘：微小再燃と微小寛解。精神科治療学、五：九三三―九三七、一九九〇。

（13）八木剛平：精神分裂病の防御・修復システムとしてのドーパミン系。日本医事新報、三五三五：一二七、一九九二。

（14）　八木剛平：『精神分裂病の薬物治療学──ネオヒポクラティズムの提唱』。金原出版、東京、一九九三。
（太田龍朗編：『精神医学レビュー12　精神分裂病の再発』、一三──二六、ライフ・サイエンス、東京、一九九四）

第一三章　分裂病性実体的意識性

——その形成機序、現象形態、ならびに進展段階——

1　はじめに

実体的意識性 leibhaftige Bewußtheit とは、簡潔には〝人や物の存在がなんらの感覚要素もなしに、ありありと感知される体験〟と定義されえよう。この症状は Jaspers, K.[1] によって早くも一九一三年に同定・命名されたものであるが、一九五九年宮本[2]によって、それが分裂病症状論の中核的な位置を占めることが指摘され、かつ人間学的空間論の立場からその意義が再論されるまでは、精神医学の領域においては主題的に論じられることは一切なかった。この事情は現在に至るも続いており、ドイツ語圏精神医学でもさして注目されることはなく、また英米圏ではその適切な訳語すらもなく等閑視されてきているが、唯一わが国においては先の宮本の論文に続いて、その数こそ少ないものの実体的意識性を取り扱った研究や症例報告が散見され、とりわけナルコレプシーに典型的に認められる入（出）眠時幻覚を実体的意識性と定位した西山[3]の論考、および初期分裂病症状の一つである被注察感にまなざし意識性 Blicksbewußtheit という用語を与え、また離人症に往々併発する二重身、体感異常、および実体的意識性を広い意味での実体的意識性の諸々の局面であるとした筆者[4、5]の論考が、実体的意識性を主題的に取り扱った論文として数え上げられよう。

　さて、本稿の目的は筆者の既発表論文[4、5]を要約・再論することを通して、分裂病に認められる実体的意識性を筆者なりに今一度整理することにある。それは、具体的には旧来別々の症状名を与えられてきた種々の病的体験を実体的意識性の概念の下に統合し、それらが実体的意識性の諸々の種であり、面であり、相であること（なお、ここに「種」とは形成機序、「面」とは現象形態、「相」とは進展段階の違いを表すものとする）を論証することになるが、論考の行き着くところ、それは宮本の所論との鮮やかな対比となろう。

　論考に先立って、実体的意識性に関するJaspersの記載を『精神病理学総論』（第五版、一九四八[6]）から全文引用しておくことにする。この意図の一つは、実体的意識性に関するJaspersの定義ならびに示説例を示しておくことがここでの議論一般の前提になろうというものであるが、二つには、短いものながらここには一九一三年の原記載[1]にはない重要な事柄が述べられており、本稿において筆者が論じようとしている討論の素材がいくつかすでに提出されているからである。

〔『精神病理学総論』[6]におけるJaspers, K.の記載〕

実体的意識性：

（訳書では「実体的覚性」という旧用語が用いられているが、ここでは「実体的意識性」という用語に変更して引用する：筆者注）

妄覚、追想錯誤、偽幻覚などではいつも、感覚的具象的なものに重点があったが、これと並んで非具象的な、とはいえ迫力が少いわけではない錯誤、即ち意識性の錯誤がある。

ある患者はいつも誰かが自分の傍或はむしろ斜め後について来るということを体験した。自分が立上がると、その誰かも一緒に立上がり、歩くとそれも一緒に歩いた。患者がまわりを見廻すと、その人間も一緒に廻るために、彼はこの人物を見ることができなかった。その誰かはいつも同じ位置に居たが、時にいくらか近よったり遠のいたりした(a)。患者はその人間を一度も見聞きしたこともなく、自分の体に感じたこと触ったこともなかったが、それでもその誰かが存在することを非常な確かさを以て体験した。この体験は迫力的であり又一時的にはそれにだまされて事実と感じはしたが、しかし患者は、本当には誰もいるのではないと判断した。

この種の現象を正常の現象と比較すると、次のことに思い当る。即ち、部屋の中で誰かが自分の後に坐っているのを知っている。なぜかといえばその人を今見たばかりであるから。或は暗い室の中を歩いていて、自分の前に壁があると思って急に後ずさりする等。どの場合にも、現に在るものを知っているが、その現在者はその時に具象的な地盤を持っているわけではない。正常の現象の方は、従前の知覚によってか、或は現在の、注意さえよければ実際気づき得る本当の知覚(音の変化、壁を意識する場合ならば空気の動きによる何かの触覚)によって基礎を与えられているが、病的意識性の方は全く原発的に現われ、迫力があり、確実であり、実体性があるという性格を伴っている。存在せぬもの或は非現実的なものを非具象的に心の前へ持ち来す意識性（思考的意識性、妄想意識性）に対して、我々はこちらの現象を実体的意識性と呼ぶ。

実体的意識性から幻覚へは移行がある。

或る何物かが不変同一のまま今日に至るまで続いて存在していた。即ち私を取巻いて三四米離れた所に環状の壁があるのが感じられ（b）見えもした。それは私に敵意を抱いた、いつも波打っている物質からなり（c）、そこから、何かの拍子に悪魔がくりかえし飛出すことがあった（シュワープ）。他方一次的妄想体験への移行がある。患者は、近くに誰も居ないのに、「見られている」と感ずる〈原文は Kranke führen sich “beobachtet”, ohne daß jemand in der Nähe ist.: 筆者注〉（d）。ある患者がいうには「私は自分が自由でないと感じた。その壁には何か壁以上のものがあった」。

（傍線、ならびにa、b、c、dは筆者による）

引用に先立って「筆者が論じようとしている討論の素材がいくつかすでに提出されている」と述べておいたが、傍線部a、b、c、dがそれである。後に詳細に議論することになるが、ここでも箇条書きにして簡単に整理しておく。

i・Jaspersによれば、傍線部aこそ実体的意識性のいわば原初形態とされており、傍線部dの『見られている』と感ずる」のは「一次的妄想体験への移行」であり、すなわち発展形態とされているが、はたしてそうだろうか?。筆者には、「見られている」は〝思う〟のではなく、〝感ずる führen〟のであるというJaspersの言い回し（それはたぶん、患者のもともとの陳述にあったものと考えられるが）は、傍線部dの体験が傍線部aで示された〝何ものかの存在をただたんに感知する〟という形の実体的意識性とは別の実体的意識性である可能性を示唆しているように思われる。

ii・傍線部b〜cについては、Jaspers自身は実体的意識性が幻覚（正確に言えば幻視）へと移行することがあるという主張の例証として用いているのであるが、筆者はそのJaspersの主張（傍線部c）とともに、ここで幻覚化に先立って実体的意識性として感知されている（原文では fühlte und sah）ものが「壁」という事物であること（傍線部b）にも注目したいと思う。というのは、現今実体的意識性というと、往々その対象として人間ないしその代理物（例えば霊）のみが注目され、またそれに基づいた考察がなされているからであり（実体的意識性を人間学的空間論の立場から論じ、「二人称の」精神病理学を志向した宮本の所論はその典型である）、上記のごとくJaspersが指摘した、事物を対象とする実体的意識性は等閑視されてきたからである。

以上、Jaspersの記載の中にすでに、本稿での後の議論と関連する討論点が見い出されることを指摘したが、とまれ詳論は次節以下に譲ることにする。

2　被注察感（まなざし意識性）

(1)　初期分裂病の一症状としての〈漠とした被注察感〉

筆者[7]は一九九〇年、精神分裂病の一つの病期型として「初期分裂病」概念（図1）を提出し、それは疾患単位としてはあくまでも分裂病に属するものの、①特異的な症状が存在する（表1）、②病識が保たれている、③定型的な抗精神病薬が必ずしも有効ではなく、その病態生理にドーパミン系が関与しているとは考えられない、④極期（幻覚妄想状態や緊張病状態）への進展に対する防御メカニズムの存在が示唆される、の四点において、一つの臨床単位として取り扱うことが妥当かつ必要であると主張した。ここにおいて、その臨床単位性を保証

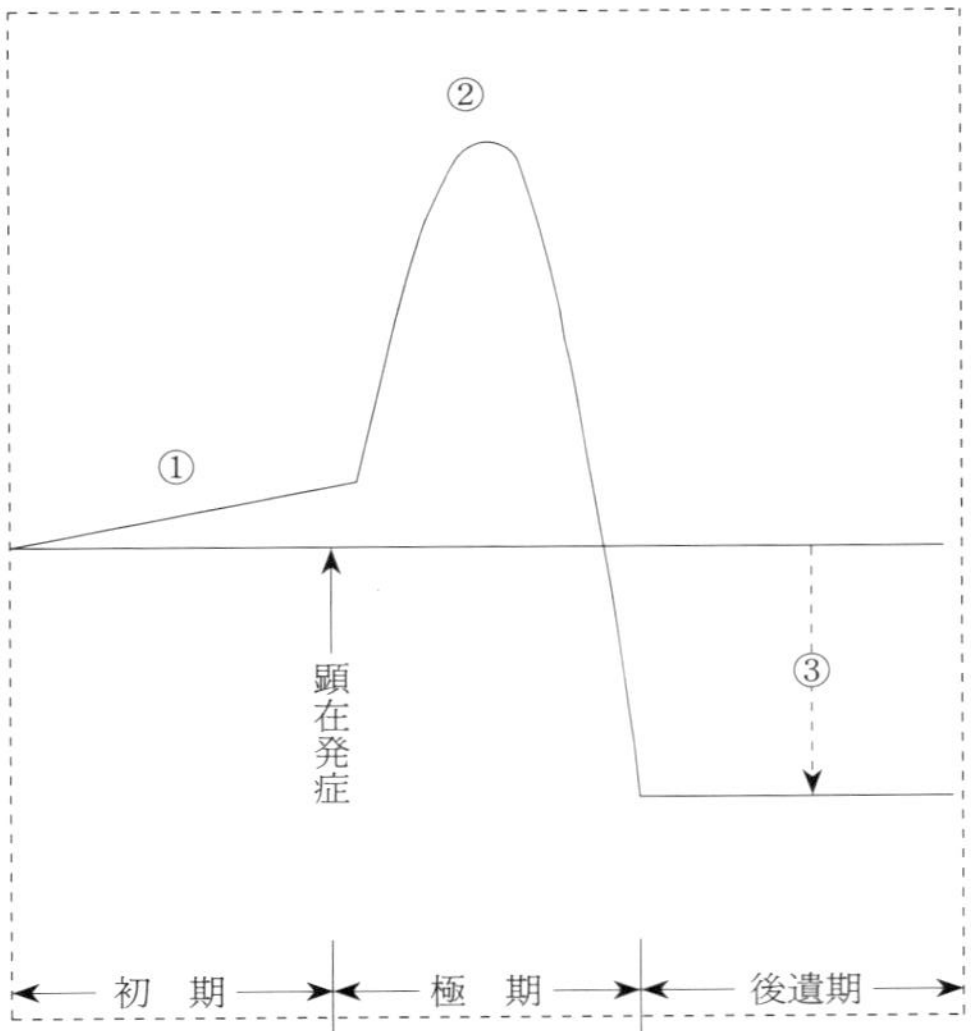

①初期症状	②極期症状	③後遺(期)症状
自生体験	幻　声	感情鈍麻
気付き亢進	妄想知覚	意欲減退
漠とした被注察感	自我障害	思考弛緩
緊迫困惑気分	緊張病症候群	

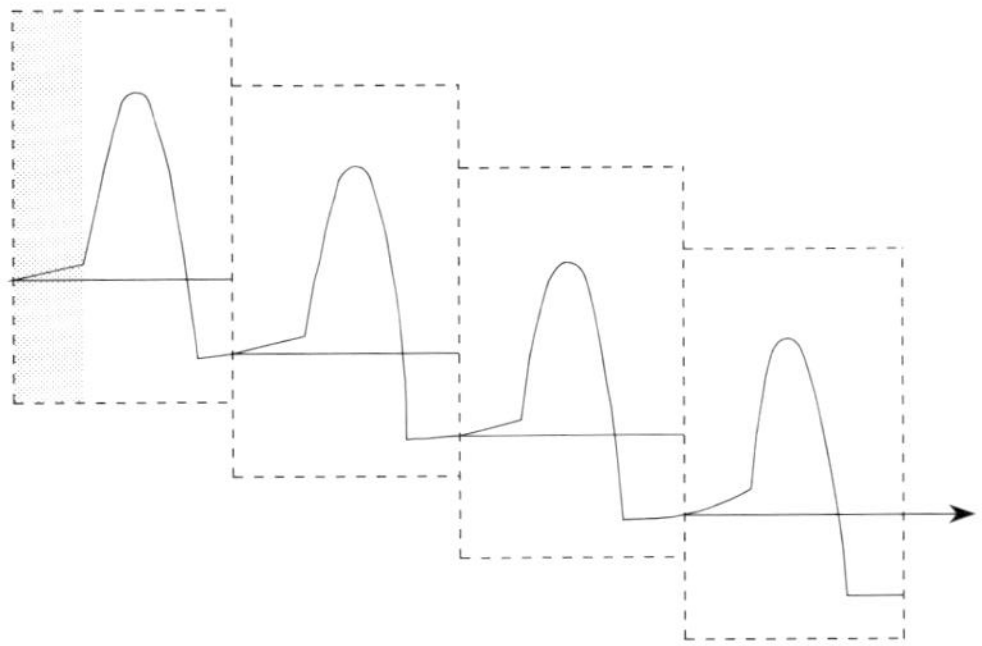

図左：水平基準線は個々のシューブ前（初回シューブでは病前）の状態を表す。基準線より上方はいわゆる陽性症状の発現を，また基準線より下方は陰性症状の発現を示す。

図右：分裂病の経過は個々のシューブの連続と理解され，シューブを経るごとに基準線は低下していく。シューブごとに初期症状が出現するが，初回シューブの初期（灰色部分）のみを初期分裂病と呼ぶ。

図1　分裂病シューブ，および経過の模式図と初期分裂病

する最大のものは①の特異的初期症状の存在であるが、《初期分裂病の特異的四主徴》としてまとめられたそれらのうちの一つが〈漠とした被注察感〉であり、それは本節で述べる被注察感（まなざし意識性）の一半をなすものである。

さて〈漠とした被注察感〉とはいかなるものか、その定義と陳述例をまず示しておこう。

定　義：周囲に誰もいないのに、あるいはいたとしても実在する当の人からではなく、「誰（何）かに見られている」と感じられる体験である。「見られている」という感じは明瞭、確実であるが、患者は〝実際に誰かが見ている〞とは考えていない。見ている存在に関しては、往々その方向や距離を定めきれず、またそれが人間であるか否かもわからず、漠としたものである。通常、背後から見られるという体験が多いが、それに限られたものでもない。この体験は人込みの中で感じられることもあるが、周囲に誰もいないような状況（例えば自室に一人でいる場合）でも生じることがあり、その場合は確実である。

陳述例：①人込みの中だけではなく、自室に一人でいる時でも、まわりに意識されていると感じる。見られているのではなく、意識されているという感じ。人込みではそれは人かなって思うけど、部屋の場合は意識しているのは人ではない感じ。

②雑踏の中で急に圧迫感というか、まわりの人から

表１　初期分裂病の特異的四主徴

１．自生体験 ①自生思考 ②自生視覚表象 ③自生記憶想起 ④自生内言 ⑤自生空想表象（白昼夢）
２．気付き亢進 ①聴覚性気付き亢進 ②視覚性気付き亢進 ③固有感覚性気付き亢進
３．漠とした被注察感
４．緊迫困惑気分

見られているのじゃないかと感じて、不安でその場から逃げたくなることがある。誰が見ているというわけではなく、漠然としたもの。その場を離れることもあるけど、じっと耐える場合もある。そうすると、五〜一〇分で終了する。

③夜、自分の部屋で勉強している時など、背後から霊に見られている感じがする。振り向くけど何もいない。しかし、前を向くと再び見られる感じ。怖いので勉強を止めて寝てしまう。このことがあって霊の存在を信じるようになった。

筆者がこの体験に〈漠とした被注察感 vages Angeblicktwerdensgefühl〉という症状名を与え、従前の注察念慮と区別したのは、なによりも「見られている」という体験の生起が判断もしくは思考によるものではなく、アプリオリに生じたある種の感じ Gefühl であったからである。この際、体験の形式である〝感じ Gefühl〟とは精神病理学的にはいったい何であるのかが次の問題となるが、患者の生の体験に密着して正確に述べるならば、それは直感もしくはいわゆる第六感であり、それによってとらえられたものは気配であるといえる。直感といい、第六感といい、ともに感覚に擬せられてはいるがそれと証明できないものであり、ここにそれらは感覚によるものではなく、また表象、想像心像でもなく、勿論思惟・判断によるものでもなく、非直観的 unanschaulich なものということになり、それは意識性にほかならないこととなる。こうして〈漠とした被注察感〉とは意識性の病理ではなかろうかということが示唆されるに至ったが、けだしこれだけではいまだ示唆にとどまり、十分に論証されたとはいえない。

(2)〈明瞭な被注察感―実体的意識性〉への症状進展

考えるヒントはやはり臨床的事実の中に与えられているが、それは「見られている」という被注察感を訴える患者の中に往々「見ている」存在を実体的にありありと、すなわち実体的意識性として感じている患者がいることであり（この場合、まぼろしの注察者の方向や距離が明瞭であるばかりでなく、それが実体的なものである以上、その被注察感は〈明瞭な被注察感〉といわざるをえない）、あるいはまた経過の進展につれて〈漠とした被注察感〉から実体的意識性への症状進展を示す患者がいることである。陳述例をあげよう。

陳述例：④自分の背後五mくらいから、誰かに見られている感じがする。その人は立っていて、時にはそれが自分と同じぐらいの年齢の人（男だったり、女だったり）とわかる。眼には見えないけど。

⑤部屋の中が不気味で何か起こるような異様な感じがあり、一人でいる時にもまわりから見られている感じがする。（しばらくして幻声が始まり、半年後より以下の体験）自分のまわりに先祖の霊がいる。時には、自分の背中に重なるようにおぶさってきて、重い。

これはどのように解釈されるべきことなのであろうか。改めて考えてみるに、「見る」―「見られる」が相補的な対概念であることからは、「見られている」という認識は必ず、「見ている」ものの存在を前提としているといえる。したがって〈明瞭な被注察感〉に加えて実体的意識性を患者が訴える場合、これは両者が無関係に併存しているのではなく、同一の心的現象を表と裏から、すなわち見られる側に焦点を当てるならば〈明瞭な被注察感〉が、また見る側に焦点を移すと実体的意識性が体験として析出してくるものと考えるべきである。また、経過の進展につれて実体的意識性のみが訴えられる場合でも、実体的意識性として体験される対象は患者と関係なく存在するものではなく、必ずや患者にとっての脅威として存在するものであり、そこではその存在の視線は患者に向けられているが、患者は存在そのもののあまりの実体性に圧倒されて、被注察感が後景に退いているものと解釈される。加えて述べるならば、この実体的意識性は、例えば陳述例④の傍線部のごとく表象（偽幻覚）？の、あるいは陳述例⑤の傍線部のごとく知覚（身体幻覚）の様相を帯びてきて、形象化を示す場合もある。

さて、上記のように〈明瞭な被注察感〉と実体的意識性は実は同一の心的事象の表と裏であり、〈明瞭な被注察感―実体的意識性〉とでも表すべき単一の症状であるとわかったが（この観点からすれば、〈漠とした被注察感〉、すなわち実体的意識性を欠いた被注察感とはいわば裏（見る側に焦点化）を欠いた表（見られる側に焦点化）だけの体験ということになろうか）、ここにおいて表の体験である〈明瞭な被注察感〉は同一事象の裏の体験が実体的意識性である以上、それ自体も実体的意識性のある局面を表現していると判断される。そして、そうであるとするならば、その先行形態である〈漠とした被注察感〉も（それ自体にも、また裏の体験としても何ものかの実体的存在は一切明示されていないが）実体的意識性に通じる現象形態であるとの推測が成り立つのである。筆者はいま「通じる」と述べたが、これは実体的意識性の概念理解において、旧来のごとく「実体性Leibhaftigkeit」を重視したからにほかならないが、〈明瞭な被注察感〉を実体性意識性の一つの局面と定位した先の議論を敷衍すれば、〈漠とした被注察感〉も実体性意識性の一つの局面であり、より正確に述べるならば、先行形態である以上、一つの相（語彙矛盾ながら「非実体的な実体的意識性」と呼びえよう）とみなすべきであると判断される。これは実体的意識性に関する旧来の概念に反するものであり、いわば概念の拡大をはかったものであるが、筆者には実体的意識性という精神病理を理解する上においては、実体性を概念の中核としつつも、必ずしもそれに固執すべきではないと考えられるのである。

(3) まなざし意識性の概念

上述のごとく、〈漠とした被注察感〉あるいはそれが進展した〈明瞭な被注察感―実体的意識性〉はともに広義の実体的意識性に包含されるものであり、その諸相であると判断されるに至ったが、その内容はとなると例えば〈明瞭な被注察感―実体的意識性〉という症状名に端的に示されるごとく、見られる側と見る側の二極に分断されたままに、今一つ明瞭に浮かび上がってこない（〈漠とした被注察感〉は単一の体験であるが、それは見られる側に分極したものであり、広く二極分化の症状であるといえる）。記述現象学的立場からは、症状は最終的にはその名称に具現されるまでに形式と内容の両面にわたって概念が明確にされる必要があるが、この点からすると本症状の概念は内容の点で今少し精練されなければならないであろう。

筆者には、この精練作業の鍵は「見る」―「見られる」という相補的対概念を統合する新たな観点の導入にあると思われ、それを「まなざし Blick」に求めるのである。筆者がこう述べるのは、「まなざし（眼差）」の原語は「まなこざし」であり、それは「まなこ（眼）」の存在、ひいては人、動物、あるいはそれらの代理物など、「見る」ものの存在を前提とした上で、それを「差し向ける」こと、すなわち四囲の対象へと向かう大きさと方向を有する視線（視線はそれを受ける側からすると「見られる」ことになる）を意味しており、「見る」―「見られる」という相補的な対概念が「まなざし」という用語の中に統合的に表現されていると考えるからである。以上のことから、上記の二極分化した体験をより統合的な視点でとらえるならば、それは〝まぼろしの他者が自己へ向けるまなざしの、意識性による感知〟ということになり、ここに〈まなざし意識性 Blicksbewußtheit〉という症状名に到達するのである（なお、まなざし意識性の下位分類に関しては、〈漠とした被注察感〉に非実体的まなざし意識性を、また〈明瞭な被注察感―実体的意識性〉に実体的まなざし意識性という名称を与えよ

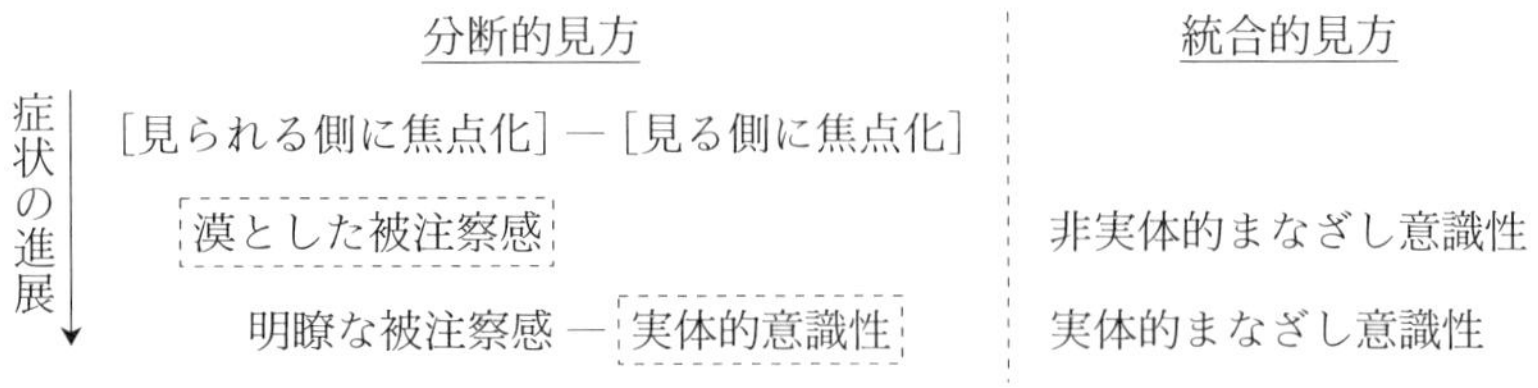

図2　まなざし意識性の精神病理（文献4の図1を一部改変）

疾患の進行につれて，患者の自覚的訴え（体験）は［　　］に入れた〈漠とした被注察感〉から〈実体的意識性〉へと進行し，一見体験間にはつながりがないように見受けられるが，実は単一の症状が進展するにつれて，患者の認識の焦点が［見られる側］から［見る側］へと移動したにすぎないのである。この認識の焦点の移動は，被注察感が実体性を獲得することによって生じたものと思われる。

うと思う。これは上記の見る側の体験に実体性が付与されているか否かによるものである）。この症状名は、本症状が内容的にはまなざしの病理であり、形式的には意識性の病理であることを端的に示している。以上の議論の要点を図2に示す。

(4) まなざし意識性の形成機序

①状況意味失認と「自己保存の危機」

次に上記のまなざし意識性の形成機序を論じよう。このためには予備的議論として「状況意味失認—内因反応仮説 situational meaning agnosia-endogenous reaction hypothesis」という筆者自身の分裂病症状[8,9]形成論を述べておく必要があるが、その全容を紹介するには紙数も不足しており、ここでは以下の議論にとって必要最低限の知識として、状況意味失認によって〈「自己保存の危機」の意識下・無自覚的認知〉が生じることのみを紹介しておこう。

状況意味失認とは、我々の日常卑近な行動を観察して想定された二段階の認知機構（図3：これは我々ヒト Homo sapiens にかぎらず動物一般にあまねく具備されたものと考えられる）のうち、下位機構である意識下・自動的認知機構内に生じた状況意味（表2）の認知（同定メカニズム）の障害をさしたものであるが、ここで問題になるのが動物にとって認知（文字どおり〝認め知る〟の意）というものがいかなる意義や役割を有しているかという問題である。図3にみるように、注意の向けられた知覚対象（この二段階認知機構への入力は外的知覚入力と内的表象入力の両方であるが、議論の都合上、ここでは外的知覚入力に限定して議論をすすめる）に対しては当初より認知的バイパス（注意という機能の実体）が開けられており、したがって意識下・自動的認知機構を経ない分だけ〈迅速〉で、かつ意識上・随意的認知機構での処理だけに〈高精度〉の情報処理が行われ、他方注意の向けられていない知覚対象はすべていったん意識下・自動的認知機構で処理をうけ、その認知的同定が不能の際にのみ意識上・随意的認知機構へ転送されると考えられるが、先に提議した認知の意義や役割を考える上で重要なのは、ここで認知的バイパスとして二つの認知機構を有機的・合理的に連結していると想定されている注意というものの原初的役割の考察である。高度に発達した人間社会においては、注意という機能はその対象が何であれ、対象を意識野の中心にもたらし、その認知的処理を〈高精度〉に行うことに主たる役割があるように思われるが、太古の時代、いまだ巨大動物が棲息し、我々もまたたんなるヒトという動物の一種にすぎなかった時代を考えればすぐにわかるように、注意という機能がもっとも要請されたのは外敵から身を守る時であったと思われる（動物社会においては「弱肉強食」はいまだ現実のものである）。外敵に対峙した際、その次に要請されるのは逃避するにしろ反撃するにしろ機敏な行動であり、その際に何よりも必要なのは外敵の動静をいちはやくキャッチすること、すなわち情報処理を〈迅速〉に行うことであったろう。こうしたことを考えれば、情報処理の迅速性にこそ注意という機能の原初的役割があり、それはもっぱら自己保存のためであったと考えられる。そして、敷衍するならば注意というものがいわ

表 2　状況意味の定義および特徴（即物意味と比較して）

	即物意味	状況意味
定義	その対象は何であるか	その対象はその状況の中で何を意味するか
認知原理	決定性 明らかに，○○である	蓋然性 多分，△△であろう
	単体的認知 その対象のみで可能	統合的認知 他の対象群との相互関係のもとに可能
具体例	道路にある特定の物 X がある	
	X は財布である	X は誰かがうっかりして落としたのだろう

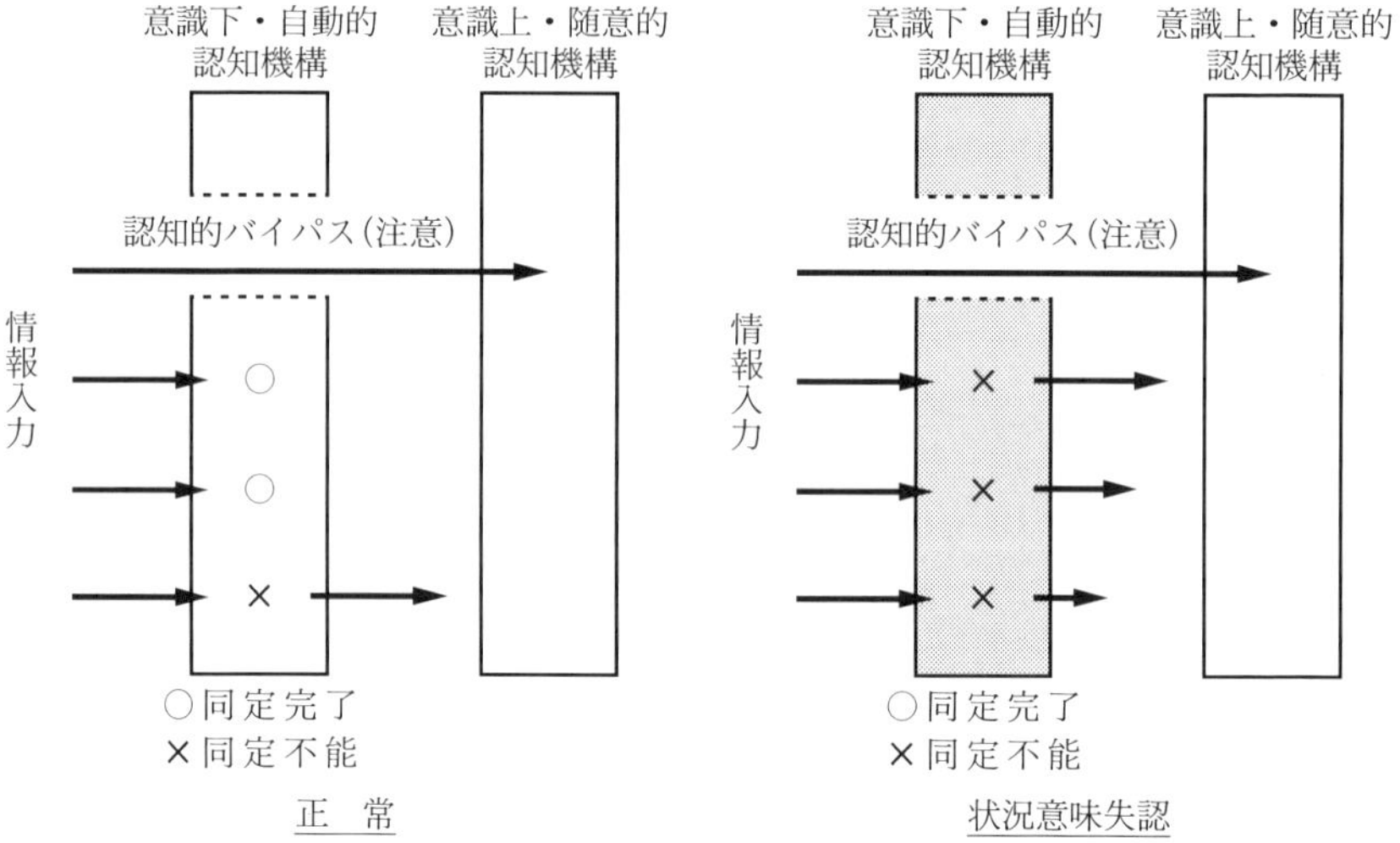

図 3　筆者による二段階認知機構仮説

左図に正常時の，右図に状況意味失認時の情報入力の転送の様相を示す。正常時において情報入力の同定不能が生じるのは情報入力自体に同定不能をひきおこす要因（例えば情報の新奇さ）があるためであるが，状況意味失認時に同定不能が生じるのは意識下・自動的認知機構の状況意味の判断システムに障害が生じた（灰色で示す）ためであり，ためにあらゆる情報入力が同定不能に陥り，意識上・随意的認知機構へ転送されることになる。

ば鍵にあたるほどに重要な役割をはたしている認知という機能も、そのそもそもの役割は自己保存にあるといいえようし、また認知機構の二段階性も自己保存に有利なために発達してきたものと思われる（意識上・随意的認知機構が限定された情報ながら、それを〈高精度〉に処理するものであることは既に述べたが、意識下・自動的認知機構の機能を目的論的に考えるならば、それは二重の意味で自己保護的な意味を有しているものと思われる。一つは内に対するもので、意識野が環界からの絶え間ないノイズに攪乱されるのを防ぐという意味であり、二つは外に対するもので、意識的関与なく外界の変化をキャッチするという意味である。先に述べたように、動物社会においては自己保存は至上命令の課題であるが、前者なしには獲物を追い求めることは不可能であろうし、後者なしには自らがすぐに獲物になり果ててしまうこととなろう）。いかに進化したとはいえ、動物に属する我々ヒトにおいても自己保存は必至のことであり、そのことを考えるならば、注意あるいは認知という機能が担うべき役割の表面的な形こそ変われ、それらの基底にはたえず自己保存という役割が潜在しているものと考えられる。

さて、意識下・自動的認知機構における状況意味失認によって外的知覚入力の状況意味が同定不能に陥ると、次には何が生じるであろうか。それは、一つには同定不能に陥った多岐・不特定・非脈絡な外的知覚入力の、意識上・随意的認知機構への転送であり、これは結果として初期分裂病症状の一つである気付き亢進[7、10]という症状を形成する。二つには認知の原初的役割が自己保存にある以上、認知的同定が不能に陥ることは即、意識下において無自覚的に「自己保存の危機」（括弧を付けたのは、ここで生じる自己保存の危機は現実のものではなく、あくまでも心の内のものであって、偽りのものであるからである）という認識を生じることになると思われる。そして詳細は後述するが、この〈「自己保存の危機」の意識下・無自覚的認知〉こそがまなざし意識性の形成母地を成すのである（認知機構の側にではなく、外的知覚入力の側に同定不能を引き起こす要因がある場合にも同様の認識――ただし、その危機は現実のものである――が生じると考えられるが、この場合には転送された先の意識上・随意的認知機構において再度の、かつ〈高精度〉の同定を受け、結果としてすぐに同定が完了するために自己保存の危機という認識は消失すると思われる。状況意味失認という認知機構の側の障害の場合には、転送される外的知覚入力の多岐・不特定・非脈絡性によって意識上においても同定不能となり、「自己保存の危機」という認識は持続することになるのである）。

②「自己保存の危機⇅まなざされる」という認識連鎖

状況意味失認によって〈「自己保存の危機」の意識下・無自覚的認知〉が形成されることを述べたが、この認識からまなざし意識性が形成されることの論証はあと一歩である。ここでは我々ヒトを含め動物一般には〈自己保存の危機〉と〈まなざされる〉との間に両方向性の生得的な認識連鎖があり、それに規定されて〈「自己保存の危機」の意識下・無自覚的認知〉がまなざし意識性を生み出すということを述べよう。

「自己保存の危機⇅まなざされる」という認識連鎖のうち、後者から前者へと向かう連鎖、書き改めるならば「まなざされる→自己保存の危機」という連鎖の存在は、凝視が攻撃的意味合いを有することの中に見い出されよう。紙数の関係で多くを述べることはできないが、我々は誰でも見ず知らずの人からじっと見つめられると不快で腹立たしく、時には不気味で怖さすらも感じるであろう。また憤怒に駆られた人は相手の眼に視線を固定し、ぐっと睨みつけるが、十分に意識化されていないものの、これもまた凝視が怒りや攻撃を表現するものであるからであろう。逆の例をあげるならば、我々日本人は他人（ことに「目上」の人）に出会った際にお辞儀をするが、これはそうすることによって視線を相手の下方すなわち「目下」に逸らし、結果として攻撃する意志がないことを示すサインとなるからである。喧嘩で互いに睨み合った際に、先に視線を逸らした方が負けとなるのもこうした意味においてである。こうした、凝視が潜在的に有する攻撃性については、古来よりある邪視（邪眼、evil eye）[11]の信仰に端的に現れているが、そこでは邪視（邪視とは呪力を持つ眼、すなわち呪眼が相手に悪意を抱いた時のまなざしである）を受けると、人や家畜は病気となったり、家屋は火事になるなどの被害をこうむると信じられてきた。加えて、眼状紋 eye spot[12]とそれに遭遇した際の鳥類の行動（眼状紋とはある種の蝶、蛾、カマキリ、バッタ、およびそれらの幼虫などが通常は翅の裏や臀部などに隠し持っており、彼らを餌とする鳥類などが捕食距離内に入ってくると翅を開いたり、臀部を持ち上げてして誇示して見せる、脊椎動物の眼に模した二つの円環、要するに偽りの眼である。実際、この眼状紋の突然の出現によって、鳥類などは慌てふためいて逃走するのが観察される）を見るならば、凝視の有する攻撃性はたんに人間だけに固有の認識ではなく、広く動物一般に認められる生得的な認識であり、またそれが有する攻撃性の程度は凝視を受ける側に〈自己保存の危機〉という認識が成立するほどのものに至っていることが推察されえよう。これらはみな、動物が獲物を攻撃・捕捉する際には、まず獲物（対象）を視野の中心部でしっかりととらえること、すなわち凝視することが攻撃・捕捉にとって必須のことであるからであろう。

以上、「まなざされる→自己保存の危機」という連鎖が我々ヒトを含め広く動物一般に共通する生得的認識ではなかろうかという示唆を述べたが、そうであるならば逆の「自己保存の危機→まなざされる」という認識連鎖もまた生得的に存在し、両者は強くカップリングしているのではなかろうかという推定が容易に浮かび上がってくる。ヒトは他の動物とは異なって聴覚や嗅覚の退化した視覚的動物であり、したがって暗闇はヒトにとって自己保存の危機の前状況といえるものであるが、我々が視覚の効かない暗闇そのものを恐れるだけでなく、そこに人知を越えた、例えば幽霊、お化け、妖怪のような、人の代理物（すなわち、まなざしを有する何らかのもの）を化現させるのも、その証左と思える（「幽霊の正体見たり枯れ尾花」という川柳はこうした事情をよく物語っている）。

上記の考察からは、状況意味失認によって生じた〈「自己保存の危機」の意識下・無自覚的認知〉が「何ものかによってまなざされている」という認識、すなわちまなざし意識性という症状を生み出すのは、動物一般に備わった生得的認識のなせるわざであることがごく自然に理解されることになろう。以上がまなざし意識性の成立機転である（なお先に、「自己保存の危機」と括弧を付けて表現したのは、それがあくまでも心の内のものであって偽りのものであるからと述べておいたが、上記の生得的な認識連鎖も心の内で進行するものである以上、危機が現実のものではなくとも上記の認識連鎖は成立するのである）。

(5)　文献例との対応

筆者は「はじめに」の節にて引用した『精神病理学総論』におけるJaspers[6]の記載中、傍線部dの「『見られている』と感ずる」について、それは傍線部aで示された〝何ものかの存在をただたんに感知する〟という形の実体的意識性の「一次的妄想体験への移行」ではなく、別の実体的意識性ではなかろうかと疑問を呈していたが、上述のごとくこれまで議論してきたまなざし意識性こそ、その疑問に対して筆者が与え得た解答である。まなざし意識性という症状は、詳しくはまず〈漠とした被注察感〉の相に始まり、次いで〈明瞭な被注察感―実体的意識性〉の相へと発展する（さらに、表象あるいは知覚の様相を帯びて、形象化の段階へと進む）が、Jaspersとの比較の上でわかりやすく述べれば、まず「見られている」と感じ、次いで実体的意識性が出現してくるのである。ここにおいてJaspersの理解が逆転していることが、また次節において筆者は〝何ものかの存在をただたんに感知する〟という形の実体的意識性がまなざし意識性とは別物であることを述べる予定であるが、そのことを考慮すると、そもそもJaspersが実体的意識性という症状を単一のものと誤解していたことが明らかとなろう。

次に宮本[2]の提示した症例の検討に移ろう。宮本は五症例をあげて実体的意識性の様相を詳しく描き出しているが、症例1ではここで述べたまなざし意識性のうち、非実体的まなざし意識性（漠とした被注察感）が記載されており、症例2では実体的まなざし意識性（明瞭な被注察感―実体的意識性）が記載されている（この一文は原論文の誤りを今回訂正したもの：筆者注）。そして、それらの体験が分裂病の初期や急性期に見られたものであるという指摘も、筆者がまなざし意識性を初期分裂病症状に数え上げたことに符合している。以下にその陳述例をあげておこう。

［宮本の症例］

症例1：まわりにだれも人がいないはずなのに「見られている」という感じがいつもします。だれもいない部屋にいてもそういうことを感じます。それでなんども戸のほうを見てしまいます。

症例2：ほかの人が自分を注視しているという感じです。たいていは、部屋の戸や窓にはりついて、こちらを見ているのです。それはだれなのかわかりません。姿を見たことも、その声をきいたこともないのですから。しかし、人の気配はいかにもありありとしているので、それを疑うわけにはいきません。自分の本当の感じなのです。私はそれを見るのではなく、感ずるのです。

3　二重我（心）、二重身、体感異常、もの意識性

この節で取り扱う実体的意識性は、前節においてまなざし意識性との対比の上で「〝何ものかの存在をただたんに感知する〟という形の実体的意識性」と呼んでいたものである。

(1)　〈心的体験〉とは？

本節を始めるにあたっては、まず〈心的体験〉とはいかなるものかという予備的議論を必要とするが、記述現象学の立場に立つ筆者の理解するところでは、〈心的体験〉とは以下のようなものである。

①一般に〈心的体験〉とは、自己の〈心的営為〉――それには思考（判断）、感情、知覚、表象、自我意識、意識性など種々の形式がある――が意識上にて自覚的に認知されたものであって、要約するに「〈心的営為〉の意識上・自覚的認知」である。

筆者はかつて離断脳の神経心理学的研究を援用して、認知（文字どおり「認め知る」という狭義の意）を意識上・自覚的認知 consciousness と意識下・無自覚的認知 awareness に二分した(13)（後者は離断劣位半球において端的に示される）。これらのうち、我々が通常「体験」と呼んでいるのは前者であり、筆者が〈心的体験〉に上述の定義を与えたのも、この考えに裏打ちされている。

②〈心的営為〉は必ずしもそのすべてが〈心的体験〉として自覚されるわけではない。また〈心的体験〉はそ

の基をなした〈心的営為〉を必ずしも正確に反映するものではない。

　このことのごく単純な例証として知覚を取り上げよう。まず前段の例証であるが、我々はありとあらゆる瞬間において、すべての感覚器官を通して数多の事柄を知覚しているはずであるが、実際に自覚するのはそれらのほんの一部であるという事実は、殊更に説明するまでもなかろう。俗に「カクテルパーティー効果」と呼ばれているものはその一例であるが、初期分裂病患者が時に訴える「知覚の洪水」は逆の面からのこの事実の証左である。次いで後段であるが、幻覚において患者はそれを「聞こえる」、あるいは「見える」と述べ、知覚として体験するが、実際には当該対象は実在せず、したがってその〈心的体験〉の基をなした〈心的営為〉が知覚ではないことは明らかであろう。

③記述現象学の対象である〈心的体験〉には更に付帯条件が加わる。それは「言語的に表現された」という形容句である。すなわち、記述現象学が取り扱う対象は厳密には〈心的体験〉そのものではなく、その言語表現である。〈心的体験〉の言語化に際しては、そこに主体の判断、思考という作用が働いていると考えられ、ここにおいて〈心的体験〉の言語表現を観念（想念、考想）Gedanke、thought と呼んでも差し支えがなかろう。

　最後の一節には補注が必要であろう。というのは、ここに〈心的営為〉→〈心的体験〉→言語表現という連鎖が考えられるのであるが、こと思考という〈心的営為〉に限っては〈心的体験〉のレベルで即「思考されたもの」としての観念が形成されるのに対し、思考以外の〈心的営為〉の場合を想定して述べた上述の観念という用語の用い方は連鎖の一段上の言語表現のレベルでのことであるからである。しかし、本文に述べた理由によって、筆者は後者にも観念という用語を当てることもまた妥当であると考える。ただし、前者を一次的観念形成、後者を二次的観念形成と呼んで、その区別をしておきたい。

〈心的体験〉の概念の基本は上記のごとくであるが、これには二点ほど注釈を施す必要があろう。それは、第一には意識上・自覚的認知はいかにして達成されるのかということであり、第二にはそこにおいて認知されるものをたんなる対象や自我としているのではなく、〈心的営為〉としていることである。

この考察のためには、前節で紹介した筆者の二段階認知機構仮説（図3）を新たな視点で再論する必要があろう。繰り返すことになるが、この仮説においては、当初より注意の向けられている外的知覚入力は認知的バイパス（注意の実体）を通って直接的に意識上・随意的認知機構で迅速かつ高精度の情報処理が行われ、他方注意の向けられていない知覚入力はいったんすべて意識下・自動的認知機構で処理をうけ、同定不能の際にのみ意識上・随意的認知機構へ転送されると考えられているが、こうした理解からは外的知覚入力の意識上・自覚的認知、すなわち対象体験（これはJaspersのいう対象意識であるが、意識という用語の多義性を排するために、この用語を用いる）が生じる際には必ず、注意という機序が機能していると結論できる。ところで、筆者の仮説によれば注意はたんなる認知的バイパス、すなわち知覚入力の抜け道にすぎないものである以上、当然ながらどの外的知覚入力に対してバイパスを開くかという決定が行われる必要がある。それは数ある外的知覚入力の内、ある一つに注意を向け、維持する作用であるが、これこそJaspersが対象意識の成立に際して述べた志向的作用、すなわち対象化にほかならない。筆者の認知仮説の脈絡に沿って述べるならば、ここに対象化とは数ある外的知覚入力の内、注意という機序によってその一つのみを意識上・随意的認知機構へともたらし、その自覚的認知、すなわち対象体験を生み出す機能と定義される。

このように、体験を生み出すものは対象化という志向的作用によると考えられたが、ところで対象化されるものははたして Jaspers の述べる「対象」、すなわち客体 object のみであろうか。筆者はこれに否と答えたい。というのは、たんなる物品や音声という素材が「対象」に転ずるのは、対象化という主体の志向的作用によるものであり、かつ見る、あるいは聞くという主体の営為を通してのものだからである。これらのことからは、「対象」体験（客体体験）には暗黙裡に主体 subject の存在の認知が内包されていると考えられる。そして、この点においては「（自己に）対立する象（かたち）」の意である日本語の「対象」という用語がいみじくもよく表現していると思える。結論づけるならば、真に対象化されるものは営為（後の議論のために、ここでは動詞 verb：V を用いる）によって互いに関係づけられた主体（subject：S）と客体（object：O）の総体、すなわちS＋V＋O（英語の第三文型を意図している）である。Jaspers の対象意識（客体体験）はこのS＋V＋Oが客体の側に事寄せられて体験されたものであり、当然のことながらS＋V＋Oの総体を主体の側に事寄せて体験しようとすると浮き上がってくるものがいわゆる自我意識（主体体験）である。

　以上の議論を図4に示すが、要約するならば意識上にて自覚的に認知されるもの、すなわち体験とはS＋V＋Oという〈心的営為〉の総体であり、それは対象化という作用によるものである。なお、これまではもっぱら知覚を例にとって論じてきたが、上述の結論は思考や表象にもあてはまるものである。違いがあるとすれば、思考や表象の場合は知覚と違って、通常は客体のもととなる素材が当初より存在せず、対象化によって素材が即客体として浮かび上がってくることであろう（「通常は」とのべたのは、病的状態においては自生思考や偽幻覚のごとく、素材が自生する場合があるからである）。また、我々の在り方は必ずしもS＋V＋Oではなく、S＋V（客体をとらない自動詞的営為）やS＋V＋C（C：complement，感情状態など）もあるが、この場合も認知されるものはそれら〈自動詞的営為〉や〈感情状態〉の総体と考えられ（ただし、客体がない以上、主体体験、

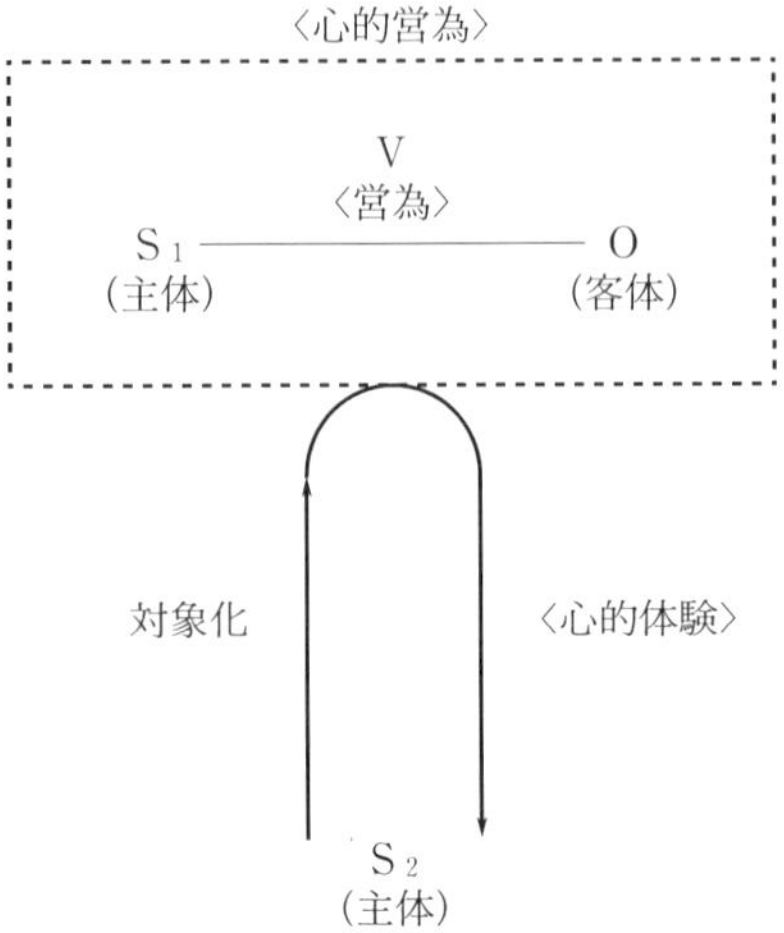

図4　〈心的体験〉の成立

主体Sは営為する主体（営為主体：S_1）と体験する主体（体験主体：S_2）に分けて記載してある。従来の用語でいえば，S_1は客我であり，S_2は主我である。

ただし，主体を対象化しようとする時に限り，S_1とS_2の分離が反省的に自覚されるのであって，通常は一体のものとして機能し，自覚されない。

いわゆる自我意識がもっぱら浮き上がってくる）、それもまた対象化という作用によると考えられる。

(2)　対象化性質の脱落態としての離人症

さて、〃何ものかの存在をただたんに感知する〃という形の実体的意識性の存在は、筆者が離人症の記述現象学的考察[5]を行っていく中で、いわば〃余禄〃、〃おまけ〃として見いだされたものである。よって、ここでは離人症の考察を先に行っておこう。筆者の考察は「離人症体験の特異性とは何か」という議論から始まるが、これには以下の三点があると思われる。

その第一は、いわゆる離人症体験を簡潔な用語で表現することがきわめて難しいことである。この体験にはすでに離人症という用語が与えられている以上、筆者がこうのべることは一面において矛盾しており、訝しく思われるかもしれないが、dépersonnalisation（Dugas, L.）の原義は正しくは人格喪失感であって、この用語はWernicke の三分類による自己精神 Autopsyche に生じた体験にはあてはまっても、身体精神 Somatopsyche や、とりわけ外界精神 Allopsyche に生じた体験にはあてはまらない。もしも患者の個々の実体験の有り様をより正確に言い表そうとすると、例えば井上[14、15]が試みたような、自己存在感喪失、実行意識喪失、自己同一感喪失、親和感喪失、有情感喪失、外界隔絶感、外界実在感喪失、自己身体生命感喪失、自己身体自己所属感喪失、自己身体存在感喪失、自己身体他者感、自己身体内他者存在感などの多種多様な症状名を必要とするが、筆者にはこれら種々の体験の共通項を簡潔な用語で言い当てることは殆ど不可能であると思える。

第二は、重篤で典型的な離人症にあってはWernicke の自己精神、身体精神、外界精神にとどまらず、時間体験、空間体験をも含めて、体験のあらゆる面において異常が現れることである。離人状態の極期にある患者の心象風景は、さながら一様に灰色に塗り込められた索漠たる世界と思われるが、このように異常が体験の全領野にわたって現れることが離人症体験の第二の特異性である。

第三は、離人症にあっては主観的訴え（症状）と客観的所見（徴候）が乖離しており、症状に相応する徴候が見いだせないことである。例えば、患者は外界知覚の疎隔を訴えるが、知覚の検査ではなんらの異常も見いだせない。また「感情というものが全くなくなった」と述べるが、その訴え方は言葉とは裏腹に苦悶状であるなど、訴えそのものが主観的訴えと客観的所見の乖離を示すダブルメッセージということもある。この、症状と徴候の乖離という特性は、第一、第二の特異性とは異なり、精神疾患においてはひとり離人症体験だけに特異的なものではないが、すぐにそれと見てとれるほどに顕著で奇異な印象を与えるものであり、離人症体験の際立った特性となっている。

さて、離人症の理解のためには上記三点の体験特異性を統合的に説明できなければならないが、これを先に述べた〈心的体験〉の定義に沿って考察してみよう。

ここでまず注目されるのは第三の特異性であり、離人症においては主観的訴え（症状）を支持する客観的所見（徴候）を欠いていることである。症状とは主観的なものであり、したがって〈心的体験〉であること、またもし〈心的営為〉そのものに障害があるとするならば、それは客観的に徴候に反映されるであろうと考えられることを考慮すると、この第三の特性は上記の〈心的体験〉の成立図式において、〈心的営為〉には障害はないのに〈心的体験〉においては異常があるものとなり、ここにその特性は対象化の障害によるものではなかろうかという仮説が浮かび上がってくる。そして、この仮説は第二の特異性を考慮に入れた時、一層確かなものと思われてくる。というのは、もし対象化の障害によるものとすれば、〈心的営為〉の形式が知覚、表象、思考、その他なんであろうと（狭義の営為には入らない〈心的状態〉をも含めて）、またそこで限定的に対象化されるものが主体（自己精神）であろうと客体（身体精神、外界精神）であろうと、体験のすべてにわたって異常が現れることになり、このことが離人症の典型においては異常は体験の全領野をおおうという第二の特異性と合致するからである。

こうして、離人症が対象化の障害によるものであろうという考えは筆者にとってほぼ確実なものと思われるに至ったが、対象化の障害であるとしてもその内実はいかなるものであろうかという疑問が改めて浮かび上がってくる。というのは、素材を対象に転ずるという、言葉通りの対象化自体は離人症においても成立しているからである。ここで注目されるのが第一の特異性である。筆者は離人症体験を簡潔な用語で表現することは不可能であるとのべたが、井上の各種の症状名（○○喪失がいかに多いか！）に端的に見られるように、離人症体験のすべてにわたって〝何か〟が脱落することは共通項として取り出すことができそうである。先にも述べたように、この〝何か〟を表現することが難しいのであるが、少なくともこの〝何か〟が正常の対象化には伴っているということだけは確かなようである。この〝何か〟は空気と同じように、失われて初めてその存在が知れるようなものであり、その実体は井上の症状名に一部現れているようである。筆者はこの〝何か〟を、それが対象化に伴うものであることを考慮して「対象化性質」と呼ぶが、改めて述べるならば、離人症体験ではこの対象化性質が失われると考えられる。種々の症状名にも示されるように、対象化性質は各々の対象によって区々であり、先にものべたように実体を表現する統一した呼び名を与えることは難しいが、敢えていえばあらゆる精神的および身体的営為を裏打ちしている〈実感〉とでもいえようか。

以上を要約するに、離人症体験は広くは対象化の障害であり、その内実を今少し限定的にのべるならば〝対象化性質の脱落した対象化〟、より簡略には〝対象化性質の脱落態〟といえるであろう。

(3)　対象化性質の幻性態としての実体的意識性

上記のごとく、離人症とは正常の対象化においては素材に付与される対象化性質が脱落したもの、すなわち素材が対象化性質をおびることなく、いわば〈形象〉のみの存在として体験されたものと理解されたが、そうであるならば離人症とは対極をなす体験、すなわち素材は存在しないのに対象化性質（これを日常語で表現するのは難しいが、先にも述べたように敢えて言えば〈実感〉であろう）のみがまぼろしとして浮かび上がってくる体験（いわば〝対象化性質の幻性態〟）がありはしないだろうか。これが、離人症の考察から、前述のまなざし意識性とは別種の実体的意識性の存在を想定するに至った筆者の着想である（表3）。この着想はいささか奇抜なものであり、実際それに該当する病的体験が存在しなければ、この着想は水泡に帰してしまう。以下、それを検討しよう。

〃対象化性質の幻性態〃を考える上で筆者は、Haug, K.[16]が離人症の分類に際して拠ったのと同様に、Wernickeの体験の三領域、すなわち自己精神、身体精神、外界精神ごとにその実在を検討してみることにする。まず自己精神に関してであるが、その幻性態として想定されるものは、素材すなわちここでは自己が存在しないのに、その存在感や実行感が無媒介的に感知されるものということになり、これは旧来「二重我」（例えば宮本[2]）と呼ばれているものである。次に身体精神に関してであるが、その幻性態は自己の身体は実在しないのに、それが無媒介的に感知されるものということになろう。ここで身体を外形的に丸ごととらえれば「二重身Doppelgänger」[17,18,19]が、また内部的に身体諸臓器としてとらえれば「体感異常 Zönästopathie」[20,21,22,23]が該当する症状として浮かび上がってくる。最後に外界精神に関してであるが、外界の物や人が実際には存在しないのに、無媒介的にそこにある、もしくはいると感知されるものということになり、これは旧来「実体的意識性」と呼ばれていたものである。

以上のように、〃対象化性質の幻性態〃という病態はまったく理論的に導かれたにすぎない仮説的なものであったが、二重我、二重身、体感異常、実体的意識性という、旧来より同定・命名されてきた病的体験がそれに該当するものとして確認され、こうした病態の存在が十分に有り得るものと考えられるに至った。加えて、〃脱落態〃である離人症と〃幻性態〃である二重身、体感異常、あるいは実体的意識性との臨床的合併は頻繁に報告されており[14,15,17,19,20,21,22,23,24,25]、さらに同じく〃幻性態〃に属する二重身、体感異常、実体的意識性の三者あるいは二者の合併も多く認められるなど[2,14,15,17,20,22,23,25,26]、これまで論じてきた諸症状間には極めて密接な連関があるという事実も、〃対象化性質の脱落態〃と対になって〃対象化性質の幻性態〃という病態が存在していることを一層確からしく示

表 3　〝対象化性質の異常態〟の理論（文献5の表1を一部改変）

	正常の対象化	対象化性質の脱落態	対象化性質の幻性態
素　　材	＋	＋	−
対象化性質	＋	−	＋

正常の対象化においては，対象化に際して素材に対象化性質が付与されると考えられる。

しているといえよう。

ところで、ここで浮上してくるのが「〝対象化性質の幻性態〟とは旧来の概念ではいったい何という症状に相当するのか？」という疑問である。というのは、それはある場合には体感の病理とされ（体感異常、体感異常として感知される二重身）、またある場合には意識性の病理とされ（実体的意識性、実体的意識性として感知される二重身）、また別の場合には知覚の病理とされ（幻視として感知される二重身〈自己像幻視〉）、そこに精神病理学的形式の統一性がないからである。

筆者はここで、〝対象化性質の幻性態〟をよりわかりやすく表現するならば、それはいわば「形象なき実感」であることに注目したいと思う。そして、「形象なき」ものを「実感」するとは非直観的 unanschaulich な感知の仕方であり、それはまさしく実体的意識性を指し示していると考えるのである。ここにおいて、上記の体感の病理（体感異常、体感異常として感知される二重身）も、また知覚の病理（幻視として感知される二重身〈自己像幻視〉）も意識性の病理に包含されるものとなるのであるが、改めて考えてみるに、体感異常とは何ものかの存在を身体内に無媒介的・非直観的に感知するものであって（いま、その感知のあり方を「無媒介的・非直観的」と述べたが、従来はその症状名に表されたごとく内臓感覚一般をさす体感 Zönästhesie に擬せられている。しかし、体感異常にて述べられる内容と通例の体感の内容とはそこに断絶をみるほどに掛け離れたものである）、いうならば身体内実体的意識性であり、また幻視として感知される二重身〈自己像幻視〉とは二重我（二重心 Doppelseele）が二次的に身体化・外部化・視覚化して、あるいは二重身が外部化・視覚化して、いったん失ったはずの〈形象〉を再獲得したものととらえられ、いずれにしてもその原基は実体的意識性と判断されるのである。

これまでの議論によって筆者は、〝対象化性質の幻性態〟という病態によって実体的意識性が生じること、しかしながらそれらには旧来、二重我（二重心）、二重身、体感異常、および（旧来の、狭く解された）実体的意識性というふうに、区々に別の症状名が与えられていたことの論証を終えることにする。なお、最後に述べた「（旧来の、狭く解された）実体的意識性」はその対象が大きく無生物である場合と生物（その多くは人、もしくはその代理物である）である場合に二分されるが、前者に「物意識性」、後者に「者意識性」という症状名を与え、一括して呼ぶ場合には「もの意識性」という症状名を用いたいと思う（以上、前項および本項の結論を表４に示す）。

⑷　二重我（心）、二重身、体感異常、もの意識性の形成機序

〝対象化性質の幻性態〟と考えられる二重我(心)、二重身、体感異常、もの意識性が広く実体的意識性の諸々の局面であることは前項にて論じた。本項ではこうした形の実体的意識性の形成機序を述べることにするが、その前段はまなざし意識性のそれと同様、状況意味失認によって〈「自己保存の危機」の意識下・無自覚的認知〉が生じることである。これは既に前節⑷―①で述べたので割愛し、ここでは形成機序の後段に相当する、それ以降の機序のみを論じることにする。

この考察に際して重要な点は、二重我(心)、二重身、体感異常、もの意識性の諸症状は離人症と合併して出

表 4　対極の病態としての離人症と実体的意識性

病態		対象化性質の脱落態（実感なき形象）	対象化性質の幻性態（形象なき実感）
症状		離人症	実体的意識性
細分類	自己精神	自己精神離人症	二重我（心）
	身体精神	身体精神離人症	二重身 体感異常
	外界精神	外界精神離人症（現実感喪失）	物意識性 者意識性

現することが多く見られることであり、対象化性質の異常態という観点から見れば〝幻性態〟とその対極である〝脱落態〟が、より分かりやすく述べるならば〈実感〉と〈形象〉が分離し、かつ併存して見られることである。したがって、ここで求められる形成機序は、（順序を入れ換えるが）この〈形象〉と〈実感〉の分離併存を十分に説明するものでなければならない。

さて、筆者がここで注目したものは安永[27、28]によって分裂病症状機構論として提唱されたファントム短縮仮説である。ファントム短縮仮説を極めて簡潔に要約するならば、我々の体験は物理的に測られる図式空間とは別のファントム空間に展開しており、正常の状態では図式空間での距離（図式距離）とファントム空間での距離（ファントム距離）は一致しているが、分裂病に際してはファントム距離が一次的に短縮して図式距離との間に乖離が生じ、しかしそれは意識外のことであって主体は知らないために、結果としてある種の錯覚を生じて諸種の分裂病症状が生み出されるというものである。ここにおいて、ファントム距離とは実存的余裕ないし存在的猶予の程度を表すと定義されているのであるが、この点において筆者の述べる〈「自己保存の危機」の意識下・無自覚的認知〉が関係してくる。す

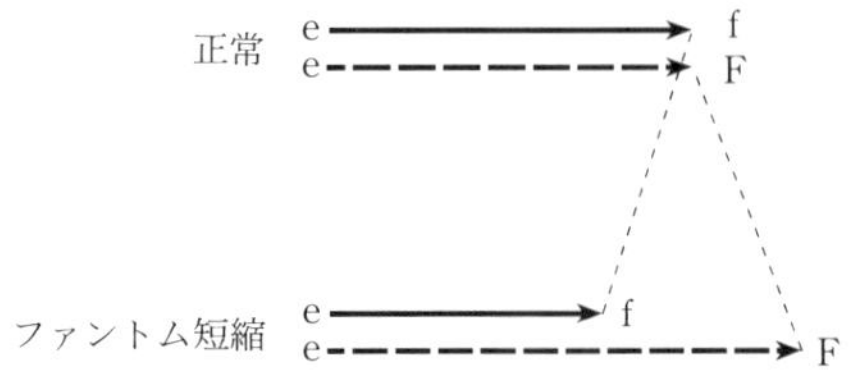

図5　ファントム短縮の空間布置に関する筆者の理解

eは自極，fは対象極，Fは対象図式を示す。ファントム距離（e−f）は短縮し，逆に図式距離（e−F）は延長する。

なわち、〈「自己保存の危機」の意識下・無自覚的認知〉は当然のことながら二次的に「実存的余裕ないし存在的猶予の減少」（括弧を付けたのは、「自己保存の危機」と同様に、それが偽りのものであり、かつ意識下のものであって主体に自覚されたものではないからである）をもたらすと考えられ、それは取りも直さずファントム距離の短縮（ファントム短縮）であるからである。

こうして、〈「自己保存の危機」の意識下・無自覚的認知〉から二次的にファントム短縮がもたらされることが明らかになったが、それではファントム短縮は次に何を導くのであろうか。紙数の関係でここでも詳しい説明は省略せざるをえないが、安永のファントム短縮仮説の批判的検討をとおして筆者[29]が得た結論は、図5に示したように、図式距離の延長とファントム距離の短縮によって生じる対象図式と対象極との分離であり、前者がここでいう〈形象〉に、また後者が〈実感〉に相当するものである以上、〈形象〉と〈実感〉とが分離併存することになるのである。

以上、①〈「自己保存の危機」の意識下・無自覚的認知〉→②ファントム短縮→③〈形象〉と〈実感〉の分離併存、という症状形成に関わる連鎖を述べたが、連鎖の果てに得られた「形象なき実感」が広い意味での実体的意識性であり（逆に「実感なき形象」が離人症である）、よって以上述べた機序によって二重我（心）、二重身、体感異常、もの意識性が形成されるのであると判断される。

⑸　文献例との対応

これまで縷々述べきたったように、ここで形成される実体的意識性とはたんに「形象なき実感」というものにすぎず、よってその体験が〝何ものかの存在をただたんに感知する〟というものとなることはごく自然に理解されえよう。以下に示説例をあげるが、二重身と体感異常に関してはすでに数々の文献にあげられているので割愛し、ここでは二重我ともの意識性（物意識性、者意識性）の示説例のみを文献から引用することにする。

①者意識性

実体的意識性といえば、従来は人もしくはその代理物が最も（あるいはそれのみが）注目されてきており、よってまず、筆者の論考の中ではそれに相当する者意識性から取り上げる。その示説例をJaspersの記載に求めるならば、「はじめに」の節で述べた傍線部aでそうであり、宮本の症例に求めるならば症例3や症例5がそうである。

［宮本の症例[2]］

症例3：夜、病院の廊下を歩いていると、うしろからだれか人がついてくるようです。それはだれだか全然わかりません。たいていは、着物のすれ合う音がしたり、足音がきこえたりします。ときには、その人がうしろのほうに見えることさえあります。しかし私がふりむくと、その影の人はいなくなってしまうのです。こわくて一人では便所へも行けないくらいです。

症例５：隣の部屋にだれかが来ています。（この患者のベットは隣の部屋との境の壁に接していた）。大臣級のえらい人です。だから、私を出してください。とにかく昨夜から来ているんです。なぜ来たのかわかりませんが。

同じく宮本の症例１、症例２から引用した、前節(5)のまなざし意識性の陳述例との違いは明らかであろう。すなわち、症例１や症例２では患者は〝何ものかから見られている〟と感じているのに対して、者意識性の陳述例としてあげた症例３や症例５では患者は〝何ものかが傍らにいる〟とのみ感じているのであって（症例３の傍線部に見られるように、表象〈域外幻覚〉の様相を帯びて形象化することもある）、決して〝見られている〟とは感じていないのである。以上の違いはまなざし意識性と者意識性そのものの違いであるが、これらの症例間には併存症状の有無という点でも異なるところがある。すなわち、まなざし意識性はそれのみで単独で存在しているのに対して、者意識性を示した患者はそれに併せて、同じく〝対象化性質の幻性態〟、「形象なき実感」に属する二重我と体感異常（症例３）、体感異常（症例５）を有しているのである。

②物意識性

これをJaspersの記載に求めるならば、傍線部bがそうである。この物意識性はJaspersの記載にもかかわらず、これまで十分に認識されてこなかったものであるが、文献上は往々、離人症の記載の中にそれと知られず、紛れ込んで記されている。例えば、分裂病における離人症の現象学的考察を行った井上によって記された次の陳述例がそうである。

［井上の症例(15)］

周りと自分の間に硝子の壁みたいなものがあって、私は壁でスッポリ包まれているような感じです。厚い硝子の壁です。自分の行くところ行くところに、周囲にまるいような空間があって、そこだけが自分の世界です。外界との間の関係がなくなり、硝子板でも透して見ているようです。たとえではありません。本当に視覚的です。硝子よりもゼラチンを透してと言った方がいいかもしれません。

外界と自分との間に触れると痺れるような一つの膜があります。本当に体にふれます。この膜によって外界が自分から隔てられています。

ここには、硝子とよばれ、あるいは膜とよばれるものによって、自分が外界から隔てられている様子がありありと陳述されているが、患者の言にあるように、それはけっして「たとえ」ではなく、実体のあるものである。傍線部に見られるように一部視覚化し、また触覚によって感知されるまでに形象化を帯びてはいるが、全体の陳述を通してみると、それはここで述べている物意識性であることが知られよう。

次の陳述例は筆者の同僚の針間の症例である。

［針間の症例(26)］

透明から白っぽい重い膜か磁場のようなものが、顔の中の前三分の一から目や耳のまわり五～一〇cm位のところまで、かかっている。

この症例の体験に今ここで述べている症状名を与えるとするならば、「顔の中の前三分の一から(顔の表面まで)」に感じられる「膜か磁場」が体感異常となり、「(顔の表面から)目や耳のまわり五～一〇cm位のところまで」に感じられる「膜か磁場」が物意識性ということになろう。この陳述例は物意識性の示説例であるとともに、物意識性も、また体感異常もともに〝何ものかの存在をただたんに感知する〟という形の実体的意識性(〝対象化性質の幻性態〟、「形象なき実感」)であり、両者の区別は便宜的なものであることを示す好個の例となっている。

③二重我(心)

二重我もしくは二重心とは、その症状名のごとく「もう一人の我ないし心」を無媒介的に感知するものであるが、往々本来の自分とは部位を分かって身体内に定位されるものである。(26) ただし、「身体内」とはいっても、その部位の定位に関しては体感異常のごとく何らかの感覚要素に依拠して認識されるものではなく、アプリオリに感知されるものである。

［針間の症例(26)］

頭の前と後ろがはっきりではないが、二つに分かれている。頭の前の子供っぽい自分と、頭の後ろを使った本当の自分と。顔の後ろの自分が外づらの自分を感じている。

［井上の症例(15)］

小さい時からの自分ともう一つの悪い病的な自分がいて、それは頭にいたり、お腹にいたりします。正しい自分が段々少なくなってしまって、肩のあたりにあります。あとは変な自分です。

二つの陳述例をあげたが、針間の症例では「子供っぽい自分」、「外づらの自分」が、また井上の症例では「悪い病的な自分」、「変な自分」が二重我（心）であり、各々「頭の前」、「頭にいたり、お腹にいたり」と身体内に、本来の自分とは部位を分かって定位されている（こうした場合、本来の自分もまた身体内に位置を占めるものであり、これらの症例では「頭の後ろ」と「肩のあたり」に定位されている）。

4　おわりに

分裂病に認められる、今や認識を新たにされた実体的意識性の種・面・相の諸々について論じてきた。

種すなわち形成機序は、筆者が分裂病の一次障害と措定する状況意味失認に基づく〈「自己保存の危機」の意識下・無自覚的認知〉を共通の基盤としながらも、その後の機序の違いによって二種に分けられた。その第一は「自己保存の危機⇅まなざされる」という、動物に生得的に備わった認識連鎖を介したものであり、第二はファントム短縮による〈形象〉と〈実感〉の分離併存を介したものであった。(8、9)

面すなわち現象形態は、これはもっぱら第二の機序によって形成される実体的意識性に関してであるが、対象が何かによって二重我（心）、二重身、体感異常、もの意識性（物意識性、者意識性）というように、多様なものであった。

相すなわち進展段階は、第一の機序によるものにおいては、まずはアプリオリに被注察感が生じ、次いでそれが実体性を獲得し、さらに表象や知覚の様相を帯びた形象を新たに獲得するというぐあいに三相があり、第

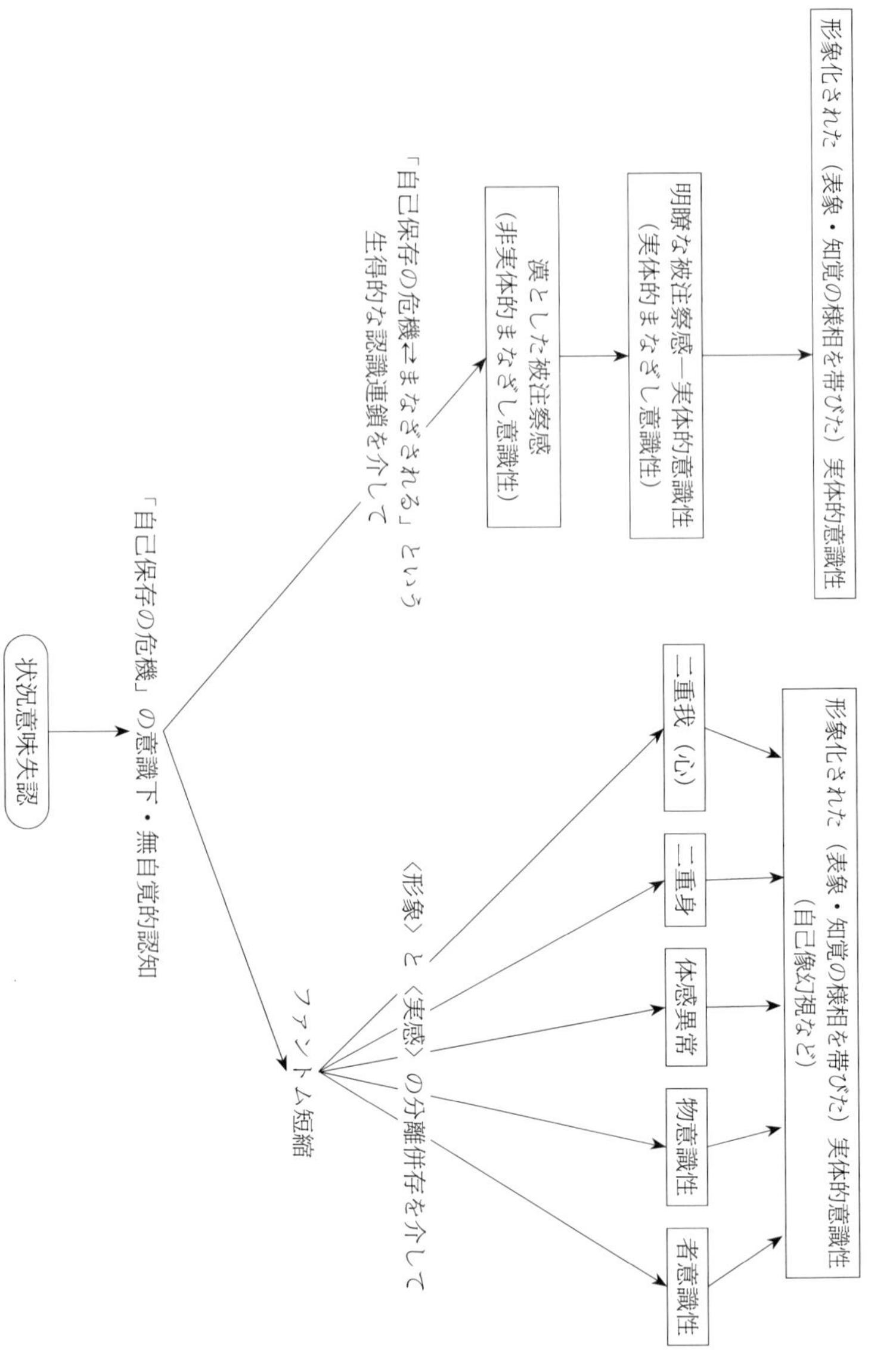

図6　分裂病性実体的意識性の形成機序，現象形態，ならびに進展段階

二の機序によるものにおいては、その当初より実体性を十全に有する実体的意識性が生じ、次いで〈形象〉と〈実感〉の分離併存によっていったんは失われていた形象を再獲得するという二相が認められた。

上記の結論を図6に示す。

以上、実体的意識性は旧来の理解のごとく限定されたものでなく、分裂病性症状群のうちのかなりの部分を占めるものであると認識されるに至ったが、こうした点においては筆者の論考は、分裂病の精神病理を理解する上において実体的意識性を重視する宮本の所論に通じるものである。しかし、筆者は実体的意識性の形成機序の原基を状況意味失認に基づく〈「自己保存の危機」の意識下・無自覚的認知〉に求め、そしてその「自己保存の危機」とはヒト Homo sapiens という動物としての危機であるとしており、その点においては実体的意識性の形成を人間学的に解した宮本の所論とはまったく異なり、それ以上に鮮やかな対比をなしているものと思われる。

とまれ筆者は、分裂病の精神病理の理解においては、我々が人間であるとともにヒト Homo sapiens という動物でもあることにより注目する必要があると感じている。本稿での議論はその観点からなされたものであることを最後に述べて、筆を擱くことにする。

［補　遺］

本稿において筆者は、その議論を分裂病に認められる実体的意識性、すなわち分裂病性実体的意識性に限定して行ってきた。しかし、実体的意識性はなにも分裂病に限られたものではなく、その他の疾患にも認められるものであり、それらの内の代表的なものが入（出）眠時幻覚であり、また恐怖発作（ictal fear）に随伴する実体的意識性であろう。それらの形成機序もこれまで不明のままに残されてきているが、分裂病性実体的意識性の形成がつまるところ状況意味失認によって生じた〈「自己保存の危機」の意識下・無自覚的認知〉に端を発するものであることが判明したいま、先の二種の実体的意識性の形成機序にも一気に光が当てられることになった。

①入（出）眠時幻覚

入（出）眠時幻覚 hypnagoge（hypnopompe）Halluzination はその症状名に見られるように通例「幻覚」と理解されているが、西山[3]が明らかにしたようにそれは正しくは「（形象化された）実体的意識性」である。これはいわゆる正常者にも認められるものであるが、ナルコレプシー[30]においては高頻度かつ典型的に認められ、睡眠発作 Schlafanfall、脱力発作 Kataplexie、睡眠麻痺 Schlaflähmung とともに四主徴の一つに数え上げられている。ただし、入（出）眠時幻覚の形成機序を理解するためには四主徴の一つという理解は適切ではなく、筆者はここではそれが幻覚・脱力性不安症候群 halluzinatorisch-kataplektisches Angstsyndrom（Rosenthal, C.[31]）の一つとして出現することに着目したいと思う。ここに「幻覚」とは実体的意識性であり、「脱力」とは睡眠麻痺であり、「不安」とは〝切迫する生命的不安ないし恐怖〟（西山）であるが、この三者は Rosenthal がそれらを一つの症状群にまとめたように、また西山がそれらが期を一にして始まり、また終わるものであることを明らかにしたように、また高橋[30]の経験したナルコレプシー症例のうち、入（出）眠時幻覚を有する症例の八五・三％（八七例／一〇二例）が睡眠麻痺を伴うことに、逆に睡眠麻痺を有する症例の八九・七％（八七例／九七例）が入（出）眠時幻覚を伴うことに示されるように、臨床的にきわめて密接な関連性を有するものである。

さて、ナルコレプシーにおける入（出）眠時幻覚〈実体的意識性〉の形成機序に関してであるが、本文で論じたように分裂病性実体的意識性が状況意味失認によって生じた〈「自己保存の危機」の意識下・無自覚的認知〉によるものであることを考慮すると、先に述べた入（出）眠時幻覚を含む三者の症状間に以下のような構造的関連性があるのではないかという推定が容易に浮かび上がってくる。すなわち、一次的症状は睡眠麻痺であり、その結果二次的症状として一方で〝切迫する生命的不安ないし恐怖〟が、他方で入（出）眠時幻覚が生じるものである、と。筆者がこう考えたのは、睡眠麻痺とは生理学的には入眠期に生じたＲＥＭ睡眠（sleep onset REM）による全身の骨格筋の筋緊張の著しい低下であり、それによって一切の随意運動が不能に陥ったものであるが、随意運動不能とは動物であるヒトHomo sapiensにとっては外敵に対して攻撃することも、また逃避することさえもできず、自己保存が危機に瀕することを意味するからである。こうして睡眠麻痺によって〈「自己保存の危機」の認知〉（その認知が意識上・自覚的なものか、それとも意識下・無自覚的なものかを決定するのは難しい）が招来されるわけであるが、感情面へのその現れが〝切迫する生命的不安ないし恐怖〟であり、認知面へのその現れが旧来、入（出）眠時幻覚と称されてきた実体的意識性であると思われる（症状間のこうした構造的関連性は、分裂病において〈「自己保存の危機」の意識下・無自覚的認知〉よって一方で緊迫困惑気分が、他方でまなざし意識性が生じるのとまったく同じである。なお、〈「自己保存の危機」の認知〉の成立機転こそ異なるが、それが基になって実体的意識性が生じてくる、その後の過程は分裂病性実体的意識性の形成機序と同様である）。ここに、〈「自己保存の危機」の認知〉が睡眠麻痺と〝切迫する生命的不安ないし恐怖〟および入（出）眠時幻覚との間の媒介項となっているのである。

②恐怖発作（ictal fear）に随伴する実体的意識性

いわゆる側頭葉てんかんに見られる恐怖発作（ictal fear）の患者において、時に強い恐怖感とともに実体的意識性が認められることを千原ら[32]が三症例をあげて報告し、かつこれまでの文献にもその併存を疑わせる記載があることを指摘している。こうした、恐怖発作に随伴する実体的意識性に関しても、発作として生じる強い恐怖感の性状が、例えばパニック発作での恐怖感とは異なって〈「自己保存の危機」の認知〉を帯びたものであることを考慮するならば、そこから実体的意識性が生じてくるのはごく自然であることが理解されよう。

文献

（1）Jaspers, K.: Über leibhaftige Bewußtheiten（Bewußtheitstäuschungen）. Ein psychopathologisches Elementersymptom. Zs. f. Pathopsychologie. 2;151-161, 1913.（Jaspers, K.: Gesammelte Schriften zur Psychopathologie. Springer-Verlag, Berlin, 1963. 藤森英之訳：『ヤスパース・精神病理学研究2』、みすず書房、東京、一九七一）
（2）宮本忠雄：実体的意識性について—精神分裂病者における他者の現象学。精神経誌、六一：一三一六—一三三九、一九五九。
（3）西山詮：入（出）眠時の実体的意識性。精神経誌、七〇：一一二七—一一四六、一九六八。
（4）中安信夫：分裂病最初期にみられる「まなざし意識性」について。吉松和哉編：『分裂病の精神病理と治療1』、星和書店、東京、一—二七、一九八八。（**本書第五章**）
（5）中安信夫：離人症の症候学的位置づけについての一試論—二重身、異常体感、実体的意識性との関連性。精神科治療学、四：一三九三—一四〇四、一九八九。（**本書第一八章**）
（6）Jaspers, K.: Allgemeine Psychopathologie. 5 Aufl., Springer-Verlag, Berlin, 1948.（内村祐之、西丸四方、島崎敏樹、岡田敬蔵訳：『精神病理学総論』、岩波書店、東京、一九五三）
（7）中安信夫：『初期分裂病』。星和書店、東京、一九九〇。
（8）中安信夫：状況意味失認と内因反応—症候学からみた分裂病の成因と症状形成機序。臨床精神病理、一一：二〇五—二一九、一九九〇。（**本書第八章**）
（9）中安信夫：『分裂病症候学—記述現象学的記載から神経心理学的理解へ』。星和書店、東京、一九九一。
（10）中安信夫：背景知覚の偽統合化—妄想知覚の形成をめぐって。高橋俊彦編：『分裂病の精神病理15』、東京大学出版

会、東京、一九七一―二三一、一九八六。（**本書第二章**）
(11) 福井康之：『まなざしの心理学―視線と人間関係』。創元社、大阪、一九八四。
(12) Edmunds, M.: Defence in animals. Longman, London, 1974.（小原嘉明、加藤義臣訳：『動物の防衛戦略』、培風館、東京、一九八〇）
(13) 中安信夫：「自我意識の異常」は自我の障害か―ダブルメッセージ性に着目して。土居健郎編：『分裂病の精神病理16』、東京大学出版会、東京、四七―七六、一九八七。（**本書第三章**）
(14) 井上晴雄：離人神経症に関する一考察。精神経誌、五八：六九六―七〇六、一九五六。
(15) 井上晴雄：精神分裂病における離人症の現象学的考察。精神経誌、五九：五三一―五四九、一九五七。
(16) Haug, K.: Depersonalization und verwandte Erscheinungen. In:(verg.), O, Bumke. Handbuch der Geisteskrankheiten. Erg.-Band I, Springer, Berlin, 1939.
(17) 高柳功：二重身について―Capgras 症状群、身体図式、自我障害および離人症についての一、二の検討。精神経誌、七三：四二一―五一、一九七一。
(18) 藤縄昭：自己像幻視とドッペルゲンガー。臨床精神医学、五：一六九一―一七〇二、一九七六。
(19) 石福恒雄：二重身の臨床精神病理学的研究。精神経誌、八一：三三一―六一、一九七九。
(20) 吉松和哉：セネストパチーの精神病理。精神経誌、六八：八七二―八九〇、一九六六。
(21) 小池淳、工藤義雄：セネストパチーについて―長期観察例から。精神医学、一一：三五八―三六一、一九六九。
(22) 小波蔵安勝：異常体感を主徴とする青春期分裂性精神病の臨床的研究。精神経誌、八〇：一一―二八、一九七八。
(23) 渡辺央、青木勝、高橋俊彦ほか：「青年期セネストパチー」について―青年期に好発する異常な確信的体験（第五報）。精神医学、二一：一二九一―一三〇〇、一九七九。
(24) 清水將之：離人症の疾病学的研究。精神経誌、六七：一一二五―一一四一、一九六五。
(25) Glatzel, J. und Huber, G.: Zur Phanomenologie eines Typs endogener juvenil-asthenischer Versagenssyndrome. Psychiat Clin 1; 15-31, 1968.（高橋俊彦、大磯英雄、青木勝、渡辺央ほか訳：内因性若年無力性不全症候群の一型に関する現象学。思春期青年期精神医学、二：一〇三―一一八、一九九二）
(26) 中安信夫：内因性若年―無力性不全症候群についての一考察―初期分裂病症状スペクトラムの一症状群として。村上靖彦編：『分裂病の精神病理と治療6―分裂病症状をめぐって』、二五九―二八四、星和書店、東京、一九九四。（**本書第一一章**）

（27）安永浩：『分裂病の論理学的精神病理―「ファントム空間」論』。医学書院、東京、一九七七。
（28）安永浩：『精神の幾何学』。岩波書店、東京、一九八七。
（29）中安信夫：ファントム理論に対する疑義。臨床精神病理、一二：七―一八、一九九一。（本書第一九章）
（30）高橋康郎：ナルコレプシー。『新内科学体系第13巻：神経疾患Ⅵ』、一〇八―一二七、中山書店、東京、一九七五。
（31）Rosenthal, C.: Über das Auftreten von halluzinatorisch-kataplektischem Angstsyndrom, Wachanfällen und ähnlichen Störungen bei Schizophrenen. Mschr. Psychiat. Neurol. (Basel) 102; 11-38, 1939.
（32）千原精志郎、川田誠一、深井光浩、池内慶公ほか：側頭葉てんかんにおける実体的意識性。大阪医大誌、五〇：七三―七九、一九九一。

（花村誠一、加藤敏編：『分裂病論の現在』、一四七―二三一、弘文堂、東京、一九九六）

第一四章　緊迫困惑気分に潜む加害・自罰性
――分裂病初期状態における自殺に関連して――

1　はじめに

本稿はワークショップ*の席上では「緊迫困惑気分から対他緊張へ、さらに被害念慮と加害・自罰念慮へ――初期分裂病患者に臨む治療態度に関連して」と題して発表したものであるが、表記のようにタイトルを改めさせていただいた。また席上では三症例を並列的に述べるにとどまったが、本稿ではそのうち示説例的であった一例をとくに取り上げて詳しく論じることにした。こうした変更を加えるに至ったのは、元々のタイトルの副題に表した「初期分裂病患者に臨む治療態度」に筆者が失敗してか、その後、本稿にて紹介する患者が自殺はてたからである。

*分裂病の精神病理と治療：第八回ワークショップ（一九九五年三月三一日―四月二日、熱海・伊豆山）

筆者は初期分裂病の患者を診察していて、折々その患者が、向こうに落ちれば死にいたり、こちらに落ちれば回復するとでも譬えられるような細い塀の上を、引きつった顔をしてよろよろと歩いているというイメージに襲われることがある。実際何例かには自殺されているが、筆者はこれをもっぱら、自己の実存そのものを震撼とさせる体験である緊迫困惑気分への耐えがたさ、あるいは「自分が駄目になっていく気がする」という自己崩壊の怖れ等によるものであると考えてきた。しかし、ここに紹介する症例は、緊迫困惑気分を背景として生じてきた、加害性と表裏一体となった自罰性のストレートな表現として自殺が敢行されたと考えられる患者である。たえず自罰の念に襲われ、しかもそれが〝自らを殺す〟という真の意味での自殺の域にまで達しているこうした患者を前にすると、治療者としてともかくにも生を続けさせようとして発する自らの言葉はいかにも空疎に響き、自らも耐えがたいが、それでも何とかしなければという思いには駆られるものである。筆者自身、今のところ有効な手立ては何も示しえず、本稿は〝何とかしなければ〟という思いを伝えるだけになりかえないと承知しているが、綴っていきたいと思う。

2　症例

〔症例１〕 男性、二七歳

主　訴：会社へいくと腹にガスがたまる。

家族歴：

三人同胞の第一子長男であり、五歳下に会社員の弟、また八歳下に「ノイローゼ気味で新興宗教にのめりこんでいる」（患者談）音大生の妹がいるが、各々単身で別居している。父は小さな不動産業を自営してきたが、患者の初診後二カ月の時点で脳梗塞で急死し、以後専業主婦であった母と患者との二人暮らしである。血縁者に精神疾患の遺伝負因はない。

生活歴：

現在の住所地で出生・生育した。その地では有名な進学校を卒業したが、二度の大学受験に失敗したのち、プログラマー養成の専門学校に進学した。卒業後三年間ほどコンピュータープログラム製作会社に勤めたが、残業も多く、また上司が押しつけがましい人で合わないという理由で退職し、以後初診までの二年間は種々のアルバイトをやっていたという。

表　出：

年齢に比してやや幼い印象を与えるものの整った顔立ちであり、長身である。いつも着古したジーパンとシャツを着ており、決して不潔な着衣ではないが、乱れがちな頭髪や後述する表情とあいまってなにかしら清潔感に乏しい印象を与える。やや猫背で、面接でも前かがみのことが多く、病状が悪い時には両手で頭を抱え込むことも見られる。簡単ながら一応の挨拶は常にする。陰鬱で生気に乏しく、また硬さやぎごちなさと戸惑いがないまぜになったような表情であり、患者が診察室に入ると、面接の場自体が重苦しく緊迫した雰囲気に包まれる印象がある。自発的に述べることはほとんどなく、質問に応じる形の面接である。質問に対する理解は良好であるが、応答は断続的であり、また話しぶりは比較的小さな声でゆっくりとしている。

現病歴ならびに症状のまとめ：

主訴の「会社へいくと腹にガスがたまる」という件に関しては、小学生の頃から下痢をしやすかったとはいうものの「ガスがたまる」のは就職してからとのこと。家庭で過ごしているぶんにはそういうことはないという。前医によって神経症との診断のもとにアルプラゾラム一・二mg／日が処方され、すぐに主訴は改善されるに至ったが、初診後一カ月の時点で「昔あったことを毎日のように思い出す。現在と関連のないことまでも」という自生記憶想起、「全般に音に過敏で、枝がきしむ音がすると鳥肌が立つ」という聴覚性気付き亢進、「自室にいる時、なんとなく他人に見られているかんじ」という漠とした被注察感が患者から報告され、初期分裂病が疑われるとともに筆者へ紹介されることとなった。以後、患者の自殺まで約三年間にわたって筆者が主治医としてかかわったが、後述する治療にもかかわらず病状は完全な寛解に至ることはなく、結局のところ、自殺に至るまで病状は一進一退に終始した。以下にその訴えを掲げることにするが、後述する（b）、（c）については症状の形式ではなく、内容にしたがってまとめてみる（括弧内には体験形式に基づく症状名を付記する。また、特徴的あるいは印象的な表現には傍線を付す）。

（a）緊迫困惑気分

・わけがわからないけど、不安や恐怖心とかで、気が変になりそうな時がある。
（不安や恐怖心とは具体的に言うと？）………。

（自分が死ぬんじゃないかとか？）そういんじゃない。絶体絶命というか、逃げ場がどこにもないというか。

（逃げ場と言われたけれど、何から逃げるのか、わかりますか？）まわりから…例えば、あの、お先真っ暗というか。なんの望みも持てなくなってしまう。

（緊張感とか緊迫感とか言っていい？）はい。

（どうしてそうなるのか、自分ではわからない？）はい。

（周りから見られているとか？）……そういえば、変な話ですけれども、何かに追いつめられているという感じはあります。

（その何かを周囲に感じることはない？）……。

（はっきりとは感じない？）ええ。

（b）対他緊張（聴覚性気付き亢進、意識性）

・他人の話し声や音が物凄く気になる。自分の中にストレスがたまっていて、人の笑い声が気になるのか。
（笑い声は自分を笑っているよう？）そうは思わない。ただ、鳥肌が立ったり、胃がキリキリと痛んだりする。

（緊迫感があると言っていい？）はい。

（人の話し声は？）大きな声で話していると。

（自分のことを話していると感じる？）そうは感じない。

（音は？）大きな音。近くに工事現場があって、そこの音とか。

（いつ頃から？）ここ半年あまり。突然、気にならないというか、忘れていることもある。
・トラックを運転している時、他の車の運転手や歩行者と意識が交じり合うことがある。ピッと何かを感じると、自分もその人見るし、その人も自分を見る。
（そのピッというのは何ですか？）意識だと思う。

（c—①）被害性（妄想知覚—被害念慮、意識性）

・テレビで相撲番組を見ていて、観客席が写ると、観客が僕のことを「あいつは悪い奴だ」と思っているような気がします。
（実際は君のことはわからないよね？）はい。

・昨日までは良かったが、今朝になって急に気が狂いそうになった。
（もっと具体的に話してみて？）会社の人に冷たいまなざしを受けているような。会社の人皆に嫌われているということを肌で感じた。会社の人から、それが直に伝わってきた。会社に行くのが針のむしろのような気がした。

・道を歩いていても、遠くを歩いている人の殺気とか気配が身近に感じられる。
（殺気って？）殴られそうな、蹴飛ばされそうな。

（c—②—i）加害性（自生空想表象、自生内言、強迫衝動？）

・すごく変なんですけど、他人と話していると、その人の首が飛ぶような映像が見えてしまう。自分がそのように想像して……。
（どこに見えるの？）頭の中で。
（刀で切られるとか？）そういう感じ。
（リアル？）そんなでもない。なんとなくぼやけている。想像してしまう自分が怖い。
（血しぶきは？）それはない。自分がその人に反感を持っているのかもしれない。
（自分で思い浮かべるの？それとも勝手に？）どうしても出てくる。

（勝手に出てくる？）はい。想像が出てきそうだなと、出てくる前にふっと感じる。映像が見える時はその人が何か自分に言っている時。

〈後日の面接で〉

（以前話してくれた〝首が飛ぶ〟件だけど？）仕事中とか雑談中とか、同僚と話している時。イメージで浮かんじゃう。車を運転している時、町全体を背景にして、でっかく……何か忘れたけどイメージしちゃったことがある。一～二年前までよくあった。

（首が飛ぶとか？）似たような感じ。視覚では……肉眼で見ている感じではなく、二重写しになる感じ。視覚では町全体を見ていて、頭の中ではイメージがあって、それが二重に。

（相手が自分に話しかけている時も二重写し？）そうです。相手によるんです。それで、自分の中に押し殺しているものがあると思うんですよね。

（嫌いな人？）嫌いな人ではなくて、いわゆる〝険のある人〟。

（穏やかな人には？）そういう人には浮かばない。人が大勢いるところで、そこにいる人の首がいっせいに飛ぶところをイメージしちゃったことがある。

（そういうのは勝手に出てくるの？）抑えたいんですけど出てくるんです。

・映像が浮かんでくる。自分が他人を蹴飛ばしたりしている場面。

・「馬鹿野郎」「死ね」などの言葉が仕事中頭に浮かんでくる。自分で抑えようと思っても抑えられない。

・この二週間はうつで……心がまわりの闇に呑み込まれたような。

（具体的には？）……気力が出なくなった。

(憂うつな感じ?)あります。仕事をしている時はあまり意識していないけど。自分じゃない自分というか……意志に反して自分がとんでもないことをするんじゃないかと。

(例えば?)他人を殴ってしまうんじゃないか。自分の心の片隅にいて……自分の意志に反して、いきなりそれがやっちゃうんじゃないかと。対向車線に車を突っ込むんじゃないかと。

(c―②―ii)自罰性(自罰念慮)

・食事をすること、寝ること、好きな音楽を聴くことなどに罪悪感がある。むかし大学受験でうまくいかない時に両親に親不孝なことをして……それが引っ掛かっているのか。三〜四年前には呼吸することにもあった。少し前には歩くことにも罪悪感があって立ち止まることもあった。

・(他の面では?)罪悪感というものが……家で寝ること、家で風呂に入ること、洗濯してもらうこととか、そういうものに罪悪感を感じてしまう。どういうんでしょうか。

(自分ではどう思う?)……自分でもよくわからないけど、両親と喧嘩ばかりした過去があるんで……。

(今は両親と喧嘩はしない?)しないですね。あの、体がすくんじゃうんですよね。寝たり、風呂に入ったりすると、足がすくんじゃうんです。寝ていても落ち着かないです。

(すくむのと罪悪感とではどっちが先?)罪悪感が先です。生きていること自体に良心の呵責を感じているのかもしれません。

(どうして、そうなの?)……わかりません。

・生きていちゃいけないみたいな。

しまいます。

（どうして？）よくわからないんです。良心が責めてくるような気がするんです。入浴や食事にすら罪悪感を感じて

（c―③）加害―忌避―謝罪性（妄想知覚―被害念慮が一部関与）

・コンビニエンス・ストアで「いらっしゃいませ」「ありがとうございます」って言われると、自分でも小声で同じことを言わないと気がすまないんです。
・（自分の中に、わけもわからず他人を攻撃するような気持ちがある？）……そういう感じはコンビニのレジの人とか、ガソリンスタンドの給油をしてくれる人に対してあります。自分では抑えられないんですよね……相手を厭な気持ちにさせるような態度になっちゃうんです、どうしても。
（相手が厭な気持ちになっているのがわかるの？）なんか、相手の口調が変わるんです。機嫌を損ねたような声とか表情とか……そういう時は自分が「いらっしゃいませ」「ありがとうございます」「五七〇円です」って、心の中でくりかえしちゃうんです。

（関連はあるの？）「いらっしゃいませ」「ありがとうございます」にしても、うわべだけで、仕事で言っているだけですよね。それが頭にあって、「どうせ仕事でやっているんだろう」と思っている自分の一方で、相手の人に好意を持たれたいという気持ちもあるし……。「どうせ仕事でやっているんだろう」という醒めた考え方はいけないなあと思っている。素直に受け取ればいいんだという気持ちがある。

（相手の言葉をくりかえしている時の気持ちは？からかうような気持ちもある？）そういう気持ちもあるけど……相手が腰を低くしているので、からかう気持ちはあるけど、……そういう気持ちを消そうと思って言葉になるんだと思

います。

(謝る気持ち？) そうです。

・人の気持ちを傷つけたりとか……父の仏壇に線香をあげなかったりとか……悪いことをした自分を責める自分がいて。自分を守ろうとするため、かえって他人に横柄な態度をとったりする。

(d) その他の訴え

①自生記憶想起？

・(過去の記憶がよみがえってくる？) 毎日のように昔の嫌なことを考える。小さい頃、親戚、近所の子と遊んでいる時に、半径二〜三mの防火用水だめに落ちた。「怖い」と言いながら見ていて、後ろから押されて死にかけた。たまたま見にきた人がいて助かった。

(その時のことは映像として見えるの？) 自分がもがいている感じが頭の中にある。

(それは自分の眼でみた情景ですか？) はいあがろうとして、はいあがれなかった。

②もの (者？、物？) 意識性[6]、自生視覚表象、夢と現実の混交 (体験内容としては不気味な気分性)

・最近変なんですけど……黒い霊が覆いかぶさってきて、包まれているような。霊っていうか、霧みたいな。

(見えるの？) 見えるのではなく、心のまわりに……心が黒い霧、気体みたいなものに……真っ黒な煙に覆われちゃったというか。

(それは比喩、譬えなの？) 譬えではなくて……視覚で見るのでなく、敢えていえばイメージとして頭の中に見える。誰でもリンゴをイメージするのと同じですよ。夢を見る時も、黒い霧、煙のようなものに心が包まれる。

（突然そうなるの？）ここ一カ月ずっと。段々ひどくなってきている。夢と夢から覚めた時に一番強く感じる。

（心もイメージされる？）心かな……体かな。ラブホテルって空気が汚れているって感じがありますよね。神社はきれいな感じがするとか。精神病院は汚れているというか。そういうのは感覚でとらえているんですよね。そういう厭な空気に取り囲まれちゃった。すごく悲観的な気持ちになる。なんの希望ももてなくなる。

（つらい？）つらくはないんですけど。無気力になっていくというか。いったん日常生活が始まると大丈夫だけど。黒い世界に負けちゃって、そこに落っこっちゃう。ダリの絵って、いまにも崩れそうな不調和な世界ですよね。ああいう世界に自分が入っちゃったような気分。夢と現実が抑えがきかなくなっていくような。

③即時理解の障害

・本なども読めない。字が入ってこない。人の話し声も聞き取れない。頭の中が混乱してしまう。

④アンヘドニア？

・情緒不安定で絶望的な気分になる。おもしろいこと、興味を持てること、楽しいことが何もない。

⑤洗浄強迫

・手を洗っても綺麗にならないような感じ。水で五分ぐらい洗う。汚れた感じがする時に。

⑥入眠時幻覚？

・寝入りばなに何かが自分の体の中に入ってくるような気がする。人間じゃないもの、変なお化けのようなものが。このような夢を見たこともある。

⑦魔術的思考？

〈自殺未遂に関連して〉

・向こうの世界に帰りたいと思って。

（どういうこと？）人間は現世とあの世との間を行き来していると思っているんですよ。向こうの世界からこの地球上に生まれてきて。

（この世の見方では自殺だよね。それはわかっている？）はい。

治療経過

主治医となって早々に、筆者は「あなたの病気は神経過敏症という脳の病気であり、種々の症状は薬物療法によって取り去ることができる」旨を患者に伝えたが、そうした「告知」に際して多くの初期分裂病患者が〝やっと得心がいった、この苦しみから逃れられるのか！〟と安堵の表情を見せるのとは違って、患者の反応は今一つ乏しく、また解せないというふうであった。[5]規則的に通院し、服薬を継続しながらも、疾患としての認定―服薬による改善という、筆者が示した診立てと手立てを本当のところ患者が受け入れていないとの印象は、服薬（スルピリド一五〇～六〇〇㎎、フルフェナジン一～三㎎、アルプラゾラム一・二～三・二㎎を適宜組み合わせて処方し、病状悪化時にはクロルプロマジン五〇～三〇〇㎎を付加した）によって緊迫感に満ちた陰鬱な表情が薄れ、上記の症状を訴えることが減少し、客観的には明らかな改善が認められても変わることはなく、実際これを裏書きするように患者は、例えば「薬ばかりに頼らない方がいいよ」との友人の一言などによってたびたび服薬を中断した（中断するたびに病状が悪化し、それは患者が服薬中断を報告しなくとも訴えの著増と陰鬱な表情によってすぐに察知されるものであった）。

上記したように、疾患としての認定―服薬による改善という方針を患者が十全には受け入れきれなかったのは、以下のような理由があると思われた。

①体験の形式(例えば、上記のc―②―iにおける自生性)に対しては自我違和感を一定程度もちえても、体験の内容は種々脈絡のないものではなく、その大半は被害性や加害性、あるいは自罰性などとまとめることのできるテーマの共通性を有しており(このことについては次節にて詳述する)、患者がそこに何らかの意味を感知し、探索する契機を含んでいたこと。

②現在の状態の原因に関して、患者は容易に生来の性格や過去の出来事にその責を求め、かつ(客観的にはそうとは判断されがたいものでありながらも)そこで見い出した「原因」でおおむね納得していたこと。

以下に、こうしたことを示す患者の陳述をあげておこう。

・生まれつき神経質なので、どういう状態がよい状態なのか、自分でもよくわからない。
・自分は病気ではなく、性格が悪いだけではないのか。会社でも誰ともしゃべらず、孤独。自分は冷酷な人間だ。だから、どう生きてよいのかわからない。
・自分が冷たい人間だから、まわりの人に嫌われている。自分は情がないし、冷たいし。まわりからはやさしいと言われるんですけど。
・小さい頃から、気も狂わんばかりの嫌なことが多くあり、感情を溜めて生きてきた。
・中学二年時に失恋して以来、ふるえ、焦燥感などが強くなり、それが現在まで持続している。
・昔、大学受験がうまくいかない時に両親に親不孝なことをして……。それが引っ掛かっているのか。
・高校〜専門学校〜最初の会社の頃、家の中でさかんに暴言を吐いていた。父母に愛されていないと思い、振り向いてほしかった。
・段々とわかってきたんですけど、ストレスが自分の限界をこえている。自分は気が弱くて内気なんですよ。(ここで

患者が言った「ストレス」とは性的欲求不満、すなわち性的欲求が強いにもかかわらず、それを解消できないことをさしている）

さて、筆者は患者が服薬中断―病状悪化をおこすたびに、先に述べた自生性など体験形式の異常をとらえて、それは脳の病気ゆえにこそのものであって、患者が理解しているような、生来の性格や過去の出来事からは決して生じるものではないことを強調し、また患者が苦悩している、体験内容における加害性や自罰性に関しては、例えば「人は生きて他人と交わる以上は、他人に対して不快感や時には敵意すら抱くことも、またその意思はなくとも実際に他人を害してしまうことがあるのもやむを得ないことであり、されどもだからといって、そのことであまりにも自分を責める必要はないし、ましてや生きていってはいけないということはない」などと述べて、その苦悩を和らげ、慰撫することに努めたが、そう話しながらも筆者の言葉が表面的で浅く、患者の心に深達していかないことを感じざるをえなかった。

治療開始後一年の時点で生じた自殺未遂の後には、筆者は患者に入院治療を勧めてみた。それは、入院という環境下で薬物療法を徹底し、そのことで完全寛解を与えることによって、ここ数年の事態が疾患によるものであるとの自己認定を患者に促そうという意図によるものであったが、この提案は「かえって悪くなりそう」という患者の拒否によって諦めざるをえなかった。引き続き外来治療を行わざるをえなかったが、そこで筆者が行ったことはただただ服薬の励行を確認することであり、また途中からはデイ・ケアへと患者を導入してみた（仕事に関しては、初診後間もなく再度コンピューター会社へ勤めたが、それもすぐに辞め、その後は幾ケ所かで断続的にアルバイトをくりかえしていた）。デイ・ケアへの導入は、もともと「普通の人」にも被圧倒感をいだき、引きこもりがちな患者に、同じ患者同士という仲間内での穏やかで安らげる対人交流の場を与えることで、加害と自罰という苦悩から少しでも患者の眼をそらさせ、また少しでも生の喜びを味わってもらいたいという願いから企図されたものであった。デイ・ケアのメンバーに慣れるにしたがい、患者は尋ねられれば「皆、穏やかな人ばかりで受け入れてくれる感じ。一般社会もああいう人ばかりだといいですが……」と述べるようにはなったが、さりとてデイ・ケアへの導入が筆者の上記の目的を達したかというと、それは疑問であった。というのは、患者はデイ・ケアには顔を出すものの、面接の場で自らすすんでデイ・ケアでの出来事などを口にすることはなく、また折に触れて相変わらず加害と自罰という苦悩を語っていたからである。淡々としすぎた最終面接から一〇日後、患者が山深い隣県の民家の軒下で変死体となって発見されたという報が警察から寄せられることとなった。他殺の徴候はなく、また精神科に通院し、自殺未遂も過去にはあったということで自殺として処理されたが、たびたび患者の口から自殺念慮を聞かされていた家族もそれは納得せざるをえないものであった。アルバイトをしていた会社が倒産し、患者はその数日前までその残務整理を手伝っており、その終了が引き金となったのかとも思われたが、服薬中断―病状悪化というこれまでの経過からは、最終面接以後は服薬しておらず、それが病状悪化、自殺へとつながったのではないかと推察された。

3　加害・自罰性の病態構造

前節における本症例の〔症状のまとめ〕の（c）において、筆者は体験の形式（例えば自生空想表象）ではなく内容（例えば加害性）によってこれらを区分してみた。通例とは異なる、こうした症状区分を筆者が採用したのは、体験の形式こそ異なれども、そこに被害性（c―①）、加害性（c―②―i）、自罰性（c―②―ii）、加害―忌避―謝罪性（c―③）という一連のテーマがくりかえし現れ、またなによりも患者がそれらの

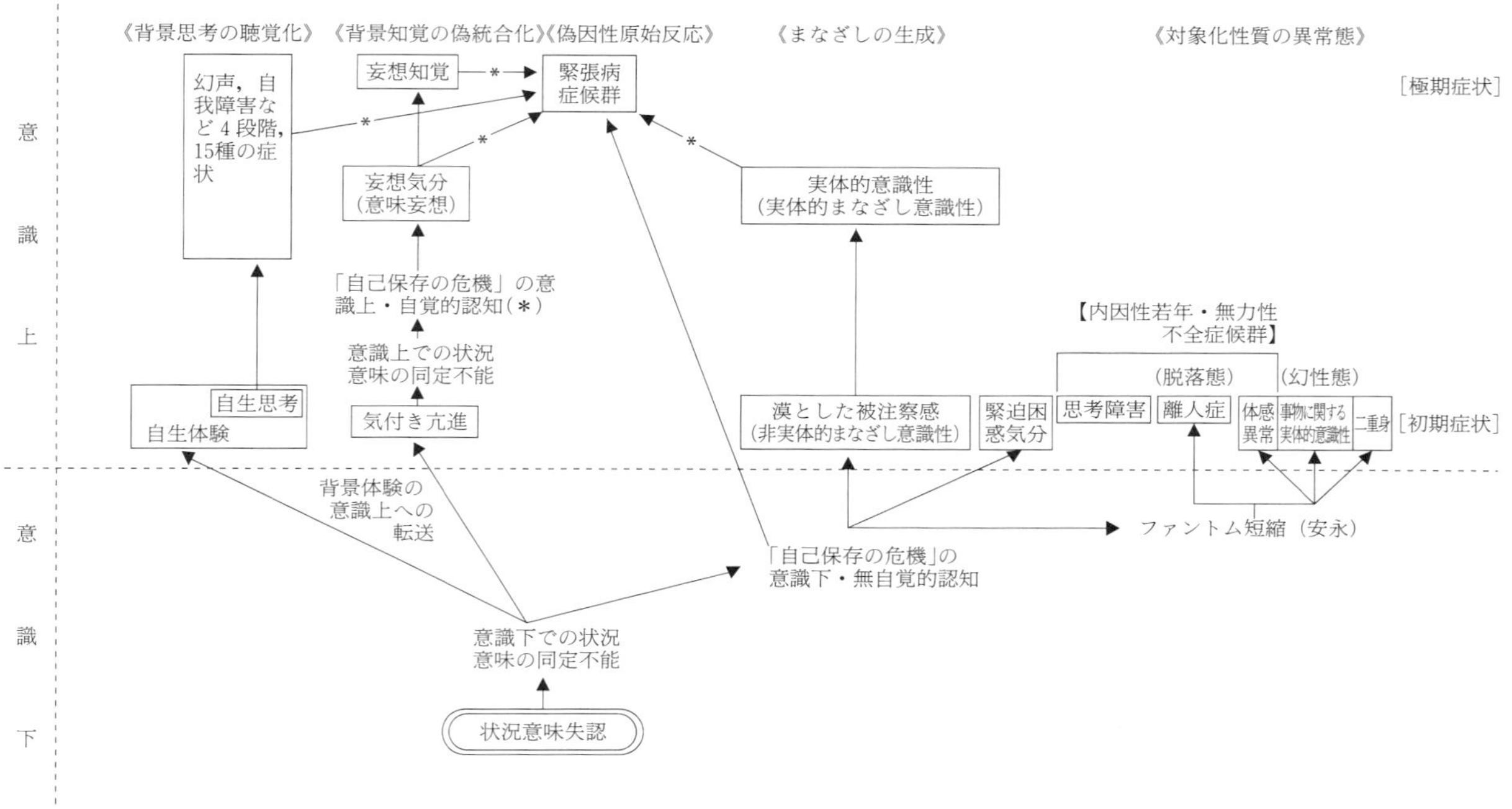

図1　状況意味失認—内因反応仮説に基づく分裂病症状系統樹（文献7より転載）

テーマにとらわれていたからである。本節ではこれらのテーマがいかにして成立したのかを、筆者[3]が既稿でくりかえし論じてきた分裂病の症状形成機序（状況意味失認―内因反応仮説：図1）の観点から論じてみたい。

(1)　**緊迫困惑気分から対他緊張へ**

緊迫困惑気分（gespannt-ratlose Stimmung）とは筆者[1-2、4]が《初期分裂病の特異的四主徴》の一つに数え上げたものであり、何かが差し迫っているようで緊張を要するものの、何故そんな気持ちになるのかわからなくて戸惑っているというような、緊迫感の自生とそれに対する困惑からなる気分であり、これは臨床的には妄想気分の前段階に見られるが、それとは①患者は外的事象の意味変化におののいているのではなく、内的自己の変容に戸惑っている、②妄想志向性がない、の二点において区別されるものである。状況意味失認―内因反応仮説にしたがえば、この気分は状況意味失認に基づく〈「自己保存の危機」の意識下・無自覚的認知〉が情動面に反映されたものと説明されうるが、偽りのものであろうとも自己保存が危機に瀕しているという認知が成立しているがゆえに緊迫感が生じ、他方その認知が意識下のものであって主体には自覚されないがゆえに困惑が生じるものと解される。

さて、上記の定義に照らし合わせれば、前節の〔症状のまとめ〕の（a）に掲げた患者の陳述が緊迫困惑気分を示していることは明らかであろう。傍線を付して示した「絶体絶命というか、逃げ場がどこにもないというか」「何かに追いつめられている」「気が変になりそうな」ほどの不安や恐怖心が、患者にとっては「わけがわからないけど」、またパニック発作としてでもなく（「自分が死ぬんじゃないかとか？」―「そういうんじゃない」という質疑応答がそれを例示）生じていたのであり、患者が常に見せていた、緊迫と疲弊を湛えたような表情がこうした陳述を裏書きしていると思われた。

それでは、こうした緊迫困惑気分あるいはその背後にある〈「自己保存の危機」の意識下・無自覚的認知〉は、患者の心的体験として次に何をもたらすであろうか。

その一つの現れが漠とした被注察感（vages Angeblicktwerdensgefühl）ないし非実体的まなざし意識性(unleibhaftige Bewußtheit)であることは、すでにこれまでの論稿[1]にて詳しく論じてきたところである。それを要約するならば、ヒトをも含め動物一般に生得的に具備された「自己保存の危機」という緊密な認識連鎖を介して、「自己保存の危機」という意識下・無自覚的認知が「(何ものかに)まなざされる」という意識上・自覚的な認識を不可避的に生み出すと考えられるのである。それは、いうならば「自己保存の危機」という不安がその不安に耐え切れずに恐怖の対象を外界に求めたというものであろう（対象の定かではない不安よりも、対象の明確な恐怖の方がより耐えやすいことは十分に知られていることである）。

緊迫困惑気分あるいは〈「自己保存の危機」の意識下・無自覚的認知〉は今一つ具体的な症状を形成すると思われるが、それが前節の〔症状のまとめ〕の（b）で例示した対他緊張であろう。というのは、先にも述べたように緊迫困惑気分とは緊迫感の自生とその原因をどこにも求めえないゆえの困惑からなるものであるが、この気分状態におかれた人が困惑の中で安らうはずもなく、(自覚されているか否かは別として)困惑感の解消へ向けてその原因を実際の外界の中に求めるのは理の当然であるからである。ここに患者を取り巻く外界（その中には他者のみならず物品も含まれる）に対する緊張感、すなわち対他緊張が生じてくると思われるが、ただしこの段階では感知されるものは何もなく、あるのはただただ他者や物品に対する緊張した構えのみである。上述した漠とした被注察感ないし非実体的まなざし意識性という症状は、緊迫困惑気分あるいは〈「自己保存の危機」の意識下・無自覚的認知〉がいわば架空の外敵を求めたものと解されるのに対し、この対他緊張とは緊迫困惑気分が実際の外界の中にその緊張感のよってきたるものを求めようとしているもの（そうした心性）であると解される。

症例1に追加して、以下に別の症例でこの対他緊張を例示している陳述を掲げておこう。

［**症例2**］女性、三五歳（発病は二〇歳）

・最近では家の中では落ち着いていられるが、外では駄目で緊張する。人に接すると。

（どうして緊張する？）意識しちゃう。集中力が全然なくなる。体も硬直する、カチンカチンに。手に汗をにぎる。どうしてか、わからない。集中力をつけるために、数をかぞえたりするんだけど治らない。

（人に襲われそうな感じがあるの？）全然わかりません。

（人がいなければ大丈夫？）はい。一人でもやってくると、意識がいっちゃう。昔は物とかにもあったし、ポスターが貼ってあると、そういうことがあった。

（物はどんなもの？）なんでもかんでも。

（ポスターは？）人のポスターも物のポスターも。ちらっと気にすると、ずっと気になる。眼の隅に入ってくると。

（緊張するのはどうしてなんだろうって思いますかね？）思いますね。

・緊張すると、まともに人の顔が見られなくなる。

（どうなるの？）怒ったような顔になっちゃう。顔を見るのを避けて横を向く、下を向く。

（気持ちは？）ドキドキして集中力がなくなる。舞い上がっている。自分の心がポンとどっかへいく。平常心でいられなくなる。

〈きっかけは？〉……。

〈原因は他人がいるということ？〉……両親には慣れてきたから。〈筆者注：患者は一時期は両親に対しても対他緊張があった〉

〈他人が危害を加えるような感じは？〉そういうのは感じないが、とにかく人が来ると、ハッと身構える。「こんにちは」と言われると、ドキッとする。ハッとする。


先にも述べたように、対他緊張の「他」とは他人のみならず物品をも含むものであるが、上記陳述の傍線部はこのことをよく示していよう。患者は、厳密に言えば他人とはいえ両親にも対他緊張を示し（受診前には患者は大半の時間を自室にこもって過ごしていたが、その理由はもっぱらこのことであった）、また自室にいても状態の悪いときには周囲の物品のすべてに対して緊張感を抱いていたのである。

(2)　対他緊張から被害性と加害・自罰性へ

前項で述べた対他緊張からは、次にどのような体験が生じてくるのであろうか。対他緊張が緊迫困惑気分から発するものであり、そして緊迫困惑気分の背後に〈「自己保存の危機」の意識下・無自覚的認知〉があることを考慮に入れるならば、ここで生じる対他緊張の中には、〝下手をすれば自己の生命を奪われかねない〟というような怖れ（ただし、この認識は患者には自覚されない）を含んだ、自と他の対立が潜んでいると推測することは容易であろう。この、自と他の対立、より先鋭的に述べるならば自⇅他という両方向性の相互の攻撃性が顕在化すれば、それは一方では被害性（他→自の攻撃性）となり、他方では加害性（自→他の攻撃性）となって患者に体験されることになろう。症例1の〔症状のまとめ〕で示した患者の陳述のうち、c—①の被害性とc—②—iの加害性はこうして形成されたものと思われる（c—②—iiの加害性の内容の一つは他人の首が飛ぶという空想像であるが、ここには〃下手をすれば自己の生命を奪われかねない〃というような怖れを反転した、著しい攻撃性が示されている）。

さて、次に考察すべきものは上記の自と他の対立という構図からは見えてこない、c—②—iiの自罰性はいかにして生じるのかという問題である。筆者の考えるところ、この自罰性の裏には上記の加害性がある、すなわち加害ゆえの自罰であると推測されるが、しかしこれは決して患者の体験の中で自覚されることはなく、実際症例1の患者は「良心が責めてくるような気がする」という、その良心の発動の原因を過去の出来事（両親への暴言）に求めていたのである。

自罰性は自覚的体験としてはいざしらず、病態構造としては加害・自罰性とでもいうべきものであるという考えを述べたが、これはあくまでも推測にしかすぎないものである。ただ、筆者がそうとしか考えられないと思ったのは、以下の理由があったからである。それはひとえに自罰性の程度の問題である。例えば、症例1は「食事をすること、寝ること、好きな音楽を聴くことなどに罪悪感がある。〈中略〉三～四年前には呼吸することにもあった。少し前には歩くことにも罪悪感があって立ち止まることもあった」と述べ、後に引用する症例3は「そこに居るのがいけないような」と述べていたが、こうした陳述の意味するものはただただ自らの存在の全き否定であり（筆者がここで「自責」という言葉ではなく「自罰」という言葉を選んだのも、これが理由である）、こうした存在の全否定が生じうるにはそれ相応の体験が根底にあるはずだと考えざるをえなかったからである。先にも述べたように、症例1は自らの自罰性のよってきたるところを過去の出来事(両親への暴言)に求めてはいたものの、それがはたして真の理由かという点ではいささかの疑問はあったようで、「両親に親不孝なことをして……それが引っ掛かっているのか」「自分でもよくわからないけど、両親と喧嘩ばかりした過去があるんで」という曖昧な表現に終わっており、逆に筆者が自罰性の背後にあると推測する加害性の内容は「人が大勢いるところで、そこにいる人の首がいっせいに飛ぶところをイメージしちゃったことがある」というような激しい攻撃性を含んだものであり、それは先に述べた「自罰」、さらに言えば、自らを殺すという真の意味での「自殺」に対応する「他殺」であるが、こうした、自罰性の程度との対応関係の一致も、自罰性のよってきたるところが〈「自己保存の危機」の意識下・無自覚的認知〉→緊迫困惑気分→対他緊張という連鎖のはてに生じてくる加害性にあることを傍証しているように思われる。

上記したように、筆者は症例1に生じた自罰性の発現機序を加害性に求めたが、これにはすぐに次のような反論が寄せられよう。患者には確かに自から他へと向かう攻撃性(加害性)が自覚されるとしても、一方では他から自へと向けられる攻撃性(被害性)も自覚されており、よって加害性は被害性に対する当然の二次的反応と自覚されるはずであり、またもしも被害性に対する反応としてではなく、自らの加害性が一次的なものであると自覚されるとしても、他方に厳然と被害性を感知する以上、それらは相互的なもの(〝お互いさま〟)であって、そこからは決して自らを罰しようとする心性は出てこないのではないか、と。この反論は確からしく思えるが、しかしこの論が成立するためには自→他の攻撃性(加害性)、他→自の攻撃性(被害性)における「他」が同一であるということが必須の要件となろう。しかるに、症例1での加害性における「他」とは具体的には「いわゆる〝険のある人〟」「(人が大勢いるところで)そこにいる人」であり、一方被害性における「他」とは

「（相撲番組のテレビに写った）観客」「会社の人」であり、異なっているのである。このように「他」が異なることがあるのは、加害性と被害性は対他緊張という、これといった具体的な対象をいまだ有することのない気分性の中に潜在していた自と他の対立という心性が、そのつど具体的な対象を外界に求めたものであって、ある時には自↓他の攻撃性が、またある時には他↓自の攻撃性がというふうに二極分解して体験されることも十分に考えられることであるからである。このように、自↕他の間の相互攻撃性において「他」が異なる場合もありうると考えられるが、加害性のみが意識化される場合、すなわち決して自分に攻撃を向けてこない他者に対して、患者の側で一次的かつ一方的に攻撃性を向けることには自己の良心が咎めることになり、すなわち自罰性が生じてくるのであろう。さらに付け加えるならば、ここでの加害の対象は患者の心性の中にある自↓他の攻撃性がそのつど外界に中に対象を求めて、いわば偶発的に選択されたものにすぎず、したがってそれに呼応して発現してくる自罰性も、たんに個々の対象に対してというよりも患者の心性全般をおおうものとなり、そのことが患者に自罰性を単独で（すなわち、加害ゆえの自罰としてではなく）自覚させるものとなるのであろう。

症例1に追加して、以下に被害性、加害性、自罰性の三者を個別に示した症例の陳述を掲げておこう。

［症例3］男性、二三歳

〈被害性〉

・何をしていても、他人から自分が見える位置にいると、例えば本屋で本を見ていて、他人が自分を見ているように思う。

・一人でいると誰か人が入ってくるんじゃないかと思える。アルコールを飲むと一時的に楽だが、何かが自分を襲ってくるような怖さは常にある。
・〔待ち合い室で待っている時、まわりに人がいるけど、どんな気持ちなの？〕イライラする。
〔イライラするのはどうして？〕人が出す音に対して。突然に出す音。ドキッとして、それからイライラする。自分一人の時は壁を叩いたりする。人が音で攻撃しているような感じ。

〔攻撃？ 音を出すのはわざとやっている感じ？〕そう。

〈加害性〉
・道を歩いていて、前を同じ方向へ歩いていく人がいると、その人から自分が強盗のように思われているのではないかと思ってしまう。それで速足でその人を抜き去る。特別に前の人が自分を見たりしてのことではない。
〔筆者注：この陳述は一見被害性を示しているようであるが、「自分が強盗のように」という表現の中に、自から他へと向かう攻撃性、すなわち加害性が示されている。自己の加害性を認めたくない心性が「〔自分が強盗のように〕思われている」という反転した表現を取らせたのではなかろうか〕
〈自罰性〉
・〔患者持参のメモ〕
いつも〝こんなことはしていられない〟という考えが頭にわりこんでくる。なにもしていないと特に。だから電車に乗るのは苦手なんだと思う。あと眠れないのもこのせいだと思う。
・〔上記メモについての質疑応答〕
〔〝こんなことはしていられない〟とは焦る感じなの？〕いや、焦るというんではなくて、そこに居るのがいけないような……。ひどい時はそう感じるんだけど、軽い時はこのままじゃいけない、何かしなければいけないような。なんとなく〝そこに居ちゃいけない〟、たえずそんな感じ。

（このままじゃ自分が駄目になる？）たぶんそんな気持ちがあるんだろうけど、ただなんとなく〝いけない〟。

（自分を責めるような感じがある？）そうですね。〝今のお前はいけない〟という漠然としたもの。

（他の人で似たようなことを聞いたことがあるんだけれども。その人は〝食べてはいけない、寝てはいけない〟とか言っていたけど？）そんな具体的なものではない。ただ漠然としたもの。

（〝頭にわりこんでくる〟とは？）考えが出てくる。

（言葉ではない？）そう。

（考えようとしているのではない？）そう、自然に。ゲームに熱中したり、食事をしている時には出てこない。寝る前とか、一人で電車に乗っている時などに自然に出てくる。

最後に残されたものは加害―忌避―謝罪性の成り立ちである。前節に例示した症例1において、加害・忌避・謝罪の三者の構造的関連は、まずは「相手を厭な気持ちにさせるような態度になっちゃうんです、どうしても」と自己の加害性があり、次いで「（相手が厭な気持ちになっているのがわかるの？）なんか、相手の口調が変わるんです。機嫌を損ねたような声とか表情とか」というふうに他者の忌避性があり、そして最後に他者のそうした忌避的態度に対して、それがもともとは自己の加害性に発したものとして「そういう時は自分が『いらっしゃいませ』『ありがとうございます』『五七〇円です』って、心の中でくりかえしちゃうんです。〈中略〉（謝る気持ち？）そうです」と謝罪するという形となっている。しかし、筆者の見るところ、実際の患者の体験にお

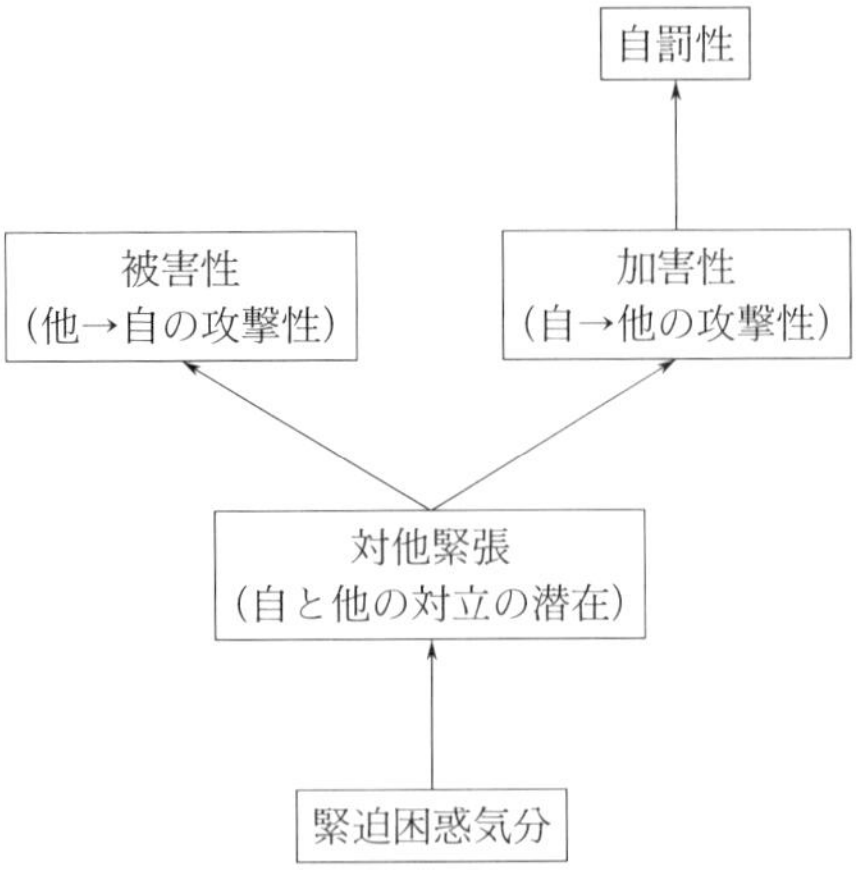

図 2　緊迫困惑気分に発する被害性，加害性，自罰性の発現経路

いてはまずは他者の忌避が妄想知覚的に感知され、その解釈として自己の加害性を感得し、その結果として謝罪するというものであると考えられ、こうした体験構造は思春期妄想症のそれと同様である。

さて、ここには加害→謝罪という構造が認められ、これは上記の自罰性が実はそれのみで存在するものではなく、〝加害ゆえの自罰〟すなわち加害・自罰性として一体のものとして生じると論じたことに通じるものである。しかしながら、加害・自罰性における「自罰」はその言葉にあるように、個々の加害対象に向かうのではなく自己に向かい、かつ自己の存在の全き否定にも至るほどの全般性と激しさがあるのに対し、加害—忌避—謝罪性における「謝罪」は自己が加害したとする対象に向かい、かつ個別の加害的内容に関してのみ謝るという穏やかなものであって、ここにはすでに「自罰」と「謝罪」という言葉の使い分けに端的に示されているように、自分を責める気持ちが、(1)自分に向かうか、それとも他者に向かうか、(2)全般性か、それとも個別性か、(3)激しいか、それとも穏やかか、という違いがある。こうした違いはおそらく、加害・自罰性における加害の体験が患者にとっては自生空想表象あるいは自生内言という、あくまでも心の内の体験として、かつアプリオリに生じたものであるのに対し、加害―忌避―謝罪性における加害の体験は〝他者が自分を忌避している〟という、面前の他者の実際の行動に対する妄想知覚に基づく二次的な解釈として生じたものであるという点に起因するものと思われる。ともあれ、この加害―忌避―謝罪性という体験において、他者の行動に関して患者が自己の加害性を感知し、かつそれに対して謝罪する心性を抱くということは、先の加害・自罰性で論じた病態構造が基盤にあってのことと思われる。

以上、体験形式としては種々のものを含みながらも、体験内容としては被害性、加害性、自罰性、加害―忌避―謝罪性という一連のテーマを示し続けた症例1の病態構造を、それらの内容関連性に注目して論じてきた。図2に以上の論述のまとめを示しておく（加害―忌避―謝罪性は症例2や症例3には認められず、やや特殊なものであると考えられるので、図2からは除外してある）。

4　おわりに

文字どおりの意味での自殺（自らを殺す）というほどの著しい自罰性に囚われた症例1を前にして、筆者は薬物療法を行う以外に打つ手をもちえなかった。実際筆者が行った、「人は生きて他人と交わる以上は、他人に対して不快感や時には敵意すら抱くことも、またその意思はなくとも実際に他人を害してしまうことがあるのもやむを得ないことであり、されどもだからといって、そのことであまりにも自分を責める必要はないし、ましてや生きていってはいけないということはない」というような精神療法的接近も自罰性の病態構造を考えるならば慰めにもならず、またデイ・ケアに導入しての認知行動療法的接近も気晴らしにもならなかったのではなかろうか。

治療の後半においては、筆者の治療はいささか惰性に流れていたが、それにもかかわらず患者の自殺の報に接しても筆者は自らを責めることは少なかったように思う。むしろ、意識を断つことによって患者もやっと自罰の念から、そして生き続けることの苦衷から解放されたのではないかという安堵の念を抱いたことを覚えている（この「安堵」の中には、医師として打つべき手立てを失いながらも、なお自らを苛み続ける患者を見守り続けなければならないという、筆者自身が感じていた苦衷からの解放もあったことを正直に告白しなければならない）。ただ、この論文を書き終えた今になって、筆者はいささかの自責の念にとらわれている。確かに患者の自罰性のよってきたるところを考えるならば、これといって打つ手をもちえていないのは今も同じであるが、しかしながらここまでその病態を理解していただろうか、そして治療の時点で今少し理解していれば自分の中で何かが違い、それは患者にもなんらかの影響を与えたのではないだろうか、いやそんないわば「高尚な」ことではなく、そもそも本論文を書いたことは患者の自殺に対する治療者のただの言い訳にすぎないのではなかろうか、今筆者はそういう複雑な思いにとらわれている。

文献

（1）中安信夫：分裂病最初期にみられる「まなざし意識性」について。吉松和哉編：『分裂病の精神病理と治療1』、一―二七、星和書店、東京、一九八八。（本書第五章）
（2）中安信夫：『初期分裂病』。星和書店、東京、一九九〇。
（3）中安信夫：『分裂病症候学―記述現象学的記載から神経心理学的理解へ』。星和書店、東京、一九九一。
（4）中安信夫：緊迫困惑気分／居住まいを正させる緊迫感―初期分裂病治療の標的について。精神科治療学、八：一一六一―一一六七、一九九三。（本書第一〇章）
（5）中安信夫：初期分裂病。「精神科治療学」十周年記念臨時増大号：精神科治療ガイドライン、八八―八九、星和書店、東京、一九九五。
（6）中安信夫：分裂病性実体的意識性―その形成機序、現象形態、ならびに進展段階。花村誠一、加藤敏編：『分裂病論の現在』、一四七―一八六、弘文堂、東京、一九九六。（本書第一三章）
（7）中安信夫：内因性若年―無力性不全症候群―原典紹介と批判的検討。精神科治療学一二：三五七―三七〇、一九九七。

（中安信夫編：『分裂病の精神病理と治療8　治療の展開』、一八三―二一一、星和書店、一九九七）

第一五章　面前他者に関する注察・被害念慮

——初期分裂病に対する誤診の一要因——

1　はじめに

本稿で述べる〈面前他者に関する注察・被害念慮〉とは初期分裂病の一症状と考えられるものであり、その症状名は筆者の手になるものである。これまでの初期分裂病臨床において、筆者はもっぱら《初期分裂病の特異的四主徴[1]》(下位症状を数え上げれば一〇症状)の確認によってその診断を行ってきたが、最近こうして診断された初期分裂病の自験六四症例の症候学的再検討を行い、それらの症例が四主徴以外にも多くの症状を高頻度に共有していることを見いだした。[2]これらの症状は二〇症状にものぼるが、〈面前他者に関する注察・被害念慮〉はそれらの症状の一つであり、加えてきわめて頻度高く認められるものである(ごく最近、筆者の自験例に針間、関の症例を加えた一〇二例で出現頻度を検討したところ、この〈面前他者に関する注察・被害念慮〉は《初期分裂病の特異的四主徴》に属する一〇症状と上記した二〇症状との総計三〇症状のうちでも第二位の位置を占めており、五六・九%の高率であった[3]:図1)。

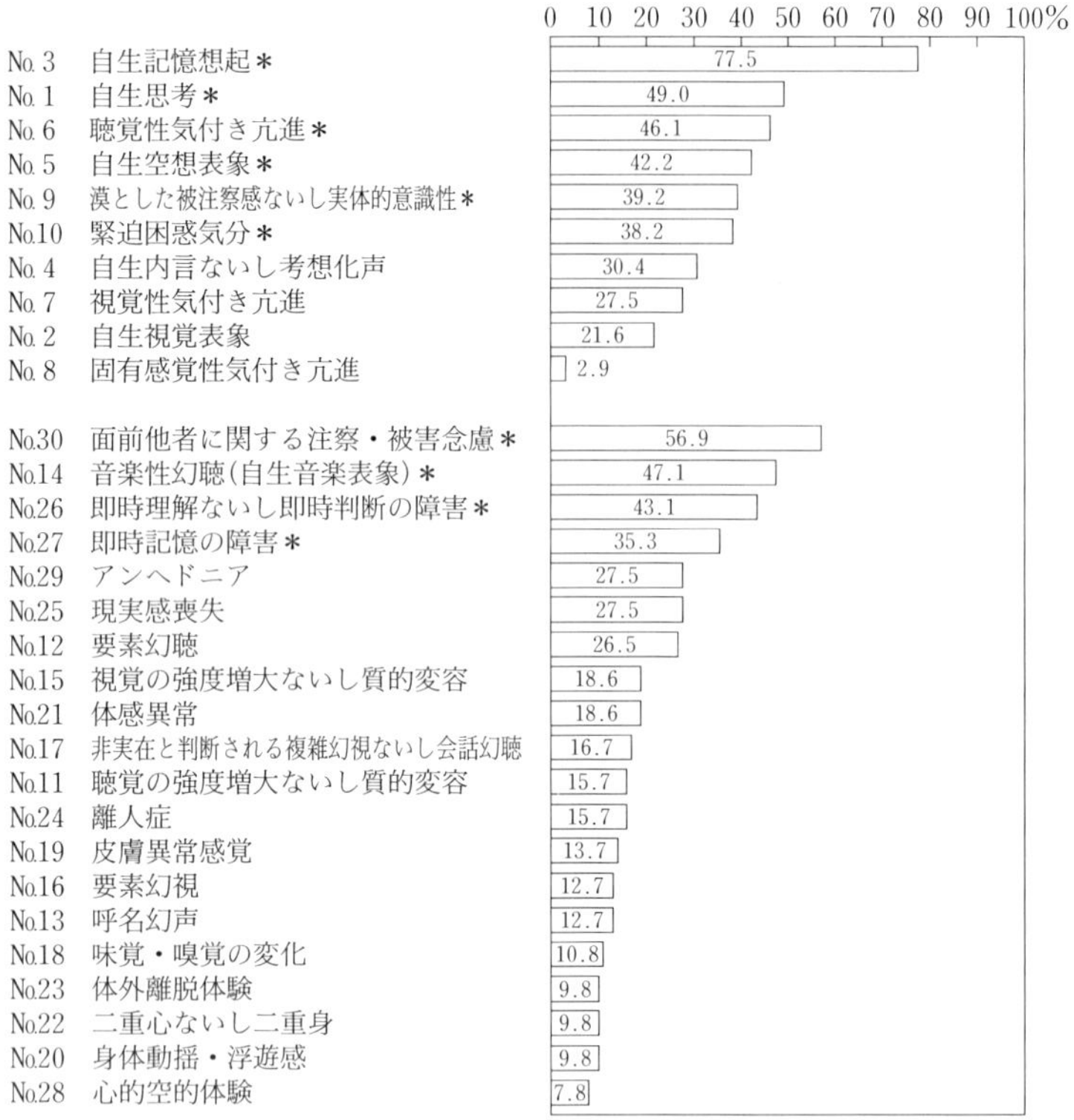
0 10 20 30 40 50 60 70 80 90 100%
No. 3 自生記憶想起＊ 77.5
No. 1 自生思考＊ 49.0
No. 6 聴覚性気付き亢進＊ 46.1
No. 5 自生空想表象＊ 42.2
No. 9 漠とした被注察感ないし実体的意識性＊ 39.2
No.10 緊迫困惑気分＊ 38.2
No. 4 自生内言ないし考想化声 30.4
No. 7 視覚性気付き亢進 27.5
No. 2 自生視覚表象 21.6
No. 8 固有感覚性気付き亢進 2.9
No.30 面前他者に関する注察・被害念慮＊ 56.9
No.14 音楽性幻聴（自生音楽表象）＊ 47.1
No.26 即時理解ないし即時判断の障害＊ 43.1
No.27 即時記憶の障害＊ 35.3
No.29 アンヘドニア 27.5
No.25 現実感喪失 27.5
No.12 要素幻聴 26.5
No.15 視覚の強度増大ないし質的変容 18.6
No.21 体感異常 18.6
No.17 非実在と判断される複雑幻視ないし会話幻聴 16.7
No.11 聴覚の強度増大ないし質的変容 15.7
No.24 離人症 15.7
No.19 皮膚異常感覚 13.7
No.16 要素幻視 12.7
No.13 呼名幻声 12.7
No.18 味覚・嗅覚の変化 10.8
No.23 体外離脱体験 9.8
No.22 二重心ないし二重身 9.8
No.20 身体動揺・浮遊感 9.8
No.28 心的空的体験 7.8

図1　初期分裂病症状（30種）の症状出現頻度
（＊は1/3以上の出現頻度の症状を示す）

さて、これほどまでに高頻度に認められるものでありながら、また正直に告白することになるが、この症状の存在が先の四主徴によって臨床単位化された「初期分裂病」（自生・過敏症候群）が疾患単位として確かに分裂病に属するものであるとの筆者の確信を背後で支えていたものでありながら（念慮の段階にあるとはいえ、その内容が注察・被害であるという点で、この症状は被害妄想に通じるものと考えられたからである）、これまでの論稿において筆者がこの症状を取り上げたことがなく、等閑に付してきたのはなにゆえなのか。それはひとえに、筆者の初期分裂病研究の出発点が分裂病の初期状態を見逃すことなく確実に診断するための基準の確立にあったからであり、よってより特異的と考えられる症状をもっぱら取り上げ、その論考に焦点を絞ってきたからである。これまでも折に触れ述べてきたことであるが、《初期分裂病の特異的四主徴（一〇症状）》あるいは多施設共同研究用にとそれを変更・拡大した《初期分裂病症状リスト（一四症状）[4]》はあくまでも診断の確定のためにその有無をチェックすべき症状であって、それらのみが初期分裂病の症状ではないのである。

それではいま、なにゆえに必ずしも特異的とは考えられない、この〈面前他者に関する注察・被害念慮〉という症状を取り上げるのか。

それには二つの理由があるが、その第一は、先にも述べたように筆者の初期分裂病研究は確定診断のための基準の確立を求めて始められたものであり、ゆえにより特異性が高いと考えられる症状をもっぱら取り上げてきたのであるが、時にそれが初期分裂病が示す症状のすべてであると誤解されるむきもあり、したがって改めて初期分裂病の病像の全体を描き出す試みが必要であると判断されたからである。筆者ならびに針間、関の自験一〇二症例において頻繁に認められる三〇症状の頻度分布を示したのもその一環であるが、先年筆者が離人症、体感異常、独特な思考障害（筆者はこれを即時理解の障害、即時判断の障害、即時記憶の障害、思路構成の障害の四種に分別している）から構成される内因性若年―無力性不全症候群（Glatzel, J. und Huber, G.: 1968）は初期分裂病症状スペクトラムの一部であることを論じたのも、これもまた先の四主徴あるいは症状リストのみが初期分裂病症状ではなく、初期分裂病の病像はより広範な症状によって成り立っているという主張を例示しようとするためのものである。この〈面前他者に関する注察・被害念慮〉を取り上げるのも、それと同様な意図が働いているのである。

第二の理由はこの〈面前他者に関する注察・被害念慮〉という症状そのものに内在する固有の診断・治療上の意義ないし問題点である。時に過大評価され、また時に過小評価されて、結果的には誤診、さらに誤治療へと至りかねないが、これは本稿の主題の一つでもあり、後に項を改めて述べることにする。

以上の二点が、今回この〈面前他者に関する注察・被害念慮〉を取り上げるに至った理由であるが、以下に陳述例、定義、形成機序を順次述べ、加えてこの症状がいかなる誤診をもたらすのかを記すことにする。

2　陳述例

〔症例1〕一五歳、女性

学校へ行くと、どことなくまわりから見られている感じがして緊張する。通学の途上でも。また学校で友達が笑ったりすると、自分が笑われているんじゃないかと思ってしまう。半分はそう思っていないんだけど、半分はそう感じてしまう。ことに背後から見られているという気がしていて、そうした時に笑い声がすると。

随伴症状――漠とした被注察感

〔症例2〕一七歳、女性

まわりのことが気になりすぎてしまって、自由に行動できない感じ。自由に行動しているようでもあり、していないようでもある。

（まわりのことって？）少しのことでも気になる。友達と話した時のちょっとしたこととか、まわりの人が話しているのとか。

（話している場面を見て、どう思うの？）そんなことはないと半分ではわかっているけど、自分のことを話しているのではないかと思ってしまう。

（自分のことって悪口とか陰口とか？）はい。

（学校の生徒に限られているの？）クラスの人とかに限らず、まわりの人はみんなっていうか。

（そうすると、見ず知らずの人にも？）あります。視線が少し気になったり。

（見られているという感じなの？）そうではないと頭ではわかってはいるんですけど……。

随伴症状——自生記憶想起、自生空想表象、漠とした被注察感、緊迫困惑気分、要素幻聴

［症例3］ 二二歳、男性

五カ月前までは電車に乗ると一駅がやっとだった。人が後方に立ったりして視界に入ると、鬱陶しく思われているのではと気になった。その人が足を動かしたりすると、自分が鬱陶しいから、そうしたのではないかと考えた。

授業中、集中力が途切れると、まわりが気になった。自分が見てると、教室の前方の人がくるりと後ろを向く。それは自分が鬱陶しいから、そうしたのではないかと。また鼻炎で鼻をすすっていたので、人から見て鬱陶しいのではないかと。今こうして喋っていても〈ドアが閉まっていない状態〉他の人が聞いて鬱陶しいと思われるのではと。

随伴症状——自生思考、自生記憶想起、自生内言／考想化声、聴覚性気付き亢進、視覚性気付き亢進、緊迫困惑気分、音楽性幻聴、視覚の強度増大ないし質的変容、即時理解・即時判断の障害、体感異常、アンヘドニア、現実感喪

失、身体動揺・浮遊感、加害・自罰念慮

［症例4］ 一八歳、男性

好きな女の子ができて、相手の気持ちを表情からいろいろと考えているうちに、人のことが気になるようになり、自分の表情や行動が他の生徒に「むかつく」「嫌いだ」という感情を招いているのではないかと不安に思うようになった。知っている人達から意識されている、見られていると思うようにもなった。

人込みでは時に「自分のことを言っているのでは」と思ってしまう。その場では半信半疑以上に信じてしまう。○駅あたりの人込みは嫌い。まわりが気になるので。

随伴症状――自生記憶想起、視覚の強度増大ないし質的変容

［症例5］ 三四歳、女性

他人の話し声が聞こえるとビクッとして、それが自分のことを話しているのではないかと聞き耳を立ててしまう。声が聞こえている間はそうで、例えば通りすがりの人が遠ざかって、聞こえなくなるとホッとする。

家の前を通る人の声が聞こえると、「自分のことを話しているのではないか」と体中が緊張する。一方で「そんなことはない」と安心もしているが……。その繰り返し。

随伴症状――自生思考、自生記憶想起、自生空想表象、漠とした被注察感、緊迫困惑気分、要素幻聴、体外離脱体験

［症例6］一八歳、男性

〈Sulpiride 服薬後に〉

出掛けるのが好きではなかったのに気楽に出れるようになった。

（出掛けるのが好きではなかったのはどうして？）高校に入って電車通学していて、窮屈に感じられるようになった。それが原因。自分のことを言われているような気がした。電車の中だけでなく、どこに行っても。

（誰が君のことを言ってるの？）男性が言っていても気にならない。最初は高校生ならば男性でも女性でも。そのうちに、女性ならば年齢を問わず。高校一年の頃ははむかっていったんで、そう思う人が増えたんではないかと思う。

（はむかう？睨みつけるの？）睨みつけるのは今もやっているけど。「やめてくれ」って言ったことがある。相手は笑って逃げたり、「そんなこと言っていない」って怒りだしたり。

（考え過ぎということはない？それとも、確かに言われたのかな？）一度明らかに言われたことがあって……それ以来、どうしてもそうとしか取れないことがある。

（後をつけられることは？）それはない。

（近所で噂されるようなことは？）ないと思います。

随伴症状――自生思考、自生記憶想起、自生空想表象、音楽性幻聴

［症例7］二七歳、女性

〈患者持参メモ〉

外に出るのが怖い。特に電車に乗るのが怖い。人の中でも一〇代の teen age が怖い。何でも口に出して言い、変な

人だと言われる気がいつもする。人とすれ違う時、ことに学生たちが自分のことを言っているような気がする。「いい気になるなよ」など。

仕事場等の集団では疎外感を感じる。嫌われているように感じる。何か、とにかく自分の周囲が気になる。特に人。人が怖い。人が自分のことを言っている感じ。いじめられる、嫌われると感じる。

家の外に出ると(→だから外へ出るのが怖い、人が怖い)、普通の服を着ているのに、何か目立っている感じで落ち着かない。誰も見ていないとわかっていても、何か人の視線が気になっている。電車に乗ると舞台の上にあがっているような気分になる（見られているような、注目されているような感じ）。

他人の目が気になって、人が変な人だと見ているような気持ちになる。

人の中でも殊に高校生など若い人が怖い。私の変な点(人を怖がっているとか、自意識過剰になっている点など)をすぐに見抜いてしまわれそうで怖い。そして怖いから目をそらしていようと思うのに、どうしても神経がその方に向いてしまう。無関心ではいられなくなる。

やはり外に出るのが怖い。人が怖い。人を非常に意識して(自分が嫌になる—そんな自分を見せたくない)。人の目が気になるのと、「私は私」と、他人と自分の境界線がつくれない（何か他人とテレパシーみたいなものでつながっている—相手はそれを察知している感じがして周囲の人が気になる)。

随伴症状——自生思考、視覚性気付き亢進、固有感覚性気付き亢進、視覚の強度増大ないしは質的変容、即時理解・即時判断の障害、即時記憶の障害、自己精神離人症、現実感喪失、強迫衝動、思考力低下

3　定　義

前項において、七症例をあげて〈面前他者に関する注察・被害念慮〉の具体例を示したが、以下の三点においてこれらの訴えは共通しており、よってそれらを定義として掲げることは妥当であろう。

(1)　面前性

体験の発現はもっぱら当該の他人が患者の傍らにいるという状況下においてのみであって、したがって症状の発現状況は〈面前性〉とまとめることが可能である。ただし、この場合の〈面前性〉とは文字どおりの意味で「顔の前」ないし「目の前」だけでなく、やや遠方であっても他人の姿が見える、あるいは姿は見えなくとも（例えば背後）他人の声が聞こえるという状況をも含むものである。

(2)　被注察・被害性

体験内容は総じて「見られている」あるいは「悪く思われている」（個々には「自分のことを言っている」「笑われている」「鬱陶しく思われている」「嫌な感情を招いている」など）というものであって、それ以上の具体性はない。そこに他者の意図は感知されるがその程度は弱く、「見ている」「悪く思っている」など他者を主語として陳述されることはほとんどなく、あくまで上述のごとき受動態で陳述されるものである。また、被注察・

被害の原因に関しては、長期化・慢性化するに及んで二次的に自らに求める場合もある（例えば症例3、症例4の傍点部。ただし、確信はない）が、基本的には自分の側にはないと考えている。

(3)　念慮性

体験に対する確信度は面接に際しては一般的に「半信半疑」と述べられるが、体験場面に即して正確に述べるならば、「今信次否」とでもいうものべきものである。すなわち、他者が面前する状況下においては確信されるが、その場を離れると否定されるというもの（関（7）のいう瞬間妄想）であって、通常の被害妄想のように固定化したり発展したりすることはない。

4　形成機序

筆者は一昨年のワークショップにおいて、「緊迫困惑気分に潜む加害・自罰性―分裂病初期状態における自殺に関連して[8]」と題した発表を行った。その発表において、自罰性のストレートな表現として自殺が敢行された一症例の詳述を通して筆者が論じたのは、筆者が分裂病の一次障害と措定する状況意味失認[9]を原基として、「自己保存の危機」の意識下・無自覚的認知→緊迫困惑気分→対他緊張→加害性→自罰性と発展する病態構造であったが、一部しか触れえなかったが対他緊張からはたんに加害性（自から他への攻撃性）が生じるのみならず、それと一対の心性として被害性（他から自の攻撃性）も現れるのである（図2）。本稿で論じている〈面前他者に関する注察・被害念慮〉という症状は、とりもなおさずこの対他緊張から生じてくる被害性が具体的な形をとったものと考えられるが、以下その形成機序を論じようと思う。

緊迫困惑気分[10]とは筆者が《初期分裂病の特異的四主徴》の一つに数え上げたものであり、何かが差し迫っているようで緊張を要するものの、何故そんな気持ちになるのかわからなくて戸惑っているというような、緊迫感の自生とそれに対する困惑からなる気分であり、これは臨床的には妄想気分の前段階に見られるが、それとは①患者は外的事象の意味変化におののいているのではなく、内的自己の変容に戸惑っている、②妄想志向性がない、の二点において区別されるものである。状況意味失認—内因反応仮説にしたがえば、この気分は状況意味失認に基づく〈「自己保存の危機」の意識下・無自覚的認知〉が情動面に反映されたものと説明されうるが、偽りのものであろうとも自己保存が危機に瀕しているという認知が成立しているがゆえに緊迫感が生じ、他方その認知が意識下のものであって主体には自覚されないがゆえに困惑が生じるものと解される。

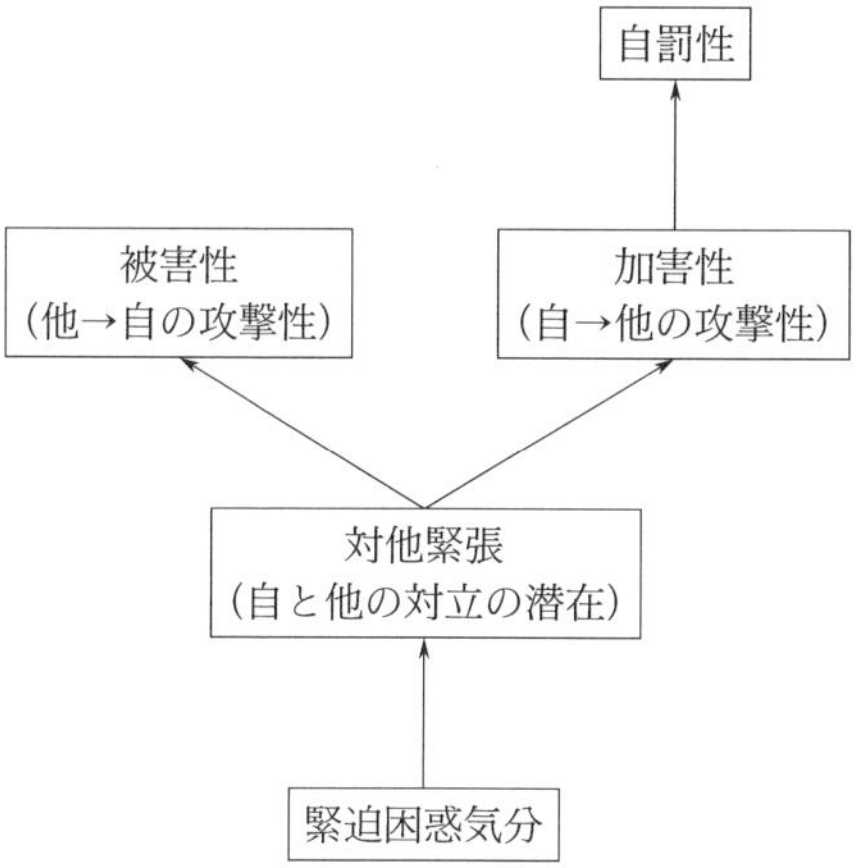

図２　緊迫困惑気分に発する被害性，加害性，自罰性の発現経路（文献８より転載）

さて、緊迫困惑気分とは上記したように緊迫感の自生とその原因をどこにも求めえないゆえの困惑からなるものであるが、この気分状態におかれた人が困惑の中で安らうはずもなく、自覚されているか否かは別として困惑感の解消へ向けてその原因を実際の外界の中に求めるのは理の当然であろう。ここに患者を取り巻く外界（その中には他者のみならず物品も含まれる）に対する緊張感、すなわち対他緊張が生じてくるのである。後述するように、この対他緊張の中には被害性と加害性とが潜在しているが、以下に掲げる例[8]はただ他者や物品に対する緊張した構えのみ、すなわち純粋に対他緊張のみを示した例である。

［症　例］ 女性、三五歳（発病は二〇歳）

最近では家の中では落ち着いていられるが、外では駄目で緊張する。人に接すると。

（どうして緊張する**?**）意識しちゃう。集中力が全然なくなる。体も硬直する、カチンカチンに。手に汗をにぎる。どうしてか、わからない。集中力をつけるために、数をかぞえたりするんだけど治らない。

（人に襲われそうな感じがあるの**?**）全然わかりません。

（人がいなければ大丈夫**?**）はい。一人でもやってくると、意識がいっちゃう。昔は物とかにもあったし、ポスターが貼ってあると、そういうことがあった。

（物はどんなもの**?**）なんでもかんでも。

（ポスターは**?**）人のポスターも物のポスターも。ちらっと気にすると、ずっと気になる。眼の隅に入ってくると。

（緊張するのはどうしてなんだろうって思いますかね**?**）思いますね。

緊張すると、まともに人の顔が見られなくなる。

（どうなるの**?**）怒ったような顔になっちゃう。顔を見るのを避けて横を向く、下を向く。

（気持ちは**?**）ドキドキして集中力がなくなる。舞い上がっている。自分の心がポンとどっかへいく。平常心でいられなくなる。
(きっかけは?)……。
(原因は他人がいるということ?)……両親には慣れてきたから。〈筆者注：患者は一時期は両親に対しても対他緊張があった〉
(他人が危害を加えるような感じは?)そういうのは感じないが、とにかく人が来ると、ハッと身構える。「こんにちわ」と言われると、ドキッとする。ハッとする。

先にも述べたように、対他緊張の「他」とは他人のみならず物品をも含むものであるが、上記陳述の傍線部はこのことをよく示していよう。患者は、厳密に言えば他人とはいえ両親にも対他緊張を示し(受診前には患者は大半の時間を自室にこもって過ごしていたが、その理由はもっぱらこのことであった)、また自室にいても状態の悪いときには周囲の物品のすべてに対して緊張感を抱いていたのである。

さて、対他緊張の発現が上述の機序によるものであることを前提にすれば、その対他緊張から〈面前他者に関する注察・被害念慮〉が発現してくることの理解は容易であろう。すなわち、対他緊張が緊迫困惑気分から発するものであり、そして緊迫困惑気分の背後に〈「自己保存の危機」の意識下・無自覚的認知〉があることを考慮に入れるならば、ここで生じる対他緊張の中には「下手をすれば自己の生命を奪われかねない」というような怖れ(ただし、この認識は患者には自覚されない)を含んだ、自と他の対立が潜んでいることはすぐにでも推測されることであろう。この、自と他の対立、より先鋭的に述べるならば自⇄他という両方向性の相互の攻撃性が顕在化すれば、それは一方では被害性(他→自の攻撃性)となり、他方では加害性(自→他の攻撃性)

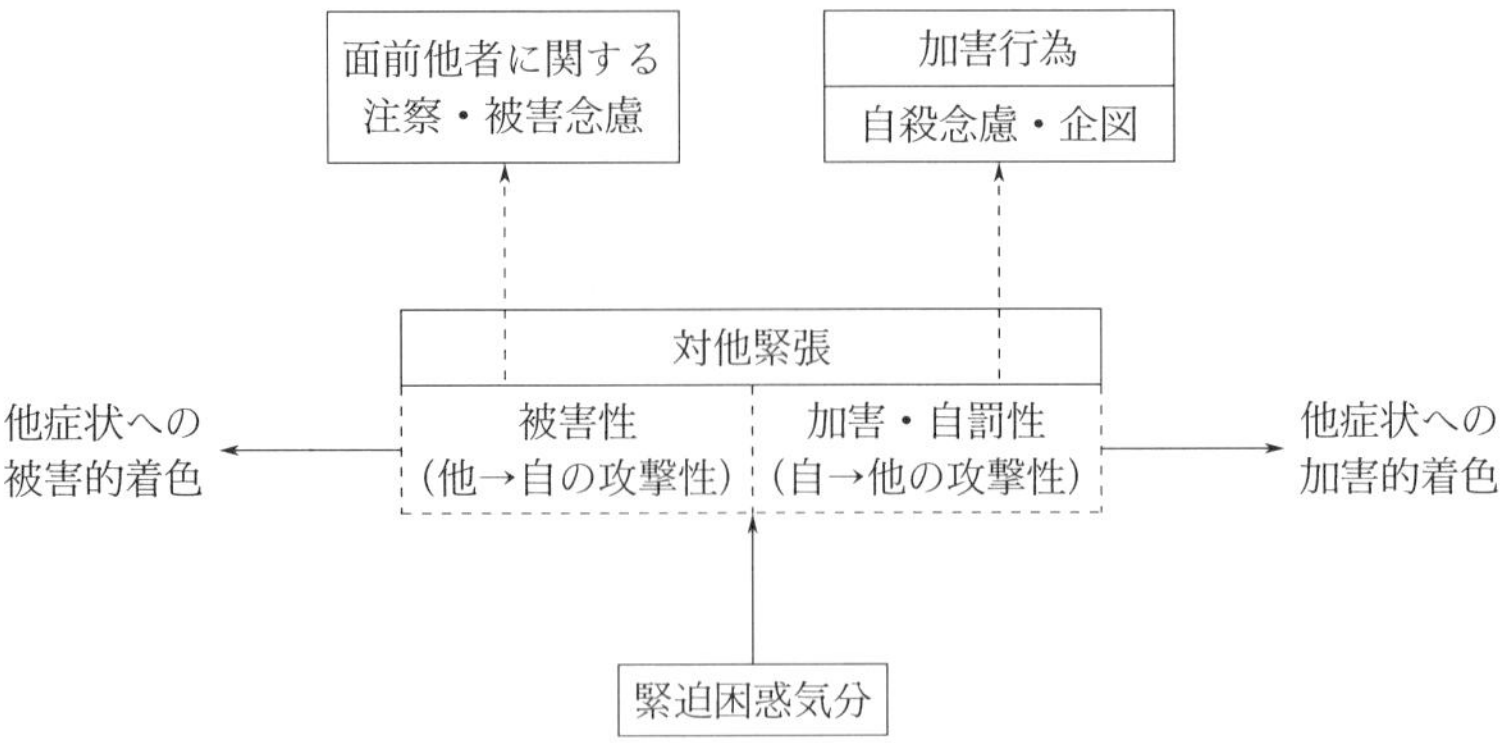

図 3　緊迫困惑気分に発する症状発現経路
（図中，点線の矢印は対人状況下において発動し，各々矢印の終点の症状が形成される）

となって患者に体験されることになるのである。こうした被害性あるいは加害性は、併存する症状の内容に各々被害的着色あるいは加害的着色[8]を与えると思われるが、こと対人場面においてはより直接的に明確な症状を形成すると判断される。ここにおいて、〈面前他者に関する注察・被害念慮〉は前者の被害性が具体的な形をとったものと考えられる（後者の加害性、さらにそこから派生する自罰性がいかなる症状形態をとるかについて、先の論文[8]では明確には表現していなかったが、加害性からは他者に対する加害行為が、自罰性からは自殺念慮・企図が生じるものと思われる）。

以上述べた議論を図示するが、図3は図2を改変・拡張したものであり、図4はさらにこの図3を取り込んで、分裂病症候学に関する一連の精神病理学的論証を通して筆者が作成してきた分裂病症状系統樹を新しく書き直したものである。

本症状すなわち〈面前他者に関する注察・被害念慮〉と似て非なるものに、漠とした被注察感ないし非実体的まなざし意識性[10]がある。これは、緊迫困惑気分の発現の因となった〈「自己保存の危機」の意識下・無自覚的認知〉が、ヒトをも含め動物一般に生得的に具備された「自己

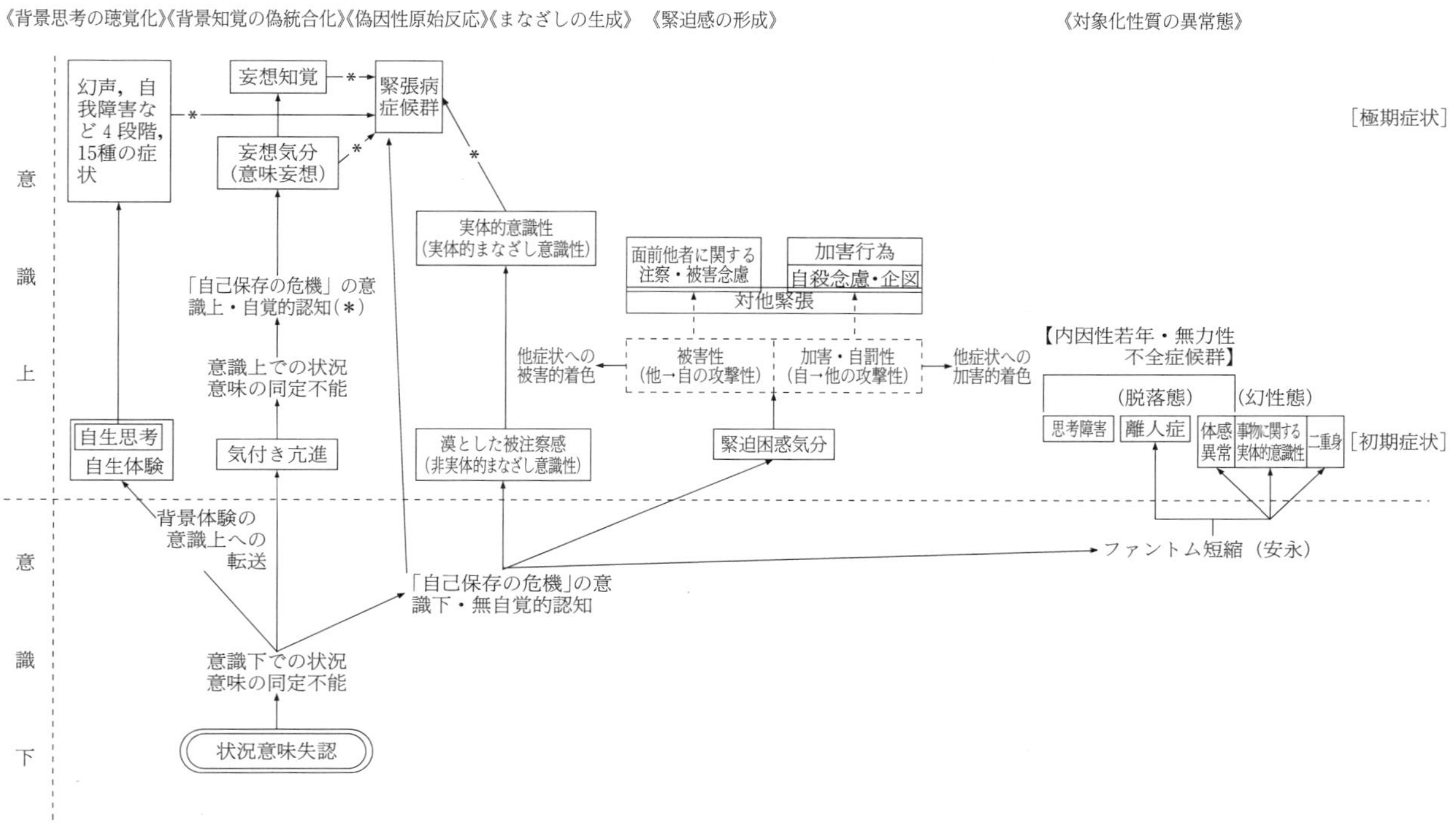

図 4 状況意味失認を起点とする分裂病症状系統樹（1998）
（図中，点線の矢印は対人状況下において発動し，各々矢印の終点の症状が形成される）

保存の危機↓まなざされる」という緊密な認識連鎖を介して、「(何ものかに)まなざされる」という意識上・自覚的な認識を不可避的ないし必然的に生み出したものと考えられる。

筆者は先の定義の項において、〈面前他者に関する注察・被害念慮〉は①面前性、②被注察・被害性、③念慮性の三点をその特性として有すると述べておいたが、最後に上述の発現機序とこれらの特性の関連性について述べておきたい。

まず第一の特性である面前性に関してであるが、それは対他緊張がつまるところヒト Homo sapiens としての〈「自己保存の危機」の意識下・無自覚的認知〉に発するものである以上、患者の警戒心はまずは近傍を対象とすると考えられるからである。

次いで第二の特性である被注察・被害性であるが、これに関しては漠とした被注察感(非実体的まなざし意識性)の発現機序と同様に「自己保存の危機↓まなざされる」という緊密な認識連鎖が被注察性を、また基底にある〈「自己保存の危機」の意識下・無自覚的認知〉がより一般的に被害性を生み出すものであるからと思われる。

第三の特性は念慮性であるが、この考察に際しては先にそれを「今信次否」あるいは瞬間妄想と表現したように、他者が面前する状況下においては被注察・被害性が確信されるものの、その場を離れるとそれが否定されるという点が着目されるべきであろう。見方をかえれば、これはいったん形成された妄想的確信が持続しないということであるが、ひるがえって、我々が通常「妄想」と呼んでいるものにおいては、いったんそれが形成されるとその確信はなにゆえに持続するのかという大問題を呼び起こすことになる。幻覚や妄想の「持続性」

に関して、筆者はかつて以下のような論述[11]をなしたことがある。

一般に個々の体験というものは、我が心をかえりみればすぐわかるように、その瞬間その瞬間において新たに生じ、またすぐさまに消え去っていくものであり、たとえれば水面に浮かびくる泡のごとく、現れては消え、消えてはまた別のものが現れるというものである。当然のことながら、これは幻覚や妄想にもあてはまることである。まず臨床的観察を述べるが、聴覚が一瞬一瞬のものであるように、患者もまた一瞬一瞬新たな幻聴を体験していることがすぐにも観察されよう。これは妄想知覚についても同じことがいえるのであり、極期にある患者はその場面その場面において、そのつど新たな妄想知覚を体験しているのである（我々精神科医は日常、「幻覚（妄想）が持続している」などと述べるが、この場合の「持続」とは患者に幻聴や妄想知覚が生じることが頻繁であることをさしているのであり、上述のごとき個々の体験の持続性をさしたものではない）。

妄想の持続性が上記のみによって説明されうるとは筆者も考えてはいないが、[註1]引用したこの論述を適用するならば、〈面前他者に関する注察・被害念慮〉という症状が持続しないとはその体験の成起が頻繁ではないということである。そして、この「頻繁ではない」ということは、この体験の成立が先に述べたように対他緊張に潜在する被害性が外界にいわばその証左を求めたものであって、「対他」と表現したように面前ないし近傍に他者があって初めて現出してくるという性質のものであるからであろう。他者のいる場を逃れれば、緊迫困惑気分は対他緊張を生じるに留まり、それ以上に被害性、さらには〈面前他者に関する注察・被害念慮〉は生じてこないのであり、よって妄想の成立は頻繁ではなく、つまり妄想的確信が持続しないのであると思われる。

5　誤診の一要因として

「はじめに」の項において、筆者はこの〈面前他者に関する注察・被害念慮〉という症状が「時に過大評価され、また時に過小評価されて、結果的には誤診、さらに誤治療へと至りかねない」と述べたが、本項ではそれを具体的に述べたいと思う。

(1)　極期分裂病との誤診

先に筆者は、「正直に告白することになるが、この症状の存在が先の四主徴によって臨床単位化された『初期分裂病』（自生・過敏症候群）が疾患単位として確かに分裂病に属するものであるとの筆者の確信を背後で支えていた……（念慮の段階にあるとはいえ、その内容が注察・被害であるという点で、この症状は被害妄想に通じるものと考えられたからである）」と述べたが（実際の経過観察ならびに前項の終わりで検討した理由からは、この〈面前他者に関する注察・被害念慮〉と通常の被害妄想とはその成立機転を異にすると判断され、したがって結果的にはこの推定的根拠は間違ったものであった）、上記傍点部を不用意に拡張して、すなわち先に述べた「今信次否」という念慮性を軽視するならば、この〈面前他者に関する注察・被害念慮〉という症状は容易に被害妄想と見做される危険性があり、加えて本症状が招来する必然的結果ないし対処行動にすぎない対人状況回避・閉居（この症状を有する患者は、対人状況において生じるその辛さを回避するために一般に人込みを避け、時には完全に閉居してしまい、結果的に勉学あるいは勤労などの社会生活の維持が困難となってしまう）を一次的な意欲減退として重視するならば、この〈面前他者に関する注察・被害念慮〉を状態像の前景とする初期分裂病は容易に極期分裂病と誤診されることになろう。

鑑別診断のためには他の初期症状も存在することを見いだすことにあるが、本症状に限ってその要点をあげるならば、上記した二点（「今信次否」という念慮性を軽視しないこと、必然的結果もしくは対処行動としての対人状況回避・閉居を一次的な意欲減退として重視しないこと）に加えて、「見られる」「悪く思われている」などと表現される体験陳述はあくまでも受動態のものであって、そこに「見る」「悪く思っている」などの、他者の能動的な意志の存在が感知されていないことを確認することである。

(2) 対人恐怖症あるいは思春期妄想症との誤診

極期分裂病とならぶ今一つの大きな誤診は、こうした症例を対人恐怖症とするものである。それは、患者の被注察・被害性が他者の面前状況においてのみ限定的に生じ、かつ患者に対する他者の注察・迫害は決して他者自らの意志によるものではない（既述したように、患者の表現は「見られる」「悪く思われている」など、あくまでも受動態である）がゆえであるが、さらに症例3の「鼻炎で鼻をすすっていたので」、症例4の「自分の表情や行動が……招いているのではないか」などのように、患者がその責を自己に（決して「自己の身体的欠陥」ではなくとも）求めている場合には、時には重症対人恐怖ないしは思春期妄想症とも誤診されかねないこととなる。

本症状に限って鑑別診断の要点を述べるならば、本体験が級友や隣近所の人、すなわちいわゆる「半知り」

の人に対して限定的に生じるのではなく、「見ず知らず」の人に対しても生じることを確認することであり、また「見ず知らず」の人に対して生じる場合には、電車の中などのように限られた他者との接近を一定時間は余儀なくされる場所で生じるだけでなく（思春期妄想症の体験好発場所である）、駅頭や繁華街などのように、他者との接近とはいってもその他者は常に移り変わり、またいつでも逃避可能な場所でも生じることを確認することである。

(3)「いじめ」、あるいは「いじめ」に対する反応（心的外傷後ストレス症候群も含む）との誤診

初期分裂病の多くは中学・高校生年代に発病するが、彼らの生活圏の主要なものが学校であるだけに、この〈面前他者に関する注察・被害念慮〉という症状は学校の場を中心に体験され、かつ学校の場に限ったものとして訴えられることが多い。かつ、「見られる」「悪く思われている」という、その体験内容のゆえに、この症状は教師や親によって昨今はやりの「いじめ」として受け取られている向きもある。また、その体験の辛さゆえに多くの症例が早晩不登校という事態に立ち入るが、それは「いじめ」に対する無理からぬ反応と解されやすい。しかしながら、患者本人に詳しく尋ねてみると、「いじめ」に該当する客観妥当な証拠はなく（真に「いじめ」であるとすると、それは誰もが明確に手を汚すことのない、クラス全体による、きわめて陰湿な「いじめ」が存在することになる）、当の患者本人も半信半疑のものであることが判明することとなる。

本書別掲論文で関[12]が述べているように、時にはこの〈面前他者に関する注察・被害念慮〉という体験が、学校を卒業して数年もたっているというのに自生記憶想起の症状内容として心内に再現することがある（〈面前他者に関する注察・被害念慮〉は我々の眼から見れば症状であっても、患者にとっては事実的体験である以上、

実際にあった事実と同等に自生記憶想起の対象となるのである）。この場合、上記したと同様にこの〈面前他者に関する注察・被害念慮〉を実際にあった「いじめ」と解するならば、（初期分裂病による）現在ある自生記憶想起は、過去の心的外傷である「いじめ」のフラッシュバックであると解され、心的外傷後ストレス症候群（PTSD）との診断も与えかねられなくなる。(13)(註2)

本症状に限って鑑別診断の要点を述べるならば、まず第一には〈面前他者に関する注察・被害念慮〉が生じる場や対象を確認することであり、学校以外の場において級友以外の人を対象としてこの体験が生じているならば、それは「いじめ」ではないと確定できるであろう。第二には「いじめ」の内容を確認することである。〈面前他者に関する注察・被害念慮〉であるならば、これといって具体性のない「見られる」「悪く思われている」（時に「○○って言われた」と患者はいうが、情景附加幻聴が混じたものと思われる）に限られるものであって、「殴られた」「使い走りをさせられた」「金を取られた」「物を取られた・隠された」などのように、第三者にも明らかにそれとわかる行為は決して陳述されることはない。

6　おわりに

初期分裂病に認められる〈面前他者に関する注察・被害念慮〉という症状に関して、陳述例を示し、定義を与え、形成機序を述べ、加えてこの症状がいかなる誤診をもたらすかを論じてきた。本症状は初期分裂病においてきわめて頻度高く見られるものだけに、その確認は診断上きわめて有用であるが、他方においてはともすると誤診の因ともなりかねないものでもある。他の初期分裂病症状の確認とともに、本症状の定義を知悉しておくことが重要であることを最後に述べて、筆をおくこととする。

註

（1）新たな病的体験の生成がまったくなくなった寛解期においてもなお、以前に生じた妄想に対していわゆる「病識がつかない」患者がいることを考えれば、妄想の持続性が体験生起の頻繁性のみでは説明がつかないのは明らかであろう。

（2）「いじめ」によって自殺すらも生じる現状をみるならば、「いじめ」が心的外傷となりうることを筆者も否定するものではない。しかし、そうした心的外傷は後にＰＴＳＤを生じうるものかどうか（質的あるいは量的に）、その点に関しては我々は慎重でなければならないと思う。昨今、ＰＴＳＤないし「精神疾患の心的外傷説」が流行であるだけに、敢えて一言申し添えておく。

文献

（1）中安信夫：『初期分裂病』。星和書店、東京、一九九〇。
（2）Nakayasu, N. : Symptomatology of early schizophrenia in Japan. Proceeding of the 6th East-Asian Cultural Psychiatry-Symptomatology of Schizophrenia in East Asia. pp.1-23, The East-Asian Academy of Cultural Psychiatry Taipei, 1996.
（3）中安信夫、針間博彦、関由賀子：初期症状。松下正明総編集：『臨床精神医学講座2　精神分裂病Ⅰ』、三一三—三四八、中山書店、東京、一九九九。
（4）中安信夫：症例一五初期分裂病。木村敏編：『シリーズ精神科症例集1精神分裂病Ⅰ—精神病理』、二〇九—二三四、中山書店、東京、一九九四。

（5）中安信夫：内因性若年—無力性不全症候群についての一考察—初期分裂病症状スペクトラムの一症状群として。村上靖彦編：『分裂病の精神病理と治療6　分裂病症状をめぐって』、二五九—二八四、星和書店、東京、一九九四。（本書第一一章）

（6）中安信夫、針間博彦：内因性若年—無力性不全症候群—原典紹介と批判的検討。精神科治療学、一二：三五七—三七〇、一九九七。

（7）関由賀子：「妄想知覚」の形成過程についての微視的解析—初期から極期への移行段階にある分裂病の一例を通して。松本雅彦編：『精神分裂病—臨床と病理1』、一一七—一四一、人文書院、京都、一九九八。

（8）中安信夫：緊迫困惑気分に潜む加害・自罰性—分裂病初期状態における自殺に関連して。中安信夫編：『分裂病の精神病理と治療8　治療の展開』、一八三—二一一、星和書店、東京、一九九七。（本書第一四章）

（9）中安信夫：『分裂病症候学—記述現象学的考察から神経心理学的理解へ』。星和書店、東京、一九九一。

（10）中安信夫：分裂病最初期にみられる「まなざし意識性」について。吉松和哉編：『分裂病の精神病理と治療1』、一—二七、星和書店、東京、一九八八。（本書第五章）

（11）中安信夫：二段階病理発生仮説から見た分裂病の再発／治癒と再燃／寛解。太田龍朗編：『精神医学レビュー12　精神分裂病の再発』、一三—二六、ライフ・サイエンス、東京、一九九四。（本書第一二章）

（12）関由賀子：初期分裂病における自生記憶想起の諸相。永田俊彦編：『精神分裂病—臨床と病理2』、一五九—一八四、人文書院、京都、一九九八。

（13）中井久夫：訳者あとがき。中井久夫訳：ジュディス・L・ハーマン『心的外傷と回復』、三八九—四〇〇、みすず書房、東京、一九九六。

（永田俊彦編：『精神分裂病—臨床と病理2』、一三五—一五七、人文書院、一九九九）

第一六章　要説：分裂病の病理発生と症状形成に関する状況意味失認
——内因反応仮説（二〇〇一）

1　はじめに

分裂病の病理発生ならびに症状形成に関する仮説には種々のものがあるが、筆者の見るところ、分裂病の症候学からそれらに迫った仮説は少ないように思われる。本稿では、分裂病の特異的初期症状の研究に端を発する、症候学から見た分裂病の病理発生と症状形成に関する筆者の仮説を現段階（二〇〇一年）において要説してみたいと思う。

具体的な議論に入る前に、筆者が分裂病の症候学から分裂病の病理発生と症状形成にアプローチするにあたって採用したストラテジーを紹介しておきたい。分裂病に見られる諸種の症状をいかに統合的に理解するかにあたって、筆者は暗々裡に次の二点を仮説的前提としていた。それらは、①病態機序は症状に反映される、②病態機序が進展するにつれて症状も進展・変化し、その外形もしくは現象形態を変える、というものである。さて、こうした前提をふまえて筆者が出発点として注目したのは分裂病に特異的と考えられる初期症状である。というのは、上記の前提①をふまえるならば、特異的初期症状の中に分裂病特異的な一次障害が垣間みえるのではないかと想定されたからである。この場合、垣間みえてきた一次障害が妥当性を有するためには、その一次障害が初期症状全般の形成を説明しうる（条件ａ）のは当然のこととして、上記の前提の②、すなわち一次障害に端を発する病態機序の進展が初期から極期への移行に伴う症状変容をも説明する（条件ｂ）ものであることが必要にして十分な条件となる。以上述べたストラテジーおよびそれによって得られた結論を模式化したものが図１である。

以上のストラテジーのもとに筆者が行ってきた研究は、以下の三つのステップからなるものである。各々のステップを詳しく述べる前に、その概略を簡単に説明しておきたい。第一のステップは分裂病に特異的な初期症状の同定であるが、筆者は大きくは四つのカテゴリーに属する一〇種の症状を分裂病の特異的初期症状と同定した。第二のステップはそれらの初期症状の成因としてどのような障害が推定されるのかというものであり、筆者はここで状況意味失認 situational meaning agnosia という神経心理学的概念に到達した。第三のステップは第二のステップで得られた状況意味失認という一次障害をもとにして、初期症状のみならず幻声や妄想知覚などの極期症状がいかにして形成されてくるのかという症状形成機序の考察であり、筆者はここで内因反応 endogenous reaction という概念を提出した。

2　分裂病の特異的初期症状[19]

第一のステップは分裂病に特異的な初期症状の同定であるが、従来一般的には、分裂病の初期には心身両面

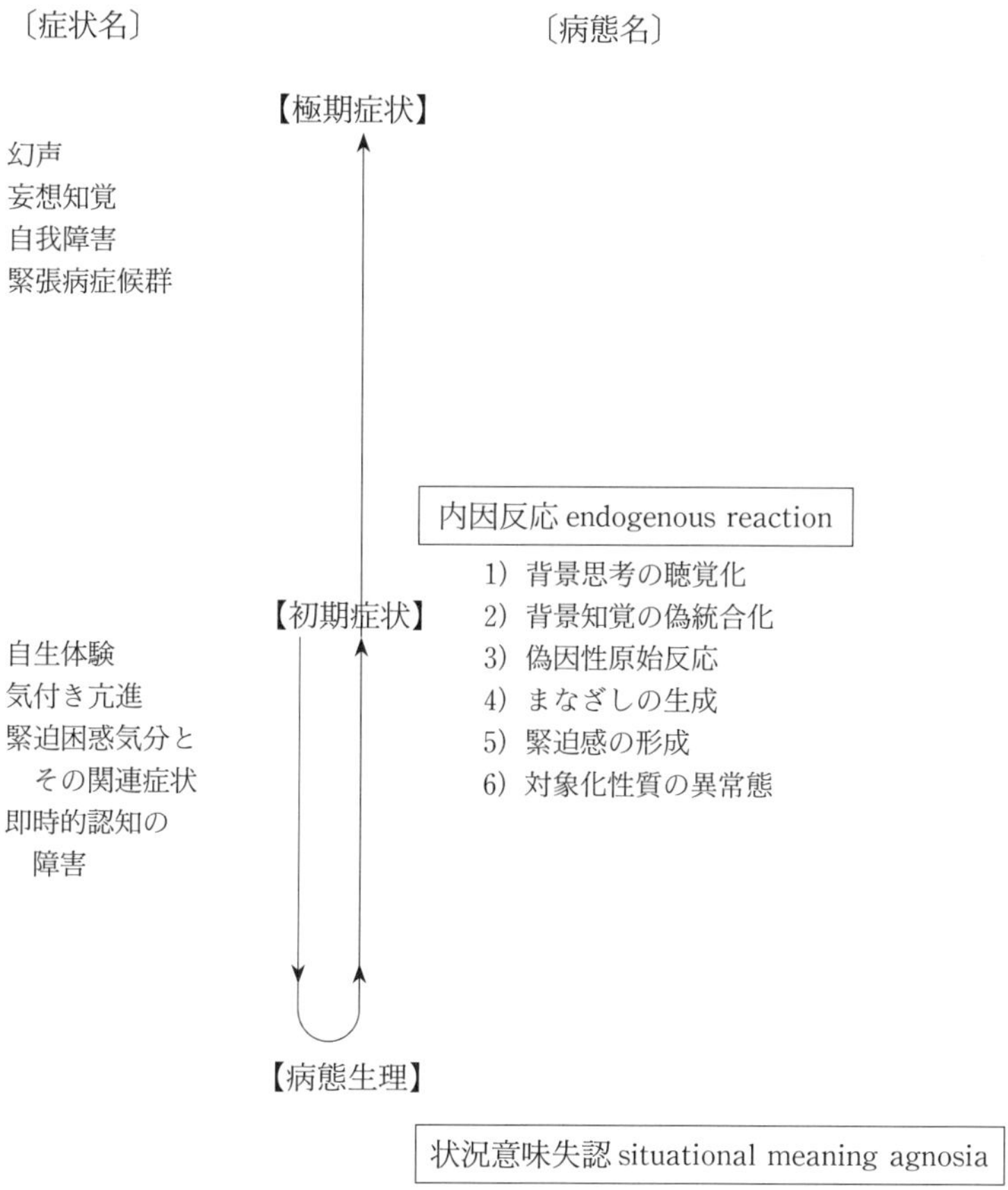

図 1　分裂病の病理発生と症状形成にアプローチするにあたって筆者が採用したストラテジー

にわたる不定愁訴あるいは離人症状や強迫症状といった神経症様の症状など、疾患特異性に乏しい症状が見られるのみであって、その診断にあたっては患者の表情や対人反応といった表出面に注目し、あるいは一般にKnick（屈曲点）と呼ばれる生活・行動上の変化などにも着目して、総合的になされる必要があることが強調されてきた。しかし近年筆者は、一九六〇年代に行われたMcGhie,A.& Chapman,J.の先行研究に導かれるかたちで、幻声、被害妄想、自我障害、あるいは緊張病性興奮や昏迷などが明瞭に現れてくる〝発病〟に先立つ、従来〝前駆期〟と呼ばれてきた時期に微細でかつ表現されがたいものでありながらも分裂病特異的と思われるいくつかの症状があることを見いだしてきた（ゆえに、旧来の〝前駆期〟は初期に、また〝発病〟は顕在発症という用語に改められた）。これらはMcGhie、Chapmanらの報告した症状をより明細にし、拡大してきたものであるが、併せてそれらは古くClérambault,G.deの提唱したpetit automatisme mentalを構成する諸症状であり、また近年Huber,G.らが提唱している分裂病の基底症状のうちの認知的思考・知覚・行為障害に重なるものであった。

さて、ここに筆者が分裂病の初期に特異的で、かつ筆者ら自験一〇二症例における出現頻度が1／3以上であることをもって診断上有用であると考えた症状は一〇症状（図2）を数えるが、これらは大きくは自生体験autochthonous experiences、気付き亢進heightened awareness、緊迫困惑気分とその関連症状tense and perplexed mood and its related symptoms、即時的認知の障害disorders of immediate cognitionの四種に区分されるものである。以下に、それらの症状の定義と陳述例を簡略に紹介しておく。

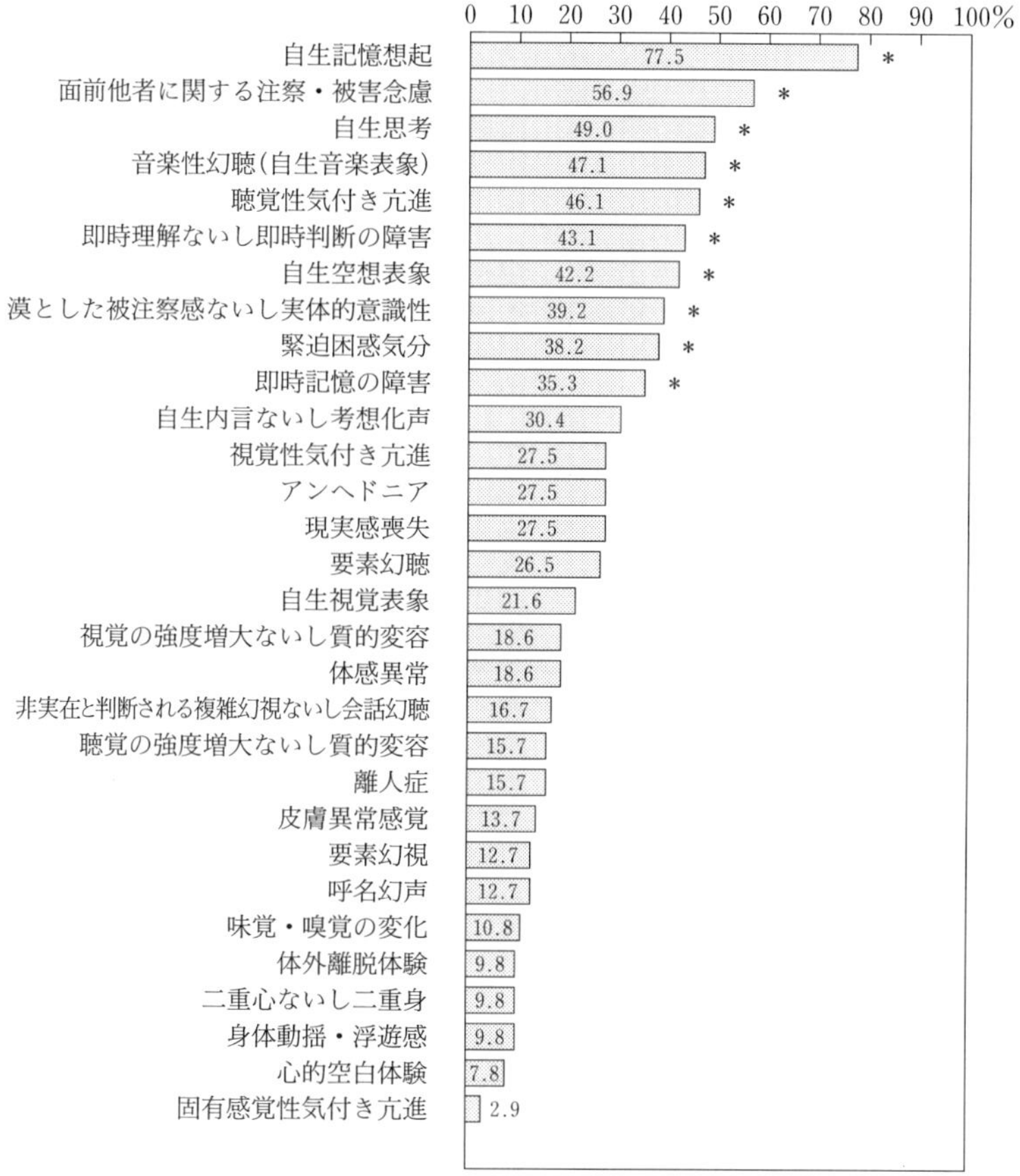

図 2　初期分裂病症状の出現頻度（n＝102）
＊は 1/3 以上の出現頻度を示す診断上有用な初期症状

(1) 自生体験 autochthonous experiences

① 自生思考 autochthonous thinking

定　義：とりとめもない種々の雑念が連続的に勝手に浮かんでくる、あるいは考えが勝手に次々と延長・分岐して発展すると体験されるもので、何らかの葛藤状況にある人がある特定の観念に関して堂々めぐりのごとく思い悩むのとは異なる。患者は浮かんでくる考えの内容を答えられることもあり、また答えられないこともある。この体験は自然に生じてくる場合のほかに、例えば何かを見た際とか本を読んでいる際に、それが刺激となって生じる場合もある。これらが常態化した場合には、本来の自己とは異なる「もう一人の自分」を感知することにもなる。

陳述例：自分で意識して考えていることと無関係な考えが、急に発作的にどんどんと押し寄せてくる。頭の中がごちゃまぜとなってまとまらなくなる。長くて一〇分、短くても二～三分は続く。

② 自生記憶想起 autochthonous recollection

定　義：過去に体験した情景的場面が現在の状況や気分に関係なく、自然によみがえってきて「頭の中に見える」と体験されるものである。よみがえってくる情景は必ずしも感情的負荷のあるものではなく、忘れてしまっていたような些細なものであることも多い。ただし、必ずそれが自分の過去の体験であると患者に認知されることが必要である。「過去の情景が見える」だけでなく、「その場にいる人が何をしゃべっているのかわかる（あるいは声が聞こえる）」とかの聴覚表象を帯びてくる場合や、「臨場感があって、今その場にいるようだ」いうレベルまで様々である。また、その折の気分や情動の再現が随伴する場合もある。

陳述例：頭の中に昔の場面がよく浮かぶ。友達と遊んでいる情景が多く、実際の場面と変わりがないほど鮮明で色彩もあり、人の動きも場面の変化もある。見ているというよりも、なんとなくその場にいるような感じで、ハッと気がつくと一時間もたっているということもある。声は聞こえていないと思うけど、会話はしている感じ。

③　**自生空想表象 autochthonous fantasy images**

定　義：俗に白昼夢と呼ばれるもので、物語性の展開を有する空想的情景表象である。表象像は主として視覚性であり、広く「頭の中に見える」という体験の一部をなしている。加えて聴覚性や触覚性の成分を伴うこともある。典型例では患者はそれに没入し、はっと気がつくと三〇分とか一時間とか比較的長い時間がたっていたということになる。

陳述例：好きな人の名前が浮かんでくることもあるが、その時は相手が実際にそこにいるような感じでしゃべってしまう。半分では空想とわかっているが、半分ではそれに浸り切っている。頭の中にはそういう情景が見えている。セックスの場面もある。例えば、寝物語をしているとか。キスをする感覚があったり、局部に性感をを感じる時もある。ふっと気がつくと机の前に座っている。長ければ二〜三時間もそうしている時がある。

④　**音楽性幻聴 musical hallucinations（自生音楽表象 autochthonous music images）**

定　義：例えばテレビのコマーシャル・ソングや小学校唱歌のような聞き知っている音楽、まれにはこれまで聞いたこともないようなメロディーが自然に頭の中に聞こえてくるものである。「聞こえる」、「鳴り響く」と体験される場合のみに限定する。

陳述例：頭の中でコンサートをやっているみたい。聞きかじったことのあるコマーシャルソングや歌謡曲。持続は短いが、浮かんでは消え、消えては浮かぶ。知っているところは鮮明に、記憶にないところはボリュームが下がったり、途切れたりする。歌の場合は知らないところは伴奏のみ、知っている箇所は伴奏に歌がついている。

(2)　気付き亢進 heightened awareness

①　聴覚性気付き亢進 heightened auditory awareness

定　義：注意を向けている対象以外の、種々些細な知覚刺激が意図せずに気付かれ、そのことによって容易に注意がそれる（往々、驚愕や恐怖などの情動反応や進行中の行為の中断を伴う）というものの内、気付きの対象が予期せず突発的に周囲で起こる些細な物音や人声など、聴覚性のものである場合をさす。往々それらの雑音が大きく聞こえるという聴覚強度の増大を伴いやすい。患者は「音がすると気が散って、一つのことに注意の集中ができない」、「音がするとビクッと驚いてしまう」、「その時にしていたことが中断される」などと訴える。

陳述例：他人の声や不意の音、例えば戸を開閉する音や近くを走る電車の音などを聞くとビクッとして落ち着かなくなる。ラジオ、テレビ、ステレオは不意の音を消すためにわざと聞いているのであるが、それらの音に対してはそういうことはない。最近はそれほどでもないが、大学を中退した頃が最もひどく、音を出している人に憎しみさえ抱いた。講義中、まわりの学生が雑談していると耐え切れなくなって外へ出た。何かをしようとすると、決まって音声が耳に入ってきて注意が集中できなかった。

(3) 緊迫困惑気分とその関連症状 tense and perplexed mood and its related symptoms

① 緊迫困惑気分 tense and perplexed mood

定　義：何かが差し迫っているようで緊張を要するものの、何故そんな気持ちになるのかわからなくて戸惑っているというような、緊迫の自生とそれに対する困惑からなる気分である。同じく緊迫感を感じるとしても、その原因を外界の事象に求め、いまだ具体的意味の発現こそ見ないが外界事象を自己に関係づける傾向の生じている妄想気分とは一線を画し、臨床的にはその前段階に見られる症状である。患者にとってこの気分は、言葉にして表現することが困難なようで、それがそれとして訴えられることは少ない。

陳述例：舞台に立つとするでしょう。そうすると、その前に緊張するでしょう。そういう状態がずっと続いています。

② 漠とした被注察感ないし実体的意識性 a vague sense of being watched and/or 'leibhafige Bewußtheit'

定　義：周囲に誰もいない状況で「誰（何）かに見られている」と感じられる体験である。「見られている」という感じは明瞭、確実であるが、患者は「実際に誰かが見ている」とは考えていない。見ている存在に関しては、その方向や距離も十分に定めきれず、またそれが人間であるか否かもわからないもの（漠とした被注察感）から、その存在が実体的に明瞭に感知されるもの（実体的意識性）まで様々である。通常、背後から見られるという体験が多いが、それに限られるものでもない。

陳述例：夜、自分の部屋で勉強している時など、背後から霊に見られている感じがする。振り向くけど何もいない。しかし、前を向くと再び見られる感じ。怖いので勉強を止めて寝てしまう。このことがあって霊の存在を信じるようになった。

③　**面前他者に関する注察・被害念慮** suspicion of being observed and commented on by the people around

定　義：周囲に人のいる場所において、人から見られている、あるいは人々が自分のことを悪く言っていると感じられるものであるが、被害妄想とは異なってその確信度は半信半疑であり、またその場限りのものである。

陳述例：まわりのことが気になりすぎてしまって、自由に行動できない感じ。自由に行動しているようでもあり、していないようでもある。（まわりのことって？）少しのことでも気になる。友達と話した時のちょっとしたこととか、まわりの人が話しているのとか。（話している場面を見て、どう思うの？）そんなことはないと半分ではわかっているけど、自分のことを話しているのではないかと思ってしまう。（自分のことって悪口とか陰口とか？）はい。（学校の生徒に限られているの？）クラスの人とかに限らず、まわりの人はみんなっていうか。（そうすると、見ず知らずの人にも？）あります。視線が少し気になったり。（見られるという感じなの？）そうではないと頭ではわかってはいるんですけど……。

⑷　即時的認知の障害 disorders of immediate cognition

①　**即時理解ないし即時判断の障害** disorders of immediate understanding and judgement

定　義：常日頃は即座に理解できていた他人の会話が知らない外国語を聞くようにわからなくなったり、簡単な文章すらも十分な時間をかけなければ理解できなくなったり、あるいはそれまでは自明のことであったこと（例えば、形や色の違いなど）がわからなくなったりするという体験である。

陳述例：他人の話の内容、テレビの内容などが理解しにくくて、なかなか頭に入らない。頭の中でその内容を立体的に組み立てられない。集中力がないのか。また、判断力がなくて、もどかしく思う。〈判断力って？〉例えば、箸立てに箸が入っていて……即座にこれとこれが違うってわからない。〈論理を追っていかないとわからない？〉はい、確認しないとわかりません。

② 即時記憶の障害 disorders of immediate memory

定　義：直前に自分でしようと思ったことや他人から聞いたこと、あるいは読んだことがまったく思い出せなくなるという体験である。

陳述例：何をしようとしていたのか忘れてしまうんです。例えば冷蔵庫に何かを取りに行くとすると、何を取りに来たのか思い出せないんです。〈遊園地で御土産の販売のアルバイトをしているが〉いつも忘れてしまうので倉庫に商品を取りに行く時には、その商品を一つ持って行くようにしています。

3　状況意味失認

第二のステップは初期症状の成因としてどのような障害が推定されるかという考察であるが、筆者が考察の出発点として注目した初期症状は気付き亢進という症状である。この症状は注意転導亢進とも呼ばれ、従来その症状の成立には随意的注意の低下もしくは不随意的注意の亢進などの注意障害が想定されており、またこの症状は、この症状の成立だけでなく分裂病全体の成因として注意障害を想定する根拠ともなっている。しかし、筆者はこの注意障害という理解は誤りだと考えた。というのは、注意障害という理解はなるほど気付き亢進の形成をうまく説明してくれはするが、他の初期症状、すなわち自生体験、緊迫困惑気分とその関連症状、および即時的認知の障害の形成を説明しえない、すなわち「はじめに」の項でのべた条件aを満たさないからである。よって筆者は、この気付き亢進の成因として注意障害以外にどのようなものが考えられるかを、改めて認知機構を再考することを通して考えてみることにした。

(1)　二段階認知機構

認知心理学は今や隆盛の感があるが、認知機構の再考にあたって筆者が資料としたものは、我々の日常経験の中で感得されたものである。というのは、認知心理学は今や膨大なデータを蓄積してきているが、それらは概ね研究室内での特殊な実験状況の中で得られたものであり、分裂病症状という臨床データを理解する上ではいまだ必ずしも適切であるとは考えられなかったからである。

①　意識下・自動的認知機構の想定と注意[2]

さて、日常経験を振り返ってみるならば、それを注意と見なすか否かは別として、我々の心の中には意識の前に立ちはだかる知覚フィルターがあることは確からしく思われる。というのは、聴覚を例にとるならば、いわゆる「カクテルパーティー効果」をあげるまでもなく、我々は周囲に満ちみちた種々雑多な音声のすべてを自覚的に認知しているわけではなく、そのうちの注意の向けられたごく一部の聴覚情報のみを認知しているだけだからである。ここでは注意とはフィルターに開いた、いわば穴であり、注意の向けられた情報(シグナル)は穴を抜けて意識化されるが、その他の情報（ノイズ）はフィルターに遮られて意識化へと至らないことになる(注意のフィルターモデル—Broadbent,D.E.)。それでは、注意の向けられていない聴覚情報はいっさい意識化されないかというと、そうでもなさそうである。例えば立食パーティーの席で、相手との話に熱中していて周りの話し声やその他もろもろの雑音には気がつかなくとも、その場に似つかわしくない悲鳴が一声あがるならば、我々の注意はさっとそちらへ向けられてしまう(注意の不随意的転導：不随意的注意)。この場合、何か特殊な認知機構が作動して注意というフィルターに変更を加えたのであろうか。しかし、筆者はそうは考えなかった。そしてもっとも単純な考え方を採用した。それは、フィルターそのものに認知機構が内在されている、より進んで認知機構こそフィルターの実体であるという考え方であった。当然のことながら注意の向けられていない感覚情報、先の例ならば悲鳴は偶発的で、主体にとって予測外の情報である以上、その存在に気づくに至る認知は主体の与かり知らぬ意識下での自動的なものであるにちがいない。ここに、意識下・自動的認知機構という装置の存在が考え出されたのであるが、この機構は我々が通常「自覚的」と表現する認知を行っている意識上・随意的認知機構と有機的・合理的連結をはたしていると考えられた(二段階認知機構仮説：図3)。ここに「有機的・合理的連結」と述べた理由の一端を述べれば、先の悲鳴は意識下・自動的認知機構で同定されえなかったがゆえに意識上・随意的認知機構へ転送されて我々の自覚するところになったのであり、逆にフォークと皿がたてる音、まわりの

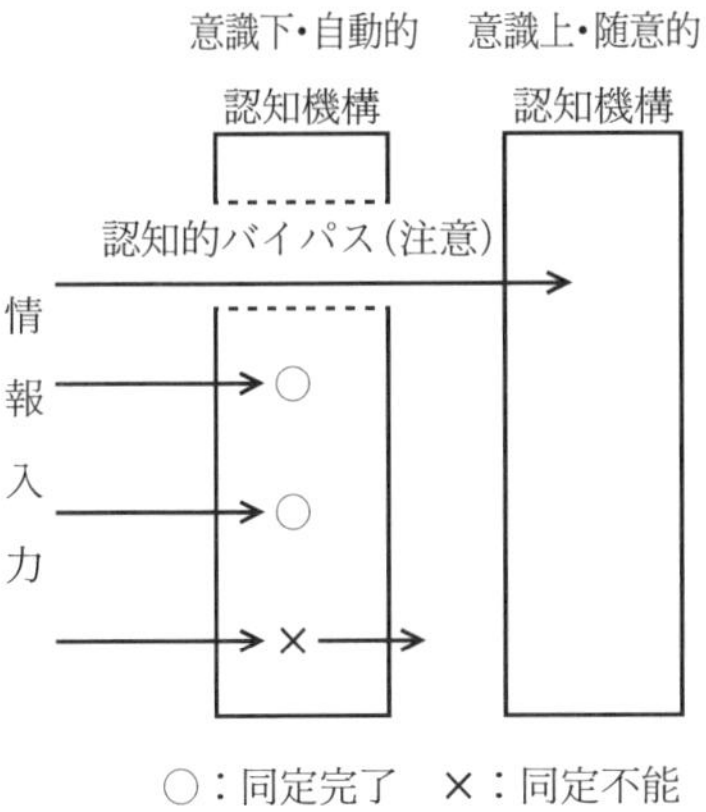

図3　筆者の提唱する二段階認知機構仮説

人のざわめきなどは意識下・自動的認知機構で同定・処理が完了するがゆえに意識上・随意的認知機構へ転送されることがなく、したがって我々は立食パーティーの席で雑音に意識（自覚）を遮られることなく会話を楽しむことができるのである。勿論こうした機能の存在は、既にNeisser,U.によって前注意過程preattentive processとして述べられているものであるが、筆者はこれを注意の概念の枠内でとらえるのではなく、認知機構としてとらえるべきであると考えたのである。そして、注意とはあくまでもNeisserの焦点的注意focal attentionに限られるべきであり、それは筆者の二段階認知機構仮説の中では意識下・自動的認知機構に開いた、いわばバイパス（注意の認知的バイパスモデル）にすぎないものと考えられたのである。筆者の仮説を要約するならば、注意そのものはフィルターではなく、意識下・自動的認知機構こそがフィルター概念の実体であり、注意はその機構のバイパスとしての意味しかおびていないことになる。

② 意識下・自動的認知機構の原初的機能：自己保存(2、7)

さて、それではこの意識下・自動的認知機構の原初的機能とは何であろうか、改めて検討してみたい。先の立食パーティーの席での悲鳴の例に端的に示されるように、我々が何かに注意を向けているのにもかかわらず、不随意的に別のことに注意を奪われるのは、その知覚情報の認知的同定が意識下で出来なかった場合であると推測される。このことは、そうした際に我々の心の中にごく自然に浮かび上がる思いが「おや、何だろう?」とか、「おや、どうしたんだろう?」という疑問であることからも支持される。こうしたことからは、意識下・自動的認知機構の機能とは既にその名称に表したように、環界に満ちみちたあらゆる知覚情報の認知的処理を意識下で自動的に行うことであり、認知的同定が不能の際にはその情報を意識上・随意的認知機構へ転送して、精度の高い認知的処理を再度行わしめることであると思われる（なお、あらかじめ注意の向けられている知覚情報は、認知的バイパスを通って、当初より意識上・随意的認知機構で処理される。バイパスを通るだけ、その情報の処理時間が短縮すると考えられるが、この点においてそれは情報の迅速処理システムであるといいうる）。目的論的に考えるならば、こうした機構の存在は二重の意味で自己保護的な意味を有すると思われる。一つは内に対するもので、意識野が環界からの絶え間ないノイズに攪乱されるのを防ぐという意味であり、二つは外に対するもので、意識的関与なく外界の変化をキャッチするという意味である。弱肉強食の譬えを引くまでもなく、動物社会においては自己保存は至上命令の課題であるが、前者なしには獲物を追い求めることは不可能であろうし、後者なしには自らがすぐに獲物になり果ててしまうこととなろう。意識下・自動的認知機構の原初的役割はこうした、つとに自己保存的なものと思われるが、いかに進化したとはいえ、動物に属する我々ヒト Homo sapiens においても自己保存は必至のことであり、担うべき機能の表面的な形こそ変われ、こうした機構が常に作動していると考えられる。

③　意識下・自動的認知機構の存否(3、10)

最後に、我々の日常体験の考察からまったく仮説的にその存在が推測された、この意識下・自動的認知機構というものがはたして実体として存在するものか否か、その議論を追補しておこう。結論から述べると、筆者はその実体的な実在を確信している。その根拠はもっぱら分離脳（split brain）患者における左・右半球の個別の認知機能の研究におっているが、意識下性という点において右半球の認知機能と筆者が想定した意識下・自動的認知機構の機能とが同一であるとみなしえたからである。ここは分離脳患者の研究(Springer,S.P.と Deutsch,G.）から例をひくのがわかりやすいであろう。

カリフォルニアの主婦である患者N・Gは、中央に小さな黒い点のあるスクリーンの前に座っている。実験者は、彼女が点を凝視していることを確かめてから、コップの絵を凝視点の右側に瞬間呈示する。すると、N・Gは、コップが見えたと報告する。彼女は再び点を凝視するように指示され、今度はスプーンの絵が凝視点の左に呈示されて何が見えたかを尋ねられる。彼女は「いいえ、何も見えません」と答える。そこで彼女は、左手をスクリーンの下に伸ばし、そこにあるいくつかの物を手でさわり、その中から今見たものと同じものを選択するようにいわれる。すると彼女の左手は、いくつかの物を次々とさわり、スプーンを取り上げる。そこで次に今持っている物は何ですか、と尋ねられると、彼女は「鉛筆です」と答える。

再び彼女はスクリーン上の点を凝視するよう指示され、今度は女性のヌード写真が点の左側に投影される。N・Gの顔はいく分赤面し、くすくす笑い始める。何が見えたのかと尋ねられると、彼女は、「何も。光のフラッシュだけです」と答えるが、再びくすくす笑い、手で口を押さえる。「ではなぜあなたは笑っているのですか」と尋ねられると、彼女は、「ああ、先生、なにか仕掛けをしましたね」と答えるのである。（傍線筆者）

ここには左半球から離断された右半球固有の認知機能（左視野への瞬間的な物品呈示は右半球の視覚領のみに投射されるが、交連線維が切断されているため、その情報は左半球には伝えられない）が例示されているのであるが、それを表現すると「非言語的には認知できるが、言語的には認知できない non-verval cognition, but no verval cognition」となる。言語、認知、意識、およびそれらの関連性については種々難しい問題があるのは承知しているつもりであるが、筆者はここに例示された右半球の非言語的認知が意識下・自動的認知機構の機能と同一であると考えた。またその対比として、言語領を有する左半球の言語的認知（verbal cognition）が意識上・随意的認知に対応すると考えられた（表1）。

以上の考察からはさらに、筆者が想定した意識下・自動的認知機構は右半球に存在すると即結論したい誘惑

表１　左半球と右半球の認知機能の対比

左半球	右半球
言語的認知 verbal cognition	非言語的認知 non-verbal cognition
客体のみならず，主体が客体に気づいていることに気づいている aware of being aware of objects （対象意識と自我意識が一対のものとして成立）	客体にのみ気づいている aware of objects （対象意識も未成立）
意識上・自覚的認知 consciousness conscious awareness	意識下・無自覚的認知 non-conscious awareness

にかられるが、皮質下の諸構造（例えば、後述の嗅内野や海馬傍回）にもこうした認知機構が存在する可能性が残されており、よってここでは意識下・自動的認知機構が実体として存在する一つの根拠として、右半球の認知を例としてあげるにとどめておこう。

(2) 気付き亢進の形成機序[2]

さて、はなしは再び気付き亢進の形成機序に戻る。正常状態において我々の注意が不随意的に転導をうけるのは、先の悲鳴のごとく特定の限られたことである。しかし、分裂病における〈気付き亢進〉の対象となるものは、定義に記したように「種々の些細な知覚刺激」であり、不特定・多岐・非脈絡なものである（昂じると「知覚の洪水」に陥る）。また、その際の患者の反応は自験例の一人がいみじくも「あたりまえのことをどうしてなんだろうと思っちゃう」と述べたように、主体にとってもその気付きの理由が腑に落ちず、わからないものである。これらの点から筆者は、気付き亢進の原因は正常状態におけるような知覚情報の側にあるのではなく、認知機構の側にあること、すなわち意識下・自動的認知機構の障害によってあらゆる知覚情報の同定が不能に陥り、その結果としてそれらが次々と意識上・随意的認知機構に転送されたためと考えた（図４）。この場合、意識下・

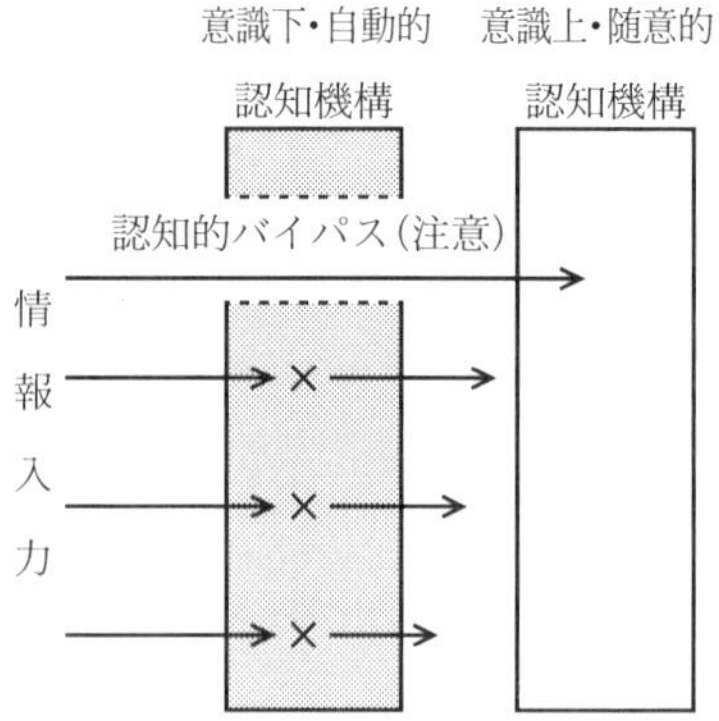

図4　状況意味失認時の情報処理
意識下・自動的認知機構が灰色で塗りつぶされているのは，それが状況意味失認に陥っていることを示す

自動的認知機構から意識上・随意的認知機構への情報転送システムは、意識下・自動的認知機構における情報の同定不能の原因が知覚情報の側にあろうとも、また認知機構の側にあろうとも、いずれの場合でも正常に機能する、すなわち同定不能であるかぎりは意識上・随意的認知機構へ情報を転送すると考えられている。これが分裂病における気付き亢進の概略の説明であるが、障害が意識下・自動的認知機構という、脳内に想定される一種の中枢性の認知機構にあるという点で、従来の概念からは失認 agnosia という概念が相当するであろうと考えられたのである。

(3)　状況意味失認の概念

さて、こうして失認という概念に到達したのであるが、次の問題として「この場合失認されるのは何なのか」という問題が浮かび上がってくる。これまでの議論において筆者は、情報の同定といい同定不能といったが、その際情報のうちの何が同定され、あるいは何が同定不能に陥るかについては等閑に付してきた。次の議論として、これを取り上げよう。

①　即物意味と状況意味[2、14]

認知（文字通り「認め知る」の意）とはつまるところ意味の認知であるとすると、この主要なものは即物意

表2　即物意味と状況意味

	即物意味	状況意味
定義	その対象は何であるか	その対象はその状況の中で何を意味するか
認知原理	決定性 明らかに，○○である	蓋然性 多分，△△であろう
	単体的認知 その対象のみで可能	統合的認知 他の対象群との相互関係のもとに可能
具体例	道路にある特定の物Xがある	
	Xは財布である	Xは誰かがうっかりして落としたのだろう

味の認知と状況意味の認知であろう（表2）。前者は「その対象は何であるか」というものであり、後者は「その対象はその状況の中で何を意味するか」というものである（一例をあげるならば、道路に財布が落ちているとして、それを見つけた人は次のように認知するであろう。「これは財布だ」、そして「誰かがうっかり落としたのだろう」。前者が即物意味の認知であり、後者が状況意味の認知である）。情報が十分に与えられる限りにおいて、前者は「明らかに○○である」という決定的な判断が下されるが、後者はなお「多分△△であろう」という蓋然的な判断が下されるにすぎず、またそれは状況全体の統合的理解をまって初めてなされる認知であって、つとに統合化機制の強い認知（統合的認知）である（この状況意味とは、Jaspers,K.が「知覚に随伴する意味意識」、Sartre,J.P.が「他の対象物との無数の時間的空間的決定関係（意味関連性、あるいはいわゆる道具関連性）」と呼んだものである）。

②　状況意味失認想定の根拠（2、7）

さて、認知をこのようなものととらえると、分裂病における気付き亢進の背後にある失認において認知不能に陥るのは、即物意味であろうか、それとも状況意味であろうか、あるいはその両者であろうか。

「はじめに」の項において筆者は、一次障害の妥当性を証する条件を二つあげたが、その条件b、すなわち「一次障害に端を発する病態機序が初期から極期への移行に伴う症状変容をも説明する」ものであり、かつ筆者は気付き亢進から発展する極期症状は妄想知覚であると仮定しているのであるが、さすればいかなる進展過程が考えられるであろうか。筆者はこの際、妄想知覚を改めて定義しなおすことから始めてみた。Schneider,K.の二節性理論によれば、妄想知覚とは「知覚は正常であるが、その意味づけにおいて誤ったもの」と定義されるが、これを先の認知対象についての筆者の考え方で読み替えれば、「即物意味の認知は正しいが、状況意味の認知は誤ったもの」となる。すなわち、妄想知覚とは状況意味の誤認ということになるのであるが、このことから、つまり後に状況意味誤認へと移行するという点からは、気付き亢進という症状の背後にある失認とは状況意味の認知に関わるもの、すなわち状況意味失認であるとの結論が与えられたのである。

なお、最後に重要な議論をここで行っておこう。それはここで述べている状況意味失認の「失認」概念についてである。討論点は二点ある。

一つは、従来の失認概念が各々固有の認知中枢の障害を示唆するもの、すなわち障害概念であると同時に、例えば視覚物体失認を取り上げるならば、それが物品の認知が視覚的にはできないことを示しているように、それ自体が一つの症状概念ともいうべきものであるのに対して、筆者が述べる状況意味失認とは意識下にあると仮定されている認知機構の障害であり、それ自体は直接的にはなんらの症状をも意味しない、純然たる障害概念であることとである。ここでは、症状は状況意味失認という障害に引き続いて生じる、より上位機構の反応（内因反応・後述）によって、初めて形成されるものと考えられている。

二つは、状況意味失認は従来の失認概念に比して、満たすべき要件において逸脱が大きいということである。

古典的かつ厳密な失認概念の満たすべき要件とは、①一つの感覚路を通じての、②要素的感覚障害、一般精神症状、言語障害のいずれによっても説明されない、③局在性大脳病変による、④対象認知の、障害というものであるが、状況意味失認はこのうち①と④において大きく逸脱し（状況意味失認は視覚、聴覚、時に他の感覚をも動員して行われる多感覚性の複合認知であり、また状況意味なる概念は狭義の対象とはいいがたいものである）、また③に関しては先に述べたように一つの例として右大脳半球内という局在こそ示唆されるものの確かではなく、②に関しては状況意味失認が多様な分裂病症状群をよりよく説明するというにとどまっており、他の機序の除外が行われたわけではない。しかし、その程度こそ状況意味失認において大きいけれども、こうした逸脱は従来の失認概念においても見られないわけではない。例えば、色彩失認や手指失認は要件①で逸脱したものであり、視空間失認や病態失認は要件④で逸脱したものである。こうした逸脱例を考慮に入れるならば、筆者は分裂病症状群を理解していく作業仮説として、逸脱を承知の上で状況意味失認なる概念を提唱することは許されることと思う。

(4)　状況意味失認による、他の初期症状の形成

さて、筆者は気付き亢進という初期症状を注意の障害ではなく、状況意味失認という認知の障害によると結論づけたのであるが、次の問題としてこの状況意味失認が上述の他の初期症状、すなわち自生体験、緊迫困惑気分とその関連症状、および即時的認知の障害の形成を説明しうるか否かが問われなければならない。というのは、注意の障害という理解は気付き亢進の形成を説明するものではあっても他の初期症状の形成を説明しえないという点で、筆者はそれが分裂病の一次障害であるという理解を否定したからである。状況意味失認が気

付き亢進の形成のみを説明するだけであるならば、同様にそれは分裂病の一次障害とは考えられなくなる。

①　自生体験の形成[1、3、6、7、15]

まず自生体験の形成が状況意味失認によって説明されうるかという設問に関してであるが、先程来の意識下・自動的認知機構への情報入力には外的知覚入力だけでなく、内的表象入力（思考・心像など）も含まれると考えれば、この設問は解決されることになる。この考えには、正常状態においても我々の意識下では種々の観念、記憶心像、空想心像、音楽的記憶などが常に不随意的、非自覚的に産生されているということが前提とされているが、意識下・自動的認知機構の故障、すなわち状況意味失認によって正常状態ならば意識上・随意的認知機構への転送を遮断されている内的表象入力が次々と意識上へと転送されたものが自生体験という症状を形作るのだと考えられる。ただし、外的知覚入力とは逆に、内的表象入力の場合には正常状態において意識上・随意的認知機構へと転送されるものはその時の内的状況、例えば気分や志向に見合った情報が意識上へと転送されるのだと考えられるので、状況意味失認においては同定不能が生じるのではなく、その折の気分や志向に見合わない情報にも偽りの同定が生じるのだと思われる。

②　緊迫困惑気分とその関連症状の形成[4、11、16、18、20]

次は緊迫困惑気分とその関連症状の形成に関してである。先に、意識下・自動的認知機構の原初的機能は自己保存にあると述べたが、さすれば意識下・自動的認知機構において外的知覚入力の状況意味が失認されることは、次の段階としていかなる事態を生み出すであろうか。筆者はそれは即、〈「自己保存の危機」の意識下・無自覚的認知〉を生み出すと考えるが、気分性に対するこの直接的な現れが緊迫困惑気分であると思える。患者は自生してきた緊迫感に理由がないことによって困惑するが、緊迫困惑気分は理由のないことではなく、ただ状況意味失認が意識下のものであるだけに患者には自覚できないだけなのである。緊迫困惑気分の関連症状としてあげた他の二種の症状、すなわち漠とした被注察感ないし実体的意識性と面前他者に関する注察・被害念慮の形成もまた、状況意味失認から生じてくる〈「自己保存の危機」の意識下・無自覚的認知〉から説明可能であり、その二次的・間接的現れと考えられる。というのは、「自己保存の危機」という認識はとりもなおさず外敵の存在を仮想させるものであり、そして外敵は攻撃に際してまずは相手をじっとまなざす、逆に言えば攻撃を受ける際にはまず外敵からまなざされるものだからである（「自己保存の危機⇃⇂まなざされる」という認識連鎖）。ここにおいて、周囲に人がいない場合には〝まなざされる感じ〟のみが、すなわち漠とした被注察感が生じ（これが進展すると、〝まなざす何ものか〟が実体的に感知されるようになり、実体的意識性という症状が顕現するに至る）、周囲に人がいる場合には〝まなざされる感じ〟は〝まなざす何ものか〟を現実的・具体的他者に求めることとなり、ここに面前他者に関する注察・被害念慮が生じてくるものと思われる（たんに注察性のみならず被害性が生じてくるのは、先に述べたようにここで生じてくる〝まなざす何ものか〟が外敵であるからである）。なお、以上の議論を通じて、筆者は〈「自己保存の危機」の意識下・無自覚的認知〉というように、自己保存の危機という用語にカギ括弧を付けて記載したが、それはこの場合の「自己保存の危機」とはあくまでも患者の心の中でのみ生起している架空のものであって、自己保存の危機が実際に生じているわけではないからである。

③　即時的認知の障害の形成（5、9、13、17）

最後に残された初期症状は即時的認知の障害であるが、自生体験、気付き亢進、緊迫困惑気分とその関連症状が正常者の体験には認められることのない産出性ないし陽性の症状であるのに対して、即時的認知の障害は慢性期のいわゆる陰性症状とは区別されるものの、正常機能の減退である欠損性ないし陰性の症状であり、この点において筆者はこの症状の形成機序は状況意味失認―内因反応とは異なる、また別の機序によるのではないかと考えている。それは現時点においては不明としかいいようがない（こうは述べたが、この即時的認知の障害はGlatzel,J.らの内因性若年―無力性不全症候群を構成するトリアスの一つである思考障害に相当するものであり、トリアスの他の二つ、すなわち離人症と体感異常が合併して〈併せいうならば、二重身や事物に関する実体的意識性の臨床的合併も〉初期分裂病に認められる機序は〈対象化性質の異常態〉として状況意味失認―内因反応仮説の範疇で説明しうるものである以上、考究を重ねればこの即時的認知の障害の形成もこの仮説によって説明がつくかもしれないと考えている）。

4　内因反応

状況意味失認という分裂病の一次障害の説明を終えて、最後のステップである内因反応の説明に進みたいと思う。「進みたい」とは述べたが、状況意味失認によっていかにして分裂病の特異的初期症状が形成されるかを論じた上述の議論において、筆者は既に一部内因反応の説明を行ってきている。したがって、ここでは初期症状が形成されたのちにおいて、さらにその進展として幻声、自我障害、妄想知覚、あるいは緊張病症候群などの極期症状がいかにして形成されてくるかを論じることになる。

内因反応とは？[7]

個々の議論に入る前に、まず内因反応という概念を説明しておきたい。反応と言えば心因反応を想起される方もいるかもしれないが、筆者がここで用いた内因反応は Bonhoeffer,K. の外因反応をもじったものである。外因反応とは外因に対して脳が応答したものであるが、内因反応の「反応」も心の応答ではなく脳の応答を意味している。次いで、ここでいう「内因」とは何かという問題であるが、これは具体的には上述の状況意味失認をさしており、それがたぶん遺伝的に規定された、意識下・自動的認知機構の脆弱性（陽性の分裂病症状は薬物によって、稀には自然に消失することからいって、すなわちその可逆性からは、ここでいう「脆弱性」とは失調のしやすさと思われる）に基づくものであろうと推定されうることによって、筆者はそれを内因と呼んでも差し支えがなかろうと考えた。つまるところ、内因反応とは遺伝的に規定された状況意味失認に対して、情報処理プロセス上、より上位の無傷の脳機構が通常どおりに応答したものであると考えられる。心理力動 psychodynamics をもじっていえば、この脳の応答機制は脳力動 cerebrodynamics とも呼び得ようかとも思われる。内因反応一般の説明は上述のごとくであるが、初期症状から極期症状への進展に関して、この概念を個々に適用してみたい。

① 背景知覚の偽統合化：気付き亢進から妄想知覚／被害妄想へ[2]

まず第一に、気付き亢進に続いて何が生じるのか。先の二段階認知機構仮説にしたがえば、気付き亢進とは意識上・随意的認知機構への多岐・不特定・非脈絡な知覚入力の過剰な流入であるが、知覚入力の非脈絡さのゆえに意識上・随意的認知機構では当然のことながらそれら知覚入力群の統合が不能に陥ることになる。認知機構とはつまるところ自己保存のためにこそあるのだという考えを先に述べたが、意識上・随意的認知機構で

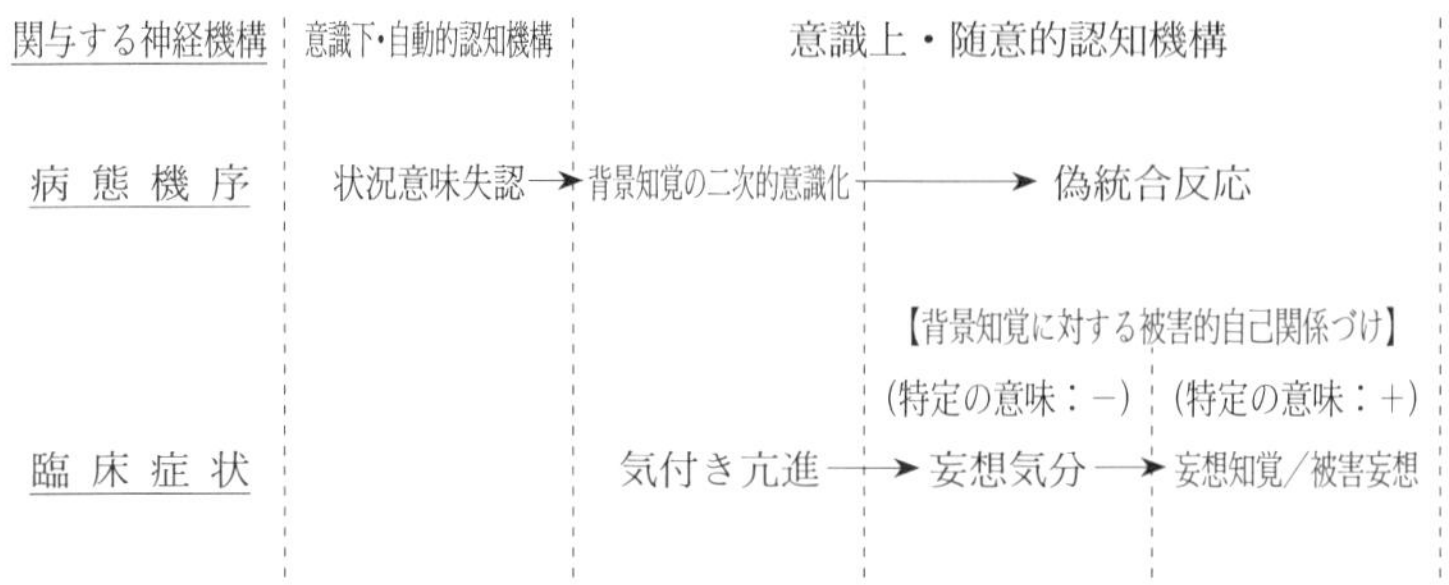

図5　背景知覚の偽統合化

の統合不能はここでも「自己保存の危機」という認識を生み出すと考えられる。ただし、その機構が意識上のものであるという性質上、今度はその「危機」は患者に意識され、自覚されたものとなる。知覚入力群の統合不能とは外界の指し示す状況意味が不明ということであるが、意味不明のまま「自己保存の危機」のみが意識されるもの、これは妄想気分にほかならない。次の段階として、患者は「危機」という認識および状況意味のそもそもの統合化機制に促されて、本来統合不能なはずの非脈絡な知覚入力群にある一定の統合をもたらそうとするが、その結果得られたものが偽りの統合ないし状況意味誤認という妄想知覚になるのだと考えられる（図5）。分裂病における妄想知覚は内容的には被害妄想の形をとりやすいものであるが、「被害性」がそこに出現するのは妄想気分に始まり妄想知覚に終わる、この症状系列の形成に、「自己保存の危機」という認識が深く関与しているからだと考えられる。なお、生じてきた妄想知覚／被害妄想に患者が病識をもちえないのは、そもそも状況意味の認知とは蓋然的判断であって、それが誤りであるとは論理的には決して言い切れないからである。

② 背景思考の聴覚化：自生思考から自我障害・幻声へ[1、6]

第二は幻声や自我障害の形成機序についてであるが、これは〈背景思考の聴覚化〉という機序による一連の症状形成過程によって説明されうるものである。先に初期症状の形成過程を述べた際、筆者は自生体験とは意識下で不随意的、非自覚的に産生されている種々の表象（観念、視覚心像、記憶心像など）が状況意味失認によって意識上へ転送されて自覚に至ったものであることを述べた。これらの内、ここでは意識下で不随意的、非自覚的に産生されている種々の観念に着目するが、これらの形成を行っているのが背景思考（意識下思考）と考えられる。ここにおいて、背景思考というものが存在することは、「思いつき」「ひらめき」など自己能動感に乏しい日常的体験が存在することや、入眠時に電話のベルなどによって不意に覚醒した際に、それまで種々のまとまりのない観念が脳裏に展開していたことなどによって知られるものである。

	聴覚	背景思考
①営為に対する自己能動感	−	−
②内容の自己所属感	−	＋
③言語的明瞭性	＋	−
④音声性	＋	−
⑤営為の場の定位	外	内

図6　背景思考（意識下思考）と聴覚の属性対比

図6には、背景思考と聴覚を①営為に対する自己能動感、②内容の自己所属感、③言語的明瞭性、④音声性、⑤営為の場の定位、の五種の属性に関して比較したものが示されているが、営為に対する自己能動感が等しく失われている点は共通であるが、その他の四種の属性に関しては背景思考と聴覚は正反対の特徴を持っているのがわかろう（聴覚の属性の検討においては「聴く listen to」ではなく「聞こえる hear」がその対象となっているが、日常生活における聴覚の対象は後者が圧倒的に大であることには論をまたないであろう）。

さて、〈背景思考の聴覚化〉とは②内容の自己所属感以下の四種の属性に関して各々、背景思考が次々と聴覚の属性へと転じていくことをさしている。それを理論的に予測した過程が図7であるが、五段階、一六種の現象形態がありうることがわかろう（なお、段階0は背景思考がたんに意識化されたものであり、属性の変化は

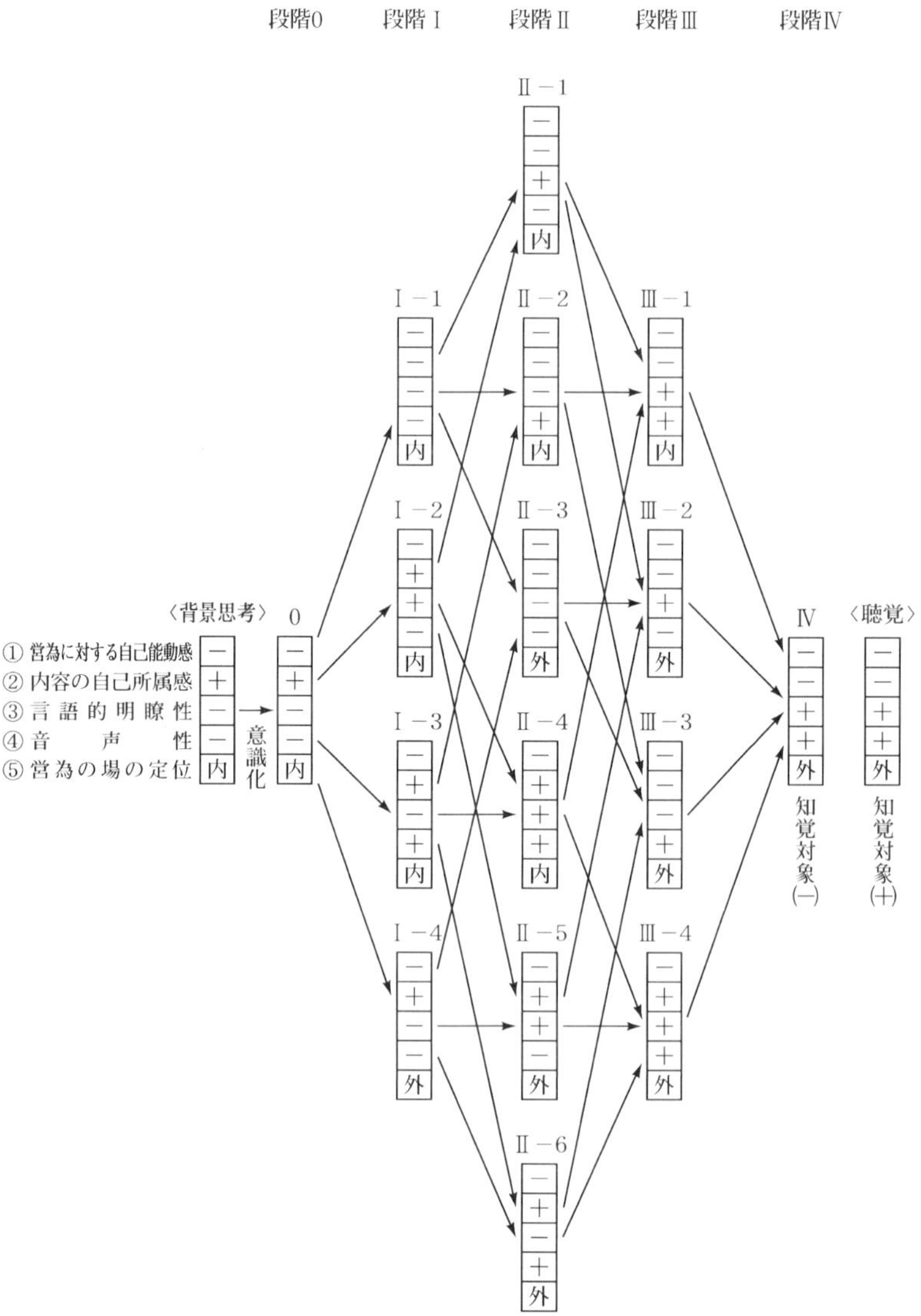

図7　〈背景思考の聴覚化〉の理論的プロセス

ない）。理論的に予測された上記一六種の現象形態に合致する精神症状があり、そしてそれらが分裂病性のものであるならば、仮説された〈背景思考の聴覚化〉は分裂病の症状形成機序として存在することが証明されたことになるが、各々の現象形態に相応する分裂病症状が存在するか否か、それを調べたものが図8である。ここには一六種の現象形態のうち一四種が分裂病症状として存在し（併せて二種の段階間移行形態の存在も）、かつそれらが段階0の自生思考に始まり、種々の自我障害や考想化声をへて、段階Ⅳの幻声（明瞭―外界型）に終わることが示されている。ここに含まれる症状は、従来の要素心理学的分類によれば自我障害、思考障害、ならびに幻聴に分類されるものである。

追記するならば、分裂病体験に特異的といわれる「超越的他者の出現」は、この〈背景思考の聴覚化〉のプロセスのうちの①営為に対する自己能動感、②内容の自己所属感の二種の属性変化に注目したものであって一面的な見方といわざるをえないが、図8に見るように営為に対する自己能動感はすべて失われているといっても、詳しく見るならばそれはプロセスの進展につれて自動性→第二自己能動性→自己被動性→他者能動性の方向に変化していき、また内容の自己所属感が失われた際には、その中にあってもそれは自他共属性→他者専属性の方向へと変化していく、すなわち他者性がより顕になる方向へと変化していくのであって、この点においても〈背景思考の聴覚化〉は旧来の精神病理学的見解と合致しており、その妥当性が証されていると思える。

③　偽因性原始反応：緊張病症候群の形成[8]

最後に緊張病症候群が偽因性原始反応として理解されることを述べたいと思う。この理解の出発点となった着想は、虚心坦懐に見るならば、緊張病性興奮および緊張病性昏迷は各々、原始反応に分類される運動乱発および擬死反射と症候学的には同じものであるという観察であった。原始反応とは人間に限らず動物一般が生命

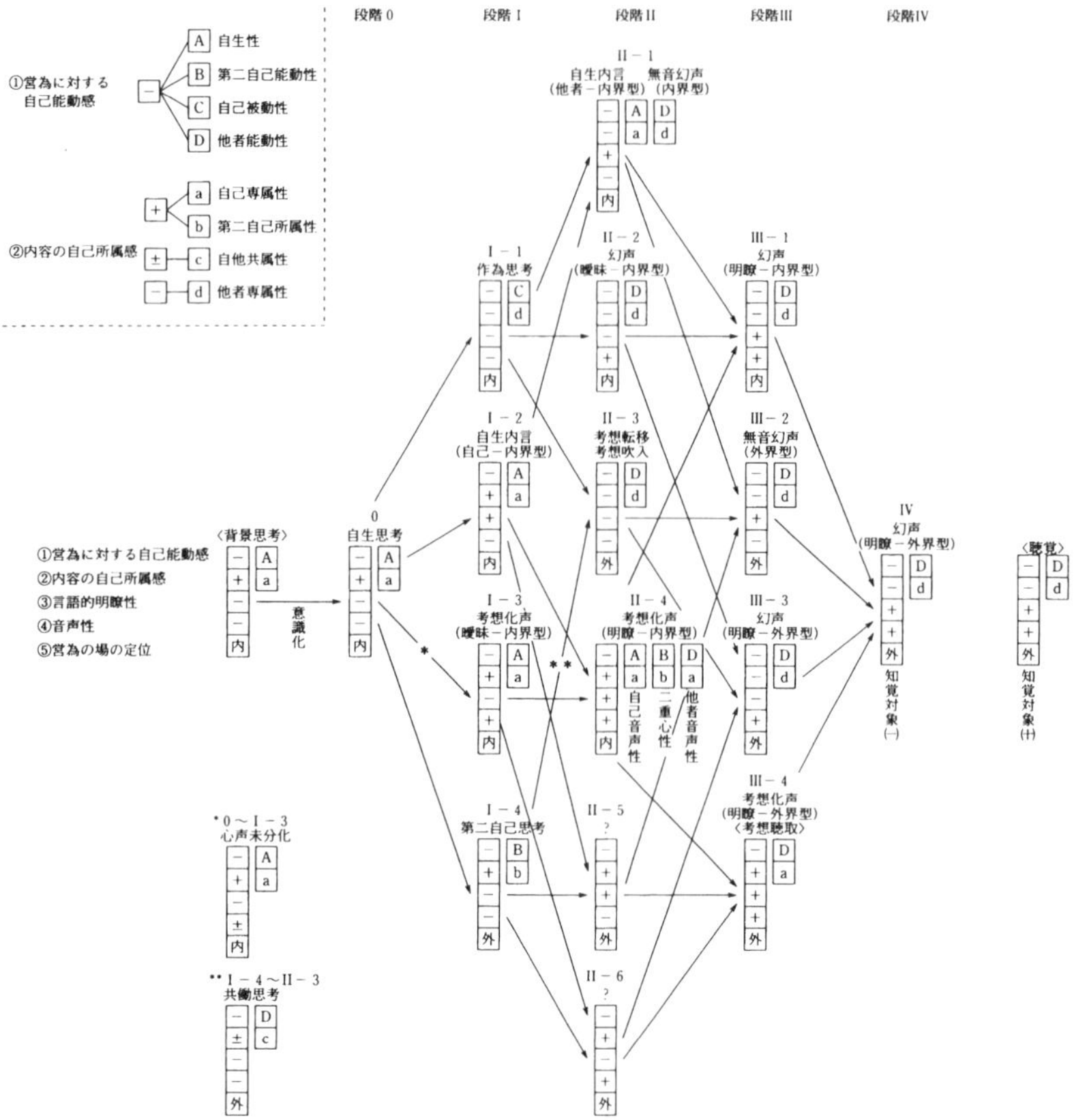

図8　〈背景思考の聴覚化〉の症状進展図式（三訂版：1999）

の危機に瀕したときに発現する行動であるが、これまで述べてきたように、状況意味失認に端を発する分裂病の症状形成過程の中には「自己保存の危機」、言い換えるならば「生命の危機」という認識が意識下において無自覚的に、あるいは意識上において自覚的にくりかえして生じてくる。したがって、症候学的に同一であるという点のみならず、「自己保存の危機」という認識が原因として作用しているという点においても緊張病症候群と原始反応は同一であり、これらの点を根拠として、筆者は緊張病症候群とはある種の原始反応であると結論づけたのであった。ただし、原始反応の場合には実際に生命の危機があるのに対し、分裂病における「自己保存の危機」とは実際に危機があるのではなく、危機の認識が患者の心の内にのみ生じているもの、すなわち架空のものであり、したがって筆者はその原始反応を偽因性と呼ぶことにした。なお、ここにおいては、原始反応の発動を決定するものは自己保存の危機の客観的実在ではなく、その主観的認識であることが考慮されている。

以上、個々に述べてきた分裂病の症状形成過程を一つのものとしてまとめたものが図9である。状況意味失認を一次障害として、次々と内因反応の連鎖が生じて症状が形成されていく様相が示されている。

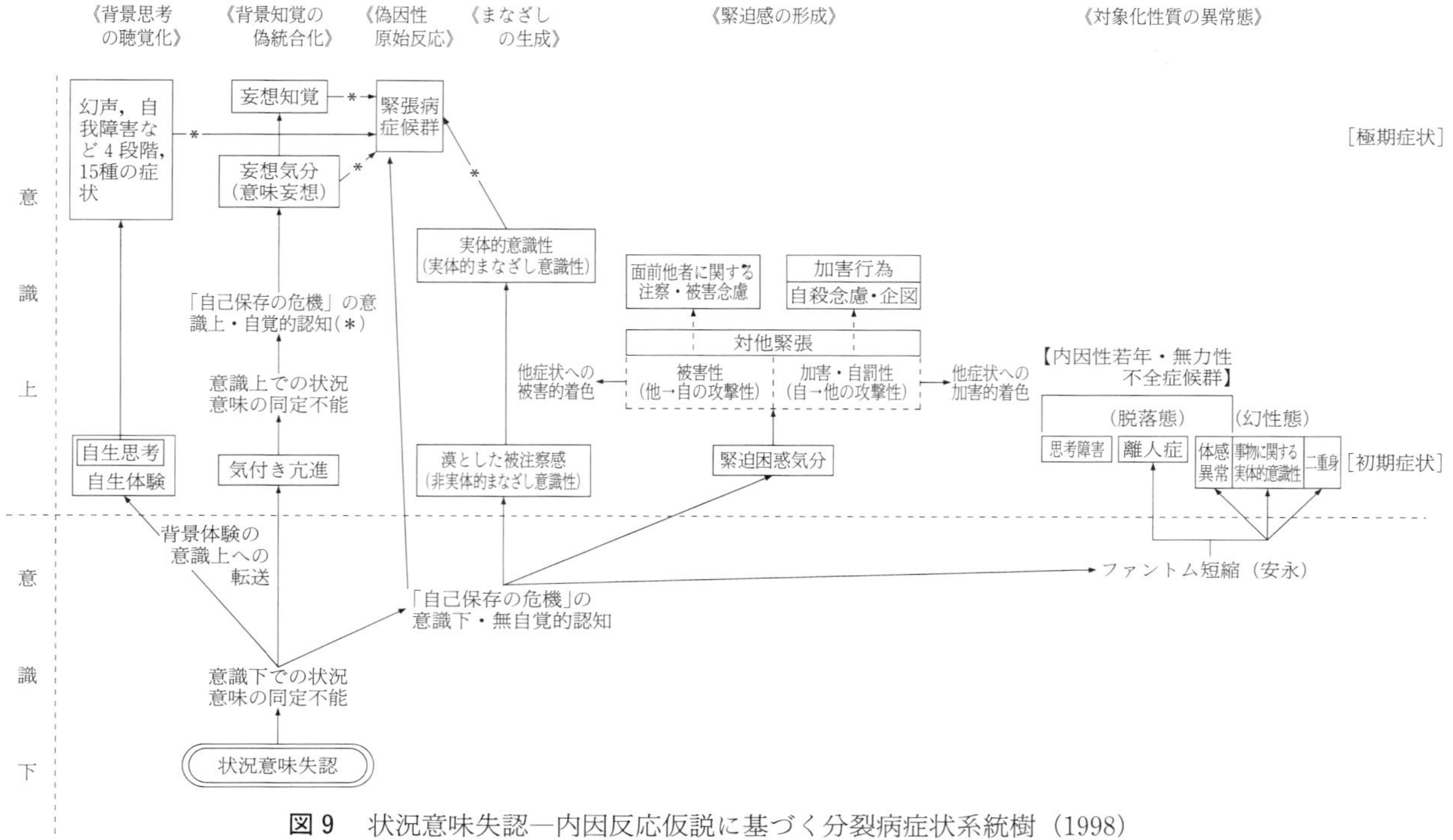

図9　状況意味失認―内因反応仮説に基づく分裂病症状系統樹（1998）
図中，点線の矢印は対人状況下において発動し，各々矢印の終点の症状が形成される

5　おわりに

細部においてはいまだ検討の余地が残されているが、分裂病の主だった初期症状や極期症状の形成が状況意味失認—内因反応仮説によって大略説明されることがおわかりいただけようかと思う。残された問題は状況意味失認に陥る意識下・自動的認知機構の脳局在であるが、これを考えるにあたって考慮すべきは、意識下・自動的認知機構への情報入力はその状況意味を問われるほどに数次の段階的情報処理をへて高度に精緻化されたものであるはずであり、併せて状況意味の認知は多感覚性の複合感覚であることである。これらの点から筆者は、近年の神経発達障害仮説（例えばRoberts,G.W.: Schizophrenia : a neuropathological perspective. Brit. J.Psychiatry.158 ; 8-17,1991）において、あらゆる情報の出入口・関門機能（gate function）を有する皮質情報処理の収束中枢で、かつグリオーシスを伴わない神経病理学的異常が認められるという点で注目されている側頭葉内則部の嗅内野 entorhinal cortex と海馬傍回 parahippocampal gyrus に意識下・自動的認知機構が局在しているのではないかと推測している。その障害がいかに微細なものであるとしても、その部位が意識下・自動的認知機構という、情報処理プロセスの上で枢要な役割を担っているとすれば、脳力動とでも呼ぶべき内因反応を誘発して広範な分裂病症状が形成されるものであることは本稿で論じたとおりである。

文献

(1) 中安信夫：背景思考の聴覚化―幻声とその周辺症状をめぐって。内沼幸雄編：『分裂病の精神病理14』、一九九―二三五、東京大学出版会、東京、一九八五。（本書第一章）

(2) 中安信夫：背景知覚の偽統合化―妄想知覚の形成をめぐって。高橋俊彦編：『分裂病の精神病理15』、一九七―二三一、東京大学出版会、東京、一九八六。（本書第二章）

(3) 中安信夫：「自我意識の異常」は自我の障害か―ダブルメッセージ性に着目して。土居健郎編：『分裂病の精神病理16』、四七―七六、東京大学出版会、東京、一九八七。（本書第三章）

(4) 中安信夫：離人症の症候学的位置づけについての一試論―二重身、異常体感、実体的意識性との関連性。精神科治療学、四：一三九三―一四〇四、一九八九。（本書第一八章）

(5) 中安信夫：分裂病最初期にみられる「まなざし意識性」について。吉松和哉編：『分裂病の精神病理と治療1』、一―二七、星和書店、東京、一九八八。（本書第五章）

(6) 中安信夫：内なる「非自我」と外なる「外敵」―分裂病症状に見られる「他者」の起源について。湯浅修一編：『分裂病の精神病理と治療2』、一六一―一八九、星和書店、東京、一九八九。（本書第六章）

(7) 中安信夫：状況意味失認と内因反応―症候学からみた分裂病の成因と症状形成機序。臨床精神病理、一一：二〇五―二一九、一九九〇。（本書第八章）

(8) 中安信夫：緊張病症候群の成因論的定義―偽因性原始反応として。中井久夫編：『分裂病の精神病理と治療3』、一―二八、星和書店、東京、一九九一。（本書第七章）

(9) 中安信夫、関由賀子：初期分裂病の陰性症状―2症例に基づく予備報告。精神科治療学、七：一三五三―一三五八、一九九二。

(10) 中安信夫：精神病理学における「記述」とは何か。臨床精神病理、一四：一五―三一、一九九三。（本書第二六章）

(11) 中安信夫：緊迫困惑気分／居住まいを正させる緊迫感―初期分裂病治療の標的について。精神科治療学、八：一一六一―一一六七、一九九三。（本書第一〇章）

(12) 中安信夫：自生と強迫―体験様式の差異とその臨床的意義。永田俊彦編：『分裂病の精神病理と治療5』、一―二五、星和書店、東京、一九九三。（本書第九章）

(13) 中安信夫：内因性若年―無力性不全症候群についての一考察―初期分裂病症状スペクトラムの一症状群として。村上靖彦編：『分裂病の精神病理と治療6　分裂病症状をめぐって』、二五九―二八四、星和書店、東京、一九九四。（本

書第一一章）
(14) 中安信夫：二段階病理発生仮説から見た分裂病の再発／治癒と再燃／寛解。太田龍朗編：『精神医学レビュー12 精神分裂病の再発』、一三―二六、ライフ・サイエンス、東京、一九九四。（本書第一二章）
(15) 中安信夫：分裂病における幻覚 vs 妄想―指定討論。臨床精神病理 一五：一六三―一六八、一九九四。
(16) 中安信夫：分裂病性実体的意識性―その形成機序、現象形態、ならびに進展段階。花村誠一、加藤敏編：『分裂病論の現在』、一四七―一八六、弘文堂、東京、一九九六。（本書第一二章）
(17) 中安信夫、針間博彦：内因性若年―無力性不全症候群―原典紹介と批判的検討。精神科治療学、一二：三五七―三七〇、一九九七。
(18) 中安信夫：緊迫困惑気分に潜む加害・自罰性―分裂病初期状態における自殺に関連して。中安信夫編：『分裂病の精神病理と治療8 治療の展開』、一八三―二一一、星和書店、東京、一九九七。（本書第一四章）
(19) 中安信夫、針間博彦、関由賀子：初期症状。松下正明総編集：『臨床精神医学講座2 精神分裂病I』、三一三―三四八、中山書店、東京、一九九九。
(20) 中安信夫：面前他者に関する注察・被害念慮―初期分裂病に対する誤診の一要因。永田俊彦編：『精神分裂病―臨床と病理2』、一三五―一五七、人文書院、京都、一九九九。（本書第一五章）

（筆者自身の一連の論文の要説であることを考慮して、文献は筆者の論文のみをあげることにし、また文献番号は各々の項目の肩に付けることにした。詳しくは原論文にあたっていただきたい）

（書き下ろし）

第II部　周辺テーマをめぐって

第II部解説

この第II部には「周辺テーマをめぐって」とのタイトルを与えたが、この場合の「周辺」とは本書の中核である第I部の周辺という意味であって、ここで扱われているテーマは経験性幻覚、離人症、強迫症、解離症、夢幻様体験型など分裂病ないしその類縁疾患に頻繁に認められる症状に関する考察であり、またファントム理論（安永）に対する批判であって、広くは分裂病症候学に含まれるものである。

第一七章「経験性幻覚症ないし幻覚性記憶想起亢進症の二例」は筆者が生物学的精神医学から精神病理学へと転回する契機となった論文であり、また筆者の学位論文でもある。Penfield,W.いうところの経験性幻覚 experiential hallucination が数年間、連日、覚醒している時間の大半にわたって継起している二症例を幻覚症および記憶増進症の観点から考察したものであるが、現時点ではこれらの症例は自生記憶想起、自生視覚表象、音楽性幻聴などを前景に立てた初期分裂病であったと判断される症例である。いずれにしても、精神病理を脳機能と関連づけて理解しようとする筆者の基本姿勢がよく現れているように思える。

第一八章「離人症の症候学的位置づけについての一試論――二重身、異常体感、実体的意識性との関連性――」は第一章「背景思考の聴覚化――幻声とその周辺症状をめぐって――」と同様に、理論的予測と実際例によるその確認という演繹的方法をとったものであるが、実際例による確認を求めて文献にあたり、理論的予測の的中に快哉を叫んだ論文である。後にファントム論を援用して、一層の理論づけを行った（第一九章）。

第一九章「ファントム理論に対する疑義」は日本精神病理学会第一三回大会（一九九〇）でのシンポジウム「『ファントム理論』をめぐって」で発表したものであり、わが国では数少ない学問的議論の一助になれればと考えて、敢えて批判者に徹して安永浩先生に挑戦したものである。当日も先生から筆者の理解不足をつかれたが、後に詳しい反論が寄せられた（安永浩：討論に答える。臨床精神病理、一二：四五―五八、一九九一）。併せお読みいただければ幸いである。

第二〇章「夢幻様体験型（Mayer-Gross）のエピソードを頻回にくりかえした一例――状態像と発症因をめぐって――」は、Mayer-Gross, W. の記した夢幻様体験型 oneiroide Erlebnisform にほぼ完全に一致する状態像からなる一～二日のエピソードを二カ月弱の間に七回くりかえした一例の陳述記録を、この用語が使われることはあっても実際の症状記載はこれまで数えるほどしかないことを鑑みて詳細に呈示したものである。保護室への収容という、ある種の感覚遮断的状況が発症の誘因であったという点も興味をひかれた症例であった。

第二一章「解離症の症候学――精神危急時における〈葛藤主体の隠蔽〉の諸相――」は、筆者と関由賀子氏の共著論文「自己危急反応の症状スペクトラム―運動暴発、擬死反射、転換症、解離症、離人症の統合的理解―」（精神科治療学、一〇：一四三―一四八、一九九五）を先行論文としているが、その論文の論述も含め、解離症に対する筆者の症候学的理解は以下の四段階の重層的認識に基づくものである。第一段階：Kretschmer,E.に倣って運動暴発や擬死反射を「生命危急時の生得的反応様式」すなわち自己危急反応と理解する。第二段階：自己危急反応の「自己危急」を「生命危急」だけではなく「精神危急」にまで拡張し、ヒステリーを精神危急反応と理解する。第三段階：ヒステリーの「目的」は精神危急的事態の隠蔽にあるが、そのうち転換型ヒステリーのそれは〈葛藤対象の隠蔽〉であり、解離型ヒステリーのそれは〈葛藤主体の隠蔽〉である。第四段階：〈葛藤主体の隠蔽〉の巧緻化の程度によって解離型ヒステリーの種々の状態像が決定される（多重人格はその巧緻化の最たる結果である）。昨今、多重人格（解離性同一性障害）をはじめ解離性障害が話題になること多く、その成因や病態生理に関する議論が喧しいが、筆者としてはこの論文を書きえたことによって、それまで解離性障害全般に抱いていたモヤモヤ感、いうならば〝喉のつかえ〟が取れ、そしてそれが〝腑に落ちた〟と感じられた。

第二二章「強迫性の鑑別症候学――制縛性ならびに自生性との比較を通して――」は、日本思春期青年期精神医学会第一二回大会（一九九九）ワークショップ「強迫現象をめぐって」で発表したものであり、第九章「自生と強迫――体験様式の差異とその臨床的意義――」に関連した論文である。ただし、第九章が自生性の体験特性を際立たせるうえで強迫性を引き合いに出したのと違って、本論文は強迫性を正面に据えて議論したものである。筆者が本発表をした意図は、近年強迫性 zwanghaft という用語が、一方では性格特性を表現する制縛性 anankastisch の意で用いられ、他方では初期分裂病の体験特性の一つである自生性 autochthon との十分な鑑別なく使用されているがゆえに生じている重大な臨床的誤謬に警告を与えることにあった。一方で制縛性と、他方で自生性と対比しつつ、強迫性の概念に限界設定を与えたが、きわめて基礎的なものながらこうした議論が診断、ひいては治療の成否を決するものであることを理解していただければと願っている。

第一七章　経験性幻覚症ないし幻覚性記憶想起亢進症の二例

抄録

過去の体験の幻覚性記憶想起が、数年来、連日、覚醒している時間の大半にわたって断続的に出現している二症例を報告した。症例1は一七歳、女性で、症例2は一九歳、男性であり、各々の初発年齢は一一歳と一五歳であった。その症状は、精神病理学的には内容、形式ともにPenfieldが側頭葉てんかん発作と側頭葉皮質の電気刺激実験で観察した経験性幻覚と一致していたが、その出現様式は、①他の精神症状や身体症状を伴うことなく、単独で出現し、②一回の持続時間が時には十数分から数時間、稀には終日に及ぶほど持続的で、③内容は多彩で一定しない、などの特徴を有し、てんかん発作のそれとは対照的であった。また白昼夢、二重身体験（症例1）、視覚的直観像（症例2）など、経験性幻覚との症候学的関連性を有する症状もみられた。臨床検査所見では、脳波で症例1に病状の増悪に一致したδ trainの出現をみた以外には、神経学的所見や頭部CTに異常なく、明らかな器質的脳障害の徴候を欠いていた。治療薬剤としては種々の抗精神病薬、抗てんかん薬を用いたが、症例1がphenobarbitalでやや軽快したものの、一般に反応性は乏しく、治療開始後も持続的経過をたどった。障害部位や病態生理については、他覚的所見に乏しく、臨床症候学的特徴に基づく推定の域を出ないが、Penfield 以来の数々の脳の電気刺激実験を参照すると、扁桃核、海馬、海馬傍回などの辺縁系諸構造の自生的興奮、ないし特定の精神活動によって容易に誘発される興奮が想定された。但し、その興奮がてんかん性発射によるものであるか否かは本症例での検索方法では結論が下せず、当該部位への深部電極による脳波解析にまたねばならない。本症例は従来の報告に例をみず、新しい臨床単位と考えられた。疾患論的にはてんかん発作重延例の可能性が残されたが、現段階では臨床症候学的検討にとどまらざるをえず、筆者は幻覚症と記憶増進症の二つの側面から考察し、本症例を《経験性幻覚症ないし幻覚性記憶想起亢進症》と命名した。

1　序

過去の体験の幻覚性記憶想起と考えられる現象は、これまで種々の名称で呼ばれてきている。この現象は精神機能的にいくつかの側面からとらえることが可能であり、夢幻状態 dreamy state (Jackson, J. H.)[27~31] はその現象が生じた際の特有の主観的意識状態に、精神性ないし経験性幻覚 psychical or experiential hallucination (Penfield)[44~48]、追想性幻覚 ecmnestic hallucination (Gastaut)[12]、記憶様幻覚 memory-like hallucination (Halgren)[16] は幻覚としての側面に、また感覚記憶 Sinnesgedächtnis (Jaspers)[33]、フラッシュバック現象 flashback phenomenon、幻覚性再記憶 hallucinatory rememorization (Hécaen)[20] は記憶障害としての側面に着目した名称である。

側頭葉てんかん患者において、臨床発作とともに側頭葉皮質の電気刺激実験を通してこの現象を精力的に研究したPenfieldによれば、この現象は情景、人物の姿や顔、動物、物品、あるいは音楽、人声など既に過去に一度見たり、聞いたりしたことのある複雑な体験内容が細部に至るまでの明瞭性を持ち、強い知覚性ないし現前性をおび、時には体験時の情動をも伴って意識野に甦ってくるものであるが、その際主体はその強い知覚性や現前性にも拘らず、それを非現実のものと判断し、その幻覚が既に過去に体験した知覚の再現であると認識する（多くの例では時間的、空間的にも同定しうる）のを特徴としている。[48]

この現象は正常者においても発熱時や疲労時、あるいは入眠時にごく一過性に出現したり、また極めて強い感情負荷のある体験についてはそれを意識から拭い去れないという形で出現することがあるが、そのほか縊死未遂者や瀕死者に自分の一生が走馬燈やパノラマの如く浮かんできたと体験される場合や、ＬＳＤやマリワナ使用者に使用中止後一定期間をおいて使用時の体験の記憶が自生的に再生される場合などがある。[25] しかし臨床的に最も重要なものは、てんかん、その他の器質性脳疾患において、てんかん発作症状として出現する場合である。

いまだ脳の電気的活動の知られていなかった十九世紀末、Jacksonはこの現象を夢幻状態と命名し[27]（Penfield[48]によれば、その中には経験性幻覚、解釈性錯覚 interpretive illusion、自動症 automatism の三要素が含まれる）、それが「健常な神経組織の励起された活動ないし発射の増加」slightly raised activity (slightly increased discharge) of healthy nervous arrangement、すなわちてんかん発作であること、更には発作の内容が「『発射病巣』の機能を解く手懸り」the clue to the seat of the “discharging lesion”、すなわち大脳局在論の立場に立って、現代の概念によれば、それが部分発作であることを指摘した。[28] Jackson以後、こうした過去の体験の再現であると主体に認知される幻覚は、てんかん、その他の器質性脳疾患にみられた幻視や幻聴の報告の中に散見されるが、そのいずれもがてんかん発作症状として出現したものである。原因疾患としては、てんかん[18,28,30,41,43〜48]、脳腫瘍[3,8,48]、脳外傷[43,49,52]などがあげられるが、病巣の局在や出現の仕方という点からは、側頭葉性[8,28,30,41,43〜48]と頭頂―後頭葉性[18,41,49,52]とに二大別出来る。側頭葉性のものは Penfield の症例の全例がこれに属するように、報告例の大半を占めており、その発作は本幻覚が初発症状としてか、ないしは上腹部・胸部・頭部の異和感、眩暈、嗅覚ないし味覚の幻覚、既視感などに引き続いて出現し、更に意識喪失、自動症、痙攣などへと至る一連のパタンから成立している。幻覚の感覚の種類としては、視覚性、聴覚性、視・聴覚複合性の三種をあげうる。側頭葉内の責任部位としては側頭葉外側面や上面[44〜48]、鉤回[28,30,48]が指摘されている。一方、頭頂―後頭葉性のものは少数であり、一側性の視覚的不注意、空間見当識の喪失、失認等の症状を併せ持ち、また発作症状として断続的な閃光などの要素的幻視、突然の半盲、視野のぼやけを伴い、発作性ないし持続性の同名性半盲視野内に限局して幻覚が現れることが多い。幻覚の感覚の種類は側頭葉性と異なり、もっぱら視覚性である。頭頂葉、後頭葉内の責任部位としては Brodman の第一八・一九野（第二次視覚連合野[49,52]）や Brodman の第三九野（角回：視覚、聴覚、触覚などの第三次連合野[18]）が指摘されている。側頭葉性であれ、頭頂―後頭葉性であれ、これらてんかん発作の一部分症状としてみられる本幻覚の出現様式の特徴としては、(1)他のてんかん発作症状を伴い、(2)ごく短時間、多くは数秒以内の持続で出現し、(3)常に一定の幻像が見えたり、一定の音楽が聞こえるなどの恒常的再現性を有する、と要約することが出来る。

　筆者が本論文にて《経験性幻覚症ないし幻覚性記憶想起亢進症 experiential hallucinosis or hallucinatory hyperrecollection》と命名して報告する二例は、過去の体験の幻覚性記憶想起と考えられる現象が既に数年来、連日、覚醒している時間の大半にわたって断続的に出現しているもので、てんかん発作症状としての出現と比較すると、(1)他の精神症状や身体症状を随伴することなく、(2)一回の持続時間が時には十数分から数時間、稀には終日に及ぶほど持続的に出現し、更に(3)その内容も患者の表現を借りるならば、「物心ついた頃から、ほんの数分前のことまで、過去の経験のすべて」で、多彩で一定しないなどの特徴をもつとともに、白昼夢、視覚的直観像、二重身体験など、本幻覚と症候学的関連性を有する症状を併せ持ち、臨床症候学的にこれまでの報告に例を見ない独立した臨床単位と考えられるものである。症例の詳細を報告するとともに、その症候学的独立性、想定される障害部位と病態生理、疾患論的位置づけを考察する。

2　症　例

症例1、症例2とも、東京大学医学部附属病院精神神経科外来にて筆者が診療を担当しており、初診より現在まで各々二年二カ月、二年七カ月の経過を有するものである。症例ごとに、最初に病歴の概略を述べ、次いで(1)精神症状(①幻覚、②幻覚以外の症状)、(2)脳波所見、(3)治療薬剤に対する反応性と経過、を別項に詳述する。最後に症例1と症例2を比較検討する。

［症例1］　Y・S　女性　初診時一七歳八カ月

家族歴　同胞二名の第二子。姉は既に嫁しており、父母と三人で同居している。精神神経疾患の遺伝負因はない。

既往歴　胎生期・周生期に異常なし。これまで頭部外傷、痙攣、意識障害、その他器質性脳障害の既往なし。月経は初潮が一三歳であるが現在に至るも不規則である。

生活歴　埼玉県にて生育。小学校、中学校での学業成績は上位で、現在普通高校の二年生に在学し、大学進学を希望している。

現病歴　物心ついた頃より空想癖があり、時には白昼夢となった。九歳の頃からは自分が何らかの行為をする際に、しばしば「自分は今、○○をしている」ということが不可避的に意識化されるようになった。時には〈(行為を)している自分〉と〈(それを)見ている自分〉との二つに自分が分離するのを感じ、稀にはその〈見ている自分〉を更に見つめている〈もう一人の自分〉を背後に感じることもあった。一一歳の頃からは身の廻りにある何気ない物品、例えば毎朝使っている歯ブラシや便所のスリッパが勉強時に頭の中に見えるようになった。またかつて他人から言われた言葉が、その人の声で、その言われた通りに頭の中で再び聞こえることがあった。その後一時期消失していたが一二歳になって再発し、以後は現在まで継続している。この頃からは過去の情景が見え始め、その折の音声も付随して聞こえるようになった。一五歳を過ぎてからは更に増悪し、上記のことに加えて人の顔も見えるようになった。勉強や読書など注意の集中を要することを始めると、必ず上記の幻覚が出現し、振り切ろうとすると次第に頭重感や肩凝りが激しくなり、結局いつも疲れ切って寝ることになった。患者はこれらの幻覚に対して、それが記憶の再生であると判断しており、実在するものであるとは一度も考えなかった。従って幻覚がどんなに激しくとも、それに振り廻されることはなく、客観的に観察していた。しかし、これらの症状は既に物心ついた頃からあったので、その異常性に対する認識は薄く、誰にでもあるものと考えていたという。一九八〇年六月(一五歳一一カ月)、某精神病院を初めて受診したが、それは幻覚が増悪し、勉強や読書など随意的な精神活動に支障をきたすようになったことと、過去の情景に関連して、その折の感情が再生するのが苦痛であったからという。抗精神病薬の投与を受けたが改善せず、一九八一年三月東大病院精神神経科外来を受診した。

検査所見　身長一六一㎝、体重五三㎏で中肉中背。身体的所見に特記すべきことなし。視力、聴力とも問題なく、神経学的所見にも異常はない。頭部ＣＴは治療経過中に二回施行したが異常所見はみられなかった。脳波は別記する。

(1)精神症状

幻覚と幻覚以外の症状に分けて記載する。

①幻　覚

幻覚に関する患者自身の表現を詳しく引用し、その後に筆者による簡単な要約を述べる。患者自身の表現の文字通りの引用は幻覚の種々の側面にわたるため、以下のように項目を設定し、分別的に記載する(但し、重複して引用した箇所もある)。

分別的記載の項目

ⅰ　感覚の種類と内容

視覚性、聴覚性、視・聴覚複合性および他の感覚性(感覚の種類)に分け、更に情景、顔、物品、人声、音楽(内容)を区別する。

ⅱ　知覚属性

形態の明瞭度、色彩の鮮明度、立体感、大きさ、動き(以上視覚性)、音声の明瞭度、音量の大きさ(以上聴覚性)および知覚の実体性の有無、空間定位に関して記載する。

ⅲ　実在判断

幻像や幻声に対し、患者がそれを実際に存在しているものと判断するか否かを記載する。

iv　経験性の認知

幻像や幻声に対し、患者がそれを過去の体験の再生であると認知しているか否かを記載する。

v　出現から消褪までの様相

出現の仕方、一つの幻像ないし幻声の持続時間、別の幻像ないし幻声への変化、消褪の仕方などに関して記載する。

vi　誘発、増悪および消失条件

幻像や幻声を誘発、増悪ないし消失させやすい精神的、身体的条件を記載する。

i　感覚の種類と内容

・小学校の教師をしている姉が私に「今日は学校でお楽しみ会がある」と言った。その時、急に小学六年のお楽しみ会で意地悪された時のことを思い出した。意地悪された時の教室の様子がうかんだ。机や椅子、教室の内部の様子ははっきりと見えたが、人はぼんやりとしていた。うかんで「あっ」と思った。今まで一度も思い出したことのなかったことなので。

・上野駅から東大病院までタクシーに乗ったら遠廻りされてしまった。以前も同じ運転手に遠廻りされたことがあったので「また遠廻りしているなあ」と思った途端、小学五年の頃ソフトボールの試合でまぎらわしい投球をすべてボールと判定された時の試合の光景が見えた。〈ずるい〉ということが共通項としてあると思った。

・うかんでくることは、すっかり忘れていて、その事がうかんで初めて「そういう事もあったなあ」と思い出すような些細な事ばかりである。自分にとって嫌な思い出が多く、不快な気持ちとなる。小学校時代に起った出来事に、今になってまで影響されるとは思わなかった。

・テレビで見た光景が頻繁にうかぶ。例えば、〈テーブルに坐った人がいる。一人が身の上話をして泣き、他の一人が慰めている。茶箪笥やダイニングキッチンが見える。ドアも見えるし、床も見える〉、〈三国連太郎と原田三枝子がソファーに坐ってジュースを飲んでいる〉、〈血だらけの男がもう一人の男にしがみついていく〉、〈赤提灯とその椅子に坐っているお客さん。殊に顔が強調されている〉等々。いずれも数時間前、昨夜ないし最近見たテレビドラマやコマーシャルの一場面である。（以上、視覚性―情景）

・通学途上にバスや電車で一緒に乗り合わせた人の顔がうかぶ。決して注意して見たわけではなく、たまたま眼に入ったというにすぎないような人の顔である。

・顔を洗ってタオルで拭いていたら、突然この春一緒に団体旅行した女性の顔がうかんだ。

・突如タレントの顔がうかんだ。一人うかんでは消え、また別の人がうかぶ。胸より上で表情に動きはなかった。（以上、視覚性―顔）

・夕飯に食べた味噌汁、家で使っているピンク色のスリッパ、風呂場のスポンジ、小皿に入った煮えたうずら豆、二つに切った茹玉子、屑物籠の中のごみ、髪の毛がうかんでいる洗面台の流し、昨日食べたサンドイッチの中味、昼食に食べた肉とごぼう、先程まで使っていた雑布、等々が見える。（視覚性―物品）

・小学六年の頃に級友から言われた言葉が、その人の声で頭の中に聞える。例えば、「それはお前が悪いんだ」とか。

・学校で誰かが喋った事が帰宅してから聞える。また「ピン止めは箪笥の上に置いたよ」と父の声が聞える。それは数日前にあったことである。

（以上、聴覚性―人声）

・テレビのコマーシャルで聞く言葉、歌謡曲やポップスが聞こえる感じがする。

（聴覚性―音楽）

・私が学校の廊下を歩いていたら、誰かが「ほら、あの子だよ」と言っていた。それは自分に向けられた言葉ではなかったので、その時はただ何だろうと思っただけで別段気にもとめていなかった。一〇分ぐらいして、突然「ほら、あの子だよ」という声が聞え、その時の廊下の光景、例えばセーラー服姿の女生徒や水飲み場が見えた。

・図書室で友人と話し、別れて教室に向って一人廊下を歩いている途中、図書室での場面が、実際の順序とは違うけれども一場面一場面うかぶ。情景も相手の声も自分の声も、一コマうかんでは消え、ちょっと間をおいてまた一コマうかぶ。それでいて自分は廊下を歩き続けている。

（以上、視・聴覚複合性―情景）

・オムレツ、玉子焼、カレーライスの味など、数時間前に食べた食物の味が甦ってくる。舌にではなく脳になんでしょうね。

（味覚性）

・爪楊枝を触ったら、その後何度もその感触が甦ってきた。

（触覚性）

感覚の種類によって区分すると、視覚性、聴覚性、視・聴覚複合性、味覚性、触覚性に分けられる。視覚性、視・聴覚複合性が断然多く、聴覚性は少ない。味覚性、触覚性は各々上記の一つの表現に限られていた。

視覚性、視・聴覚複合性については更に内容を考慮に入れると、視覚性―情景（これには実生活で体験した場面とテレビで見たシーンとがある）、視覚性―顔、視覚性―物品、視・聴覚複合性―情景に分けられ、ほぼ同じような頻度にて出現した。顔や物品は、一つの顔ないし物品がうかぶと次々と連続してうかぶ傾向がみられた。一方、情景は単独でうかぶ傾向があり、数日前から数分前までの、言わば近い過去は視・聴覚複合性でうかぶことが多く、その内容に何ら感情的色彩を伴うことは少ないが、小学生の頃のような遠い過去に関しては視覚性が多く、その内容も患者にとって「嫌な思い出」で感情的負荷のある体験であることが多く、その折の感情の再生を伴うことを特徴としている。但し、「嫌な思い出」といっても、それはうかんでみて始めて、「そういう事もあったなあ」と思い返されるような些細な出来事であった。

ii　知覚属性

・情景や物品に関しては実際にそこにあるかのように感じられる時が殆どである。色彩は普通の如く、スケッチも可能な程に細部に至るまで鮮明で、立体感がある。物品は宙に浮いているように見える時と背景がある場合と。時として映像のように見える時もあるが、色もはっきりせず、くすんでいて立体感がない。顔に関しては、以前ははっきりしていたが、最近はぼんやりとしてきた。が、はっきりとしている時でも顔には立体感がなく平面的である。

（形態明瞭度、色彩鮮明度、立体感）

・テレビの一シーン。うかんでいる時間は二〜三秒と思うが、その時間内でも映像には動きがある。例えば、人が振り返る、男の人がニヤッと笑う、テニスコートのパラソルの下で女性がテーブルの上のジュースに手を伸し口元まで持っていく、などである。

（動き）

・情景は殆ど現実のもののように見え、現実に自分がそこに居るかのように感じることもある。物品の場合、殆ど、現にそこにあるかのよう。普通に眼で見ているのと変りなく見える。僅かではあるが、少しぼんやりとして映像のように見える時もある。人の顔は平面的で現実のもののようではない。

・クリームシチューのコマーシャルソングが聞える。その音楽は実際にテレビで聞いているのと同じであるが、頭の

中に響いている。声については聞こえてくるというか、甦ってくるというか。　（以上、知覚の実体性の有無）

・眼に見えるのではなく、頭の中にうかぶ。左側の前側頭部が多いが、自分から三〇cm〜一mぐらい離れた距離にうかぶ。物の場合は背景がなくて、言わば透明な空気のような空間に浮んでいて、段々と近づいてきて数cmの所に迫ってくる時もある。現実の空間とは違う、また別の空間であって、現実の空間とダブルことはない。勿論、眼を閉じても変ることはない。時には実際に見えるものがなくなる分だけ鮮明に見えてくることもある。

・断然左側に多いけれども、右側の前側頭部にうかぶこともある。左右に別々の物が同時にうかぶこともあるし、左側にうかんだものが二〜三秒すると右側に移動し、それが繰り返されたこともあった。また右側にだけ、うかんでいることもあった。

・コマーシャルソングが聞える。頭の中に響いている。やはり左側の側頭部でしょうか。ただ音声の場合は頭の中ではあっても、何処にとははっきりわからないことが多い。　（以上、空間定位）

形態の明瞭度、色彩の鮮明度に関しては、ともに「現実に見ているのと変りはない」と表現されることが多いが、時折ないし治療によって軽快した時期には、「ぼんやりとして、くすんでいる」とその低下を示す表現もみられた。立体感に関しては幻像の内容によって異なっており、情景や物品には立体感があるが、顔の場合では、どんなに形態が明瞭で色彩が鮮明であっても平面的に見えると述べられている。

大きさに関してはこれといった明確な表現はみられないが、少なくとも巨大視や微小視はみとめられない。

動きに関しては通常は動きがなく静止している映像が多いが、テレビで見たシーンに限っては時折ちょっとした動きがある。

知覚の実体性の有無に関しては、情景や物品は総じて実体的であり、「その場に実際に自分が居るかのように」、また「物がそこにあるかのように」見える。顔は即座に「映像のよう」と表現される。音声については「実際に聞いているのと同じ」との実体的表現から、単に「記憶が甦ってくるかんじ」との表現に至るまで区々である。

空間定位に関しては幻像も幻声もともに「頭の中」に定位されるが、幻像は更に左側ないし右側の前側頭部にと限定される（左側が圧倒的に多い）。「頭の中」ではあっても、主体と幻像との間には距離感が感じられ、幻像の位置は三〇cm～一m離れた所である。その空間は現実空間と重なることはなく、閉眼しても消失することはない。幻声は漠然と「頭の中」と表現されることが多いが、時には左側側頭部と限定されることもある。

iii　実在判断

・（「鮮明で立体感もあり、現実にあるもののように見えるのに、何故実際にそこにあると思わないか」との質問に対して）何故って言われても……自分が現実にいる場がわかっているし、昔からよくうかぶし、私自身がうかべているように思えるし……常識でしょう！　頭の前に物や人の顔があるなんて馬鹿げている。

幻像の実在性を問う質問に対して、患者はその質問内容を理解しかねて戸惑うか、わかりきった、馬鹿げた質問をすると質問の趣旨を訝るかで、その実在性は即座に否定された。

iv　経験性の認知

・次に何がうかぶかは全く見当がつかないが、うかぶとすぐに、情景は〈あの時〉のこと、顔は〈あの人〉の顔、物品は〈あそこ〉にあった物、音声は〈あの時〉聞いたとすぐわかる。記憶の中にあるものであることは確かだ。

・映像は薄くても何のことだかすぐわかる。言われている言葉もリアルに聞こえなくても、何と言っているのかすぐわかる。

・過去に経験したことではないと思ったのは二つだけ。一つは自分の薬指の爪がはがれて血が滲んでいるのと、他の一つは、級友が以前見たことはあるがその人とは全く関係のないピンク色の剃刀を持って立っている映像。

時間的、空間的に同定しうることが殆どであるが、それは出現した幻像や幻声を、形態の明瞭度とか音声の鮮明度等に依拠して十分に識別した後に、次いで過去の記憶との照合がなされるというものではなく、幻像や幻声の出現と同時に、ないし瞬時に同定をうけるものである。なお、過去の体験の合成と考えられる幻像が僅かではあるがみられた。

v　出現から消褪までの様相

・一般的には最初のものは次第に出現してくるかんじだけれども、映像が切り替わる時や一度中断した後に改めて映像がうかぶ時は、パッと瞬間的である。

・一つの映像は二〜三秒、ものによっては一〇秒くらいか。瞬間的にか、ないし一〜二秒おいて、また別のものが二〜三秒、それが繰り返されて一時間以上続くこともある。また二〜三分から十数分、同じ映像が中断することなくうかび続けている場合もある。例えば、今日は昨夜テレビで見た俳優の顔が左側頭部にこびりついたように一時間以上もうかんでいた。途中で途切れたので一回の持続時間は一二〜一三分というところか。

・本を読み始めるとうかんでくる。最初はさほど鮮明でなく、うかんでいるなあというかんじだけれども、そのまま本を読み続けていると次第にはっきりとしてきて、耐え切れないくらいに疲れてくる。そこで読むのをやめると次第に薄らいでいくこともあるし、鮮明度もかわらずにそのまま持続することもある。払いのけてやろうとしたら、圧倒するかのように迫ってくることが多い。五〜六秒おきに映像が濃くなったり薄くなったりしてくることもあった。

・一旦うかび始めると、パタッパタッというかんじで次々とうかんでくる。例えば、人の顔がうかび始めると、とことん徹底的に顔がうかぶ。それなりの区切りがあって、A→B→C→D……という風に関係のないことが続けざまにうかぶこともあるし、A→A→A→A……という風に区切りをもちながらも同じ映像がうかぶこともある。

・急に消失していたり、「あれっ」と気がつくと消えていたり。次第に薄れて消えていくというかんじではない。一度うかび始めると、かなりの時間を経なければ消えてなくなることはない。

一般的には当初ぼんやりと、そして次第に鮮明度を高めながらゆっくりと出現してくるが、一度出現した後では映像の切り替えは突発的である。二〜三秒うかんで、一〜二秒の中断をおくか、ないしは中断なしに次の映像に切り替わり、次々と交代して出現する。時には一つの映像が中断することなく、数分から十数分にわたってうかび続ける場合もある。数秒程度の中断を挟みながらも、一度うかび始めると持続的に出現して、総じて一時間以上に及ぶことが多い。稀には終日うかび続ける場合もある。消失は突然にか、あるいは気がつくと消失しているかで、漸次薄らいでいくことはない。

尚、病状の最も増悪していた第五回目の脳波検査時に、脳波記録に併せて幻覚の出現をモニターしたので、ここに

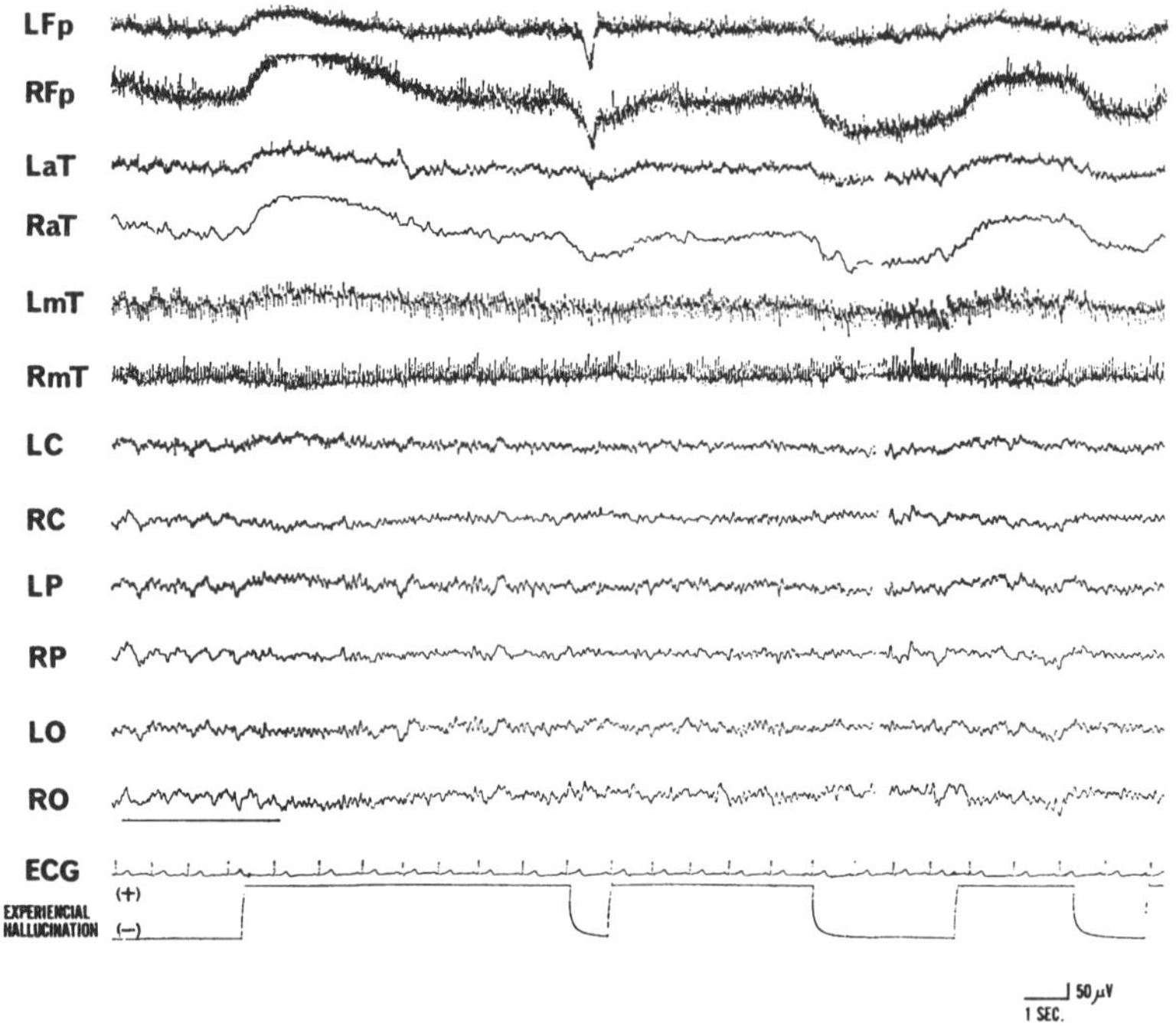

図1　幻覚の出現〜消褪のモニタリング

幻覚の出現に先行して，中心・頭頂・後頭領域に1〜2 c/sの δtrain（下線部）がみられる箇所がある。

併記する。方法は幻覚が出現している間中、患者に手元のスイッチを押させ続け、その信号を脳波計の一四ch.に誘導した（図1）。こうして得られた幻覚の出現記録を、連続する四〇分間について解析し、以下の結果をえた。幻覚の出現回数は九二回、総出現時間は一〇分六秒であり、これは解析時間の二五・三％にあたる。個々の幻覚の出現時間の分布をヒストグラムによって示す（図2）。出現時間が一秒未満のものが三一回（三三・七％）と三分の一を占め、殆どが三〇秒未満に属するが、一回のみ一二四・三秒持続した

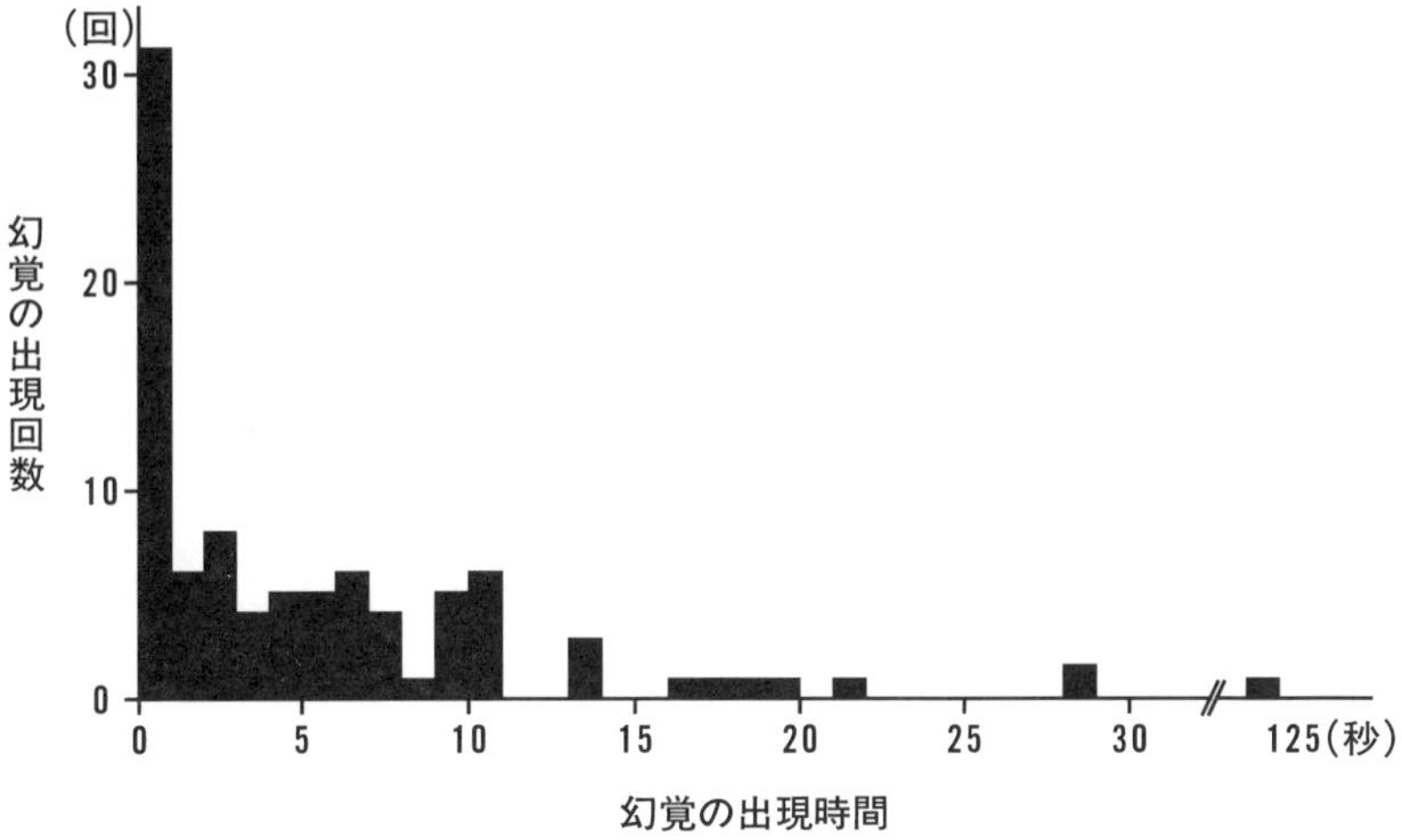

図 2　幻覚の出現時間の定量的解析
症例 1 において，連続する 40 分間に出現した 92 回の幻覚につき，その出現時間（1 秒単位）と出現回数の関係をヒストグラムによってしめす。

ものがみられ、平均出現時間は六・六〇秒であった。ちなみに幻覚の出現していない中断時間の平均は一九・五秒であった。

vi　誘発、増悪および消失条件

・神経を集中させるようなこと、殊に勉強や読書を始めると必ずと言っていい程、うかんでくる。
・現在の自分のしている事、例えば食事をしているとか、顔を洗っているとかを意識すると必ずうかぶ。また「今はうかんでいないなあ」と考えると、その途端に映像が出てくる。小説にのめり込んでしまうとか、漫画など読んで我を忘れている内はうかばないが、そういうことは殆どない。
・小学校教師をしている姉が「今日学校でお楽しみ会がある」と言うのを聞いたら、小学六年のお楽しみ会がうかんだ。タクシーに廻り道されて「ずるいなあ」と思った途端、小学五年のソフトボールの試合でまぎらわしい投球をすべてボールに判定された時のことがうかんだ。〈ずるい〉ということが共通項としてあると思う。

・高二以来、月に一度くらい扁桃腺炎のため発熱する。発熱している間は昔の嫌な出来事がどんどんとうかんできて、解熱してもしばらくは非常に不安定である。

・眠ろうとして意識が遠のく時が一番ひどいと思う。少しうとうとし始めると、次々と違うものが物凄い勢いでうかぶことが多い。

・夜更しして寝不足の日は、うかび方が鮮明である。

・授業中に映像がうかんでいて、急に教師より指名をうけて緊張したら、止ったこともあった。

発熱、疲労、睡眠不足、入眠期などの身体的条件のほか、現時点で見たり聞いたりしたことが契機となって関連する過去の事象が出現してくることもある。勉強や読書など注意の集中を要する作業を始めること、現時点の自分のしていることを意識すること、および「今は幻像がうかんでいない」と考えることは、幻覚を必発させる精神的条件であり、このゆえに患者は学業の継続を一時期放棄せざるをえなくなった。

消失条件としては一般的なものはないが、突然の指名など急な緊張場面では消失した。

② 幻覚以外の精神症状

症状ごとに患者自身の表現を引用し、筆者による要約を付記する。

i　白昼夢

・幼い頃から空想に耽ることが多い。空想の世界でも、その場の情景がありありとしていて現実のもののように見える。その世界の中で自分は完全に主役になり切っており、実際に声を出して喋ってみたりもする。但し、我を忘れるということはなく、自分が今、空想の世界にいるという事を必ず自覚している。

物心ついた頃からの強い白昼夢であるが、上記の幻覚と同様に、通常の表象以上に強い知覚属性をおび、かつ空想内容に従って独語するなどの現実感がある。しかるに一方では、我を忘れるということはなく、空想している自分を見つめるもう一人の自分がいるという自我の分離感（後述）が存在している。

ii　不随意的な自己の対象化・自我分離感・二重身体験

・何かをするにも必ず、自分が今、何をしているかが意識される。我を忘れるということがない。その感じは更に進むと、〈している自分〉と〈見ている自分〉との二つの自分にはっきりと分れる。例えば、水を飲もうと居間から台所へ行くとして、その際歩いている自分がいて、同時にそれを何処かで見ている自分がいる。歩いている自分は自分には違いはないけれども、そこには魂がないような感じ。見ている自分は冷静というか、第三者的というか……。更には、その〈見ている自分〉を見る自分がいる。何重にもなっている。時折は〈見ている自分〉を左側後方四五度で五〇㎝くらい離れた位置に感じる時がある。見えるわけではないが、顔があるのがわかる。多分自分の顔と思える。

患者は既に小学四年の頃より、不随意的な自己の対象化に苦しんできたという。これは何らかの行為をする際に、不可避的に自分が今何をしているかが意識化される現象で、患者は我を忘れて何かをするということがないと述べた。通常は自我分離体験まで進むことはなかったが、時には不随意的な自己の対象化が一層強まり、〈(行為を)している自分〉、すなわち身体自我と〈(それを)見ている自分〉、すなわち精神自我の二つに明瞭に自我が分離した。精神自我は身体を離れ、身体の動きを冷静に観察するような存在となった。一方で、その精神自我が更に〈もう一人の自分〉に見られているという被注察感を生じ、二重の分離体験となった。時には、その〈もう一人の自分〉は外界に具象的な形態すら獲得する(二重身体験)に至ったが、それは見えるわけではなく、感じられるもので、精神病理学的には実体的意識性であった。

iii　過去の情動の再生

・過去の出来事がうかぶ時、映像は大分薄くなったが、その時に受けた感じとか、その折の嫌な気分とかが甦ってくる。映像がうかぶだけでは私は病院に来なかったと思うんです。映像に関連した記憶とか、その折の感情が戻ってくるのが苦痛なんです。

・風が頬に当たると過去のある時の雰囲気というか、気分というか、そういうものが瞬時に甦ってくるんです。風は特別に暖かい風とか、冷たい風とかではありません。また風と過去の気分というものも特別の関係はありません。そんな時は何かが見えたり、聞こえたりもせず、ただ気分だけが甦るんです。

過去の情動の再生には、幻覚に随伴して生じる場合と、頬に当たる風を誘発条件として単独で生じる場合の二通りがある。

(2)　脳波所見

初診から現在までの二年二カ月間に七回の脳波検査を施行し、視察によって判定した。初診時の未服薬の脳波についてはやや詳しく報告し、その他は臨床症状や脳波所見に変化が見られた際の脳波記録について、その要点を簡略に報告する。尚、既に述べたように、第五回目検査に際しては幻覚の出現を併せて記録したので、幻覚の出現している時期と中断している時期の脳波の比較を視察によって行なった。

第一回目検査（一九八一・三・一八、未服薬）

判定：境界線

安静閉眼時では基礎律動は九〜一一c/s、五〇〜一〇〇μVの不規則なα波で、後頭優位に左右差なく中等量出現する。それに後頭のみに三〜五c/s、七〇〜一〇〇μVの散発性のθ波が左側ないし右側に混入する。突発性異常波の出現は見られない。

賦活時では深呼吸にて軽度のbuild upが見られ、また深呼吸や閃光刺激にて四〜七c/s、一〇〇〜一五〇μVの不規則なθ train（持続〇・五〜一秒）が広汎性に左右差なく散発する。睡眠ではstage 2まで記録するも著変は見られない。

第三回目検査（一九八一・一〇・五、carbamazepine 1000 mg, haloperidol 9 mg, trihexyphenidyl 6 mg, promethazine 75 mgを服用中で病状は増悪している）

判定：中等度の持続性および突発性異常

安静閉眼時では基礎律動六〜九c/s、五〇〜八〇μVの不規則なθ波とα波で、後頭優位に左右差なく中等量出現する。突発性異常波としては、(1)一〜三c/s、七〇〜一二〇μVの不規則なδ trainが中心、頭頂、後頭領域に左右差なく頻発する。(2)二〜三c/s、一〇〇〜一五〇μVのδ波が孤発性ないし群発性に、前頭、前側頭、中側頭領域に左側優位に出

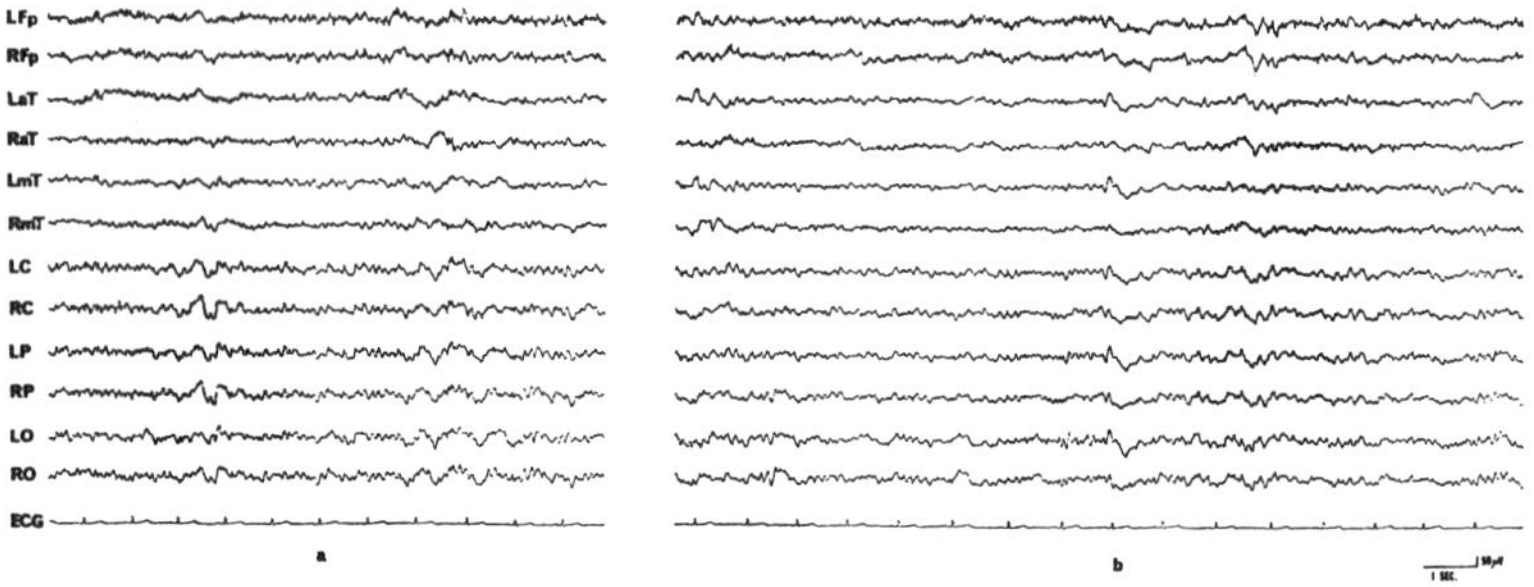

図3　病状増悪時の脳波（症例1）

a. 基礎律動の徐波化と中心・頭頂・後頭領域の両側同期性δ train.

b. 側頭部に局在した，一側性（左側）δ波の孤発ないし群発。（焦点は左側前側頭部にあり，一部広汎化している。）

現する。右記の(1)と(2)はその出現の時期を異にしている（図3）。

賦活時では、深呼吸にて高度のbuild upを見る。

第五回目検査（一九八二・二・一、phenobarbital 140 mg, phenytoin 150 mg, sodium valproate 1200 mg, fluphenazine 3 mg, bromazepam 6 mg, trihexyphenidyl 6 mgを服用中で病状は最も増悪している）

基礎律動、突発性異常波とも概ね第三回目脳波記録と同様の所見である。

手元のスイッチを押させる方法でモニターした幻覚の出現と突発性異常波の関係は、幻覚の出現の四〜五秒前に、中心〜後頭領域のδ train(持続二〜三秒）が先行する箇所がみられる（図1、但し、この関係は規則的なものではない）事以外には明瞭な関係は認められない。

第七回目検査（一九八二・二・一三、phenobarbital 90 mg, clonazepam 1.5 mgを服用中で軽快している）

判定：軽度突発性異常

基礎律動は一〇〜一一c/sのα波へと回復し、左側前側頭部あるいは右側前側頭部と焦点をかえる約二c/sのδ波が散発する。中心〜後頭領域に見られたδ trainは消失している。

(3)治療薬剤に対する反応性と経過

薬剤の選択に関しては、過去の体験の幻覚性記憶想起が従来の報告ではてんかんの発作症状として出現していること、突発性異常波が第三回目以降の脳波記録で見られたことなどを考慮して抗てんかん薬を、また幻覚を主とする病像であることを考慮して抗精神病薬を選択し、種々のものを併用した。その種類と投与量を列記すると、phenobarbital 50 ~ 270 mg, phenytoin 100 ~ 130 mg, carbamazepine 400 ~ 1000 mg, clonazepam 1 ~ 6 mg, sodium valproate 600 ~ 1200 mg, haloperidol 2.25 ~ 9 mg, chlorpromazine 75 ~ 150 mg, fluphenazine 1 ~ 6 mg である。

幻覚は多少の動揺を示しつつも殆ど不変であったが、一九八二年三月以来軽度ながら改善した。改善は当初、幻覚の知覚属性の減退として現れた。すなわち「ぼやける」、「くすむ」と表現されるように、幻像の形態明瞭度や色彩鮮明度が低下し、「見える」、「聞こえる」から「うかぶ」、「思い出す」と表現されるように知覚の実体性が失われた。次いで誘発条件が限られ、頻度が減少した。患者は一九八一年九月以来、休学を余儀なくされていたが、病状の改善によって一九八二年四月には復学した。現在は改善した状態を維持しているが、幻覚は完全に消失したわけではなく、一日に十数回は出現する。しかし迫真性は乏しく、患者はそれを苦痛とはしていない。

薬剤の種類・投与量と幻覚の推移の関係から幻覚に対する薬剤の効果を判定すると、抗精神病薬はいずれも無効、抗てんかん薬は phenobarbital が有効、clonazepam と carbamazepine が僅かながら有効、phenytoin と sodium valproate が無効であった。一九八二年三月にみられた軽度の改善は phenobarbital の増量（一二〇→二七〇㎎）、clonazepam の併用（三㎎）に対応しており、また一九八二年一〇月の phenobarbital の試験的中断に際して増悪がみられたことから、phenobarbital の有効性は確かであるが、九〇㎎に減量維持しても尚効果がみられた（一九八二年三月以前には二〇〇㎎まで増量しても無効であった時期もある）ことからは、自然寛解という要因のあることも否定し切れない。なお、白昼夢や不随意的な自己の対象化・自我の分離感は一九八二年三月以降も殆ど不変のままである。

〔症例2〕R・K　男性　初診時一九歳一一ヵ月

家族歴　同胞三名の第一子。父、母、弟、妹と五人で同居している。精神神経疾患の遺伝負因はない。

既往歴　胎生期・周生期に異常なし。これまで頭部外傷、痙攣、意識障害、その他器質性脳障害の既往なし。幼児期より一五歳の頃までは顔面や頸部を中心とするチックがみられたが、現在では瞬目などに少し残存している程度である。

生活歴　東京都で生育。学業成績は小学校、中学校ともに上位であったが、希望した高校の受験に失敗し、不本意ながら第二志望の高校に入学した。高校入学後から入学出来なかった高校の生徒に負けまいと、本人の言によれば「毎日の睡眠時間を三〜四時間にしてまで」受験勉強に励んだ。二度の大学受験に失敗し、現在予備校へ通学している。

現病歴　幼稚園の頃から寝つきが悪く、入眠するのにいつも一時間近く要した。その際、ただ視野に入ったという程度のものも含めて、その日に見たものが閉眼している眼の前に見えた。またテレビで聞いた音楽が聞こえたりした。これはその後も断続的に出現していたが、小学二〜三年の頃が最も激しかった。当時は入眠時だけであったし、誰にでもあることと思い、全く気にしていなかったという。一五歳頃から入眠期のみでなく、昼間の覚醒している時でも、過去に聞いたことのある音楽が聞こえてきたり、見たことのある情景が見えてくるようになった。これらの幻覚は受験勉強の妨げとなり、煩わしいものであったが、過去の記憶の再生であり、実在はしないものであると判断していた。これらの幻覚のほかに、物音に過敏となって苛々としたり、急に不安感や虚無感に襲われるなどの情動の不安定さがみられた。一九八〇年一〇月、東大病院精神神経科を受診した。

検査所見　身長一七〇㎝、体重六〇㎏で、身体的所見に特記すべきことなし。視力、聴力とも問題なく、神経学的所見にも異常はない。頭部CTは正常、脳波は別記する。

(1)精神症状

①幻　覚

症例1と同様に分別的記載を行なう。

i　感覚の種類と内容

・行きたかった高校の校門、ポプラの木、校舎、気楽そうに楽しげに話している生徒が鮮明に甦ってくる。

・子供の頃のこと、遊んだことや何処かに行った時のことなど。思い出として残っていることや、こんな事体験したのかなあと思うようなこともある。（以上、視覚性）

・頭の中でコンサートをやっているみたい。聞きかじったことのあるコマーシャルソングや歌謡曲。持続は短いが、うかんでは消え、消えてはうかぶ。知っている所は鮮明に、記憶にない所はボリュームが下がったり、途切れたりする。歌の場合は知らない所は伴奏のみ、知っている箇所は伴奏に歌がついている。

・今朝起きて以来、ある一つの曲が繰り返し繰り返し響いている。既に五〜六時間になる。よく知らないけれど、テレビドラマの主題歌である。（以上、聴覚性）

・既に二時間近く、テレビドラマ『三年B組金八先生』のテーマソングが聞こえている。最後まで行って、また最初に戻って繰り返している。序奏も間奏もある（聞こえるのに合わせて歌ってみるようにと指示——たどたどしいが実際の曲と同じリズム、同じテンポで歌う）。また閉眼するとその曲が流れる時のシーンが見える。荒川土手、武田鉄矢が人に会釈している、横を向く、遠くの鉄橋を電車が走っている。映像はすごく鮮明である。色彩は草は緑色だし、道は茶色っぽい。先生の背広はねずみ色だし……。見える場所は前頭部。（暗黒視野に見えているのではないのか、との質問に対して）違います。だから眼で見ているわけではないんです。　（視・聴覚複合性）

感覚の種類によって区分すると、視覚性、聴覚性、視・聴覚複合性に分けられるが、症例1とは対照的に聴覚性が断然多く、視覚成分は存在する時でも聴覚成分に随伴するという形が多く、視覚成分のみというものは極めて少ない。

内容については、聴覚性の場合は専ら音楽であり、クラシック音楽、ジャズ、歌謡曲、テレビのコマーシャルソングなど多彩であるが人声はみとめられない。視・聴覚複合性はテレビのコマーシャルソングやドラマ主題歌にその折のテレビシーンが随伴して見えることが多く、視覚性は専ら、数年以上も前に実生活で体験した情景である。

ii　知覚属性

・映像はくっきりとしている場合もあれば、ぼんやりとしている時もある。また、一般的には中心部ははっきりとしているが周辺部はぼんやりとしていて、暗く霧がかかっているみたい。　（形態の明瞭度）

・動きはなく、立体的である。大きさは実際のものと比較が出来ない。色彩はモノクロの時もあれば、並木の木の葉が鮮やかな緑色を示したりしてカラーの時もある。東大の安田講堂のモノクロの映像が自然にうかんできて、自分が思い返していくとモノクロだったものが色彩を帯びてくることがある。例えば、レンガが赤茶色を帯びてくるとか。　（動き、立体感、大きさ、色彩の鮮明度）

・（映像のよう、それとも現実のよう、との質問に対して）はっきりとは断定出来ないが、どちらかといえば映像の感じである。

・なんとなく頭の中で響いているような、記憶として甦ってくる感じ。勝手に内部で出て、勝手にキャッチする。普通の音とは違うけれどもリアルである。頭の中にテープレコーダーが入って廻っている感じ。

（以上、知覚の実体性の有無）

・なんとなく側頭部あたりから像が出て、前頭部で感じている。右側にもあるが左側が圧倒的に多いといえる。

・音声は両方の側頭部から出て前頭部の所で一緒になって響くという感じ。以前は左側に偏っていたが、今は左右同じ。

（以上、空間定位）

視覚成分については、形態明瞭度、色彩鮮明度とも一般的には中心部ははっきりとしているが、周辺部はぼやけている。また全体的にぼんやりとしていることも多い。動きはなく、立体感はある。大きさは実際のものとの比較は不可能である。

聴覚成分については、音声の明瞭度、音量の大きさも区々である。

知覚の実体性の有無については、視覚性、聴覚性ともに実体性に乏しい。

空間定位については、幻像ないし幻声とも、そこに幻像が見え、あるいは幻声が聞こえると感じられる投映部位と、そこから幻像や幻声が出てくると実感される発生部位とが別々に定位されている。幻像は側頭部に生じ、前頭部に見えると感じられ、かつ側性に関しては一側性であり、右側にも存在するが圧倒的に左側が優勢である。幻声は両側側頭部で生じたものが合体して、前頭中央部に響くと感じられる。左側にのみ偏在したこともある。

iii　実在判断

・(音楽が聞こえている時、実際に音楽が鳴っていると思うか、との質問に対して)そこまでいったらおしまいですよ。そんなことはありません。

実在性は即座に否定された。

iv　経験性の認知

・過去二〜三年来の記憶を総動員しているみたい。
・子供の頃のこと、遊んだことや何処かに行った時のこと、思い出として残っていることのほかに、こんな事体験したのかなあと思うこともうかぶ。
・今まで見たもの、殊にその日に見たもの。見たといっても無意識にただ視野に入ってきただけというのもある。
・頭の中の音楽は知っている所は鮮明に、知らない所はボリュームが下がったり、途切れたりする。歌の場合は知らない箇所は伴奏のみ。知っている箇所は伴奏に歌も聞こえる。
・心の中に自分を批判するような声が湧いてくることがある。テレビを見ていると、急に「テレビを見ていていいのか。勉強しろ」とか、食事中に急に「この馬鹿野郎、死んでしまえ」とか聞こえてくる。自分自身の声であって、自分が自分に語りかけている。聞えるというよりも湧いてくるという感じ。

幻像については時間的、空間的に同定しうるか、同定されない場合でも過去の体験の再現であるとの確信を伴っている事が殆どであるが、稀には過去の体験であるか否かの判断がつかない事もある。但し、その場合でも過去に体験したことではないとか、空想の産物であるとかの認識はない。幻声については不随意的に自生するものであるにも拘らず、随意的に想起出来ない部分については曖昧になるとか途切れるなどの特徴がある。

唯一、経験性ではないと判断されたものは最後の例で、自己を批判する内容の幻聴が主体の意思とは関わりなく自生したものである。但し、声の性状は自分の声と同質であり、その内容に「自分が自分に語りかけている」と自己所属感が認められた。長い経過中、一度みられたのみの幻聴である。

v　出現から消褪までの様相

・瞬間的にふっとうかんで、ふっと消える。消えた瞬間に別のものに代る。連続写真のようである。あまりにも印象的、瞬間的でいおうとしてもうまく表現出来ない時もあれば、出てしまうと数秒間静止している時もある。
・例えば東大の赤門、銀杏並木、三四郎池など、ほんの数秒ずつパッパッと切り替っていく事もあるし、安田講堂だけが二〜三時間も途切れることなく、うかび続けている時もある。
・激しい音楽、持続は短いがうかんでは消え、消えてはうかぶ。またある曲が聞こえ、最後までいったのちに、また最初に戻ってきて、それが繰り返す。朝から晩まで一日中鳴り響いている日もある。
・音声は強くなったり弱くなったりする。ある特定の所にくると大きくなるとかではなくて毎回毎回違う。

幻像についてはその出現は突発的であり、一般的には瞬時ないし数秒間の持続にて、中断なく次々と幻像が切り替っていく。同様に、幻声も次々と異なった曲が切り替わる場合と同一の曲が繰り返す場合とがある。幻声の場合は殆ど常に響いていると感じられる程に持続的である。消失は、その出現と同様に突発的である。

第四回目の脳波記録時（一九八二・一二・二三）に症例1と同様の方法にて幻覚の出現をモニターした。モニターは連続する六〇分間について行なわれたが、その間患者は一度の中断もなく手元のスイッチを押し続けた。検査終了後の面接で、患者は「検査中、頭の中に音楽が鳴り響き続き、イメージが次々と出てきた」と述べた。音楽は曲名はわからないが、里見浩太郎の歌っているドラマ主題歌で、途中からショパンの幻想即興曲に変った。最後までいくと、すぐまた最初に戻って切れ目なく繰り返したとのこと。一方でイメージはスライド式にパッパッと無数に出てきたので一々は思い出せないが、やはり切れ目がなかったと述べている。

vi　誘発、増悪、および消失条件

- 何かに集中している時以外はいつも聞こえている。例えば、勉強に熱中しているとか、他人と話していたりすると消えている。「我にかえる」というか、自らを意識すると、途端に響き始める。
- 睡眠不足とか、疲労していたり、気分が悪かったり、熱があったり、コーヒーを飲んで神経が高ぶったりすると、音声のボリュームがあがったり、見えるものの鮮明度が増す。
- 眼を閉じると、映像ははっきりしてくる。
- 意識的に別のこと(例えば勉強とか)に注意を集中しようとすると、かえって悪い。勉強にしても、完全に集中すれば聞こえなくなるが、そこに至るまでがひどい。
- ちょっと思い浮かべようとすると、確実に、自然に出てくる。出現の仕方は意識していなくて出てくることと、ちょっと思い浮かべようとして出てくることの二通りがある。

・実際に外部に音があって、その音に集中すると内部の音楽が消える。一〇〇%とはいえないけれども。何かに集中していれば浮かばない。眼とか耳とかの神経を使っていれば浮かばない。
・(テレビ漫画の主題歌が聞えることもあると話していて、急に)あっ、『巨人の星』のテーマソングが聞えてきました。

睡眠不足、疲労、情動不安定、発熱、コーヒー飲用などが一般的増悪条件である。注意集中を要する作業を始めるとか、自己の対象化は幻覚を必発させる精神的条件である。意識的に何かを思い浮かべようとすることも必発条件ではあるが、その際、何が浮かんでくるかは全く予測出来ない。

②幻覚以外の症状

i　視覚的直観像

・自分は英語が得意ですけれど、単語や熟語を覚える際は紙に書きつけたりしません。心の中に黒板を思い描いて、その想像した黒板の上に単語などを書いて、ぐっと神経を集中するんです。そうすると、もう忘れません。喋る時は考えながら喋るんじゃないんです。英語が書きつけられた黒板が心の中に出てくるんで、それをただ読みあげているだけなんです。

患者は英語の学習に限らず、強く記銘する必要がある時は、この「心の中の黒板」を利用すると言う。表象された黒板を利用して記銘された事柄は、黒板を通して想起される。

ii　情動の不安定性

・ちょっとした小さな音でも耳に響いてきて精神的に苦痛となってしまうことがある。他人が雑談していると余計な事ばかり言うなって怒鳴り散らしたくなったり、子供達の歓声が自分の心を無茶苦茶にかき乱してしまう。
・急に不安な気持ちとなったり、虚無感に襲われたりする。厭世的となり、何もかも嫌で叫び出したくもなる。そうなると、もはや自分ではどうしようもなくなる。一方で急に楽しくなってくることもある。

患者の通常の感情状態は、持続的な経験性幻覚に絶えず煩わされていることもあって軽うつ状態であるが、時には易刺激的で些細な物音に対して過敏となったり、また急に厭世・虚無感に襲われたりする。稀ではあるが、多弁で抑制を欠いた状態が一過性に出現した。

(2)脳波所見
初診以来、現在までの二年七カ月間に四回施行したが、四回とも判定は正常範囲内であり、概ね同様の脳波所見がえられた。初診時、未服薬の脳波所見のみを報告する。
第一回目検査（一九八〇・一〇・二二、未服薬）
判定：正常範囲内
安静閉眼時では、基礎律動は一一〜一二c/s、三〇〜五〇μvの不規則なα波で、後頭優位に左右差なく中等量出現する。一六〜一八c/s、二〇μvの速波が中等量混在する。突発性異常波は見られない。

賦活時では、過呼吸、閃光刺激、睡眠とも著変は見られない。

(3)治療薬剤に対する反応性と経過

症例1と同様に抗てんかん薬と抗精神病薬を用いた。その種類と投与量は phenobarbital 75～180 mg, phenytoin 100～225 mg, clonazepam 1.5～12 mg, carbamazepine 400～600 mg, sodium valproate 600 mg, fluphenazine 0.75～4 mg, haloperidol 3～6 mg であり、種々の併用を行なったが、いずれもが無効であり、幻覚は二年三カ月の経過中、殆ど不変であった。

〔二症例の臨床的特徴のまとめ〕

以上詳述した二症例の臨床的特徴を表1にまとめた。二症例はいくつかの基本的特徴において極めて類似しており、それを列記すると以下の如くである。

(1)患者自身によって、過去の体験の再現である(経験性)と認められ、かつ即座にその実在が否定される幻覚が病像の中心をなしている。

(2)感覚の種類と内容、知覚属性、出現～消褪の様相、誘発・増悪・消失条件の点でも二症例の幻覚は類似している。

(3)明らかな器質的脳障害の徴候がみとめられない。

(4)前思春期に発病し、慢性持続性の経過を示している。

しかしながら、より細かく比較するならば、いくつかの相違点がみとめられることも事実で、以下にそれを列記する。

(1)幻覚の感覚の種類は、症例1では視覚性が、症例2では聴覚性が優位を占めている。

表1　2症例の臨床的特徴のまとめ

					症例1	症例2
性別					女性	男性
精神・神経疾患の遺伝負因					なし	なし
発病年齢*					11歳	15歳
初診年齢**					15歳	19歳
臨床症候学的特徴	幻覚	感覚の種類と内容	種類		視覚性＞視・聴覚複合性＞聴覚性	聴覚性＞視・聴覚複合性＞視覚性
			内容		情景，顔，物品，人声，音楽	情景，音楽
		知覚属性	視覚成分	形態明瞭度	細部に至るまで明瞭である	中心部はっきり，周辺部ぼやける
				色彩鮮明度	鮮明～くすんでいる	同左
				立体感	あり（但し，顔にはなし）	あり
				大きさ	普通とかわらない	実際のものとの比較は困難
				動き	情景にはあり	なし
				実体性	あり（但し，顔にはなし）	乏しい
				空間定位	「頭の中」で左側前頭部0.3～1 mの距離	「頭の中」で発生部位と投映部位を別々に定位
			聴覚成分	音声明瞭度	種々の程度	種々の程度
				音量	同上	同上
				実体性	同上	乏しい
				空間定位	漠然と「頭の中」，稀に左側側頭部	「頭の中」で発生部位と投映部位を別々に定位
		実在判断			否定	否定
		経験性の認知			時間的・空間的に殆ど同定	同左
		出現～消褪の様相	出現の仕方		当初ぼんやりと，次第に鮮明に	突発的
			一つの幻像(声)の持続時間		数秒～十数秒，時に数分～十数分	同左，稀に数時間～終日
			他の幻像(声)への変化		中断なしか，数秒の中断をおいて突然に	中断なく突然に変化する
			消褪の仕方		突然か，気がつくと消えている	突然に
		誘発・増悪・消失条件	誘発条件		注意集中作業，自己の対象化など	同左
			増悪条件		発熱，疲労，睡眠不足など	同左
			消失条件		特になし	特になし
	幻覚以外の症状				白昼夢 不随意的な自己の対象化・自我分離体験・自己像幻視 過去の情動の再生	視覚的直観像 情動の不安定性
検査所見	一般身体的・神経学的所見				特記すべきことなし	チック
	脳波				病状の悪化に一致した δtrain	正常
	頭部CT				正常	正常
治療薬剤の効果	抗精神病薬				無効	無効
	抗てんかん薬				phenobarbital がやや有効	無効
経過					やや軽快	不変

＊幻覚の発現した年齢を発病年齢としている。
＊＊他の病院への初診も含まれる。

(2)幻覚の内容は、症例2では情景、音楽のみであるが、症例1ではそのほかに、顔、物品、人声があり、多様である。
(3)幻覚の実体性の程度は、症例1で強く、症例2で弱い。
(4)幻覚以外の症状が異なっている。但し、それらは白昼夢、二重身体験（症例1）、視覚的直観像（症例2）と症候学的に関連している。
(5)脳波では、症例1に病状の増悪に一致した徐波の出現をみたが、症例2では正常であった。
(6)症例1はphenobarbitalにやや反応し、軽快したが、症例2は薬物治療に無反応で不変であった。

3　考察

(1)　本症例の症候学的独立性について

最初に本症例の幻覚について内容と形式の両面にわたる精神病理学的考察を行ない、次いでその出現様式を検討する。更に幻覚以外の症状について、本幻覚との関連性に着目して精神病理学的考察を行なう。

①本幻覚の精神病理学的考察

既に症例の項において詳述したように、本幻覚の内容はその大半が過去の体験の再現であるとの主体の認知を伴っており、序で述べた如くこれまで種々の名称で呼ばれてきた過去の体験の幻覚性記憶想起に相当している。ここでは従来最も精力的にこの現象を研究したPenfield[44~48]に立ち戻り、その経験性幻覚の定義に準拠して本症例の幻覚の内容面の検討を行なう。

Penfield は当初、この現象を精神性幻覚 psychical hallucination と呼んでいたが[46]、一九六三年の最終報告[48]では経験性幻覚 experiential hallucination という用語を明確に用い、その序説の中で概ね次のように定義している。

「実際に過去に見たり、聞いたり、経験したりしたことのある幻覚である」

「時には非常に精巧であり、時には断片的なものである。それは情景や音声を含んでいるし、ある一時期の随伴する感情を含んでいることもあり、患者は通常それが自分の過去からやってきたものであることを自然に認める」

「患者はそれらを時間的、空間的に位置づけることが出来たり、出来なかったりする」

「しかし殆どの症例では、それが自分の以前の経験から来たものであることを患者は確信している」

これらの記載に従うならば、経験性幻覚の定義には次の二つの要件が必要不可欠であると考えられる。その第一は、複雑ないしは形の整った幻覚 complex or formed hallucination であることで、幻視としては情景、人物の姿や顔、動物、物品が、幻聴としては音楽や人声がこれまでの報告には見られる。その第二は、その幻覚に対して過去の体験の再現であるとの主体の認知 subject's recognition as recollection of past experiences が随伴することであり、これには時間的、空間的に同定が可能な場合のほかに、同定は出来なくても過去の体験の再現であるとの強い確信を伴うものも含められる。要件一は説明を要しないと思うが、要件二については、例をひきながら今少し説明したいと思う。例えば、精神分裂病の幻聴や譫妄時の幻視は人声や小動物の姿など複雑で明瞭な具象性を持っており、その内容は知人の声であったり、蛇とか蟻とか既に見たことのあるものであったりして部分的には過去の経験に負ってはいるものの、全体として、そのままに過去の体験と同一であるとはいえない。従って経験性幻覚ではない。器質性脳疾患に見られた複雑ないし形の整った幻覚として、これまで数多く報告されてきたものも大半はこうした例であり[1、6、7、23、24、36、37、50、53〜55、61、62]、また側頭葉てんかん発作の一部症状として幻覚が見られる場合でも、それは必ずしも経験性幻覚であるとは限らず、例えばJackson[29]の夢幻状態に見られた幻覚として、これまで種々の文献に引用された「非常に活発に調理している黒人の女性」という幻視も過去の体験の中に同定されず、経験性幻覚とは呼べない。こうした基準に従ってこれまでの報告をみると、経験性幻覚の臨床報告は意外に少なく、Penfield[48]の報告例の中にも要件二を満たさないために経験性幻覚と呼べないものが約四分の一混在している。

同様の基準に従って今回報告した二例の症状を検討すると、陳述された幻覚の殆どがこれら二つの要件を満たしており、筆者が本症例を経験性幻覚症と命名して述べる一つの要因でもある。例えば情景の場合、症例2の「こうした事もあったのかなあ」という稀な陳述を除けば、殆どが時間的、空間的に同定されている。症例1の物品の場合、日常生活で頻繁に眼にしているものは別として、一回限りのものは、例えば「昼食に食べた肉とごぼう」、「昨日食べたサンドイッチの中味」など時間的、空間的な同定が可能である。音楽の場合は情景などと違って、その体験が一回限りということは少なく、一般的にも時間的、空間的な同定は困難であるが、それでも「先程聞いたコマーシャルソング」などと同定をうけることもある。明らかに例外と思われたものは、症例1では「自分の薬指の爪がはがれていて血が滲んでいる」、「級友が、以前見たことはあるが、その人とは全く関係のないピンク色の剃刀を持って立っている」幻視であり、共に二つ以上の体験の合成であると考えられた。症例2では、自問自答が声となって、「この馬鹿野郎、死んでしまえ」との自分の声が聞こえるとの訴えがあるが、症例1の例外とも違い、思考が音声化したものと考えられた。これらは後述するように、脳の電気

表2　知覚と表象の現象学的差異（Jaspers[33] による）

	知　　覚	表　　象
1	知覚は実物的である（客体性がある）。	表象は画像的である（主体性がある）。
2	知覚は外部の客観的空間に現れる。	表象は内部の主観的な表象空間に現れる。
3	知覚ははっきりした輪郭があり，完全無欠で，細かい所まではっきりしている。	表象は輪郭がはっきりせず，完結しておらず，細かい所まではっきりしているのは部分的でしかない。
4	知覚では感覚要素は感覚的に生き生きしていて，たとえば色彩は輝いている。	表象では時として少数の要素はこういう知覚の要素に合っているが，多くの要素については表象は合っておらず，何でも皆灰色一色にしか視覚的に表象できない人もある。
5	知覚は恒常で変らずにいつまでも同じものとして固定されやすい。	表象はくずれてしまい，しじゅう次から次へと作り出されなければならない。
6	知覚は意志に左右されず，勝手に生ぜしめたり変えたりはできず，受動的な感じを受ける。	表象は意志に左右され，勝手に起こさせたり変えたりでき，能動的な感じで生ぜしめられる。

刺激実験において、Mahl[40]、Horowitz[22]が過去の体験の直接的再現以外の幻覚と指摘し、Gloors[13]が夢様幻覚dream-like hallucination と呼んだものに相当している。繰り返して述べるが、こうした例外を除いた場合、本症例に見られた幻覚は殆どが先に述べた経験性幻覚の基準を満たしている。

次に形式面での精神病理学的考察を行なうにあたって、私は議論の出発点をJaspersが真正幻覚と偽幻覚の区分に際して準拠した知覚と表象の現象学的差異に求めたいと思う。Jaspers[33]によれば、知覚と表象は表2の六つの特徴で分かたれる。これら六つの特徴の内、1と2の性質は絶対的に反対の性質で、この特徴によって知覚と表象はきっぱりと区別され、互いに移行し合うことはない（知覚：実体的で外部客観空間に定位、表象：画像的で内部主観空間に定位）が、その他の点では互いに移行し合うとされている。Jaspersのこの区分がKandinsky[34]の偽幻覚の報告に始まることは周知のことであるが、彼によれば偽幻覚は表象の異常であり、画像的で内部主観空間に現れるがその他の点では種々の程度に知覚の性質をおびたものである。一方、真正幻覚は実体的で外部客観空間に現れるものであり、両者は画然と区別されるものであるとされた。

しかしながらJaspersのこうした所論に対しては、その発表当時より幾多の異議が投げかけられてきた。その内、Goldstein[14,15]とJaspersの論争は最も有名なものである。Goldsteinは、幻覚には外界に客観的な対象がないという標識を出発点として、Jaspersの述べる真正幻覚も偽幻覚もともに表象の異常であり、実体性と画像性は明瞭に区別出来る対立ではなく、段階的差異であること、および幻覚の実在性に対する判断の当否こそが、真正幻覚（幻覚の実在性に対する誤った判断、つまり幻覚が真の知覚と判断される）と偽幻覚（正しい判断、つまり幻覚をあくまで幻覚として主体が認知している）を区別する基準であることを主張した。その後の研究においても、Jaspersの所論には批判が相次ぐ一方、Goldsteinの二つの主張の内、前者はHirt[21]、Rülf[51]らにより、後者はSedman[56,57]、Hare[17]らによって支持された。以上のように、真正幻覚あるいは偽幻覚の精神病理学的概念はJaspers以来、修正が加えられてきているが、精神病理学的概念の妥当性はともかく、Jaspersの示した知覚と表象の現象学的差異に関する六つの基準は今なお、幻覚の記述的精神病理学においては準拠すべき有用な指針であり、一方Goldsteinの主張した幻覚の実在性に対する判断の当否もまた、臨床的に重要な基準である。

私は本症例の幻覚の記載にあたって、いくつかの側面ごとに患者の表現を引用し、各々に要約を付してきたが、改めてJaspersの述べた知覚と表象の現象学的差異に関する六つの特徴と、Goldsteinの主張した幻覚の実在判断の当否という基準に沿って、本症例の幻覚の形式面での精神病理学的検討を行ないたい。表3に示すように、症例1、症例2とも、その幻覚は3〜6の特徴については概ね知覚の性質をおびており、主として考察

表3　2症例の幻覚の精神病理学的検討

		症例1	症例2
知覚と表象の現象学的差異に関するヤスパースの基準	1	感覚の種類や内容によって異なっており，視覚性—情景，視覚性—物品は概ね実体的であるが，時折画像的ともなり，またその区別が判別しがたいこともある。視覚性—顔，聴覚性—音声は常に画像的である。	幻像，幻声ともに画像的である。
	2	幻像は「頭の中」に現れ，かつ眼に見えるものではないが，「左側ないし右側の前側頭部」と部位が限定され，かつ「30 cm～1 m離れた所」と距離感がある。幻声は漠然と「頭の中に響く」とされるが，時折は左側前側頭部と部位が限定される。	幻像，幻声ともに「頭の中」と定位されるが，更に各々発生部位と投射部位とが区別され，部位が限定される。幻像は左側の側頭部で発生し，前頭部に投射されることが多く，幻声は両側側頭部で発生し，合体して前頭中央部に投射される。
	3	形態は細部に至るまで極めて明瞭である。時として，また軽快時には不明瞭となる。	幻像は中心部は形態明瞭であるが周辺部はぼんやりとしている。幻声の明瞭度は区々である。
	4	色彩は概ね鮮明であるが時としてはくすんでいる。情景や物品は常に立体的であるが，顔は平面的である。テレビのシーンに限って動きがみられるが，一般的には動きはない。	幻像の色彩は中心部が鮮明で，周辺部はくすんでいる。立体感がある。幻声は，例えば音楽ではリズムやテンポは実際のものと変りはない。
	5	幻像，幻声とも短時間にて他のものに切り替わることもあるが，一つの幻像や幻声としては，その持続時間内では変化することなく固定している。	幻像，幻声とも長時間変化することなく持続することが多い。
	6	自生し，かつ主体の意志にて変化させることは出来ない。	自生し，かつ主体の意志にて変化させることは出来ない。
実在判断		否定	否定

の対象になるのは1と2の特徴に関してである。特徴の1に関しては、症例1ではその内容によって異なっており、人の顔や音声は画像的であるのに対し、情景や物品は時に実体的であり、時に画像的であり、その境界は極めて判別しがたいものである。症例2ではすべて画像的である。特徴の2に関しては、症例1では幻像は現実空間と重複することのない空間に現れ、しかも実際の眼に見えているわけではない。この点で、幻像の存在する場が知覚（外部客観）空間でないことは明らかであるが、一方において「左側ないし右側の前側頭部」と部位が限定され、しかも「三〇㎝〜一ｍの距離」と距離感があることは、表象（内部主観）空間であるとの断定もまた躊躇させるものである。すなわち、その空間定位については単純に知覚空間か、表象空間かの一方に定位することは出来ず、その中間的な空間を想定せざるをえない。症例1の幻声に関しても、大半は「頭の中に響く」と表象空間への定位といいうるが、一部には「左前側頭部」にと部位の限定があり、これも中間的な空間の存在を示唆している。症例2では幻像、幻声ともに発生部位と投映部位が別々に、かつ各々に部位の限定をもって定位されており、この問題は一層複雑な様相を呈している。最後に幻覚の実在性に対する判断の当否に触れるならば、二例ともすべての幻覚に対してその実在性を否定している。

ここで改めて従来過去の体験の幻覚性記憶想起であると考えられた現象に対する各著者の精神病理学的考察を検討し、本症例との比較を行ないたいと思う。てんかん発作の臨床報告ではそれが極めて短時間の体験であるだけにその考察は乏しく、その考察はもっぱら後述する脳の電気刺激実験に負っているが、それでもなお不十分である。Penfield(48)は鮮明さ vividness、細部に至るまでの豊かさ wealth of detail、現前感 sense of immediacy を指摘しているが、その空間定位については触れていない。Horowitz(22)は電気刺激で生じた幻覚を、Jaspers の基準に従って外部空間に定位しているか、あるいは内部空間か、および明瞭な現実感があるか否かによって、〈幻覚〉と〈鮮明な視覚的思考表象（偽幻覚）〉とに分けており、知覚性格の強いものと表象性格の強いものとの両者が誘発されることを示している。実在性の判断については、[4, 9, 13, 16, 22, 40, 41, 43, 48, 58]すべての著者は共通して、患者がその強い現実感や現前感にも拘らず、その実在性を否定すると述べている。これらの記載は本症例の幻覚との詳細な対比には不十分であるが、報告された範囲内での比較では概ね一致しているといえる。

② 本幻覚の出現様式について

以上のように本症例の幻覚の精神病理学的考察において、それは内容的にも形式的にも Penfield の述べた経験性幻覚に一致している。従って以下の記載において、筆者は本症例の幻覚を経験性幻覚と呼んで議論を進める。

本症例の症候学的独立性に関する考察においては、次の問題として経験性幻覚の出現様式が考察の対象となる。序で述べたように、過去の体験の幻覚性記憶想起がてんかん発作症状として見られる際には、それが側頭葉性であれ、頭頂—後頭葉性であれ、(1)他の発作症状の随伴、(2)発作性で短時間の持続、(3)恒常的再現性、をその出現様式の特徴としている。本症例にみられた経験性幻覚の出現様式をてんかん発作のそれとの対比において眺めれば、表4のように要約することが出来る。すなわち、(1)症例1において白昼夢、不随意的な自己の対象化・自我の分離感・二重身体験が、症例2において視覚的直観像、情動の不安定性が幻覚以外の症状としてみられたが、それらは後述するように経験性幻覚との症候学的関連性は示唆しているものの、その出現に関しては経験性幻覚に随伴したものではない。また症例1では過去のある時の情動の再生が経験性幻覚に随伴してみられたことがあるが、従来の報告をみても情動の再生は経験性幻覚の一部分症状と見なされるべきものであって、異質な症状の随伴とは考えられない。言い換えれば、本症例の経験性幻覚はあくまでも単独にて出現

表4　本症例とてんかん発作における経験性幻覚の出現様式の相違

	本　症　例	てんかん発作
1．他の症状の随伴の有無	他の精神症状や身体症状を随伴することなく，単独で出現する	他のてんかん発作症状を随伴する
2．持続時間	1回の持続時間は数秒～十数秒が多いが，時に十数分から数時間，稀には終日に及ぶほどで中断なく持続的に出現する	瞬時ないし数秒程度である
3．内　容	多彩で一定していない	常に一定している

しており、(2)一つの幻像ないし幻声は、瞬時、数秒、あるいは十数秒の持続で出現するものが多いが、中には十数分ないし数時間の持続で出現することもあり、更に多数の幻像ないし幻声の連続でみるならば、数時間、稀には終日中断なく持続することも多く、持続的で長時間にわたって出現し、(3)患者の表現を借りるならば、「物心ついた頃から、ほんの数分前までの過去のすべて」であり、「次に何が浮かぶかは全く予測出来ない」ほど、多彩で一定していない。このようにその出現様式からみると、本症例の経験性幻覚はてんかん発作症状として出現したそれとは明らかに異なっている。

③　幻覚以外の症状の精神病理学的検討

幻覚以外の症状として、症例1では白昼夢、不随意的な自己の対象化・自我の分離感・二重身体験、過去の情動の再生が、症例2では視覚的直観像、情動の不安定性が見られた。この内、過去の情動の再生は経験性幻覚に伴って生起することが多く、同様の機序が想定され、また情動の不安定性は情動障害として容易に理解されると思われるので、ここでは視覚的直観像、白昼夢、不随意的な自己の対象化・自我の分離感・二重身体験として述べた現象について考察する。

直観像 eidetic imagery とは、北村[38]によれば過去に経験した視覚的印象があたかも知覚の場合と同様に、鮮明、明細に再生され、しかも外界に投映され、定位されている像であり、しかもこれを経験する本人はそれが自分によって思い浮かべられたもので、実際には存在しないことを知っているものである、とされている。この定義だけからすると、それは過去の体験の幻覚性記憶想起と同義であり、本症例の経験性幻覚も、外界への投映と定位という点を別にすれば、この直観像に含まれる。しかしながら主として心理学の領域で提唱されたこの概念の歴史をふり返るならば、それは本症例の経験性幻覚とはやや異なっている。極めて鮮明な視覚的心像を思い浮かべられる人が存在することは既にアリストテレスの時代から知られていたといわれるが、この現象を最初に科学的に観察し、主観的視覚直観像という名称を与えたのはUrbentschitschである。次いで心理学者のJaensch, E. R.[32]が刺激図版を用いた検査で、視覚的直観像を有する能力のある人(直観像素質者Eidetiker)が児童に多いことを報告し、発達の初期においては知覚と心像とは未分化であって、それが児童期で直観像素質者の多いことの理由と考えた。児童における直観像素質者の比率は各研究者によって大幅な差異があり、一〇%未満のものから九〇%までと幅があるが、それは各研究者の基準の取り方によるものと思われる。Jaenschによれば直観像には二種類あり、残像に似た性質を持ち、意思に関係なく出現し、有意的に変容させることの出来ないT型(類テタニー型)と、心像に近く、有意的に出現し、任意に変容させることも出来るB型(類バセドー型)がある。極めて秀れた記憶術家mnemonistは、記憶すべき材料として与えられた数字系列や無意味な綴字を視覚的心像に置き換え、それを熟知している場所の心像(基礎表象)の中に配置して記銘し、想起する際にはその複合された心像を順次思い浮かべていく方法(場所法)をとるといわれるが、これらの記憶術家は直観像素質者であると考えられる。現在では、直観像は鮮明性と明細性を備えた、一つの心像ないし表象像と考えられるに至っているが、上述したように、それが心理学分野で検査を通して研究されてきた影響もあり、再生される内容は意思的な努力によって記銘されたもので、かつ短時間の間隔にて再生されるという特徴を持っている。先に述べた本症例の経験性幻覚では、想起される内容は患者にとって、ただ眼に入った、耳に聞えたというもので全く意思的努力の関与しないものであり、また数時間前、あるいは数日前という短い間隔で再生されるもののほか、数年前、あるいは十数年前という長い間隔をおいて再生されるものがあるなどの点で、直観像とは異なっていると考えられるが、敢えて直観像の範疇にて理解するならば、Jaensch の分類によるT型直観像といえるかもしれない。さて改めて本項目での主題に戻って、筆者が経験性幻覚ではなく、視覚的直観像であると判断した現象（症例2）の検討に移る。患者は英語の成績が他科目に比して群を抜いて優秀であるが、それは特別の記憶法があるからだと述べている。単語や熟語、あるいは成句を覚える際、患者は心の中に黒板を思い描き、そこに記憶しようとする事柄を想像によって書きつけるという。白墨で英語の書きつけられた黒板は極めて明瞭なもので、経験性幻覚と同様にありありとして現実感がある。この黒板に注意を集中し、数秒間凝視すると、もはやしばらくは決して忘れることがない。想起する際にはこの黒板を想い起こそうとすると、それが頭の中に現実感をもって現れるので、そこに書かれた内容をただ読み取ればよいだけであるという。比較的長い文章でも同様で、患者はしばしば面接場面で英語の朗読を行なったが、それもただ心の中の黒板の文字を読みあげているだけだという。暗記を要する他の科目、例えば社会科でもそうすれば良く覚えられるのではないかとの質問に対しては、英語に比しては興味が湧かないのでうまくいかないと答えている。以上のように、記銘しようとする事柄の表象も、またその想起にも視覚的直観像という現象が作用していることは明らかである。

次に症例1でみられた白昼夢について検討したい。白昼夢とはその名の如く、覚醒した状態において夢を見ているような現象を指しているが、精神病理学的には空想的表象像であり、通常は視覚性で動きがあり、その内容には物語風の展開がみられる。主体はその中に没入し、時には登場人物の一人として現われ、白昼夢に陥っている自分を客観視することはない[35]。症例1では聴覚性の要素もあり、登場人物と会話をかわすほどにそれに没入しているにも拘らず、同時にそれが自分の想像であると気付いているという二重意識のある点など、やや通常の白昼夢とは異なっているが、上記の特徴を満たしており、白昼夢と呼んで差しつかえはないと思われる。

以上述べた視覚的直観像（症例2）も白昼夢（症例1）もともに表象の特殊型であり、表象機能の亢進という点で経験性幻覚との症候学的関連性を示唆している。内容は異にするものの表象機能の亢進と考えられる現象が、二症例とも経験性幻覚と併存したことは、二症例の類似性を経験性幻覚以外の症状の面からも支持している。

最後に、不随意的な自己の対象化・自我の分離感・二重身体験と述べた現象について検討したい。二重身Doppelgängerとは元来は民間伝承の中で使われていた言葉で、「ある人と瓜二つの酷似した人」の意味で使われていたが、精神医学では従来自己像幻視と同義語的に使われてきた[11]。自己像幻視とはJaspers[33]の定義によれば、「自分の身体を外界に第二の身体として認める現象」であり、その体験様式としてはその用語通りに幻視として出現する場合にとどまらず、広く偽幻覚、実体的意識性、妄想として出現するものをも包含している。しかしながら、自己像幻視という用語の中に幻視以外の体験様式を包含するこの定義では、概念上あるいは用語上の混乱を生じ易く、高柳[60]の述べるように二重身体験Doppelgänger-Erlebnisを上位概念として、その下に自己像幻視と「見えない二重身」unsichtbarer Doppelgängerを区分する分類の方がより適切であると考えられる。自己の姿を実体的意識性として外界に感知した症例1の体験は、高柳の分類では「見えない二重身」であるが、自己像幻視や二重身妄想という用語にならって一層詳細に述べるならば、自己像実体的意識性ないし二重身実体的意識性とでも呼ぶべき現象である。ここでは広く二重身体験と呼んで議論をすすめていくこととする。症例1の二重身体験は上述のように自己像（二重身）実体的意識性とでも呼ぶべき現象である事に加えて、不随意的な自己の対象化、更に自我の分離感をへて段階的に発現してきた事、また実体的意識性として外界に感知された自己によって自分が見つめられているという被注察感のあった事、更にその見つめられている自分は同時に自分の身体を離れ、自分の行動を観察しているという二重の分離体験（二重身―精神的自我―身体的自我）があった事が特徴としてあげられる。不随意的な自己の対象化、自我の分離感、二重身体験は一種の離人体験になぞらえる事も可能であるが、二重身体験と離人体験の密接な関係は藤縄[11]が自己像幻視と二重身に関する総説の中で指摘している。さてこのような二重身体験は種々の疾患でみられ、藤縄は先の総説の中で、疲労時、夢、LSD酩酊時や種々の薬物中毒、てんかん、脳腫瘍、精神分裂病をあげている。この内、てんかんの場合はいずれも側頭葉てんかんの経験性幻覚の中でみられたものである。症例1のそれは経験性幻覚とは別に独立してみられたものであるが、ともに経験性幻覚と二重身体験の関連性を示唆して興味ある所である。脳腫瘍の場合は、大橋[42]は頭頂―後頭葉ないし側頭葉の皮質性病巣により、多くは発作性に現れるものと、脳幹部病巣によるもので脳脚幻覚症ないしその近縁のものにみられるものとに区分している。またHécaen[19]らも同様に、頭頂―後頭葉領域に限局したてんかんと限局性病巣によるものと、脳底部位を主として侵す中毒・感染状態によるものとに区分しているが、これらの指摘は次項で述べる経験性幻覚の障害部位に関連しており、やはり経験性幻覚と二重身体験の関連性を示唆している。以上のように二重身体験は、精神病理学的には経験性幻覚と直接的に関連しているとはいえないが、両症状の併存や障害部位の共通点という点では同様の病態機序を有することが示唆される。

以上のように、筆者は本症例の症状を幻覚と幻覚以外の症状に二分し、幻覚が内容的にも形式的にもPenfieldの述べた経験性幻覚と同一であること、しかしながらその出現様式はてんかん発作のそれとは明らかに異なることを指摘し、また幻覚以外の症状としてみられた白昼夢、二重身体験（症例1）、視覚的直観像（症例2）がいずれも経験性幻覚と症候学的ないし臨床的関連性のあることを指摘した。こうした症状群は従来の報告に見あたらず、筆者は本症例の症候学的独立性を主張するものである。

(2)　想定される障害部位と病態生理について

本症例の検査所見には、その障害部位や病態生理について積極的な示唆を与えているものは少ない。脳波では症例1に状態像に平行して推移したδ trainがみられ、それは頭部前半あるいは後半にと広汎性であり、その側性も時に左側、時に右側へと変化したことから、脳の中心部に何らかの障害を推定しうる根拠を与えているが、二例とも神経学的所見、頭部CTには異常がなく、少なくとも粗大な器質的脳病変の存在は否定される。

従って本症例の障害部位や病態生理の推定に際して鍵となるものはその臨床症候学的特徴である。本症例と同様の幻覚性記憶想起が側頭葉性と頭頂—後頭葉性のてんかん発作でみられることは既に序で述べたが、ここでは幻覚性記憶想起を生じた脳の電気刺激実験について、主として刺激部位と発生機序、および誘発される幻覚の性質に焦点を絞ってこれまでの研究を概説し、本症例の考察の資料としたい。

Penfieldの体系的な脳の電気刺激実験以前に、既にFoerster[10]は視覚連合野（Brodmanの一九野）の電気刺激によって複雑な幻視が生じることを報告していたが、脳の電気刺激によって過去の複雑な体験の幻覚性記憶想起が生じることを最初に報告したのはPenfieldである。彼は側頭葉てんかんの外科的治療の予備段階として病巣部位の確認と切除範囲の決定のために広汎に露出された側頭葉皮質の表面を電気刺激したところ、Jacksonが夢幻状態と呼んだ現象が起こるのを発見した。[44] 彼はこうした症例を蓄積し、側頭葉発作と記憶のメカニズムに関するいくつかの報告[45〜47]をなした後、一九六三年にその最終報告[48]をしている。それによれば、てんかん発作の根治を目的とした手術の予備段階として局所麻酔下で脳の電気刺激を受けた患者は一、一三二名で、その内五二〇名が側頭葉の電気刺激を受けた。その内四〇名（七・七％）の患者に通電時に過去の体験の幻覚性記憶想起（経験性反応 experiential response）が生じた。得られた経験性反応の一部はその患者のてんかん発作症状（発作性経験性幻覚 ictal experiential hallucination）と全く同一であった。経験性反応は側頭葉以外の脳部位の刺激では一例も生じなかった。また経験性幻覚とともに夢幻状態の一部を構成する解釈性錯覚 interpretive illusion（既視感 déjà vu など現在の体験に対する解釈の錯覚）は同様に側頭葉皮質の、また自動症 automatismは扁桃核の刺激で生じた。経験性反応はその感覚の種類によって、聴覚性、視覚性、視・聴覚複合性、およびその他不定のものに区分されたが、聴覚性のものは人声、音楽、意味のある音で三分の二が過去の体験の再現であるとの患者の認知（経験性）を伴い、その誘発部位は上側頭回の外側面と上面に限局されていた。側性についてはは右半球にやや多くみられた。視覚性のものは人物、風景、物品で三分の一が経験性であった。その誘発部位は聴覚性と異なり、明らかな左右差がみられ、右半球では側頭葉外側面の広汎な部位に散在してみられたが、左半球では少数であり、言語領を回避していた。視・聴覚複合性はその大部分が、人物が見え、かつその人物の話しているのが聞こえるという内容であり、大半が経験性であった。左右ほぼ同じ頻度で、聴覚性と同様に上側頭回の外側面と上面に限局されていた。Penfield はこれら経験性反応の誘発される領域を解釈領 interpretive area と呼んだが、左半球では言語領の存在のために狭小化し、それが右半球にくらべて左半球から得られる経験性反応が少ないことの原因であると考えた。彼は当初、この領域を記憶領 memory area と呼び、記憶痕跡 engram が蓄えられていると考えたが[45]、言語領の刺激ではただ失語症が起こるのみであること、すなわち刺激を受けた部位では正常の活動の抑制が起こるのみであることから、側頭葉皮質の刺激は当該部位ではなく、遠く離れた灰白質（海馬を想定している）の興奮を起こして、経シナプス的に蓄えられている記憶痕跡の意識化をもたらすものであると考え、最終報告では上記のように解釈領と訂正している。

しかしながら、上述のように多数例での実験に基づく厖大な研究であるにも拘らず、Penfield 以後いくつかの研究グループによって行なわれた脳の電気刺激実験の結果は、いくつかの点で Penfield の結論に対して修正を迫っている。それらの内、主なものは第一に経験性反応（研究者によってその名称は種々であるが、ここでは Penfield に従って電気刺激によって生じた幻覚性記憶想起をこう呼んでおく）は側頭葉皮質から誘発されるだけで、他の部位の刺激では決して生じないのか、第二に刺激によって得られた複雑な幻覚はすべて過去の体験に関する記憶痕跡の直接的再現といえるのか、の二点である。

第一の点については、Penfield の最終報告に先立って既に一九六一年に、Baldwin[4]、Sem-Jacobsen[58]によって側頭葉内側部、多分海馬に隣接した領域の深部電極による刺激で経験性反応が生じることが報告されたが、近年 Halgren らＵＣＬＡグループ、Gloors ら Montreol 神経学研究所グループにより、定位的脳手術を用いた扁桃核、海馬、海馬傍回への植え込み電極による厳密な方法によって、大脳辺縁系の諸構造の刺激からも経験性反応が生じることが再確認された。Halgrenら[16]によれば、辺縁系の刺激で経験性反応（彼は記憶様幻覚と呼んでいる）が三七名の患者の内、六名で二一個の刺激電極で三五回生じた。誘発部位については経験性反応に限局しての報告はなく、広く精神現象全般について述べているが、それによれば扁桃核、鉤、海馬、海馬回の刺激で生じ、後二者では各々の前部で誘発される傾向が大きい。また誘発された精神現象全体の八九％が当該部位ないし隣接部位の誘発電位や後発射を伴っており、そのことから彼らは specific complex image と結合した神経回路の活性化とともに海馬の不活性化ないし抑制が精神現象の誘発に必要であると主張している。電気刺激による精神現象と類似した夢体験やＬＳＤ体験時にも海馬の脳波が平坦化し、抑制が起こることもその傍証としてあげている。Gloors らは同様に扁桃核、海馬、海馬傍回の刺激によって複雑な幻視（経験性反応であることが確認された）が生じたことを述べているが、その誘発部位の分布は扁桃核が最も多く（八／一五）、次いで海馬（五／一五）、海馬傍回（二／一五）の順となっている。また扁桃核では誘発された経験性反応の内、半数（四／八）が後発射を伴っていない。彼らは側頭葉皮質の刺激も行なっているが、そこからは一度も経験性反応が生じず（但し刺激の部位は両側の中側頭回の各三点のみである）、一方自然発射ないし後発射に伴って生じた複雑な幻視の内、側頭葉皮質のみの発射はみられなかった（発射がみられた場合は必ず辺縁系構造での発射を伴っていた）ことから、経験性反応は側頭葉皮質よりは辺縁系構造に一層関係すると結論している。これら Penfield、およびそれ以後の電気刺激実験を通覧すると、経験性反応は側頭葉皮質（外側面、上面）に加えて、扁桃核、海馬、海馬傍回など辺縁系構造の刺激でも生じること、その際いずれの場合でも辺縁系の活性化（Gloors によれば、Halgren の述べる海馬の抑制は必ずしも必要ではない）がその発現に関与していることが推察される。

第二の疑問については、Penfield の最終報告でも得られた経験性反応の内、約四分の一が過去の体験の再現であるとの主体の認知を伴っていないことからも当然である。Penfield はこの問題に対する十分な考察なくして、得られた幻覚が過去の体験の記憶想起であるといい切っているが、この事に対して最初に異議を唱えたのは

Mahl[40]である。彼は難治性の精神運動発作の一例で側頭葉深部の電気刺激が複雑な幻聴を生じるのを観察したが、その内容が刺激直前の精神状態に関係していたこと、および過去の記憶の直接的再現ではなく、置換、変容、圧縮など夢に似た構造を持っていたことから、電気刺激が記憶痕跡を直接的に活性化するという Penfield の仮説を否定し、精神分析的考え方を援用し、電気刺激は一次過程的作用様式 primary-process modes of functioning を一層可能にする、ある一定の意識状態を惹起するものであるとした。次いで Horowitz[22] が Mahl の根拠に加えて、同一部位の繰り返し刺激が短時間の間隔ならば同一の幻覚を生じるが、時間間隔が長びくと別の幻覚を生じること、および刺激を持続している内に単純な幻覚が次第に複雑な幻覚に変わる例のあることをあげて Mahl の仮説を支持した。Ferguson[9] も幻臭に関する実験者の質問が次の刺激で生じた経験性反応の内容に影響を及ぼした例をあげている。以上のように、電気刺激が記憶痕跡を直接的に活性化するという Penfield の仮説に対して否定的な報告もいくつか見られるが、一方それを支持する報告も数多い[4,13,16,58]。種々の文献を通じてこの問題に関する結論としては、Penfield および Mahl に始まる二つの仮説はいずれが正しいとするものではなく、各々が根拠としてあげた複雑な幻覚が互いに異なるものであり、従って電気刺激によって二種類の複雑な幻覚が生じると考えることが妥当なようである。実際、Halgren[16] らは電気刺激によって生じる複雑な幻覚を記憶様幻覚と夢様幻覚の二種類に区分している。

さて改めてここで本症例にみられた経験性幻覚の特徴をあげて、序で述べた臨床例や上記の脳の電気刺激実験の結果と対比し、障害部位や病態生理について考察したい。

障害部位について示唆を与えているものの第一は経験性幻覚の感覚領域の問題である。症例1において視覚性が、症例2において聴覚性が優勢ではあるが、各々に聴覚性、あるいは視覚性の幻覚もあり、しかもともに視・聴覚複合性の幻覚がかなりの部分を占めている。この事は臨床例や電気刺激実験との比較の上では、障害部位が側頭葉皮質あるいは扁桃核・海馬・海馬傍回などの辺縁系諸構造にあることを示している。僅かではあるが経験性幻覚に含まれない幻覚も存在したが、それらもまた辺縁系諸構造の刺激で生じることは前述した通りであり、上記の部位に障害部位を求めることに矛盾しない。第二には脳波では側頭部に限局した脳波異常がみられなかったこと、および症例1では病勢に平行して推移したδ train が広汎性であったことなどは、第一の考察より推定された障害部位の内、側頭葉皮質よりも辺縁系諸構造の方が一層可能性が高いことを示唆している。

病態生理の考察にあたって最も注目されるものは本症例の経験性幻覚の持続性と多様性である。二例ともに、既に数年来にわたって連日、それこそ朝眼がさめて夜寝るまでの間、断続的ではあるが大半の時間、経験性幻覚に襲われ、しかもその内容については、筆者は症例記載の節で出来るだけ多くの幻覚を述べるよう努めたが、それでも患者の報告したものの極く一部にすぎず、患者もまたあまりにも多すぎて一々報告出来ないと述べる有様で、極めて多様性に富んだものである。この事は障害部位に持続的な興奮状態が生じていることを示唆している。出現様式の特徴から、本症例の経験性幻覚がてんかん発作のそれとは明らかに異なるものであることは既にのべたが、ここでは今一度、本症例がてんかん発作重延例である可能性が検討されなければならない。一九八一年に改訂されたてんかん発作の国際分類[26]においては、経験性幻覚（mobilized memory traces と記載してある）を含む複雑な幻覚発作は、A. Simple partial seizures――4. With psychic symptoms――(f) Structured hallucinations に分類されるが、そうした幻覚発作の重延状態の可能性である。数年来におよぶ経験性幻覚であるにも拘らず、意識減損をその基準とする複雑部分発作や二次的全般化発作を疑うエピソードが全くないことなどは本症例をてんかん発作重延例と考えることに否定的であるが、最終的な結論を下すには辺縁系諸構造への深部電極による脳波の解析にまたねばならない。

以上をまとめると、本症例では扁桃核・海馬・海馬傍回などの辺縁系諸構造の持続性興奮状態が想定されるが、その興奮がてんかん性発射によるものであるか否かは、本症例での検索方法では結論しがたく、深部電極による脳波解析にまたねばならない。

(3) 疾患論的位置づけをめぐって

本症例の疾患論的位置づけについては、上記の如く、てんかん発作重延例の可能性が残されているが、他覚的所見に乏しく、現段階では臨床症候学的な検討にとどまらざるをえない。

本症例の中心症状である過去の体験の幻覚性記憶想起は、これまでの研究者の命名にも現れているように精神機能的に主に二つの側面、すなわち第一に幻覚として、第二に記憶障害としてとらえることが可能である。従ってこのような症状の慢性持続性の出現を示す本症例は第一に幻覚症 hallucinosis として、第二に記憶増進症 hypermnesia としての二つの側面からの疾患論的位置づけの検討が要請される。

①幻覚症としての側面から

幻覚症の定義は精神科臨床において議論の多い問題の一つであり、ドイツ語圏の精神医学とフランス語圏のそれでは定義が異なっている[35]。持続性ないし反復性の幻覚を主とする病像である点は共通であるが、前者では症候群と理解し、意識障害がないか、あっても軽微であることを、後者では一つの疾患と考え、患者が幻覚の実在性を否定することをその主要な相違点としている。すなわちドイツ語圏の精神医学では、幻覚症 Halluzinose はBonhoeffer[5]による外因反応諸型 exogene Reaktionstypen の提唱以来、症状精神病のほか器質性精神病、中毒性精神病を含む、広く外因性精神病における一つの反応型と解され、意識障害がないか、ないしは比較的軽く、幻覚が前景に現れているものとされている。アメリカ精神医学会の最新の「精神障害の分類と診断の手引き――第三版」（DSM-Ⅲ）[2]もこのドイツ語圏の考えに依っており、器質性幻覚症 organic hallucinosis を器質性脳症候群の下位分類の一つに位置づけ、その診断基準として、A：持続性あるいは反復性の幻覚が臨床像で優位を占めている、B：「譫妄」のように意識の混濁がなく、「痴呆」のように知的能力の明らかな喪失がなく、「器質性感情症候群」のように気分の障害が優勢でなく、「器質性妄想症候群」のように妄想が優勢でない、C：病歴、身体的診察、臨床検査からその障害に病因的関連を有すると判断される特異的器質因子の根拠がある、ということがあげられている。一方、フランス語圏の精神医学では、幻覚症 hallucinose とは幻覚、殊に幻視を主とする病像であるが、患者が幻覚に対し、それが真の知覚ではなく幻覚であるとの正しい実在判断をしているものを指しており、ドイツ語圏の症候群という考え方と異なり、一つの臨床単位ないし疾患と考えている。Lhermitte[39]の脳脚幻覚症 hallucinose pédonculaire はその典型とされ、一般に幻覚症といえばこの脳脚幻覚症を指すとされている。脳脚幻覚症では最初は意識障害が目立つことが多く、幻覚に巻き込まれて現実から遊離しているが、やがて意識が回復するにつれて批判力が出現し、幻覚の実在性を否定するに至るが、このように意識障害を背景として実在性の判断に一時的に誤りを生じることは幻覚症とする上において何ら支障をきたしてはいない。

さて、上記の幻覚症の基準に照らし合わせて本症例の幻覚を検討すると、それは連日、覚醒している時間の大部分にわたって、幻覚が断続的に出現し、既に数年に及んでいること、この長い経過中に意識障害の疑われるエピソードが全くなく、更に病勢の最も増悪した時でも患者は幻覚の実在性を完全に否定していたことより、本症例はドイツ語圏の幻覚症の基準も、またフランス語圏のそれをも共に満足している。筆者は持続性ないし反復性の幻覚を主体とする病像の内で、幻覚の基盤に意識混濁や睡眠—覚醒機序の障害のないこと（非意識障害性）と、主体が幻覚に対して、それが真の知覚ではなく幻覚であると正しい実在判断をしていること（非精神病性）の二点を同時に有するもの、言い換えれば幻覚の背景に心的状態全体の何らかの変化の想定されない幻覚症を狭義の幻覚症と理解することが妥当と考えるが、本症例はこの狭義の幻覚症に含まれる。アルコール幻覚症の如きはその精神病性のゆえに、また脳脚幻覚症を初めとする脳幹性幻覚症は、たとえ幻覚の実在判断は正しくても、一過性の意識障害や睡眠—覚醒機序の障害を背景にもつがゆえに、この狭義の幻覚症からは除外される。

筆者は幻覚症としての側面からは、本症例を経験性幻覚症 experiential hallucinosis と呼ぶことが適切であると考える。

②記憶増進症としての側面から

記憶というのは一度印象づけられた経験を再び想起する精神機能であるが、それには記銘 impression、把持 retention、想起 recollection、および再認 recognition の四つの過程があると考えられる。記憶障害は理論的にはこれらの過程の内のどれか一つが障害されれば起こるわけであるが、これら四つの過程ははっきりと区別されるものでなく、互いに密接に関係しており、実際には単独に取り出して検査することは出来ない。臨床的には通常、記銘障害と想起障害の二つに分けられる。[59] さて一般的に記憶障害といえば、その欠損性ないし陰性の障害をさすのが普通で、上記の二つは各々記銘力減退ないしは前向健忘、想起不能ないしは逆向健忘と呼ばれている。しかし従来臨床的に問題とされることは殆どないが、逆に産出性ないしは陽性の記憶障害とでも呼ぶべき記憶障害も存在している。これは一般に記憶増進症 hypermnesia といわれているが、この中には精神薄弱者や自閉症者で機械的記憶のみが驚異的な正確さで卓越しているような記銘力亢進と、発熱、疲労、てんかん発作、薬物の影響などで過去の体験が自生的に再生されるなどの想起亢進とが混在している[25]。本症例ではこれまで述べてきたように過去の体験の幻覚性記憶想起が持続的に生じており、上記の記憶増進症の内、想起亢進に相当する。しかしながら、本症例の想起亢進はたんに記憶想起が過剰というだけでなく、いくつかの点で通常の記憶想起と性格を異にしている。通常の記憶想起との比較を通して、本症例の記憶想起の特徴を抽出してみたい。

通常の記憶想起においては、ある特定の事柄を思い出そうとする随意的想起においては勿論であるが、我知らず何かを思い起こしているという不随意的想起の際にも、そうした現象が主体の意思と関わりなく自生するものと感じられることはなく、必ずその背後には自分が思い起こしているという自己の能動性の意識が存在している。また想起された内容が現在の精神状態にとって全く無関係であると感じられることもない。更には想起された事柄は大なり小なり表象を伴うものであるが、極めて強い情動体験を伴う事柄の想起において、その表象はいく分知覚的属性をおびるものの、通常は Jaspers の定義した表象の範囲内にある。本症例の想起亢進では、その出現は主体の意思と関わりなく自生し(自生性)、その内容もその折の精神状態と関係のないものが大半で（任意性）、その表象像は極めて強く知覚的属性をおびている（幻覚性）。換言すれば、自生性・任意性・幻覚性記憶想起亢進である。

筆者は記憶障害としての側面からは、本症例を幻覚性記憶想起亢進症 hallucinatory hyperrecollection と呼ぶことが適切であると考える。

最後に、筆者は本症例が決して稀なものではないという推測を述べたいと思う。既に病歴の概略説明の項で述べた様に、症例1、症例2とも明瞭な経験性幻覚の出現以後、医師を訪ねるまでに長年月を要しており（二例とも約四年）、更に白昼夢や入眠期のみに限定された経験性幻覚などの関連した現象は学童期以来のものであること、経験性幻覚に対する患者の態度には、「映像に伴って嫌な感情が再生するのが苦痛となったので病院に来た」（症例1）、「小さい頃からあったので誰にでもあるものと考えていた」（症例2）との表現に見るように、その異常性に対する認識が希薄であることなどは、本症例と同様の患者が医師を訪ねることが少ないことを推測させる。

考察を終えるにあたって、筆者は本症例をこれまでに報告のみられない新しい臨床単位として、《経験性幻覚症ないし幻覚性記憶想起亢進症 experiential hallucinosis or hallucinatory hyperrecollection》と呼ぶことを提唱したい。稀ならず存在すると思われる本症の患者を集積し、障害部位や病態生理、有効な治療法を明らかにしていくことが今後の課題と考えられる。

稿を終えるにあたり、御校閲をたまわり、貴重な御助言を戴いた、群馬大学医学部神経精神医学教室町山幸輝教授に深謝いたします。

文献

（1） Allen, I. M.: A clinical study of tumours involving the occipital lobe. Brain, 53: 194-243, 1930.
（2） American Psychiatric Association: Diagnostic and Statistical Manual of Mental Disorders. (Third Edition), 1980.
（3） Anderson, J.: On sensory epilepsy. A case of basal cerebral tumour, affecting the left temporo-sphenoidal lobe, and giving rise to a paroxysmal taste-sensation and dreamy state. Brain, 9: 385-395, 1886.
（4） Baldwin, M.: Electrical stimulation of the mesial temporal region. In. (ed.), Ramsey, E. R. and O'Doherty, D. S., Hoeber, Electrical Studies of the Unanesthetized Brain, New York, 1960.
（5） Bonhoeffer, K.: Die exogenen Reaktionstypen. Arch. Psychiatr. Nervenkr., 58: 58-70, 1917.
（6） Colman, W. S.: Hallucinations in the sane associated with local organic disease of the sensory organs, etc. Br. Med. J., 1: 1015-1017, 1894.
（7） Courville, C. B.: Auditory hallucinations provoked by intracranial tumors. J. Nerv. Ment. Dis., 67: 265-274, 1928.
（8） Cushing, H.: Distortions of the visual fields in cases of brain tumour. (six paper) The field defects produced by temporal lesions. Brain, 44: 341-396, 1921.
（9） Ferguson, S. M., Rayport, M., Gardner, R., Kass, W., Weiner, H. and Reiser, M. F.: Similarities in mental content of psychotic states, spontaneous seizures, dreams, and responses to electrical brain stimulation in patients with temporal lobe epilepsy. Psychosomatic Medicine, 31: 479-498, 1969.
（10） Foerster, O.: The cerebral cortex in man. Lancet, 2: 309-312, 1931.
（11） 藤縄 昭：自己像幻視とドッペルゲンガー。臨床精神医学、五：一六九一―一七〇三、一九七六。
（12） Gastaut, H.: Dictionary of Epilepsy. Part I: Definitions. World Health Organization, 1973.（和田豊治訳：『てんかん事典』、金原出版、東京、一九七四。
（13） Gloors, P., Olivier, A., Quesney, L. F., Andermann, F. and Horowitz, S.: The role of the limbic systems in experiential phenomena of temporal lobe epilepsy. Annals of Neurology, 12: 129-144, 1982.

(14) Goldstein, K.:　Zur Theorie der Halluzinationen. Arch. Psychiatr. Nevenkr., 44:　584-655, 1036-1106, 1908.
(15) Goldstein, K.:　Weitere Bemerkungen zur Theorie der Halluzinationen. Z. Neurol. Psychiat., 14:　502-544, 1913.
(16) Halgren, E., Walter, R. D., Cherlow, D. G. and Crandall, P. H.:　Mental phenomena evoked by electrical stimulation of the human hippocampal formation and amygdala. Brain, 101:　83-117, 1978.
(17) Hare, E. H.:　A short note on pseudo-hallucinations. Br. J. Psychiat., 122:　469-476, 1973.
(18) Harris, W.:　Hemianopsia, with especial reference to transient varieties. Brain, 20:　308-364, 1897.
(19) Hécaen, H. and Ajuriaguerra, J.:　Meconnaissances et hallucinations corporelles. Intégration et desintégration de la somatognosic. Masson & Cic., Paris, 1952.
(20) Hécaen, H. and Albert, M. L.:　Human Neuropsychology. John Wiley & Sons, New York, 1978.
(21) Hirt, E.:　Zur Theorie der Trugwahrnehmungen. Z. Pathopsychol., 1:　422, 1912.
(22) Horowitz, M. J., Adams, J. E. and Rutkin, B. B.:　Visual imagery on brain stimulation. Arch. Gen. Psychiat., 19:　469-486, 1968.
(23) Horrax, G.:　Visual hallucinations as a cerebral localizing phenomenon. Arch. Neurol. Psychiat., 10:　532-547, 1923.
(24) Horrax, G. and Putnam, T. J.:　Distortions of the visual fields in cases of brain tumour-the field defects and hallucination produced by tumours of the occipital lobe. Brain, 55:　499-523, 1932.
(25) 保崎秀夫、浅井昌弘：記憶の障害。『現代精神医学大系、第三巻A精神症状学I』、中山書店、一九七八。
(26) International League Against Epilepsy:　Proposal for revised clinical and electroencephalographic classification of epileptic seizures. Epilepsia, 22:　489-501, 1981.
(27) Jackson, J. H.:　On right or left-sided spasm at the onset of epileptic paroxysms, and on crude sensation warnings, and elaborate mental states. Brain, 3:　192-206, 1880-1881.
(28) Jackson, J. H.:　On a particular variety of epilepsy ("intellectual aura"),one case with symptoms of organic brain disease. Brain, 11:　179-207, 1889.
(29) Jackson, J. H. and Beevor, C. E.:　Case of tumour of the right temporosphenoidal lobe bearing on the localization of the sense of smell and on the interpretation of a particular variety of epilepsy. Brain, 12:　346

-357, 1889.
(30) Jackson, J. H. and Colman, W. S.: Case of epilepsy with tasting movements and “dreamy state”—very small patch of softening in the left uncinate gyrus. Brain, 21: 580-590, 1898.
(31) Jackson, J. H. and Stewart, P.: Epileptic attacks with a warning of a crude sensation of smell and with the intellectual aura (dreamy state) in a patient who had symptoms pointing to gross organic disease of the right temporo-sphenoidal lobe. Brain, 22: 534-549, 1899.
(32) Jaensch, E. R.: Die Eidetik und die typologische Forschungsmethode. (zweite Aufl.) Quell & Meyer, Leipzig, 1927.
(33) Jaspers, K.: Allgemeine Psychopathologie. Springer, Berlin, 1913.（西丸四方訳：『精神病理学論』、みすず書房、一九七一）
(34) Kandinsky, V.: Zur Lehre von den Halluzinationen. Allg. Z. Psychiat., 11: 453-464, 1880.
(35) 加藤正明、保崎秀夫、笠原嘉、宮本忠雄、小此木啓吾編：『精神医学事典』。弘文堂、一九七五。
(36) Kennedy, F.: The symptomatology of temporosphenoidal tumors. Arch. Intern. Med., 8: 317-350, 1911.
(37) Kennedy, F.: The symptomatology of frontal and temporosphenoidal tumors. J. Amer. Med. Ass., 98: 864-866, 1932.
(38) 北村晴朗：『心像表象の心理』。誠信書房、一九八二。
(39) Lhermitte, J.: L’hallucinose pédonculaire. Encéphale, 27: 422-435, 1932.
(40) Mahl, G. F., Rothenberg, A., Delgado, J. M. R. and Hamlin, H.: Psychological responses in the human to intracerebral electrical stimulation. Psychosomatic Medicine, 26: 337-368, 1964.
(41) 宮坂松衛、福沢等、大高忠：てんかんの幻覚・錯覚発作と精神運動発作。高橋良、宮本忠雄、宮坂松衛編：『幻覚の基礎と臨床』医学書院、一九七〇。
(42) 大橋博司：『臨床脳病理学』。医学書院、東京、一九六五。
(43) 大橋博司：記憶病理。梅本尭夫編：『講座心理学、第七巻』、東京大学出版会、一九六九。
(44) Penfield, W.: The cerebral cortex in man. I. The cerebral cortex and consciousness. Arch. Neurol. Psychiat., 40: 417-442, 1938.
(45) Penfield, W.: Memory mechanisms. Arch. Neurol. Psychiat., 67: 178-198, 1952.

(46) Penfield, W. and Jasper, H.: Epilepsy and the Functional Anatomy of the Human Brain. Little, Brown and Company, Boston, 1954.
(47) Penfield, W.: The interpretive cortex. Science, 129: 1719-1725, 1959.
(48) Penfield, W. and Perrot, P.: The brain's record of auditory and visual experience. A final summary and discussion. Brain, 86: 596-696, 1963.
(49) Robinson, P. K. and Watt, A. C.: Hallucinations of remembered scenes as an epileptic aura. Brain, 70: 440-448, 1947.
(50) Rodin, E. A., Mulder, D. W., Faucett, R. L. and Bickford, R. G.: Psychologic factors in convulsive disorders of focal origin. Arch. Neurol. Psychiat., 74: 365-374, 1955.
(51) Rülf, J.: Das Halluzinationsproblem. Z. Neurol. Psychiat., 24: 182-293, 1914.
(52) Russell, W. R. and Whitty, C. W. M.: Studies in traumatic epilepsy. 3. Visual fits. J. Neurol. Neurosurg. Psychiat., 18: 79-96, 1955.
(53) Samuel, V. N.: Visual hallucinations in cerebral lesions. A case report. Henry Ford Hospital Medical Bulletin, 9: 391-397, 1961.
(54) Schneider, R. C., Crosby, E. C., Bagchi, B. K. and Calhoun, H. D.: Temporal or occipital lobe hallucinations triggered from frontal lobe lesions. Neurology, 11: 172-179, 1961.
(55) Scott, M.: Musical hallucinations from meningioma. JAMA, 241: 1683, 1979.
(56) Sedman, G.: A comparative study of pseudohallucinations, imagery and true hallucinations. Brit. J. Psychiat., 112: 9-17, 1966.
(57) Sedman, G.: A phenomenological study of pseudohallucinations and related experiences. Acta Psychiat. Scand., 42: 35-70, 1966.
(58) Sem-Jacobsen, C. W. and Torkildsen, A.: Depth recording and electrical stimulation in the human brain. In (ed.), Ramsey, E. R. and O'Doherty, D. S.),Hoeber, Electrical Studies on the Unanesthetized Brain. New York, 1960.
(59) 諏訪望、『最新精神医学―精神科臨床の基本』(新訂版)。南江堂、一九八〇。
(60) 高柳功：二重身について―capgras 症状群、身体図式、自我障害および離人症についての一、二の検討。精神経誌、七三：四二―五一、一九七一。
(61) Walsh, F. B. and Hoyt, W. F.: Clinical Neuro-Ophthalmology. (third ed.) Williams & Wilkins Co., Baltimore, 1969.
(62) Weinberger, L. M. and Grant, F. C.: Visual hallucinations and their neuro-optical correlates. Arch. Ophthal., 23: 166-199, 1940.

(精神神経学雑誌、八六：二三―五二、一九八四)

第一八章　離人症の症候学的位置づけについての一試論
——二重身、異常体感、実体的意識性との関連性——

抄録

離人症の記述現象学的理解と臨床症候学的位置づけの検討を行った。営為によって互いに関係づけられた主体と客体の総体、すなわち〈心的営為〉の意識上・自覚的認知が〈心的体験〉であり、その成立には対象化という主体の志向的作用が必要とされるが、ここにおいて対象化は素材に「対象性格」を付与するものと考えられた。離人症で生じているのは、この「対象性格」を欠いた対象化、すなわち素材がいわばむきだしのままに体験されたもので、〞対象性格の脱落態〟と呼びうるものであった。この観点からは、素材なしに「対象性格」がいわばまぼろしとして出現する〞対象性格の幻性態〟が想定されたが、それは二重身、異常体感、実体的意識性として確かに実在し、かつこれまでの研究を通して、そのいずれもが離人症と合併することが多いことが確認された。こうした臨床的事実にも支えられ、〞脱落態〟である離人症と〞幻性態〟である二重身、異常体感、実体的意識性はより広く「対象化の障害（対象性格の異常態）」として統合的に理解された。また、従来の要素的精神機能の障害、すなわち「営為の障害」を〞縦軸の精神病理〟とするならば、こうした「対象化の障害」は〞横軸の精神病理〟と呼びうるものであり、精神症候学を再考していく上でのそうした考え方の有用性が主張された。

1　はじめに

離人症はそれのみを単一症候的に示す離人神経症のほか、精神分裂病やうつ病などの内因性精神病にも、あるいはてんかん、その他の外因性疾患にも、またごく一過性ならばいわゆる正常者にも見られる、疾患特異性に乏しい症状である。このことは一面において離人症の存在だけでは疾患診断の用をなさないということであるが、他面においてはそれら基礎疾患の治療方法も、また予後も異なるだけに、その診断には慎重さが要求されることとなり、臨床的重要性の高い症状となっている。加えて、離人症はその症状名（本症状に dépersonnalisation という名称を与えたDugas[1]は、これを aliénation de personnalité の意として用いたのであり、原義に近い訳は人格喪失感[23]である）にもうかがわれるように、人間存在の在り方の深遠をも垣間見せるものであって、古来医師のみならず哲学者をも魅了した特異な体験であり、その精神病理に強い関心が寄せられてきた症状である。しかし本症状の精神病理については、これまで記述現象学、精神分析学、人間学的現象学等々の立場より種々の理論が立てられ現在に及んでいるが[10,27]、そのいずれもが必ずしも承認を得るに至っておらず、今なお教科書には Dugas の原義を半歩も踏み出してはいない「自我の能動性意識の減弱ないし喪失」という理解が採用されている。

「離人症をいかに理解するか」という点での先人の努力と、しかしてその現状を振り返ると、「離人症の症候学的位置づけ」を考察することははなはだ困難なことと感じざるをえないが、筆者は本稿において、安易な接近を峻拒してきた離人症体験の特異性を逆手にとって理解の糸口とし、記述現象的方法を徹底することによってその展開を図ろうと試みた。そして最終的には、離人症と同様にその位置づけがこれまで今一つ不明であった二重身、異常体感、実体的意識性の症候学的理解にも到達し、かつ精神症状を理解していく上での一つの有用な考え方をも呈示しえたと考えるに至った。以下に詳述する。

2　離人症体験の特異性

症候学の常に反して、本稿では具体的症例をあげない。というのは、精神科医ならば誰しも印象深く思い起こされる離人状態の一例や二例は経験ずみであろうし、また成書や論文に記された以上の〝見事な〟症例を筆者が持ち合わせていないからである。さっそく議論に入る。

筆者が離人症体験の特異性と考えるのは次の三点である。

第一には、いわゆる離人症体験を簡潔な用語で表現することがきわめて難しいことである。この体験には既に離人症という用語が与えられている以上、筆者がこう述べることは一面において矛盾しており、訝しく思われるかもしれないが、先にものべたように離人症 dépersonnalisation の原義は正しくは人格喪失感であって、この用語は Wernicke の三分類による自己精神 Autopsyche に生じた体験にはあてはまっても、身体精神 Somatopsyche や、とりわけ外界精神 Allopsyche に生じた体験にはあてはまらない。したがって、Haug(3) の与えた外界精神離人症 allopsychische Depersonalisation という用語に関して、それにかえて Mayer-Gross[13] が現実感喪失 derealization という用語を提出したことはもっともなことと思われる。わが国においても清水[22] が離人症体験の内実を疎隔感と非現実感の二つに分けているのも、この流れに沿うものであろう。しかし、Mayer-Gross や清水の二種の名称でもなお個々の離人症体験の綾を十分に表現しているとは言いがたく、患者の個々の実体験の有り様をより正確に言い表そうとすると、例えば井上[7] が試みたように種々の症状名を必要とする。ちなみに井上があげた症状名は、自己存在感喪失、実行意識喪失、自己同一感喪失、親和感喪失、有情感喪失、外界隔絶感、外界実在感喪失、自己身体生命感喪失、自己身体自己所属感喪失、自己身体存在感喪失、自己身体他者感、自己身体内他者存在感と一二種を数える（このように数え上げても、なお実際の離人症体験の一部としか思えない。時間体験や空間体験の異常はすぐにでも追加できるものである）が、筆者にはこれら種々の体験の共通項を簡潔な用語で言い当てることはほとんど不可能であると思える。このように離人症体験を理解する第一歩である、ありのままの体験記述において、既に大きな困難が控えているのであるが、筆者はこれを無理にまとめあげるのでなく、簡潔な表現ができないことにこそ離人症体験の特異性を認め、そこに理解の糸口が隠されていると考える。

第二には、重篤で典型的な離人症にあっては Wernicke の自己精神、身体精神、外界精神にとどまらず、時間体験、空間体験をも含めて、体験のあらゆる面において異常が現れることである。離人状態の極期にある患者の心象風景は、さながら一様に灰色に塗り込められた索漠たる世界と思われる。このように異常が体験の全領野にわたって現れることを、筆者は離人症の第二の特異性と考えたい。

第三には、離人症にあっては主観的訴え（症状）と客観的所見（徴候）が乖離しており、症状に相応する徴候が見いだせないことである。例えば、患者は外界知覚の疎隔を訴えるが、知覚の検査ではなんらの異常も見いだせない。また、「感情というものが全くなくなった」と述べるが、その訴え方は言葉とは裏腹に苦悶状であるなど、訴えそのものが主観的訴えと客観的所見の乖離を示すダブルメッセージということもある。この、症状と徴候の乖離という特性は、第一、第二の特異性とは異なり、精神疾患においてはひとり離人症体験だけに特異的なものではないが、すぐにそれと見てとれるほどに顕著で奇異な印象を与えるものであり、離人症体験の際立った特性となっている。

以上の点はあくまでも離人症体験の特異性であって、もちろん定義ではない。しかし、筆者はこうした特異性の中にこそ、理解の糸口が潜んでいると考える。

3　離人症の記述現象学的理解

(1)　〈心的体験〉の成立をめぐって

以上の三つの特異性を糸口として、離人症がいかなる精神機能の障害と考えられるかの考察に入るが、そのためには方法としての記述現象学についての、ことにその対象である〈心的体験〉についての予備的検討を必要とする。

記述現象学は学とはいうものの我々が他者の〈心的体験〉を理解するための方法であって、正しくは記述現象的方法とでもいうべきものである。Jaspers[9]によれば、それは「患者が現実に体験する精神状態をまざまざと我々の心に描き出し、近縁の関係に従って考察し、できるだけ鋭く限定し、区別し、厳格な術語で名をつける」ことであり、要約するならば、「患者が現実に体験する精神状態」、すなわち〈心的体験〉を①共体験し、次いで②概念の明細化と術語の付与を行うことである。

ところで、ここで問題となるのが〈心的体験〉のとらえ方、概念である。従前、この点は曖昧であり、かつてＤＳＭ‐Ⅲ「奇異な妄想bizarre delusions」の批判に際して筆者自身[19]が言及したことがあるが、本稿にも直接的に関係することなので再説したい。まずは前稿の結論をかかげ、後に今一度検討を深めたいと思う。

〔前稿[19]の結論〕

①一般に〈心的体験〉とは、自己の〈心的営為〉――それには思考（判断）、感情、知覚、表象、自我意識、意識性など種々の形式がある――が意識上にて自覚的に認知されたものであって、要約するに「〈心的営為〉の意識上・自覚的認知」である。

筆者[18]はかつて離断脳の神経心理学的研究を援用して、認知（文字どおり「認め知る」という狭義の意）を意識上・自覚的認知 consciousness と意識下・無自覚的認知 awareness に二分した（後者は離断劣位半球において端的に示される）。これらのうち、我々が通常「体験」と呼んでいるのは前者であり、筆者が〈心的体験〉に上述の定義を与えたのも、この考えに裏打ちされている。

②〈心的営為〉は必ずしもそのすべてが〈心的体験〉として自覚されるわけではない。

また〈心的体験〉はその基をなした〈心的営為〉を必ずしも正確に反映するものではない。

このことのごく単純な例証として知覚を取り上げよう。まず前段の例証であるが、我々はありとあらゆる瞬間において、すべての感覚器官を通して数多の事柄を知覚しているはずであるが、実際に自覚するのはそれらのほんの一部分であるという事実は、殊更に説明するまでもなかろう。初期分裂病者が時に訴える「知覚の洪水」は、逆の面からのこの事実の証左である。次いで後段であるが、幻覚において患者はそれを「聞こえる」、あるいは「見える」と述べ、知覚として体験するが、実際には当該対象は実在せず、したがってその〈心的体験〉の基をなした〈心的営為〉が知覚ではないことは明らかであろう。

③記述現象学の対象である〈心的体験〉には更に付帯条件が加わる。それは「言語的に表現された」という形容句である。すなわち、記述現象学が取り扱う対象は厳密には〈心的体験〉そのものではなく、その言語表現である。〈心的体験〉の言語化に際しては、そこに主体の判断、思考という作用が働いていると考えられ、ここにおいて〈心的体験〉の言語表現を観念（想念、考想）Gedanke, thought と呼んでも差し支えがなかろう。

最後の一節には補注が必要であろう。というのは、ここに〈心的営為〉→〈心的体験〉→言語表現という連鎖が考えられるのであるが、こと思考という〈心的営為〉に限っては、〈心的体験〉のレベルで即「思考されたもの」としての観念が形成されるのに対し、思考以外の〈心的営為〉の場合を想定して述べた上述の観念という用語の用い方は、連鎖の一段上の言語表現のレベルでのことであるからである。しかし、本文に述べた理由によって、筆者は後者にも観念という用語を当てることもまた妥当であると考える。ただし、前者を一次的観念形成、後者を二次的観念形成と呼んで、その区別をしておきたい。

〈心的体験〉のこうした理解には今なお基本線において変更を加える必要は感じないが、①については本稿との関係で今少し説明を要しよう。それは、第一には意識上・自覚的認知はいかにして達成されるのかということであり、第二にはそこにおいて認知されるものをたんなる対象や自我としているのではなく、〈心的営為〉としていることである。

この考察のためにも、筆者[17]が以前に行った議論を引用する。筆者はかつて妄想知覚の成立を論じるに際して、認知的バイパスとしての注意が両者の合理的・有機的連結を果たしている意識下・自動的認知機構と意識上・随意的認知機構という二段階の認知過程仮説を述べたことがある。この仮説においては、当初より注意の向けられている知覚入力は意識下・自動的認知機構を経ずしてバイパスを通って直接的に意識上・随意的認知機構へ送られ、迅速な処理が行われるが、注意の向けられていない知覚入力はすべて意識下・自動的認知機構でいったん処理をうけ、即物意味や状況意味の同定不能の際にのみ意識上・随意的認知機構へ転送され、その場合は即座にその新しい入力に対して認知的バイパスが開かれる（注意が向けられる）と考えられた（図1）。そしてこの認知仮説は我々の日常普段の経験から支持されるとともに、離断脳患者の知見から得られた非言語的・無自覚的認知（右半球）と言語的・自覚的認知（左半球）が筆者の認知過程仮説の意識下・自動的認知機構と意識上・随意的認知機構の各々に対応することによって、たんなる推論をこえて実体のある脳機能としても支持されることを述べた。[18]これらの議論をふりかえる時、知覚入力の意識上・自覚的認知、すなわち対象体験（こ

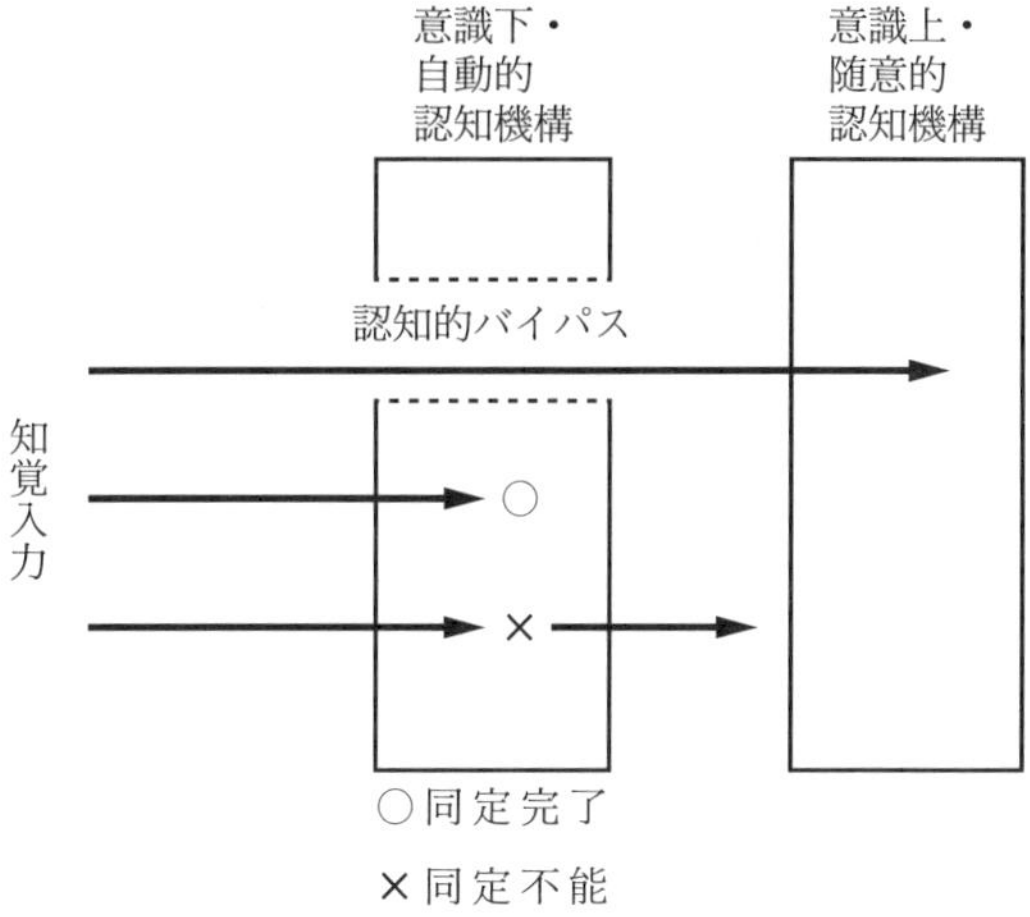

図 1　筆者の提唱する二段階の認知機構仮説と注意の認知的バイパスモデル(文献 17 より一部変更して転載。説明は本文参照のこと)

れは Jaspers のいう対象意識であるが、意識という用語の多義性を排するために、この用語を用いる)が生じる際には必ず、注意という機序が機能していると結論できる。ところで、筆者の仮説によれば注意はたんなる認知的バイパス、すなわち知覚入力の抜け道にすぎないものである以上、当然ながらどの知覚入力に対してバイパスを開くかという決定が行われる必要がある。それは数ある知覚入力のうち、ある一つに注意を向け、維持する作用であるが、これこそ Jaspers が対象意識の成立に際して述べた志向的作用、すなわち対象化にほかならない。筆者の認知仮説の脈絡に従って述べれば、ここに対象化とは数ある知覚入力の内、注意という機序によってその一つのみを意識上・随意的認知機構へともたらし、その自覚的認知、すなわち対象体験を生み出す機能と定義される。

このように、体験を生み出すものは対象化という志向的作用によると考えられたが、ところで対象化されるものははたして Jaspers の述べる「対象」、すなわち

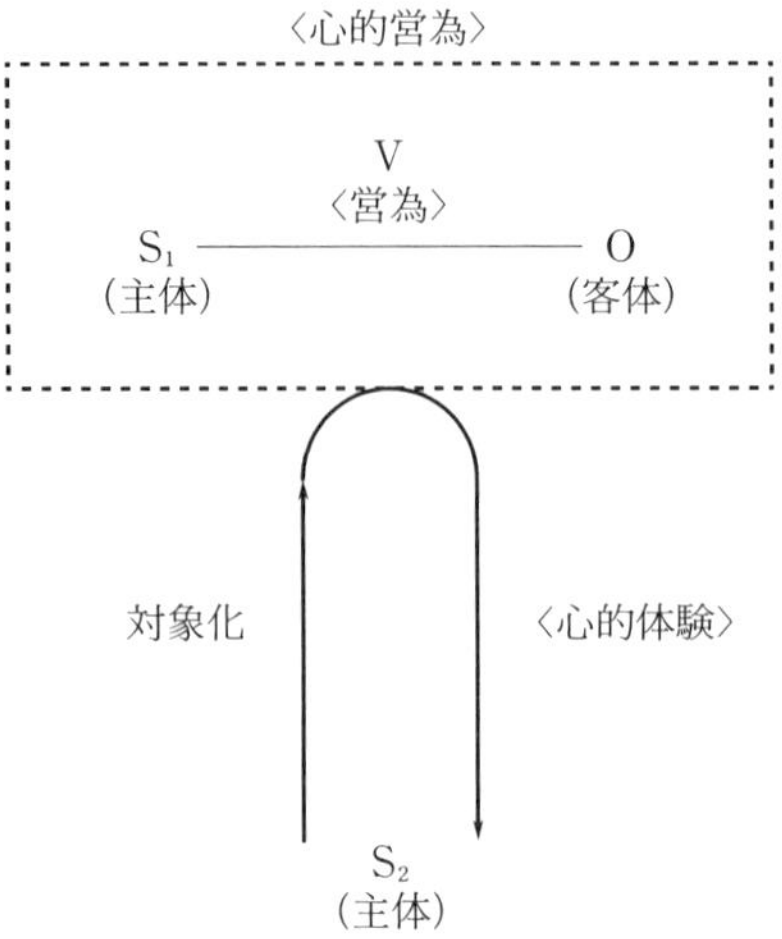

図1　〈心的体験〉の成立

主体Sは営為する主体（営為主体：S_1）と体験する主体（体験主体：S_2）に分けて記載してある。従来の用語でいえば，S_1は客我であり，S_2は主我である。

ただし，主体を対象化しようとする時に限り，S_1とS_2の分離が反省的に自覚されるのであって，通常は一体のものとして機能し，自覚されない。

客体 object のみであろうか。筆者はこれに否と答えたい。というのは、たんなる物品や音声という素材が「対象」に転ずるのは、対象化という主体の志向的作用によるものであり、かつ見る、あるいは聞くという主体の営為を通してのものだからである。これらのことからは、「対象」体験（客体体験）には暗黙裡に主体 subject の存在の認知が内包されていると考えられる。そして、この点においては「（自己に）対立する象（かたち）」の意である日本語の「対象」という用語がいみじくもよく表現していると思える。結論づけるならば、真に対象化されるものは営為（後の議論のために、ここでは動詞 verb：V を用いる）によって互いに関係づけられた主体（subject：S）と客体（object：O）の総体、すなわち S＋V＋O.（英語の第3文型を意図している）である

（図２）。Jaspers の対象意識（客体体験）はこのS＋V＋O. が客体の側に事寄せられて体験されたものであり、当然のことながらS＋V＋O. の総体を主体の側に事寄せて体験しようとすると浮き上がってくるものが、いわゆる自我意識（主体体験）である。筆者[18]はかって Jaspers が自我意識を対象意識と区別し、それに対立するものと位置づけたことを批判し、自我意識は対象化された自我の認知であって広義の対象意識であると論じたが、本稿の考察はそれを一層深めたものである。

以上を要約するならば、意識上にて自覚的に認知されるもの、すなわち体験とはS＋V＋O. という〈心的営為〉の総体であり、それは対象化という作用によるものである。

なお、これまではもっぱら知覚を例にとって論じてきたが、上述の結論は思考や表象にもあてはまるものである。違いがあるとすれば、思考や表象の場合は知覚と違って、通常は客体のもととなる素材が当初より存在せず、対象化によって素材が即客体として浮かび上がってくることであろう（「通常は」と述べたのは、病的状態においては自生思考や偽幻覚のごとく、素材が自生する場合があるからである）。また、我々の在り方は必ずしもS＋V＋O. ではなく、S＋V.（客体をとらない自動詞的営為）やS＋V＋C.（C：complement, 感情状態など）もあるが、この場合も認知されるものはそれら〈自動詞的営為〉や〈感情状態〉の総体と考えられ（ただし、客体がない以上、主体体験、いわゆる自我意識がもっぱら浮き上がってくる）、それもまた対象化という作用によると考えられる。

(2)　対象化の障害として

〈心的体験〉の成立をめぐっての以上の考察をふまえて、改めて先に述べた離人症体験の特異性に注目しよう。

まず注目されるのは第三の特異性であり、離人症においては主観的訴え（症状）を支持する客観的所見（徴候）を欠いていることである。症状とは主観的なものであり、したがって〈心的体験〉であること、また、もし〈心的営為〉そのものに障害があるとするならば、それは客観的に徴候に反映されるであろうと考えられることを考慮すると、この第三の特性は上記の〈心的体験〉の成立図式において、〈心的営為〉には障害はないのに〈心的体験〉においては異常があるものとなり、ここにその特性は対象化の障害によるものではなかろうかという仮説が浮かび上がってくる。そして、この仮説は第二の特異性を考慮に入れた時、一層確かなものと思われてくる。というのは、もし対象化の障害によるものとすれば、〈心的営為〉の形式が知覚、表象、思考、その他のなんであろうと（狭義の営為には入らない〈心的状態〉をも含めて）、またそこで限定的に対象化されるものが主体（自己精神）であろうと客体（身体精神、外界精神）であろうと、体験のすべてにわたって異常が現れることになり、このことが離人症の典型においては異常は体験の全領野をおおうという第二の特異性と合致するからである。

こうして、離人症が対象化の障害によるものであろうという考えは筆者にとってほぼ確実なものと思われるに至ったが、対象化の障害であるとしてもその内実はいかなるものであろうかという疑問が改めて浮かび上がってくる。というのは、素材を対象に転ずるという、言葉通りの対象化自体は離人症においても成立しているからである。ここで注目されるのが第一の特異性である。筆者は離人症体験を簡潔な用語で表現することは不可能であると述べたが、井上[7]の各種の症状名（○○喪失がいかに多いか！）に端的に見られるように、離人症体験のすべてにわたって〝何か〟が脱落することは共通項として取り出すことができそうである。先にも述べたように、この〃何か〃を表現することが難しいのであるが、少なくともこの〃何か〃が正常の対象化には伴っているということだけは確かなようである。この〃何か〃は空気と同じように、失われて初めてその存在が知れるようなものであり、その実体は井上の症状名に一部現れているようである。筆者はこの〃何か〃を、それが対象化に伴うものであることを考慮して「対象性格」と呼ぶが、改めて述べるならば、離人症体験ではこの対象性格が失われると考えられる。種々の症状名にも示されるように、対象性格は各々の対象によって区々であり、先にも述べたように実体を表現する統一した呼び名を与えることはできない。これには、正常状態ではこの「対象性格」を我々がそれとして感じとることができないことも、したがってその脱落態の追体験が不能であることとも関係していよう。

以上を要約するに、離人症体験は広くは対象化の障害であり、その内実を今少し限定的に述べるならば〃対象性格の脱落した対象化〃、より簡略には〃対象性格の脱落態〃といえるであろう。

（なお、「対象化の障害」とはここで述べる〃対象性格の脱落態〃、あるいは後に述べる〃対象性格の幻性態〃などの「対象性格の異常態」に限定されるものではない。前者は後者の上位概念であり、下位障害としては「対象性格の異常態」のほか、そもそも素材を対象に転ずるという言葉通りの意味での「対象化そのものの不能」という病態も存在すると考えられる。神経疾患にみられる種々の病態失認や半側空間無視などがこれに属すると考えられるが、この点については稿を改めたいと思う）。

表1　「対象性格の異常態」の理論

	正常の対象化	脱落態	幻性態
素材	＋	＋	－
対象性格	＋	－	＋

正常の対象化においては，素材に対象性格が付与されると考えられる。

4　離人症の臨床症候学的位置づけ——対極としての二重身、異常体感、実体的意識性

離人症の記述現象学的理解についての以上の考察をふまえて、更にその臨床症候学的位置づけを検討するに際し、筆者は以下のように考えた。離人症は対象化の障害、より限定して述べれば〝対象性格の脱落態〟であり、（対象化の対象たる）素材が対象性格をおびることなく、いわばむきだしのままに体験されるものと考えられたが、もしそうであるならば離人症の対極をなす体験、すなわち素材は存在しないのに対象性格のみがまぼろしとして浮かび上がってくる体験（〝対象性格の幻性態〟と呼ぶ）もまた、精神症状として存在するのではなかろうか（表1）。

〝対象性格の幻性態〟を考える上で筆者は、Haug[3]が離人症の分類に際して拠ったと同様に、Wernicke の体験の三領域、すなわち自己精神、身体精神、外界精神ごとにその実在を検討してみた。まず自己精神についてであるが、その幻性態として想定されるものは、素材すなわちここでは自己が存在しないのに、その存在感や実行感が無媒介的に感知されるものということになり、筆者は二重身 Doppelgänger がこれに該当するのではないかと考えた（二重身はその症状名に表されているように、一般には〝もう一人の自分の身体の認知〟と考えられているが、後述するようにその原基は「二重

心」とでも言い表せるような、〝もう一人の自分の精神の認知〟と思われる)。次に自己身体についてであり、当該する身体は実在しないのに、それが無媒介的に感知されるものということになるが、身体を外形的にとらえれば、ここでも二重身(この場合は症状名通りに身体の認知である)が、また内部的に体感ととらえれば異常体感 abnorme Körpersensation, cênestopathie が該当する。最後に外界精神についてであるが、外界の事物や人物が実際には存在しないのに、無媒介的にそこにある、もしくはいると感知されるものということになり、これは旧来実体的意識性 leibhaftige Bewußtheit と呼ばれていたものとなる。

こうして、自己精神、身体精神、外界精神の三領域にわたって〝対象性格の幻性態〟は実在し、それらは二重身、異常体感、実体的意識性という症状であることがわかったが、以下に述べるようにこれらの三症状は各々、これまでの個別的研究によって離人症と合併することが多いことが観察され、関連性が指摘されてきたものである。以下に三症状の各々と離人症との関連性を指摘しているこれまでの研究を概説する(主として、わが国の研究を紹介する)。

(1)　離人症と二重身

離人症と二重身の関連性を論じる前に、比較的稀な症状である二重身について、筆者自身の考察も含めて概説する。

二重身 Doppelgänger とは「自分の身体を外界に第二の身体として認める現象」であり、その体験形式としては「本当の知覚として感じられることも、単なる表象のことも、妄想のことも、実体的意識性のこともある」(Jaspers[9]：ただし、彼は視覚以外の種々の体験形式を認めながら自己像幻視という矛盾した用語を用いた)というものである。

この二重身については、わが国では高柳[25]、石福[8]の研究、藤縄[5]の総説がある。高柳[25]は本症状を「見える」―「見えない」という体験形式の相違によって二分し、前者を自己視 Heautoskopie（主たるものはSollier[24]の autoscopie spêculaire ――鏡像的自己視と autoscopie dissemblable ――外観的には同一ではなくとも同一と意識されるものである）、後者を見えない二重身 unsichtbare Doppelgänger（主たるものは Sollier の autoscopie cênesthesique―ただ感じられるだけで見えないもの）と呼んだ。そして従来の二重身の研究が「見えるもの」、すなわち自己視を偏重していることを批判して、「見えないもの」、すなわち見えない二重身の存在を強調するとともに、自験例を引いて自己視に含まれる autoscopie dissemblable でもそれが自己身体であると認識されるのは視覚的類似性によるものではないこと、すなわち体験の成立における一次的、無媒介的確信の重要性を述べた。また見えてくるものが必ずしも身体的なものでなく、自分の気持ちや心であることもあるという、後の筆者の考察との関連において重要な指摘も行っている。

石福[8]は二一例という多数の二重身の自験例に基づき、「見える」―「見えない」という高柳の分類に沿っての分類案を提出しているが、加えて二重身の諸形式の相互関係について図説した(図3)。この図のうち、二重身妄想は他の諸形式に基づく二次妄想と考えられるものであるので考察から除外し、かつ残りの三形式の（同一例における）発現順序を考慮に入れると、二重身には体感による二重身→実体的意識性による二重身→自己像幻視という連鎖が考えられることになる。この連鎖を体験形式の側面からとらえるならば、体感→実体的意識性→視覚と、また定位される場の側面からとらえるならば、内部→外部といいえよう。しかし、筆者はこの連鎖にもう一つの側面があることを見てとれると思う。Jaspers の定義にもあるように二重身は自己身体の認知と

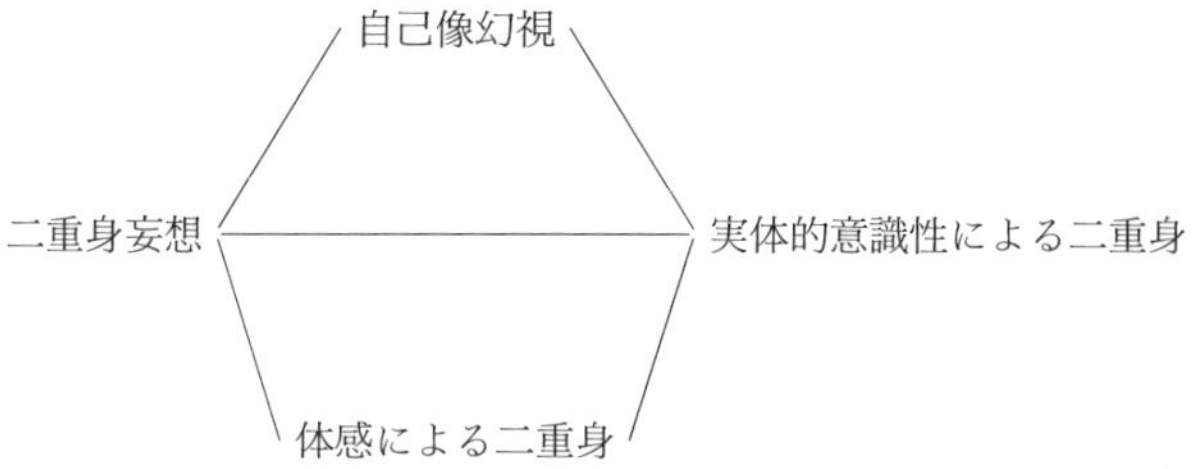

図 3　石福による二重身の諸形式の相互関係
（文献 8 より引用）

されるが、上記の連鎖はその始まりに近くなればなるほど、身体性が希薄となっていくのであり、症例を素直に読む限り、そこで患者が感じとっているものは自己の第二の身体ではなく、たんに第二の自己の存在、よりはっきりと述べるならば第二の自己の精神性（心）と思われる。これは石福の記載からも読み取れることであり、彼は体感による二重身には二種あり、具体的な体感によるもののほかに、「ある生々しい現実感によって感知される場合」があることを指摘している。この後者は一切の身体性を欠いたものと考えられ、「二重心」と呼んでもいい体験である。こうした考察をふまえるならば、先の石福の連鎖は「二重心」→体感による二重身→実体的意識性による二重身→自己像幻視と書き改めることも可能となろう。そして、先に述べた連鎖の三つの側面はばらばらのものでなく、相互に関係しあったもので、まとめるならば〈「二重心」の視覚化・外部化・身体化〉であり、二重身の上記の諸形式はそのいくつかの断面と考えられる。

　筆者が先に二重身をたんに身体精神の幻性態ととらえるだけでなく、自己精神の幻性態ととらえたのはこうした考察をふまえてのことであり、今一歩ふみこんで論じるならば、いかに身体性の仮面を付けようとも、二重身の原基は自己精神にあると思うのである。

　こうした前提をふまえて、離人症と二重身の臨床的関連性を検討しよう。

まず離人症の側から見ていくが、ここでは比較的多数例の詳しい病歴を提示して、離人症を記述的に検討した井上の研究をとりあげる（なお、ここで指摘しておきたいことは、離人状態に二重身の陳述があるか否かを検討する際に、例えば「自分は魂のない自動人形のようだ。動いている自分とそれを見ている自分がいる」などと述べられる自我分離感を二重身と誤認しないことである。これは自己精神離人症に含まれるもので、図2のS_1とS_2の分離が強く自覚されたものにすぎない）。井上は二編の論文にて[6, 7]一一例の離人状態をあげているが、その詳しい病歴を検討して筆者が二重身と考えた記載は三例に見られた。例えば「自分が動くとその後に自分が残ってしまうことがあります。便所へ行って帰ってくると、便所に自分を落としてきてしまうんです」という陳述がそうであるが、ここで「残ってしまう」あるいは「落としてしまう」と感じられる「自分」は、石福の分類によれば実体的意識性による二重身として患者に感知されていると思われる。一一例中三例であり、けっして多いとはいえないが、離人状態に二重身が見られることは事実である。

他方、二重身研究の側から離人症の合併を検討してみると、その合併はきわめて高率であり、強い関連性が示唆される。高柳の報告によれば六例中四例（分裂病に限ると四例中四例）に、また石福の報告によれば二一例（全例が分裂病）中一八例に離人症が見いだせる。そして彼らは各々に「二重身体験は、経過的にも構造的にも離人症状と密接な関連性をもち、離人症状の一特殊型と考えることも可能である」（高柳）、「離人体験は二重身が出現してくる素地の一つをなすものと考えられる」（石福）と指摘している。また高柳は、二重身体験で見られる離人症が、autopsychische Depersonalisation と somatopsychische Depersonalisation であると述べているが、これは二重身は自己精神と身体精神の領域に現れる幻性態とする筆者の見解と符合する所見である。

なお、二重身の症例には離人症と並んで異常体感が訴えられる頻度が高いこともここで指摘しておこう。高柳の症例では六例中三例に、石福の症例では二一例中一八例に見られている（三者の合併例は各々、六例中三例、二一例中一五例である）。このように、二重身の症例には異常体感が伴うことが多く、他方（次に述べる）異常体感の研究では二重身の報告がほとんど見られず、また一般にも二重身は稀な症状であることを考え合わせると、同じく〝対象性格の幻性態〟であるとしても、二重身は異常体感にくらべて発現しにくい症状と思われる。

(2) 離人症と異常体感

異常体感についてはここで殊更に説明する必要もなかろう。さっそくに離人症と異常体感の臨床的関連性を検討するが、両者の緊密な関連性は古くよりつとに指摘されてきたものである。

まず離人症研究の側からであるが、井上の先の二論文に示された離人状態一一例中八例に異常体感を数え上げることができる。また同じく離人症の記述症候学的研究をした清水[21]によれば、二〇例中一二例に異常体感が見られている。

他方、異常体感（セネストパチー）研究の側からは、吉松[28]が彼のいうセネストパチーの四つの下位群のうち、第Ⅰ群と第Ⅱ群に離人体験が見られることを述べ、小池[12]が離人症の合併・移行を指摘し、また異常体感を主徴とする青春期分裂性精神病を研究した小波蔵[11]の論文では詳しい病歴の示された五例中四例に離人体験が見られている。

そして、こうした離人症と異常体感の合併例（ただし、その一部と思われる）を一つの臨床単位にまとめあげたものがGlatzel und Huber[2]の内因性若年-無力性不全症候群endogene juvenil-asthenische Versagenssyndrome[15]と考えられる。彼らは①身体感情障害 Leibgefühlstörung、②疎隔体験 Entfremdungserlebnis、③思考障害 Denkstörung をそのトリアスとしているが、①は異常体感に、②は離人症に相当する。また、ほぼ同様の症状複合からなる臨床単位が渡辺ら[26]によって青年期セネストパチーとして報告されている。

最後に両者の関連性についての従来の考察を紹介する。古く保崎[4]は「離人症では、離人症状が身体的側面にあらわれれば、当然身体各部の体感異常として訴えられる。頭部がからになった、胃や腸が存しない、手足の各部が存しないというかたちの訴えが多い。狭義のセネストパチーでも離人症状がみられるというのも、同じものを別の面からみている違いだといわれるゆえんである」と述べているが、筆者はこの考えには与しない。というのは、セネストパチーの典型は「何かが空になった、なくなった」という欠如の体感ではなく、それまでになかった異様なもの（よしんば、それが空洞であろうとも）を感じるという、いわば付加の体感であるからであり、〝対象性格の脱落態〟である離人症はこれを説明しないからである。この点では、人間学的観点からなされた以下の吉松[29]の記載は、立場こそ異なるが筆者の考えと符合し、興味深い。「そしてそこでは自己精神・外界精神の離人体験があるが、同時に問題の異常体感の裏側に、自己身体の離人体験が隠されている可能性があるのではなかろうか。もしそうだとすると、異常体感と思考障害感と離人体験は一つのまとまりをもった病的現象形態、すなわち世界における自己の位置づけに失敗した一つの現われとみることもできよう。そして後二者がネガティブな表現型であるのに対して､前者すなわち異常体感のみは､いわばポジティブな表現型をとっているともいえるし、あるいは後二者が一種の欠如態の自覚であるのに対して、前者は積極的な刺激的存在感をもって患者を襲っているというういい方もできる」。

(3)　離人症と実体的意識性

実体的意識性は往々見られるものでありながら、多くは他の症状と合併して出現するもので、それのみを単一症候的に示す症例がないので、これに焦点を当てた研究は意外に少ない。ここでは、実体的意識性（その対象はもっぱら他者である）を取りあげて分裂病における他者の現象学を論じた宮本[14]と、分裂病初期に見られる被注察感（注察念慮）を意識性の病理と考えて「まなざし意識性」と命名した筆者[20]の研究を参照する。宮本のあげた五症例には離人症の記載は一例も見られないが、実体的意識性と同じく〝対象性格の幻性態〟と考えられる異常体感の合併が二例、「二重心」に該当すると思われる二重我体験の合併が一例認められる（症例3は「二重心」、異常体感、実体的意識性の三者合併例である）。また筆者の分裂病初期症状研究[16]では七例の注察念慮（まなざし意識性）中二例に離人症が認められた。

次に、離人症研究の側から実体的意識性の合併の有無を見ていくこととするが、確かに合併し、これには二種あると思われる。

第一は既に記した二重身の一形式としてである。二重身は筆者によって〈「二重心」の視覚化・外部化・身体化〉ととらえられたが、この過程の一段階として「実体的意識性による二重身」（石福）が現れる。

第二はごく最近安永[27]が指摘した「奇妙な実体感覚の出現」である。安永はこれに身体空間内の異常感覚、すなわち異常体感を含ませているが、これ以外に外空間の実体感覚、すなわちここで述べる実体的意識性を述べている。安永のあげた例は「……私の眼前二、三尺まで、ゼラチンのような透明な物質に包まれている」というものである。井上[7]の症例にも一例あり、これを引用しておく。

「周りと自分の間に硝子の壁みたいなものがあって、私は壁でスッポリ包まれているような感じです。厚い硝子の壁です。自分の行くところ行くところに、周囲にまるいような空間があって、そこだけが自分の世界です。外界との間の関係がなくなり、硝子板でも透して見ているようです。たとえではありません。本当に視覚的です。硝子よりもゼラチンを透してと言った方がいいかもしれません」

「外界と自分との間に触れると痺れるような一つの膜があります。本当に体にふれます。この膜によって外界が自分から隔てられています」

ここには、硝子とよばれ、あるいは膜とよばれるものによって、自分が外界から隔てられている様子がありありと陳述されているが、患者の言にあるように、それはけっして「たとえ」ではなく、実体のあるものである。一部視覚化し、また触覚によって感知されるまでになっていると思われるが、全体の陳述を通してみると、それが実体的意識性によるものであろうと考えられる（知覚の様相をおびることも、二重身の例からはありうることと思われる）。

もちろん外界精神離人症を訴えるのに、患者が譬えとしてこういうことを述べることもありえようが、筆者は逆にこれまで譬えとして安易に見過ごされてきた、こうした訴えの中に、真に実体のあるものが、すなわち実体的意識性が存外多くあるのではないかと推測する。

以上見てきたように、〝対象性格の幻性態〟としてその存在が予測された症状は二重身、異常体感、実体的意識性として確かに実在し、しかもそれらのいずれもが離人症と合併して出現することが多いことが、これまで

表2　「対象性格の異常態」の実際

	脱落態	幻性態	
自己精神	自己精神離人症		二重身 「二重心」 ↓
身体精神	身体精神離人症	異常体感	体感による二重身 ↓ 実体的意識性による二重身 ↓ （自己像幻視）
外界精神	外界精神離人症 （現実感喪失）	実体的意識性 （実体的意識性による二重身を除く）	

の研究を通して確認された。このように〃脱落態〃である離人症と〃幻性態〃である二重身、異常体感、実体的意識性が合併して見られることがあるのは、両者が対極の形態であるとはいえ、等しく「対象化の障害（対象性格の異常態）」という共通の基盤に立つものであるからと理解される。これまでの議論をまとめると表2のごとくとなる。

　この表2を眺めて、改めていくつかの感慨を抱いたが、その二、三を記しておこう。

　その一は離人症に限らず、二重身、異常体感、実体的意識性のいずれもが、その症候学的位置づけにおいて従来今一つ曖昧なものであったということである。対象化の障害、ことに対象性格という概念の導入によって、少なくとも筆者にとってはその曖昧さが一挙に解消し、いわば「腑に落ちた」といえる。

　その二は離人症を示す症例の疾患診断における症状複合の問題である。もちろん、従来も離人症が単一症候的に見られるか、それとも他の症状と複合して見られるかが、離人神経症と分裂病その他に見られる離人症候群を鑑別する上で重要とされてきたのであるが、その場合「注目すべき他の症状は何か」が今一つ曖昧であったと思える。本稿にて〃対象性格の幻性態〃としてまとめた二重身、異常体感、実体的意識性はそのほとんどが離人神経症以外の診断名を与えられた症例に見られたものであり、この点で本稿は「何に注目するか」に一つの指針を与えることになろう。

その三は離人症の成因追及に関する若干のコメントである。筆者が述べた「対象化の障害」はいかなる精神機能が障害されているのかであって、もちろん成因には何も触れたものではない。しかし、離人神経症は〝対象性格の脱落態〟のみと思われ、他方分裂病その他の離人症候群にはそれに加えて〝対象性格の幻性態〟が伴っていると思われ、したがって等しく「対象化の障害」であるといっても両者における離人症を同一の成因によると考えることはできないであろう。

5　おわりに

「離人症の症候学的位置づけ」に関する議論を終え、最後に精神症候学の方法に対する本稿の若干の寄与を述べたい。

筆者は〈心的体験〉の成立をめぐる基礎的議論から本稿を始め、結果として「対象化の障害」という概念を導きだしたが、これは従来の知覚の障害、思考の障害等々と同列に並ぶ概念ではない。というのは、対象化は知覚、思考、その他個々の心的営為のすべてにかかわるものであるからであり、したがって知覚の障害、思考の障害等々のいわゆる要素的精神機能の障害、いいかえれば「営為の障害」を〝縦軸の精神病理〟とするならば、「対象化の障害」はそのすべてを横断して貫く〝横軸の精神病理〟といいえよう。自己精神の幻性態と考えられた二重身の感じられ方は異常体感、実体的意識性、幻視と種々であるが、これら三者を体感、意識性、視覚という異なる要素的精神機能の障害として別物に考えるならば、すなわち〝縦軸の精神病理〟で考えるならば、その記述現象学的理解や症候学的位置づけに当惑せざるをえないのは当然である。しかし、異常体感と実体的意識性はともに対象性格そのものであり、同一のものである（対象性格が身体内空間でとらえられたものが異常体感であり、外空間でとらえられたものが実体的意識性であると考えられる。この見解は両者を「奇妙な実体感覚の出現」と一括してとらえた安永[27]の論述に示唆を受けたものである）とすれば、すなわち〝横軸の精神病理〟で考えるならば、矛盾なく統一的に理解できる（自己像幻視は対象性格の視覚化が生じたものと解釈できる）。筆者は本稿において、これまで従来の症状名をそのままに用いてきたが、議論をここまで推し進めてきた現段階ではもはや、身体内空間の奇妙な実体感を通常は漠たる感覚でしかない体感 cênesthésie に関連させて異常体感と呼ぶことや、あるいは外部空間の実体感を意識性 Bewußtheit という曖昧な精神機能を想定して実体的意識性と呼ぶことを停止し、放棄せざるをえない。そうした症状名は本来〝横軸の精神病理〟であるものを〝縦軸の精神病理〟として無理に理解しようとして生じた誤謬である。くりかえすが、両者は〝対象性格の幻性態〟であり、したがって今後はそれに応じた症状名（例えば、「偽対象感」）を上位概念とし、従来の異常体感を「身体内偽対象感」とし、実体的意識性を「外界内偽対象感」とするとか）を必要としよう。

最後に筆者は、この〝横軸の精神病理〟という観点を、精神症候学を見直す一つの考え方として呈示するものである。

文献

（1）Dugas, L.: Un cas de dépersonnalisation. Rev. Philos., 45 : 500, 1898.
（2）Glatzel, J. und Huber, G.: Zur Phänomenologie eines Typus endogener juvenil-asthenischer Versagenssyndrome. Psychiat. Clin., 1 : 15, 1968.
（3）Haug, K.: Depersonalisation und verwandte Erscheinungen. In : (verg.), O. Bumke. Handbuch der Geisteskrankheiten. Erg.-Band I, Springer, Berlin, 1939.
（4）保崎秀夫：セネストパチーとその周辺。精神医学、二：三二五、一九六〇。
（5）藤縄昭：自己像幻視とドッペルゲンガー。臨床精神医学、五：一六九一、一九七六。
（6）井上晴雄：離人神経症に関する一考察。精神経誌、五八：六九六、一九五六。
（7）井上晴雄：精神分裂病における離人症の現象学的考察。精神経誌、五九：五三一、一九五七。
（8）石福恒雄：二重身の臨床精神病理学的研究。精神経誌、八一：三三、一九七九。
（9）Jaspers, K.: Allgemeine Psychopathologie. 5 Aufl. Springer-Verlag, Berlin, 1948.（内村祐之、西丸四方、島崎敏樹、岡田敬蔵訳：『精神病理学総論』、岩波書店、一九五三）
（10）木村敏：離人症。『現代精神医学大系３B　精神症状学II』、中山書店、一九七六。
（11）小波蔵安勝：異常体感を主徴とする青春期分裂性精神病の臨床的研究。精神経誌、八〇：一、一九七八。
（12）小池淳、工藤義雄：セネストパチーについて—長期観察例から。精神医学、一一：三五八、一九六九。
（13）Mayer-Gross, W.: On depersonalization. Br. J. Med. Psychol., 15 : 103, 1935.
（14）宮本忠雄：実体的意識性について—精神分裂病者における他者の現象学。精神経誌、六一：一三一六、一九五九。
（15）永田俊彦：内因性若年—無力性不全症候群（Glatzel und Huber）をめぐって—寡症状性分裂病の症状理解に向けて。精神科治療学、二：二二五、一九八七。
（16）中安信夫：分裂病性シュープの最初期兆候—見逃されやすい微細な体験症状について。精神科治療学、一：五四五、一九八六。
（17）中安信夫：背景知覚の偽統合化—妄想知覚の形成をめぐって。高橋俊彦編：『分裂病の精神病理15』、東京大学出版会、一九八六。**（本書第二章）**
（18）中安信夫：「自我意識の異常」は自我の障害か—ダブルメッセージ性に着目して。土居健郎編：『分裂病の精神病理16』、東京大学出版会、一九八七。**（本書第三章、第四章）**

(19) 中安信夫：DSM-Ⅲ（-R）「奇異な妄想 bizarre delusions」についての批判的検討—記述現象学とその妄想概念。精神科治療学、四：六〇七、一九八九。（本書第二四章）
(20) 中安信夫：分裂病最初期にみられる「まなざし意識性」について。吉松和哉編：『分裂病の精神病理と治療1』、星和書店、一九八八。（本書第五章）
(21) 清水將之：離人症の疾病学的研究。精神経誌、六七：一一二五、一九六五。
(22) 清水將之：離人症。清水將之、高橋徹、吉松和哉編：『神経症の周辺—「境界領域症状群」について』、医学書院、一九八一。
(23) 新福尚武、池田数好：人格喪失感（離人症）。井村恒郎、懸田克躬、島崎敏樹、村上仁編：『異常心理学講座。第二部 精神病理学（D）分裂的心性その他の病理（4）』、みすず書房、一九五八。
(24) Sollier, P.: Les phénomènes d'Autoscopie. Felix Alcan, Paris, 1903. 文献25より引用。
(25) 高柳功：二重身について—Capgras 症状群、身体図式、自我障害および離人症についての一、二の検討。精神経誌、七三：四二、一九七一。
(26) 渡辺央、青木勝、高橋俊彦ほか：「青年期セネストパチー」について—青年期に好発する異常な確信的体験（第5報）。精神医学、二一：一二九一、一九七九。
(27) 安永浩：離人症。土居健郎、笠原嘉、宮本忠雄、木村敏編：『異常心理学講座（第3次）。第4巻 神経症と精神病1』、みすず書房、一九八七。
(28) 吉松和哉：セネストパチーの精神病理。精神経誌、六八：八七二、一九六六。
(29) 吉松和哉：セネストパチー。清水將之、高橋徹、吉松和哉編：『神経症の周辺—「境界領域症状群」について』、医学書院、一九八一。

（精神科治療学、四：一三九三—一四〇四、一九八九）

第一九章　ファントム理論に対する疑義

1　はじめに

分裂病の症状機構論に関する安永[11〜23]のファントム理論は、その精緻さと体系化において比肩するものをもたない。したがって、〝徒手空拳〟でのぞむかぎりは呑み込まれるのがおちであろう。[3〜10]筆者はここ数年来安永と同様に分裂病の症状機構論ないし発生論を独自な立場から論述してきているが、今回本シンポジウム*にて批判者の立場を与えられたのを機会に、自身の立場に依拠しつつ、ファントム理論に挑戦してみたいと考える。

＊第一三回日本精神病理学会（一九九〇年九月二七―二八日、名古屋）シンポジウム「『ファントム理論』をめぐって」

最初に議論の全体の輪郭を示す。筆者の批判はファントム理論の細部ではなく、その基幹とも考えられる諸点に関するものである。主要な疑義は三点あるが、この疑義の配列はファントム理論に対する筆者のアプローチの進展に沿ったものである。

疑義の第一は「ファントム短縮は一次障害か？」というもので、ここでは安永の述べる「ファントム短縮」仮説をとりあえず認めるとして、しかしはたしてそれが分裂病型体験様式の一次的障害であるとみなしうるかどうかを、筆者自身が近年継続的に発表してきた「状況意味失認」仮説との比較を通して検討する。

疑義の第二は「ファントム理論は幾何学か？」というものである。安永のファントム理論は、大きくは我々の体験の生じる場を論じたファントム空間論と、その空間における距離の短縮が分裂病症状の発現をもたらすことを論じたファントム短縮論に分けられるが、ここでは第一の、安永[22]によれば「仮説性の極めてうすい」、ほとんど事実に近いとされているファントム空間の概念についての検討を行う。

疑義の第三は「ファントム短縮は分裂病症状全般を説明しうるか？」というもので、これは第二の疑義に対する筆者の回答から必然的に導かれたもので、ファントム短縮がいかなる症状をもたらすかを筆者なりに検討したものである。

なお、十数年にもわたって論述されてきたファントム理論には段階的な発展が見られるが、それに接近するにあたって筆者は、出来うるかぎり安永の提出した命題の基本に立ち返り、そこから筆者なりの論考を積み重ねたいと思う。

2　疑義一：ファントム短縮は一次障害か？

本節では、少なくとも症状発現機構としては一次的と安永がみなしているファントム短縮がはたしてそう（一次的）なのかを検討する。それに際して筆者は、筆者自身の提唱する「状況意味失認」仮説の立場から検討したいと思う。

まずは立論のよるべである「状況意味失認」仮説の簡単な要約を示しておきたい。図1は最近の拙著論文「状況意味失認と内因反応――症候学からみた分裂病の成因と症状形成機序」(9)に掲げた仮説の要約図であるが、状況意味失認という神経心理学的障害を起点として、《背景思考の聴覚化》、《背景知覚の偽統合化》、《偽因性原始反応》、《まなざしの生成》という症状系列が生じてくるさまを図示している。後の「ファントム短縮」仮説に関する議論との関係で注目されるのは、状況意味失認によって、括弧つきの、すなわち偽りの認識としての「自己保存の危機」の認知が意識下で無自覚的に生じるとしていることである。

さて、それでは筆者が分裂病型体験様式の一次障害と考える状況意味失認とはいかなるものなのか。図2にここに示したものは、実験室状況ではなく日常の経験に基づいて筆者が提唱している認知機構仮説であるが、認知機構は意識下・自動的認知機構と意識上・随意的認知機構の二段階が区別され、注意という機能は意識下・自動的認知機構に開いた認知的バイパスと考えられている。随意的に注意が向けられている入力はバイパスを経由して即座に意識上・随意的認知機構にて情報処理が行われると考えられ、この点で注意とは情報の迅速処

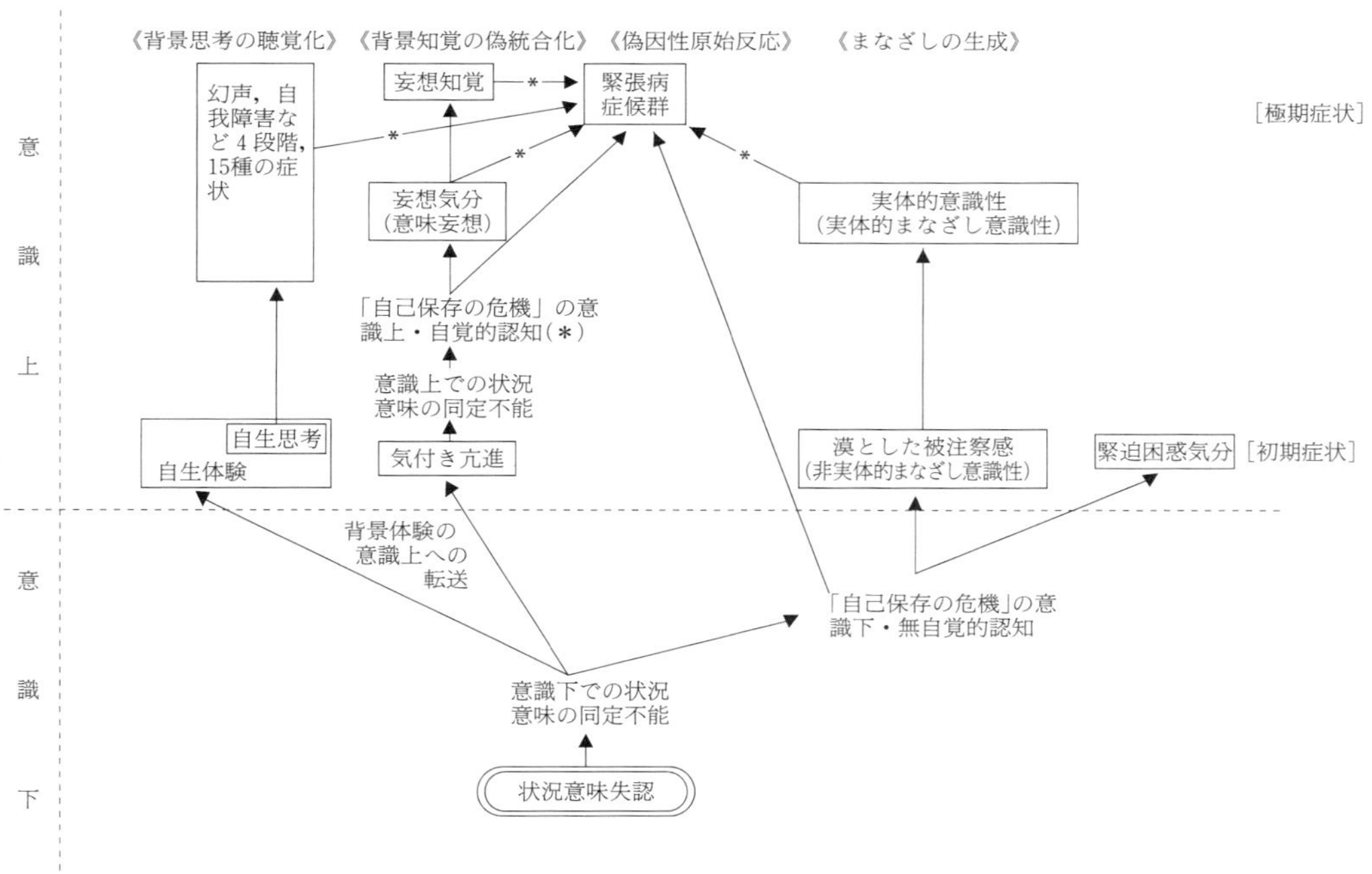

図1　状況意味失認を起点とする分裂病症状系統樹
（文献9より転載）

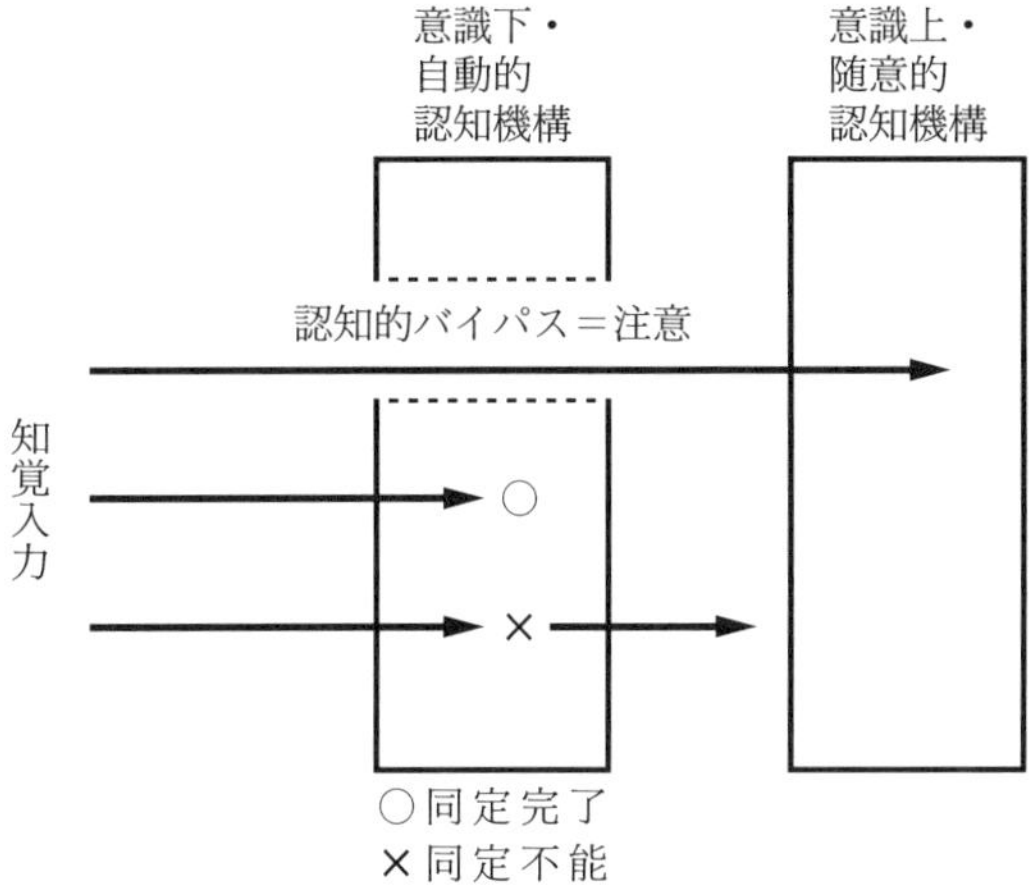

図 2　筆者の提唱する二段階の認知機構仮説と注意の認知的バイパスモデル（文献 9 より転載）

理システムと考えられるが、注意の向けられていない入力はすべていったん意識下・自動的認知機構で処理をうけ、同定不能の際にのみ意識上・随意的認知機構へ転送されると考えられる。また今一つ検討を要することは、個々の入力について何が認知されるのかということで、筆者はこれを「その対象は何であるか」という即物意味の認知と「その対象はその状況で何を意味するか」という状況意味の認知とに分けている。

紙数に制限もあり詳しい説明は省略せざるをえないが、状況意味失認とは上述の意識下・自動的認知機構のうち、状況意味認知に関わる部位が障害され、ために外的知覚入力および内的表象入力のいずれもの意識下での状況意味認知が不能に陥る事態と措定されており（この場合の「失認」とは通常の症状概念としてではなく、障害概念としての意である）、それを一次障害として図1に示した種々の症状系列が生じると考えられる。

さて、こうした筆者の「状況意味失認」仮説は以下の基本的観点において安永の「ファントム短縮」仮説と類似するところがきわめて大きいものと考えられる。

①仮説の狙いが分裂病型体験様式の発現機構を明らかにすることにある、すなわち症状機構論にある。

②障害を受けるとされるファントム機能および意識下・自動的認知機構は、ともに自己保存にとって必須の機能ないし機構と措定されている。

これについては若干の説明を加えたい。太古における人間の生活、ないし動物としてのヒト Homo sapiens を考えるならば、意識下・自動的認知機構の原初的役割は意識的関与なく外敵の動静をキャッチすることにあると考えられ、つとに自己保存にとって必須な機構であると思われる。一方、安永の定義[12]によればファントム距離とは一般には実存的余裕ないし存在的猶予の程度を表すものであり、したがってその距離を測定するファントム機能はその機能の如何によっては自己保存を脅かす事態ともなりかねないものと考えられることになり、この点においてファントム機能もまた自己保存にとって必須と考えられていると思われる。

③ファントム短縮および状況意味失認は各々、分裂病型体験様式における一次的かつ唯一の障害とされており、原則的にはすべての症状形成はそこから導き出せるとされている。

④ファントム短縮は「意識外」（安永）の、また状況意味失認は意識下の障害であって、症状形成は「主体が障害を知らない」ために生じた、ある種の錯覚に基づくものとされる。

二つの仮説は、その基本的観点において上記の類似性を有するために、互いの比較対照が可能となるが、それを表示すると大略表1のごとくとなる。すなわち、障害を受ける機能は各々ファントム機能系と意識下・自

表1　「ファントム短縮」仮説と「状況意味失認」仮説の比較

	「ファントム短縮」仮説	「状況意味失認」仮説
障害を受ける機能	ファントム機能系	意識下・自動的認知機構
障害	ファントム短縮	状況意味失認
症状形成機序	短縮したファントム距離と既成の図式距離とのずれ	障害された下位機構に対する健常な上位機構の応答（内因反応）
症状系列	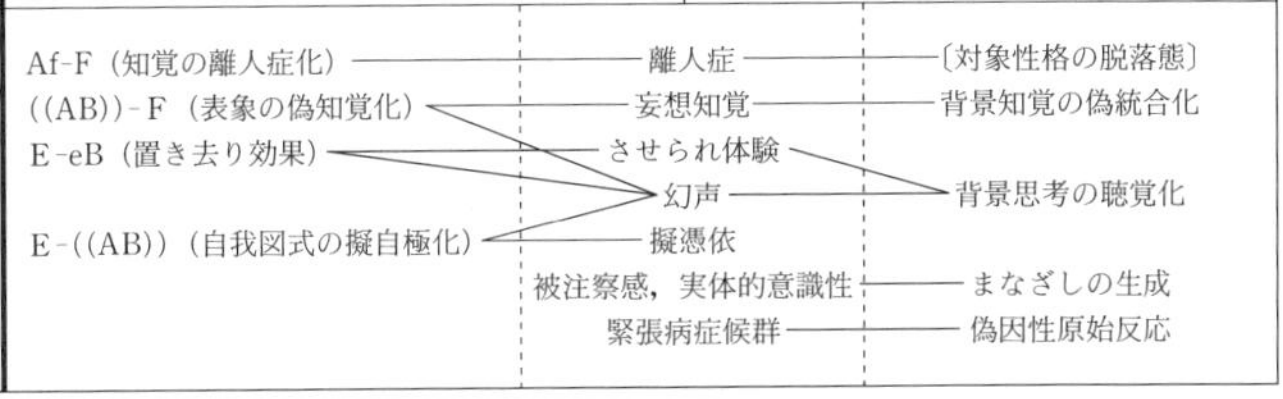	

動的認知機構、その障害はファントム短縮と状況意味失認、症状形成機序は「短縮したファントム距離と既成の図式距離とのずれ」と「障害された下位機構に対する健常な上位機構の応答（内因反応）」、また形成される症状系列の概略の対応は表に示したとおりである。

さて、このように二つの仮説は多くの比較対照可能な類似性を有するが、決定的な違いが一点ある。それは障害を受ける機能は何かという点に関する相違である。

「ファントム短縮」仮説が障害はファントム機能系にあり、認知図式は健常であると考えるのに対し、「状況意味失認」仮説はファントム機能系を想定せず、障害は認知機構にある（認知図式という用語を用いて言い換えるならば、認知図式の可逆性崩壊にある）と考える。

この違いは妥協を許さない全くの対立点であり、どちらの障害がより一次的と考えられるかが次の検討の対象となろう。ここでは「状況意味失認」仮説の枠内において、ファントム短縮という事態が起こりうるか否かを検討したい。先に述べたように、意識下・自動的認知機構は自己保存にとって必須の機構であり、したがってその機構の障害である状況意味失認によって、括弧つきの、すなわち偽りの認識である「自己保存の危機」という認知が意識下で無自覚的に形成されるが、これは当然のことながら、一方で「存在的猶予の減少」という認識を生み出し、他方では「危機の予兆」への探索的構えを引き起こすと考えられる。なお、ここで「存在的猶予の減少」および「危機の予兆」という用語に括弧をつけているのは、「自己保存の危機」に括弧をつけたのと同様に、それが偽りのものであり、かつ意識下のものであって主体に自覚されたものではないからである。

さて、存在的猶予とは安永の言葉であり、かつ安永の定義によれば存在的猶予の程度をもってファントム距離とされるわけであるが、それでは括弧つきの「存在的猶予の減少」とは何を意味するものなのかが次の考察の対象となろう。さきに括弧をつけた説明として述べたように、それが特定の対象に対する自覚的体験ではなく、これといった特定の対象のない、意識下ないし意識外の全般的体験であるだけに、これはファントム距離の全般的短縮、すなわちファントム短縮にほかならないと考えられる。ここに、安永の述べるファントム短縮は筆者の主張する状況意味失認からもたらされる二次的障害であることが結論づけられよう。

あわせて述べるならば、「危機の予兆」への探索的構えからは何が導かれるのであろうか。これは外界の些細な変化を逸速く察知しようとする認識的構えをもたらすことになり、ここで作動するのが中井の述べる微分回路的認知であり、結果としての徴候空間優位の認知パターンと考えられる[1、2]（以上の議論を図3にまとめる）。

さて、こうしてファントム短縮は状況意味失認から導きうる二次的障害と結論づけられたわけであるが、これは一方でファントム短縮が一次的障害であることを否定することになると同時に、他方ではファントム短縮

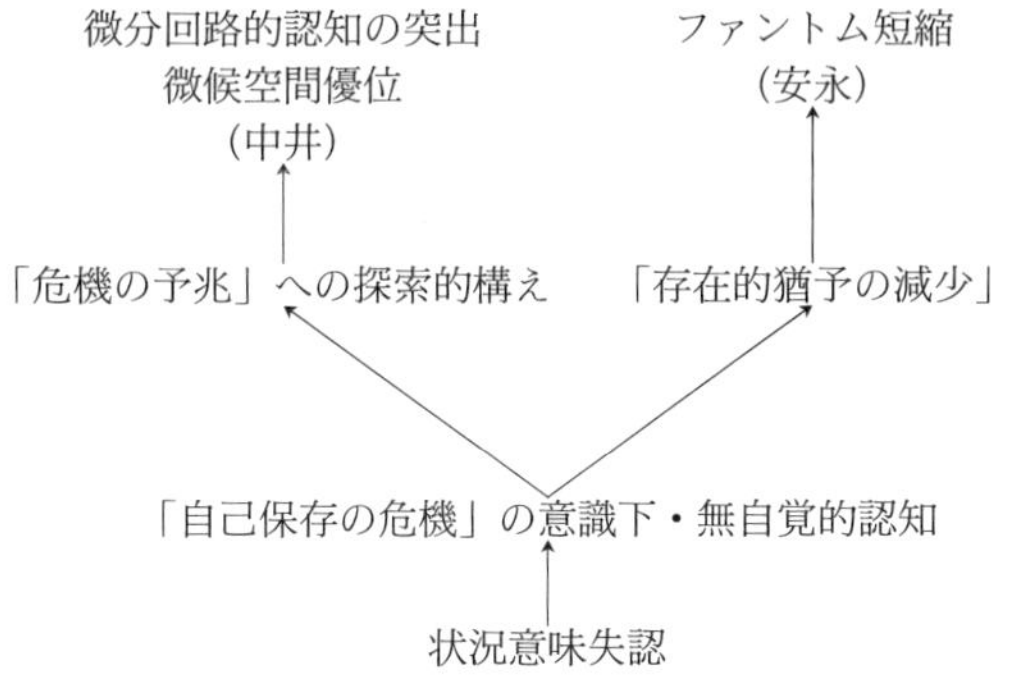

図 3　状況意味失認とファントム短縮の関連性

が起こりうる一つの可能性を示すことにもなり、それに基づく症状形成の可能性を補完することにもなる。これでは筆者と安永の二通りの症状形成過程を認めることになり、それはファントム機能を想定しない症状機構論である「状況意味失認」仮説を提唱してきた筆者の立場からは困る事態となる。そこで筆者はファントム理論の外からではなく、改めてその中に入り込んで、いわば安永の土俵に上がってファントム理論の妥当性を問うことにした。

3　疑義二：ファントム理論は幾何学か？

『精神の幾何学[22]』を著した安永にとって、本節のタイトルは衝撃的であろう。もちろん、安永の論述に最後までしたがうかぎりはファントム理論は幾何学である。しかし筆者がこのタイトルを選んだのは、ファントム理論の中核であり、安永によって「ほとんど純粋記述というに近く、その意味では『仮説』性は極めてうすい」と述べられるファントム空間の概念およびその表現図について筆者が重大な疑義を抱いており、その疑義についての筆者なりの回答がファントム理論は幾何学ではなく、む

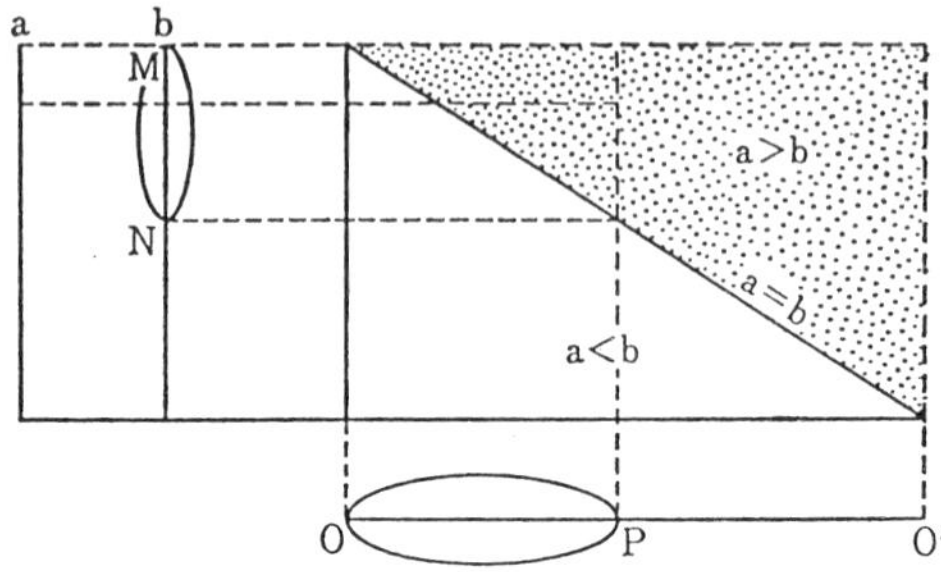

図4　安永によるファントム空間の表現図
（文献22より引用）

しろ代数学ではないかという示唆を与えるからである。以下に詳述しよう。

安永の述べるファントム空間論は彼が示した表現図（図4）[17,22]に端的に表されている。この図に付されている記号a、bは、各々体験パターンA／B（BのAへの関係が論理的必然性、AのBへの関係が条件的偶然性：A＞Bと表現）におけるA面、B面の強度であり、図はbの取り得る値の可能性を柱状に展開した左下の白い三角に、aの取り得る範囲である全体の矩形を重ね合わせて作られたものである。そして正常の（分裂病ではないの意）体験においてはaとbの間に、0≦a, b≦Kおよびa≧bという関係があるために、正常の体験は図において斜線を含む右上の附点三角領域の各点として表されるとされている。また、ファントム距離とは「今の体験の強度」が「最強限界の体験強度」に比べてどの程度弱いか（実存的余裕ないし存在的猶予、図では線分MN）を以て定義とされており、下の体験線上では線分MNを投影した線分OPとして表されている。

ある一定の限界内においてはaとbが独立に値を取り得る（ただし、正常体験においてはa≧b、分裂病においてはa＜b）ということが、ファントム理論を幾何学として成立せしめているわけであるが、はたしてこのファントム空間図は妥当な、あり得る図なのかというのが筆者の疑義である。その疑義をもっと直截に述べるならば、体験はすべてパターンA／Bであることは認めるとしても、AおよびBに各々体験強度a、bを設定できるのかという疑問である（安永は後に更に論を進めて、a強度、b強度を脳の生理学としてのaエネルギー、a′エネルギーへと置換しているが、エネルギー論に入ったこうした理解には一層の疑義がある）。筆者の理解するところでは、体験というものがすべてA／Bという分節的・相補的パターンから成立する（安永の「パターン論」[11]）としても、体験強度自体はあくまでも個々の体験において一つではなかろうか（後の議論において誤解が生じないようにより正確に述べると、筆者は体験強度はファントム強度と図式強度の二つに分けられると考えている。しかし、これはパターン論から導かれたa強度、b強度とは全く無関係であり、また正常体験においてはこの両者は乖離することなく、あくまでも一つのものとして安らっているのである）と思われる。安永の誤解はファントム論に不用意に（？）パターン論を結びつけたことにありはしないか、さらにうがって考えるならば、パターンA／Bにおける「BのAへの関係が論理的必然性、AのBへの関係が条件的偶然性」を表現する際に、不用意に（？）にA＞Bという大小関係を表す数学的記号を用いたことにありはしないか（本来大小関係を表すものではなかったA＞Bという表現がa＞bという強度の大小関係にもろにスライドした？）と筆者には思われる。

　以上の考察からは、筆者はa強度（さらにはaエネルギー）、b強度（a′エネルギー）の設定、およびそれから導かれたファントム空間図（図4）を認めることはできず、安永の述べる公理のうち、筆者にも理解しうるものを出発点として改めてファントム空間の概念を検討してみたいと考える。

　図5に安永の定義にしたがって筆者なりに理解したファントム距離の概念を示す。なお、この図5にも、また後の図にも用いる記号について説明しておくと、まずδは存在的猶予を表し、またμは体験距離を、aは体験強度を表す。μ、aという記号の使用は安永にしたがったものであるが、筆者は更にこれを分けて、ファン

δ：存在的猶予
μ：体験距離（μ_p：ファントム距離，μ_s：図式距離）
a：体験強度（a_p：ファントム強度，a_s：図式強度）

$\mu_p = k \times \delta$（k：constant）……1)
1) を図示すると

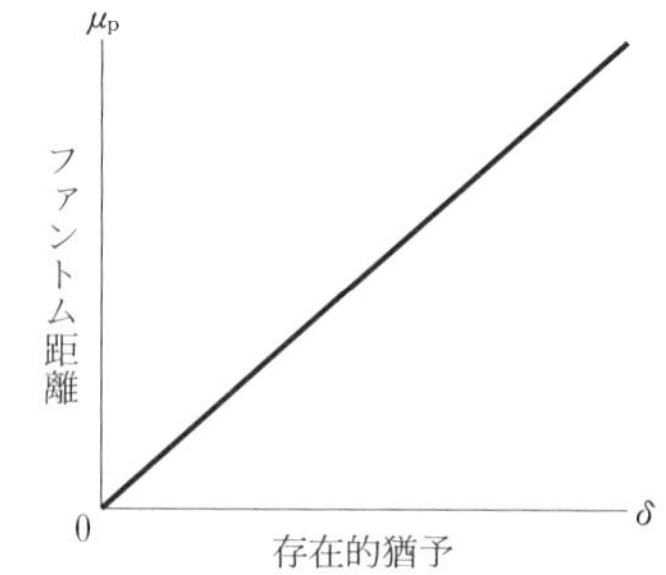

$\delta = a_{max} - a$……2)
2) を1) に代入すると　$\mu_p = k \times (a_{max} - a)$
$a = a_{max} - (1/k) \times \mu_p$……3)
3) を図示すると

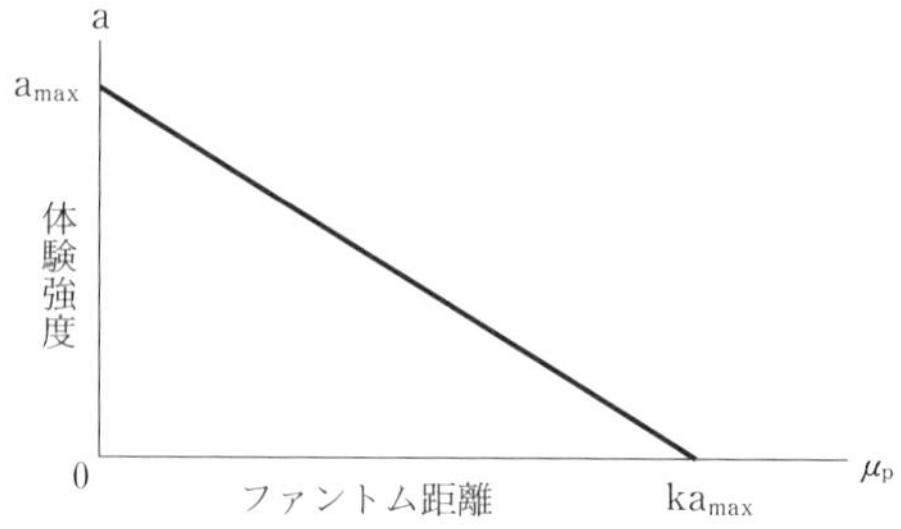

図5　ファントム距離の定義

トム空間における体験距離、体験強度を各々μ_p、a_pで示し、図式空間における体験距離、体験強度を各々μ_s、a_sで表しておく（pはファントムphantom、sは図式schemaの意味：先に述べたように、μ_pとμ_s、a_pとa_sは正常体験においては同一であるが、ファントム短縮においては乖離してくると考えられるので、あらかじめ設定しておく）。

安永[12、22]の定義によれば、一般ファントム距離とは存在的猶予の程度とされるが、これを式に表せばkを定数として $\mu_p = k \times \delta$…(1)と表せ、図5の上図のように存在的猶予とファントム距離を横軸、縦軸とする平面上に、原点を通る直線で図示されることになる。次に、定義によれば存在的猶予とは最大の体験強度から当該の体験強度の差分、すなわち $\delta = a_{max} - a$ …(2)とされるので、これを先の式(1)に代入して整理すると、$a = a_{max} - (1/k) \times \mu_p$ という式(3)が得られる。これを図示したものが図5の下図で、ファントム距離を横軸とし、体験強度を縦軸とする平面上で、縦軸を a_{max} で横切る傾き $-1/k$ の直線が描けることになる。

ここで重要なことを指摘しておきたい。それは、この図5は安永の作成したファントム空間図（図4）とは似て非なるものであるということである。というのは、この図5はファントム空間における距離と強度の関係を定義にしたがって示した関係図にすぎず（安永[16]は距離と強度の間に平行原理があることを述べるが、筆者はそれはそのように定義したのではないかと異論を呈したい）、ここにファントム空間そのものが呈示されているわけでもなく、また距離と強度の二軸がとってあるからといって、それが二次元であるということでもないということである。先に長々と式を示したのは、要は存在的猶予とファントム距離、ファントム距離と体験強度との関係は各々一次変換にすぎず、よりわかりやすく述べれば、各々言い換えたものにすぎないということを述べるためであって、したがって存在的猶予、あるいはファントム距離、あるいは体験強度で刻まれるファントム空間とはあくまでも一次元の空間としか考えられず、先の図5も関係図である以上、意味があるのは斜めの直線上の点だけということである（ここに、筆者がファントム理論は幾何学ではなく、代数学であるという所以がある）。しかも、最大の体験強度から当該の体験強度の差分、すなわち存在的猶予の程度をもってファントム距離とするという安永の定義にしたがうかぎり、ファントム空間とは空間といっても筆者には概念上の「空間」にすぎないと思われるが、よしんばそれが実体的な空間として存在していることをまず公理として出発するとしても、その場合は逆に体験強度はファントム距離という独立変数によって規定される従属変数にすぎな

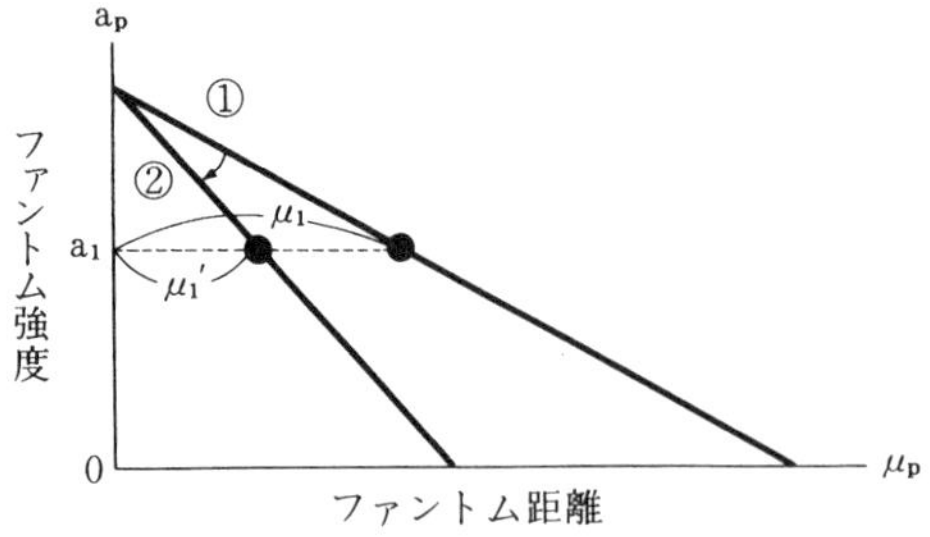

図 6　ファントム短縮の図示

いものと思われる。

以上、筆者はファントム空間は一次元「空間」であること、またファントム距離と体験強度を二軸とする図5はファントム空間そのものを示しているのではなく関係図であり、したがって以後の作図上、斜線上をはずれる点は意味がないことを確認して、次の疑義の第三、すなわち「ファントム短縮は分裂病症状全般を説明しうるか？」の議論に入っていきたい。

4　疑義三：ファントム短縮は分裂病症状全般を説明しうるか？

図5下図に基づいて、ファントム短縮がどのように作図されるのかを検討してみよう。この場合、ファントム短縮が生じたとしても最大体験強度は変わらないものとして作図してみるが、ファントム短縮は図6のごとく、ファントム空間ライン（以後ファントムラインと略す）の①から②への変化として表せることになり、例えば、もともと体験強度 a_1 のファントム距離が μ_1 とすると、それはファントム短縮によって μ_1' へと短縮することになる（なお、距離 μ_1、μ_1' を表す線分のファントムライン①、②上の端を黒丸で描いているが、これはたんに図示する上の工夫だけであり、後に述べる

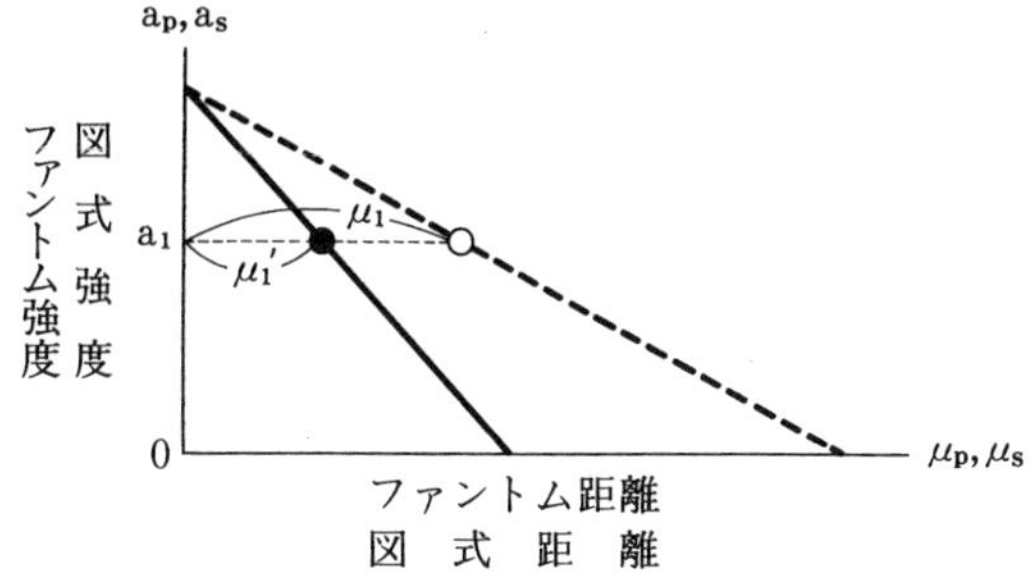

図7　ファントム距離と図式距離のずれ

対象極の位置を示すものではない。また同様に縦軸が自極の位置を示すものでもない。これは、この図6が空間図ではなく関係図であるということからは当然のことであるが、混乱が起こりやすいので一言付け加えておいた)。

さて、ファントム短縮によってファントムラインは①から②へと移動するが、もともとファントム距離と同じ距離にあった図式はそのままに取り残されるのであるから、ファントム距離と図式距離にはずれが生じてくるはずであり、それを図示したものが図7である。図6と似たような図であるが、ファントムラインが移動しても、図式空間ライン（以後図式ラインと略す）は図6のファントムライン①のところに残り、図式距離 μ_1 とファントム距離 μ_1' に乖離が生じることになる（なお、ここでも図式距離を表す線分の図式ライン上の端を白丸で示しておく）。

次に、図6、図7をもとにしてファントム短縮によってどのような錯覚がおこるのかを検討してみよう。筆者は錯覚にはファントム空間での錯覚と図式空間での錯覚との二種類が生じると考えるが、図8はファントム空間での錯覚を図示したものである。ファントム短縮によってファントムラインは①から②へと移るが、主体がファントム短縮を知らないとなると、得られた新たなファントム距離によって測られるファントム強度はそれ以

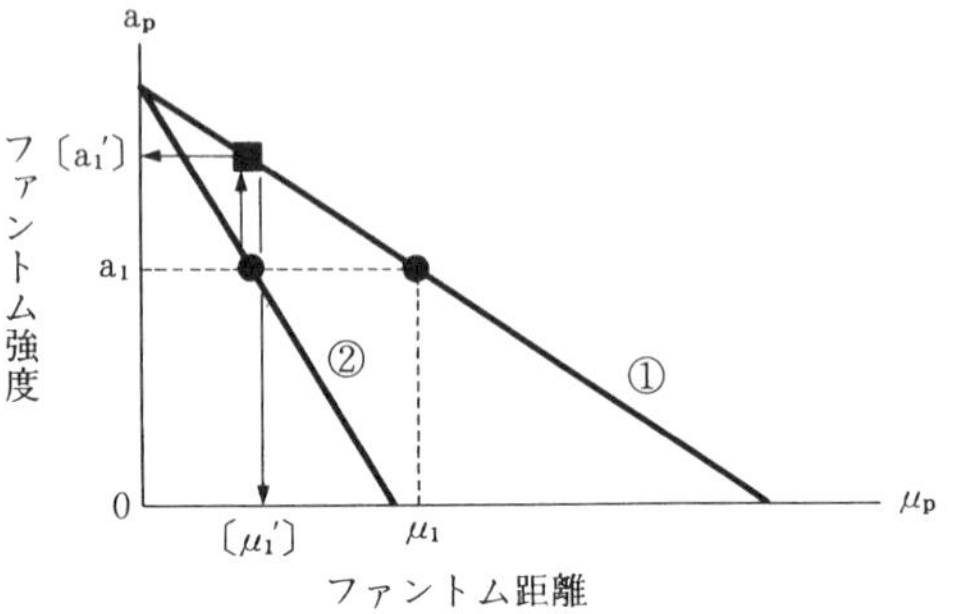

図 8　ファントム短縮による錯覚①
—ファントム空間での錯覚
ファントム距離の（真性）短縮：μ_1→〔μ_1'〕
ファントム強度の偽性増大：a_1→〔a_1'〕

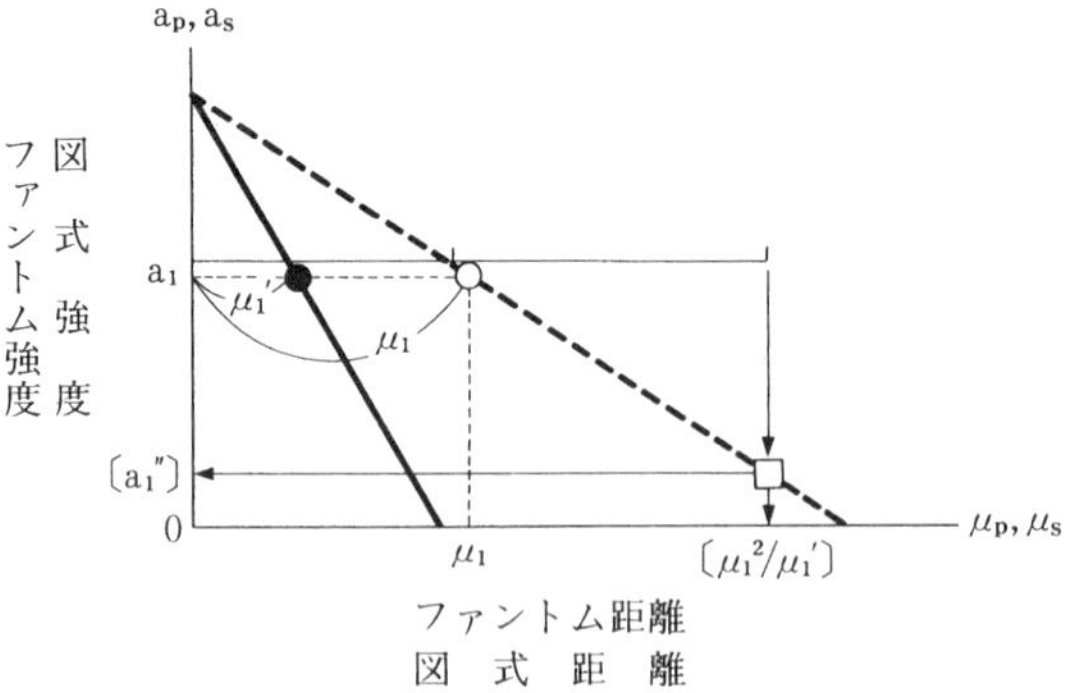

図 9　ファントム短縮による錯覚②
—図式空間での錯覚
図式距離の偽性伸長：μ_1→〔μ_1^2/μ_1'〕
図式強度の偽性減少：a_1→〔a_1''〕

前にあったファントムライン①上の黒四角によって測定されると考えられる。したがって、ファントム強度はa_1から〔a_1'〕（a_1'に括弧をつけているのは錯覚であるからである。以後も同様）へと偽性増大し、一方黒四角から改めてファントム距離が測定され、それはもともとのμ_1から〔μ_1'〕への短縮と錯覚されることになると考えられる（〔μ_1'〕は真性の短縮であるが、これに括弧をつけたのは、主体には真性の短縮として、すなわちファントムライン②上の黒丸としてではなく、もとのファントムライン①上の黒四角として測られたものであるから

表2　ファントム短縮による錯覚①と錯覚②の複合効果

	距　離	強　度	
ファントム空間	↓	↑	錯覚①
図式空間	↑	↓	錯覚②

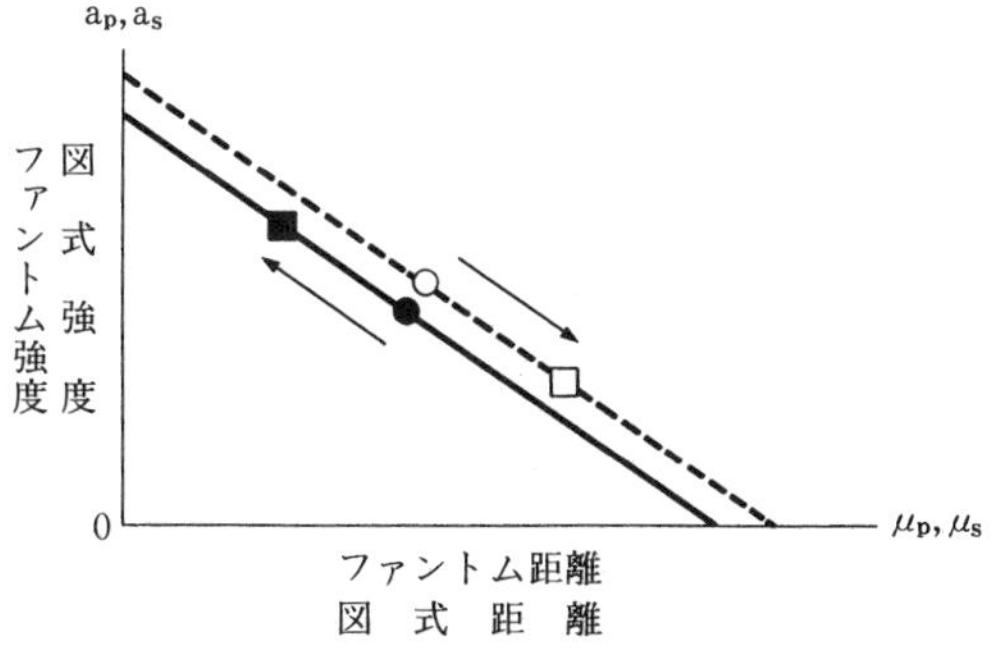

図10　ファントム短縮による錯覚複合効果（表2）の図示
ファントムラインと図式ラインは並べて書いてあるが，本来は重なったものである。

である)。

図9は今一つの錯覚と考えられる図式空間での錯覚を示したものである。強度a_1のファントム距離はμ_1からμ_1'へと短縮し、図式距離μ_1との間に乖離が生じているが、しかし主体は短縮を知らず、したがって主体はファントム距離は元どおりの長さに、すなわちμ_1と測定する。この錯覚比、すなわちμ_1/μ_1'、に応じてファントム距離と乖離している図式距離が偽性伸長し、〔μ_1^2/μ_1'〕と錯覚されることになると思われる。この距離を図式ライン上にプロットすると白四角の点となり、図式距離が偽性伸長するに応じて図式強度がa_1から〔a_1''〕へと偽性減少することになると考えられる。

以上、図8および図9に示した二つの錯覚をまとめたものが表2である。ファ

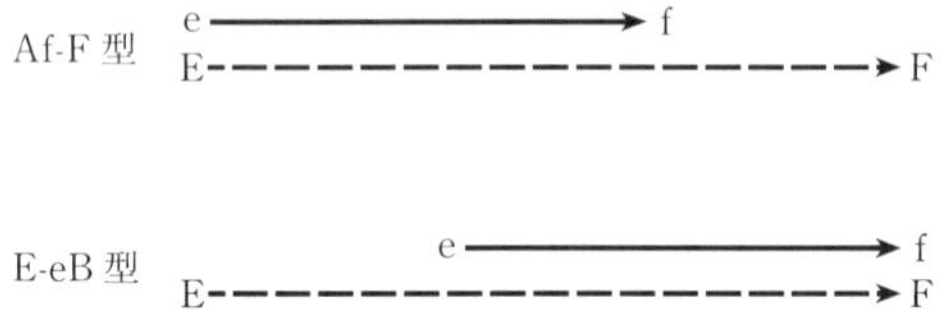

図11　安永によるファントム短縮の基本的空間布置

ントム空間では距離が短縮するとともに強度が増大し、逆に図式空間では距離が伸長するとともに強度が減少することになる。これをわかりやすく図で示したものが図10であり、ファントム空間での錯覚はファントムラインを左上へとすべり、図式空間での錯覚は図式ラインを右下へとすべり、ここにファントム短縮前には一致していたファントム空間と図式空間は大きく乖離することになると考えられる。

さて、先に筆者はファントム空間は一次元であると述べたが、これまで検討を行ってきた強度と距離の関係図から得られた結論を、ここで初めて一次元空間（安永によれば体験線）に移し替えてみたいと思う。ただその前に、安永[14,21,22]によって示されたファントム短縮の空間布置の基本型を再検討しておきたい。図11は安永によって示されたファントム短縮の空間布置の二つの基本型（Ａｆ-Ｆ型とＥ-ｅＢ型）を筆者なりに描き直したものであるが、ここで筆者が問題にしたいのはＥ-ｅＢ型の空間布置、すなわち対象極ｆと対象図式Ｆの複合体であるＢを起点としてファントム短縮が測られ、裂隙が自極ｅと自我図式Ｅとの間に生じること、言い換えればｅの背後にＥが逸走するような事態がはたして生じうるかどうかということである。結論から先に述べると、筆者はこうした事態は決して起こり得ないと考える。というのは、第一には図式距離の体験主体もファントム距離の体験主体と同様に常に自極ｅであり、したがって図式距離はＥとＦの間にはられるものではなく、ｅとＦの間にはられるものと考えられるからである。この場合、もしも対象端であるｆとＦを揃えて、そこから各々の距離が測られるとすると、単一であるはずの自極ｅが分裂を起こすと考えなければならなくなって矛盾してくる。第二には体験線は自極ｅとその都度その都度の対象Ｂの間にだけ成立するものであって、自極ｅに重なって、あるいはそのわずか下手にあると主張される自我図式群[20、22]（同様に対象極の近傍にあるとされる対象図式群）がその都度その都度におけるｅからＢ（Ｆ—ｆ複合体）への体験線上に存在しているとは考えられないからである。それでは自我図式はどこにあるのか。この考察が第三の理由になるのであるが、通例対象意識と区別される自我意識もまた対象意識の一つにすぎず[5]、対象Ｂの位置に自我が場を占めることもあり、その場合に初めて自我図式が主体に意識されるのであると考えられるのである。図12は、筆者[7]がかつて心的体験の成立を論じた際に描いた図であるが、心的体験とは主体S_1と客体Ｏとが営為Ｖで関係づけられた総体、すなわちS_1-Ｖ-Ｏ.という心的営為全体のS_2（言葉を換えれば自極ｅ）による対象化によって得られるものであり、通例対象意識とされる客体Ｏの対象化とはS_1-Ｖ-Ｏ.を客体Ｏの側に事寄せて体験したものであり、自我意識とされる主体S_1の対象化とは同様にS_1-Ｖ-Ｏ.を主体S_1の側に事寄せて体験したものと思われる。このようにして、主体S_1（客我）、すなわち自我図式もまた対象Ｂの位置を占めうると考えられるのである。

安永の主張するＥ-ｅＢ型はあり得ないということに関する上述の議論からは、表2および図10に示した結論は、図13に示したような一次元空間布置としてのみ描かれうるものと思われる。すなわち、体験主体は常に自極ｅであり、また対象極ｆは近くに接近し、かつその強度が強くなり、他方対象図式は遠く隔たり、かつ強度が弱くなる。表現するならばｅｆ-Ｆで、対象図式Ｆが遠ざかり、対象極ｆとの間に裂隙が生じるという点では安永のＡｆ-Ｆと同様であるが、対象極ｆ自体も接近して裂隙形成に関与していると考える点でＡｆ-Ｆとは異なるものである。

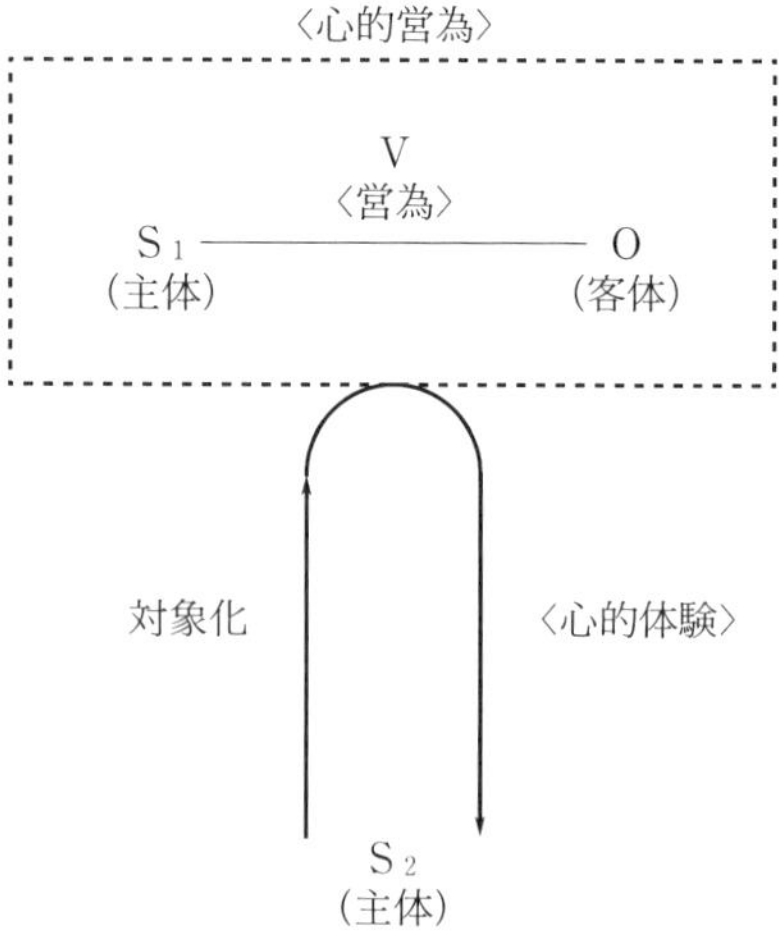

図12　＜心的体験＞の成立

主体Sは営為する主体（営為主体：S_1）と体験する主体（体験主体：S_2）に分けて記載してある。従来の用語でいえば，S_1は客我であり，S_2は主我である。

ただし，主体を対象化しようとする時に限り，S_1とS_2の分離が反省的に自覚されるのであって，通常は一体のものとして機能し，自覚されない。　　（文献７より転載）

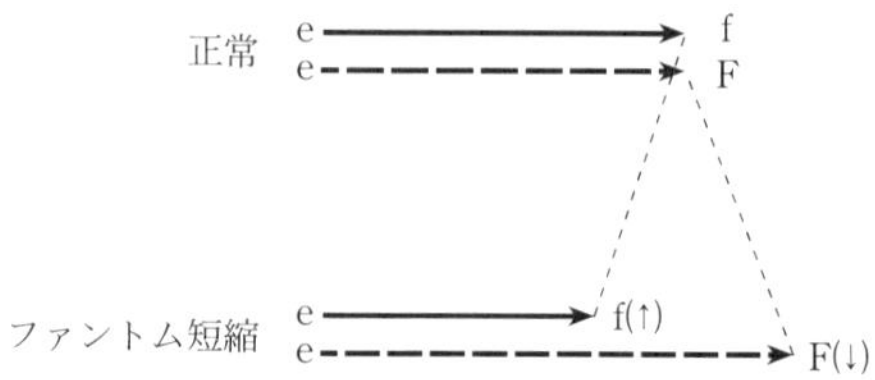

図13　筆者によるファントム短縮の空間布置

表3　ファントム短縮論から理論的に導かれる症状

f端　近接・強調され，かつ図式を欠いた実感のみの存在（広義の実体的意識性）

f・F	臨床症状
自己精神	二重心
身体精神	実体的意識性として感知される自己身体（二重身実体的意識性）や身体部分，セネストパチー
外界精神	他者および事物に関する実体的意識性

F端　遠隔・希薄となり，かつ実感を伴わない図式のみの存在（離人症）

f・F	臨床症状
自己精神	自己精神離人症
身体精神	身体精神離人症
外界精神	外界精神離人症（現実感喪失）

さて最後に、こうした空間布置からは理論的にいかなる臨床症状が導き出せるであろうか（表3）。図13に示したように対象極fは近接・強調され、かつ図式を欠いた実感のみの存在であり、その対象化は広い意味での実体的意識性（通例、実体的意識性leibhaftige Bewußtheitというと、感知される対象が人間もしくはその類同物とされるが、この場合の広義の実体的意識性とは五感によらず、何物かの存在感のみが意識されるすべての場合を含んでいる）と理解される。Wernickeによる体験世界の三つの分類にしたがって、これを更に詳しく見てみると、自己精神の領域であれば二重心（この場合は身体ではなく心の方である）、身体精神の領域であれば実体的意識性として感知される身体まるごとや身体の部分あるいは内部臓器ということになり、症状名としては二重身実体的意識性やセネスト

表4　「対象性格の異常態」の実際（文献7より転載）

<table>
<tr><th></th><th>脱落態</th><th colspan="2">幻性態</th></tr>
<tr><td>自己精神</td><td>自己精神離人症</td><td colspan="2">二重身</td></tr>
<tr><td>身体精神</td><td>身体精神離人症</td><td>異常体感</td><td>「二重心」
↓
体感による二重身
↓
実体的意識性による二重身
↓
（自己像幻視）</td></tr>
<tr><td>外界精神</td><td>外界精神離人症
（現実感喪失）</td><td colspan="2">実体的意識性
（実体的意識性による二重身を除く）</td></tr>
</table>

表5　「対象性格の異常態」の理論
（文献7より転載）

	正常の対象化	脱落態	幻性態
素材	＋	＋	−
対象性格	＋	−	＋

パチーなどが相当しよう。そして外界精神の領域では他者や事物に関する実体的意識性ということになろう。

一方、F端は遠隔・希薄となり、かつ実感を伴わない図式のみの存在となり、その対象化は安永がAf-F型の体験様式で述べた離人症（Wernickeの三領野にしたがって、より詳しく述べれば自己精神離人症、身体精神離人症、外界精神離人症―現実感喪失の三つである）であると思われる。

さて、この節の議論を終えるにあたって筆者は二つの表を掲げようと思う。表4および表5は、一昨年筆者が発表した「離人症の症候学的位置づけについての一試論―二重身、異常体感、実体的意識性との関連性」[7]という論文から引用したものであるが、表4は表3とほとんど同じであることがわかるであろう。この論文において筆者は、対象化とは素材に対象性格（「対象化性質」と呼んだ方が適切か）を付与するものと考え、素材のみで対象性格が脱落したもの（対象性格の脱落態）が離人症、逆に素材を欠きながら対象性格のみが感知されるもの（対象性格の幻性態）が二重身やセネストパチー、あるいは実体的意識性と考え、両者を対象性格の異常態（個々の営為の障害ではなく、それらを横断する対象化の障害という意味で、筆者はこれを「横軸の精神病理」とも呼んだ）と一括しうることを述べ、またそれをもって両者の症状の合併のしやすさを説明したのであるが（表5）、今回のファントム理論についての考察は、この離人症と広義の実体的意識性の症状合併についての一層の理論的基礎を与えるものであると考えるに至った。すなわち、筆者が素材と呼んだものが対象図式Fに、対象性格と呼んだものが対象極fに相当すると考えるならば、ファントム短縮論から導かれたef-F型障害は離人症と広義の実体的意識性の合併的発現をあますところなく説明するのである。またこのことを、ファントム短縮は状況意味失認によってもたらされる二次的障害であるという疑義一での結論と併せ考えるならば、これまでの「状況意味失認」仮説（図1）の枠内では説明しえなかった、離人症と広義実体的意識性の分裂病における発現を説明することともなり、「状況意味失認」仮説を拡大強化し、その妥当性を一層証することになったとも思われる。

以上にて、「ファントム短縮は分裂病症状全般を説明しうるか？」という第三の疑義についての考察を終えるが、筆者はファントム短縮論は分裂病症状全般を説明するものではなく、その病初期に見られやすい離人症とその対極である広い意味での実体的意識性の成立、およびそれらの合併的出現を説明するだけのものという結論に到達した。

5　おわりに

以上、ファントム理論に対する三つの疑義を掲げ、その疑義のよってきたるところを説明してきた。筆者の理解が無知と誤解によることを恐れるが、わが国の精神医学界に乏しい学問的議論の一端ともなればと思って、敢えて安永に対して挑戦的批判を試みたことを最後に述べて筆をおく。

「ファントム理論は幾何学か?」はシンポジウムの打ち合わせ（一九九〇年七月）の際に、司会の任にあたられた市橋秀夫先生が発言された言葉である。その内容についてお聞きすることはなかったが、この言葉が筆者を刺激し、論考を促した。感謝の意を述べるものである。

また、本稿の作成に関して、筆者の所属する東京都精神医学総合研究所社会精神医学研究部門の三宅由子先生から有益な示唆と助言が与えられた。記して謝意を呈するものである。

文　献

（1）中井久夫：分裂病と人類―一つの試論。安永浩編：『分裂病の精神病理6』、東京大学出版会、一九七七。
（2）中井久夫、上田宣子：分裂病発病前後の「不連続的移行現象」―特に一回的短期間現象とその関連における超覚醒現象について。内沼幸雄編：『分裂病の精神病理14』、東京大学出版会、一九八五。
（3）中安信夫：背景思考の聴覚化―幻声とその周辺症状をめぐって。内沼幸雄編：『分裂病の精神病理14』、東京大学出版会、一九八五。（本書第一章）
（4）中安信夫：背景知覚の偽統合化―妄想知覚の形成をめぐって。高橋幸彦編：『分裂病の精神病理15』、東京大学出版会、一九八六。（本書第二章）
（5）中安信夫：「自我意識の異常」は自我の障害か―ダブルメッセージ性に着目して。土居健郎編：『分裂病の精神病理16』、東京大学出版会、一九八七。（本書第三章、第四章）
（6）中安信夫：分裂病最初期にみられる「まなざし意識性」について。吉松和哉編：『分裂病の精神病理と治療1』、星和書店、一九八八。（本書第五章）
（7）中安信夫：離人症の症候学的位置づけについての一試論―二重身、異常体感、実体的意識性との関連性。精神科治療学、四：一三九三―一四〇四、一九八九。（本書第一八章）
（8）中安信夫：内なる「非自我」と外なる「外敵」―分裂病症状に見られる「他者」の起源について。湯浅修一編：『分裂病の精神病理と治療2』、星和書店、一九八九。（本書第六章）
（9）中安信夫：状況意味失認と内因反応―症候学からみた分裂病の成因と症状形成機序。臨床精神病理、一一：二〇五―二一九、一九九〇。（本書第八章）
（10）中安信夫：緊張病症候群の成因論的定義―偽因性原始反応として。中井久夫編：『分裂病の精神病理と治療3』、星和書店、一九九一。（本書第七章）
（11）安永浩：分裂病の基本障害について。精神経誌、六二：四三七―四六六、一九六〇。（文献17に収載）
（12）安永浩：心因論。横井晋、佐藤壱三、宮本忠雄編：『精神分裂病』、医学書院、一九七五。（文献17に収載）
（13）安永浩：分裂病の症状機構に関する一仮説―ファントム論について。土居健郎編：『分裂病の精神病理1』、東京大学出版会、一九七二。（文献17に収載）
（14）安永浩：分裂病の症状機構に関する一仮説（その二）―「置き去り」効果について。宮本忠雄編：『分裂病の精神病理2』、東京大学出版会、一九七四。（文献17に収載）
（15）安永浩：分裂病の症状機構に関する一仮説（その三）―慢性様態のファントム論。木村敏編：『分裂病の精神病理3』、東京大学出版会、一九七四。（文献17に収載）
（16）安永浩：『仮説体系』と神経心理学。臨床精神医学、五：三六九―三七八、一九七六。（文献17に収載）

(17) 安永浩：『分裂病の論理学的精神病理―「ファントム空間」論』。医学書院、一九七七。
(18) 安永浩：分裂病者にとっての「主体他者」―その倫理、二重身のファントム論的考察。安永浩編：『分裂病の精神病理6』、東京大学出版会、一九七七。
(19) 安永浩：分裂病型妄想の理論的問題点。精神医学、二一：一二七―一三七、一九七九。（文献23に収載）
(20) 安永浩：分裂病と自我図式偏位―擬遊戯（演技）性、擬憑依、幻聴。藤縄昭編：『分裂病の精神病理10』、東京大学出版会、一九八一。
(21) 安永浩：分裂病の「記憶・想起」と「奇妙な思考」の問題点―Af-FとE-eBの類型論。村上靖彦編：『分裂病の精神病理12』、東京大学出版会、一九八三。
(22) 安永浩：『精神の幾何学』。岩波書店、一九八七。
(23) 安永浩：『分裂病の症状論』。金剛出版、一九八七。

（臨床精神病理、一二：七―一八、一九九一）

第二〇章　夢幻様体験型(Mayer-Gross)のエピソードを頻回にくりかえした一例

——状態像と発症因をめぐって——

抄録

夢幻様体験型 oneiroide Erlebnisform に関する Mayer-Gross, W. の原記載に合致する状態像を示した一例を報告した。症例は五二歳、女性で、原疾患は退行期うつ病であり、筆者初診—入院前に既に五年間の外来治療が行われていた。入院時状態像は〈貧困妄想、希死念慮を伴う不安・抑うつ状態〉であり、自殺企図を試みたため入院当日に保護室に収容された。以後、保護室への収容は二カ月に及んだが、その間に①家族や自己の災厄をテーマとする幻覚の物語的展開と精神運動性興奮、②二重見当識の存在、③意識障害（回復後に比して病期において脳波基礎律動が徐波化）にもかかわらず、病的体験の記憶が保持されていたこと、などの点で Mayer-Gross の記載する夢幻様体験型にほぼ完全に合致する状態像からなる一〜二日のエピソードが七回反復した。状態像の詳しい報告とともに、発症因の検討が行われ、①非定型精神病の遺伝負因（内因）、②家族内葛藤（心因）、③軽度の脳萎縮（外因）が間接的要因として、また④保護室という感覚遮断的状況が直接的要因として作用したことが指摘された。

1　はじめに

夢幻様体験型 oneiroide Erlebnisform もしくは夢幻様状態 oneiroid state とは、患者の自己陳述に基づいて Mayer-Gross, W.(6) が命名した、ある特殊な意識変容状態である。彼によれば、その状態は一部は激しい幻覚に、また一部は環境の錯覚的な誤認によるものであり、患者は急激に転回していく多彩な小説的光景（地震、火山噴火、火事、洪水、凍氷、戦闘、砲撃、難破など）を経験するという。また病的体験と現実体験が各々別個に併存する二重見当識を有することや、一時的な錯乱状態を除いては病的体験の記憶が保たれている点も特徴とされている。(1)

筆者は、①家族や自己の災厄をテーマとする幻覚の物語的展開と精神運動性興奮、②二重見当識の存在、③意識障害（回復後に比して病期において脳波基礎律動が徐波化）にもかかわらず、病的体験の記憶が保持されていたこと、などの点で上記 Mayer-Gross の記載する夢幻様体験型とほぼ完全に合致する状態像からなる一〜二日のエピソードを、二カ月の内に七回反復した一例を経験した。従来の文献において、「夢幻様体験型」もしくは「夢幻様状態」という用語が論文中に見られることは必ずしも少なくはないが、その状態像が詳しく報告されることは少なく（筆者の知るところ、夢幻様体験型を主題とし、比較的詳しい症例記載の見られる報告は、わが国では荻野(8)、花村(2)、倉田(4)による三編である）、また報告されたとしてもたんに意識変容下に幻視が見られた程度のものをさしていることもあり、Mayer-Gross の原記載は現今ほぼ忘れ去られたに等しいものとなっている。そこで筆者は本症例の状態像を詳しく記載し、併せて本状態像の発現にかかわったと思われる諸要因について検討してみることにした。

2　症　例

五二歳、女性、飲食店経営

既に他院にて五年間の外来治療が継続的に行われていたが、その病像および経過は、飲食店経営上の家族内トラブル（患者が信頼していた従業員が夫と喧嘩をして退職したことや、患者が反対したにもかかわらず夫と息子がそれまでの寿司屋をレストランへ転換したことなど）を契機に、頻回に不安・抑うつ状態に陥るというものであり、診断は「心因反応」とのことであった。

筆者による初診は一九八二年一二月一四日であり、レストラン経営の破綻があらわになり、店舗の売却が取り沙汰されるようになってから再燃してきた何度目から不安・抑うつ状態に対して、自殺企図の心配もあって入院治療を依頼されたものである。なお、患者は六人同胞の第二子、長女であり、末妹が一五歳時より三年間、非定型精神病にて精神科に受診している。また母によれば、患者の性格は「おとなしく依頼心が強い一方で、わがままで身勝手」とのことであった。

【臨床経過】

家族同伴にて来院、入院に対しては拒否的であった。診察するも不安げな表情で、かつすぐに立ち上がって診察室を出て行こうとするなど落ち着かず、「帰ります」、「困るんです」、「着る物もお金も全然ないんです」と一方的に述べるのみであった。一般病室へ案内するが、間もなく水をはった洗面器に顔を突っ込んで自殺を試みたため、自殺防止を目的として当日のうちに保護室に収容した。以来、下記に述べる夢幻様体験型のエピソードの頻回の発来のため、一九八三年二月九日まで二カ月弱を保護室で過ごした。なお、エピソードとエピソードの間欠期については、前半の一カ月については薬の副作用（ふらつきや四肢の痺れ）もあって概ね横臥して過ごし、尋ねると「家が火事になってしまった」、「息子が死んだ」と貧困妄想にとらわれていたが、後半の一カ月についてはそれらについても半信半疑の状態となり、飲食店経営の苦労話を自ら語り始めるなど穏やかで異常は認められなかった。

以下、夢幻様体験型のエピソードについて詳しく報告するが(図1、図2参照)、エピソードは主として夕方に始まり深夜に顕著に認められたため、看護日誌の記載を多く引用し、それに診察記録を付加する。なお、記載にあたってはエピソードの時期を行頭にひいた横線で示し、またその前後の様子をも記載する。

エピソード①（一九八二年一二月一五日）

一二月一五日

午前中訪室すると、首や手首に傷があり、尋ねると死のうとして歯ブラシや爪で引っ掻いたことを素直に認める。

「しかし、午後になると首の傷を「風船が割れて火傷した」、また「悪いことをしてしまった。自分の煙草の不始末からレストランが燃えてしまった。息子に悪いことをしてしまった」と述べるとともに、「入院してもう一週間にな

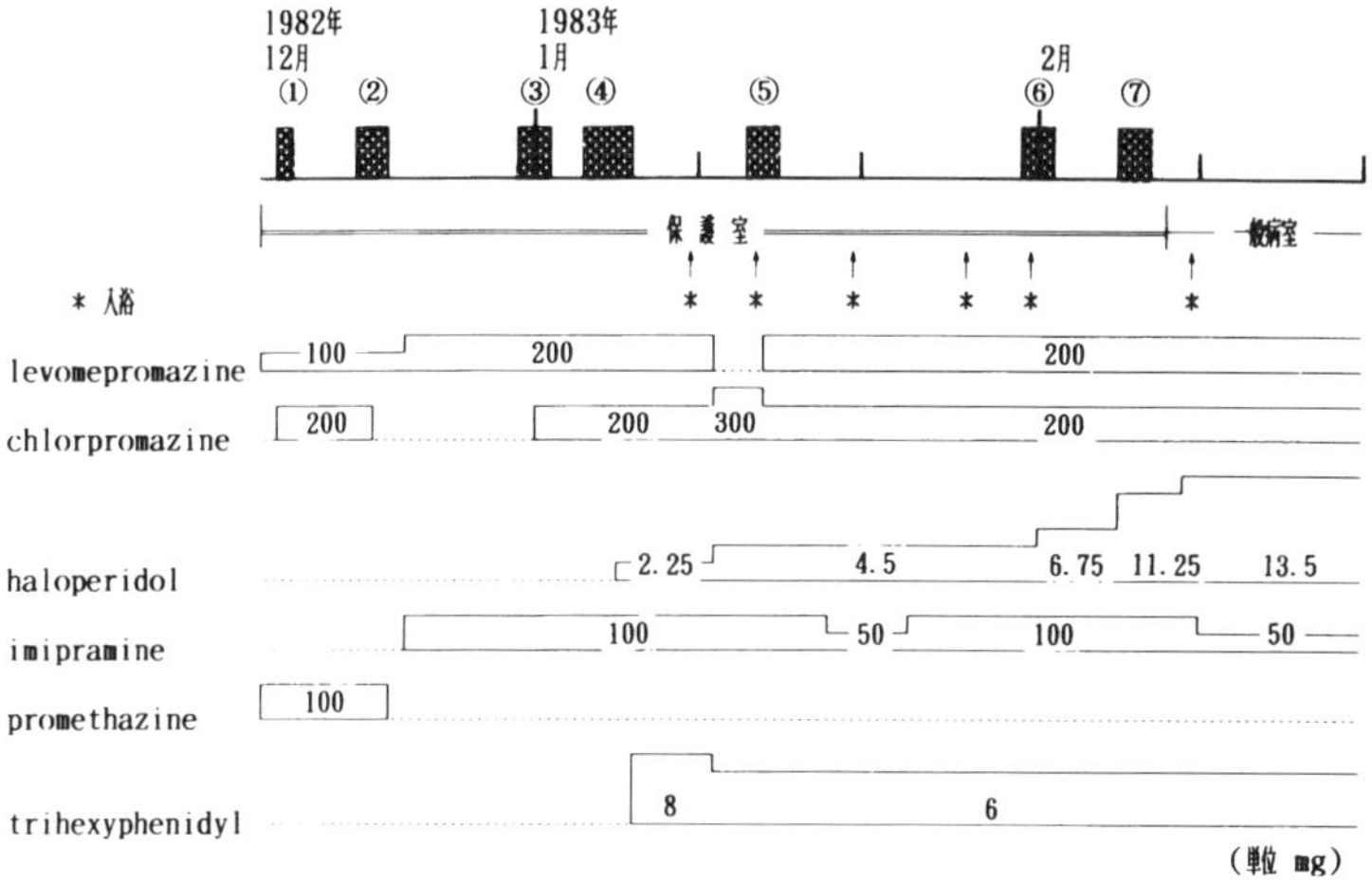

図１　全経過図
夢幻様体験型エピソードと保護室収容，入浴，投与された薬物との関係を示す。

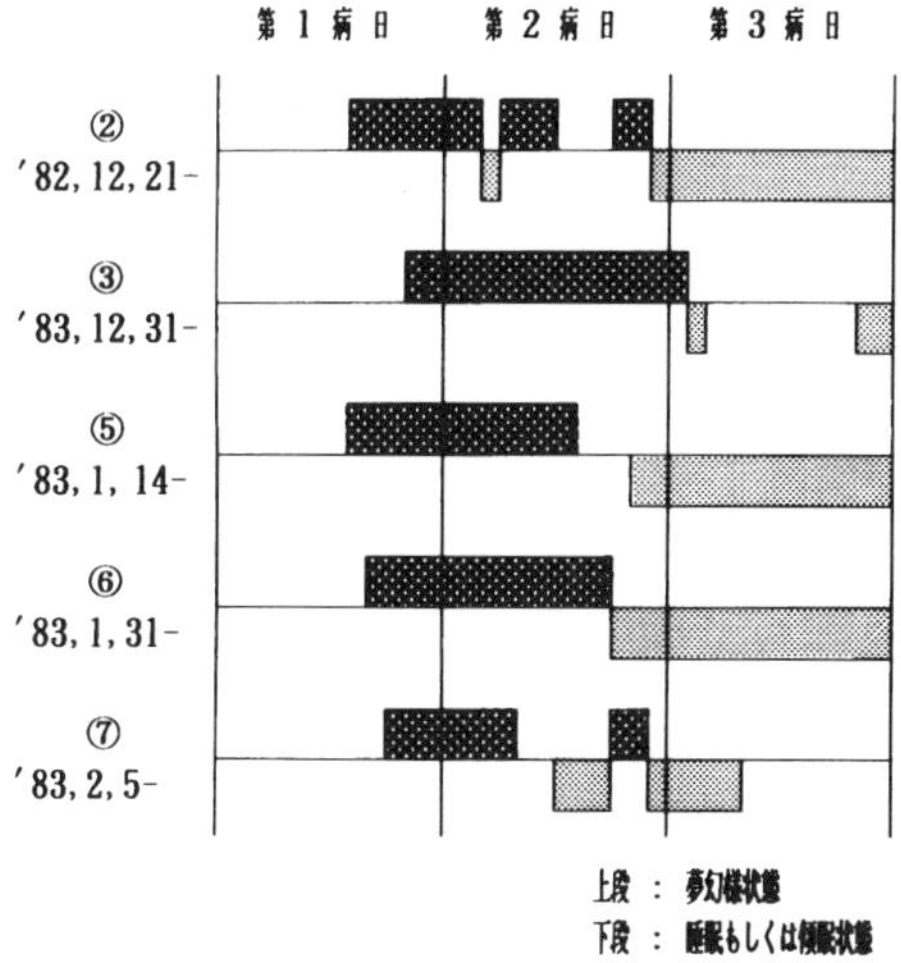

図２　夢幻様体験型エピソードの発現―消褪経過
夢幻様体験型の発現以後のエピソードの持続と後睡眠を示す（前夜来の第１病日の睡眠は省略）。

るが、まだ一度も入浴させてもらっていない」とか、「ここは○○（患者の近所の呉服屋）でしょう」（しかし、しばらくすると病院であることに気づき、「部屋の造りが似ていたため勘違いした」と弁解する）などと時間的・場所的失見当を示し、併せて「さっきそこから人が覗いた」、「壁から近所の人が話し合っている声が聞こえる」と幻視、幻聴の訴えがみられた。夜間になって独語が始まり、壁の方を見ては「あんた、どうしたの」などとしゃべっている。夜間は熟睡する。

一二月一六日

起床後は「○○病院の精神科（前の病院）に聞いてもらえればノイローゼだということがわかります」、「なぜ私だけ、こんな目に合わなければならないの」と述べ、落ち着いている。

エピソード②（一九八二年一二月二〇日—二二日）

一二月二〇日

終日横になっている。薬のために体が痺れると文句を言い、服薬をこばみがちである。

一二月二一日

午後採血のため訪室すると、壁を見て「息子が大変なんです。皆にやられてしまう。息子は気が短いので喧嘩になってしまう」、「壁が透き通っているんですよ。ゆうべも来たんですよ。大勢来て色々と言うんですよ」と述べる。その後、再度の採血時には「息子が大怪我をして玄関にいるんです。一目会わせてください」と保護室から外へ強引に出ようとする。夕食時には「息子が死んでしまった」と述べる。

夜間に入ると、横になっているかと思うと、またすぐ起き出して入口のところで独語している。服薬には素直に応じるが、その折「昨日子供が死んで、今日葬式だが、いつ病院より出してくれるか。昨日子供が友達と喧嘩して、顔を引っ掻かれて、風邪をひいて、脳内出血で死んだ。喪服も借りなければいけないし」と述べる。

一二月二二日

その後も保護室内の徘徊と独語が続く。壁の汚れをとるような所作をしたり、全裸になったりする。明け方の午前五時にいったん入眠するも一時間で覚醒し、再び独語と徘徊をくりかえす。午前八時、朝食を持参すると『息子の葬式の香典をちゃんと受け取っておいて』と、おじいちゃんに伝えてください」と述べる。

午前中に診察する。横臥しているが比較的はっきりとした表情で応答する。そのうちに起き上がって布団の上に座る。真綿を打っていると言って、「鋏はどこ」と鋏を手探りで探す。糸屑を手に持って「あ、鋏」、「いや、鋏ではないのか、爪きりか」、「爪きりじゃない。ビニールか」と絶えず会話しながらも、手は忙しく動かしている。「そこの壁が透けて見える。唐紙になっている。その向こうで息子が息を引き取った。今はスリッパと靴が置いてある」と言う。見えるのかと尋ねると、「見える」と即答する。「気分は最高にいい。店は燃えた。息子も死んだ。しかし、なるようになると思う。いい方へ行くか、悪い方へ行くか」とも言う。

横になっていることが多いが、入眠はせず。昼頃は看護婦の問いかけに「良くなったでしょう。気分いいです」とハッキリとした口調で答える。夕刻より再びパンツ一枚になって、入口に立って戸をガタガタとゆらしていたが、午前九時には入眠する。

一二月二三日

朝七時の時点でまだ睡眠の状態である。この日は終日横臥して傾眠状態である。

エピソード③（一九八二年一二月三〇日―八三年一月一日）

一二月三〇日

「夢ばかり見て、正夢ではないかと心配です」という。食事に対して「お米がおいしくないですね」と笑いながら応対する。また「私は何日にここに来たんですか。一四日ですか」と尋ねる。家族からの手紙を読む。

息子さんが死んだとおもっているのと尋ねると、「ええ、声が聞こえてくるんです。熊谷にいた時の近所の人（具体的な名前を四人あげる）の声で、『息子は死んだ』とか色々と聞こえるんですよ」と。家が火事になったことも言うんですかと問うと、「それも声で聞こえるんですよ」と。

一二月三一日

ほとんど臥床している。昼間は「淋しくて。隣の部屋にも人がいなくなったので、大部屋に出してください。せっかく落ち着いてきたのに、このままではまた落ち込んでしまいますから」と落ち着いて述べている。

しかし午後九時頃より、横になったり起きたりし始め、ドアをガタガタとゆすり、動き多く、落ち着かず。「畳のへりが燃えている。誰か人がいるんじゃないですか」といい始める。午後一〇時には完全に起きだして布団の上に起坐し、周囲をキョロキョロと見回し始める。部屋の隅をさして、「そこに息子が見える」、壁をさして「近所の人が話をしているのが見える」、「さっきは畳の上が燃えたんですよ」などと言う。

一月一日

ほとんど坐位にて一晩中起きている。午前八時、「理由はわからないが、私は火あぶりにされてしまう。だから大勢の人に謝る」と言って、壁の方を向いて「ごめんなさい」とくりかえして言う。訪室すると「布団に〇〇病院と書いてあるので、ここは病院であるとわかるし、先生や看護婦さんも私の味方だともわかっています。しかし、看護婦さんが出ていくと、私を火あぶりにする人が入ってくるんですよ。栗橋の人達なんです。私が以前住んでいた所です」と述べる。午後になっても、起坐し、キョロキョロと周囲を見回したり、お辞儀をしたりしている。また人の名前を呼んだり、「出られないんだよお」と大声をあげている。訪室すると、「外を見ましたか。大変なことになっているでしょう。大勢の人が私を火あぶりにしようとしているんですよ」と言う。見えるのかと問うと、「見えないけれども、感じでわかるんです。でも人の声は聞こえます。ガヤガヤとしているでしょう。この時代に火あぶりにするということが許されるんでしょうか。夜は怖くて一睡もできませんでした」と涙をこぼす。少し休むように促すと、「怖いので、看護婦さん、しばらくそばにいてくださいよ」と懇願する。

夕食時、壁を撫でながら、「和ちゃん、和ちゃん」と息子の名前を呼んでいる。「息子がここにいる。ここに頭があるんです」と言う。保護室から出して、一般病室を見せ、ここは病院である旨、説得するが、「息子が一人で(保護室に)いるから、早く帰ろう」と、看護婦の手を引っ張って戻ろうとする。壁のあたりをさして、「ここで声がする」と言う。いつから聞こえるかと尋ねると、「病院に入ってからです。家では聞こえなかった」と言う。

午後一〇時、大声で「看護婦さん、ここから出してください。こんな所、おられませんよ」と叫んで、ドアをガタガタゆすっている。「そこに大勢の人がいるでしょう。皆で騒いで、私だけ眠ることができない」と言う。誰もいないと言っても、「植え込みの所よ」と言っている。その後も独語したり、看護婦を呼んだりしている。全裸になったり、服を着たり。

一月二日

午前三時頃入眠するが、すぐに起き出す。昼間は終日寝ているが、訪室すると目を開けて、「今、組合運動をしているんですか」と聞く。なぜと尋ねると、「変な夢を見たんですよ。患者さんと看護婦さんが一緒になって、サービス改善の運動をしているとか、看護婦さんがもっと頻繁に見回ってほしい、というような要求の夢を見たんです。変ですね」と言う。午後には「なんだか、わからなくなりました。昨日のことがちっとも思い出せなくて困ります」と言う。夜は熟眠する。

エピソード④（一九八三年一月四日―六日）

一月三日

「栗橋の人が子供と遊んでくれって言ってくるんです」と幻聴がかすかに聞こえてくることを述べる。

一月四日

午前中「ここは栗橋でしょう。もう少ししたら、火あぶりになっちゃうんですよ。息子も主人もどこかに行ってしまったし、困った困った」とくりかえす。「聞こえてくるし、壁も透き通って見える」と述べる一方で、「全然立ち上がれないんですけど、お薬が多いんじゃないですか。先生に言っておいてくださいよ」と言う。夕食後も「息子が隣の部屋で喧嘩しているのが聞こえた」、「脳内出血で息子は死んでしまい、葬式も一〇〇万円で済ませようとしたら、知らない人をたくさん呼んで、三〇〇万円もかかってしまったんですよ」と述べる一方で、「薬の量を少なくしてください。さっきも夕食を取ろうと立ち上がったら、体が思うように動かなかった」と言う。夜は良眠。

一月五日

「薬が強くて、両手両足が痺れて体も動かないんですよ。いかにも横着に見えるんでしょうけど、その気はあっても体がついていかないんですよね」と申し訳なさそうに看護婦に謝る。また「一時良くなった時に大部屋に出ればよかったわ。鍵のしまった所にじっとしていると、色々とつまらないことばかり考えてしまうんですよね。私、こんなことしておられないんですよ。一生かかっても払い切れませんよ」と現実的なことを述べる。もう閉めちゃったんじゃないかな。電話させてくださいよ。借金もあるし、お店もちゃんと営業しているか。

保護室にて診察する。こちらを正視して落ち着いて応答する。家のことが最も心配だと現実的な心配をする。患者が述べていた「店の焼失」や「息子の死亡」について話題にするが、「店の焼失」については「店が焼けていないことはわかりました」とにべもない。「息子の死亡」については「息子の消息がわからない」と述べるも、元気である旨伝えると、「そうですか」と半信半疑である。幻視に関しては自ら訴えることはないが、尋ねるとあっさりと「見えてますよ」と答える。「左側の壁に紺色と茶色の浴衣がかかっている。右側の壁には二人の人が見える。また三、四人でがやがやと話している。子供の声が一人まじっているが、内容はよくわからない」と述べる。

夕食時より保護室から一般病室へ移すが、落ち着かない様子で保護室へ自ら帰るという。午後一〇時に入眠。

一月六日

午前二時より覚醒し、その後入口の所に立ったり座ったりで落ち着かず、就眠せず。「あそこに主人と息子が来ている。出してください」と言う。その後ずっと起きたままであり、朝、保護室より一度大部屋へ移室してみるが、窓から外を見ながら、「息子が見える。車の中にいる」と口走り、落ち着かず。再び保護室へ収容する。

昼食時、「息子が着物を着た人にいじめられている。助けてやってください」と懇願する。その後も「息子が殴り殺される。蹴飛ばされて、窒息しそうです。やめて、やめて!」とくりかえす。また「息子の泣き声が一日中聞こえてきているので、寝てなんかいられませんよ」と言って扉の前に立ち続ける。息子さんから電話があって、明日来るそうですと伝えるも、「嘘だ」と言い張る。

夜に入っても入口に立ったまま、「やめなさいよね。お願いだから、やめて」とくりかえしている。

午後一一時三〇分、やっと入眠し、朝まで熟眠。

一月七日

落ち着いており、家族が持参した患者あての手紙を見せると、「変ですね」と怪訝そうな表情をしている。

エピソード⑤（一九八三年一月一四日―一五日）

一月一三日

午前中入浴し、その後は横になって静かにしている。夕食後、看護婦に「今日はお風呂に入り、背中を流してもらい、さっぱりした。入院した頃よりは、はっきりしてきたでしょう。私ははっきりするのが遅いんですよね。でも、初詣で二人（夫と息子）とも怪我をして、まだ治らないんです」と自ら述べる。怪我の件を否定すると「それがおかしいんですよね」と言う。今日から睡眠薬がないことや、また意識するとかすかに大勢の声で「えんやさ、えんやさ」と聞こえてくると言う。

一月一四日

夜間はよく眠っているようであったが、患者は朝食時に「昨夜はよく眠れず、朝方深く眠ったようだ」と言う。

昼食後しばらくして大声で「看護婦さん、看護婦さん」と呼んでいる。訪室すると「外で喧嘩をしているから止めなくちゃいけない。ほら、ドアを開けて女の人と男の人が入ってきますよ。えんやさ、えんやさと火祭をしていますよ。怖くて落ち着いてなんかおられませんよ。あと五分、ここにいてください」とおどおどとした様子で言う。昼間はずっと落ち着かず。

午後五時三〇分、壁をさすったり、ドアのそばで「やめてください。明日まで待てません」と言っている。問うと

「息子がひどい目にあっている。ほら、人がいるでしょう」と言って、リネンをごそごそといじる。

午後八時、壁をさすりながら「もう少しだからね。今行くから」と話しかけている。訪室すると「隣の部屋に看護しにいくから開けてください」と言う。

午後一一時、横にはなっているが「今日はどうもすみませんでした」とか「早く寝なよ」など独語している。その後起きだして入口で立っている。「おばあちゃんが水が欲しいと言っているのであげる」と言って、コップに水を入れて、外へ出ようとする。誰もいないからと隣室を見せると「おかしいですね。どうして聞こえるんでしょうか」と不思議そうな顔をする。その後も「おばあちゃんに水をあげなくては」とか、「もう歳も歳だから、今会わないとおばあちゃん、駄目になってしまう」とか言いながら、部屋の中をコップを持ってウロウロとする。一睡もせず、同様の状態が続く。

一月一五日

昨夜来の独語と徘徊が終日続く。「すみません。開けてください」、「仕事に行くので早く開けて」と言い、病衣を脱いで出掛けようとする。「下の炊事場へ行く」とか「店に行く」などと述べる。また「壁の向こう側に人がいるから出してください」と言ったり、反対の壁に向かって「和樹ちゃん、寝たの。それならいい」と言ってみたりしている。

夜は熟眠する。

一月一六日

朝食時に起こすと「昨夜はぐっすりと眠れました。まだ目がはっきりと醒めませんので、食事はそこに置いといてください」と述べる。終日傾眠状態である。

エピソード⑥（一九八三年一月三一日―二月一日）

一月二二日―三〇日

終日静かであり、夜間も熟睡しているが、尋ねると以下のように幻聴があることを述べる。「聞こえます。誰かわからないけど来ているようです」、「何を話しているのかわからないけど、今日は暖房機の方から聞こえてきています」、「壁に穴があいているでしょう。ほら、そこに箸が入るぐらいの穴があるでしょう（と、壁の疵をさす）。そこから聞こえるんですよ」、「おはやしの音頭が遠くから聞こえてくる」など。

一月三一日

起床後、「私みたいにこんなに長く、ここ（保護室）にいる人はいないでしょう」と表情穏やかに話す。何か聞こえるかと尋ねると「誰の声というわけでなく、一般の人の声が色々と聞こえてきます。内容はよくわかりません。でも気にしないようにしています」と答える。

午後入浴する。「久しぶりでサッパリとした」と述べ、「色々と聞こえてきたのは夢だったんですね。どうしてあんな夢を見ていたんでしょう、不思議ですね」と言う。

しかし、午後四時頃より表情を硬くして保護室の入口の所に立っている。どうしたのかと尋ねると、「ドアを開けてください。たくさんの男の人がやってきて、私のオマンチョを見たいと言っている。見せないと皆が帰らないので困る」と言う。ここには男の人はいないと説得し、夕飯を食べるように促すも、「見せろと騒いでいるのに、それどころではない。あなたも知っているでしょう。早く開けてください」と語気鋭く述べる。

午後五時三〇分、訪室時に枕カバーの上に数十本の陰毛が並べてあるのに気付かれる。どうしたのかと問うと、「これはオソソの毛で、三〇〇本抜けば勘弁してやる、というから」と答える。何を勘弁してもらう必要があるのかと尋ねると、「それはわかりません。栗橋や大利根の人達が大勢来ているんですよ。私がここに入った最初の日に自殺未遂したでしょう。それがわかって大勢来たんですよ。ドアを開けてくださいよ。でも、もう遅いわ。さっき大勢来た時、開けててくれれば、もう来なくなったんだけども。一番大事な所を見せれば、勘弁すると言ったんですよ。明日は何時頃来るのかな」と不安そうな表情をしている。看護婦と上記のような会話をしながらも、一方で「えー、何」などと独語しており、幻聴と会話している様子である。

その後も保護室の入口に立ったまま、「あと五分待ってください」と誰かと話している様子で独語する。一方看護婦には「これ（と枕カバーの陰毛を指しながら）を見せないといけないから、早くドアを開けてください」と懇願する。午前一〇時、「ちょっとだけでいいんですよ。だから外へ出してください。大勢の人が待っているんです。どうしても外へ出ないと、私は恥をかいて、明朝の七時には死ななくてはいけなくなりますから。看護婦さんはわかっているんでしょう。意地悪ですね」と言って、その後も一晩中保護室の入口に立って、独語したり、看護婦にここから出すように要求しつづける。

二月一日

一睡もせず、終日入口の所に立っては、昨晩と同様のことを繰り返し訴えつづける。「外に男の人がいっぱいいるので、オマンチョ娘を見せにいくので鍵を開けてください。ちょっと見せるだけでいいんです」、「男の人が来ているでしょう。一回見せてやればいいから開けてください。お願いします」、「皆に私のオマンチョを見せないと死刑になってしまうんですよ」と言う。時折、「はい」、「なんですか」などとしゃべり、「大勢いるのではっきりとはわからないけれども、呼ばれたような気がする」と言う。

夜間に入ってやっと入眠する。

二月二日

終日、横になっていて静かである。

エピソード⑦（一九八三年二月五日―六日）

二月五日

終日横になっているが、「少し聞こえてきたように思いますが、気のせいかもしれません」と言う。

「そのうちに、「聞こえてきます。テープが回っている音が聞こえるでしょう」と言い始める。夕刻よりドアをガタガタさせて、「いい加減にしてよう」と一人怒鳴っている。

午後一〇時頃より入口に立って外の方をうかがいながら、「誰か一人入ってきてくださいよ。見てもらえればわかりますよ」と一人でしゃべっている。訪室すると「オマンコの歌が聞こえてくる。今重大な時なんです。オマンコ見せれば解決するんですから、ちょっと外へ出してください」と言う。保護室から出して、外を見せるが、遠くを指して「あそこから聞こえてくる」と言う。

二月六日

その後、少し横になるかと思うと、また起き上がってきて独語を繰り返す。「もうわかった。それはおしまい。よく次から次へと並べるね。終わりにしましょうよ。一度見にいらっしゃいよ。惚けマンコよりはいいでしょう。オマンコ見せないってわかっているでしょう。もう止めましょう、遅いから。ここは病院だよ」というような調子。一睡もせず、明け方訪室すると、陰毛を五本ばかり手掌に乗せて、「これを見せれば私の役目は終わるのだから、出して

「ください」と言う。

朝診察すると、「昨夜は一睡もしませんでした。先生が来て薬を飲ませてくれましたが、全然眠くならなかった。昨日は一二時頃まで皆が見たいといって帰らなかったんですよ。昨日見せなかったので、今日はオマンコに注射すると言っているんですよ」と言う。一方で「不思議ですね。本当に壁に写って、聞こえてくるんですから」と言う。

夕刻までは横になってウトウトとしていたが、午後五時頃より再び保護室の入口に立って看護婦を呼び始める。訪室すると「いろんな声が聞こえたり、物が見えるんです」と答える。どんな声ですかと尋ねると「ほら、聞こえませんか。群衆の声ですよ」、また壁に向かって「ほら、見えるでしょう。あら、一枚しか着ていないの」と話しかける。着ているものをつかんでごらんなさいと言うと、壁面をなでて、つかもうとした所作を繰り返しながら、「おかしいわね」と首をかしげている。「後生だから外へちょっと出して見せてくださいよ」と言うので、保護室から外へ出し、隣室を見せたり、窓から外をのぞかせるが、「おかしいわね。どこから上がって来るのかしら」と不思議がっている。チリ紙に陰毛を包んでおり、「これを渡せば見せなくていいんです」と言うので、「預かって看護婦から渡しましょう」と言うと、「私が直接渡さなければ駄目です」と拒否し、「困ったな。これを渡さなければ、明日獄門所へ連れて行くと言うんです。そういう組織があるんです」と言う。

午後一〇時になってやっと入眠し、朝まで熟睡する。

二月七日

朝は「今日は聞こえません」と穏やかに話している。

二月八日、夫、息子と初めて面会し、また同日より一般病室へ移室した。以後は全く安定した状態が持続し、六月四日退院となった。

なお安定した状態において、保護室内でのことを回想して以下のように述べた。

（人の姿が見えたり、声が聞こえていたみたいだったけど？）そこに栗橋の人々の姿が見え、話し声が聞こえてくるだけじゃなくて、自分に話しかけてもきたんですよ。例えば『まだ寝ているのかって』。人の姿は全身の姿で、ふすまがあったり、ミシンがあったりして、部屋の様子がみんな見えたんです。

（そうすると情景が見えていたんだね？）はい。

（色はついてるの？）それが白黒なんです。ただ人の唇だけはちょっと赤いんですよ。

（白黒だったら、おかしいと思わなかった？）そうは思いませんでしたね。

（実際にそこにいるって思っちゃったの？）ええ、そうなんですよ。

（病院にいるとはわかっていたの？）それはわかってたんです。それで自分が住んでいた所に病院が出来たと思ったんです。それで病院の住所を聞いたんですけど、看護婦さんが柏市って言うからおかしいなあって思って。それに外を見せてもらったら、私が想像していた栗橋の場所と全然違うので一度は納得するんですけど……、また見えてくると栗橋と思っちゃうんです。朝になって、白い壁が見えると、〝ああ、ここは病院なのか〟と思いました。

（あの頃のこと、今ではどう思う？）夢を見てたんですね。不思議ですね。

【検査所見】

①脳波

一九八三年一月二五日（エピソード間欠期）と一九八三年二月二四日（回復後）の二回施行したが、ともに安静覚醒時と比較して光および過呼吸刺激時に著変なく、また睡眠時（二月二四日のみ）にも異常は認められなかったので、ここでは安静覚醒時の所見のみを記載する（図3）。

一九八三年一月二五日―全般に低振幅脳波であり、基礎律動は八～九c/s、二〇～四〇μvのirregular αwaveでC、P、O優位、l＝rに少量認められる。その他、二〇～二五c/s β_2 waveが少量混在する。

一九八三年二月二四日―全般に低振幅脳波であり、基礎律動は一〇～一一c/s、二〇～40μvのslightly irregular αwaveでC、P、O優位、l＝rに比較的多量に認められる。二〇～二五c/s β_2 waveの混在は比較的多量である。

②頭部CTスキャン（一九八三年三月二日）―シルヴィウス裂や脳溝に軽度開大が見られ、軽度脳萎縮と判定（図4）。

③血液生化学検査：異常なし。

【治療】

図1に示すように、保護室に収容し、抗精神病薬（levomepromazine, chlorpromazine, haloperidol）、抗うつ薬（imipramine）を用いてもっぱら薬物療法を行った。

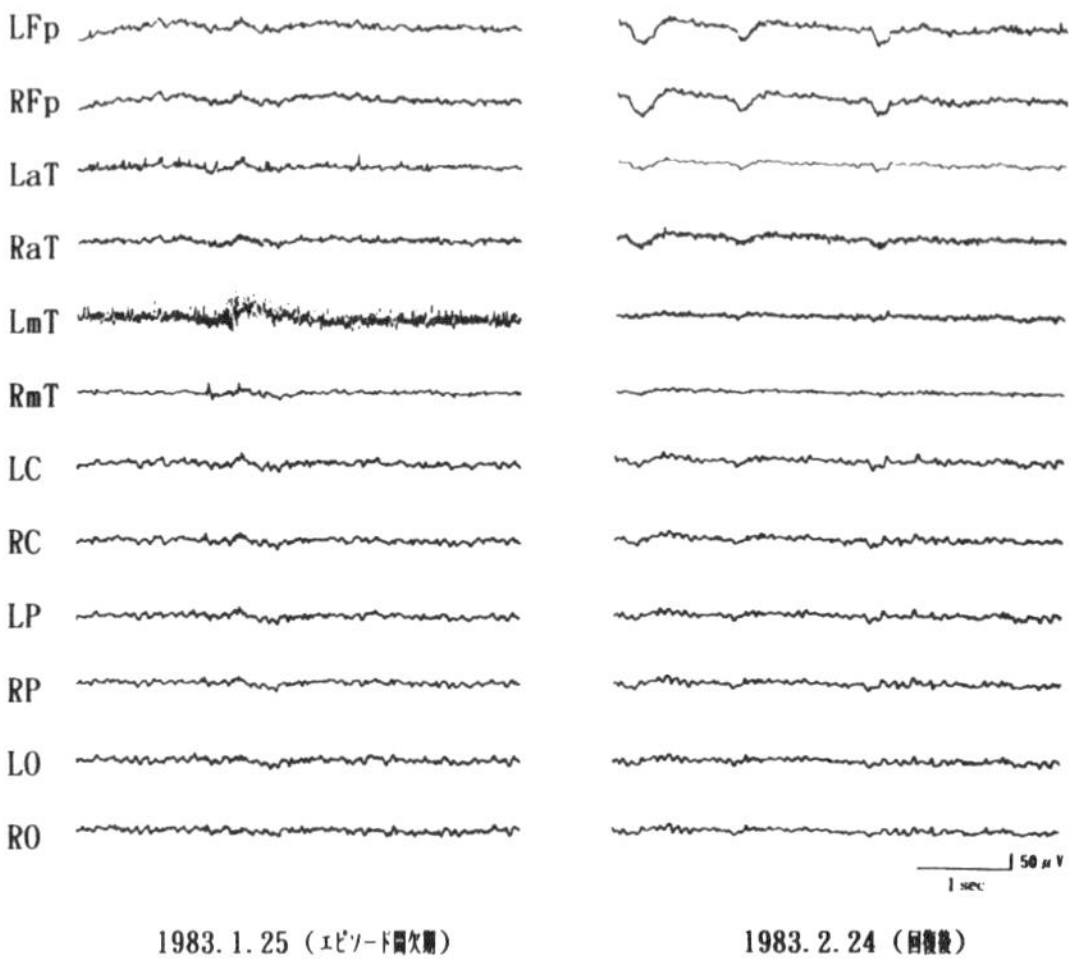

図3　脳波

1983.1.25（エピソード間欠期）および1983.2.24（回復後）の基礎律動は各々8〜9 c/s, 10〜11 c/sの α 波であり，エピソード間欠期において基礎律動の徐波化が認められる。

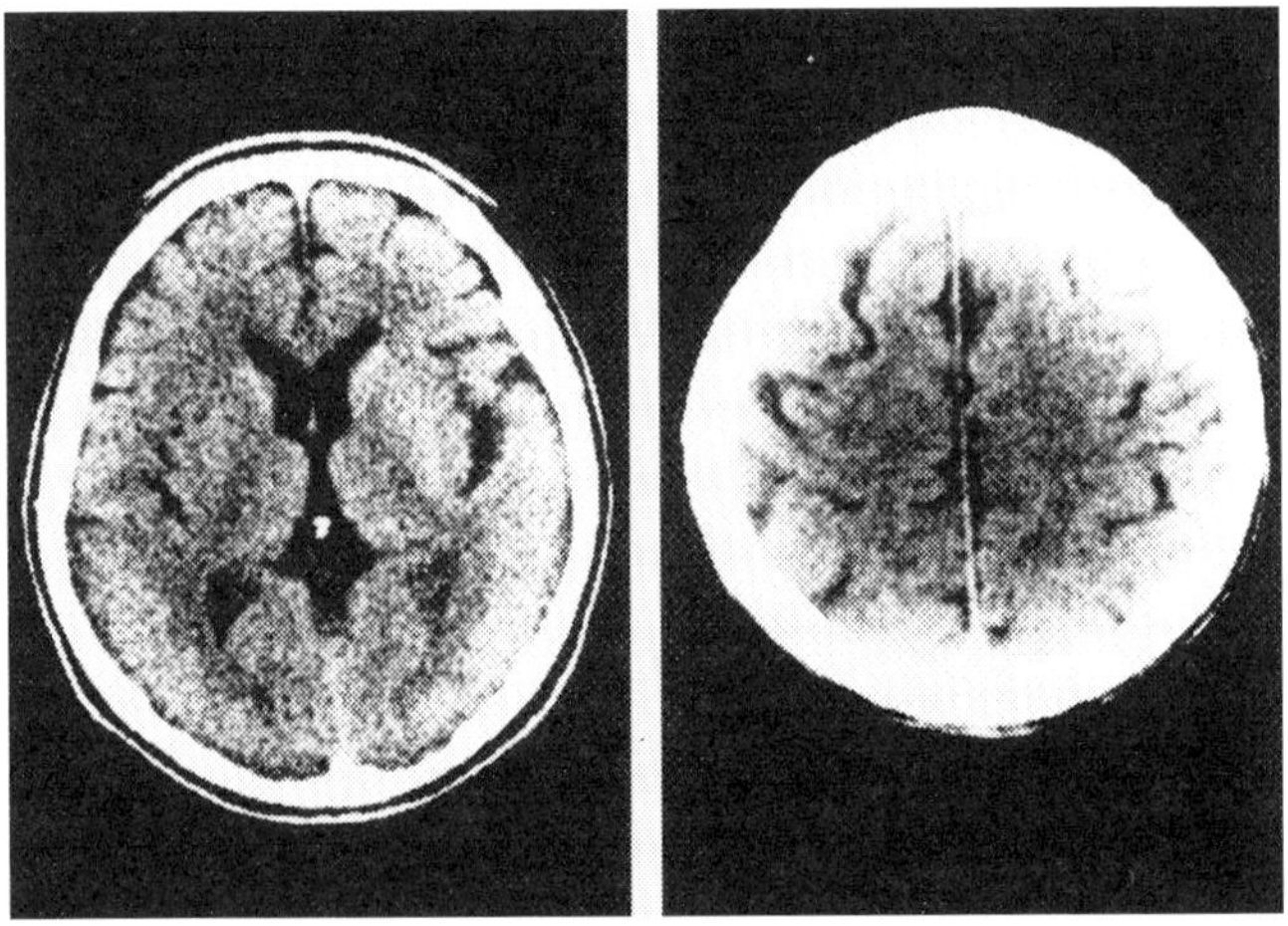

図4　頭部CT

シルヴィウス裂，脳溝に軽度開大が認められ，軽度脳萎縮と判定される。

3　考　察

(1)　状態像について

入院時の状態像は〈貧困妄想、希死念慮を伴う不安・抑うつ状態〉であったが、保護室収容後は、大きくはi．挿間性に一～二日、前後七回にわたって見られた幻覚と精神運動性興奮からなる時期と、ii．それらのエピソードの間欠期（前半の一ヵ月は不安・抑うつ状態、後半の一ヵ月は時にかすかな幻聴が見られるもののほぼ正常化）、との二つに区分される。ここでは、前者の状態像についてその特徴を検討する。

a．病的体験の形式および内容

エピソード①では時間的・場所的失見当が、またエピソード②では作業せん妄を思わせる行動異常が一過性に見られ、やや異質であるが、その他の点では体験の形式および内容はすべてのエピソードにおいてほぼ共通した特徴を有している。

まず形式面であるが、それらはおおよそ幻視、幻聴、精神運動性興奮につきるものである。幻視は動きを伴う複雑な情景的幻視であり、外部客観空間に定位され、また色彩は白黒で構成されていたり（回復後の回想）、それ以外の色がついていたりする（エピソード④「左側の壁に紺色と茶色の浴衣がかかっている」）。幻聴はおおむね人声であり（「おはやしの音頭」、「テープの回っている音」などの表現がみられるが、それに人声以外の要素が入っているか否かは不明）、それらには他人同士が話し合っているのが聞こえる形と患者に直接話しかけてくる形の両者がある。興奮は上記幻視や幻聴に伴って見られたが、徘徊、独語、脱衣が激しく、かつ主として夕方から未明にかけて生じるという、夜間せん妄に似た出現パターンを示し、一次性の精神運動性興奮と考えられた。なお、錯覚は作業せん妄時に糸屑を鋏、爪きり、ビニールと、またその他の時では壁の疵を穴と錯視する以外には認められなかった。

次いで内容面であるが、〈息子が暴力をふるわれて死亡する〉（エピソード②、③、④、⑤）、〈理由はわからないが、患者自身が火あぶりにされる、懲らしめられる、死刑にされる〉（エピソード③、④、⑥、⑦）という二つのテーマが繰り返して現れ、それらは家族の災厄という点で共通のテーマであった。またエピソード間に内容の進展は見られなかったが、一回のエピソードの中では、例えば「息子が喧嘩でやられている↓大怪我をして病院玄関に来ている↓息子が死んだ↓昨日死んで今日葬式である」（エピソード②）とか「オマンチョを見たいと言っている↓オソソの毛を三〇〇本抜けば勘弁してやると言った↓もう遅い。さっき大勢来た時、開けてくれればよかった」（エピソード⑥）などど、内容の時間的進展が認められた。

b．二重見当識

本状態像のもっとも顕著な特徴は、病的体験と現実体験が混交することなく、さりとて矛盾が矛盾としてさほど追究されることもなく、両者が併存するという二重見当識であった。上記のような激しい幻覚と精神運動性興奮の渦中にあり、幻聴に応じて独語し、大声をあげ、脱衣して全裸になるほどに興奮していても、看護婦が訪室すると患者は自らが病院に入院していることを認め、また看護婦を看護婦として認め、息子や自らの救済を求めるという具合であった。これらは病的体験と現実体験との真に同時的併存ではなく、現実からのいわば「覚醒刺激」によって、病的体験が一時的に抑制され現実体験が喚起されたもの、すなわち継時的併存とも理解しうるものであるが、「(息子が暴力をふるわれている光景や大勢の人々が集まってきている光景が)壁が透き通って見える」という表現となると、一方で保護室の壁を壁として認め、他方で種々の光景を現実のこととして認めるという、同時的併存であると言わねばなるまい。ここでは「透き通る」という解釈(これが解釈なのか、事実そのように見えるのかは判断できない)が矛盾を解消しているように思われる。

なお、両者の矛盾は患者にまったく認識されていないというものでもないらしい。それは上記の「透き通る」という表現にも、また回復後に患者が述べた「自分が住んでいた所に病院が出来たと思ったんです」という理解にも現れている。ただし、矛盾はそれ以上に追及されることはなく(例えば「近所に出来た病院に入院しているとしても、壁が透き通って近所が見えることがあるだろうか?」というような疑問は生じない)、保護室の外を見せられて患者の解釈が誤りであることに直面させられても、「不思議」なこととして留まるのみである。

c．意識障害の存在と病的体験の記憶保持

エピソードの最中には激しい精神運動性興奮があり、脳波検査を行うことは出来なかったが、エピソード間欠期に行った脳波検査では回復後に比して基礎律動の徐波化(エピソード間欠期：八～九c/s、回復後：一〇～一一c/s)が認められ、意識障害が示唆された。このことからは、エピソードの最中においても意識障害が推測されたが、しかし通例の意識障害時の病像とは異なり、病的体験の記憶は回復後の患者の陳述に見るように、後になっても十分に保持されていた。ただ、それは現実体験の記憶とは異なり、「夢を見ていたようだ」という患者の頻回の陳述に見られるように、夢体験の記憶に近いものであるようである。なお、このことに関連して述べれば、橋本[3]が夢幻様体験型を呈したアルコール症患者の睡眠脳波に stage 1-REM with tonic EMG が出現したことを報告しているが、本症例のエピソード期間中の脳波にも同様の所見が見られた可能性があるものと推測される。

以上、i．家族（息子と患者自身）の災厄をテーマとする激しい情景的幻覚の展開と精神運動性興奮、ii．二重見当識の存在、iii．意識障害にもかかわらず病的体験の記憶が十分に保持されていること、の三点において、本症例に見られたエピソードは Mayer-Gross が報告した夢幻様体験型 oneiroide Erlebnisform の原記載にほぼ合致するものと判断された。

(2) 発症因について

ここでは本症例における夢幻様体験型の発症因について検討するが、これを基盤となった疾患の発現にも関与した間接的な要因と発症のより直接的な要因とに分けて述べる。

a．疾患診断と間接的な要因

本症例は筆者初診までにすでに五年間にわたって外来治療が継続的に行われていた症例であるが、その間を含めて患者ははたしていかなる疾患に罹患していたのであろうか。はじめに述べたように前主治医の診断は「心因反応」であったが、筆者は本症例を退行期うつ病 involutional melancholia と診断した。それは初診時の状態像が不安、焦躁、抑うつを主体とし、貧困妄想および希死念慮を伴う不安・抑うつ状態であり、加えて病前性格が対他配慮ではなく自己中心性という特徴をおび、経過が五年間一度も完全な寛解状態に達せず、持続的であったからである。退行期うつ病に関しては、近年その疾患単位性を否定し、それを初老期という生物・心理・社会的状況による内因性うつ病の修飾とみる向きが強いが、筆者は自らの臨床経験から、i．状態像は身体的訴えが強く、妄想（罪業、心気、貧困の三大微小妄想）を伴いやすい不安・抑うつ状態、ii．病前性格は自己中心性と強力性である、iii．経過は遷延しやすい、という特徴を重視し、Mayer-Gross(7)と同様にそれを一つの疾患単位とみなしている。が、いずれにしても、退行期うつ病の発現には内因、心因、外因の三者が等しく関与することはおおかたの認めるところであろう。本症例では以下に述べるようにこの三者が等しく認められたが、筆者はこれらはたんに退行期うつ病の成立にかかわっただけではなく、後の夢幻様体験型の発現にも間接的な要因として作用したと考える。以下にそれらについて述べる。

①非定型精神病の遺伝負因（内因）

患者の末妹が一五歳時より三年間、東大病院精神神経科に受診したとのことであったので診療録を調査したところ、「精神分裂病」との診断が与えられていた。しかし、患者の病状は一四歳九カ月の頃より当初は二カ月に一回、次いで一カ月に一回、月経前一週間頃より無為、緘黙となり（初潮は一二歳）、月経発来とともに完全に旧に復するという約一年間の経過をへた後、一五歳八カ月となって月経終了時より「水の入ったコップを持って道に出て、家の前をあっちへ行ったり、こっちへ行ったりする。また雨も降っていないのに傘をさして家の前に立っていたり、雨靴をはいて家の中を歩いて二階に上がったりする」（診療録より）という行動異常を呈し、受診したものである。面接では家族に対する軽い被害念慮と理由の定かでない恐怖を訴えるものの、質問に対する応答はチグハグで内容もまとまらず、軽い意識混濁を疑わせるものであり、また経過はchlorpromazine 七五 mgの投与で一カ月で回復し、以後(現時点まで)はまったく正常というものであった。以上のことから、筆者は当時の主治医の「精神分裂病」という診断は誤診であり、この末妹は広く非定型精神病に属し、なかんずく近年山下[9]によって「若年周期精神病」としてまとめられた疾患に罹患していたものと判断した。

このことはただちに本症例に非定型精神病の素因があることを意味するものではないが、その可能性があることをもまた示唆するものと考えられた。

②飲食店経営をめぐる家族内葛藤と経営破綻（心因）

前主治医がこの患者を「心因反応」と診断したように、この症例には患者が信頼していた従業員が夫と喧嘩して退職するとか、患者の反対にもかかわらず夫と息子が経営する飲食店の転換を図るとか、あるいは入院に先立っては店の経営が思わしくなく店舗を手放さざるをえなくなるとかの悩みがあり、また事実それらを契機に病像が悪化するという関連性が認められる点で、上述のことが心因として作用したことは明らかである。貧困妄想、あるいは夢幻様体験型のテーマである〈家族の災厄〉などの内容にも、こうした現実が一部反映されているのかもしれない。

③軽度の脳萎縮（外因）

脳CTスキャンに見るように、この症例には軽度ながら脳萎縮が認められ、これが器質的基盤を形成したと思われる。

b．直接的な要因

夢幻様体験型は患者を保護室に収容していた期間にのみみられたこと、逆に入院前には夢幻様体験型はおろか一切の幻覚も認められなかったこと（前主治医の報告、筆者初診時の診察、患者の陳述による）は、夢幻様体験型の発現にとって保護室収容が直接的な要因として作用したことを示唆している。

それでは保護室は患者にどのように作用したのであろうか。患者が収容された保護室はやや特殊な構造を有していたが、ここでそれを説明しておこう。その保護室はうなぎの寝床式に長い二階建ての病棟の一端の、元来私物庫であった部分が改造されたものであり、その位置からしても、また二重の扉によっても一般病室の音声がかなり遮断された環境である。また両側面および背面の三方が灰白色のコンクリート壁であり、また鉄格子によって外へ開いた前面の前にもすぐにコンクリート壁があるという、視覚的にきわめて単調な構造となっている。二室あるが、ともに同方向を向いており、他患が入室しても音声が聞こえるのみで互いにその姿は見えない。患者の動静は保護室の前面に設置されたモニターテレビおよびマイクによって四六時中看護室から観察されるが、看護室からの音声は必要に応じて流されるにすぎない。このように聴覚入力はきわめて少なく、また視覚入力もきわめて単調であるが、筆者はこうした保護室の環境は一種の感覚遮断的状況であったと考える。感覚遮断実験が精神病モデルともなるように(5)、感覚遮断は内的表象活動を活発化し、種々の幻覚を生み出すことは周知のことであるが、完全な感覚遮断ではないとはいえ、先に述べたような種々の内因、心因、外因を有し、精神病発症に対して脆弱性を有していると考えられた本症例に対しては、感覚入力の減少と単調化が容易に内的表象活動を活発化させ、幻覚を生み出したものと考えられる。

(3) 挿間性と反復性、および治療への示唆

本症例ではたんに夢幻様体験型が見られただけではなく、それが一～二日のエピソードとして反復したという経過が特徴的であった。ここではその挿間性と反復性をもたらした要因とそれに関連した若干の治療的示唆を述べたい。

まず挿間性であるが、図2に示したように五回の定型的な夢幻様体験型においては、それらはその大半が午後もしくは夕方に始まり、翌日の午後もしくは夜に終わり、その後に長い睡眠もしくは傾眠状態をへて回復するという経過を示した。それらのエピソード中に新たな治療を加えていない点で、これらの経過は本症例において本状態が有した自然経過というほかないが、その起始の時間帯と後睡眠という点においては夜間せん妄といささか相通じるものをもっていると思われる。

続いて反復性であるが、図1に示したように二回（エピソード⑤、⑥）、少なくとも一回のエピソード（⑥）は入浴が誘因となったものと思われる。エピソード⑥においては、その発現当日は入浴前も入浴後もきわめて落ち着いていたが、数時間後に突然に夢幻様体験型が生じ、驚かされた。エピソード⑤については入浴とともに、その二日前に行われたlevomepromazine 二〇〇㎎の投与中止が影響しているかもしれない。しかし、他の五回のエピソードに関しては、先に述べた種々の発症因以外に特別の誘因は明らかでなく、夢幻様体験型発現の基盤の変動性を反映したものかもしれない。

最後に治療への示唆であるが、自殺防止のこととはいえ筆者が本症例を保護室に収容し、また後には夢幻様体験型の頻回の発現のために保護室への収容を継続したことは、治療的には失敗であり、逆効果であったかもしれない。それは先にも述べたように、保護室という環境の有する感覚遮断的状況が発症の直接的要因と考え

られるからである。事実、夢幻様体験型を最終的に終焉させたのは、(haloperidol の増量も考慮すべきであるが)エピソード間欠期における家族との初めての面会と同日よりの一般病室への移室であった。〈家族の災厄〉が夢幻様体験型のテーマであった以上、家族に早期に面会させ、その元気な姿を直接見せることや、エピソード間欠期には一般病室で過ごさせて自分が入院していることを患者に知らしめることが、患者の病的体験を実際的に否定する上で肝要なことではなかったかと反省させられる。

4　おわりに

Mayer-Gross の原記載にほぼ完全に合致する夢幻様体験型（夢幻様状態）を示した一例を報告した。状態像を詳しく報告し、発症因の検討を行ったが、近年報告されることの少ない本状態像に改めて注意を喚起した。

本論文の作成は看護日誌なくしては行いえなかったものである。丁寧な看護とともに、その詳細な記録を残された、当時の医療法人柏水会初石病院（千葉県柏市）第一〇病棟の看護婦諸氏に感謝したい。

文　献

(1)　藤縄昭：非定型精神病—症状。『現代精神医学大系12　境界例・非定型精神病』、一八五—二〇五、中山書店、東京、一九八一。
（2）花村誠一：夢幻様体験形式のイコノグラフィー—転機と円環。臨床精神医学、九：九七—一〇六、一九八〇。
（3）橋本誠紀、阿部佐倉、向瀬義宅ほか：Oneiroid state（夢幻状態）を呈した一症例。岩手医誌、四一：八二九、一九八九。
（4）倉田孝一、山口成良、松原太郎：自動描画を伴った夢幻様体験の一例。臨床精神病理、三：四三—五二、一九八二。
（5）町山幸輝：実験的精神病。『現代精神医学大系2B　精神疾患の成因II』、一一七—一四九、中山書店、東京、一九八〇。
（6）Mayer-Gross,W.：Selbstschilderung der Verwirrtheit. Das oneiroide Erlebnis. Springer, Berlin, 1924.
（7）Mayer-Gross,W., Slater,E. and Roth,M.：Clinical Psychiatry. (third ed.) Bailliere,Tindall & Cassell, London, 1969.
（8）荻野恒一：夢幻様体験形成に関する精神病理学的考察。精神経誌、五一：五七—六二、二九六—三〇三、一九五〇。
（9）山下格：『若年周期精神病』。金剛出版、東京、一九八九。

（精神科治療学、七：四四九—四六一、一九九二）

第二一章　解離症の症候学

――精神危急時における〈葛藤主体の隠蔽〉の諸相――

1　はじめに

『解離性障害』と題された本書*にこの領域に関して原著論文を書いたこともない筆者が寄稿を求められたのは、たぶん筆者が先に著した論説[7]「自己危急反応の症状スペクトラム―運動暴発、擬死反射、転換症、解離症、離人症の統合的理解」が編者の目にとまったためと思われる。この論文の主旨は、副題に表した種々の症状群（疾患論的には原始反応、緊張病、ヒステリー、離人神経症）が、それらの症状形成機序において自己危急反応 self-crisis reaction という共通性を有しており、一連の症状スペクトラムを成すものであるというものであったが、本稿ではこの主旨に沿う形で解離性障害（後述するように、それが症状群であるという理由によって、以後筆者は「解離症」という用語を用いることにする）の症候学を論じようと思う。ただし、議論の都合上、解離症をその一型とする自己危急反応の概念を説明する必要があり、本論文前段でのその説明は上記の論文を執筆して間もないこともあり、その大半を再掲したものとなることをあらかじめお断りしておきたい。

＊中谷陽二：『精神医学レビュー22　解離性障害』、ライフ・サイエンス、一九九七。

2　自己危急反応

ここでは解離症をその一型とする自己危急反応の概念を概説することにするが、まずはその論考の端緒となったHoche, A.[2]の症候群学説とKretschmer, E.[3]のヒステリー論を、すでに周知のものながら紹介するところから論を始めてみたい。

(1)　Hoche の症候群学説と Kretschmer のヒステリー論

現今主題的に扱われること少なく、またそれ以上に忘れられた感さえあるが、今世紀初頭、精神病構造論としての疾患単位学説（Kraepelin, E.：原因―症状―経過―転帰―脳病理所見の一連の組み合わせをもって一つの疾患とする）に対して、それを「見込みのない幻に向かって狩りをする」ものと断じ、症候群学説を掲げて抗したのが Hoche である。ここに症候群学説とは、正常な心においても一定の症状連結 Symptomverkuppelungen が前形成的 präformiert に存在していて、これが一部においては性格として現れ、また特別な病因の影響をうけて病的反応型として顕在化するというものである（病的反応型として現れる前形成的な症候群Symptomenkomplexe を Hoche は第二次単位 Einheiten zweiter Ordnung と呼んでいる）。この説は、時期を同じくして提唱されたBonhoeffer, K.[1]の、症状精神病の症状形成機序に関する外因反応型（exogene Reaktionstypen）学説と符合するものであるが、ここに Hoche の症候群あるいは Bonhoeffer の反応型とは、現今の理解によれば〈生得的反応様式〉、すなわち遺伝的に規定された一定の反応形態ということになろう。

次にKretschmerのヒステリー論であるが、KretschmerがヒステリーIの成因考察を運動暴発Bewegungssturmや擬死反射Totstellreflexの解析から始め、それらが生命危急時に際しての下層意志機制hypobulischer Mechanismus[4]による反応であるとしたことは有名なところであるが、ここで重要なことは、第一にはそれらは生命危急時の反応であるということであり、第二には症状形成は系統発生的に準備された生物学的装置である下層意志機制による、言い換えるならば先に述べたHocheの前形成的な症候群の考え方と同様に〈生得的反応様式〉による、ということであろう。すなわち、Kretschmerによれば「生命危急時の生得的反応様式」こそが運動暴発や擬死反射の、ひいてはヒステリーの本質とされているのである。

(2) 自己危急的事態の概念の拡大

Kretschmerのヒステリー論に倣って、筆者の論もまた原始反応の理解を端緒とするものである。周知のように、これは戦場での爆撃、火災・地震等の災害など個体の生命が危機に瀕する事態の突発に対して生じる運動暴発もしくは擬死反射をさしたものであるが（これは人間に限らず下等動物にもあまねく見られる生得的反応様式であり、この点が原始反応と呼ばれる所以である）、上記の例に見られるように、ここで述べられる自己危急的事態とは第一には生命が危急に陥るものであり、第二にはその危急的事態は客観的にも実在するものであるということである。つまり、いうならば生命—客観的自己危急事態なのであるが、筆者は自己危急的事態を上記の二つに限定することなく、各々その延長線上にその概念を拡大することが、原始反応に類似した、もしくはその辺縁の病態の理解を促すものであるということに気づいたのである。

さて、その概念の拡大であるが、第一の方向の拡大は自己危急を生命危急的事態に限定するのでなく、個体の精神的実存が危機に陥る事態、いうならば精神危急的事態にも拡大しようとするものである。これは具体的には心理的葛藤や苦悩をさすが、ただし「精神危急的事態」という用語を使う以上は葛藤や苦悩の程度が自殺に至るほどに著しいものであることに限定する必要があろう。自殺念慮もまた生命の危機であり、その点でこの精神危急的事態とはある種の生命危急的事態ともいえるものであるが、この意味において概念のこの拡大は必ずしも〝徒な拡大〟とは呼べないものと思われる。

第二の方向の拡大は自己危急を客観的実在のものに限定するのでなく、主観的体験のものにも拡大しようとするものである。ここに筆者が「主観的体験」と呼ぶものは客観的には自己危急的事態が実在していないということを含意しているのであるが、前者の客観的実在といえども、自己危急的事態が即原始反応を引き起こすのではなく、それが当該者に認識され、言い換えるならば主観的体験へと転化されて初めて原始反応が生じるものである以上、原始反応を引き起こすのに重要なものは自己危急的事態が客観的に実在することではなく、客観的実在の有無にかかわらずそれが主観的体験として存在することであろう。こうした認識に立つならば、客観的には実在しないものの当該者の主観においては現実のことであると認識されている、いわば括弧づきの「自己危急的事態」にも原始反応の概念を適用することが妥当であることがおわかりいただけることと思う。

筆者が、[6] Kretschmer がすでに指摘していた原始反応と緊張病症候群の症候学的類似性（運動暴発と緊張病性興奮、擬死反射と緊張病性昏迷が各々対応する）に加えて、分裂病の症状形成機序の中に現れてくる〈「自己保存の危機」の意識下・無自覚的認知ないし意識上・自覚的認知〉（ここで「自己保存の危機」と括弧をつけて表現したのは、それが当該者の主観的体験にすぎないからである）に注目して、緊張病症候群はそれを成因とする偽因性原始反応であると結論づけたのは上記の考えに基づいてのことであった。

(3)　自己危急反応の症状スペクトラム

さて、原始反応においては生命―客観的自己危急事態のみに限定されていた自己危急の概念を、第一には精神危急的事態にも、第二には主観的危急的事態にも拡大してきたが、この拡大した概念に基づく「自己危急反応」にはいかなる症状が含まれるであろうか。議論の出発点であった生命―客観的自己危急事態において発現する原始反応に認められる運動暴発と擬死反射が、また生命―主観的自己危急状態において発現する緊張病症候群を構成する緊張病性興奮と緊張病性昏迷がこれらに含まれるのは当然のことであろう。

ここで最も考察を要するのは精神危急的事態において発現すると考えられる症状である。ここでいう精神危急的事態とは具体的には心理的葛藤ないし苦悩であり、ただしそれは自殺に至るまでの著しいものでなければならないことは先にも述べたことであるが、しかしこうした限定を付したとしても、なおそれは際限のないものであって、極論すればあらゆる精神症状の発現が上記のことで生じてくるという議論も可能かもしれない。よって筆者は、自己危急反応としての症状は次の二つの要件を満たすことが必須であろうと考えた。

その一は、症状は前形成的 präformiert (Hoche) に準備されたもの、すなわち生得的反応様式として与えられたものであるということである。ただし、こうは言ってもその前形成性ないし生得性はおいそれと証明されるものではなく、したがってここでは原因である精神危急的事態の内実と結果である症状の内容との間に通常の意味での発生的了解関連が容易には見てとれないことをもって前形成性ないし生得性を示すものとする。

その二は、症状は精神危急的事態に対する反応として生じるものである以上、そこで生じてくる症状には危急的事態に対して自己の精神を防衛するという意味合いのあるものであるということである。すなわち、症状の形成には自己防衛という目的志向性ないし合目的性があるというものである。

以上、一方で前形成性ないし生得性、他方で自己防衛という目的志向性ないし合目的性という症状特性が必須の要件であることを述べたが、ただしこれら二つの特性は、すでにKretschmer(3)が指摘したように、別のものではなく一対のものと思われる。すなわち、前形成性ないし生得性とは個々の個体の自由意志を超えて、生物一般あるいはある特定の生物種全体にあらかじめ具備されたものという意味であるが、あまねく具備されている以上はそこになんらかの意味合いが含まれていると見做さざるをえず、それを具備するものが文字どうりの意味で〝生ける物〟としての生物であるからには、それは自己防衛という目的志向性ないし合目的性と考えられるからである。

さて、以上の観点よりすれば精神危急的事態において発現する自己危急反応の症状としていかなるものが考えられるのか。まず先に否定されるものを挙げておくが、それは心理的葛藤や苦悩に際して日常的に認められる抑うつ状態や神経衰弱状態であろう。なにゆえに否定されるのか。それはそれらの発生的了解関連が容易であり、またそこには自己防衛という意味合いが感知されないからである。それでは可能性のあるものとして肯定されるものは何か。筆者には少なくとも旧来ヒステリーとして呼ばれてきた転換症と解離症、および離人症はこれに含まれるものと思われる。筆者がこう考えたのは転換症、解離症、離人症はいずれも心理的葛藤の果てに生じてくるものであり、そこで生じるものはその名称に表されているように各々心理的葛藤の身体症状への転換であり、心理的葛藤を起こしている当の人格の解離であり、心理的葛藤をも含めてすべての心的体験の現実感や迫真性を減退させるものであり、そこにおいてはなんらかの媒介項を置かないかぎり心理的葛藤と症状内容との間に発生的了解関連を読み取ることが容易ではなく、すなわち症状の前形成性ないし生得性が感知され、他方転換、解離、現実感喪失とまとめられる症状内容には自己防衛という目的志向性ないし合目的性がおぼろげに感知されるからである（後者は次項ならびに次節において詳しく論じることにする）。

(4)　症状の目的志向性ないし合目的性―脱出と隠蔽

ここでは前項でも一部触れた、自己危急反応の症状に認められる目的志向性ないし合目的性を論じたいと思う。ただし、本論文の主目的が解離症の症候学であることを考慮して、ここでは解離症の考察は最小限にとどめ、その詳細は次節にまわしたいと思う。

さて具体的な議論に入るが、自己危急反応の症状に認められる目的志向性ないし合目的性を考えるにあたっては、これを生命危急的事態における自己危急反応（生命危急反応）と精神危急的事態における自己危急反応（精神危急反応）に分けて考える方が成算的と思える。

原始反応や緊張病症候群などの生命危急反応に認められる症状は、等しく運動暴発と擬死反射である。前者は生命危急的事態、往々外敵ないし捕獲者への直面に際してひとときも静止することのない、また規則性のない位置移動 locomotion が激しく生じるものであるが（規則性がないという点では「運動暴発」より「運動乱発」という用語の方が適切である）、目的論的に考えれば、これは外敵による捕捉の可能性を減じるものであり、また偶発的な逃走の可能性を高めるものである。一方、後者は同様の事態に際して前者とは対極的に一切の運動（位置移動のみならず、位置移動を伴わない動きのすべて）の停止が生じるものであるが（この点で死の擬態、すなわち擬死と呼ばれる）、目的論的に考えれば、これは外敵による攻撃の停止を惹き起こし（動くものを攻撃するという動物の特性を逆手に取ったものと理解される）、逃走のための時間的猶予をもたらすものである。このように、両者の症状形態およびそれによってもたらされる「方法」は対極的なものながら、「目的」はいずれも生命危急的事態からの脱出にあることは明らかである。

次に精神危急反応に認められる症状、すなわち転換症、解離症、および離人症の目的志向性ないし合目的性を検討したい。

第一の転換症（旧来の転換型ヒステリー）に関してであるが、これに含まれる症状には大きくは痙攣発作、種々の不随意運動、知覚過敏、疼痛（痛覚過敏）など機能が亢進するものと、運動麻痺（失立、失歩、失声）、知覚鈍麻・消失（種々の表在感覚、あるいは視覚や聴覚の障害など）など機能が減退・消失するものとを区別することができる。Kretschmer(3)によってすでに指摘されているように、それらの症状形態の類似性からは前者の機能亢進型を運動暴発の不全型、後者の機能減退・消失型を擬死反射の不全型と考えることも確かに可能であるが、目的論的に考えれば先に検討したように運動暴発や擬死反射はその完全型において初めて生命危急的事態からの脱出という目的を遂げられるものであって、不全型というものは意味を有しないことになる。それでは転換症の目的は何か。筆者はこれを、当該者の苦悩の対象を精神危急的事態をもたらしたそもそもの心理的葛藤から身体的症状へと「転換」し（Freud, G.の述べる転換型ヒステリーの〝転換〟とは満たされないで抑圧された無意識的欲求が身体的症状へと置き換わることを意味するが、筆者がここで述べている転換症の「転換」とは苦悩の対象が心理的葛藤から身体的症状へと置き換えられることをたんに意味していることに注意されたい）、結果として心理的葛藤を主体の意識から隠蔽することにあると考えた。

第二の解離症（旧来の解離型ヒステリー）に関してであるが、周知のようにこれらには遁走、心因性健忘（全

表1　自己危急反応の症状スペクトラム(括弧内は疾患もしくは症候群の名称)

	生命危急的事態	精神危急的事態
客観的危急的事態	運動暴発 擬死反射 (原始反応)	転換症 (転換型ヒステリー) 解離症 (解離型ヒステリー) 離人症 (離人神経症)
主観的危急的事態	緊張病性興奮 緊張病性昏迷 (緊張病症候群)	
	↓	↓
(症状形成の目的)	生命危急的事態からの脱出	精神危急的事態の隠蔽

生活史健忘も含む)、多重人格、心因性もうろう状態(ガンゼル症候群も含む)などをあげえよう。さて解離症の目的は何か。ここで重要なことは、心因性もうろう状態も、全生活史健忘も、また多重人格も要は自己の連続性(これは Jaspers, K.のいう意味での「自己同一性の意識」を指したものではないことに注意されたい)が断たれたものであり、そうした病的状態を生ぜしめたと想定される心理的葛藤およびそれを担った自己は、今現在の自己が関知するものではないこととして意識から切り離されていることである(ゆえに「解離」と呼ぶのであるが)。このことを考慮すると、先の転換症が苦悩の対象・客体ないし矛先を心理的葛藤から身体的症状へと置き換えること(葛藤対象の隠蔽)によって心理的葛藤を隠蔽しようとしたのとは対照的に、解離症は苦悩の主体すなわち自我を別の自我へと置き換えること(葛藤主体の隠蔽)によって心理的葛藤を真の主体から隠蔽しようとしたものであることがわかる。

第三の離人症の議論に入ろう。筆者[5]はすでに、離人症は心的営為の対象化たる心的体験の形成において、正常ならば付与されるはずの対象化性質が脱落したものであること(対象化性質の脱落態)を論じたが、このことを考慮すれば離人症の目的は、転換症とは違って苦悩の対象・客体が心理的葛藤にあることを正しく認識し、他方において解離症とも違って自らがその苦悩をまさに主体的に引き受けつつも、苦悩の現実感、迫真性を減じようとしたものと思われる。不完全さは否めないものの、これもまた心理的葛藤に対するある種の隠蔽工作と思われる。

以上、精神危急反応の症状である転換症、解離症、離人症の目的とするものを順次検討してきたが、共通して見られたのは心理的葛藤すなわち精神危急的事態の源であるものの隠蔽であると思われた。

最後に、本節での議論のまとめとして表1を掲げておく。

3　解離症の症候学

前節において筆者は、解離症が自己危急反応、さらに言えば精神危急反応の一型であること、およびその目的とするところは「苦悩の主体すなわち自我を別の自我へと置き換えること（葛藤主体の隠蔽）によって心理的葛藤を真の主体から隠蔽しようとしたものである」ことをおおまかに論じたが、本節では今一度、解離症の状態像を詳しく検討することによって、上記の結論を補強したいと思う。

(1)　解離症の状態像

旧来、解離型ヒステリーと呼ばれてきた解離症を分類するならば、先にも述べたように、遁走、心因性健忘（全生活史健忘も含む）、多重人格、心因性もうろう状態（ガンゼル症候群も含む）をあげえよう。しかし、これらの病態は決して画然と区分けされるものではなく、例えば全生活史健忘には往々遁走が先行しているなど、いくつかが複合して現れたり、あるいは、例えば後述するように多重人格とは人格変換すなわち病前とは異なる人格の交代的出現をその本質とするが、この交代人格の成立においてはその前提として全生活史健忘があると判断されるなど、ある一つの病態の成立に他の病態の存在が前提となっていることもあり、したがってこれらの病態は個々別々のものではなく、相互に関連あるものと考えられる。

以下、これらの病態の相互関連性を改めて詳述するが、ここで肝腎なことは、各々の病態を見ていく際に、それらのいわば〝表面上目につく〟特徴に着目するのでなく（「遁走」とか「多重人格」とかの命名はそうしたものである）、等しく病期における状態像に判断の根拠をおくことである。

①遁走

これは文字どおり、心的葛藤の所在する場所（家庭、学校、職場など）を逃げ去ることであるが、その病期における状態像に注目すれば、それはいわゆる分別もうろう状態 besonnener Dämmerzustand であり、広くもうろう状態の一種である。

②心因性健忘（全生活史健忘も含む）

全健忘であろうとも、あるいは部分健忘であろうとも、記憶想起不能な期間が限局的である場合は、状態像はたんに健忘として問題はなく、特別な考察は要しないと思われる（ただし、その期間が短く、かつ部分健忘である場合には、後に述べる心因性もうろう状態が記憶想起不能な期間においてあったという可能性が残される）。

議論を要するのは、自己ならびに自己の来歴の一切を忘れる、いわゆる全生活史健忘の場合であろう。記憶想起不能の期間の長短という観点からは、全生活史健忘とは限局性全健忘の始まりの時期が遡向して出生時にまで及んだものとも理解されるのであるが、実際の状態像を見れば、こうした理解が全生活史健忘の本質を外れているのは火を見るより明らかであろう。というのは、限局性全健忘では保たれている自己（自己同一性）self identity の認識が全生活史健忘においては失われており（全生活史健忘は〈自己ならびに来歴の健忘〉ないし〈自己史健忘〉と呼ばれるべきである）、この点において両者は背反し、実際の状態像も異なっているからである。

③多重人格

ＤＳＭ-Ⅲ-ＲからＤＳＭ-Ⅳへの流れの中で多重人格性障害 Multiple Personality Disorder（ＭＰＤ）という疾患名が解離性同一性障害 Dissociative Identity Disorder（ＤＩＤ）へと変更されたことは正当なことと思われる。というのは、多重人格性障害という用語は文字どおり〃人格が複数ある〃ことを示すものであるが、それは現象の表層に着目した、あまりにも素人的考えであって、アプリオリにそうと断言できるものではなく、なによりもどの状態が病的であるのか（病期はいつか）、加えてその状態像は何かという点を無視しているからである。この設問に答えるに、筆者の理解するところでは病期は交代人格（副人格）が出現している時期であり、その状態像は〈自己ならびに来歴の否認と創出〉である。この、否認され創出されるものが「自己ならびに来歴」であるという点で、多重人格は「自己ならびに来歴」の健忘である全生活史健忘と共通性を有しており、健忘→否認→創出という流れで、それをより一歩進めたものと考えられる。換言するならば、多重人格は全生活史健忘を必須の基盤として初めて成立するものと考えられる（なお、筆者はいま「創出」という用語を用いたが、これを「妄想」に変更して、多重人格とは〈自己ならびに来歴の否認と妄想〉と呼んでもいいと考えている。ただこの場合、妄想という用語がなんとなく違和感を与えるのは、妄想とはその言葉どおりに「迷妄の想念」であって、その迷妄性はある想念に限定されているのに対し、多重人格においてはその迷妄性は、妄想においては当然の前提とされている自己同一性の認知にこそ認められるからである）。

④心因性もうろう状態（ガンゼル症候群も含む）

通例のもうろう状態が心因によって一過性に生じることがあるが、この場合にはその状態像は何かという議論を要しまい。議論となるのはヒステリー性偽痴呆とも呼ばれるガンゼル症候群である。周知のようにこの症候群のうち最も目立つ症状は、簡単な質問に対しても、その内容が十分にわかっていると思えるのに、微妙に的が外れた答えを与える的外れ応答 Vorbeireden と、言動が年齢に比して著しく子供っぽく幼稚になる小児症 Puerilismus であるが、ここにおいて小児症は当然のことながら、また的外れ応答もそれが知的発達の未だ十分でない幼児を模していると考えるならば、ガンゼル症候群とは総じて偽幼児症（幼児的退行とも呼び得るが、この用語には機序が含まれており、記述現象学的には適切とは思えない）であると考えることができる。

さて、ここで問題となるのが偽幼児症と他の病態との関連性であるが、偽幼児症においては自己同一性こそ保たれているものの、その状態像の示すところは広い意味での人格変換（人格変容）であり、この点で先の多重人格との差は紙一重というべきであろう。逆の面から見れば、多重人格においてはその人となりが幼児的である交代人格が出現するところしばしばであるが、この場合には自己同一性が保たれているか否かのみがガンゼル症候群と多重人格との境界をなしているのにすぎないのである。

(2)〈葛藤主体の隠蔽〉の諸相

前項での検討からはまず、広義の心因性健忘から全生活史健忘を、また広義の心因性もうろう状態からガン

表 2　解離症における各種病態の状態像と〈葛藤主体の隠蔽〉の諸相

病　態	状　態　像			
心因性健忘〔全生活史健忘を除く〕	限局性健忘	（もうろう状態）		
遁走		分別もうろう状態		
心因性もうろう状態〔ガンゼル症候群を除く〕		もうろう状態		
全生活史健忘			自己ならびに来歴の健忘	
ガンゼル症候群				偽幼児症
多重人格			〔自己ならびに来歴の健忘〕	自己ならびに来歴の否認と創出
	葛藤そのものの事後的被包（無意識）化	①現在の意識野からの葛藤の排除	②葛藤主体としての自己の不認知	③葛藤主体としての自己の変容

葛藤主体の隠蔽（狭義の解離症）

ゼル症候群を分離独立させることが適切であると判断されるが、こうして新たに得られた六種の解離症の状態像とそれらの関連性を表示したものが表2である。表2では旧来の病態名を左欄に配置し、それら各々の病態の示す状態像を右欄に示してあるが、右欄は四分割して大まかには左上から右下にかけて状態像名が並ぶようにしてある。筆者がこうした四分割を行ったのは、解離症とは先にも述べたように「苦悩の主体すなわち自我を別の自我へと置き換えること（葛藤主体の隠蔽）によって心理的葛藤を真の主体から隠蔽しようとしたものである」が、葛藤主体の隠蔽の「性質」という点で違いが認められ、かつそれには「性質」の違いをこえて「程度」の違いも看取されると考えられたからである（なお、表2では四分割してあるが、限局性健忘とは〈葛藤そのものの事後的被包（無意識）化〉であり、これは葛藤主体の隠蔽というよりも葛藤対象の隠蔽であり、葛藤主体の隠蔽をもって解離症の本質とするかぎりにおいては、解離症とは呼び得ないものである。よって正しくは、解離症は三分割されるのである）。

さて、葛藤主体の隠蔽の「性質」であるが、表2の最下段に示したように、これには①〈現在の意識野からの葛藤の排除〉、②〈葛藤主体としての自己の不認知〉、③〈葛藤主体としての自己の変容〉の三種があり、状態像（括弧内は慣用的な病態名）としては各々、①には分別もうろう状態（遁走）、およびもうろう状態（心因性もうろう状態）、②には自己ならびに来歴の健忘（全生活史健忘）、③には偽幼児症（ガンゼル症候群）、および自己ならびに来歴の否認と創出（多重人格）が対応している。先に筆者は、こうした「性質」の違いには併せて「程度」の違いも看取されると述べたが、それは次の二点に基づいてのことである。すなわち、第一には対応する病態の相互関連性であり、臨床経過上遁走に引き続いて全生活史健忘が起こることは頻繁であるが、その逆はないことは①から②へと、また病態上多重人格は全生活史健忘の基盤の上に成り立つことは②から③へと葛藤主体の隠蔽がより巧緻化していく方向が見て取れ、第二には本来の自己に対する認知という視点からの考察であり、①では意識野の狭縮こそ生じているものの、いまだ本来の自己認知が残っており、②では自己認知が失われ、③では自己認知が失われるだけでなく、認知主体そのものが他者へと切り替わっていることであり、ここにも①から②、さらには③へと葛藤主体の隠蔽が巧緻化していく方向性が読み取れるからである。つまり筆者は、①〈現在の意識野からの葛藤の排除〉、②〈葛藤主体としての自己の不認知〉、③〈葛藤主体としての自己の変容〉という三種の葛藤主体の隠蔽に、「性質」の違いだけでなく、①→②→③という順序でその「程度」が巧緻化していくさまを見てとるのであるが、これはつまるところ、表2の左欄に示した病態が上から下の方向へとより複雑化していくものであることを示していることになろう。

以上の議論からは、解離症とは精神危急時における〈葛藤主体の隠蔽〉を目的とするものであることが改めて確認され、さらに解離症に含まれる諸々の病態は〈葛藤主体の隠蔽〉の巧緻化の程度という点で一連のスペクトラムをなすものであると結論されえよう。

4　おわりに

自己危急反応の概念を再説し、その一型である解離症の症候学を〈葛藤主体の隠蔽〉という観点から整理した。一面化のきらい無きにしもあらずであるが、〝表面上目につく〟特徴に基づいて諸々の病態をただ羅列するだけの従来の分類よりは、少しはましなものではなかろうかと筆者は考えている。ご批判を仰ぐ次第である。

文献

（1）Bonhoeffer, K. : Zur Frage der exogenen Psychosen. Zentralbl. f. Nervenheilk. Psychiat.32 : 499-505,1909.（小俣和一郎訳：外因性精神病の問題について。精神医学、二六：一一二九―一一三一、一九八四）
（2）Hoche, A. : Die Bedeutung der Symptomenkomplexe in der Psychiatrie. Z. Neur.12 : 540,1912.（下坂幸三訳：精神医学における症状群の意義について。精神医学、一七：七七―八五、一九七五）
（3）Kretschmer, E. : Histerie, Reflex und Instinkt.（5 Aufl.）Georg Thieme Verlag, Berlin,1948.（吉益脩夫訳『ヒステリーの心理』、みすず書房、東京、一九六一）
（4）Kretschmer, E. : Medizinische Psychologie.（10 Aufl.）Georg Thieme Verlag, Berlin,1950.（西丸四方、高橋義夫訳『医学的心理学』、みすず書房、東京、一九五五）

（5）中安信夫：離人症の症候学的位置づけについての一試論—二重身、異常体感、実体的意識性との関連性。精神科治療学四：一三九三—一四〇四、一九八九。（本書第一八章）
（6）中安信夫：緊張病症候群の成因論的定義—偽因性原始反応として。中井久夫編『分裂病の精神病理と治療3』、一—二八、星和書店、東京、一九九一。（本書第七章）
（7）中安信夫、関由賀子：自己危急反応の症状スペクトラム—運動暴発、擬死反射、転換症、解離症、離人症の統合的理解。精神科治療学、一〇：一四三—一四八、一九九五。

（中谷陽二編：『精神医学レビュー22　解離性障害』、二二—三一、ライフサイエンス、一九九七）

第二二章　強迫性の鑑別症候学

――制縛性ならびに自生性との比較を通して――

抄録

症候学の立場から強迫現象に関する昨今の議論を検討するに、そこには二つの概念上の問題点があるように思われる。その第一の問題点は性格特性としての制縛性 anankastisch という概念と症状としての強迫性 zwanghaft という概念が近年ともに「強迫」という用語で一括され、その区別に曖昧化が生じていることであり、第二の問題点はほんらい強迫性とは二律背反的で似て非なる概念である自生性 autochthon という体験形式がこれまで十分に認識されてこなかったがゆえに、強迫性の中に自生性が誤って包摂されていることである。

こうした症候学的誤謬はただちに診断・治療上の誤謬へとつながる危険性を有しており、第一の問題点からは、同じく「強迫」という用語を冠することによって生じてきた性格と症状、ひいては性格と疾患との境界の不鮮明化がもたらされ、それは即、臨床の実際において性格なのか症状なのかを追究せずしての安直な診断をもたらしており、また第二の問題点からは、自生体験を主症状の一つとする初期分裂病を強迫神経症と誤診し、結果的に分裂病の顕在発症をみすみす許してしまうという重大な誤謬が生じているように思われる。

以上の問題意識のもとに、筆者はまずは制縛性と強迫性の体験特性の違いを、次いで強迫性と自生性の体験特性の違いを詳しく検討し、制縛性、強迫性、自生性の三者の鑑別症候学を整理した。

1　はじめに

筆者に与えられた課題は「強迫現象をめぐって―精神病理学の立場から」というものであるが、筆者は精神病理学のうちでもとりわけ症候学の立場から、強迫現象の概念とその鑑別に関する基礎的討論を行いたいと思う。

症候学の立場から強迫現象に関する昨今の議論を検討するに、そこには二つの概念上の問題点があるように思われる。その第一の問題点は性格特性としての制縛性 anankastisch という概念と症状としての強迫性 zwanghaft という概念が近年ともに「強迫」という用語で一括され、その区別に曖昧化が生じていることであり、第二の問題点はほんらい強迫性とは二律背反的で似て非なる概念である自生性 autochthon という体験形式がこれまで十分に認識されてこなかったがゆえに、強迫性の中に自生性が誤って包摂されていることである(8)。以後の討論において、筆者はまずは制縛性と強迫性の違いを、次いで強迫性と自生性の違いを詳しく検討していくが、なにゆえにそういう、いわば基礎医学的検討を行うかといえば、先に述べたような症候学的誤謬が臨床の実際において直接的には診断上の、ひいては治療上の誤謬をもたらしていると思えるからである。

2　制縛性 vs. 強迫性

(1)　性格なのか、それとも症状なのか

制縛者 Anankast という用語に示されるように、少なくとも精神医学においては制縛あるいは制縛的とは性格特性を表してきた用語と思われるが、近年文献上も、あるいは同僚との議論においてもこの用語を見聞きする機会が少なくなってきたのは一体どうしてなのであろうか。いつの間にか、もともとは症状用語であったはずの強迫という言葉が、例えば強迫性格あるいは強迫性人格障害というように性格特性をも表す用語として制縛に取って代わり、さらには時には社会的風潮をも表現する言葉となっているが、はたしてこれは妥当な変更なのであろうか。こういう筆者の疑念に対して〝重箱の隅をつつくような細かい議論をするものだ〞とさぞや辟易される方もおられようと推測するが、十分な議論のないままに行われてきた、こうした専門用語 technical term の変更はボディーブロウのごとく、じわじわと臨床精神医学および精神科臨床の実際の根幹を揺るがせてきているように筆者には思われる。

筆者の理解するところ、こうしたことが生じてきた要因の一つはSalzman, L.[12]による強迫スペクトルの提唱にあると思われるが、彼によれば正常範囲内の強迫的行動から強迫パーソナリティ、さらに強迫神経症が一連のものととらえられている。この考えは強迫神経症の病前性格を制縛性格とする従来からの考えと一部共通するものであるが、性格と疾患を分けて考える従来の考え方とは異なって、先に述べた三者に同じ「強迫 obsessive」

表1　制縛性と強迫性の体験特性の比較

		制縛性	強迫性
1	体験のあり方	自我親和的な日常的性向	自我違和的な例外的体験
2	体験の感じられ方	きちんとしないと気が済まない	…を考えず(せず)にはおられない
3	体験による主体の苦痛	なし	体験内容の不合理・無意味性
4	体験に対する主体の構え	〝あたりまえ〟と自足	不合理・無意味な体験内容に対して抗争する
5	体験の対象	日常生活全般ないし特定の生活領域	単一・特定のテーマ性(但し，変遷あり)
6	出現の時間的様相	持続的	断続的に再現

という用語を一律に冠し、その間にスペクトルを考えているわけであるから、似て非なるものである。筆者自身の臨床実感からいえば、強迫神経症の病前性格は必ずしも強迫パーソナリティーあるいは制縛性格であるとはかぎらないが、このことはわが国における強迫神経症研究の第一人者である成田[10]によっても、また近年の操作的診断基準を用いた研究[11]でも確認されているようである。DSM-IV[1]においては強迫性障害 Obsessive-Compulsive Disorder ならびに強迫性人格障害 Obsessive-Compulsive Personality Disorder という用語が用いられているが、前者は疾患で後者は性格特性であって両者は概念レベルを異にするものであり、加えて両者の臨床的関連性が乏しいことがわかってきた以上、ここは断じて別の用語が使われるべきであって、筆者は疾患用語としての強迫性障害ないし強迫神経症はそのまま残し、他方性格特性を表現する用語としては伝統的用語である制縛性格が用いられるべきと思う（さもないと、かつてのヒステリーとヒステリー性格との混同に似た、強迫性障害〈強迫神経症〉と強迫性人格障害〈強迫性格〉との混同がともすると起こりかねないと危惧される）。

(2) 制縛性と強迫性の体験特性の比較

さて、上記したことを根拠に筆者は制縛性と強迫性は明確に区別されるべきと考えているが、ここで両者の体験特性の違いを明確にしておきたい（表1）。

第1の違いは概念的なものであって、くりかえし述べてきたように制縛性は自我親和的な日常的性向、すなわち性格を記載するときに用いるべき用語であって、一方強迫性という用語は自我違和的な例外的体験、すなわち症状を記述する際に限定されるべきだということである。

第2～第6の違いは臨床の実際において、〝これは性格としての制縛性なのか、症状としての強迫性なのか〟を鑑別する際に考慮されるべきものであるが、この鑑別が要求されるのは観念ではなく行為の判定に際してと思われる。というのは、制縛性とは自我親和的な性向であって直接的には体験としてでなく行動特性として表現されるからであって、この点で強迫観念ではなく強迫行為が鑑別の対象となるからである。そうした場合、行為のみを見るかぎり制縛性格に基づく行為なのか、それとも強迫行為なのかの鑑別が時として困難になるが、一歩その精神内界に踏み入ってみれば、すなわち行為をなす際の体験のあり様を聞いてみると（先に「制縛性とは自我親和的な性向であって直接的には体験としてでなく行動特性として表現される」と述べたが、制縛性も反省的には体験として自覚されるものである）、その鑑別は可能になると思われる。

さてその違いであるが、第2の違いは〔体験の感じられ方〕で、日常的表現で表すならば制縛性とは「きちんとしないと気が済まない」となり、他方強迫性は「…を考えず（せず）にはおられない」となろう。第3ならびに第4の違いは〔体験による主体の苦痛〕とそれに関連した〔体験に対する主体の構え〕であるが、制縛性では原則として苦痛はなく、したがって当該者は〝あたりまえ〟と自足しているが、強迫性では体験内容の不合理・無意味性が苦痛となり、苦痛の種である不合理・無意味な体験内容に対して心的な抗争が起こってくる。これらの点は後の強迫性と自生性の違いの議論のときに改めて詳しく述べたいと思う。第5の違いは〔体験の対象〕に関してで、制縛性は日常生活全般ないし特定の生活領域へと幅広くおよぶが、強迫性はある一時期に限るならば単一・特定のテーマ性をめぐって展開されるように思われる。最後の第6の違いは、出現の時間的様相であるが、制縛性はそれが日常的性向であるだけに持続的であり、強迫性は例外的体験であるだけに断続的に出現し、かつその出現は同一テーマの再現という形をとってくる。

以上が制縛性と強迫性の体験特性の違いに関する筆者の理解である。

3　強迫性 vs. 自生性[8]

(1)　自生体験

ここに筆者が強迫性の概念にいわば外側から限界設定を与えようとして取り上げた自生性とは、筆者が一九九〇年に一つの臨床単位として提唱した「初期分裂病」[7]の中核的な症状である自生体験[7、8、9]、これは体験の要素心理学的区分にしたがって自生思考、自生視覚表象、自生記憶想起、自生空想表象、自生内言、および自生音楽表象すなわち音楽性幻聴に下位分類されるが、それらに通底する体験形式として主張しているものである。したがって、強迫性と自生性との鑑別は診断上きわめて重要な分岐点であり、自生性を強迫性と誤認することはとりもなおさず初期分裂病を強迫神経症とも誤診しかねないことになり、せっかく医療の場に現れた初期分裂病患者の顕在発症をみすみす許してしまうという重大な結果を招くことにもなりかねない。
さて、この自生性とは体験の生起において自己の能動性も、また他者からの被動性も感知されず、文字どおり〝体験が自ずから生じる〟、すなわち自生すると主体に感知されることを指したものであるが、以下に具体的な陳述例を示しておきたい。後に引用するBlankenburg, W.[(2)]の記載との対比も考えて、ここでは自生思考ならびに自生記憶想起の具体的陳述例を掲げておくが、例えば次のように述べられる。

自分で意識して考えていることと無関係な考えが、急に発作的にどんどんと押し寄せてくる。頭の中がごちゃまぜとなってまとまらなくなる。長くて10分、短くても二～三分続く。（自生思考）

頭の中に昔の場面がよく浮かぶ。友達と遊んでいる情景が多く、実際の場面と変わりがないほど鮮明で色彩もあり、人の動きも場面の変化もある。見ているというよりも、何となくその場にいるような感じで、ハッと気がつくと一時間もたっているということもある。声は聞こえていないと思うけど、会話はしている感じ。（自生記憶想起）

(2)　アンネ・ラウ（Blankenburg, W.）にみられた自生体験

さて、筆者が強迫性と自生性の体験形式の違いを取り上げるに至った直接的契機は、Blankenburg[(2)]がその書『自明性の喪失―分裂病の現象学』において対象とした有名な症例アンネ・ラウが訴えた自生思考および自生記憶想起の症状同定において、Blankenburgがそれらを強迫観念ではないかと疑い、結果的にはそれを否定こそしたものの自生思考および自生記憶想起という理解には達せず、それらを各々思考促迫および表象促迫と言

うにとどまったことにある（促迫Drangという体験形式は、それが内的に促され、迫られたものとしても、いまだ営為に対する自己能動感が保たれたものであり、その点で自己能動感がまったくない体験形式である自生性とは異なるものである）。以下、訳書よりその項を引用する。

【Blankenburg, W.が強迫観念かと疑った、アンネ・ラウの自生体験】（訳書六九-七〇頁）

質的および内容的にはっきりと精神病的といえるような体験は、最初のうちは確認できなかった。考えが押しよせてきて苦しいという体験があったが、このことにも患者ははじめのうちはそれとなく触れただけで、それがどういう内容のものなのかは詳しく話してくれなかった。それについて質問されても、いつも口ごもるばかりであった。ずっと後になって、自分の体験様式の変化からある程度距離がおけるようになってから、ようやくその詳細がうちあけられた。昼間はっきり眼がさめている状態での《夢》だとか《空想》だとかいういい方がされたが、実際の夢や空想とは違っていたという。彼女の説明はきまって次のようなものだった。《空想といってしまってはあまり正確ではありません。とにかく、なにかが中から出てくるのです》――（どんな内容なの）《たとえば他の人たちにみられたいろいろな反応とか…別にはっきりしたものではなくて…ほんのとりとめのない考えなんです》――《いろいろな考えがおしつけられるんです。どのようにそれに逆おうとしてもだめなのです》。しかし、それがだれかから押しつけられたものだとか、催眠術にかけられた感じだとかいうことは、はっきりしなかった。ただ、このことが話題になると、いつもは見られないしかめ顔すれすれの表情の不自然な歪みや心の動揺が認められ、この体験が恐しいものであることがありありとうかがわれた。恐しいのは明らかにこの体験の内容ではなかった。その内容がとるにたりないものであることは、彼女が何度もはっきりと述べている。恐しいのはむしろその体験の生じかた、つまり体験成立の形式的特徴らしかった。推察しうる限りにおいて、その空想というのは、彼女が他の人びとの態度や反応の仕方を――その場面全体のいろいろな仕方を――その場面全体のいろいろな細部までも――心の中で模倣するように強制されている、といったようなものらしかった。（傍線、網かけは筆者による）

上記引用文において、筆者が加えた傍線部は体験の内容をさした部分であり、「昼間はっきり眼がさめている状態での《夢》だとか《空想》だとか……〈中略〉……たとえば他の人たちにみられたいろいろな反応とか」はそれが記憶想起であることを、「ほんのとりとめのない考え」はそれが思考もしくは観念であることを示しているが、重要なのはそれらの体験形式であって、網かけしたところがそれを示しているが、「考えが押しよせてきて」、「なにかが中から出てくる」という表現は自生性を表していると思われる。また「押しよせて」という表現は考えが単一のものではなく多数であることを、また「なにかが」という表現はそれらが予測不能な、新規なものであることを示していると思われるが、これもまた自生体験の特徴を表していると判断される。こうした筆者の考えを聞かれても、『考えが押しよせてきて』、『なにかが中から出てくる』という表現は必ずしも自生性の特徴ではなく、強迫性の特徴でもあるのではないか。事実、近年のＤＳＭ-Ⅳ[1]の定義では強迫観念の生じ方は〝侵入的 intrusive〟となっており、またその観念の帰属に関しては〝患者は、……自分自身の心の産物であると認識している〟となっているのではないか」と思われる方もおられよう。しかし、次節にてのべるように、このＤＳＭ-Ⅳの定義こそ筆者は誤りであると考えている。今一つの網かけの部分である「恐しいのは明らかにこの体験の内容ではなかった。その内容がとるにたりないものであることは、彼女が何度もはっきりと述べている。恐しいのはむしろその体験の生じかた、つまり体験成立の形式的特徴らしかった」という箇所は、

表2　DSM-IV：強迫性障害における強迫観念の定義

(1)	反復的，持続的な思考，衝動，または心像で，侵入的で不適切なものとして体験され，この障害の期間中に強い不安や苦痛を引き起こすことがある。
(2)	その思考，衝動または心像は，単に現実生活の問題についての過剰な心配ではない。
(3)	患者は，この思考，衝動，または心像を無視したり抑制したり，または何か他の思考または行為によって中和しようと試みる。
(4)	患者は，その強迫的な思考，衝動または心像が(思考吹入の場合のように外部から強制されたものではなく）自分自身の心の産物であると認識している。

これまたアンネ・ラウのこの体験の形式が強迫性ではなく、自生性であることを如実に示していると思われる。ついでながら、症例アンネ・ラウの診断についてはBlankenburgによる「自然な自明性の喪失」に関する長々とした現象学的記述をまつまでもなく、上記の体験が自生思考および自生記憶想起であることをもって筆者は初期分裂病であると確定診断することが可能であると考えている[7、8]。

(3)　DSM-IVの誤謬

表2は先にのべたDSM-IVの強迫性障害の診断基準の項目Aのうち、強迫観念の定義を取り出したものであるが、現今における強迫性の理解がどのようなものか、筆者の観点からいうとどのように誤っており、あるいは限界を有しているかが象徴的に示されていると思われる。

問題箇所は下線を引いて示したように二カ所あるが、その第一は項目(1)において強迫観念が侵入的intrusiveと体験されるとなっていることで、これは明らかに誤りであると思われる。というのは、「侵入的intrusive」という表現には自己の能動的関与が認められないが、後に改めて論じるように強迫性における体験の感じられ方は「…考えず（せず）にはおられない」であって、強迫というその言葉通りに強いられ、迫られるものであるとしても、あくまでも自己の能動性は保たれていると体験されるからである（この点では、Jaspers, K.[4]が自我障害の第一の標識である能動性の意識、そのうちの実行意識の障害に強迫現象を含めていることも誤りと思われる）。自生性における体験の感じられ方は「…が勝手に出てくる」であって、この場合先に示したアンネ・ラウがいみじくも「なにかが中から出てくる」と陳述したように、〝自己の内側から〟ということが含意されており、決して〝外側から内側へ〟が含意されている「侵入的 intrusive」ではないが、しかし強迫性と対比するならば「侵入的 intrusive」という表現はより自生性に近い表現と思われる（したがって、この定義であるならば、自生体験はいささかの疑いもなく強迫症状に分類されるであろう）。

問題点の第二は、項目(4)にあるように強迫観念の内容に対して主体はそれを「自分自身の心の産物であると認識している」というもので、これは項目(2)の「侵入的 intrusive」という表現では過包含されかねない思考吹入などを排除するために設けられた定義であるが、それらの体験とは区別しえても、この定義では自生体験を排除することはできないと思われる。なぜならば、自生体験はその生起の形式においては自ずから生じるものであっても、その生じてきた体験内容については主体はそれを強迫観念と同じく「自分自身の心の産物であると認識している」からである（この記載をみるだけでも、自生性という体験様式の存在がＤＳＭ-Ⅳにおいてはまったく認識されていないことが窺われる）。

以上、ＤＳＭ-Ⅳの強迫性障害の診断基準の項目Ａ：強迫観念の定義の(1)および(4)には問題があることをのべてきたが、(2)、(3)の定義も自生体験に抵触するものではなく、したがってこの診断基準であると自生体験を主徴とする初期分裂病が誤って強迫性障害とされることも十分にありうることだろうと思われる。

表3　強迫性と自生性の体験特性の比較

		強迫性	自生性
1	体験の感じられ方	…を考えず(せず)にはおられない〈強迫的能動性〉	…が勝手に出てくる〈自生性〉
	営為に対する自己能動感	あり	なし
2	重症化の方向性	強迫的能動性→自己能動性〈強迫病〉	自生性→第二自己能動性→自己被動性→他者能動性(「超越的他者の出現」へ)
3	体験による主体の苦痛	体験内容の不合理・無意味性	体験形式の自生性
4	体験に対する主体の構え	不合理・無意味な体験内容に対して抗争する	自生的な体験形式を抑圧しようとするか，もしくは受身的に翻弄される
5	体験の対象	単一・特定のテーマ性(但し，変遷あり)	多岐・不特定の事象
6	出現の時間的様相	断続的に再現	断続的に新現

(4) 強迫性と自生性の体験特性の比較

さて、強迫体験と対比されるべき自生体験の概念とその陳述例、アンネ・ラウの有した自生体験の症状同定におけるBlankenburgの不徹底、またDSM-IVにおける強迫観念の定義の誤りを縷々述べきたってきたが、ここで強迫性と自生性の体験特性の違いについての筆者の見解をまとめておきたい。表3にそのまとめを示したが、強迫性と自生性は六種の属性においてまったく異なるものと思われる。

第1の違いは〔体験の感じられ方〕で、強迫性および自生性における体験の感じられ方を叙述形式で表現すると、各々「…を考えず（せず）にはおられない」、「…が勝手に出てくる」となろう。自生性における「…が勝手に出てくる」という表現は患者自身が自発的に述べることの多いものであり、また治療者からその有無を尋ねる際にも患者にもっともわかりやすい尋ね方であって、概ね問題はないと思われるが、強迫性における「…を考えず（せず）にはおられない」という表現には注釈を要しよう。というのは、筆者のこれまでの経験によれば、患者のすべてが必ずしもこうした表現で強迫症状を陳述するものではなく、時には「浮かぶ」などと自生性とまぎらわしい表現をすることがあるからである。しかし、そうした表現が選ばれるのはそこで行われる営為が患者の全一の意志によるものではなく、まさに強迫という用語どおりに「強いられ、迫られる」感じが随伴しているからであって、よくよく尋ねてみるならば、結局は自分が考え、自分がしていることを認めるものである。これら両者の表現を今少し解析的に〈営為に対する自己能動感〉[5]の有無で区分けしてみると、「…を考えず（せず）にはおられない」は強いられ迫られたものであるとしても、つまるところそれは自己の能動性のしからしむるものであり、「…が勝手に出てくる」は文字どおり自生性であって、そこには自己の能動性も、また他者による被動性も認められないことになる。すなわち前者の強迫性には〈営為に対する自己能動感〉があり、後者の自生性にはそれがないということになり、少なくともこの属性で見るかぎりは両者は対極的であり、画然と区別されることになる。付け加えるならば、以上の解析からも明らかなように、強迫性と自生性という用語は対比的な用語ではなく、体験形式の差異を真に対比的に表現するためには、強迫性という用語に代えて強迫的能動性という用語が選ばれるべきであって、それが自生性という用語に対置されるべきであろうと思われる。

第2の違いは〔重症化の方向性〕に関してで、上記したように〈営為に対する自己能動感〉という属性で見るかぎり強迫性と自生性とは画然と区別される体験形式であるが、この違いは重症化していった際の両者の体験形式の変容をみれば一層明らかとなる。まず、強迫症状が重症化するとどうなるであろうか。時に強迫病Zwangskrankheit とも呼ばれる重症強迫神経症においては、患者は強迫内容の不合理性や無意味性に対して批判を失い、その点で強迫症状が妄想化していくが、この際併せて体験には「強いられ、迫られる」という意味での強迫性も失われていき、ここに強迫的能動性は通常の自己能動性へと変化していくことになる（蛇足ながら、筆者はこうした症状を妄想様・自我親和的・奇異な反復観念 wahnähnliche,ichnahe und bizarre Wiederholungsidee と呼んでいる）。他方、自生性は疾患の重症化にともなってどのように変化していくであろうか。筆者はかつて分裂病性幻声ならびにその関連症状の形成機序として「背景思考の聴覚化」を論じ、その聴覚化過程に含まれる症状における〈営為に対する自己能動感〉の失われ方を他者が次第に現れてくる順序にしたがって自生性、第二自己能動性、自己被動性、他者能動性に区分して検討したことがあるが（図1）[5、6][13]、そこにおいてはいかなる症状変化の経路を追っていっても、〈営為に対する自己能動感〉の失われ方は自生性から第二自己能動性へ、第二自己能動性から自己被動性へ、さらに自己被動性から他者能動性へと他者能動性の方向へのベクトルをもって変化していく（順次「超越的他者」が現れる方向へ変化していく）ことが明らかとなった。以上まとめるならば、重症化に伴って強迫的能動性は通常の自己能動性へと、一方自生性は他者能動性の方向へと変化していくが、これらの変化のベクトルはまったく逆方向であり、ここでも強迫性と自生性という体験形式は画然と区別されることになる。

第3の違いは〔体験による主体の苦痛〕についてであり、より具体的にのべるならば体験に際して患者が苦痛とするのは体験のどのような側面なのかという点に関しての違いである。周知のように、体験内容の不合理・無意味性を主体が自覚しているということが強迫性の一標識となっているが、強迫性においては患者の苦痛もこの体験内容の不合理・無意味性にあると思われる。もちろん患者は「意志に反して、何度も何度も」考えずにはおられないという体験の形式的特徴をも苦慮としているが、それはあくまでも考えずにはおられない内容が例えば「どうしてこんなにわかりきった、馬鹿らしいこと」だからであって、やはり真の苦痛は体験内容の

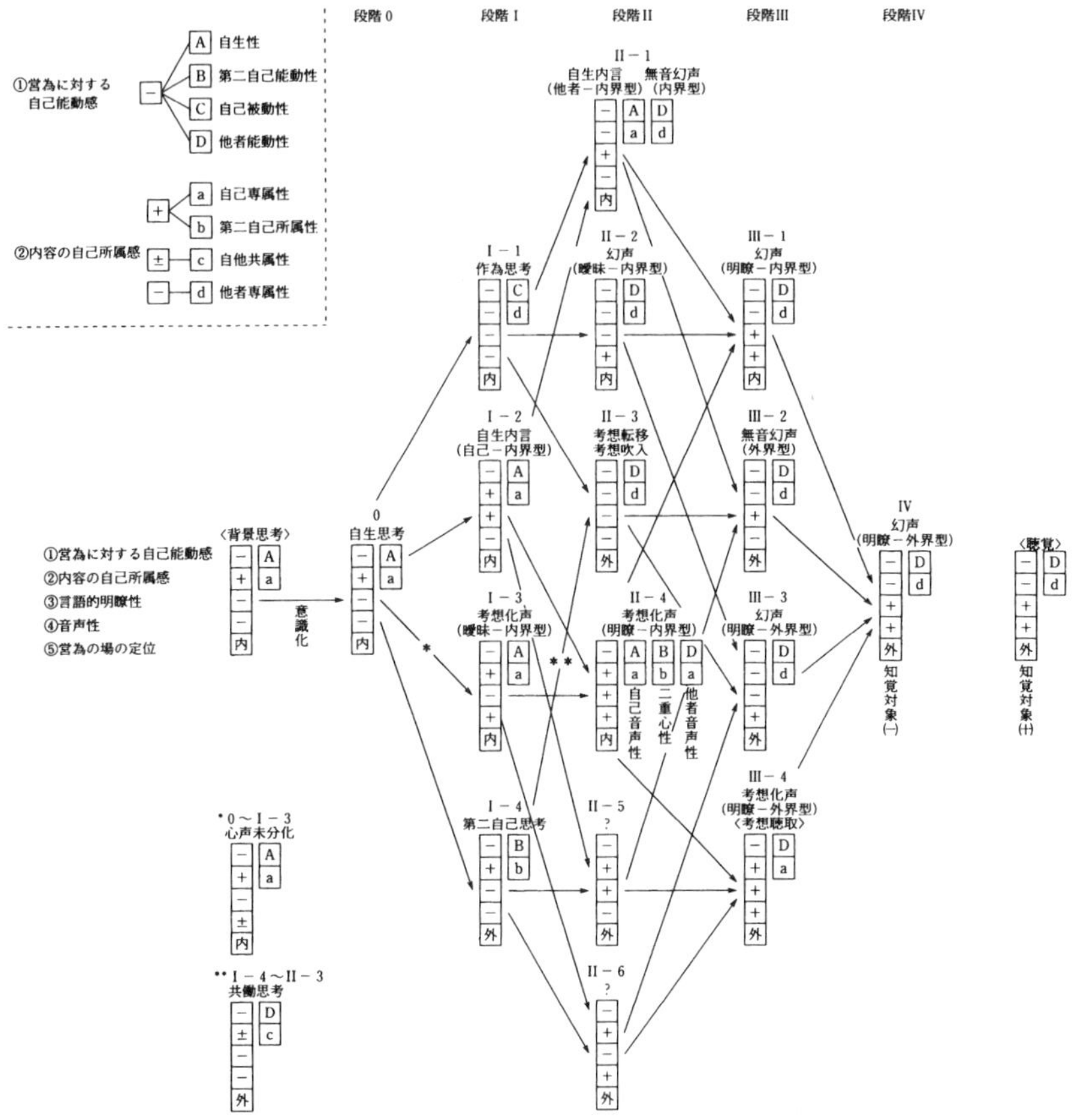

図 1　《背景思考の聴覚化》の症状進展図式（三訂版：1999）
（文献 13 より引用。但し，文献 13 の図に誤りがあり，今回訂正した）

不合理・無意味性にあると考えられる。他方、自生性において患者が苦痛とするのはどういう点なのか。先に筆者はアンネ・ラウに生じた自生体験に関して、Blankenburg がいみじくも「恐しいのは明らかにこの体験の内容ではなかった。その内容がとるにたりないものであることは、彼女が何度もはっきりと述べている。恐しいのはむしろその体験の生じかた、つまり体験成立の形式的特徴らしかった」と記載しているのを紹介したが、この記載に明示されているように、自生体験において患者が苦痛とするのは体験形式の自生性である。こうした違いは次に述べる〈体験に対する主体の構え〉を見れば一層明瞭となろう。

第4の違いは〔体験に対する主体の構え〕に関してであるが、〔体験に対する主体の構え〕は上記した〔体験による主体の苦痛〕と密接に関連している。というのは、当然のことながら患者の何らかの対処は体験による苦痛に向けられたものだからである。この点に関しては、強迫体験においては患者は不合理・無意味な体験内容に対して、心の一方では自明のこととしてわかっているその不合理・無意味性を今一度筋道を立てて証明しようとしたり、あるいは生じてくる不安を強迫行為で解消しようとしたりして、つまるところ体験内容について抗争するのであるが、他方自生体験においては患者は何かのことに随意的、意図的に集中する、すなわちいわば〝わざと気をそらす〟ことによって、自生的な体験出現を抑圧しようとする（しかし、多くの場合それは功を奏さず、かえってそのことによって体験出現が増加する場合すらもあり、そうなるとあとは体験出現にただただ受身的に翻弄されるばかりとなる）という違いを見てとることができよう。

第5の違いは〔体験の対象〕に関してである。ここでは限られた、ある一定期間における体験の対象について検討するが、まず強迫体験においては、少なくともある一定期間の範囲内では内容は単一で特定のテーマ性を有するものである（ただし、時間の経過とともにそのテーマは変遷していくことも見受けられる）。他方、自

表4　自記式 Yale-Brown 強迫尺度（Y-BOCS）に含まれている自生体験

1.	暴力的あるいは恐ろしい考えや場面などの想像が頭に浮かんで離れない（自生思考ないし自生空想表象）
2.	道徳に反するか，または性的に倒錯した考え，想像，衝動（自生思考ないし自生空想表象）
3.	頭に浮かび，邪魔をしてくる想像（非暴力的な内容）（自生空想表象）
4.	頭に浮かんでくる意味のない音，言葉，音楽（要素幻聴，自生内言，および自生音楽表象〈音楽性幻聴〉）
5.	ある種の音や雑音を異常に気にする（聴覚性気付き亢進）

生体験においては体験の対象は多岐にわたるもので、ことに自生思考においてはその一々を説明しえないほどであり、かつ個々の内容は不特定でその間には脈絡が認められない。

第6の違いは〔出現の時間的様相〕であるが、強迫体験ではくりかえしくりかえし同一もしくは類似の内容が再現することを特徴としているが、自生体験ではそのつど新規なものが現れる、すなわち再現との対比でいえば新現するのを特徴としている。

以上、六種の属性に関して強迫性と自生性の違いを述べてきたが、とりわけ第1の属性は〈営為に対する自己能動感〉の有無という点で画然と区分されるものであり、強迫性と自生性が二律背反的な体験形式であることを明瞭に示していると思われる。

(5)　Y-BOCS批判

強迫性と自生性とが二律背反的体験形式である旨を述べてきたが、最後にこうした観点から強迫性障害ないし強迫神経症に関する現今の研究を批判的に検討してみたい。筆者がここで取り上げるのは強迫性障害の臨床研究においては今や必須のものとされている Yale-Brown 強迫尺度（Yale-Brown Obsessive Compulsive Scale：Y-BOCS）である。この評価尺度の詳しい説明は省略し、またここでは浜垣ら[3]によりその日本語版が作成された自己記入式Y－BOCSを取り上げるが、チェックすべき七四項目の強迫観念もしくは強迫行為のうち、少なくとも表4に示した五項目は自生体験としてもありうる、いやむしろ自生体験そのものを表しているのではなかろうかと思われる。若干の説明を施すが、表4の五項目のうち、第1の「暴力的あるいは恐ろしい考えや場面などの想像が頭に浮かんで離れない」、第2の「道徳に反するか、または性的に倒錯した考え、想像、衝動」は自生思考ないし自生空想表象として十分にありうる体験であり、ことにその内容が第1のようにグロテスク、あるいは第2のようにエロティックであるとすると、初期分裂病のなかでも極期への進展が間近いものとして顕在発症が警戒されるべき自生体験と判断される。第3の「頭に浮かび、邪魔をしてくる想像（非暴力的な内容）」は自生空想表象、第4の「頭に浮かんでくる意味のない音、言葉、音楽」は要素幻聴、自生内言、および自生音楽表象、そして第5の「ある種の音や雑音を異常に気にする」は自生体験ではないが、同じく初期分裂病症状である聴覚性気付き亢進を示していると思われる。筆者はこのYale-Brown強迫尺度を用いた強迫性障害の予後調査については寡聞にして知らないが、これら五項目を強迫症状とみなしているかぎりは、強迫性障害から分裂病への「移行」を示す例がそれなりの比率で出てくることは否めないと思われる（筆者の観点からすれば、それらの「移行」例は真の移行例ではなく、たんに初期分裂病が顕在発症したものにすぎない）。こうした、初期分裂病症状を強迫症状とする誤謬からは、強迫性障害の予後に関していたずらな混乱が生じると思われるが、なによりも個々の症例において初期分裂病を強迫性障害とする誤診を招き、誤診さえなければ防ぎえたであろう分裂病の顕在発症を許してしまうという不幸な結果を導くことになるのではないかと危惧される。

表5　制縛性、強迫性、自生性の鑑別症候学

		制縛性 anankastisch	強迫性 zwanghaft	自生性 autochthon
1	体験のあり方	自我親和的な 日常的性向	自我違和的な 例外的体験	
2	体験の感じられ方	きちんとしないと気が済まない (制縛的能動性)	…を考えず(せず)にはおられない (強迫的能動性)	…が勝手に 出てくる (自生性)
	営為に対する 自己能動感	あり		なし
3	重症化の方向性		強迫的能動性→ 自己能動性〈強迫病〉	自生性→第二自己能動性→ 自己被動性→他者能動性
4	体験による 主体の苦痛	なし	あり	
			体験内容の不合理 ・無意味性	体験形式の 自生性
5	体験に対する 主体の構え	〝あたりまえ〟と自足	不合理・無意味な体験内容に対して抗争する	自生的な体験形式を抑圧しようとするか，もしくは受身的に翻弄される
6	体験の対象	日常生活全般 ないし 特定の生活領域	単一・特定の テーマ性 (但し，変遷あり)	多岐・不特定の事象
7	出現の時間的様相	持続的	断続的に再現	断続的に新現

4　おわりに

以上二点、制縛性と強迫性の違い、ならびに強迫性と自生性の違いをのべ、いわばサンドイッチのごとく強迫性を制縛性と自生性で挟み込んで、その概念の境界を明らかにしてきが、そのまとめを表5に示す。制縛性は自我親和的な日常的性向すなわち性格であり、強迫性ならびに自生性は自我違和的な例外的体験すなわち症状であって、概念レベルが異なるものを並べているだけにやや無理があるが、この表5はこれら三者の鑑別症候学にいささかの助けになろうかと思う。日常臨床に役立てていただければ幸いである。

文献

（1）American Psychiatric Association：Diagnostic and Statistical Manual of Ment al Disorders, Fourth Edition. APA, Washington D.C., 1994.（高橋三郎、大野裕、染矢俊幸訳：『ＤＳＭ-Ⅳ：精神疾患の診断・統計マニュアル』、医学書院、東京、一九九六）

（2）Blankenburg, W.: Der Verlust der natürlichen Selbstverständlichkeit-Ein Beit rag zur Psychopathologie symptomarmer Schizophrenien. Ferdinand Enke Verlag, Stuttgart, 1971.（木村敏、岡本進、島弘嗣訳：『自明性の喪失―分裂病の現象学』、みすず書房、東京、一九七八）

（3）浜垣誠司、高木俊介、漆原良和ほか：自己記入式 Yale-Brown 強迫観念・強迫行為尺度（Y-BOCS）日本語版の作成とその検討。精神経誌、一〇一：一五二―一六八、一九九九。

（4）Jaspers, K.: Allgemeine Psychopathologie. 5 Aufl., Springer-Verlag, Berlin, 1948.（内村祐之、西丸四方、島崎敏樹、岡田敬蔵訳：『精神病理学総論』、岩波書店、東京、一九五三）

（5）中安信夫：背景思考の聴覚化―幻声とその周辺症状をめぐって。内沼幸雄編：『分裂病の精神病理14』、東京大学出版会、東京、一九八五。（**本書第一章**）

（6）中安信夫：内なる「非自我」と外なる「外敵」―分裂病症状に見られる「他者」の起源について。湯浅修一編：『分裂病の精神病理と治療2』、星和書店、東京、一九八九。（**本書第六章**）

（7）中安信夫：『初期分裂病』。星和書店、東京、一九九〇。

（8）中安信夫：自生と強迫―体験様式の差異とその臨床的意義。永田俊彦編：『分裂病の精神病理と治療5』、星和書店、東京、一九九三。（**本書第九章**）

（9）中安信夫、針間博彦、関由賀子：精神分裂病：初期症状。松下正明総編集：『臨床精神医学講座2　精神分裂病Ⅰ』、中山書店、東京、一九九九。

（10）成田善弘：強迫症。土居健郎、笠原嘉、宮本忠雄、木村敏編：『異常心理学講座4　神経症と精神病1』、みすず書房、東京、一九八七。

（11）Okasha, A., Saad, A., Khalil, A. H. et al：Phenomenology of obsessive-compulsive disorders；a transcultural study. Compr Psychiastry 35：191-197, 1994.

（12）Salzman, L.: The Obsessive Personality-Origins, Dynamics and Therapy. Jason Aronson, Inc., New York, 1973.（成田善弘、笠原嘉訳：『強迫パーソナリティ』、みすず書房、東京、一九八五）

(13) 関由賀子、中安信夫：初期から極期への移行を観察しえた初期分裂病の一例―顕在発症予見の観点から。精神科治療学、一四：四八七―四九六、一九九九。

(思春期青年期精神医学、九：一四五―一五六、一九九九)

第III部　臨床精神医学の方法

第III部解説

本第III部に筆者は「臨床精神医学の方法」という題を与えたが、それは直接的にはこの部に収めた論文が精神症状の診方に始まり、診断の仕方、さらには治療のあり方など「方（方法）」を取り扱ったものであるからであるが、間接的には近年における精神科臨床の混乱に対して筆者なりに一つの回答を与えるべく、ことさらに筆者が〝臨床精神医学における方法とは何か〟を強く自覚しつつ仕事をしてきたからである。第I部、第II部に収載した諸論文が筆者の分裂病症候学研究のうち、〈内容〉に焦点を当てたいわば表の顔とするならば、この第III部の諸論文は〈方法〉に焦点を当てた裏の顔といえるものである。

第二三章「記述現象学の方法としての『病識欠如』」は、安永浩先生から筆者の分裂病症候論においては「病識欠如」の生成はいかに説明されるかとの質問をうけて、生成機序はともかく、その概念だけでも明確にしておきたいと思って書いた論文である。結論はすぐそこに見えていながら、それに到達するのにひどく込み入った議論を要したのは、筆者の眼からみれば誤りと思える「病識欠如」の旧来概念が、あまりにも自明のこととして従来の精神医学の中に根をはっていたからである。

第二四章「DSM-III（-R）『奇異な妄想 bizarre delusions』についての批判的検討――記述現象学とその妄想概念――」はかなり怒って書いたものであり、感情が文面に出過ぎているかなといささか後悔もしている論文である。筆者の怒りはアメリカ精神医学会へ向けられたものというよりも、外国の仕事であれば批判なく不用意に取り込んでしまうというわが国の精神医学界の年来の体質に向けられたものである。DSM-III（-R）の根幹への批判は後に改めて行うこととなったが（第二五章）、この「奇異な妄想」という用語の導入に先の体質が如実に現れているものと思えた。

第二五章「DSM-III-Rに見る臨床的視点の欠落――精神医学における臨床診断のあり方に触れて――」は、雑誌「精神科治療学」上でDSM-III-R批判者である筆者と擁護者である北村俊則氏とが行った誌上討論にて、筆者が討論の皮切りに発表した論文である。DSM-III-R批判もさることながら、マニュアル好みと言われる近年の若い医師に、実際の臨床の場での診断のダイナミックスを伝えたいと念願して書いたものである。これも、北村氏から寄せられた反論（北村俊則：精神医学における操作的診断基準とDSM-IIIR―従来診断の実証的視点の欠落に触れて。精神科治療学、六：五二一―五三一、一九九一）とそれに対する筆者の再反論（中安信夫：拙論に対する北村俊則氏の反論を読んで。精神科治療学、六：五三三―五三五、一九九一）を併せお読みいただくと、一層理解しやすいものになると思われる。

第二六章「精神病理学における『記述』とは何か」は、日本精神病理学会第一五回大会（一九九二）シンポジウム「精神病理学の意義と展望」にて発表したものであり、記述現象学とは体験のありのままの記述ではなく、「心的営為の成立から体験の言語陳述へのプロセスに関して、仮説設定とその臨床的検証を行うことによって、心的体験を説明する」ことであり、その本性において〈仮説―検証的記述〉とでも名付けられるものであることを論じ、この観点からそれまでの筆者の仕事のいくつかを跡付け、整理したものである。第八章「状況意味失認と内因反応――症候学からみた分裂病の成因と症状形成機序――」および第一六章「要説：分裂病の病理発生と症状形成に関する状況意味失認―内因反応仮説（二〇〇一）」が筆者の分裂病症候学研究の〈内容〉に焦点を合わせたまとめとするならば、この論文は〈方法〉に焦点を合わせたまとめといえるものである。

第二七章「虚飾と徒花――『精神病理学 vs. 生物学的精神医学』に寄せて――」は、雑誌「臨床精神病理」（第一四巻三号、一九九三）の特集「精神病理学 vs. 生物学的精神医学」に寄せたもので、この特集テーマの下ではどうしても書けず、そもそもこうしたテーマの下で論じうるほどに各々が学としてなりたっているのかと疑義を呈した論文である。精神病理学に対しては疾患性への視点の欠如、際限のない了解という疑義を、生物学的精神医学に対しては臨床なき仮説設定、安易な対象選択という疑義を呈したが、これらを乗り越えないかぎり両者に統合はなく、精神医学は今後も虚飾と徒花を続けていくのではないかと今も危惧している。

第二八章「方法としての記述現象学――〈仮説―検証的記述〉について――」は第二六章「精神病理学における『記述』とは何か」のいわばダイジェスト版であるが、この論文は雑誌「臨床精神医学」（第二八巻一号、一九九九）の特集「精神科臨床研究の方法」に寄せたものであるだけに〈方法〉を強く意識して執筆したものである。〈仮説―検証的記述〉の例証としてあげた対象化性質の異常態の症状推定にあたって、これまで自己精神・身体精神・外界精神に区分して考察していたところを主体・

営為・客体に訂正したが、これは対象化性質が付与されるのは素材ではなく心的営為であると正しく認識していながらも、なおJaspers,K.にひかれて素材の三区分に従っていたためである。重要な誤りの指摘をしていただいた同僚の関由賀子氏に感謝する。

第二九章「精神科臨床診断の思想――臨床診断基準に求められるものは何か――」は、第九三回日本精神神経学会総会（一九九六）ディベート「精神医学の対立点〈操作診断の功罪〉」で操作診断に反対する立場で発表した「臨床診断の思想―操作的診断基準に求められるものは何か―」（精神経誌、九九：七三六―七四二、一九九七）が元論文になっているものである。臨床診断とは一例に対する前向的な仮説設定であって、多数例に基づく遡向的な事実認定である疾患概念とは対極の位置を占めるものであり、ゆえに疾患概念をただスライドさせるだけでは臨床診断基準は得られないというのが筆者の主張の眼目であり、この観点から①状態像の診断基準を作成すること、②初期診断の項目を設けること、③疑診を採用すること、の三点を臨床診断基準に求めたものである。

第三〇章「ＥＢＭ（統計証拠）／アルゴリズム（フローチャート）vs.経験証拠／治療適応――治療方針の選択に際しての臨床医の決断――」は、第九七回日本精神神経学会総会（二〇〇〇）ディベート「精神疾患の治療ガイドラインをめぐって」で、これまた反対派の立場で論じた同名の論文（精神経誌、一〇三：四三―四八、二〇〇一）の「ですます」調を「である」調に書き改めたものである。ここで討論の対象となった治療ガイドラインを筆者はＥＢＭ／アルゴリズム治療ガイドラインと名付けたが、旧来の治療原則である経験証拠／治療適応という考え方と対比しつつ、それは現状においてだけでなく本質において〝粗にして硬〟たらざるをえず、臨床の実際においては用をなさないと断じた。

この第三〇章は期せずして第二九章と一対のものとなったが、両論文はかたや治療、かたや診断という違いこそあるものの、「マニュアル化強迫」とでもいうべき近年の精神科臨床のマニュアル化の滔々とした流れに抗すべく、憤りを込めて書いた批判論文である。

第二三章　記述現象学の方法としての「病識欠如」

抄録

筆者は「病識欠如」の旧来概念に対する疑義から出発し、概念の再検討を行なった。「病識」とは「自分が病気であるとの認識 Krankhaftigkeitseinsicht」と再定義され、「病識欠如」とは「『彼（彼女）は病気である。しかし、彼（彼女）は自分は病気ではないと考えている』という医師の認識」であり、それはあくまでも出発点においては当該医師の判断概念であるにすぎないが、「彼（彼女）は病気である」という前段の認識の普遍妥当性が保証されるところ、それは客観的な病態概念になると考えられた。ただし、病態概念であるといっても、それは通例理解されている疾患のそれではなく、妄想、真正幻覚、「自我意識異常」など、いくつかの異常心的体験に内包される病態であり、それゆえにこそ表裏の形で、「病識欠如」は記述現象学の方法となりうるものと考えられた。「病識欠如」を内包する、先の異常心的体験に対しては、われわれは患者とは別の判断基準を導入して、いわば外から距離をおいて概念化に至るものであり、その点でそれらは他覚的所見としての徴候であると結論された。最後に、こうした徴候である異常心的体験における「病識欠如」の各論的定義を検討し、それが妄想では蓋然性の誤判断、真正幻覚では実在性の誤判断、「自我意識異常」

では偽自覚の不認知であることを述べた。

1　はじめに

筆者は精神科医となってすでに十数年を数えるが、「病識欠如」はその重要性を肌に感じつつも、今もってわかるようでわからない、使えるようでいて使えない用語である。本稿は、その筆者自身の「わからなさ」、「使えなさ」の原因が奈辺にあるかを分析し、その用語を自家薬籠中のものにせんとする試みであり、その意味で個人的覚書であるが、同様の困惑をもっておられる方もたぶん多いであろうと推測するゆえに発表するものである。また、こうした試みをこの期に行なうのは、近年筆者が行なってきた一連の分裂病症状論[5〜8]において、「病識欠如」という病態を解明する必要に迫られており、その作業の前段として、その概念だけでも整理しておこうと思い立ったからである。以下に詳論する。

2　「病識欠如」の旧来概念とその解体

「病識欠如」の概念の再検討をしようとする筆者の立場はあくまでも記述精神医学のそれであるが、本節ではこの立場からの「病識」、「病識欠如」のこれまでの概念を、最大公約数的に、かつ簡明に記した大熊[9]の記述をとりあげ、それへの批判をとおして筆者の「病識欠如」の概念を述べよう。まず、大熊の記述をかかげる。

病識とは自分の病に対する患者自身の判断である。患者自身が「個々の疾病症状の全部あるいは病全体に関して、その種類も重症度も正しく判断できている場合」を、病識がある、あるいは病識が保たれているといい、このような判断が正しくできない場合を病識がない、あるいは病識欠如という。

しかし厳密にいえば、疾病の判断は専門家としての医師にだけしかできないから、病識として患者に要求されるものは疾病にたいする構え（態度）であり、症状についての医師の説明を理解することである。

病識欠如は疎通性障害とともに分裂病の診断のうえで重要な指標になる。治療前に病識が欠如していた分裂病者の場合には、病識の存否は寛解の程度を判断する指標にもなる。（段落切りは筆者による）

ここでは前段、中段に「病識」と「病識欠如」の概念が、後段に実際の臨床の場へのその適用が述べられている。きわめて明快であって、改めて説明する必要はないと思われるので、早速にそれらの批判的検討に移りたい。

まず前段でJaspersが『精神病理学総論』[2]で述べたKrankheitseinsichtという字義どおりの「病識」の定義が紹介され、中段ではすぐにそれが否定されているが、これはもっともなことである。というのは、Jaspersの原定義を厳密に適用する限り、精神疾患の患者に限らず、ほとんどの身体疾患の患者もが、よしんばそれが医師であるとしても、「病識」を有さないのは理の当然であり、ここに「病識欠如」が実践的な意義を失って机上の空論となること、必定だからである。それでは『ストリンドベルクとファン・ゴッホ』[3]でのJaspersの著述を援用して、大熊の与えた「疾病にたいする構え（態度）」という「病識」概念は正鵠を射たものであろうか。筆者はこれには決定的な誤りがあると思うが、その議論をする前提として、「病識」と「病識あり」もしくは「病識欠如（病識なし）」という概念間には、それらの概念枠とでも称すべき点で質的差異があることを論じておこう。ごく簡明に述べるならば、「病識」とは判断であれ、構え（態度）であれ、あくまでも患者自身の中に生じた心的事象であり、ひろく体験と呼びうるものであるのに対し、「病識あり」もしくは「病識欠如」は、少なくともそうした認識の出発点においては、（上記大熊の記述の下段にうかがえるような病態概念ではなく）先の「病識」が患者にあるか否かを問う医師（より一般的には患者と向かい合う第二者）の判断である。さて、こうした議論をふまえて、先に「疾病にたいする構え（態度）」という大熊の述べた「病識」概念に決定的な誤りがあると述べたことをとりあげよう。それは、「判断」を否定し、「構え（態度）」であると訂正しても、それが「疾病にたいする」ものであるとされていることである。この定義を、「病識」の概念枠は患者の体験であるとした先の議論にのっとって論理的に解釈するならば、患者は「自分が病気（病的）であること Ich bin krankhaft；Krankhaftigkeit」（このことに関連して一層厳密に批判するならば、「疾病 Krankheit」という用語を用いていることも俎上にのせられよう。これは、患者が疾病 Krankheit を「判断」することはできず、したがって「構え（態度）」であるとした、Jaspers の原定義についての先の批判からは、すでに否定されたものであり、したがって上記の解釈がえられる）をまず認知した上で、それに対する構え（態度）を決めるかのようである。しかし、われわれ精神科医が「病識」の有無を問う患者たちにおいては、「自分が病気であること」自体がわからないのである。この点を考慮し、「病識」とはあくまでも患者の体験である以上、患者に語らしむるべきであるとするならば、「疾病にたいする」という語句（それは医師の判断に属する言葉である）を定義のなかにもち込むことは明らかに誤りであり、「病識」の定義は正しくは「自分が病気であるとの認識 Krankhaftigkeitseinsicht」ということになろう。

さて、以上の「病識」概念をふまえて「病識欠如」の概念の検討に移るが、さきに筆者は「病識」と「病識あり」もしくは「病識欠如」の概念枠に触れて、後者は患者に「病識」があるか否かを問う医師の判断であると述べておいた。この点からは、「病識欠如」とは「患者に『病識』がないとする医師の判断」ということになる。一応の概念規定としてはこれでよいようであるが、子細に検討するならばこの定義には二つの判断が含まれており、その検討が一層厳密な「病識欠如」の概念を与えてくれそうである。第一の判断は眼前の他者を文字通り患う者として「患者」とみなしていることであり、第二の判断はその他者に「病識」がないとしていることである（第一の判断の必要不可欠性は、第二の判断のみならば、それは正常者にもあてはまる——正常者は病気ではないのであるから、当然「病識」を有しえない——こととなり、ここに「病識欠如」の臨床的意義は全く失われることになる）。したがって、先の定義をより具体的にいい換えるならば、「『彼（彼女）は病気である。しかし、彼（彼女）は自分は病気ではないと考えている』という医師の認識」であり、前段の認識が後段の認識と鋭く対立するところに「病識欠如」という判断が生まれるといえよう。

このように、改めて「病識欠如」を上記のごとく再定義すると、そこに次なる新たな問題が姿を現してくる。その問題とは、「病識欠如」という判断においては「彼（彼女）は病気である」という医師の認識と「自分は病気ではない」とする患者の認識が鋭く対立し、そして医師が自らの認識を優先させるがゆえに「病識欠如」との判断が下されるのであるが、その際、医師をして「彼（彼女）は病気である」という自らの認識が恣意性に基づいたものではなく、普遍妥当性を有するものであると確信させているものははたして何であろうかということである。先に、「病識欠如」はそもそも医師の判断であると述べたが、この「彼（彼女）は病気である」という医師の認識の普遍妥当性が保証されるところにはじめて、「病識欠如」が医師の判断概念を離れて、（通常、十分な批判、検討なく受け入れられている）疾患の病態概念となるのである。逆に、この認識が恣意性に流れるときには、われわれには精神科医として種々の権限が社会から付託されている以上、われわれ自身が社会的暴力装置ともなりかねないのである（かつて筆者は学生のポリクリの指導の折、活発な幻聴を示す患者を診察した一医学生が、「（誰もいなくても）声が聞こえることは私にもありますから」との理由で正常と診断したのを見聞したことがある。これなど、今述べた警告とはやや様相を異にし、笑い話ですまされるかもしれないが、実際の臨床場面における、「彼（彼女）は病気である」という個々の医師の認識が恣意的でなく、普遍妥当的であることを保証する基準が厳密に追及されるべきことを端的に示しているといえよう）。

さて、この普遍妥当性は医師が何をもって「彼（彼女）は病気である」と認識しているか、その手がかりを検索することによって与えられよう。精神科においても、この手がかりが臨床医学一般の通例である症状と徴候であることは論をまたない（近年、こうした基本認識が軽視、あるいは否定される傾向にあり、それへの憤りが筆者をして「論をまたない」といわしめるのである）が、しかしながら精神科においては、身体各科とはやや事情を異にする特殊性がある。というのは、われわれが「病識」の有無を問うような、主として内因性精神疾患においては、現在のところ他覚的所見としての徴候は確かではなく、また病識欠如態である、まさにその点においては、「病識欠如」であるがゆえに、自覚的訴えとしての症状は存在しないからである。後者のことについて、具体例をひいて今少し説明しておこう。例えば、ある高校生が家族に連れられて来院し、「行く先々に赤い服を着た人がいる。その人たちはソ連のスパイで、絶えず僕を見張っている」と述べるとしよう。しかし、その高校生はこのことを決して症状として訴えるのではなく、事実として述べるのである。したがって、われわれが身体疾患と同様に、あるいは精神疾患であっても「病識」を有する患者に対するのと同様に、症状が訴えられるのをただ受身的に待っているだけでは、「彼は病気である」と認識することはできなくなる。しかし、実際にはわれわれはその高校生を患者と、すなわち「彼は病気である」とみなすのである。それはひとえにわれわれが、その高校生の上記の陳述を、彼の述べる「事実」ではなく、被害妄想（形式的には妄想知覚）という「症状」（症状という用語にカギ括弧を付すのは、「事実」との対比のためばかりではなく、それが真に症状と呼びうるものかどうかに筆者が疑義を抱いているからである。これについては、次節を参照のこと）とみなすからにほかならない。それでは、われわれがその陳述を「症状」とみなす根拠はいずこにあるのだろうか。医師の思考過程を追ってみよう。その陳述をうけて、まずわれわれの心に生起するのは「赤い服を着ているからといってソ連のスパイとするのは、どうにも解せない」という判断である。もちろん、現在の日本が各国のスパイの最も暗躍する国であるといわれ、したがって「ソ連のスパイによる監視」それ自体は全くないわけではなかろう。しかし、その根拠が「行く先々で出会う赤い服の人」だけであり、かつその対象が無名の一高校生となると首をかしげざるをえないのである。ここに「あり得そうではない」、すなわち陳述にあるようなことが起きている蓋然性は低いという判断が生まれる。そして次にわれわれに生じるのは「彼は本当にそれを事実と考えているのか」という疑念である。そして、その疑念を直接的に表明するか、あるいは先の陳述の一層詳しい説明を相手に求めるとかいう方法で確認していく。そして、そうした過程をとおして「事実だ」との表明や一層不可解な説明を聞いて（その際の表出にも注意して）、「どうやら彼はそれを事実だと確信しているらしい」という認識に到達して、ここにわれわれはその陳述を被害妄想という「症状」とみなすに至るのである。以上の思考過程を要約するに、われわれは相手の陳述のなかに、われわれにとって蓋然性の低い判断を相手は蓋然性の高い判断としている、すなわち「蓋然度の逆転」をみているのである。そして、この「蓋然度の逆転」という判断こそ、患者にとっての「事実」をわれわれにとっての「症状」に転化させているものなのである。

さて、以上のごとくにして医師は「症状」を認定し、そのことによって「彼（彼女）は病気である」という自らの判断が普遍妥当的であると信じるのであるが、この場合、医師は「彼（彼女）は自分が病気であると考えているか否か」を問い、さらにその結果として「病識欠如」があるか否かという判断をするという、次のステップへ進むだろうか。これは断じてない。というのは、「蓋然度の逆転」をみて、先の陳述を被害妄想という「症状」と認定すること自体が、即「病識欠如」と判断していることにほかならないからである（妄想という術語には、すでに「病識欠如」という判断が織り込まれている）。ここにおいて、「蓋然度の逆転」とは、われわれがこと妄想という「症状」を認定する際に、「病識欠如」をいい換えたものにすぎず、したがって「病識欠如」という判断概念は、われわれが患者の述べる「事実」を「症状」と認定していく上での方法であったのである。

ところで、以上の結論をこれまでの筆者の論理展開に沿って述べるならば、「病識欠如」という概念の成立にすでに「病識欠如」が方法として用いられていることになり、自家撞着もはなはだしいとの批判が出ることが予想される。確かに自家撞着である。しかし、筆者はこの自家撞着に議論のいきづまりをみるのでなく、逆にそもそもの議論の出発点に発想の転換の必要性があることをみるのである。筆者は、先に「病識」の定義に関して、Jaspers の Krankheitseinsicht という命名とその字義どおりの内容、および大熊の記載に示されるような、その後の一般的修正を否定し、改めて「病識」を「自分が病気であるとの認識」と定義し、Krankhaftigkeitseinsicht と命名した。そして、実はこの「自分が病気である……」との叙述形への定義の変更に伴って、従来の疾患の病態概念（実際の臨床の場への適用に関する大熊の記載をみても、主として分裂病が想定されている）としての「病識欠如」は揺らいだのであった。しかし、やはり旧弊にとらわれたというべきか、定義を変更した後の議論においても、筆者は「病識欠如」を疾患の病態概念として扱ってきたのである。ここで、改めて考えてみるに、一般に患者において「自分が病気であるとの認識」が生じるのは症状の発現に際してであって、ここに「病識あり」もしくは「病識欠如」とは、疾患ではなく、個々の症状に内包される病態であることがわかる（実際の臨床を考えてみても、妄想に対して「病識」がない――これは理の当然であり、「病識」があるならば、そもそも妄想という術語は使えないのである――患者をわれわれが納得させて入院させることができるのは、随伴する不眠や不定愁訴に対しては患者が「病識」を抱きうるからである）。先の自家撞着は、「病識欠如」を疾患の病態概念ととらえるゆえに自家撞着なのであって、「病識欠如」が症状に内包される病態（症状の病態概念）なのであって、それゆえにこそ、それが見いだされる際には、表裏の形で患者にとっての「事実」をわれわれにとっての「症状」へと転化していく上での方法概念となりうることをみてとるならば、それは止揚されるのである。ただし、こうした結論は改めて個々の症状ごとの、いわば各論的な「病識欠如」の定義を要請することとなる。

3　精神医学における〝症状〟の意味

各症状ごとの、いわば各論的な「病識欠如」の定義に入る前に、筆者は本節をもうけて、精神医学において一般に〝症状〟と呼ばれるものについての小考察を行なおうと思う。というのは、前節で結論づけたように「病識欠如」が症状の病態概念であるとするならば、まずもって症状の概念を明らかにしておくことが議論の前提となるからであり、またそうした、すでにわかりきったと思えることを改めて論じるのは、これまでの精神医学では症状の概念が曖昧であったと筆者には思えるからである。

この考察においては、通常、身体医学で用いられる症状 symptom と徴候 sign の概念を準拠とし、それとの比較検討を出発点としたい。身体医学では一般に、症状は「自覚的訴え」、徴候は「他覚的所見」とされるが、この定義をそのままに精神医学に適用するならば、いくつかの重要な「症状」（カギ括弧を付すのは、通常、それらは症状とみなされているが、上記の定義からはずれるためである）が抜け落ちてしまうのがすぐに明らかとなろう。というのは、先に妄想を引き合いに出して論じたが、そのほか（真正）幻覚においても、患者はそれをあくまでも「事実」として述べるのであって、決して「自覚的訴え」として述べることはないからである。精神医学がほかのもろもろの身体医学と同列に、医学の一分野にとどまろうとする限り、異常ではあるが「自覚的訴え」として述べられない、こうした心的体験に、なんら特別の考究をなすことなく、通常の意味での症状という用語を与えることは、怠慢のそしりを免れえず、ひいては精神医学に対する誤解にも至りかねないものと思われる。

現代にも通用している記述的症状論は、Jaspers に始まり、Schneider, K. らハイデルベルク学派により発展させられた記述現象学という方法に依拠しているが、筆者はここで方法としての記述現象学ではなく、それを認めた上で記述現象学そのものの方法について論及することで、先の問題の解決に迫りたい。

Jaspers はかの『精神病理学総論』[2] の第一部第一章の冒頭に、（記述）現象学の課題を次のように述べている。

> 現象学の課題は、患者が現実に体験する精神状態をまざまざと我々の心に描き出し、近縁の関係に従って考察し、できるだけ鋭く限定し、区別し、厳格な術語で名をつけることである。

この簡潔な定義を一層要約するならば、記述現象学の方法とは、患者の心的体験を①共体験し、次いで②概念の明細化と術語の付与を行なうものといえよう。Jaspers 自身は「患者が現実に体験する精神状態」と、その対象を患者の心的体験に限定しているが、われわれの前に立ち現れる他者は当初より患者であるのではなく、逆に記述現象学的方法によってその異常な心的体験が把握されて、はじめて患者と認識されるものである以上、記述現象学それ自体は狭く患者の心的体験、すなわち精神疾患の症状に限定されるものではなく、広く他者の心的体験一般をわれわれが静的に了解するための方法であるとみなされるべきであろう（正常の精神状態のみならず、身体症状もそれが言語を介して伝えられる限り、心的体験とみなすべきであり、記述現象学の対象となろう）。しかし、Jaspers 自身が患者を対象にすると規定し、それが精神病理学の方法として、すなわち異常精神現象の了解のために要請されたものである以上、そこで概念化され、術語を付与された異常な心的体験がそのままにスライドして精神疾患の症状であるとみなされたことは、いわば当然の成り行きであったのであろう。しかし、である。先に筆者が訂正したように、そもそも記述現象学が対象としたのは他者の心的体験一般なのであって、必ずしも他者が、その背後に疾患もしくは病的状態を想定して自覚的に訴えてくるもの、すなわち先の定義による症状とは限らないのである。通常は「症状」とみなされてはいるが、こうしたものに属するものには、例えば妄想や（真正）幻覚がある。ここに、記述現象学によって把握された異常な心的体験が必ずしも症状ではないのであって、記述現象学と精神症状学との間には懸隔があることを知るべきである。

さて、それではこの懸隔は何によってもたらされたものであろうか。筆者のみるところ、それはJaspersが記述現象学の方法としてあげた、先の②の概念の明細化と術語の付与の方法を分明に述べていないためと思われる。筆者はこの概念の明細化と術語の付与には二通りの方法があると考える。それはもっぱら、生起した異常な心的体験に対して主体がその異常性を認識しているか否か、いい換えれば「病識欠如」を病態として包摂する心的体験か否かに規定されたものであり、ここにおいて「病識欠如」は記述現象学の方法上、極めて重要な分岐点的な位置を占めることになる。第一の方法は、例えば強迫観念や抑うつ気分のように、主体がそれを異常なものと認識し（すなわち「病識あり」）、対象化しえているものに対してであり、われわれは相手の陳述をそのままに素直にたどることによって、いわば心的体験に内から密着して概念化に至るものであって、術語はときには相手の表現どおりになる場合もあり、一般に特別の判断なく、おのずと立ち現れてくるものである。第二の方法は、先に述べた妄想や（真正）幻覚のごとくに、主体がときにその苦衷を述べえたとしても、その真の異常性を認識しえない（すなわち「病識欠如」）心的体験に対してであり、ここにおいてはわれわれは相手とは別の判断基準を導入して、いわば心的体験に外から距離をおいて概念化に至るものである。術語には妄想（迷妄の想念）とか、幻覚（まぼろしの知覚）とかのように、われわれの判断が入らざるをえなくなる。第一の方法の対象となる心的体験は、患者においては「自覚的訴え」となるものであり、ここには記述現象学と精神症状学の乖離はないが、第二の対象は異常な心的体験とはなりえても、決して「自覚的訴え」、すなわち症状となることはなく、この点において先の両者に懸隔が生じるのである。

　それでは、記述現象学的には異常な心的体験とはなりえても、症状を「自覚的訴え」とする限り、精神症状学的には症状となりえない妄想や（真正）幻覚という「症状」ははたして何であろうか。筆者は、これらは「自覚的訴え」としての症状の対概念である、「他覚的所見」としての徴候であると考えるが、この議論のためには徴候の概念についての小考察を要しよう。ごく簡単な例をあげよう。ある内科外来に動悸を訴える患者が来院し、脈診すると頻脈であることがわかったとしよう。いうまでもなく動悸は症状とされ、頻脈は徴候とされよう。この際、頻脈はそれが一般に考えられているように、即、徴候となるのではない。実際の臨床の個々の場面においては、頻脈はあくまでも患者に面前する医師の自覚的判断なのであって、この当該医師の自覚的判断が個々の医師を超えた普遍妥当性を保証されて、はじめてそれは「他覚的所見」としての徴候となるのであり、それゆえにこそ、この普遍妥当性を求めて、脈診の仕方や脈拍数についての一定の基準が設けられているのである。広く内科学一般においても、学生教育に診断学実習がとりこまれ、また理学的所見のとり方に関する指導書があまた出版されるのは、臨床の場での個々の医師の判断が真に普遍妥当性のあるものに、すなわち徴候を見いだせるべくするためのものであって、むべなるかなと思われる。

　頻脈という、ごく簡単な徴候においてすら、その出発点においては実はそれが医師の判断概念に属するものであることを述べたが、この点において、先に妄想や（真正）幻覚が医師によって新たな判断基準を導入されて概念化されたもの、すなわち医師の判断概念であると述べたことと共通するのである。ここに、妄想や（真正）幻覚もまた、その判断に普遍妥当性のある基準を有する限り、徴候とよばれるべきものであることが明らかとなった。

以上、精神医学で一般に〝症状〟と呼ばれているものを、身体医学における症状―徴候の概念で再検討してみるならば、真に症状であるものと実は徴候であるものとが含まれていることが明らかとなった。そして、このことはJaspersにより提出された記述現象学の方法論的考察が今一歩不十分であったことにも、またJaspersはあくまでも異常な心的体験の現象学を論じたのであって、決して精神症状の現象学を論じたのではないことに後世の人々が気がつかなかったことにも責を負わせるべきことかもしれない。筆者は以上の結論を得たが、しかし決して妄想や（真正）幻覚を、今後は精神症状ではなく精神徴候とせよといっているわけではない。というのは、本節の初めに「身体医学で用いられる症状と徴候の概念を準拠とし、それとの比較検討を出発点としたい」と述べたように、あくまでも議論の準拠枠として身体医学における症状と徴候の概念を用いたにすぎないのであって、身体医学における症状概念とはまた別の症状概念を精神医学が用いてもいいことだし、実際、十分には意識されないままにそれ（記述現象学的に把握された異常な心的体験を即、精神症状とすること）が行なわれ、すでに精神症状学の膨大な体系が形成されているからである。ただ、筆者がいわんとすることは、筆者が述べたような記述現象学に関する方法論的反省の下に、改めて異常な心的体験をとらえなおすべきであり、概念の明細化と術語の付与を考えるべきであるということである。

4　「病識欠如」の各論的定義

前節で、「病識欠如」が内包される病態であるか否かによって、われわれは異常な心的体験に対して内から密着して（第一の方法）と外から距離をおいて（第二の方法）との二つの方法によって概念の明細化と術語の付与を行なっていること、およびそれらを身体医学的な症状―徴候の概念で区分するならば、前者は症状であり、後者は徴候であることを論じた。こうして、「病識欠如」は記述現象学の方法として極めて重要な分岐点的な位置を占めることが明らかになったが、さすればここに二つの問題が浮かびあがってくる。第一は、異常な心的体験の各々に対して、それが「病識欠如」を病態として内包しているものか否かという判断がいかにして得られるかという問題であり、第二には、「病識欠如」を内包していると判断される場合、各々の異常心的体験ごとの、より具体的な「病識欠如」の各論的定義は何かという問題である。ただし、この両者は決して互いに切り離れた個別の問題としてあるのではなく、両者は絡み合って一つの問題として存在している。

本節で取り扱う異常な心的体験は、もちろん「病識欠如」を内包し、それゆえに筆者の述べた第二の方法によって概念の明細化と術語の付与が図られるべき本来の徴候であるが、この小論ではそれに該当する異常な心的体験のすべてを取り扱えるわけではないので、いくつかの範例を示し、そのことによって考え方を例示しようと思う。

(1) 妄想――蓋然性の誤判断（蓋然度の逆転）

ここで述べる妄想とは、Jaspers の述べる真正妄想 echte Wahnidee や Gruhle の述べる原発妄想 primärer Wahn に限らず、妄想的観念 wahnhafte Idee (Jaspers)、続発妄想 sekundärer Wahn (Gruhle) をも含んだ、広く妄想と述べられる諸現象である。妄想という術語にはすでに「迷妄の」というわれわれの判断が入っており、それはその異常な心的体験が「病識欠如」を病態として有しており、ためにわれわれが第二の方法にて術語を付与したことを示しているのであるが、この際、その「病識欠如」の具体的定義は何であるか、これが筆者の論点である。

筆者はこの議論を、妄想と酷似しているが、ある一点において妄想とは別の異常心的体験とされるものをとりあげて行なおうと思う。その異常心的体験とは強迫観念であり、ある一点とはそうした観念の内容たることが実際に起きているか否かという蓋然性の判断である。ここで再び、第二節であげた「ソ連のスパイによる監視」という一高校生の被害妄想を例としよう。「行く先々に赤い服を着た人がいる。その人たちはソ連のスパイで、絶えず僕を見張っている」という陳述をうけてわれわれの心に生起するのは、「あり得そうではない」、すなわち、そうした事態が実際に起きている蓋然性は低いという判断である。しかし、それのみで先の陳述は妄想となりえているのではなく、われわれが改めて、相手はその蓋然性をどう考えているかを問い直し、そして相手はわれわれにとって蓋然性の低い判断を高い判断としていること（蓋然度の逆転）を確認してはじめて、それは妄想という異常心的体験とされるのである。この点において、もしも相手から「そうしたことがあり得るものではないこと、馬鹿げた考えであることはわかっているんです。でも、どうしてもそうした考えにとらわれてしまうんです」との陳述がえられるならば、われわれはそれを強迫観念とみなすのである。ここでは、そうした事態が実際に起きているか否かという蓋然性の判断は、われわれと彼との間で一致しているのである。要約するならば、患者の陳述を妄想か、あるいは強迫観念かに区分けしているのは、陳述の内容たることの蓋然性の判断の正誤であり、それが正しいとされる（正判断）時には強迫観念とされ、誤っているとされる（誤判断）時には妄想とされるのである。ここに、こと妄想という異常心的体験に関する「病識欠如」の定義は蓋然性の誤判断（蓋然度の逆転）と述べることができよう。

(2)　真正幻覚――実在性の誤判断

ここで述べる真正幻覚echte Halluzinationと、それとの対比で述べる偽幻覚Pseudohalluzinationは、Jaspers流の知覚の異常か表象の異常かという区分によるものではなく、その実在性の判断の正誤によって分ける、また別の真正幻覚―偽幻覚の分類[1,10]に従ったものである。ここに真正幻覚とは患者がその幻覚を実際の知覚として、すなわち実在するものとみなすものであり、偽幻覚とは患者があくまでもそれを「まぼろし」とし、非実在のものとみなすものである。実在性の判断の正誤という観点から述べるならば、前者は実在性の誤判断、後者は実在性の正判断といえる。前者の例として、分裂病性の幻声をあげよう。かつて筆者は「背景思考の聴覚化――幻声とその周辺症状をめぐって」と題して、幻声の成立経路を演繹的に予測した論文[5]を公にしたが、そのなかで、幻声を、言語的明瞭性の有無と営為の場の定位が外界か内界かによって四種に区分しておいた。それらの内、少なくとも内界定位の二種（あえて指摘する人は少ないが、Jaspers流の区分に従えば、偽幻覚である。分裂病性幻声の多くが、例えば患者は「頭の中に聞こえる」と述べて内界定位であることは、臨床家ならば周知の事実であろう）はそれまでの通常の知覚と違って未曾有の体験であるにもかかわらず（筆者はウォークマンなど、両耳ヘッドフォンによってはじめて、頭の中に音声が響くということを体験した）、患者はそれを実在のものとし、実際上それに影響をうけるのである。後者の例としては、最近同僚の天谷が担当した〝経験性幻覚症ないし幻覚性記憶想起亢進症（中安）[4]〟の一例をあげよう。この例はかつて筆者が報告した二例と若干異なって、過去の実際の体験が外部客観空間に実体的に（筆者の二例では、空間定位はともに内部主観空間であり、実体性の有無はあり〜乏しいと浮動的であった）現れるもので、すなわちJaspersの区分による真正幻覚の特徴を示していたが、患者はそれを記憶の再現とし、その実在性を明らかに否定した（本項で述べる偽幻覚）。ここに天谷は、患者は「病識」を有するものとし、患者の表現そのままに、第一の方法によってその体験を記載したのである。以上の偽幻覚との対比で明らかなように、真正幻覚とは「病識欠如」を内包する異常心的体験であり、その際の「病識欠如」の具体的定義とは実在性の誤判断といえよう。

(3) いわゆる「自我意識異常」もしくは「自我障害」――偽自覚の不認知

先に述べた妄想と真正幻覚は、それが「病識欠如」を内包する病態であることが、これまでもいわば正当に評価されてきたものであったのに対し、これから述べる、させられ思考、考想伝播など、いわゆる「自我意識異常」ないし「自我障害」は少なくともその術語をみる限り、不当にそれが評価されてきたものと考えざるをえない。させられ思考感（もしくは体験）ではなく、させられ思考、考想伝播感（体験）ではなく、考想伝播とされるのをみてみると、これは患者の生の表現そのものであり、筆者の述べた第一の方法によって概念化され、術語が付与されたと考えざるをえないが、はたしてこれらの異常心的体験が「病識欠如」を病態として含まないという保証がなされたのであろうか。筆者のみるところ、その保証は断じてないし、また保証されるか否かの検討すらもこれまで行なわれたとは思われない。筆者はこれらの体験に対して、改めて先に述べた記述現象学の方法論的反省を加えてみようと思うが、これを型通りに行なうならば、そこに思いがけない陥穽が潜んでいる。というのは、妄想や真正幻覚はその相似物（現実に適合した想念や実際の知覚）を日常の中に有しており、ために患者にはその異常が認識されがたいのに対し、させられ思考や考想伝播は他に相似物を求めえない未曾有の体験であるだけに、患者の「自覚的訴え」となるからである。方法論的反省に立つ立場においてすら、一見したところ第一の方法によらざるをえない、こうした体験に対して、方法論的反省なき立場からはそのままに概念化され、術語が付与されるのはむべなるかなである。しかし、筆者のごとく、何ごとにも眉に唾をつけて疑ってかかる性分の者にとっては、こうした体験における「自覚的訴え」は真に自覚的なのか、もっといえば実は偽りの自覚（偽自覚）ではないのかと疑うのである。しかし、ありていにいえば、こうした素朴な疑問は筆者の詮索癖が強いがゆえのものではなく、誰しもが気づいておられることと思う。誰しもが不安や抑うつ気分とさせられ思考や考想伝播を、ともに「自覚的訴え」であるからとの理由で同列には考えておられまい。前者と同様に後者を現実のものとする限り、精神医学はオカルト的とならざるをえないからである。先に、させられ思考や考想伝播が「病識欠如」を含む病態であることが、その術語をみる限りは、これまで不当に評価されてきたと述べたが、しかし全く無視されてきたわけではない。というのは、旧来の記述現象学は、偽自覚ではないのかという素朴な疑問に答えて、（体験の各々に対してはさせられ思考や考想伝播など、患者の表現どおりの術語を用いながらも）明記こそしていないが実はそれが偽自覚であるとして、それらの体験全体に対して「自我意識の異常」という上位概念を提出しているからである（偽自覚と自我意識の異常という二つの用語は、その字面を見る限り極めて似かよった用語であるので、誤解なきように付言するのであるが、偽自覚とはたんに患者の「自覚的訴え」が偽りであることを述べたものにすぎず、それが精神機能の何の障害であるかについては一切言及していない。もちろん自我意識の異常であるかもしれないが、また別の障害である可能性も残されている)。記述現象学の方法論的反省に立つ筆者も、それを欠いた旧来の記述現象学もともに、させられ思考や考想伝播という術語に示された患者の「自覚的訴え」が偽自覚であることを見抜いたわけであるが、同一の結論に達したとしても、これには大なる違いがあることと思われる。方法論的反省もないままに、偽自覚を安易に「自我意識の異常」とし、さらに「自我の障害」へと突っ走った旧来の記述現象学に対して、筆者は「『自我意識の異常』は自我の障害か――ダブルメッセージ性に着目して」という別掲論文(8)において、させられ思考を論考の対象とし、直観的にえられていた偽自覚を具体的に論証し、そのよってきたるところを考察したのであった。それを要約するならば、させられ思考はその陳述の内容において(自我意識のレベルで)「自我の被動化」を伝えると同時に、そうした陳述が可能であるという点で(自我のレベルで)正常な能動的自我の存立をも示すというダブルメッセージと考えられるということであり、この点から筆者は最終的に、いわゆる「自我意識異常」の成立機序として《非自我(意識下・自動的精神機能)の意識化》を定立したのであった。患者は先のダブルメッセージの後者に全く無自覚であり、ために前者のごとき偽自覚に陥ったと考えられる。また、旧来の記述現象学は、もちろん患者の表現どおりのオカルト的理解は回避しえたとしても、偽自覚であるという直観的認識に安住し、やはり後者を見落としたために、それを「自我意識の異常」とする直線的な解釈に走ったものと考えられる。

最後に本題にかえって結論を述べるならば、広く「自我意識異常」あるいは「自我障害」と総括されてきた異常心的体験における「病識欠如」とは、そのすべてからさせられ思考のごとき具体的論証は得られていないものの、自己に生起した異常心的体験についての患者の自覚が実は偽自覚であることに患者自身が気づいていないこと、要約するに偽自覚の不認知といえよう。

5　おわりに

筆者は通例、疾患の病態概念とされる「病識欠如」という用語についての自身の「わからなさ」、「使えなさ」から出発し、次々と問題を追う形で、最終的には「病識欠如」とは異常な心的体験のいくつかに内包される病態であり、それゆえに表裏の形で、記述現象学における極めて重要な方法概念となりうるという結論に達した。

最後に、本稿の内容を離れて、本稿をつうじて得た感想を述べたい。Jaspers の『精神病理学総論』[2]の二大方法である記述現象学と了解心理学の内、了解心理学に対しては後年、その了解概念をめぐって種々の学派による批判、「乗り越え」がはかられてきたが、記述現象学に対しては一般に Jaspers により創出されるとともにすでに完成の域に達したものと、各々の研究者がそこに基礎をおくかどうかは別にして、それなりに是認をうけているようである。しかし本稿のみではなく、これまで行なってきた論稿[4~8]からは、筆者にはそれはいまだ、細部のみならず基本的骨格においても、誤りや再検討の余地を多分に残した未完成品と思えるのである。筆者はかつて「記述現象学の復権」を唱えたが[5]、それは旧来そのままの「復権」ではなく、以上述べたようなわれわれ自身の営為を通しての「再生」でなければならない。筆者はそうした試みの中に、人間の精神病理を単に〝記述〟するだけでなく、〝了解〟していく新たな視点が、十分な基礎をもって生まれてくるであろうと期待している。

文献

（1）Goldstein, K.: Zur Theorie der Halluzinationen. Arch Psychiatr Nervenkr 44: 584, 1036, 1908.

（2）Jaspers, K.: Allgemeine Psychopathologie. 5 Aufl., Springer-Verlag, Berlin, 1948.（内村祐之、西丸四方、島崎敏樹ほか訳：『精神病理学総論』、岩波書店、一九五三）

（3）Jaspers, K.: Strindberg und van Gogh. Bircher, Bern, 1922.（村上仁訳：『ストリンドベルクとファン・ゴッホ』、みすず書房、一九五九）

（4）中安信夫：経験性幻覚症ないし幻覚性記憶想起亢進症の二例。精神経誌、八六：一三、一九八四。（本書第一七章）

（5）中安信夫：背景思考の聴覚化―幻声とその周辺症状をめぐって。内沼幸雄編：『分裂病の精神病理14』、東京大学出版会、一九八五。（本書第一章）

（6）中安信夫：分裂病性シュープの最初期兆候―見逃されやすい微細な体験症状について。精神科治療学 一：五四五、一九八六。

（7）中安信夫：背景知覚の偽統合化―妄想知覚の形成をめぐって。高橋俊彦編：『分裂病の精神病理15』東京大学出版会、一九八六。（本書第二章）

（8）中安信夫：「自我意識の異常」は自我の障害か―ダブルメッセージ性に着目して。土居健郎編：『分裂病の精神病理16』、東京大学出版会、一九八七。（本書第三章、第四章）

（9）大熊輝雄：『現代臨床精神医学三版』。金原出版、一九八七。

（10）Sedman, G.: A comparative study of pseudohallucinations, imagery and true hallucinations. Br J Psychiatry 112: 9, 1966.

（精神科治療学　三：三三一―四一、一九八八）

第二四章　ＤＳＭ-Ⅲ（-Ｒ）「奇異な妄想 bizarre delusions」についての批判的検討

——記述現象学とその妄想概念——

抄録

ＤＳＭ-Ⅲ（-Ｒ）の「奇異な妄想」という用語に対して、記述現象学的立場から批判的検討を行った。

ＤＳＭ-Ⅲ（-Ｒ）では、旧来「自我意識の異常」として理解されてきた作為体験、思考伝播等の諸症状が「奇異な妄想」という用語の下に妄想ととらえられているが、それは、

①〈心的営為〉である思考ないし判断の結果としての一次的観念形成の迷妄性のみならず、〈心的体験〉の言語表現としての二次的観念形成の迷妄性をも妄想とする。

②実は病識欠如の標識にすぎないものを妄想の標識と誤認することによって、病識欠如を内包する〈心的体験〉を妄想とする。

という二重の誤りであると結論づけられた。

そして、①は記述現象学に対するＤＳＭ-Ⅲ（-Ｒ）作成者の無理解に、②は旧来の記述現象学そのものの誤りに起因すると考えられた。

1　はじめに

本稿の目的は、直接的には旧来「自我意識の異常」ないし「自我障害」と理解されてきた作為体験、思考伝播、思考吹入、思考奪取等の諸症状がＤＳＭ-Ⅲ[1]（-Ｒ）[2]において「奇異な妄想 bizarre delusions」という用語の下に妄想とされていることを批判することにあるが、間接的にはその批判を通して、精神症候学の基盤をなしている記述現象学の方法を再考することにある。

本稿執筆の契機をごく簡略に述べておこう。筆者はＤＳＭ-Ⅲを初めて見た際、その精神分裂病性障害の項において、上述の重大な症候学的変更が行われているのを見て、それこそ「奇異な」印象を受け、またその一事をもってして、ＤＳＭ-Ⅲによって力動から記述へと回帰したとするアメリカ精神医学の、なかんずく回帰の立脚点である精神症候学の後進性を見た思いがしたものである。こうした感想はひとり筆者においてのみならず、ドイツ精神医学の伝統を受け継ぐわが国においては共通の、かつ自明の認識であろうと思われたが、しかしこの思いは、小見山[6]の疑念提出を除いてはさしたる議論もされることなく、この用語がわが国で受け入れられる――わが国の精神科国際診断基準研究会が一九八五年に発表した「いわゆる内因性精神病の分類と診断基準試案」[13]には、この用語がそっくりそのまま取り込まれている――に及んで、全く裏切られるに至った。このことは筆者にとって意想外の驚きであったが、顧みて近年のわが国における精神症候学の軽視に思いを馳せるならば、こうした逆行的誤りが無批判に受け入れられるのもまたむべなるかという感想をも抱いたのである。

今またＤＳＭ-Ⅲの改訂版（ＤＳＭ-Ⅲ-Ｒ）が発表され、その翻訳普及がされようとしている現在、上述のことを踏まえて筆者は、遅きに失した感があるものの、その用語に厳密な精神病理学的批判を行っておこうと思う。断るまでもないが、この問題は決して重箱の隅をつつくような精神病理学の細部の問題ではない。逆にこの問題は、症候学を臨床診断の根幹にすえようというＤＳＭ-Ⅲ作成の精神からいえば、まさにその根幹にかかわる問題であり、診断や分類の枠をこえて言及するならば、今なお原因不明の精神分裂病の理解にあたって我々の出発点となるべき臨床的事実の認識の根本にかかわる問題である。

分裂病症状の理解にあたって、記述現象学によって立ち、更にはその限界を乗り越えるべく神経心理学的理解に努めてきた筆者には、ここで取り扱う作為体験、思考伝播等の諸症状について独自の考えがあり、既に発表もしてきているが[7,8]、しかしそれをこの小稿で繰り返すつもりはない。ここで行うのはもっぱら旧来の記述現象学からの批判であり——ただし、「旧来の」とはいっても、そこにはおのずから筆者による批判的修正が入ることになる——、それはＤＳＭ-Ⅲ（-Ｒ）のごとき逆行的誤りによって先人の到達した成果が無に帰すのを黙視しえないからである。

2　記述現象学の方法論的自覚

「奇異な妄想」という用語の批判に先立って、批判の矢を放つ立脚点とでもいうべき記述現象学について再考しておこう。

現今の精神症候学がよって立つ記述現象学は、学とはいうものの我々が他者の心的体験を理解するための方法であって、正しくは「記述現象的方法」とでもいうべきものである。筆者は「奇異な妄想」を批判するにあたって、こうした記述現象学の方法論的自覚をもって臨みたい。このことを敢えて述べるのは、筆者の眼から見るならば、ＤＳＭ-Ⅲ(-R)の症候学はいわば「仏作って魂入れず」で、記述現象的方法による成果のみの、それも誤った導入――それは本稿の主題のみならず、思考伝播 thought broadcasting の定義の誤り(補遺参照)にも端的に現れている――によるものであり、そこには記述現象学を創始した Jaspers が真に伝えたかった方法論的自覚が一切見られないからである。

Jaspers[5]によれば、記述現象学とは「患者が現実に体験する精神状態をまざまざと我々の心に描き出し、近縁の関係に従って考察し、できるだけ鋭く限定し、区別し、厳格な術語で名をつける」ことである。要約するならば、「患者が現実に体験する精神状態」、すなわち〈心的体験〉を①共体験し、次いで②概念の明細化と術語の付与を行うこととなる。筆者の見るところ、作為体験、思考伝播等を「奇異な妄想」とする誤りは、直接的には概念の明細化と術語の付与における誤りであるが、実はその誤りの根源は対象である〈心的体験〉の概念についての十全な理解の欠如にあると思われる。ただし、このことについては、記述現象学の対象は「体験された現象 Erlebte Phänomene」であり、「心の諸現象の一つはその体験である」とは述べるものの、〈心的体験〉に今一つ明瞭な定義を与えていない Jaspers にもその責任の一端があろう。以下の論述は成書に記されているものでなく、また Jaspers やその後の記述現象学派からの逸脱を敢えて恐れずに述べるものであるが、記述現象学の批判的摂取に努めてきた筆者にはいわば自明の認識と思われる。

①一般に〈心的体験〉とは、自己の〈心的営為〉――それには思考（判断）、感情、知覚、表象、自我意識、意識性など種々の形式がある――が意識上にて自覚的に認知されたものであって、要約するに「〈心的営為〉の意識上・自覚的認知」である。

筆者[8]はかつて離断脳の神経心理学的研究を援用して、認知（文字どおり「認め知る」という狭義の意）を意識上・自覚的認知 consciousness と意識下・無自覚的認知 awareness に二分した（後者は離断劣位半球において端的に示される）。これらのうち、我々が通常「体験」と呼んでいるのは前者であり、筆者が〈心的体験〉に上述の定義を与えたのも、この考えに裏打ちされている。

②〈心的営為〉は必ずしもそのすべてが〈心的体験〉として自覚されるわけではない。
また〈心的体験〉はその基をなした〈心的営為〉を必ずしも正確に反映するものではない。

このことのごく単純な例証として知覚を取り上げよう。まず前段の例証であるが、我々はありとあらゆる瞬間において、すべての感覚器官を通して数多の事柄を知覚しているはずであるが、実際に自覚するのはそれらのほんの一部分であるという事実は、殊更に説明するまでもなかろう。初期分裂病者が時に訴える「知覚の洪水」は、逆の面からのこの事実の証左である。次いで後段であるが、幻覚において患者はそれを「聞こえる」、あるいは「見える」と述べ、知覚として体験するが、実際には当該対象は実在せず、したがってその〈心的体験〉の基をなした〈心的営為〉が知覚ではないことは明らかであろう。

③記述現象学の対象である〈心的体験〉には更に付帯条件が加わる。それは「言語的に表現された」という形

容句である。すなわち、記述現象学が取り扱う対象は厳密には〈心的体験〉そのものではなく、その言語表現である。〈心的体験〉の言語化に際しては、そこに主体の判断、思考という作用が働いていると考えられ、ここにおいて〈心的体験〉の言語表現を観念（想念、考想）Gedanke, thought と呼んでも差し支えがなかろう。

　最後の一節には補注が必要であろう。というのは、ここに〈心的営為〉→〈心的体験〉→言語表現という連鎖が考えられるのであるが、こと思考という〈心的営為〉に限っては、〈心的体験〉のレベルで即「思考されたもの」としての観念が形成されるのに対し、思考以外の〈心的営為〉の場合を想定して述べた上述の観念という用語の用い方は、連鎖の一段上の言語表現のレベルでのことであるからである。しかし、本文に述べた理由によって、筆者は後者にも観念という用語を当てることもまた妥当であると考える。ただし、前者を一次的観念形成、後者を二次的観念形成と呼んで、その区別をしておきたい。

　さて、記述現象学の対象である〈心的体験〉を上述のように再定義した上で、改めて記述現象学の方法を論じよう。

　記述現象学の方法とは、直接的には観念（それが一次的観念形成にしろ、二次的観念形成にしろ）としてしか与えられない〈心的体験〉を対象としながらも、概念の明細化と術語の付与にあたってはその基をなしたと想定される〈心的営為〉に踏み込んで、その形式性を問うことである——筆者のこうした認識は「病者の主観的体験そのままの記述[11]」（傍点筆者）という記述現象学についての従来の認識と言葉の上では異なっている。が、これは先にも述べたように、従来〈心的体験〉の概念が曖昧であったために生じた偽りの差異であると考えられ、記述現象的方法による実際の症候学的同定においては、筆者の示した営為が行われているのである。ただし、これは上述の記述現象学についての従来の認識の曖昧さにも見られるように、必ずしも充分に自覚されていたわけではなく、そのことが後に詳述するＤＳＭ-Ⅲ(-R)のような誤りをもたらした遠因となっているように思われる――。

例えば、(実際には何も存在しないのに)「見える」と述べられる〈心的体験〉を、実体的―画像的、外部客観空間―内部主観空間の二指標に基づいて知覚の異常と表象の異常に二分し、各々に真正幻覚と偽幻覚という用語を与えたJaspersの有名な議論(5)はその端的な例である。ただしこの場合、厳密に述べるならば、「〇〇の異常」という表現は「〇〇の営為形式をとった異常体験」という限りにおいて正しく、決してアプリオリに「〇〇の障害」とは言い切れないこと――例えば、幻覚は「知覚の営為形式をとった異常体験」ではあっても、決して「知覚の障害」ではないことは自明であろう――は強調されなければならない。この点においてはJaspersも、また後の記述現象学派も曖昧であり、作為体験、思考伝播などを不用意に「自我障害」と理解する考えに対して、筆者(8)がそれらの訴えの中に見られる、「自我の被動化」と健常自我の存在というダブルメッセージ性を指摘し、かつ上述の②の後段、すなわち「〈心的体験〉はその基をなした〈心的営為〉を必ずしも正確に反映するものではない」というテーゼを持ち出して反論したのはそのためである。

3　DSM-Ⅲ(-R)「奇異な妄想」に対する批判

さて、こうした記述現象学の方法論的自覚を踏まえて、本題の「奇異な妄想」という用語の批判に入ろう。その批判は二点あり、各々を分けて論じる。

(1)　観念形成の様態と妄想

まず、記述現象学は作為体験、思考伝播等の症状をなにゆえに「自我意識の異常」とし、妄想と区別するのか。それは、それらの症状が迷妄の観念で、かつ①並々ならぬ確信、比類のない主観的確実性、②経験や動かすべからざる推理によって影響を受けないこと、③内容が不可能なものであること、という妄想の三つの外部的標識(Jaspers)[5]を満たすとしても、想定される〈心的営為〉に一歩踏み込んで考えるに、それは「自我意識 Ichbewußtsein という〈心的営為〉の異常」であって、この点で「思考 Denken という〈心的営為〉の異常」(Jaspers は妄想を「誤って作られた判断 verfälschtes Urteil」と述べている)と考えられる妄想知覚や妄想着想とは異なると考えるからである。

一方、DSM-Ⅲはいかに考えたのか。この点について筆者は知る由もなく推測するしかないが、先にも述べたように作為体験も、また思考伝播も、つまるところ上述の三標識を満たす迷妄の観念(想念)であるからであり、ために妄想とされたと考えられる。しかし、繰り返して述べるが、記述現象学は「迷妄の観念」をもって妄想としているのでなく、その「迷妄の観念」のうち、その形成のされ方、すなわちその基盤にある〈心的営為〉が思考ないし判断であると考えられるもののみを妄想としているのである。ＤＳＭ-Ⅲ(-Ｒ)ではこの視点が全く欠落していると考えざるをえない。

以上の議論を別の用語で要約するならば、旧来の記述現象学は一次的観念形成の迷妄性にのみ妄想という用語を与えたのに対して、ＤＳＭ-Ⅲ(-Ｒ)は一次的観念形成のみならず、二次的観念形成の迷妄性をも妄想と呼んでいるといえよう。

しかし、旧来の記述現象学の理解に沿うか否かという観点からの、こうしたかたくなな議論は非生産的であるという反論も予想されるところである。旧来の「自我意識の異常」を「奇異な妄想」としたＤＳＭ-Ⅲの変更は、〈心的体験〉を、しかもその言語表現にすぎないものを〈心的営為〉にまで踏み込んで「理解」すること――その「理解」はあくまでも解釈であって、ともすると「○○の異常」を「○○の障害」と考える危険性を含んでいる――を否定し、あくまでも言語表現された〈心的体験〉にとどまって、その記述を行ったもので、つとに方法論的自覚の強いものであるとの好意的解釈もできるが、しかしその推測はすぐに「それでは何ゆえに、その言語的訴えにおいては等しく迷妄の観念である幻覚だけは、妄想とされずに『幻覚』と命名され、別に取り扱われるのか」という異議によって裏切られるのである。

⑵　病識欠如と妄想

以上のように、ＤＳＭ-Ⅲは記述現象学への批判(推定でしかない〈心的営為〉に入り込む危険性)の上に立って、新たにいわば「記述体験学」とでもいうべきものを創始したというものではなく、たんに記述現象学の無理解によるものであるとの考えを筆者は持つに至った。しかし、筆者のこれまでの論述は首肯されるとしても、なおまた「それでも作為体験、思考伝播などは妄想の三標識を満たしており、この点でそれらは妄想とも呼びうるのではないか」という反論が寄せられよう。確かに、先に述べた三標識が妄想の標識とされている以上、こうした反論が成立するのであり、それがあるゆえに「奇異な妄想」という用語ならびに概念に対して、これまでにも疑念が表明されながらも明確な反対がなされなかったものと思われる[6]。

結論から先に述べるならば、Jaspers が記述し、今なおその一部が教科書にも採用されている妄想の三つの外部的標識とは、実は病識欠如の標識なのであって、これはDSM-III(-R)の誤りというよりも、旧来の記述症候学の誤りというべきであろう。

考察の出発点は、〈心的体験〉として患者が述べることはそのいずれもが観念であることに思い至ることである。このことに思いが至り、かつ自らの臨床経験を振り返ればすぐにわかるように、Jaspers が述べた妄想の三標識はひとえに「思考の異常」としての本来の妄想だけでなく、広く真正幻覚（ここでいう「真正」とは「知覚の異常」という Jaspers 流の用法ではなく、「実在性の誤判断」という、また別の用法である[9]）や「自我意識の異常」など、いくつかの〈心的体験〉にもあてはまるものであることが理解されよう。そして筆者は、これら妄想、真正幻覚、「自我意識の異常」などを共通して貫き、それらすべてに先の三標識を付与している属性を病識欠如であると考えるのである。要約すれば、〈心的体験〉の言語表現はすべて観念である以上、Jaspers の妄想標識は一般に病識欠如の標識なのである。

なお、ここで用いている病識欠如の概念について注釈しておこう。この問題については筆者には既に別稿[9]があるので、まずその要点を述べておこう。

①病識欠如とは、一般に「『彼（彼女）は病気である。しかし、彼（彼女）は自分は病気ではないと考えている』という医師の認識」であり、それは出発点においては当該医師の判断概念にすぎないが、「彼（彼女）は病気である」という前段の認識の普遍妥当性が保証されるところ、それは客観的な病態概念となりうる。

②客観的な病態概念としての病識欠如の定義をうるべく、前段の認識の普遍妥当性の検討に入るに、第一に「彼(彼女)は病気である」という医師の認識は一般に症状の認定によって行われる、第二に病識の有無を問うような患者にあっては、患者は医師の「症状」認定を否定し、それを「事実」と述べる——これは自らが有する症状の全部ではなく、その一部に対して生じる——、という現実に突き当たる。これらのことからは、病識欠如とは疾患ではなく、（いくつかの）症状に内包される病態（症状の病態概念）であり、「彼（彼女）は病気である」という前段の認識の成立自体の中に、既に病識欠如の判定が盛り込まれていることになる。ただし、このことは各々の症状ごとの、いわば各論的な病識欠如の定義を要請する。

③いくつかの症状について各論的な病識欠如の定義が検討され、妄想では蓋然性の誤判断、真正幻覚では実在性の誤判断、「自我意識の異常」では偽自覚の不認知とされた。

以上が前稿の結論であるが、ここにおいて病識欠如の一般的定義は議論の出発点としてのものは述べられている(①)ものの、病識欠如を症状の病態概念であるととらえ直した後の再定義は欠落している。本稿ではこの点を補足しておく。

④症状の病態概念としての病識欠如の一般的定義とは「蓋然度の逆転」である(この用語はその内容の点では妄想に対して用いられた蓋然性の誤判断と同義であるが、より広義の上位概念として用いられる)。というのは、妄想につい

ては言及するまでもないが、真正幻覚についての実在性の誤判断、「自我意識の異常」についての偽自覚の不認知も、つまるところ「実在するか否か」、あるいは「自覚が正か偽か」についての蓋然度の逆転と考えられるからである。個々の症状について筆者がより突っ込んだ上述の定義を与えているのは、各々の観念の形成のされ方、すなわち〈心的営為〉にまで入り込んで定義を与えたからである。この一般的定義に対しては、病識欠如は蓋然性というようなレベルではなく、決定性のレベルではないかという反論が寄せられようが、これに対しては、筆者はただ、各々が決定的であると考えている、いわゆる正常者の判断も、顧みるに実は蓋然性に基づいているにすぎないということを挙げておこう。

病識欠如は分裂病の本質にも迫る大問題ではあるが、それはそれとして、精神症候学においては病識欠如という一属性の存在によって多くの症状を妄想という上位症状概念へと一括するとなると――この考えに従えば、「自我意識の異常」のみならず、ＤＳＭ-Ⅲ(-Ｒ)で別扱いされている（真正）幻覚もまた妄想ということになる――、最も区別を要すべき、まさに精神症候学の最重要部分において「味噌も糞も一緒」となってしまうのである。

以上、⑴、⑵項の議論を結論づけるならば、旧来「自我意識の異常」として理解されてきた作為体験、思考伝播等を「奇異な妄想」としたＤＳＭ-Ⅲ(-Ｒ)の誤りは、第一に〈心的営為〉である思考ないし判断の結果としての一次的観念形成の迷妄性のみならず、〈心的体験〉の言語表現としての二次的観念形成の迷妄性をも妄想とする、第二に実は病識欠如の標識にすぎないものを妄想の標識と誤認することによって、病識欠如を内包する〈心的体験〉を妄想とする、という二重の誤りである。前者は記述現象学に対するＤＳＭ-Ⅲ(-Ｒ)作成者の無理解に、後者は旧来の記述現象学そのものの誤りによると考えられる。

筆者は妄想という用語は、従来どおり（ただし、その表現は異なる）病識欠如を内包する〈心的体験〉のうち、その基をなした〈心的営為〉の形式が思考であると想定されるものに限られるべきであると思う。そして対比的に述べれば、同じく病識欠如を内包するとしても、作為体験、思考伝播等の基をなした〈心的営為〉の形式は自我意識と考えられ、この点でそれらは妄想とされるべきでなく、「自我意識という営為形式をとった異常体験」という厳密な意味において「自我意識の異常」と呼ばれることがいまだ妥当であると考える。付注するならば、ここにおいて妄想も、真正幻覚も、また「自我意識の異常」も同じく病識欠如をその一属性として有するのであるが、それらを一括するとなると、それはそれでまた別の、より上位の症状概念を必要としよう。

4　おわりに

以上のように、筆者はＤＳＭ-Ⅲ(-Ｒ)の「奇異な妄想」という用語が記述現象学的に明らかな誤りであることを論じた。一事を万事に及ぼすことにはもちろん慎重であらねばならないことは承知しているが、しかし、こうした基本的で重要な用語においてにすらも逆行的誤りがあるという点で、筆者はＤＳＭ-Ⅲ(-Ｒ)全体に対しても疑いの眼を向けざるをえないのである。しかし、誤解されてはならないことであるが、統一的な診断基準を確立したいという、その作成の精神には筆者は決して反対ではないし、更にはそれが精神症候学に基づくべきであるとする考えには、むしろ賛意さえ表明するものである。そして、であるからこそＤＳＭ-III（-R）の皮相な精神症候学に、そしてその無批判なわが国への導入に強い疑念を表明するのである。この小稿がＤＳＭ-III（-R）という大河をどれほど食い止めうるものか、もとより心もとないが、理不尽なうねりには筆者は一石を投じざるをえないのである。

補　遺

ＤＳＭ-III（-R）の症候学に今一つ批判を呈しておこう。それは思考伝播 thought broadcasting の定義に関してである。

ＤＳＭ-III（-R）では以下のようになっている。

the belief or experience that one's thoughts, as they occur, are broadcast from one's head to the external world so that others can hear them (thought broadcasting)
（自分が考えるにつれて、その考えが自分の頭から外界に放送されて他人に聞かれるという信念や体験―思考伝播）
（傍線筆者）

思考伝播のこうした定義と並んで、思考吹入、思考奪取、作為体験の定義が述べられているのを見ると、これらはSchneider[12]（の一級症状）から引用されたものと考えざるをえないが、「放送されて are broadcast」とか、「聞かれる can hear」という内容はいったい Schneider のどこを探せば出てくるのであろうか——もちろん、Schneider を離れて考えることも許されよう。確かに、患者の陳述の中にこうした表現を見ることはままあるが、しかしそれは別の原体験に対する解釈であることが多く、よしんば原体験としてそれがあり、かつそれに重きを置くとしても、既に Gedankenausbreitung の英訳となっている thought broadcasting という用語を用いるのは混乱をもたらすしかない——。

筆者はかつてわが国における思考伝播の定義と、イギリスの Fish の thought broadcasting の定義の違いに触れて、それが共に Schneider の原定義から導き出されたものであり、かつ各々の定義に合致する症状が確かに存在することを論じたことがある。[7] しかし、それらにはＤＳＭ-Ⅲ（-R）の述べるような、「放送されて」とか、「聞かれる」などの概念は一切含まれていない。参考のために、藤縄[4]、Fish[3]の定義、およびSchneider[12]の原定義を掲げておこう。三者の異同については既報[7]に譲る。

藤縄——自分の思考が考えつかれた途端に、即座に他者によって感知されたとおもう病的確信。

Fish——In thought broadcasting, the patient knows that as he is thinking everyone else is thinking in unison with him.

Schneider——Ebenso wichtig sind die Angaben, die Gedanken gehören nicht einem allein, sondern Andere hätten daran teil, ja die ganze Stadt, die ganze Welt wisse davon. Dieses Symptom, die unmittelbare Teilhabe anderer an den Gedankeninhalten, wollen wir Gedankenenteignung order Gedankenausbreitung nennen.

こうした定義と比較してみると、推定するにＤＳＭ-Ⅲ(-R)の thought　broadcasting の定義は、Gedankenausbreitung の誤訳としか思えない thought broadcasting という症状名に引きずられ、かつ一部に考想化声 Gedankenlautwerden, thought hearing の概念が混入したものとしか思えない。内実はすっかり別のものに成り果てている。

（なお、本文ならびに補遺において思考伝播、思考吹入、思考奪取という用語を用いたが、これはＤＳＭ-Ⅲ(-R)関連図書のわが国の訳書に従ったままで、正しくは一九八七年発表の精神神経学用語集第二次案[10]にある考想伝播、考想吹入、考想奪取とされるべきである。というのは、伝播し、吹入され、奪取されると体験されるものは、営為としての思考 Denken ではなく、その結果としての考想 Gedanke であるからである）

本稿の作成にあたって、筆者の所属する東京都精神医学総合研究所社会精神医学研究室のスタッフとの討論によって有益な示唆を与えられた。記して謝意を呈する次第である。

文　献

（1）American Psychiatric Association : Diagnostic and Statistical Manual of Mental Disorders. third ed., APA,

Washington, D.C., 1980.
（2）American Psychiatric Association : Diagnostic and Statistical Manual of Mental Disorders. third ed.—revised, APA, Washington, D. C., 1987.（高橋三郎訳：『DSM-III-R精神障害の診断・統計マニュアル』、医学書院、一九八八）
（3）Fish, F. : Clinical Psychopathology-Signs and Symptoms in Psychiatry. Wright, Bristol, 1967.
（4）藤縄昭：考想伝播。加藤正明、保崎秀夫、笠原嘉ほか編：『増補版精神医学事典』、弘文堂、一九八五。
（5）Jaspers, K. : Allgemeine Psychopathologie. 5 Aufl., Springer-Verlag, Berlin, 1948.（内村祐之、西丸四方、島崎敏樹ほか訳：『精神病理学総論』、岩波書店、一九五三）
（6）小見山実：精神分裂病の診断基準。『現代精神医学大系、年刊版'88-B』、中山書店、一九八八。
（7）中安信夫：背景思考の聴覚化―幻声とその周辺症状をめぐって。内沼幸雄編：『分裂病の精神病理14』、東京大学出版会、一九八五。**（本書第1章）**
（8）中安信夫：「自我意識の異常」は自我の障害か―ダブルメッセージ性に着目して。土居健郎編：『分裂病の精神病理16』、東京大学出版会、一九八七。**（本書第三章、第四章）**
（9）中安信夫：記述現象学の方法としての「病識欠如」。精神科治療学 三：三三、一九八八。**（本書第二三章）**
（10）日本精神神経学会精神神経学用語委員会：精神神経学用語集第二次案について。精神経誌 八九：七七八、一九八七。
（11）荻野恒一：現象学。加藤正明、保崎秀夫、笠原嘉ほか編：『増補版精神医学事典』、弘文堂、一九八五。
（12）Schneider, K. : Klinische Psychopathologie.（12 Aufl., Georg Thieme Verlag, Stuttgart, 1980.）
（13）高橋三郎、高橋良、笠原嘉ほか：いわゆる内因性精神病の分類と診断基準試案。精神医学 二七：七六一、一九八五。

（精神科治療学、四：六〇七―六一三、一九八九）

第二五章　ＤＳＭ-Ⅲ-Ｒに見る臨床的視点の欠落
――精神医学における臨床診断のあり方に触れて――

抄録

〈精神医学における臨床診断のあり方〉について私見を述べるとともに、精神分裂病の診断基準をとりあげてＤＳＭ-Ⅲ-Ｒにおける診断のあり方を批判した。

筆者の考えるところ、精神医学における臨床診断とは、①その要は状態像の判定にある、②予見を含むものでなければならない、③仮説設定である、④治療の成否によって検証される、というものであり、それは筆者が「臨床診断というものはひとえに治療方針の決定のためになされる前行的、事前的な仮説設定（動的進行態）である」と考えるからである。

こうした視点から見ると、ＤＳＭ-Ⅲ-Ｒの診断のあり方に対しては上述の諸点に対応して、①状態像診断が欠けている、②初期診断を放棄している、③「疑診」がない、④治療の成否が診断を左右する、という批判が与えられ、つまるところ「ＤＳＭ-Ⅲ-Ｒは遡行的、事後的な事実認定（静的完了態）であって、統計用あるいは研究用の診断基準にはなりえても臨床用の診断基準にはなりえない」と結論された。

1　はじめに

アメリカ精神医学会が一九八〇年に発表した「精神障害の診断・統計マニュアル（第三版）」（DSM-Ⅲ[1]）ならびに一九八七年のその改訂版（DSM-Ⅲ-R[2]）は、少なくとも精神疾患の研究の分野では既にわが国のみならず世界をも席捲する勢いであり、また臨床や医学教育の分野においても徐々に浸透しつつある。筆者はかつて、DSM-Ⅲ（-R）の精神分裂性障害（精神分裂病）の診断基準の中で用いられた「奇異な妄想bizarre delusions」という症状名に関して、それが記述現象学的に誤りであることを論じるとともに、そうした基礎的事項においてにすら重大な誤りがあるという点でDSM-Ⅲ（-R）全体に対しても疑念を呈し、わが国へのその無批判な導入に警告を発したが、今回本誌上[*]においてDSM-Ⅲ-R（以後、DSMに論及する場合は改訂版をとりあげる）への批判者の立場を与えられたのを機に、改めてその批判を展開してみたいと考える。

本稿での批判は先の「奇異な妄想」への批判とは異なり、DSM-Ⅲ-Rの細部ではなく、その基幹とも思える点に対する批判である。DSM-Ⅲ-RのDとはDiagnosticの略であり（この場合はあくまでも臨床診断の意と思われる）、SとはStatisticalの略であるが、筆者はこの診断基準が統計用として、あるいは研究用として用いられているかぎりにおいては、とりたてて異論を述べるものではない。しかし、それが臨床用の診断基準と

＊精神科治療学　第六巻第五号（一九九一）、特集「操作的診断基準と臨床――その限界と効用」

して提唱され、用いられるとなると、以下に論じるような厳しい批判の矢を射ざるをえないのである。

2　精神医学における臨床診断についての私見

DSM-Ⅲ-R批判に先立ってまず、精神医学における臨床診断について筆者の思うところを述べておきたい。以下に述べる諸点は、筆者自身が十数年の臨床経験の中で体得したものであるが、そのすべてが、あたりまえと言えばあまりにもあたりまえのことである。

(1)　臨床診断の要は状態像の判定にある

臨床診断は二段階の診断過程をへるものである。第一段階は状態像診断であり、第二段階は疾患診断である。第一段階の状態像診断とは、現在の状態が例えば幻覚妄想状態であるとか心気状態であるとかの判定であるが、それらのカテゴリーは既に名称の与えられた上記のような状態像につきるものではなく、当該患者の現在の精神状態を統合的に表現しうるものであれば何でもよいと思われる。第二段階の疾患診断とは、当該の状態像を示しうる疾患群の中から、発病の様相やその後の経過、生活史、既往歴、家族歴、病前性格、身体的理学所見、種々の検査所見などを考慮して、もっとも蓋然性が高いと思われる一つの疾患を選択することである。このように診断過程が二段階に分けられるのは、一方に精神症状の発現は通例ある一定の状態像として見られやすいという観察(例えば、Hoche, A.[4])と、他方にそうしたある一定の状態像は複数の疾患で現れうるという観察(例えばBonhoeffer, K.[3]があるからと思われる。

さて、臨床診断とはこうした二段階の過程をへるものであるが、筆者の見るところ、その要となるのは第一段階の状態像診断である。というのは、状態像が正当に判定されれば後の疾患診断はフローチャートにも描きうるほどの単純な推論過程にすぎないからであり、逆に状態像診断を誤ると第二段階の疾患診断が必然的に誤った方向へと流れだしてしまうからである。こうした点からは、状態像診断こそ臨床診断の成否を決定するものと言いうるであろう。

ところで状態像Zustandsbildとはいかなるものであろうか。先に幻覚妄想状態という一つの状態像名をあげたが、それは幻覚と妄想、あるいはその他いくつかの付随する症状のたんなる複合Symptomenkomplexとは異なるものである。それは、上述の症状の個々の存在は当然のこととしても、そのほかの精神内容のすべてを、また不安げな、時に猜疑的、時に敵意を抱いた目つきや表情、硬く閉ざされたような姿態のあり様等にはじまる表出のすべてを一塊のものとして示すパターンである。状態像というものがこういうものである以上、その判定は決して論理的判断によってなされるものではなく、パターン認知によって得られるものと思われるが、筆者は状態像診断がパターン認知であるというところに、実は精神医学における臨床診断の精髄も、また困難さもあると思う。

個人的なことになるが、上述のことに関連して筆者の精神科医事始めを少し述べてみよう。筆者の研修は外来に限定されたものであり、一年間来る日も来る日も予診をとることであったが、今振り返ってみてありがたかったと思うのは、一年間に三〇〇例近くの患者の状態像を、すなわち異常精神状態のパターンを観察しえたことである。「このAさんの状態はかつて診たBさんによく似ているなあ。Cさんとも似ているが、この点は少し違うようだ」というような経験の蓄積が、状態像そのものはいまだ的確に表現しえずとも、それらの間の違いを感じ、見分ける能力を養ったように思える。後に筆者は、経験したパターンを言語化し、状態像診断に関する筆者個人の「抽斗」に収めて経験の定着を図り始めたが、その当初は今述べたような、嗅覚にも似たパターン認知であった。筆者はかつて「経験性幻覚症ないし幻覚性記憶想起亢進症」[6]を、また最近「初期分裂病」[8]という新しい臨床単位を提唱したが、いずれもその出発点は、状態像に関する筆者の「抽斗」にない新奇なパターンを嗅ぎ出したことにある。

臨床診断の要は状態像の判定にあり、それはパターン認知であることを述べたが、それは実地修練の積み重ねでしか得られず、それもなまじっかの知識などない段階での経験がかえって良いように思われる。

(2)　臨床診断とは予見を含むものでなければならない

筆者がこう述べるのは、治療というものは現在の状態を改善するだけでなく、近未来の来るべき状態を予測して、それを防止することにもあると思うからであり（このことは分裂病における再発予防とか、躁うつ病における病相予防とか、いったん診断が確定された後には十分に考慮されていると思えるが、診断を進めていく過程においては留意されることが少ないように思える）、そうであるならば診断は現在状態に基づくだけでなく、近未来の状態像への予見をも含んでなされるべきものと考えられるからである。

さて、それでは臨床診断において予見を含むとは、具体的にはどういうことを意味するのであろうか。筆者の考えるところでは、それは疾患の完成形態だけでなく、そのゝ芽形態を、言葉を換えれば初期段階をも診断しうるということである。俗に「名医」と言われる人は、「一を聞いて十を知る」ことが前項の状態像診断（横断面）において発揮されるだけでなく、この近未来の状態像の予見（縦断面）においても発揮される人に違いない。前者と違って後者は目につきにくいものではある（予防的対応が成功するので）が、これなくしては常に「予想外」の状態変化にたじろぎ、治療が後手後手へと回らざるをえなくなる。もちろん筆者は、すべての精神科医に名人芸を目指せということを言っているのではなく、名人芸の「芸」たるものを解析し、それをすべての精神科医が共有することのできる「技法」へと転じていく必要性を述べているのである。

ここでも筆者個人の経験を述べるが、筆者が分裂病の特異的初期症状の研究を始めたのは、研修医の頃に見聞した上級医の分裂病初期診断の「芸」に感心もし、また不満にも思ったことにある。感心したのは、言葉に直すならば「表情の硬さ」とか「思路の混乱」とかでしか語れない微妙な表出から近未来の状態像を予見して診断をつけうる能力であり、不満に思ったのは、予見（診断）の根拠の伝達可能性と確実性の如何にあった。筆者の「初期分裂病」研究の眼目が、患者の体験症状の詳細な記載とその分裂病特異性の検討におかれたのは、以上の経緯によって予見の根拠の伝達可能性を高め、確実性を増すことが「技法」としての分裂病初期診断には不可欠と思われたからである。

(3)　臨床診断とは仮説設定である

ここにおいて「仮説」と呼んでいるのは、精神疾患の多くがいまだその病態生理を知られず、したがってその疾患性は厳密には仮定にしかすぎないということを述べているのではない。そうではなく、一応現在の疾患分類を実体あるものとして認めるとしても、臨床場面において個々の医師が患者にそれらの診断名を与える時、それは常に仮説の設定であり、もしそうであるならば、それとして自覚しておくことが治療上重要であることを述べているのである。

それでは、臨床診断はなにゆえに仮説設定と考えられるのか。それは最近臺が[9]「診断は治療の侍女であって主人ではない」と端的に述べたように、診断は治療方針を立てるためにこそあるものであり、かつ治療というものが常に現在から未来に向かってなされるもの、すなわち前行的 prospective な営みであるからである。治療が前行的なものである以上、その方針を決定するための診断が、その時点その時点において得られているかぎりの情報（情報の多寡にかかわらず）に基づいて、暫定的であれ決められなければならない。このように、診断とは現在におけるもっとも蓋然性の高い判断であるというにすぎず、新たな情報（治療に対する反応も含めて）の入手によっては未来における変更の可能性を残したものであるということ、筆者はこのことをさして診断とは仮説設定であると述べているのである（臨床場面で用いられる「確定診断」や「疑診」という言葉は、たんに仮説の蓋然性の高低を表しているにすぎない）。このことは当然といえば当然のことであるが、ともすると忘れられがちな傾向にあるように見受けられる。

さて、診断とは仮説設定であると述べたが、より適切な治療方針の決定のためには、蓋然性のより高い仮説を設定することが望ましいことは言うまでもないことである。しかし、こと精神科臨床においては、このことが短兵急に求められると、治療的には逆のマイナスの方向に作用することがある。神経症圏の患者に対する、診断の「確定」を求めるあまりの、時宜をわきまえない情報の聴取が治療的に無効なばかりか、治療関係を破壊し、また病状の悪化すらも招きかねないことは、その一つの例であろう。それは、ひとえに精神科臨床というものが治療者と患者との人間関係の下に行われ、また成就されうるという特殊性があることによるものであり、そこでは診断と治療は糾える縄のごとく、その都度の局面を違えながらも限りない連鎖として進めていかなければならないからである。

以上のことは、診断の「確定」といっても、それはたかだか仮説の蓋然性を今少し高めるだけのことであり、その自覚があればこそ、時には診断を追い求めることを抑制することの重要性を述べたものであるが、診断が仮説設定であることを治療者が自覚しておくことの効用が今一つある。それは前項で述べた近未来の状態像の予見にもかかわらず、予想外の事態が生じた際に発揮されるもので、診断が確定された不動のものではなく、あくまでもその時点までの仮説設定であると認識しておくと、新たに生じてきた事態を取り込んで再度の仮説設定を行い、それに応じた治療方針を選び直すことが、言うなればスタンスを変えることが容易に行いうるからである。診断を確定されたものとして硬直化して考えているかぎりは、スタンスの変更は容易ではなく、治療は後手後手へと回りかねなくなる。

(4)　臨床診断は治療の成否によって検証される

この項は前項と対になるものである。すなわち、臨床診断が仮説設定であるならば、その検証は何によって行われるかということを論じたいのである。そして筆者は、治療の成否こそ仮説の検証にあたるものと考えている。

もちろん筆者は、精神疾患の多くが難治であることを承知しているつもりであり、したがってここで述べている「治療の成否」とは、たんに患者の病状が良くなったとか、変わらないとか、逆に悪化したとかを述べているのではない。そうではなく、治療を開始するにあたって予測された治療効果が実際に治療を行った際に見られるか否かを述べているのである。少し例をあげるが、例えばある患者を幻覚や妄想を伴う緊張病性興奮状態であり、分裂病であると診断した場合には、筆者は比較的大量の抗精神病薬の投与によって興奮の鎮静は一週間内外に、また幻覚や妄想の消褪は一〇日前後に始まり、遅くとも一カ月内にほぼ終了すると予測するが、実際の経過がこの予測をはずれないかぎり、診断を再検討することはまずない（もちろん、治療反応以外の新たな情報が得られた場合はこのかぎりではない）。また別の例でいえば、境界例と診断した場合には薬物療法は多分効果がないと予測し、長期間の精神療法的関与を要することを覚悟する。この場合は、前の例と違って薬物療法が有効であれば、逆に境界例との診断を疑うぐらいである。

このように、治療反応が当初の予測に沿って生じているか否かは、たえず治療前の診断へとフィードバックされ、その妥当性の検討に生かされるのであり、またそうしなければならないと考える。このためには、治療者は各々の疾患に対する個々の治療法の効果とその発現過程についての知識を十分に知悉しておかなければならないし、また自身のこれまでの治療経験を十分に整理して記憶にとどめておかなければならない。それがあって初めて、治療の成否が診断の当否を裏打ちすることができるのである。

3　DSM-Ⅲ-Rに見る臨床的視点の欠落──精神分裂病の診断基準をとりあげて

前節で述べた、精神医学における臨床診断についての私見は、ことさらにDSM-Ⅲ-Rを意識したものではない。しかし、それらはそっくりそのままで、DSM-Ⅲ-Rに見られる臨床診断のあり方に対する筆者の批判的立論の根拠となる。前節で述べた臨床診断についての四つの考察が順次、本節で述べるDSM-Ⅲ-Rに対する四つの批判の根拠となっている。

批判を展開するにあたって筆者は、筆者が専門とする精神分裂病についてのＤＳＭ-Ⅲ-Ｒの診断基準（表１）を例にあげて論じたい。

⑴　批判①：ＤＳＭ-Ⅲ-Ｒには状態像診断が欠けている

筆者は表１を何度見ても、Ａに掲げられた活動期に特異的とされる症状項目を覚え込むことができない。その原因は一方で覚えようという気がないせいもあるが、今一つは日常臨床においてなんらかの診断を下す際に、ＤＳＭ-Ⅲ-Ｒのごとく症状と疾患とをいきなり対比・対応させて判断するという習慣が筆者にはないからであろう。筆者が対比・対応させるのは症状と状態像であり、あるいは状態像と疾患であって、症状と疾患の間に状態像を介在させているのである。このことを診断の流れに沿って描けば、ｉ症状↓ⅱ状態像↓ⅲ疾患となる（前節の臨床診断私見において、臨床診断は状態像診断と疾患診断という二段階の過程を踏むと述べたが、ｉ↓ⅱが状態像診断、ⅱ↓ⅲが疾患診断にあたろう）が、ＤＳＭ-Ⅲ-Ｒに欠けているのはｉ↓ⅱ、すなわち状態像診断である。

ＤＳＭ-Ⅲ-Ｒには状態像診断が欠けていると述べたが、これはＤＳＭ-Ⅲ-Ｒ全体への批判としては正しくはない。というのは、器質性精神障害の診断においてはまず器質性精神症候群 organic mental syndromes（せん妄、痴呆、健忘症候群、器質性妄想症候群、器質性幻覚症、器質性気分症候群、器質性不安症候群、器質性人格症候群、中毒、離脱、特定不能の器質性精神症候群の一一種があげられている。ただ、中毒や離脱は症候群とは考えられず、また症候群の診断に「特異的器質性因子」の存在を求め、かつ症候群名に「器質性」を冠す

表１　精神分裂病の診断基準[2)]

A．活動期において特徴的な精神病症状が存在すること：少なくとも１週間，(1)か(2)か(3)が存在（症状がうまく治療されないならば）：

(1)　以下のうち２つ

(a)　妄想

(b)　著明な幻覚（数日間，１日中通してか，または，数週間にわたり週数回あり，各々の幻覚体験はほんの短い時間に限定されない）

(c)　滅裂または著しい連合弛緩

(d)　緊張病性の行動

(e)　平板化した，またはひどく不適切な感情

(2)　奇異な妄想（すなわち，その患者の属する文化圏では全く信じられない現象，例えば，思考伝播，死者に支配される，など）

(3)　声についての著明な幻覚〔(1)(b)で定義された〕で，その内容に気分の抑うつや高揚とはっきりした関係がないもの，または声が患者の行動や思考を逐一説明するもの，または２つ以上の声が互いに会話しているもの

B．病気の経過中，仕事，人間関係，身の回りの始末等の面での機能が病前に獲得していた最高のレベルより著しく低下している（または小児期や青年期の発症の場合，期待される社会的発達レベルにまで達しない）。

C．分裂感情障害と精神病像を伴う気分障害を除外しておくこと，すなわち，大うつ病または躁病症候群が本疾患の活動期に存在していたとしても，その気分症候群のエピソードの持続期間の合計は，本疾患の活動期および残遺期の持続期間の合計に比べて短い。

D．疾患の持続的な徴候が少なくとも６カ月間存在する。この６カ月の期間には，精神分裂病に特徴的な精神病症状（Aの各症状）の存在する活動期（少なくとも１週間，またはうまく治療されればより短い）が含まれなければならないが，以下に定義する前駆期または残遺期は含むことも含まないこともある。

前駆期：疾患の活動期に先行して明らかな機能の低下があるが，気分の障害または精神活性物質常用障害によるものではなく，以下の症状のうち少なくとも２項目を示すもの。

残遺期：疾患の活動期に引き続いて，以下の症状のうち少なくとも２項目が持続しているが，それらが気分の障害または精神活性物質常用障害によらないもの。

前駆あるいは残遺症状

(1)　著しい社会的孤立またはひきこもり

(2)　勤労者，学生，主婦としての役割を果たす機能の著明な障害

(3)　非常に奇妙な行動（例えば，無価値のものを収集する，公衆の前で独り言をいう，食物を隠しだめする）

(4)　身辺の清潔と身だしなみの著明な障害

(5)　鈍麻した，あるいは不適切な感情

(6)　脱線的な，あいまいな，凝りすぎた，あるいは迂遠な会話，または会話の貧困や会話の内容の貧困

(7)　風変わりな観念，または魔術的思考が行動に影響し，文化的基準に合っていないこと。例えば，迷信的であること，千里眼を信じる，テレパシー，〝第六感〟，〝他人が私の感情を感じる〟，支配観念，関係念慮

(8)　異常な知覚体験，例えば反復する錯覚，実際には存在しない力や人物の存在を感じること

(9)　自発性，興味，気力の著しい欠如

例：６カ月間の前駆症状と１週間のAの症状；前駆症状なく６カ月間のAの症状；前駆症状なく６カ月間のAの症状と６カ月間の残遺症状

E．器質性の因子がこの障害を起こし，維持していることが証明できない。

F．もし自閉性障害の既往があれば，精神分裂病の追加診断は，著しい妄想や幻覚が存在する場合のみに与えられる。

▶経過の分類　疾患の経過は第５位数字にコードされる：

１－**亜慢性**　疾患の始まり，すなわち患者が疾患の徴候を多少なりとも持続的に示しはじめた時からの時間（前駆期，活動期，残遺期を含む）が２年未満であるが少なくとも６カ月あるもの。

２－**慢性**　同上，ただし２年以上のもの。

３－**急性増悪を伴う亜慢性**　亜慢性の経過を示す患者で残遺期にあったものに，顕著な精神病症状が再現したもの。

４－**急性増悪を伴う慢性**　慢性の経過を示す患者で残遺期にあったものに，顕著な精神病症状が再現したもの。

５－**寛解期**　これは精神分裂病の既往のある患者が，現在（服薬の有無にかかわらず）疾患の徴候を全く示していない場合〝寛解期〟とコードすべきである。寛解期にある精神分裂病を精神障害なしと鑑別するには，全体的な機能レベル，その障害の最後のエピソードからの長さ，その障害の総持続期間，予防的治療が行われているか否か，などを考慮する必要がある。

０－**特定不能**

るところには状態像診断に徹底しないうらみがある）の診断が求められ、次いでそうした症候群を引き起こす個々の原因が検索されて器質性精神障害 organic mental disorders という疾患診断へと到達するように指示されているからである。ここには筆者の述べた二段階の診断過程が示されている（第一段階は正確には状態像ではなく症候群の診断となっているが、状態像のエッセンスを取り出せば症候群となり、またそれはこうした操作的診断においては不可避なものであろう）が、器質性精神障害においてこれが明示されたのは、多分この領域では Bonhoeffer[3] の外因反応型 exogene Reaktionstypen の提唱に始まる疾患理解があるためと思われ、また器質性精神障害の分類が専門家にもさして異論なく受け入れられ、筆者にも首肯されるのも、日常臨床に沿った、この二段階の診断過程がふまえられているからであろう。

　はたして、器質性精神障害においては明示された状態像（症候群）診断が、なにゆえにいわゆる機能性精神障害の分類においては欠落したのであろうか。二〇世紀初頭における Bonhoeffer の外因反応型、あるいは Hoche[4] の症候群学説など、広く反応型学説と呼ばれるものの提唱は、たんに外因性精神疾患の理解に貢献しただけでなく、一般に精神疾患というものは一定の状態像ないし症候群というパターンをなして出現するものであり、かつ各々のパターンはいずれか一種類の疾患に固有のものではなく、複数の疾患において現れるものであるという事実を、したがって診断に際してはまず状態像もしくは症候群の診断が優先されるべきであるという考えを精神科臨床に及ぼしたものと筆者は考えているが、ＤＳＭ-III-Ｒ作成者にはこの点が看過されているとしか思えない（ＤＳＭ-III-Ｒ作成の精神は新クレペリン主義といわれるが、疾患単位学説に対する Hoche の激しい攻撃を受けて、Kraepelin, E.[5] が後年あくまでも疾患単位学説によりながらも反応型学説を事実上認めざるをえなくなって書いた「精神病の現象形態」という論文が忘れられているとしか思えない）。

精神分裂病の診断において状態像診断が欠落しているという筆者の批判に対して、一部に異論があるかもしれない。というのは、病型（亜型）分類はほぼ一義的に「横断面的臨床像」（状態像）によっているからである。しかし、臨床診断の流れからは病型分類は疾患診断がなされた後に行われるものであって、そこでいかに状態像が考慮されるとしても、疾患診断に先立って行われるべきものとしての状態像診断はやはり欠落しているとしか言わざるをえないのである。

(2)　批判②：DSM-Ⅲ-Rは初期診断を放棄している

DSM-Ⅲ-Rの精神分裂病の診断基準では、活動期に先行する前駆期の症状を九項目にわたって掲げながらも、なお分裂病の診断のためには診断基準のAで規定される活動期の存在が必須とされている。この点においてDSM-Ⅲ-Rは分裂病の初期診断を放棄したと言わざるをえないが、筆者は解説欄に書かれた「この疾患で、完全に病前の機能に復帰することは少ない。完全な寛解は確かに起こるが、その頻度は今日の論争の的になっている。最も一般的な経過は、おそらく急性再燃と、エピソードとエピソードの間に残遺的障害を伴うものである。はじめ数年間、エピソードの間欠期にみられる残遺的障害のひどくなることが多い」（傍点筆者）を読むに及んで、DSM-Ⅲ-Rはたんに初期診断にとどまらず、治療をも放棄したと言われても仕方がないのではないかと思われた。活動期（急性再燃、エピソード）をへることによって残遺的障害が生じることを認め、なおかつ活動期に先行する前駆期の症状をとらえていながら、なにゆえにDSM-Ⅲ-Rは前駆期で分裂病との診断を与えないのか、そして分裂病としての治療を始めないのか？　筆者の推測するところ、これは一方で前駆期症状の疾患妥当性validityは低いと判断し、他方で活動期症状で診断することによって評価者間信頼性

表2　分裂病型人格障害の診断基準[2)]

A．全般的に，人間関係における欠陥，および観念，外見，行動における奇妙さのパターンで，成人期早期に始まり，種々の状況で明らかになる，以下のうち，少なくとも5項目によって示される：
(1)　関係念慮（関係妄想は含まない）
(2)　人間関係での過剰な不安，例えば，慣れない人がいるような社会的状況では極度に落ち着きがない
(3)　奇異な信念，または魔術的思考が行動に影響しており，それは文化的規範に合わない，例えば，迷信的であること，千里眼，テレパシー，または〝第六感〃〝他人が私の感情を感じることができる〃を確信すること（小児および青年では奇異な空想または思い込み）
(4)　ふつうでない知覚体験，例えば錯覚，実際には存在しないはずの力や人物の存在を感じること（例えば，〝死んだ母が自分と一緒に部屋にいるかのように感じた〃）
(5)　奇妙で風変わりな行動や外見，例えば，だらしのなさ，異常にわざとらしい動作，独り言
(6)　親兄弟以外には親しい友人や信頼できる人がいない（または1人だけ）
(7)　風変わりな会話（連合弛緩や滅裂なしに），例えば，会話内容が乏しい，脱線しやすい，あいまい，不適切なほど抽象的
(8)　不適切で狭い感情，例えば，馬鹿げた，よそよそしく，ほほえんだり，うなづいたり，などの表情や身振りを返すことがめったにない
(9)　疑い深さ，または妄想観念
B．精神分裂病や全般的発達障害の経過中にのみ起こるものではない。

reliabilityを上げようとしている結果であろうが、これでは〝診断はついたが患者は死んだ〃になりかねないものと思われる。前駆期との判定は九項目のうちの「少なくとも二項目を示すもの」とされているが、個々の前駆期症状の疾患妥当性が低いならば、必要項目数を増やしてもなお前駆期での分裂病診断を行うように努めるべきである。それが臨床的視点というものであろう。

　前駆期症状のみでは分裂病との確定を行わないというDSM-III-Rの考え方は、次項で述べる「疑診」の排除と相俟って一層の治療的弊害をもたらすことになる。というのは、分裂病の前駆期症状九項目と分裂病型人格障害の診断基準（表2）Aの九項目とは、若干の表現の違いがあるとはいえ、六項目において重なっているからである。そのため分裂病の前駆期が分裂病型人格障害と診断されることがありうることになる。両者の概念には大きな隔たりがあり、その概念に沿うかぎりは当然それらの治療方法も異なると考えられるのに、はたして、こういうことが許されるであろうか。すなわち、前者は既に疾患過程が始まっており、いつ何時活動期が訪れるともかぎらないと理解する（DSM-III-Rの「前駆期」は発病に前駆するの意ではなく、活動期に前駆するの意であることに注意）のに対し、後者は人格障害の概念からいって発病はしておら

ず、その障害は不変・固定的と理解するものであるからである。もちろん、経験のある精神科医ならばDSM-Ⅲ-Rに沿う形で分裂病型人格障害と診断したとしても、なお分裂病の初期である可能性を考慮して治療を行うであろうが、少なくとも概念上は疾患過程は起こっていないということになっているのである。

なお、ついでに述べておくならば、筆者が近年提唱している「初期分裂病」とはDSM-Ⅲ-Rの前駆期のさらに前、すなわち前駆期症状として記載されたような外見上の変化が生じるその前の時期を取り扱っているのであり、その立場からするとDSM-Ⅲ-Rの分裂病診断は〝あまりにも遅すぎる診断〟であり、筆者が前節で述べた近未来の来るべき状態の予防という治療的側面には全く寄与しえないものと思われる。

(3) 批判③：DSM-Ⅲ-Rには「疑診」がない

この批判には疑義を呈される方も多いかと推測する。というのは、DSM-Ⅲ-Rには暫定診断が許されているからである。確かに、マニュアルの第二章〔本書の使用法〕には暫定診断の項目があり、そこには次のように書かれている。「例によっては、確定診断を下すのに十分な情報が得られないことがある。臨床家は診断名の後に〝(暫定)〟と書くことによって、診断の不確実性が相当にあることを示してもよい——例えば、分裂病様障害(暫定、器質性妄想性障害を除外すべし)」。

しかし筆者の見るところ、こうした暫定診断と今ここで述べる「疑診」とは異なるものである。というのは、DSM-Ⅲ-Rの暫定診断とは、診断の確定を行う上において必要な情報(先のマニュアルの例では器質性因子の有無)が得られないための、いわば消極的な仮説設定であるが、筆者の述べる「疑診」とは現時点において得られるかぎりの情報が得られた後においても、なお治療上の〝損得〟を勘案して行われる積極的な仮説設定であるからである。例をあげてみよう。もし筆者がＤＳＭ-Ⅲ-Ｒにしたがった場合でも、ある症例の病気の期間が六カ月に満たなくとも診断基準のＡを満たせば(例１)、あるいはまた別の症例が診断基準のＡを有していなくても前駆期症状が六カ月以上持続しているのであるならば(例２)、筆者はそれらの症例をＤＳＭ-Ⅲ-Ｒのごとく「分裂病様障害」(例１)や「分裂病型人格障害」(例２)ではなく、診断(仮説設定)の当否についての蓋然度をどの程度に見積もるかの判断をしつつ、なお「精神分裂病の疑い」と診断したくなる。以上のことは、診断とは結局のところ、もっとも有益な治療を行うための仮説設定であり、そのためには診断基準を完全には満たさなくとも、ある程度の要件を満たす症例に対しては「○○の疑診」とすることの方が、より軽症と考えられる疾患の「確定診断」を行う(例えば、「精神分裂病の疑い」とせずに、「分裂病様障害」とか「分裂病型人格障害」とする)よりも治療上のマイナスが少ない(たとえその「疑診」が後々誤りであることがわかったとしても)と考える、臨床医のいわば習癖によるものであろう。ＤＳＭ-Ⅲ-Ｒにしたがうかぎりはこうした「疑診」が排除され、より無難な診断が与えられることになるが、筆者にはそうした無難さは時として治療的マイナスを与えるものではないかと思う。

筆者は前節の(3)で「臨床診断とは仮説設定」であり、それは「現在におけるもっとも蓋然性の高い判断」であるというにすぎず、「未来における変更の可能性を残したもの」と述べた。このことには暫定診断を認めているＤＳＭ-Ⅲ-Ｒ作成者も同意を与えてくれるかもしれない。そして、「我々だって、例えば『分裂病様障害(暫定的)』と診断していてもその例に器質性因子が見いだされれば『器質性妄想障害』と診断変更しますし、病状が六カ月を過ぎてもなお持続するようであれば『精神分裂病』と診断変更しますよ」と言われてしまいそうである。しかし、筆者が「臨床診断とは仮説設定である」という表現で意味したものは、こうした、いわば〝事

表3　分裂病様障害の診断基準[2)]

A．精神分裂病の診断基準AおよびCをみたす。
B．疾患のエピソード（前駆期，活動期および残遺期を含む）の持続は6カ月未満（回復を待たずに診断しなければならない場合，〝暫定的〟としておくべきである）。
C．短期反応精神病の診断基準に合致せず，また器質性の因子がこの障害を起こし，維持していることが証明できない。
▶**特定せよ：予後のよい臨床像をもたないものまたは，予後のよい臨床像をもつもの，**すなわち，以下のうち少なくとも2項目：
(1)　日常の行動や機能に最初の徴候が認められてから4週間以内に，優勢な精神病症状が出現
(2)　精神病エピソードの極期に，錯乱，見当識障害，または困惑
(3)　病前の社会的，職業的機能が良好
(4)　鈍麻した，または平板な感情の欠如

後的〟な診断変更の可能性の有無だけではなく、いわば〝事前的〟な診断当否の蓋然性の自覚と、その自覚を有すればこそ許される、より積極的な仮説設定、すなわち「疑診」の有用性をも含んだものであったのである。

(4)　批判④：DSM-Ⅲ-Rでは治療の成否が診断を左右する

前節の(4)において、筆者は「臨床診断は治療の成否によって検証される」と述べたが、これを本項のタイトル「(DSM-Ⅲ-Rでは)治療の成否が診断を左右する」との比較のために言い換えるならば、「治療の成否が診断の当否を検証する」ということになろうか。ともに主語は「治療の成否」であるが、述語である「診断を左右する」と「診断の当否を検証する」の間には大なる違いがあると言わざるをえない。前者、すなわちDSM-Ⅲ-Rが治療の成否によって診断の〝A or B〟を問うのに対して、後者、すなわち筆者は治療の成否によって、あらかじめ仮説設定されていた診断Aの〝A or not A〟を問うものであるからである。言い換えるならば、前者が遡行的な分別作業であるのに対し、後者は前行的な検証作業である。

さて、いわゆる分裂病圏の疾患において、この批判が向けられるのは精神分裂病と分裂病様障害の鑑別点である。分裂病様障害の診断基準（表3）によれば、いわゆる陽性症状は精神分裂病の基準Aと同じであるとされており、した

がってそれらの間の鑑別はⅰ社会的機能の低下の有無、ⅱ疾患の持続期間（六カ月未満か、それとも以上か）によることになる。発病以来、既に六カ月を経過している場合、この鑑別は難なく行われることになるが、問題なのは疾患経過がいまだ六カ月に満たない場合である。この場合、ⅱの疾患の持続期間では鑑別できず、ⅰの社会的機能の低下の有無で鑑別せざるをえなくなるが、たとえ当該の症例が分裂病であるとしても、発病後間もなくであれば社会的機能の低下も顕著ではなく、そうなると実際上鑑別は全く不可能となり、上記の二つの鑑別点は画餅に終わらざるをえなくなる。

しかし、この点についてはＤＳＭ-Ⅲ-Ｒ作成者もぬかりなく、「回復を待たずに診断しなければならない場合、〝暫定的〟としておくべきである」と述べ、また「臨床像が六カ月以上持続する場合には、診断を精神分裂病に変更すべきである」と推奨して、鑑別不能という隘路を切り抜けようとしている。これは一見、論理にかなった解決であるかのように見えるが、はたしてこうした「解決」は実際の臨床場面において役立つものであろうか。筆者にはこれは机上の空論としか思えない。というのは、精神分裂病の診断基準Ａの症状を示し、初診までの罹病期間が六カ月以内（前駆期も含めて）という症例には、精神保健の知識が普及した今日においては分裂病様障害(わが国の分類では京都学派の述べる非定型精神病、いわゆる Mitsuda's psychosis が相当しようか）にかぎらず、分裂病の多くが含まれるからである。この場合にはいずれの疾患にも「分裂病様障害（暫定的）」という暫定診断名が与えられることになり、実質的な鑑別診断は〝後日の経過を見て〟という形で残されることになる。暫定診断といえば、いかにも仮説設定のごとくに聞こえるが、筆者の縷々述べてきた観点からすると、〝後日の経過を見て〟というＤＳＭ-Ⅲ-Ｒのそれは、仮説設定にあらずして逆に仮説設定の放棄としか思えない。いかに「分裂病様障害（暫定的）」という形ばかりの暫定診断を与えても、それが仮説設定の放棄でしかない以上、そこからいかなる治療方針が決定されえようか！

さて、論述が前項の仮説設定の問題にいささか逆戻りした感があるが、本項の議論に戻ろう。問題となるのは、疾患経過が上述のような六カ月に満たない症例の診断が〝後日の経過〟に任せられる点にある。というのは、〝後日の経過〟は各々の疾患の特性（筆者も分裂病といわゆる非定型精神病の疾患持続期間および予後に差異があることを認めている）による面もあるが、それはまた治療の成否によっても左右されると考えられるからである。このことを考慮すると、治療がうまくいけば本来分裂病であった症例が「分裂病様障害」と診断されることも起こりうるし、反対に治療が下手であれば本来分裂病様障害であったものが「精神分裂病」と診断されることも起こりうることになる。すなわち、この場合は治療の成否が診断を左右することになるのである。くりかえし述べるが、診断は治療のためになされるものであって、治療が診断を決めるのではない。後者の考え方（DSM-III-R）が非臨床的であることはもはや論を待たないであろう。DSM-III-R作成者における臨床的視点の欠落は、分裂病様障害の暫定診断の定義に関して先にも引用した次の一句、「回復を待たずに診断しなければならない場合」に端的に表されているが、筆者の眼からすれば何をか言わんやである。

分裂病様障害の臨床診断は、分裂病のそれとは微妙な差異を示す、その横断的状態像にあくまでも基づくべきであって、その差異はこれまでも十分に指摘されてきたものであり、またDSM-III-R自身も予後良好兆候（表3）として既に掲げているではないかと指摘したい。

4　おわりに

細部に及ぶならば、筆者にはまだまだＤＳＭ-Ⅲ-Ｒを批判したい点が多々ある。しかし、本稿では議論の拡散を避けて、敢えて「ＤＳＭ-Ⅲ-Ｒにおける臨床診断のあり方」に限定して議論を行った。これには、この点がもっとも肝要な批判点であるという判断もあずかっている。

結論を述べるならば、ＤＳＭ-Ⅲ-Ｒの診断とは遡行的、事後的観点からなされる事実認定（静的完了態）であり、それは均質な対象群の選択を目的とする研究用の診断基準にはなりえても、個々の症例の治療方針の決定を目的とする臨床用の診断基準とはなりえない。というのは、縷々述べたように臨床診断とは前行的、事前的観点からなされる仮説設定（動的進行態）であるからである。

なお、本稿ではできるだけ文献の引用を避けるように努めてきた。それは文献の援用によって批判を行うのではなく、筆者自らの臨床医としての経験に徹して批判を行いたかったからであり、またそうした立場からの批判こそ必要とされると考えたからである。また、本稿は直接的にはＤＳＭ-Ⅲ-Ｒの批判を行ったものであるが、ＤＳＭ-Ⅲ-Ｒをはじめとする操作的な診断基準や機械的な診断マニュアルのみが「精神科診断学」としてもてはやされる今日の時代風潮に対して、臨床医の側から一矢を報わんとして書かれたことを最後に申し添えて筆をおく。

文献

（1）American Psychiatric Association: Diagnostic and Statistical Manual of Mental Disorders. third ed., APA, Washington, D.C., 1980.

（2）American Psychiatric Association: Diagnostic and Statistical Manual of Mental Disorders. third ed. − revised, APA, Washington, D.C., 1987.（高橋三郎訳：『DSM-Ⅲ-R精神障害の診断・統計マニュアル』、医学書院、一九八八）

（3）Bonhoeffer, K.: Zur Frage der exogenen Psychosen. Zentralbl. f. Nervenheilk. Psychiat.,32; 499-505. 1909.（小俣和一郎訳：外因性精神病の問題について。精神医学、二六：一一二七—一一三一、一九八四）

（4）Hoche, A.: Die Bedeutung der Symptomenkomplexe in der Psychiatrie. Z. Neur.,12; 540, 1912.（下坂幸三訳：精神医学における症状群の意義について。精神医学、一七：七七—八五、一九七五）

（5）Kraepelin, E.: Die Erscheinungsformen des Irreseins. Zschr. f. Neurol. Psychiatr., 62; 1-29, 1920.（臺弘訳：精神病の現象形態。精神医学、一七：五一一—五二八、一九七五）

（6）中安信夫：経験性幻覚症ないし幻覚性記憶想起亢進症の二例。精神経誌、八六：二三—五二、一九八四。（**本書第一七章**）

（7）中安信夫：DSM-Ⅲ（-R）「奇異な妄想 bizarre delusions」についての批判的検討—記述現象学とその妄想概念。精神科治療学、四：六〇七—六一三、一九八九。（**本書第二四章**）

（8）中安信夫：『初期分裂病』。星和書店、一九九〇。

（9）臺弘：三つの治療法（治療覚書その6）。精神科治療学、五：一五七三—一五七七、一九九〇。

（精神科治療学、六：五一一—五二〇、一九九一）

第二六章　精神病理学における「記述」とは何か

1　はじめに

近年、一部で「精神病理学の危機」が叫ばれている。しかし筆者の考えるところ、世に精神病理現象があるかぎり、それを考究する学たる精神病理学そのものの存立基盤が揺らぐはずもなく、もし危機があるとすれば、それは「精神病理学における現代的潮流の危機」であろうと思われる。本稿において筆者は、この危機の内実をさぐり、この危機をいかに乗り越えるかという方策を論じるが、それを通して最後に精神病理学の意義と展望にも触れる予定である。

筆者の見るところ、この危機には二つの層がある。一つはきわめて表層的な危機であり、それはなにも精神病理学に限られたものでもなく、また学問以前の問題であろうかと思われる。ここ数年のわが国の精神病理学会の発表を見るだけでも、そうした表層的危機のいくつかを数え上げることはたやすいことであるが、例えば諸外国における精神病理学や哲学の潮流、あるいはわが国の権威の論説をいきなり借りて、自らの臨床例を語るだけの発表のなんと多いことか。そうした発表は、筆者には自らの臨床、自らの研究に対する自信欠如の表明としか思えず、また学問にとって忌み嫌われるべき〝仮説のドグマ化〟にひたすら貢献しているものにすぎないとしか思われない。また「発表者にも十分な理解ができているのか」と疑われるほどの難解な用語の氾濫と、それと相俟った論理の希薄さはどうしたことであろうか。少なくとも精神病理学に帰属意識を有する者の大半にわかる用語と論理を用いずして行われる発表は「自閉」としかいわざるをえず、そうした「精神病理学」がひろく精神医学全体のなかで孤立化の道を辿っていくのも致し方のないところであろう。

しかし、こうしたことがら以上に問題とされるべき、より深層の危機は、精神病理学における方法意識の希薄化と、たぶんそれと表裏の関係にある、もはや混乱とでもいうべき多様な方法の乱立であり、またそうした潮流の中で、精神病理学にかぎらず、あらゆる学問の出発点である「現象そのものを記述する」ということが軽視されてきていることではないだろうか。「現象記載が軽視されている」と述べたからといって、筆者はなにも旧来の記述精神病理学そのものを再興せよなどと述べているのではない。旧来の記述精神病理学の最大公約数は、数々の教科書を通してほぼ一様であり、かつ十年一日のごとく変わることなく記される精神症候学であろうが、筆者の眼にもそれらはJaspers, K.、あるいはSchneider, K.、Gruhle, H. W. の遺物としか見えないものである。しかし、それは記述精神病理学そのものの限界を示しているのであろうか。この問いに対して筆者は、「否[8]、それらはJaspers、はたまたSchneider、Gruhle の限界である」と答えたいと思う。

Jaspersの精神病理学が記述現象学的方法と了解概念を二大支柱とするものであり、以後の精神病理学がこの記述現象学的方法によってその概念が明細化された諸種の精神現象の「了解不能性」を乗り越えるべく発展させられたことは周知のことであろう。それらは哲学を、あるいは人間学を導入したものであり、いうならば記述現象学の「外から」の乗り越えであり、その目指すところを端的に述べるならば「了解不能性」を「了解可能性」のもとに置こうとするものであったが、はたして「内から」は、すなわち記述現象学そのものの批判的発展としては乗り越えは不可能であったのであろうか。先に、旧来の記述精神病理学の限界はその学問自体の限界ではなく、Jaspers、あるいはSchneider、Gruhleの限界であると述べたが、筆者がそうした批判的言辞によって意図したものは、Jaspersの記述現象学には方法論的に重大な誤りがあり、そしてSchneider、Gruhleもその誤りに無自覚なままにそれを固定化したと考えるからである。筆者はこの一〇年、記述現象学の方法論的再検討を通して分裂病症候学に挑戦してきたが、その目指すところは「了解不能性」を「説明可能性」へともたらすことであった。もちろん、これは既にJaspersによって指摘された方向性であるが、Jaspersの指摘が彼の言う明証性による「了解」の及ばない領域を未知の因果関連すなわち未知の「説明」にと、そしてまたそれを後世へと託さざるをえなかったという、いわば消極的な「説明」概念の提出であったのとは違って、筆者が目指してきたものはJaspersの提示した記述現象学の方法を徹底することによって「説明可能性」に近づこうとする、いわば積極的な「説明」概念の提出である。

筆者はこれまでの自らの仕事をふまえ、以下に「精神病理学における『記述』とは何か」を論じるつもりである。分裂病症候学にアプローチする筆者の方法は、自らの論文集[19]の副題ともした「記述現象学的記載から神経心理学的理解へ」というものであり、それは一貫して客観的説明文脈に貫かれたものであるが、本稿においては神経心理学的説明にまでは立ち入らず、記述現象学の枠内にとどまって、その対象と方法を再検討することを通して、その「記述」の意味するところを明らかにしたいと考えている。

2　Jaspers, K. の記述現象学に対する批判

それでは本論に入るが、筆者はこれをまずはJaspersの記述現象学に対する批判から始めたいと思う。Jaspersはかの有名な『精神病理学総論』[8]の〔第一章：現象学〕の項の冒頭に記述現象学の定義を以下のように記している。「現象学の課題は、患者が現実に体験する精神状態をまざまざと我々の心に描き出し、近縁の関係に従って考察し、できるだけ鋭く限定し、区別し、厳格な術語で名をつけることである」。この定義を対象と方法に分けて、それぞれに批判を与えると次のようになろう。

まずはその対象であるが、Jaspersの記すところによれば、それは「患者が現実に体験する精神状態」であり、いいかえれば「患者の心的体験」ということになろうか。筆者はこれに対して三つの批判を与えたいと思う。第一は、記述現象学が対象とするものは決して狭く患者の心的体験に限定されるものではなく、広く他者一般の心的体験に適用されるものである、ということである。この指摘も重要と思われるが、本論に直接関係しないのでその説明はここでは割愛する。批判の第二は、記述現象学の対象は正確には心的体験そのものではなく、心的体験の言語陳述、すなわち体験陳述であるということである。これはまたのちほど触れることにしたい。批判の第三は、これが一番の批判点なのであるが、Jaspersが「体験」ということを明瞭に定義していないことである。『精神病理学総論』を読むと、先の定義にかぎらず、「体験」もしくは「体験された」という用語は繰り返し現れてくるが、その中で唯一「体験」の定義らしきものに触れたものは〔第一部：精神生活の個

々の事実」の序論の中にある「これは比喩的に意識の流れと名づけられ」という記述のみである。しかし、「意識の流れ」という表現はほとんど言い換えに近いものであって定義とはみなしえないものである。筆者のこうした批判に対して、「なるほどJaspersは体験についての定義こそ与えていないが、のちにそれらを対象意識、あるいはまた自我意識などに分けて詳しく論じているではないか」という反批判を持たれる方もいるかもしれない。しかし、のちに述べる筆者の観点からすると、Jaspersがいわば総論にあたる「体験」についての定義を与えないままに、各論である対象意識、自我意識などの議論に入っていったことこそ、彼の方法上の最大の誤りと思われる。このことについても、またのちに再度議論を行いたい。

次はJaspersの取った方法についての批判であるが、彼はこれをまずは「まざまざと我々の心に描き出し」、すなわち共体験し、次いで「近縁の関係に従って考察し、できるだけ鋭く限定し、区別し」、すなわち概念の明細化を行い、さらには「厳格な術語で名をつけることである」、すなわち術語の付与を行うことであるとしている。Jaspersに対する筆者の批判は、これらのうち概念の明細化とそれに応じた術語の付与に関してのものであるが、これらの定義の字面はともかく、彼がこの定義のあとで各論的に論じた部分を読むと、「Jaspersは心的体験の理解において、要素心理学的形式にとらわれるあまり、それらを形式的に相応する心的営為の障害とした」という批判を与えることができるように思われる。この批判をわかりやすく述べると、幻覚という体験をアプリオリに、幻覚と形式的に相応する知覚という営為の障害とする、というようなものであるが、このことが最も先鋭的に現れたのが今なお教科書にも引用される、真正幻覚を知覚の異常とし、偽幻覚を表象の異常とする彼の分類である。表1は真正幻覚と偽幻覚の分類に際してJaspersが依拠した、知覚と表象の記述現象学的差異に関する対比表である（筆者が1と2に関して知覚と表象の間に太線を入れ、3から6にかけては点線を

表1　知覚と表象の記述現象学的差異（Jaspers, K.[8]による）

	知　覚	表　象
1	実体的である（客体性がある）	画像的である（主体性がある）
2	外部の客観的空間に現れる	内部の主観的空間に現れる
3	はっきりした輪郭があり，完全無欠で，細かい所まではっきりしている	輪郭がはっきりせず，完結しておらず，細かい所まではっきりしているのは部分的でしかない
4	感覚要素は感覚的に生き生きしていて，例えば色彩は輝いている	時として少数の要素はこういう知覚の要素に合っているが，多くの要素については合っておらず，何でも皆灰色一色にしか視覚的に表象できない人もある
5	恒常的で変わらずにいつまでも同じものとして固定されやすい	崩れてしまい，しじゅう次から次へと作り出さなければならない
6	意志に左右されず，勝手に生ぜしめたり変えたりはできず，受動的な感じを受ける	意志に左右され，勝手に起こさせたり変えたりでき，能動的な感じで生ぜしめられる

入れたのは、知覚は実体的で外部客観空間に現れ、表象は画像的で内部主観空間に現れるという1と2の特徴は病的現象においても決してまざりあうことはなく、逆に3から6の特徴はまざりあうというJaspersの指摘を表示したいがためである）。Jaspersはこの比較から実体的で外部客観空間に現れる真正幻覚は知覚の異常であり、画像的で内部主観空間に現れる偽幻覚は表象の異常であると、両者を画然として別の障害であると主張したわけである。Jaspersのこの主張が誤りであることは後の多くの研究者が指摘し、また筆者自身[12]も経験性幻覚症の症例の症状分析からかつて指摘したところであるが、この点については日常臨床上も「誰かが頭の中に話しかけてくる」という分裂病患者の典型的な幻声の訴え、それは知覚の特徴とされた実体性をおびてはいるが、表象の特徴とされた内部主観空間に現れるという特性をおびたものであるが、それを聞けば文献を捜す必要もないくらいにその誤りは明らかなものである。ただ、筆者がここで指摘したいことは、Jaspersの示した上記の結論が誤りであるということではなくて、彼が真正幻覚

と偽幻覚という病的体験についての概念の明細化に際して、各々形式的に相応する知覚と表象という心的営為を取り上げて、その類似性に従って真正幻覚を知覚の障害とし、偽幻覚を表象の障害と考えたという、そうした方法において既にJaspersは決定的な誤りを犯していたということである。こうしたことからは、Jaspersには心的体験と心的営為との区別がついていなかった、またそれは先に批判したように彼が心的体験の定義について考察することがなかったことに帰せられるであろう、と筆者には考えられた。

3　記述現象学に関する筆者の見解

次に、以上のようなJaspersに対する批判をふまえて、筆者自身は記述現象学の対象と方法をどのように考えるのか、という議論に入りたいと思う。対象と方法に分けて議論を行う。

(1)　対象

結論から先に述べることになるが、筆者は記述現象学の対象は、図1に示した〈心的営為の成立から体験の陳述へ至るまでの心的プロセス〉と題した筆者自身の考える心的プロセス図に基づいて、「直接的には心的体験の言語陳述、すなわち体験陳述、間接的には心的営為の意識上・自覚的認知である心的体験」と定義しうると考えている。この図1についてはのちにいくつかの要点について詳しい説明を与えるが、ここでも簡単に説明しておきたい。この図1が示すものは、まずは主体S_1と客体Oとが営為Vで関連づけられた総体としての心的

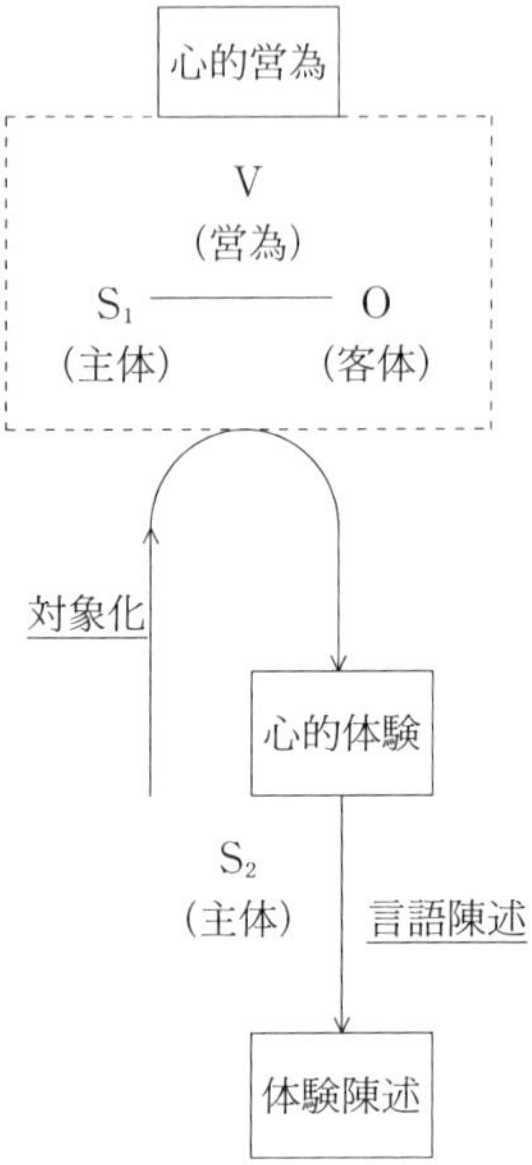

図 1　心的営為の成立から体験の陳述へ至るまでの心的プロセス

営為があり、それが主体S_2によって対象化されて心的体験が形成され、そして最後に同じ主体S_2によって言語陳述されて体験陳述に至るというものである。ここには心的営為の成立、心的体験の形成、体験陳述という表出、の三段階があり、それをつなぐ対象化および言語陳述という二つの機制、メカニズムがあり、さらにS_1とS_2という二つの主体がある。先の定義で述べたように筆者は、記述現象学はこの心的プロセス図の最終的なアウトプットである体験陳述を直接の対象とし、間接的にはそれをさかのぼった心的体験を対象としていると考えているのである。

以上の説明だけではいささか不十分と思われるので、次にこの図1のいくつかの要点について詳しい説明を行って、記述現象学の対象に関する上述の結論を補っておきたい。筆者はそれを①心的体験の静的定義、②心的体

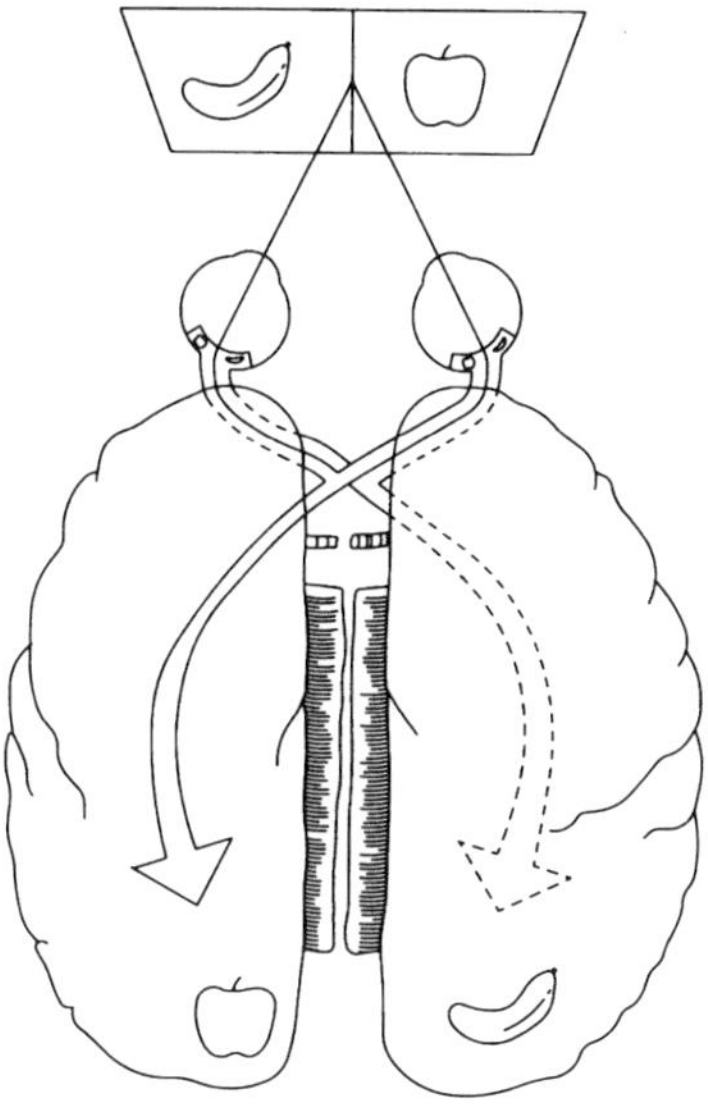

図2　タキストコープを用いた分離脳患者の視覚実験（文献1より転載）

験の発生的定義、③対象化、④主体S_1と主体S_2、⑤言語陳述、の五点について行いたい。

①心的体験の静的定義

まずは心的体験の静的定義であるが、筆者がこの考察の資料としたのは分離脳研究[1,3,21,22]である。分離脳 split brain とは難治性てんかん発作等の治療のために脳梁 corpus callosum が切断されたものであり、そうした患者を対象とし、タキストスコープすなわち瞬間露出装置等を用いると、左右別々の大脳半球の認知機能を調べることが可能になる（図2参照）。患者は眼前のスクリーンの中心点を凝視するように命じられ、スクリーン上には左右別々の映像が、図2では左にバナナが、右にリンゴが眼球運動が起こる潜時より短い〇・一秒以下の時間、瞬間的にリンゴの映像は右半球のみに、また右視野に呈示されたリンゴの映像は左半球のみに入力され、かつ脳梁は切断されているので、それぞれの入力はその半球内だけで処理されることになる。こうしておいて、次に患者には「何が見えたか」という質問が出されることになる。そうすると患者は左半球に呈示された「リンゴ」とのみ答えて、右半球に呈示された「バナナ」とは答えない。これは言語領が左半球のみにあるためで（言語優位側が右半球である人もいるが、ここでは大多数例に基づいて議論する）、質問を理解し、回答を与えることができるのが左半球だけであるからである。このことからは左半球では言語的認知 verbal cognition が成立しているといえるであろう。それでは言語的に質問しても何も答えることのない右半球では、認知は成立していないのであろうか。ここで患者の左手を使っていろいろな物を触らせると、患者はその中からバナナを選び取ることがわかる。そこで改めて、「どうしてバナナを選んだのですか」との質問が出されるわけであるが、患者はただ当惑するばかりで答えを与えることはできない。以上の検査結果は右半球の認知機能およびその表出について次のようなことを教えている。左手の触覚、これは右半球の機能であるが、左手がそれに先行して右半球のみに視覚的に入力されていたバナナを選択したことは、右半球内で視覚—触覚連合が生じたことを示している。が、しかし脳梁が切断されているために、その連合が生じたことは左半球には伝えられず、そのため左手がバナナを選び取ったという行為について言語的に質問されても、これは言語領を有する左半球への問いかけであるが、言語領は何も回答を与えることはできないのである。以上のことからは、右半球では言語的認知は成立していないが、少なくとも視覚—触覚連合、より包括的に述べれば非言語的認知 non-verbal cognition は成立しているといえるであろう。

左右別々の半球の認知機能をそれが言語的か非言語的かという観点から論じてきたが、観点を変えて気付かれているものが何かという観点から先の検査結果を再度議論してみよう。左半球では「何が見えたか」と問われて「リンゴ」と答えるわけであるから、リンゴという認知の客体が気付かれているのは先に述べたとおりであるが、併せて患者は「自分はリンゴを見た」ということをも言えるわけで、主体がリンゴという客体に気付いていることをもまた主体は気付いている、すなわちaware of being aware of objectsという二重の気付きが成立していることになる。これは英語ではconsciousnessあるいはconscious awarenessと表現されるものであって、筆者はこれを日本語で意識上・自覚的認知と呼びたいと思う。この認知の形式を従来の精神病理学の用語を使って述べるならば、対象意識とともに自我意識もが成立していることになるが、対象意識と自我意識とが対をなして認識されるというのは、のちに行う心的体験の発生的定義についての議論とも関係する、きわめて重要な指摘である。次に右半球の認知機能であるが、バナナという客体に関して視覚入力と触覚入力の連合が生じているということからは客体は気付かれていると判断されることになるが、ここには気付いている当のものは右半球とのみ言えるだけであって、先に示した患者の反応からは、その右半球を主体であるとか、またその右半球での気付きを主体が気付いているとは言えない。これは右半球にも意識があるか否かという重要な問題点であるが、左半球と同様の意識があるとは言えないように思われる。以上より、右半球の認知機能は「客体にのみ気付いているaware of objects」と言えるものである。この認知の形式は一見すると従来の精神病理学用語でいう対象意識と思われるかもしれないが、さきほどの具体例を思い出せばわかるように、対象意識とも異なるものである。これは英語で言えばnon-conscious awarenessといわれるものであり、また筆者が日本語で意識下・無自覚的認知と呼んできたものである。ここで客体のみの認知は対象意識ではないということに関連して、重要なことを指摘したいと思う。それは多分に用語の使い方とも関係するが、日本語でいう

表 2　左半球と右半球の認知機能の対比

左半球	右半球
言語的認知 verbal cognition	非言語的認知 non-verbal cognition
客体のみならず，主体が客体に 気づいていることに気づいている aware of being aware of objects （対象意識と自我意識が一対のものとして成立）	客体にのみ気づいている aware of objects （対象意識も未成立）
意識上・自覚的認知 consciousness conscious awareness	意識下・無自覚的認知 non-conscious awareness

「対象」とは文字どおり「対立する象（かたち）」であって、この場合の「対立」とは「主体に対立する」という意味であると思われる。とすれば、対象意識という用語の中には、その中に前提として主体の認知、すなわち自我意識が含意されているわけで、したがって主体の認知のない、客体のみの認知は対象意識とは呼びえないことになるのだと考えられる。ついでに述べると、英語のobjectのobとはtoward、すなわち「〜に向かって」、「〜に対して」の意味であって、ここにも日本語の「対象」と同じ意味が含まれていることになる。寡聞にして知らないが、「対象」という用語は英語のobjectの翻訳語かもしれないが、その場合は正確に翻訳されていることになろう。今一つ、筆者が主体と自我、客体と対象という用語を使い分けているのも今述べた考察を踏まえてのことであるが、残念ながら客体と対象との両方にobjectという用語を与えてしまっているので、若干の混乱を与えかねないと考えている。長々と分離脳における左右個別の大脳半球の認知機能を述べてきた（結論を表2に示す）が、つまるところ結論は、我々が「心的体験」もしくはたんに「体験」と述べているものは〈左半球の認知形式で示される意識上・自覚的認知であり、それは対象意識と自我意識とが一対のものとして認識されるもので、かつ言語機能に支えられたものである〉ということである。

②心的体験の発生的定義

さて、「心的体験」の静的定義は今述べたとおりであるが、いったんその結論を離れて、次にその、いわば発生的定義を述べたいと思う。先にも述べたように(図1)、筆者は対象化されて心的体験となる素材は、主体S_1と客体Oとが営為Vで関連づけられた総体としての心的営為、英語の文型でいうところの第三文型S_1VOであるとしている（もっともこれは心的営為一般をSVOで代表させただけで、Vが自動詞である第一文型SVの場合も、また補語Complement: Cをとる第二文型SVCの場合もあり、これらの場合は客体Oを欠くだけのことである。また第三文型の発展形である第四文型SVOO、ないし第五文型SVOCの場合もあろうが、いずれであっても、それらは以下に述べる議論にとって本質的にはなんら変わりはないものである）。さて、このように対象化されるものが心的営為全体であるというのは、Jaspersとは全く異なる観点であるが、以下にこの違いについて議論したいと思う。

筆者の考察はやはりJaspersから始まることになる。Jaspersは「対象意識」を論じるにあたっての心理学的前置きにおいて、以下のように記している。「最も広義の『対象』なるものは、我々に対立するものの全部、我々が内なる精神の眼か或は外部の感覚器の眼で我々の前に持つもの、捕捉するもの、考えるもの、認知するものの全部、現実であろうとなかろうと、直観的であろうと抽象的であろうと、瞭然としていようといまいと、我々に対立するものとして、我々が内的に向けられていることができるものの全部をいう」。もしこう定義するのであるならば、Jaspersは何故に自我意識をいわゆる対象意識に対立するものとして別扱いしたのであろうか。筆者は上述のJaspersの定義からいって自我意識は対象意識の一つであると判断するが、もし若干の違いがあるとすれば、自我意識といわゆる対象意識との間には対象化という志向的作用が向けられる素材の与えられ方が違うということを指摘したいと思う。〝いわゆる対象意識〟の代表として知覚を例にあげるが、知覚においては対象となるべき素材が当初より与えられていて、「我々に対立している」わけであるが、自我意識においては対象化という志向的作用によって初めて「我々に対立する」素材が現前化してくる、もっともその場合は素材の現前は即、対象の現前となるというものであるが、こうした違いが指摘できるだろうと思われる（素材の与えられ方という、この違いはなにもいわゆる対象意識と自我意識の違いではなくて、通常対象意識とされている表象にもこの二種を区別することができる。表象の異常とされる偽幻覚においては、それは自生的 autochthon に現れるもので、その素材は知覚と同様に当初より与えられていると考えられるが、我々の行う通常の表象は意識的な努力によって得られるもので、自我意識と同様に、素材の現前が即、対象の現前という特性をおびているものである）。このように自我意識もまた対象意識の一つであると判断されるわけであるが、我々がなんらかの営為をなす場合、上述のごとく営為の主体である自我を対象として形成される対象意識、すなわち自我意識と営為の客体である素材を対象として形成される対象意識、すなわちいわゆる対象意識とは、互いに切り離された別々のものとして認識されるのであろうか。筆者はそうではないと考える。例をあげよう。例えば筆者がマイクを使ってしゃべるということを取り上げるが、これが可能なのは筆者の前方すぐのところに絶えずマイクが見え、またマイクをとおした音声が聞こえているからで、言い換えるならば筆者という主体とマイクの形象という客体が視覚的に「見える」という営為によって関連づけられている、また筆者という主体とマイクを通した音声という客体とが聴覚的に「聞こえる」という営為によって関連づけられているからこそ、筆者がマイクを使ってしゃべることが可能なわけであるが、その際筆者はそうした営為を一々意識しては、すなわち対象化してはいない。そして、いったん対象化しようとすると浮かび上がってくるのが、ある場合はマイクの形象だったり、マイクの音声だったり、すなわちマイクに関する対象意識であり、また別の場合はマイクの形象を見ている、あるいはマイクの音声を聞いている、ほかならぬこの自分自身、すなわち自我意識であったりするわけである。以上のことの要点を述べるならば、第一には自我意識も対象意識も、その成立にはそれに先行して心的営為が必要なこと、第二には対象化されるものは心的営為の全体であること、第三には自我意識と対象意識との相違は心的営為の対象化において、主体の側に認識の焦点を合わせる、すなわち焦点化するか、逆に客体の側に焦点化するかの違いであって、実は一対のものであるということである。以上の議論によって与えられた結論、ことに自我意識と対象意識は一対のものとして与えられるという第三の結論は、先に分離脳での知見という、全く別の資料をもとにして行った心的体験の静的定義と一致する見解である。

③対象化

次に対象化というメカニズムについて述べたいと思う。この対象化という用語の使い方は、基本的にはJaspersが対象意識の成立に際して使った、素材に向かう志向的作用にほかならないが、ただこれまでも縷々述べてきたように、その志向的作用が向かう素材はJaspersの論じたような狭い意味の対象意識の素材ではなくて、心的営為全体である。また、心的体験とは意識上・自覚的認知であり、それは言語機能に支えられたものであるという結論からは、心的体験を形成する直接のメカニズムである、この対象化も、言語機能によって支えられているといえるかもしれない。記述現象学としてはこの程度の議論で十分であろうと思われるが、この点については今一歩突っ込んで論じておきたい。

図3は外的知覚あるいは内的表象など広く情報入力の認知機構について、これまで筆者[14]が提唱してきた二段階の認知機構仮説を示している。仮説とは言っているが、この機構の存在はカクテルパーティ効果などの日常

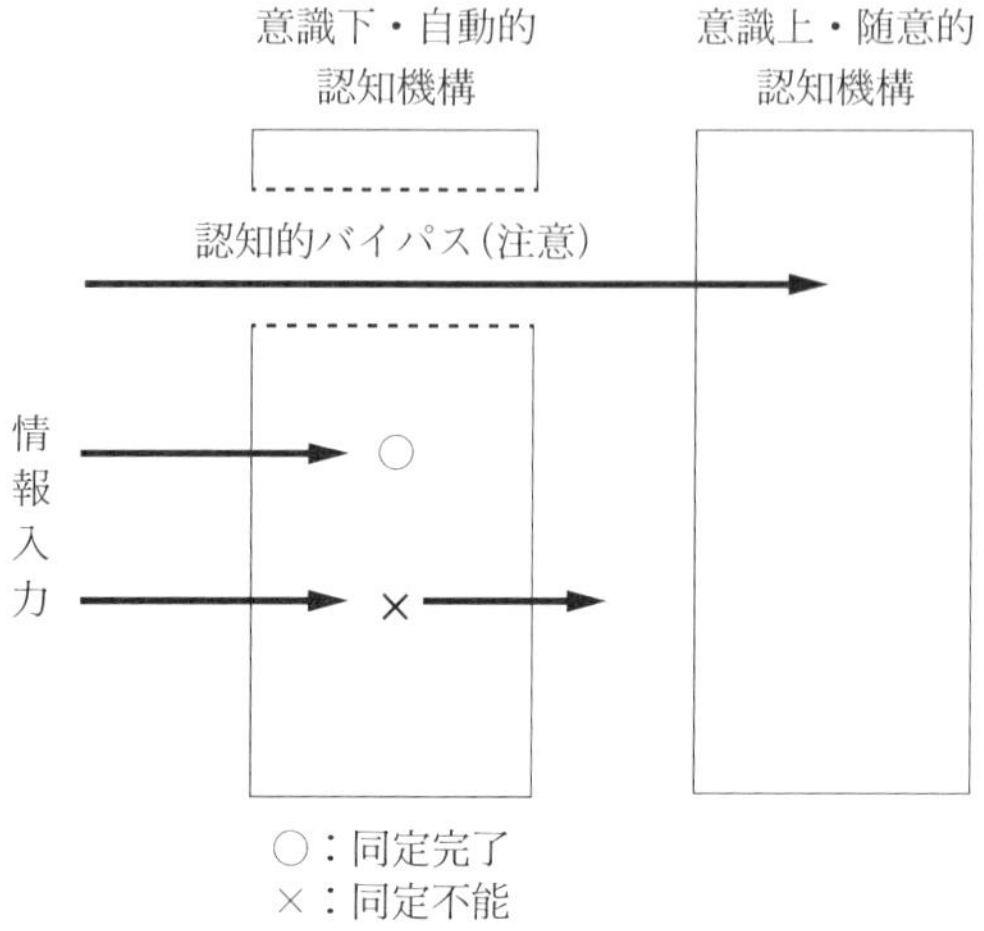

図３　筆者による２段階認知機構の仮説

経験を思い起こせば、すぐにでも考えつかれることである。先の定義によれば、対象化とは素材に向かう志向的作用であり、この定義はほとんど注意という概念と同義となるが、注意を意識下・自動的認知機構のたんなるバイパスと考える、この二段階の認知機構仮説によれば、対象化とは意識下・自動的認知機構での情報処理をへずして、いきなり意識上・随意的認知機構でその処理を行うことを意味する（注意とは情報の迅速処理システムである）。先に「心的体験とは意識上・自覚的認知であり、それは言語機能に支えられたものであるという結論からは、心的体験を形成する直接のメカニズムである、この対象化も、言語機能によって支えられているといえるかもしれない」と述べたが、この認知機構仮説によれば対象化とは意識上・随意的認知機構での情報処理であり、その機構の意識上という性質からは、当然のことながら対象化は言語機能によって支えられたものと結論できると考えられる。ここで重要なことを一点指摘しておきたいと思う。「素材に向かう志向的作用」という対象化の定義では、それはえてして主体の自発的、能動的、随意的作用のように受け取られがちであるが、この認知機構仮説による「意識下・自動的認知機構での情報処理をへずして、いきなり意識上・随意的認知機構でその処理を行うこと」という対象化の定義によれば、それには随意的な場合と不随意的な場合との二つがあるということになる。というのは、意識下・自動的認知機構におけるバイパス設定には主体の随意的な意思による場合と、意識下・自動的認知機構での情報処理における同定不能の結果、不随意的に生じる場合とがあるからである。

④主体S_1と主体S_2

図1においては主体はS_1とS_2の二種があるとされているが、この解説を行っておこう。最初に断るのを忘れていたが、この図はあくまでも心的体験の形成という観点から作成された図であって、従来の言い方によればS_2が主我、S_1が客我ということになろう。この主我—客我という用語に含まれる主体—客体という理解は時間的に同一平面であることを含意しているが、実際にはまず心的営為があり、それが対象化されて心的体験が形成されるという理解からは、このS_1とS_2との間には時間的な落差がある、すなわちS_1が先でS_2が後という構造があることになる。ただこれでもまだ不十分である。この図が心的体験の形成という観点から作成されたものであることを考慮に入れると、心的体験が成立する以前、すなわち我々が心的営為を対象化する以前の時点においては、S_2はS_1の位置にあったと考えられる。このことを考慮すると、S_1とS_2の関係について結論的に言えることは、S_1はS_2の時間的先行体であるだけで、実は同一のものであるということである。

⑤言語陳述

言語陳述については、その機制によって与えられる体験陳述がはたして心的体験を正確に反映したものか否か、これは常に推論の域を出ないのであるが、我々はたえずその点を考慮しなければならない。ヒステリー性格者の体験陳述に関しては、我々は往々それを少し差っ引いて、過小評価して心的体験としているのであるが、そうした、いわば量的考察だけでなく、質的考察も時に必要となる。この点において優れた考察を一点、例としてあげておくが、それは長井[11]が彼女が名付けた「同時的内省」の体験陳述に関してなしたもので、そこでは「たえず自分が自分を見ている」という、言葉の上では一見主体―客体関係が成立しているように見えるものの、これは「同時的内省」という事態の表現において「事後的内省」という操作が加えられたものだからであると長井は考察している。その解釈の当否は別として、この考察は体験陳述と心的体験を分けて考えた、優れた範例と思われる。

(2) 方法

記述現象学の対象について長々とした議論を尽くしてきたが、次にその方法に関して筆者の考えを示したい。先程来の対象についての考察をふまえて、筆者は「心的営為の成立から体験の言語陳述へのプロセスに関して、仮説設定とその臨床的検証を行うことによって、心的体験を説明する」ということを記述現象学の方法であると考える。筆者はこの方法を「仮説―検証的記述」と名付けたいが、「記述」というものを体験をありのままに記載することだと考えている向きには、この「仮説―検証的記述」という用語は奇異に聞こえるかもしれない。というのは、「記述」がありのままの記載を意味するならば、それは「仮説―検証」という用語と矛盾するからである。しかし、我々はJaspersも含めて体験のありのままの記載など、これまでも決して誰も行ってきてはいないのである。例えば「誰かに考えを吹き入れられる」という患者の訴えをそのまま、ありのままに受け取るならば、精神医学は今はやりのただのオカルトに堕してしまうことになろう。それに「考想吹入」という症状名を与え（正確には「考想吹入体験」と呼ぶべきである）、自我意識の異常もしくは自我障害とみなすことによって初めて、精神病理学が、そして精神医学が成立したのである。ここには明らかに我々の判断が入っているのである。しかし、筆者は先ほどの考察において、心的営為と心的体験の間には対象化というメカニズムがあると述べたが、この点を考慮に入れると、対象化の障害の可能性に何らの顧慮を払うことなく、「誰かに考えを吹き入れられる」という心的体験を要素心理学的形式の相応性に基づいて、ただちに自我機能の障害とみなすことは、これはJaspersのとった方法であるが、それは予断にみちたものといわざるをえないのである。予断と述べたが、もうすこし穏やかに表現するならば仮説であって、実はJaspersの記述現象学は仮説に満ちたものなのである。ただ筆者は、自らの方法を「仮説―検証的記述」と述べるぐらいであるから、Jaspersが仮説を持ち込んだとしても、そのことをなんら批判しているわけではない。しかし、仮説は検証を受けてこそ初めて意味をおびるものである。Jaspersの不幸はただの仮説にすぎないものを、それに無自覚なままに事実であるとしたことにある。そしてSchneiderやGruhleはそれを一層固定化したといえるであろう。Jaspersは精神分析に対して「かのごとき了解Als-ob-Verstehen」という批判を与えたが、その用語を借りて批判するならば、Jaspers、それを受け継いだSchneider、Gruhleの記述は筆者の眼から見れば「かのごとき記述Als-ob-Deskribieren」と言えるものである。

実際例に対する、この「仮説―検証的記述」という方法の適用については、次節で詳しく論じることとする。

以上、記述現象学の対象と方法に関して、Jaspersの批判から始まり、筆者の見解を述べきたってきたが、これまでの議論の要点を両者の違いという観点から整理しておきたい。第一に対象についてであるが、Jaspersはこれを自我意識と対象意識、その他に分けて別々に取り扱っている。しかし、筆者は対象化されるものは主体と客体とが営為で関連づけられた総体としての心的営為全体であって、対象化の焦点づけが主体の側に向けられた時に浮かび上がるのが自我意識であり、客体の側に向けられた時に浮かび上がるのが対象意識であって、両者は一対のものであると考えている。第二は方法についてであるが、Jaspers は異常な心的体験をその要素心理学的形式の相応性のみに基づいて、アプリオリに、仮説性の自覚なく、類似した心的営為の障害としているが、筆者は心的営為の成立から体験の言語陳述に至るまでの心的プロセスに関して、仮説設定とその臨床的検証を行うことによって、心的体験を説明することであると考えている。

4　「仮説―検証的記述」による分裂病症候学

本節では「仮説―検証的記述」という方法の実際的適用について述べ、この方法をより具体的に示したいと思う。分裂病症候学に関して筆者が行ってきた仕事は、これまでそれとして明言することはなかったが、まさにこの「仮説―検証的記述」という方法によるものであった。これまでの仕事から三つを選んで抄論するが、それを仮説設定と臨床的検証という形で提示してみたい。先に断っておくが、それらはいずれも対象化というメカニズムと関連するものである。

症状の進展↓	分断的見方			統合的見方
	〔見られる側に焦点化〕	—	〔見る側に焦点化〕	
	漠とした被注察感	—	非実体的意識性	非実体的まなざし意識性
	明瞭な被注察感	—	実体的意識性	実体的まなざし意識性

図 4　漠とした被注察感と実体的意識性との関連性

(1)　漠とした被注察感と実体的意識性との関連性[15]：対象化の焦点づけ

漠とした被注察感とは「どことなく周りから見られている」というものであり、分裂病の初期症状[18]として比較的見られやすいものであるが、この症状は時に実体的意識性へと変化していくことが観察される。この二つの症状を各々、従来のごとく要素心理学的形式で区分するならば（漠とした被注察感は往々注察念慮と誤られやすく、そうなると一層のことであるが）、互いの関連性が見えてこないのであるが、ここに対象化の焦点づけという観点を導入するとその関連性が明々のものとなるのである。筆者は漠とした被注察感を理解するにあたって、次のような仮説を設定した。

仮説：「見られる」と「見る」は相補的対概念である。従って、「見られる」という主体の側の体験である漠とした被注察感には、必ずや表裏の関係をなす、「見る」という客体の側の体験が併存するはずである。

さて、この仮説の検証であるが、次のような臨床的事実が仮説の妥当性を証するものとしてあげられえよう。

検証：①漠とした被注察感を訴えていた患者が、経過の進展につれて実体的意識性を訴え始めることがある。

②実体的意識性として感知される存在は、ただそこに存在しているというのではなく、必ずや主体をまなざすもの、すなわち「見る」ものとして存在する。

以上の仮説設定と臨床的検証から図4のような症状の関連図を描くことができることになる。疾患の進行につれて、患者の自覚的訴えはで囲んだ漠とした被注察感から実体的意識性へと変化し、先にも述べたように要素心理学的には症状間にはつながりがないように見える。が、しかしこれは患者の対象化の焦点が、症状の進展につれて「見られる」という主体の側から「見る」という客体の側に移動したにすぎないものであって、各々の体験の裏には非実体的意識性あるいは明瞭な被注察感という相補的な症状が潜んでおり、実は単一の症状（筆者はそれをまなざし意識性と名付けた）が進展したにすぎないのである。以上の考察は、対象化されるものは心的営為の全体であって、自我意識と対象意識との違いは焦点づけの違いにすぎないという先の考察があって初めて到達され、理解しうるものである。ただ、この場合には主体は他者によって見られるという受動的立場にあるので、主体の側に焦点づけが行われても、自我意識という形では現れてきてはいない。

(2) 離人症の理解、および離人症と二重身、異常体感、実体的意識性との関連性[16]：対象化性質の異常態（脱落態と幻性態）

離人症はDugas,L.[2]の dépersonnalisation（aliénation de personnalité: 人格喪失感）の用語および原義以来、それを自我意識の障害と見る向きがあるが、そうした見方は外界精神離人症（Haug, K.[4]）ないし現実感喪失（Mayer-Gross, W.[10]）という対象意識の障害の理解においてすぐに壁につきあたることになり、したがって自我意識の障害という理解が離人症の全体を説明するものではないことは明らかであろう。また異常体感および実体的意識性は各々、体感、意識性という精神機能を想定しての理解であるが、そうした精神機能の存在自体、きわめて危ういものといわざるをえない。さらに二重身となるとどう理解すればいいのであろうか。ここでは、それに相応する精神機能を想定することすらおぼつかなくなってくる。以上のようにここで取り扱う離人症、二重身、異常体感、実体的意識性という諸症状は、旧来の要素心理学的見方においてはそのいずれもがきわめて曖昧な症候学的位置づけしか与えられてこなかったものである。

これら諸症状およびそれらの関連性に関する筆者の理解は、離人症をその考察の出発点として与えられた。筆者は次のように仮説を設定した。

仮説：①離人症の理解

離人症の典型においては、（i）異常は主体の側（自己精神）のみならず、客体の側（身体精神、外界精神）にも、また時間体験にも、すなわちすべての領域に現れること、また（ii）その異常は対象ごとに種々異なって表現されるが、いずれも何ものかの脱落態として表現しうるものであることからは、離人症で障害されるのは個々の心的営為ではなく、それらを対象化するメカニズムの側にあり、かつそれは正常の対象化が素材に付与する対象化性質が脱落したものである。

②離人症と二重身、異常体感、実体的意識性との関連性

離人症が対象化に伴って素材に付与される対象化性質が脱落し、素材のみがいわば〝むき出し〟で感知されたもの、すなわち対象化性質の脱落態であるとするならば、逆に素材が欠落し、対象化性質のみ

が感知されるもの、すなわち対象化性質の幻性態がありはしないか。そして、脱落態である離人症で失われるものが広い意味での実感であるとするならば、逆に幻性態では実感のみが現れてくる、すなわち旧来の用語でいえば、広い意味での実体的意識性が現れてくるのではないか。

上記の仮説を図示したのが表3および表4である。表3は、正常の対象化では素材に対象化性質が付与されるが、脱落態では素材のみが、幻性態では逆に対象化性質のみが現れることを示している。表4は、幻性態で現れるものが広義の実体的意識性であるとして、それをHaugが離人症で行ったと同じように、Wernicke, C.のいう三領野に分けて推定したものである。詳しい説明はここでは省略するが(原論文[16]を参照のこと)、若干の注釈を加えておく。自己精神の領野で推定された二重心はその言葉どおり「二重の心」であって「二重の身体」、すなわち二重身ではない。また身体精神の領野で推定されたものには二種あり、その一つは外部的形象の実体的意識性であり、それが実体的意識性として感知される自己の身体全部や身体部分、他の一つは内部的形象（内臓）の実体的意識性であり、それが異常体感であると推定された。

さてその検証であるが、以下のような臨床的事実があげられるであろう。

検証：①対象化性質の幻性態としてその実在が推定された諸症状（表4）は、実際に存在することが判明した。②幻性態の諸症状は脱落態である離人症と合併する率が高く、また幻性態の諸症状同士の合併率も高いことが、従来の文献から明らかである。

表 3　〈対象化性質の異常態〉の理論

	正常の対象化	脱落態	幻性態
素　　材	＋	＋	－
対象化性質	＋	－	＋

正常の対象化においては，素材に対象化性質が付与されると考えられる。

表 4　対象化性質の幻性態として，その存在が予測された症状

	予測された症状	
自己精神	二重心	広義の実体的意識性
身体精神	①実体的意識性として感知される自己の身体全部や身体部分 ②体感異常	広義の実体的意識性
外界精神	他者および事物に関する実体的意識性	広義の実体的意識性

これにも若干の説明が必要であろう。①で述べた諸症状の実在に関して注釈を加える必要があるのは、自己精神の領野の二重心と外界精神の領野の事物に関する実体的意識性である。まず二重心についてであるが、これは端的には〃もう一人の自分の心を（何の媒介物もなく）感知する〃という体験であるが、二重身 Doppelgänger に関する石福[5]や高柳[23]の文献を読むと、幻視による二重身（自己像幻視）、実体的意識性による二重身、体感による二重身のほかに（「ほかに」というよりも、「その奥に」、「その原基として」ということの方が妥当である）、いうならば〃一切の身体性を捨象したもう一人の自分〃をありありと感知するという体験があることがわかる。そして、筆者はこの〃一切の身体性を捨象したもう一人の自分〃こそ、推定されていた二重心であろうと考えたのである（付言するならば、筆者は先の論考[16]で、二重身およびその諸形態は「二重心の身体化・外部化・視覚化」と理解されることを論じた）。次に事物に関する実体的意識性という症状の実在であるが、実体的意識性というとこれまでは往々、感知されるものは人間もしくはその類似物（例えば、霊）に限られていた傾向がある。しかし、事物を

表5　〈対象化性質の異常態〉の実際

<table>
<tr><th></th><th>脱落態</th><th colspan="2">幻性態</th></tr>
<tr><td>自己精神</td><td>自己精神離人症</td><td colspan="2">二重身</td></tr>
<tr><td>身体精神</td><td>身体精神離人症</td><td>異常体感</td><td>「二重心」
↓
体感による二重身
↓
実体的意識性による二重身
↓
（自己像幻視）</td></tr>
<tr><td>外界精神</td><td>外界精神離人症
（現実感喪失）</td><td colspan="2">実体的意識性
（実体的意識性による二重身を除く）</td></tr>
</table>

対象とすることも決して稀ではないのである。ただし、それは正しく実体的意識性として理解されてきたのではなく、離人症の部分症状としてとらえられてきたようである。例えば安永[24]は「……私の眼前二、三尺まで、ゼラチンのような透明な物質に包まれている」という訴えをとりあげ、これを「奇妙な実体感覚の出現」と名付けるとともに、それが離人症の中核とはいえないが重要な症状であると指摘している。また外界精神離人症において、外界の疎隔感が一般に「膜を通して見える」などと表現されることがあるが、この場合にも「膜」がたんなる比喩ではなく、その存在が実体的に感じられている場合もあるようである[7]。

次に②で述べた幻性態の諸症状と脱落態である離人症の合併、あるいは幻性態の諸症状同士の合併であるが、前者については二重身と離人症（二重身の側からみると、高柳[23]によれば六例中四例、石福[5]によれば二一例中一八例、逆に離人症の側からみると、井上[6、7]によれば一一例中三例）、異常体感と離人症（異常体感の側からみると、小波蔵[9]によれば五例中四例、逆に離人症の側からみると、井上によれば一一例中八例、清水[20]によれば二〇例中一二例）、後者については二重身と異常体感（二重身の側からみると、高柳によれば六例中三例、石福によれば二一例中一八例）などの高い合併率が従来の文献においても指摘されている。

以上の臨床的検証をへて、上記した諸症状の関連について最終的にまとめられたものが表5である。筆者は最終的にこの表5を見て、それまで喉につかえていたものが腑に落ちた感じがしたが、というのは、先にも述べたようにこれらの症状はいずれもが従来の要素心理学的見方ではその位置づけが困難な症状ばかりであったからである。表5に見るように、これらの諸症状は対象化性質の異常態という概念を導入して、はじめてその症状学的概念が明確となり、またそれらの臨床的合併が説明しうるものであることが判明したのである。

(3)　背景思考の聴覚化[13、17]：対象化の素材

ここでは各種の思考障害や自我障害、考想化声、幻声などが〈背景思考の聴覚化〉という概念によって、一つの連鎖のもとに理解できることを説明するが、これは対象化される素材が何かという問題にかかわるものである。この問題の理解にあたって筆者がその出発点として考察したのは、自験例で観察した「心の中に言葉が浮かんでくる」という症状であった。筆者はこの症状を自生内言と名付けたが、その症候学的位置づけ、およびその発展として、以下のように仮説を設定した。

仮説：①自生内言は背景思考が順次聴覚属性をおびていく、すなわち〈背景思考の聴覚化〉過程の一つの移行形態である。

〔前提となる仮説〕

（ｉ）症状は疾患の進展あるいは退歩につれて、その現象形態を変化させる。

（ⅱ）背景（内的、意識下）思考の存在。

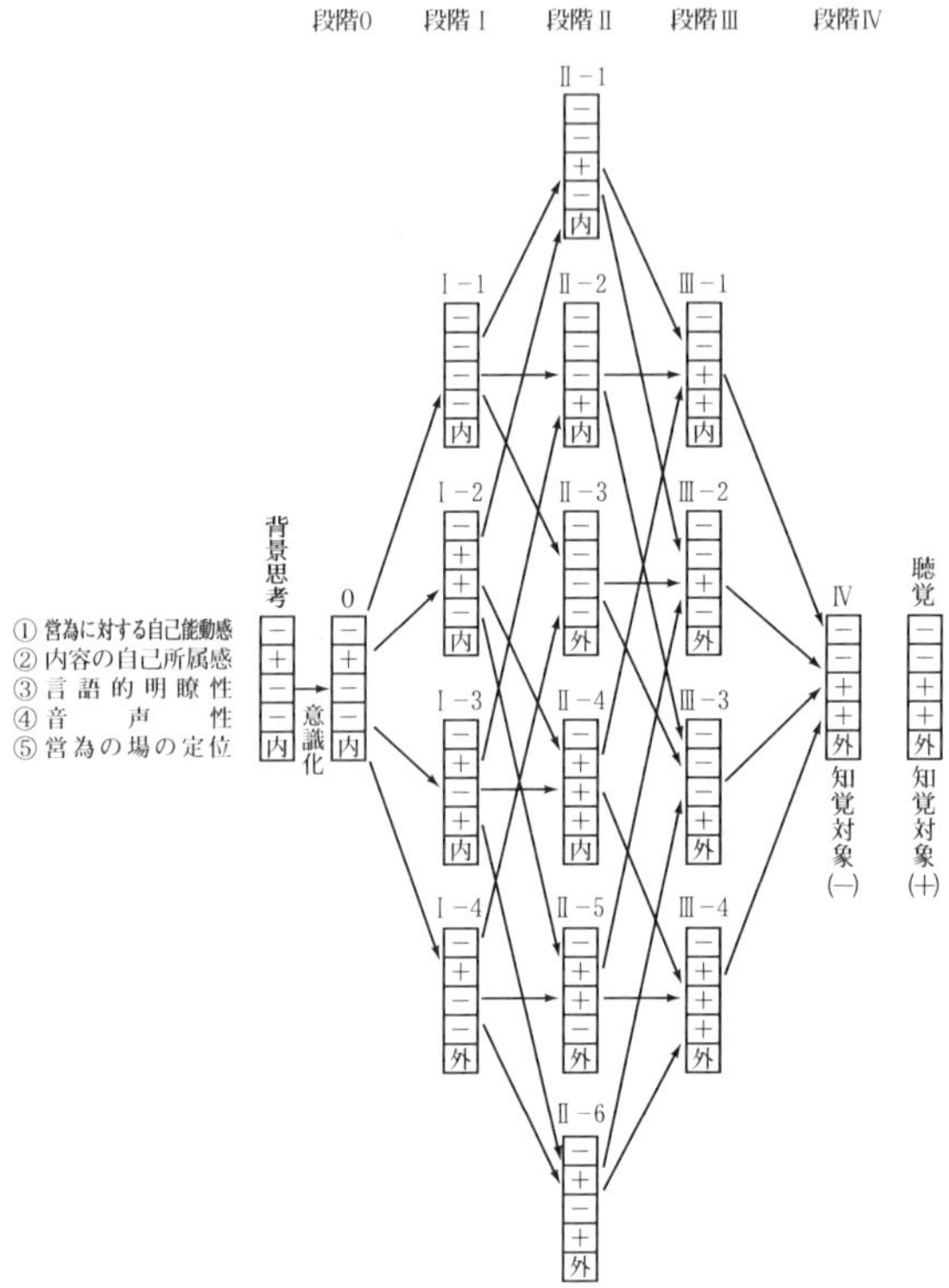

図５　〈背景思考の聴覚化〉の理論的過程

（iii）背景思考が聴覚の属性をおびる。

②背景思考が聴覚属性を順次おびていく過程を推測すると、五段階一六種の現象形態がある（理論的過程図—図５—の作成）。

若干の注釈を付け加えよう。①において筆者は、自生内言は背景思考が順次聴覚属性をおびていく、すなわち〈背景思考の聴覚化〉過程の一つの移行形態であるとの仮説を立てたが、当初筆者は自生内言は思考と聴覚の中間形態であると考えたのである。それは図６に示したように五つの属性、すなわち営為に対する自己能動感、内容

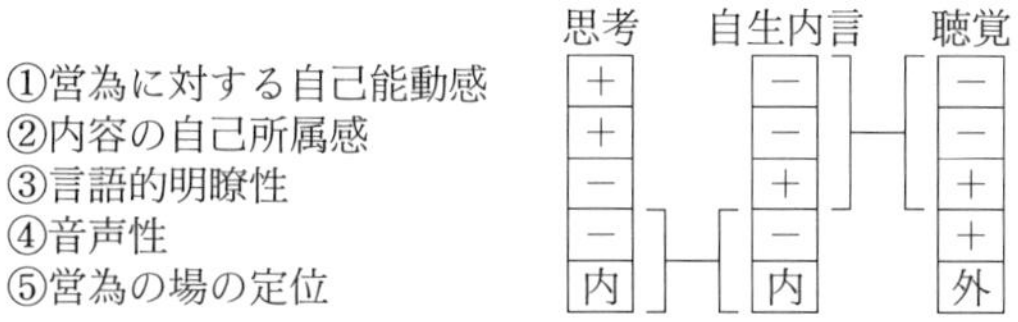

図 6　思考と聴覚との対比で見た自生内言の体験特性

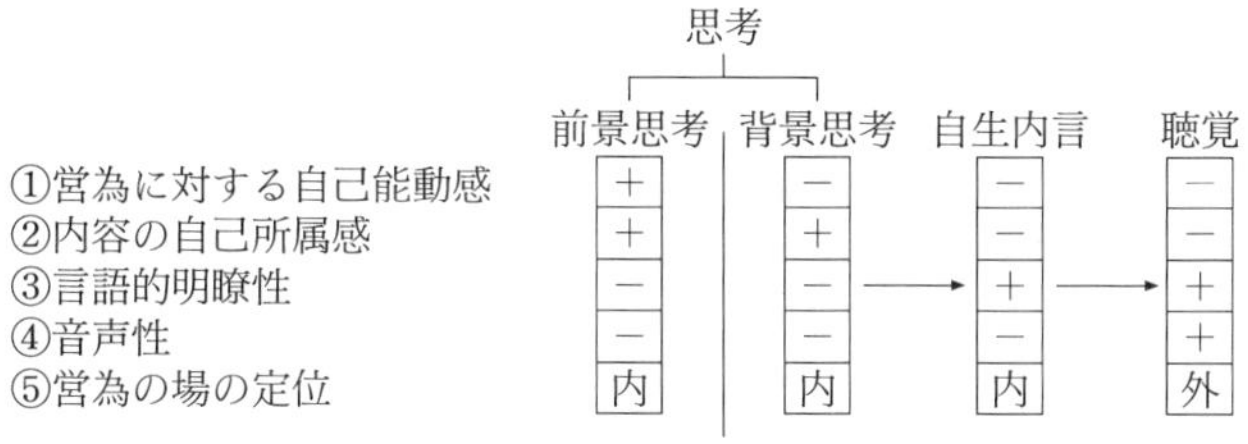

図 7　背景思考の想定，および自生内言が〈背景思考の聴覚化〉の一移行形態との仮説

の自己所属感、言語的明瞭性、音声性、営為の場の定位について、それらを各々二分法で見てみると、思考と聴覚は全く反対の性質を示し、自生内言は前三者の属性において聴覚と同一であり、かつ後二者の属性において思考と同一であったからである。

次に筆者は〈背景思考の聴覚化〉仮説の成立にとって、決定的な二つの着想をえた。その第一は、症状は疾患の進展あるいは退歩につれてその現象形態を変化させるのではないか、そしてその考えを適用すると、自生内言は思考と聴覚のたんなる中間形態ではなく、思考が順次聴覚の属性をおびていく、すなわち聴覚化する過程における一つの移行形態ではないかということであった。第二は、ここで聴覚化を受ける思考は自己能動感のもとに随意的、意図的に営まれる通常の思考（筆者はこれを前景思考と呼んだ）ではなく、フランスでいうところの内的思考 pensé intérieure、すなわち意識下で自己能動感なくうごめいている思考ではないか（筆者はこれを背景思考と呼んだ）というものであった。こうして、自生内言

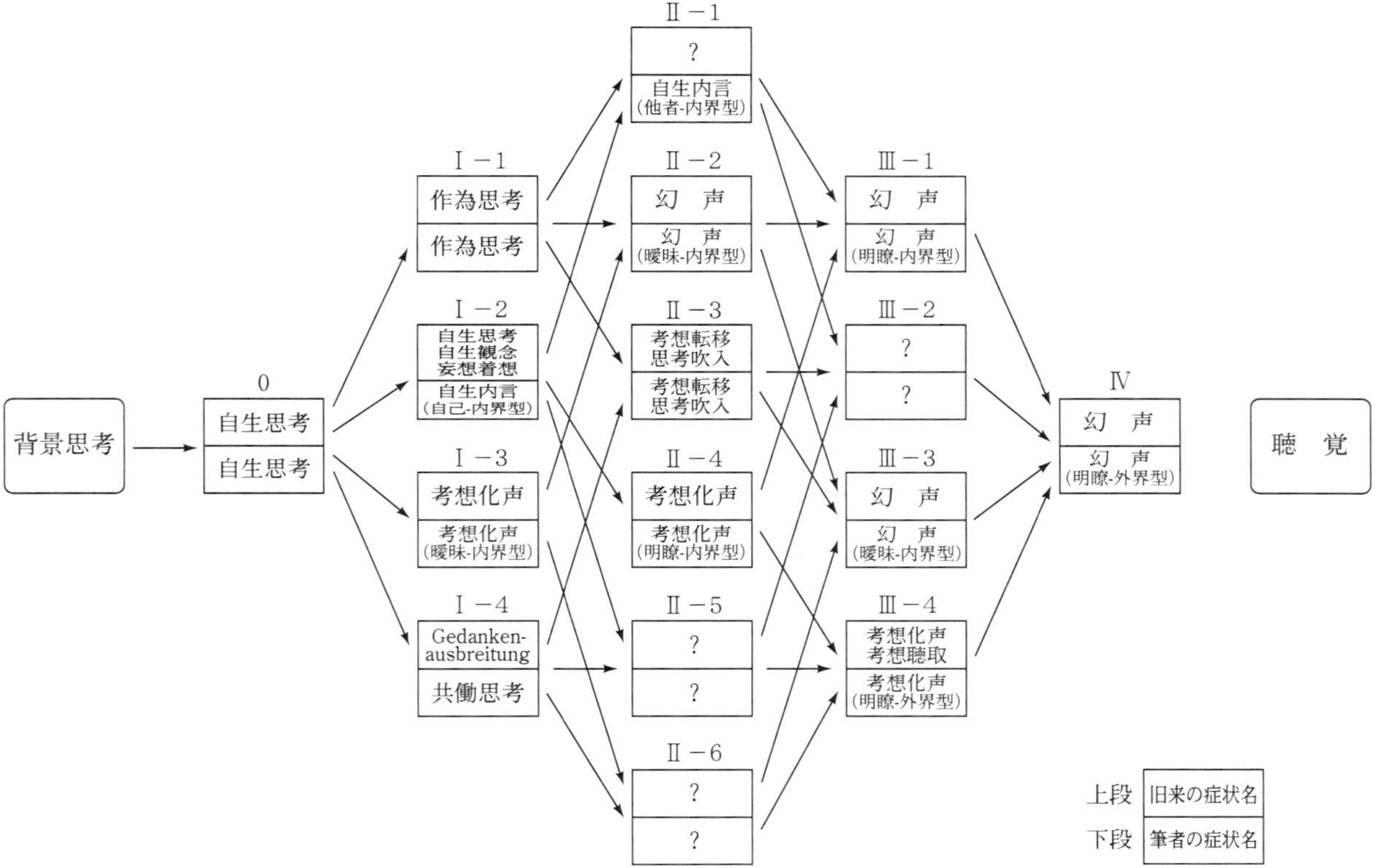

図 8　〈背景思考の聴覚化〉の理論的過程に対応する症状の同定

は〈背景思考の聴覚化〉過程の一つの移行形態であるという仮説（上記①および図7）が立てられたのであるが、この考えを敷衍して、〈背景思考の聴覚化〉の全過程を先に述べた五つの属性の組み合わせ（ただし、聴覚化するものは背景思考であるとの考えに立っているので、〔営為に対する自己能動感〕という属性のみはすべての現象形態で失われている）によって理論的に推定したのが②で示した図5である。こうして〈背景思考の聴覚化〉過程には、五段階、一六種の現象形態が存在することが推定されたのである。

さてその臨床的検証であるが、それは次のようにして行われた。

検証：①演繹的に予測された一六種の現象形態に合致する症状の大半（当初は一三種[13]、のちに一四種とその間の移行形態二種[17]）が分裂病症状として実際に存在する（図8および図9）。

②〈背景思考の聴覚化〉論は「超越的他者の出現」を説明する[17]（図9）。

図8および図9をみればもはや説明の必要もなかろう。仮説設定の項で述べたように、〈背景思考の聴覚化〉論は種々の仮説の積み重ねのもとに形成されたもので、先の理論的想定図（図5）のみでは〃ただのお遊び〃にもなりかねないものであるが、予測された現象形態が分裂病症状として実在することが最終的にわかって、初めて当初の種々の仮説設定の妥当性が確認されたといえるであろう。

以上、検証①で述べたことで臨床的検証としてはもうすでに十分と思われるが、この〈背景思考の聴覚化〉論からは〃余禄〃とでもいうべき新たな発見があった。それは自我障害という名称にかえて、近年分裂病に特徴的なものとして主張されている「超越的他者の出現」をこの〈背景思考の聴覚化〉仮説がうまく説明してく

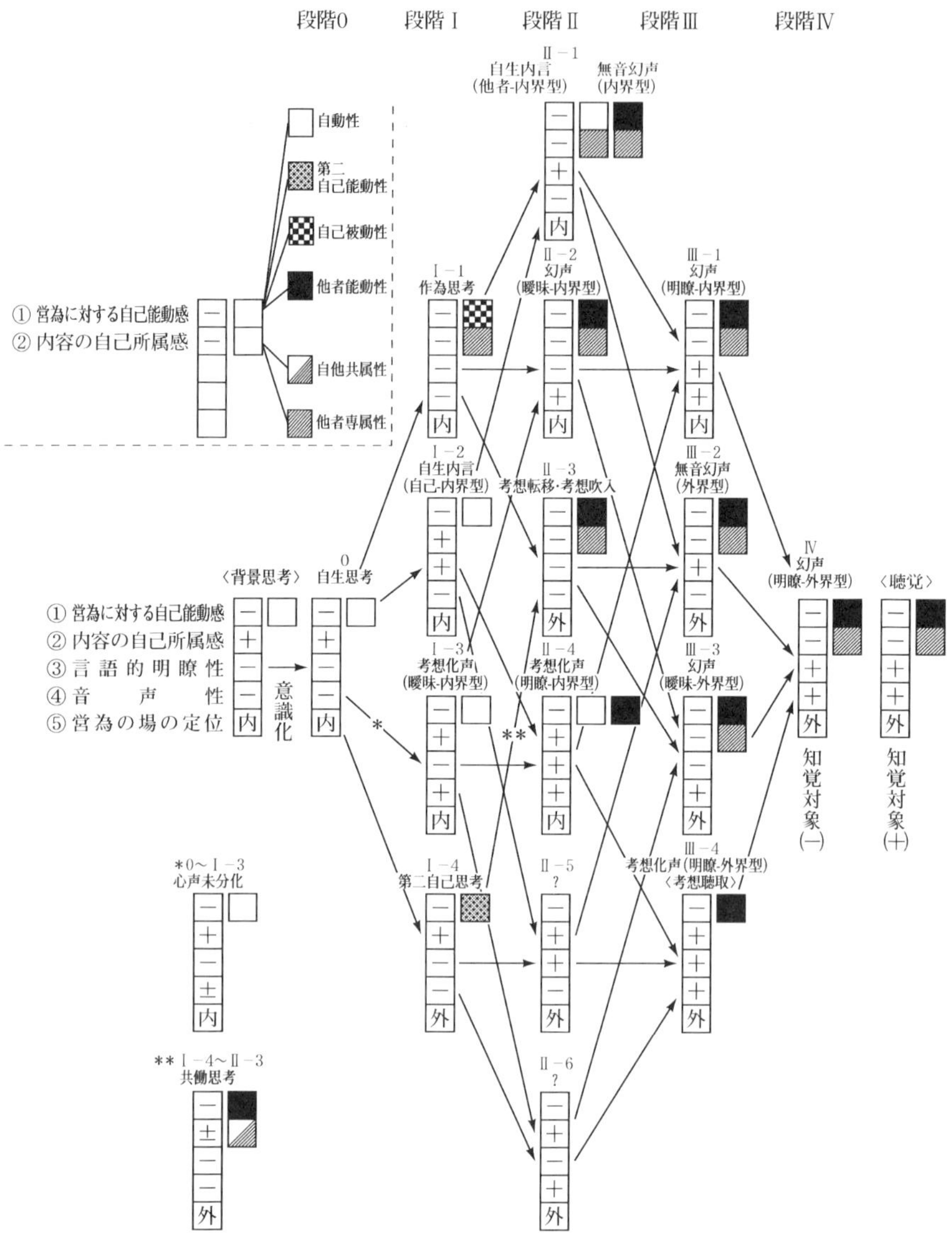

図 9　〈背景思考の聴覚化〉の症状進展図式（改訂版）と
そこにおける「他者」出現の様相

れたことである。[17] つまり図9に示すように〈営為に対する自己能動感〉は一六種の現象形態において等しく失われているとしても、その失われ方の内実を詳しくみてみると、そこでは症状の進展につれて自動性→第二自己能動性→自己被動性→他者能動性という具合に順次「他者」が現れるのであり、また〈内容の自己所属感〉が失われた場合（八種）にも、そこには自他共属性→他者専属性というふうに「他者」が順次現れるという方向性がみてとれたのである。それは〝余禄〟とでもいうべき発見であったが、同時に今一度〈背景思考の聴覚化〉仮説を臨床的に検証するものとなった（検証②）。

以上、種々の思考障害と自我障害、考想化声、幻声など、従来の要素心理学的見方では異なる範疇の障害ととらえられていた諸症状が、〈背景思考の聴覚化〉仮説によって一連の連鎖のもとに統一的に理解されうることを述べたが、これを記述現象学の対象と方法との観点で眺めると、これは対象化の素材、すなわち「何が対象化されるのか」に関する問題と言えるであろう。先に示した「心的営為の成立から体験の陳述へ至るまでの心的プロセス」図（図1）はあくまでも正常状態のものであったが、背景思考はその意識下という特性から言って、そこで述べた心的営為S_1VOではなく、S_1VOの背後に潜んでいて、正常では垣間見えることが殆どないものと考えられる。しかし、以上述べたように、分裂病のような異常状態においては正常では対象化されることのないものまでが不随意的に対象化されるのであると考えられた。

5　おわりに

前節にて「仮説―検証的記述」の実際的適用を縷々述べてきたが、そこで得られた分裂病症候学は従来の要素心理学的な分裂病症候学とは全く異なるものであることがおわかりいただけよう。これらはすべて、第2節、第3節で論じた記述現象学の対象と方法に関する考察があって初めてなしえたものである。筆者の分裂病症候学はこれらの新たな記述現象学的理解をさらに一つの基礎的障害で包括すべく神経心理学的考察へと進んでいるが、本稿では敢えてそれに触れず、記述現象学の枠内にとどまって議論を行った。

最後に、筆者は自らの記述現象学の仕事を通して精神病理学の意義と展望に関して一言発言しておきたい。我々精神科医とは、やむなく精神疾患に倒れた患者の苦悩に共感し、病態を理解し、治療に携わり、またよりよい治療を求めて研究する者であるが、筆者は精神病理学の役割とはひとえに、それらいずれもの対象である異常心的体験を明確化することにあると考えている。その理由は改めて申すまでもないが、対象を知らずして共感も理解も、また治療も研究もありえないからである。対象を知る方法には種々あろうが、記述現象学はその中でもとりわけ基礎をなすものであり、すべての精神病理学が踏まえておかねばならないものであると思われる。従来の記述現象学を否定する筆者の立場からいえば、それはいまだ緒に就いたばかりである。

後記

筆者は本論文を、自ら行ってきた分裂病症候学の〈方法〉を整理するつもりでまとめてみた（ただし、この方法にさらに連なる神経心理学的理解については割愛した）。以前、本誌に掲載した拙著「状況意味失認と内因反応——症候学からみた分裂病の成因と症状形成機序」（臨床精神病理、一一：二〇五—二二九、一九九〇）はその〈内容〉についてのまとめを与えたものであり、両者は対をなす論文である。

文献

（1）Bogen, J. E.: The corpus callosum, the other side of the brain and pharmacologic opportunity. In; (ed.), W. L. Smith. Drug and Cerebral Function, Thomas, Springfield, 1970.

（2）Dugas, L.: Un cas de dépersonnalisation. Rev. Philos. 45; 500, 1898.

（3）Gazzzaniga, M. S. and LeDoux, J. E.: The Integrated Mind. Plenum Press, New York, 1978.（柏原恵竜、大岸通孝、塩見邦雄訳：『二つの脳と一つの心—左右の半球と認知』、ミネルヴァ書房、京都、一九八〇）

（4）Haug, K.: Depersonalisation und verwandte Erscheinungen. In: (verg.), O. Bumke. Handbuch der Geisteskrankheiten. Erg. -Band I, Springer, Berlin, 1939.

（5）石福恒雄：二重身の臨床精神病理学的研究。精神経誌、八一：三三—六一、一九七九。

（6）井上晴雄：離人神経症に関する一考察。精神経誌、五八：六九六—七〇六、一九五六。

（7）井上晴雄：精神分裂病における離人症の現象学的考察。精神経誌、五九：五三一—五四九、一九五七。

（8）Jaspers, K.: Allgemeine Psychopathologie. 5 Aufl. Springer-Verlag, Berlin, 1948.（内村裕之、西丸四方、島崎敏樹、岡田敬蔵訳：『精神病理学総論』、岩波書店、東京、一九五三）。

（9）小波蔵安勝：異常体感を主徴とする青春期分裂性精神病の臨床的研究。精神経誌、八〇：一—二八、一九七八。

（10）Mayer-Gross, W.: On depersonalization. Br. J. Med. Psychol. 15; 103, 1935.

（11）長井真理：内省の構造　病的な「内省過剰」について。村上靖彦編：『分裂病の精神病理12』、一八九—二一一、東京大学出版会、東京、一九八三。

(12) 中安信夫：経験性幻覚症ないし幻覚性記憶想起亢進症の2例。精神経誌、八六：二二三—五二、一九八四。(本書第一七章)
(13) 中安信夫：背景思考の聴覚化—幻声とその周辺症状をめぐって。内沼幸雄編：『分裂病の精神病理14』、一九九—二三五、東京大学出版会、東京、一九八五。(本書第一章)
(14) 中安信夫：背景知覚の偽統合化—妄想知覚の形成をめぐって。高橋俊彦編：『分裂病の精神病理15』、一九七—二三一、東京大学出版会、東京、一九八六。(本書第二章)
(15) 中安信夫：分裂病最初期にみられる「まなざし意識性」について。吉松和哉編：『分裂病の精神病理と治療1』、一—二七、星和書店、東京、一九八八。(本書第五章)
(16) 中安信夫：離人症の症候学的位置づけについての一試論—二重身、異常体感、実体的意識性との関連性。精神科治療学、四：一三九三—一四〇四、一九八九。(本書第一八章)
(17) 中安信夫：内なる「非自我」と外なる「外敵」—分裂病症状に見られる「他者」の起源について。湯浅修一編：『分裂病の精神病理と治療2』、一六一—一八九、星和書店、東京、一九八九。(本書第六章)
(18) 中安信夫：『初期分裂病』。星和書店、東京、一九九〇。
(19) 中安信夫：『分裂病症候学—記述現象学的記載から神経心理学的理解へ』。星和書店、東京、一九九一。
(20) 清水將之：離人症の疾病学的研究。精神経誌、六七：一一二五—一一四一、一九六五。
(21) Springer, S. P. and Deutsch, G.: Left Brain, Right Brain. W. H. Freeman & Company, San Francisco, 1981. (福井圀彦、河内十郎訳：『左の脳と右の脳』、医学書院、東京、一九八五)
(22) 杉下守弘：分離脳研究の現況。脳と神経、三八：三五—四三、一九八六。
(23) 高柳功：二重身について—Capgras 症状群、身体図式、自我障害および離人症についての一、二の検討。精神経誌、七三：四二—五一、一九七一。
(24) 安永浩：離人症。土居健郎、笠原嘉、宮本忠雄、木村敏編：『異常心理学講座（第3次）第4巻　神経症と精神病1』、：二一三—二五二、みすず書房、東京、一九八七。

（臨床精神病理、一四：一五—三一、一九九三）

第二七章　虚飾と徒花
――「精神病理学 vs.生物学的精神医学」に寄せて――

1　はじめに

本特集が[*]編まれたのは、生物学派に精神病理学派との討論を促した臺弘の論文「精神分裂病の生物学的研究と精神病理[13]」を契機とするが、臺はまた『分裂病の精神病理』ワークショップの席上において、それとは逆に精神病理学派に生物学派との討論を促してもいる[11]。自らを〝蝙蝠的な存在〟と称し、たぶんに挑発的な発言を弄される氏の意図が、不幸にも亀裂をますます深めつつある二つの学問的潮流、すなわち精神病理学と生物学的精神医学の統合にあることは、似たような意図をもって生物学派から精神病理学派に転じた筆者には痛いほどによくわかるものである。本特集の編者である笠原嘉は、たんに臺の論文に筆者の名前があったというだけでなく、筆者が「転向派」なればこそ本特集号への寄稿を指名したものと思われる。

＊臨床精神病理、第一四巻第三号（一九九三）、特集「精神病理学 vs.生物学的精神医学」

さて筆者は、その指名をうけて本特集号のテーマの下にいくどとなく執筆を試みてみたが、結局それは断念せざるをえなかった。その理由は、一つには筆者は自身に可能な範囲内において精神病理学と生物学的精神医学の統合を行おうとしているとはいえ、それはきわめて狭い領域内でのことであり、両者の関係を包括的に論じるほどに、各々の領域全体の知識を持ち合わせていないことに気が付いたからである。これは筆者個人の勉強不足という問題でもあろうが、精神医学というものが精神の病理を直接の対象としながらも、間接的には脳の病態生理をも対象とせざるをえないという二面性を有し、それは一研究者の射程を超えているからでもある。二つには、文字どおり versus を論じるにしろ、あるいはそれらの統合を志向するにしろ、そもそも現状の精神病理学や生物学的精神医学が学として成り立っているのかという批判が筆者の心の中にくすぶっているからである。それは今あるを認めて、前向きに両者の関連性を論じることを躊躇させるほどのものであった。

したがって本稿では精神病理学や生物学的精神医学、あるいはそれらを包括する精神医学全体の現状に対する筆者の心のくすぶりを述べることとするが、両者の関連性を考える上でそれがいささかの反省材料ともなればと考えている。もとより知識不足で断念したテーマの周辺であり、印象の羅列に終始し、無知ゆえの暴論ともなりかねないと予測されるが、お許しを願いたい。

2　虚飾と徒花

近年における精神医学の専門分化には著しいものがあり、各種の専門学会が次々と設立され、また各々がそれなりの隆盛を示しているようである。しかし、そこに見られる一見の華やかさとは裏腹に、筆者にはそれが「虚飾」であり、また次々と発表される研究成果も結局のところ「徒花」に終わるのではないかという危惧を抱いている。筆者がそう感じるのは、分化はそれとは逆の統合を併せ持って初めて意義を有すると考えられるのに、現状の精神医学の専門分化はもっぱら分化の方向性のみがあって統合への志向性を欠いているのではないかと感じられるからである。ここでいう統合への志向性とは臨床への回帰ということであるが、その欠如は端的には各々のとっている方法が臨床に照らし合わせて意味あるものか否かの吟味の欠如となって現れているように思える。そうした研究は個別分野では意味あるものとしても、はたしてそれらが臨床精神医学を前進させるのかという観点から考えると、現状ははなはだ危ういものと筆者には感じられる。

以下、本稿の主題に沿って精神病理学と生物学的精神医学を取り上げて、そこに見られる方法論の欠如を語ってみよう。なお、以下に述べる批判は各々の学界の動向の大勢に対するものであって、個々にはこれらの批判が当たらない優れた研究があることも十分に承知してのことである。しかし、大勢は新たに参入する若い人々の眼を欺き、今後の動向を左右しかねないと思うがゆえに、筆者は敢えて大勢を取り上げて批判するのである。

3　精神病理学に対する批判

筆者は昨年の第一五回精神病理学会シンポジウム「精神病理学の意義と展望」において「精神病理学における『記述』とは何か」(7)と題した発表を行った。これは自らの精神病理学の方法を積極的に論じたものであったが、ここではその発表の背後にあった、精神病理学の動向全般に対する筆者の批判を述べることとする。

(1)　疾患性への視点の欠如

精神病理学の方法を考える上において、最近筆者は印象深い発言を三人の方から聞く機会があった。一人目は筆者と同世代の内海健であり、昨年の第一五回精神病理学会のシンポジウムの事前打ち合わせの際に、彼が「自分達が精神病理学に参入した頃には、〝症例を語る〟ことが免罪符のようであった」と述べたことである。この言葉は確か松本雅彦が前身の精神病理・精神療法学会に対する当時の批判を回顧した折に内海が述べた言葉であったように記憶している。二人目は笠原嘉であり、「最近の精神科の臨床学会では一例報告か、さもなければ大数研究であって、神経学の領域でよく行われるような、数例から一〇数例をまとめた研究が少ない」と述べたことである。これは思春期青年期精神医学会の運営委員・編集委員合同委員会の席上、筆者が「精神分析学と精神病理学との対話を促進するためには、なんらかの疾患をテーマとして取り上げるといいと思う」と述べた際に、その援護射撃として彼が述べた言葉であった。三人目は神経内科医の岩田誠が「臨床医学における研究を究室のなかでのきわめて生物学的な研究」と「日常的な診療の場での研究」(フィールドワーク)とに分け、後者の例として症例観察を通じて日本語の読み書きの神経機構を研究してきた自らの長年の研究を語るとともに、最後に控えめに以下のような文章を記したのである。「自分が努力さえすれば、効率よく実験を行い、短期間で必要なデータを得ることができるような研究からは、たくさんの論文が生まれ、たくさんの研究者が育っていく。私はそのことを批判しようとは思わないし、その重要性を充分に認めているつもりである。しかし、そのような研究の多くが、何らかの問題に答えを与えるためのものであるが故に、問題を見いだすような研究が少なくなりつつあることを憂えているのである。私がここで重視したい臨床家のフィールドワークというものは、ほとんどつねに問題を提起するための研究の場である」（傍線筆者）。

さて、筆者にとってなにゆえに内海、笠原、岩田の発言が印象深いものであったのかを以下順次語ることで、精神病理学の現状に対する筆者の批判の一つを述べてみたい。

内海の言葉「〝症例を語る〟ことが免罪符」とはよくぞ言ったもので、それは精神病理「学」が否定された当時の反精神医学的潮流の中では、患者を離れて疾患の病理を追究するのでなく、患者に密着してその〝生きざま〟を叙述することを自ら大事なことと考え、また他からも要求され、逆にそうすることによって自らを許し、また他からの批判も免れえるという認識があったことを端的に物語っている。この傾向は今も残存していると思われるが、その結果もたらされたものはいったい何であったのか。筆者の見るところ、それは精神病理学における症候学の欠如であり、疾患論の欠如である。患者とは「患う者」という言葉どおりに疾患を担った個体であると筆者は考えるが、さすれば患者の病理の探求においては、まずは個々の個体を超えて普遍的に存在する疾患の病理が探求されてしかるべきであろう。これはいわずもがなのことと思われるが、しかし昨今の精神病理学においてはその認識が薄れているように思われてしかたがない。「症候学を当てはめて疾患の診断をするだけでいいのか？」というような発言が時に聞かれ、筆者にはその発言は精神病理学徒の心のやさしさの現れとも感じられるが、「それなくして何の手助けができようぞ！」とも言いたくなる。疾患普遍的な病理を見ない〝やさしい〟治療者は、そこに個体固有の〝生きざま〟を見るしかないが、〝生きざま〟という理解はかえってその個体を貶めることになりはしないか、筆者はその方を心配してしまう。

次に、笠原の言葉に刺激をうけて筆者が考え出した警句は「一例報告と二例報告は本質的に異なる」と「大数研究は問題を提起しない」である。後者は岩田の論と重なるので後にまわし、ここでは上述の議論とも関連する前者を論じることにする。時に一例の症例報告でもって分裂病の本質を、あるいは分裂病の全体でなくてもある亜型の本質を論じている論文に出くわすが、いかにその論述が詳細をきわめていたとしても、筆者の正直な感想は「なんとまあ大それた、おこがましい奴！」というものである。分裂病というものの存在を初めてその論者が報告するものであるならば、あるいは分裂病が極めて珍しい疾患であるならば、一例報告も許されよう。しかし、分裂病は既に世に満ちみちている疾患なのであり、一例でもって本質を論じることなぞ到底できないものであろう（「分裂病」を「亜型」に代えたところで同じである）。筆者はここで「一例報告と二例報告は本質的に異なる」と述べたことについて解説するが、それは要するに二例の間では成立する共通と差異が一例では成立しないということである。例数が増せば増すほど共通部分は減少し、差異部分が増加すると思われるが、より共通部分は疾患普遍的なものであり、より差異部分は個体固有的なものであろう。このことさえわかっているならば、分裂病のような頻度の高い疾患を一例でもって論じるということがいかに愚かしいものであるかが明らかとなろう。そこに生じるのは疾患普遍性と個体固有性の混同である。ただ、筆者の論に対しては「その一例は範例である」という反論が与えられよう。しかし、筆者の見るところ、その「範例性」は多数例の検索ののちに言われることではなくて、ほとんどが論者の直観に基づくもののようである。直観は天才には許されても我々凡人には許されないことである。地道ではあっても、笠原が述べるように丹念に同じような症例を集め、共通と差異を明らかにしていくことこそ、疾患の本質に近づく早道であろうと思われる。

最後の岩田の言葉にはもはや長々とした解説は要しまいが、ただ〝臨床は常に問題を提起するフィールドワークであり、逆に問題を提起しうるのは臨床というフィールドワークのみである〃という論旨に、筆者は自らの「初期分裂病」研究[4]を重ねてひどく感動したことを記しておきたい。二点のみ付け加えるならば、後述する生物学的精神医学に対する批判の一つとして筆者は「臨床なき仮説設定」ということを述べるつもりであるが、その責はひとり生物学的精神医学研究者が負うべきことではなくて、精神病理学の枠内において自足し、生物学的研究に向けて問題（仮説）を提起してこなかった精神病理学徒もその責の一端を負うべきことであろう。また近年一部に計量精神医学としてもてはやされる傾向のある大数研究は、それがあくまでも問題解決のための方法であって、問題を提起するものではないことを強調しておこう。

(2)　際限のない了解

先の第一五回精神病理学会シンポジウムにおいて、鈴木國文は「『欲望』の精神病理学に向けて[8]」という自らの発表の出発点として、Jaspers, K.が了解の根拠を明証性と述べるだけであって、その明証性とはいったい何なのかを示していないと批判している。しかし、これは批判に値することなのか、筆者は鈴木の立論に疑義を抱いている。というのは、筆者の理解するところ、明証性とは〃証することなく〃すなわち a priori ということであって、何かをもって示しうるものではないと思えるからである。逆に言えば、何かをもって示しうるものでないところに了解の概念が成立したと考えられるからである。

さて鈴木の論にかぎらず、了解と説明を区別し、また了解不能は説明に委ねられるべきという Jaspers の所論は、後世の精神病理学者からは乗り越えの対象に、端的に言えば〃目の敵〃にされたといえよう。臺[13]は後世の乗り越えの仕方を三つにまとめているが、その第一は人間学的哲学の影響をうけた本質直観であり、第二は精神分析の影響をうけた象徴解釈であり、第三は了解と説明の区別を超えた立場でなされる機能的見解である（臺は自らを第三の立場に位置付けている）。これらのうち、第一と第二が広くこれまでの精神病理学の立場であり、それらは了解の限界を拡大すべく、すなわち了解不能性を了解可能性へともたらそうとするものであった。現存在分析も、了解人間学も、あるいはまた現象学もしかりである。その流れは筆者の眼からはまさに「了解強迫 Verstehenszwang」とでも呼ぶほどのものであるが、しかしそこで到達されたものははたして了解といえるのであろうか、これが筆者の疑問である。先に筆者は了解の根拠たる明証性とは〃証することなく〃であると述べたが、その観点よりすると哲学を導入し、二重、三重の難解な議論のすえに到達されるものは、もはやその手続きを知るだけでも了解ではないと言っていいのではないかと筆者には考えられる。では、了解ではないとするといったい何なのか。筆者にはそれは論者の意図とは裏腹に、やはりある種の説明であるとしか考えられない。この件に関して余談を付け加えよう。筆者は精神病理学会に初めて参加した時、まずそこで用いられる言葉の難解さ、おどろおどろしさに驚愕し、次いで哲学を、あるいは各国文献を引用しつつ行われる議論が自分にはほとんど判らないことに愕然としたものである。正直いって「俺はなんと駄目なんだ！」と思わざるをえなかったが、しかしその後、そこで行われていることは了解論の名の下に実は説明が行われているのではないかと思い至って、驚愕するものでも愕然とすべきものでもないと考えるに至った。筆者が「判らない」と思ったのは、そこでの議論が了解論の名の下に行われているゆえに、筆者もその議論を了解しようとしたからであった。しかし、もしもそれが説明であるとするならば、話は簡単である。というのは、説明であるとするならば、そこで議論の前提とされている諸種の概念や用語も説明のために作り出されたものであり、それについて筆者が〃判らない〃のではなく〃知らない〃以上、論についていけないのはもっともなことであるからである。またそれは可能な一つの説明ないし仮説であって、そうであるならばそうとして安んじて聞けるからである。筆者はそう考えてひどく安心したが、加えて説明であるとするとそこでの論理展開はやや雑駁ではないか、あるいはそもそも精神病理学の枠内のみで自己完結的に説明できると考えるのはちょっと安易すぎるのではないのかとの疑問も抱くにいたった。

ただ、以上のように述べたからといって筆者は、自分自身に了解できないものは即了解不能として説明に委ねていいと言っているわけではない。というのは、我々治療者は個々に気質も違えば生活経験も違うわけであり、その了解の幅もおのずと限界があると思うからである。精神科医であるかぎり、我々は不断におのれを振り返り、了解の幅を広げるべく努めるべきであろうし、患者と相対して相手を出来うるかぎり了解すべく接することも必要であろう。しかし、一方ではそれに際限を設けることも、そして了解不能なものに対しては潔く説明に委ねる構えも忘れてはならないことであろう。その際限はいずこか、これこそが学問上の議論となるが、筆者の眼には現状の精神病理学はどこまでも了解を追い求めてやまないものとして映っている。「了解強迫」といった所以である。

4　生物学的精神医学に対する批判

ここで取り上げるのは生物学的研究のうち、もっぱら患者を対象としたものに対する批判である。生物学的研究は仮説設定―対象選択―方法規定を三点セットとし、そのうちどれか一つでも不適切なものがあれば、意味ある結論は得られないと考えられるが、近年の生物学的精神医学研究は神経科学の進展をうけて方法規定については きわめて厳密を期すようにはなったものの、逆に仮説設定や対象選択については安易に流れ、筆者の眼からみればはたしてそれが真に精神医学の名に価するかどうか、疑わしいものが多々あるように思われる。敢えて乱暴な意見を吐くが、思うに精神医学における近年の生物学的研究は生物学的精神医学にあらずして精神医学的生物学であるとも思われる。以下、仮説設定と対象選択の二点について批判を行いたい。

(1) 臨床なき仮説設定

まず仮説設定に関してであるが、はたして現状の生物学的研究に精神医学の眼から見て仮説と呼べるほどの仮説があるのであろうか。少なくとも、その仮説が臨床観察に裏打ちされていると呼べるものは少ないように思われる。

例として分裂病の生物学的研究を取り上げるが、筆者がいささかなりとも生物学的研究に従事した当時に華々しくデビューし、現在も命脈を保っているものとして、抗精神病薬の薬理作用や覚醒剤の作用機序から導かれたドーパミン過剰活動仮説 hyperdopaminergic theory がある。殆どの抗精神病薬がドーパミン受容体遮断作用を有しており、かつその力価と臨床用量が相関することからは、抗精神病薬はそのドーパミン受容体遮断作用によって臨床効果を発揮していることは確かと思われるが、しかしだからといってひるがえってそれがドーパミン系の過剰活動が分裂病の一次性病態生理であるという仮説に短絡するものではないことは、少しでも臨床をかじった者ならばすぐにでも気付かれることであろう。なぜならば、その臨床効果の発現には少なくとも一週間から一〇日を要し、ドーパミン過剰活動が直接的に分裂病症状の発現に関与しているのだと考えると、この一週間から一〇日の time lag が説明できないからである。近年のドーパミン仮説の動向を筆者は知らないが、はたしてこの time lag の説明を念頭において仮説が組み立てられているのであろうか。この点について筆者の考えを追記しておくが、筆者はこの time lag を説明するためには、ドーパミン受容体遮断に引き続いて生じる、きわめて緩徐な生化学的過程（それは単一の反応だけでなく、複雑な反応連鎖の可能性もある）の存在を想定せざるをえないと考えるが、そうであるとするとドーパミン系の神経回路は分裂病症状の消失には関与するものであっても、分裂病症状の発現過程すなわち病態生理には関係しない可能性も出てくると考えられる。加えて筆者は、初期分裂病[4]には chlorpromazine や haloperidol などの定型的なドーパミン受容体遮断剤が効果を有さないという事実から、分裂病の病態生理、少なくともその一次性のものにはドーパミン系は関与していないと考えるに至っている。

今一つ取り上げるが、近年生物学的精神医学の領域では認知科学 cognitive science の影響をうけてか、分裂病では認知障害が一次性であるとする〝仮説〟がはやりのようである。筆者[6]もまた分裂病の症候学的研究から「状況意味失認」という、ある種の認知障害仮説を提出しており、生物学的精神医学の動向には関心を払っているが、生物学的研究における認知障害の「認知」とは情報の入力から反応の出力までのすべて、すなわち情報処理プロセスの全般をさすと言われるとなると、「それでは〝認知障害〟といいつつも結局何も言っていないのではないか。はたしてそれは仮説と呼びうるものかどうか」と抗議の一つも言ってみたくなる。また認知障害への着目が実験心理学的、精神生理学的な知見に限定されたものとなると、「分裂病にはこれほどまでに特異的で多彩な症状があるのに、それには触れないで、なにゆえに実験室で測られた断片的事象のみに依拠するのか」と質問を呈したくなる。このことに関連して、かつてある脳外科の教授から「幻覚って患者がそう言っているだけで、本当はないんじゃないですか」と言われた経験が思い起こされるが（それへの憤激が、妄想や真正幻覚は症状ではなく徴候であるという一文[3]を筆者に書かせた）、筆者にはそれと同様の考えが生物学的精神医学研究者にも嗅ぎ取れるような気がしてならない。すなわち「幻覚や妄想は〝主観的体験〟なるがゆえに信頼するにたらず。行動や実験室で測定された知見は〝客観的事象〟なるがゆえに信頼できる」と。いずれにしろ、筆者の眼から眺めれば、上記のごとき認知障害を〝仮説〟とする研究は、仮説の検証にあらずして、仮説を求めるための研究でしかないように思われる。

この項の最後に、本特集の契機となった臺の所論[9、10、12]を取り上げよう。臺はわが国の生物学的研究者の中では異例とも思えるほどに、生物学を狭く固定したものとはとらえず、行動や体験の有り様にも広げて考えられる研究者であり、「分裂病の生物学的理解には、精神病理学的な記述を生物学的用語に翻訳し、さらに実験的な接近を可能にするようなモデルをつくることが必要である」という持論（ことに傍線部—筆者）には筆者もまたもろ手を挙げて賛成したいと思っている（おこがましくも「賛成」などと書いたが、実のところ筆者はこの言葉に鼓舞されて、生物学派から精神病理学派に転じ、記述現象学的記載を神経心理学的理解へ翻訳しようとする分裂病症候学の研究に入ったのである）。しかし、臺が縦断面（経過）の履歴現象とならんで横断面（病像）における分裂病の特徴として主張する機能的切断症候群（解離現象と照合障害）[10]ないし機能的分離[12]は、はたしてそれを仮説として生物学的研究に入っていけるほどに練り上げられたものであろうか。というのは、「機能系の固定と状態転換障害」、わかりやすくは「チャンネル変換の障害」を意味する解離現象が（分裂病性）事態の発現機制を特徴づけているとしても、また端的に「自分の言っていること、していることが相手に通じないことが判らない」と述べられる照合障害が分裂病性の病的体験に通底するものであったとしても、それらの理解は幻覚や妄想、自我障害などの分裂病性体験そのものの成立（わかりやすく言うと「いかにして幻覚（妄想、自我障害）が生じるのか？」）については何も説明していないからである。分裂病症候学についての筆者の研究は、臺においで欠落している、この「いかにして幻覚が生じるのか？」という問いに対する回答を求めてのことであるが、照合障害という用語にひかれて達したものが「状況意味失認」仮説であったし、臺においては同一視されている心理機能の解離と脳機能の解離を分け、心理機能の解離は即脳機能の解離（disconnection）によってもたらされるものではなく、逆に脳機能の過剰連絡（hyperconnection）によってもたらされることを主張したものが、「半球間過剰連絡症候群」仮説であった。[6] 上記の異議に対しては、仮説はその整合性に意義があるのではなく、有用性あるいは検証可能性に意義があるのだと反論されようが、筆者としては「いかにして幻覚が生じるのか？」までをも説明する仮説でないと、生物学的研究にはいまだ入っていけないと感じている。

筆者は自らの分裂病症候学の研究において、今のところ仮説設定とその検証をあくまでも精神病理学あるいは神経心理学の領域にとどまって行おうとしている。それは上記したようにその枠内においてどれほど分裂病性の諸体験の成立を整合的に説明できるかを追究するゆえであるが、筆者がこう考えるのはいかに分裂病が生物学的に規定されていようとも(筆者もそう考えているのであるが)、その認識には種々のレベルがあり、各々の認識レベルごとに固有の説明原理があると考えているからである。臺[13]が分裂病における対人反応の乏しさと注視点研究による「反応性探索スコア」の低さが、あるいはまたアンテ・フェストゥム的存在構造と追跡眼球運動の位相の先走りが対応していると述べるのを聞くにつけ、それは認識レベルを異にする個々の知見の不用意な接合であり、それ以前に各々の認識レベルでの説明原理が求められてしかるべきではないかと異論を吐きたくなる。筆者は個々の生物学的知見でもって精神病理学レベルでの自らの分裂病理解を補強することを禁欲していたが、それは分裂病の病態生理の追究においては〝急がば回れ〟が真実であると考えるからである。

(2) 安易な対象選択

次いで対象選択に関する批判であるが、どうして近年はそれこそ〝猫も杓子も〟と思われるほどにどなたもＤＳＭ-Ⅲ-Ｒ(1)に依拠されるのであろうか。「各々が別々の対象群に基づいて研究するならば、その結果を互いに比較検討して議論することができない。だから統一的な選択基準が必要であり、それは現状ではＤＳＭ-Ⅲ-Ｒしかないから」とか、時には「国際的に（といっても要するに〝英文で発表する〟ということであるが）通用しないから」などとその理由が語られ、それは一見もっともらしく聞こえるが、当該の検証しようとする仮説設定に照らし合わせて、どのような対象を選択するのが適切かがまず問われてしかるべきことであろう。その上で、一つの適切な基準としてＤＳＭ-Ⅲ-Ｒを用いるというのであれば筆者にも理解できるが、現状は「はじめにＤＳＭ-Ⅲ-Ｒありき」という様相を呈しているように思われる。

一つの例を掲げよう。先にも述べたことであるが、筆者は分裂病症候学の研究を通して、分裂病の一次障害は「状況意味失認」であり、種々の症状形成は下位機構に生じたこの状況意味失認に対し正常な上位機構が応答した「内因反応」にすぎないと考えており（状況意味失認―内因反応仮説）、加えてこの内因反応にはより単純な反応段階（初期分裂病）とより複雑な反応段階（極期分裂病）との二段階を区別することができる［二段階発病仮説］と考えているが、この仮説に立つならば、分裂病の一次障害を追究する上では、いまだそれに対する反応の単純な初期分裂病を対象とするのが成算的であろうという結論が導かれることになる。筆者が生物学的研究を行うとすれば、もちろん自らの診断基準にしたがって選択した初期分裂病を対象とすることになるが、ここで統一的基準を優先させてＤＳＭ-Ⅲ-Ｒを用いようとすると、ＤＳＭ-Ⅲ-Ｒには「初期分裂病」という診断カテゴリーがないために、その比較的多くが属する分裂病型人格障害を対象とせざるをえなくなり、そうするとそれは筆者の初期分裂病以外のものも含む不均質群とならざるをえなくなってしまう。しかし、統一的基準の採用によって、そこにいかに他との議論可能性が開けようとも、筆者には不均質群を対象とした、成算性の薄い研究を行うことなぞ到底考えられない。

自説を離れて今少しＤＳＭ-Ⅲ-Ｒを安易に用いる危険性に言及しておこう。それというのも、ＤＳＭ-Ⅲ-Ｒは確かにある水準での均質群の抽出を行ってはいるが、その均質性は別の水準ではきわめて危うい類いのものであるからである。具体例として「精神分裂病」の診断基準を取り上げるが、この基準はその診断名のかぎりでは均質性を保証しているといえようが（筆者にはこの基準が分裂病という実体を正確に写し出しているかどうかには疑義があるが、すでに批判したことでもあり[5]、ここでは触れない）、一歩踏み込んで症状を規定した基準Ａを眺めてみれば、そこには緊張病状態から幻覚妄想状態、いわゆる欠陥状態まで種々の状態像が含まれることになり、状態像としてははなはだ不均質なものである。この点を考慮すると、もし当該の検証すべき仮説が状態像にかかわるものであるならば、この診断基準は到底その使用に耐え得ないものであろう。こんなわかりきったことと思えることにも顧慮が払われていない研究を見ると、筆者は驚きをとおり越して情けなくなってくる。均質群という名の下に不均質な対象を用いていくら研究したとしても、そこで行われる「比較検討」は互いが均質群と思っているだけにはなはだ悪質な混乱を生み出すだけであって、無益以外のなにものでもないであろう。

結局のところ、「安易な対象選択」は先に述べた「臨床なき仮説設定」に基づくものと思われる。

5　おわりに

「虚飾と徒花」とは現状の精神医学に対する筆者の不満を表現したものであるが、そう書いてみて改めて凄いタイトルをつけたものだと我ながら驚いている。また憤激される方も多々おられようと心配にもなる。ただ、そのタイトルの下に本稿で述べたことは筆者の日頃の偽らざる思いであり、機会があれば一度は口に出してもみたかったことである。そして、今こうして口に出してみて、自分自身が精神医学の中で何を目指しているのか、改めてそのオリエンテーションを得た思いがしている。

精神病理学へ与えた筆者の批判は、（1）疾患性への視点の欠如、（2）際限のない了解、であったが、ひるがえってこれらは筆者が疾患の精神病理を客観的説明文脈で語ることを目指していることを示していよう。一方、生物学的精神医学に与えた批判は、（1）臨床なき仮説設定、（2）安易な対象選択、であったが、これらは生物学的研究がしっかりとした臨床的観察の上に立って行われるよう要請したものである。筆者が精神病理学において目指し、また生物学的精神医学に対して要請するものは以上であるが、こうした方法論的自覚は両者の統合へ向けていくばくかの寄与をなしうるものであろう。分裂病症候学に関する筆者の研究は以上のような方法論的自覚のもとに行われているのである。

結論はいささか我田引水に終わり、語るに落ちた感がしないでもないが、精神医学の現状に対する一研究者の一つの異議申し立てと受け取ってもらえれば、幸いである。

文献

(1) American Psychiatric Association : Diagnostic and Statistical Manual of Mental Disorders. third ed. -revised, APA, Washington, D. C., 1987.（高橋三郎訳：DSM-III-R精神障害の診断・統計マニュアル。医学書院、一九八八）。
(2) 岩田誠：臨床医学におけるフィールドワーク。UP、一九九三年六月号（通巻二四八号）、一―九、東京、東京大学出版会。
(3) 中安信夫：記述現象学の方法としての「病識欠如」。精神科治療学、三：三三―四二、一九八八。（本書第二三章）
(4) 中安信夫：『初期分裂病』。星和書店、東京、一九九〇。
(5) 中安信夫：DSM-III-Rに見る臨床的視点の欠落―精神医学における臨床診断のあり方に触れて。精神科治療学、六：五一一―五二〇、一九九一。（本書第二五章）
(6) 中安信夫：『分裂病症候学―記述現象学的記載から神経心理学的理解へ』。星和書店、東京、一九九一。
(7) 中安信夫：精神病理学における「記述」とは何か。臨床精神病理、一四：一五―三一、一九九三。（本書第二六章）
(8) 鈴木國文：「欲望」の精神病理学にむけて―精神病理学固有の困難とLacan理論の可能性。臨床精神病理、一四：七―一四、一九九三。
(9) 臺弘：分裂病症候論の統一的理解をめざして。臨床精神医学、六：一〇六九―一〇七七、一九七七。
(10) 臺弘：履歴現象と機能的切断症候群―精神分裂病の生物学的理解。精神医学、二一：四五三―四六三、一九七九。
(11) 臺弘：精神病理と生物学。土居健郎編：『分裂病の精神病理16』、vii―x、東京大学出版会、東京、一九八七。
(12) 臺弘：履歴現象と機能的分離―その後の一〇年。精神医学、三〇：二四七―二五四、一九八八。
(13) 臺弘：分裂病の生物学的研究と精神病理。町山幸輝、樋口輝彦編：『精神分裂病はどこまでわかったか』、二四五―二六〇、星和書店、東京、一九九二。

（臨床精神病理、一四：二〇五―二一二、一九九三）

第二八章　方法としての記述現象学

――〈仮説―検証的記述〉について――

1　はじめに

体験のありのままの記述をもって記述現象学とする向きもあるが、それは浅薄な考えというものである。というのは、そもそも我々が記述できるのは体験の言語陳述にすぎず、またありのままの記述とは一切の概念化を排除したものであって、それは学とも呼び得ないものであるからである。また、記述現象学と精神症候学を同義と考える向きもあるが、後述するように記述現象学とは方法であって、精神症候学はその方法によって得られた結果にすぎないものである。

本稿において筆者は、記述現象学というものが心的体験を理解する方法であり、さらには精神疾患の病態解明にも資する方法であることを、すなわち「方法としての記述現象学」を述べたいと思う。この問題について筆者は、すでに「離人症の症候学的位置づけについての一試論――二重身、異常体感、実体的意識性との関連性」[11]において一部触れ、また「精神病理学における『記述』とは何か」[13]という長稿をも著して、筆者自身が用いてきた記述現象的方法である〈仮説―検証的記述〉について詳述してきており、その点でこの小稿は上記論稿のいわばダイジェスト版ともなりかねないが、前二稿において説明不足であったところには説明を加え、また誤りであったところは正すつもりである。

2　心的体験とは何か

(1)　心的体験一般について

記述現象学は学とはいうものの我々が他者の心的体験を理解するための方法であって、正しくは記述現象的方法とでもいうべきものである。記述現象学を創始したJaspers, K.[6]によれば、それは「患者が現実に体験する精神状態をまざまざと我々の心に描き出し、近縁の関係に従って考察し、できるだけ鋭く限定し、区別し、厳格な術語で名をつける」ことであり、要約するならば、「患者が現実に体験する精神状態」、すなわち心的体験を①共体験し、次いで②概念の明細化と術語の付与を行うことであるとされている。

ところで、ここで問題となるのが心的体験のとらえ方ないし概念である。従前、この点は曖昧であり、例えばJaspers[6]においてすら「これ（体験：筆者注）は比喩的に意識の流れと名づけられ」と述べているにすぎない。結論から先に述べることになるが、筆者は「心的体験とは自己の心的営為―それには思考、感情、知覚、表象など種々の形式がある―が意識上にて自覚的に認知されたもの、すなわち『心的営為の意識上・自覚的認知』である」と考えている。

表1　離断脳の研究からみた2種の認知

意識上・自覚的認知 consciousness (conscious awareness)	意識下・無自覚的認知 awareness (non-conscious awareness)
客体のみならず，主体が客体に気づいていることに気づいている aware of being aware of objects (対象意識と自我意識が一対のものとして成立)	客体にのみ気づいている aware of objects (対象意識も未成立)
言語的認知 verbal cognition	非言語的認知 non-verbal cognition
左半球	右半球

さて、この結論には二つの補注を施す必要があろう。それは、第一にはなにゆえに意識上・自覚的認知なのかということであり、第二にはその意識上・自覚的認知はいかにして達成されるのか、併せてそこにおいて認知されるものをたんなる対象や自我としているのではなく心的営為としていることに関してである。

第一の補注に関してであるが、筆者はかつて離断脳の神経心理学的研究を援用して、認知（文字どおり「認め知る」という狭義の意）を意識上・自覚的認知 consciousness (conscious awareness) と意識下・無自覚的認知 awareness (non-conscious awareness) に二分した（表1：後者のような認知が存在することは離断劣位半球〈通例右半球〉の研究によって示された）。これらのうち、我々が通常「体験」と呼んでいるのは言わずもがなのことであるが前者であり、筆者が心的体験の定義の一節に「意識上・自覚的認知」という用語を入れたのはそのためである。

第二の補注に関してであるが、このためにも筆者の以前の論考を再論するところから議論を始めよう。筆者はかつて妄想知覚の成立を論じるに際して、認知的バイパスとしての注意が両者の合理的・有機的連結をはたしている意識下・自動的認知機構と意識上・随意的認知機構という二段階の認知機構仮説を述べたことがある（図1）。この仮説においては、

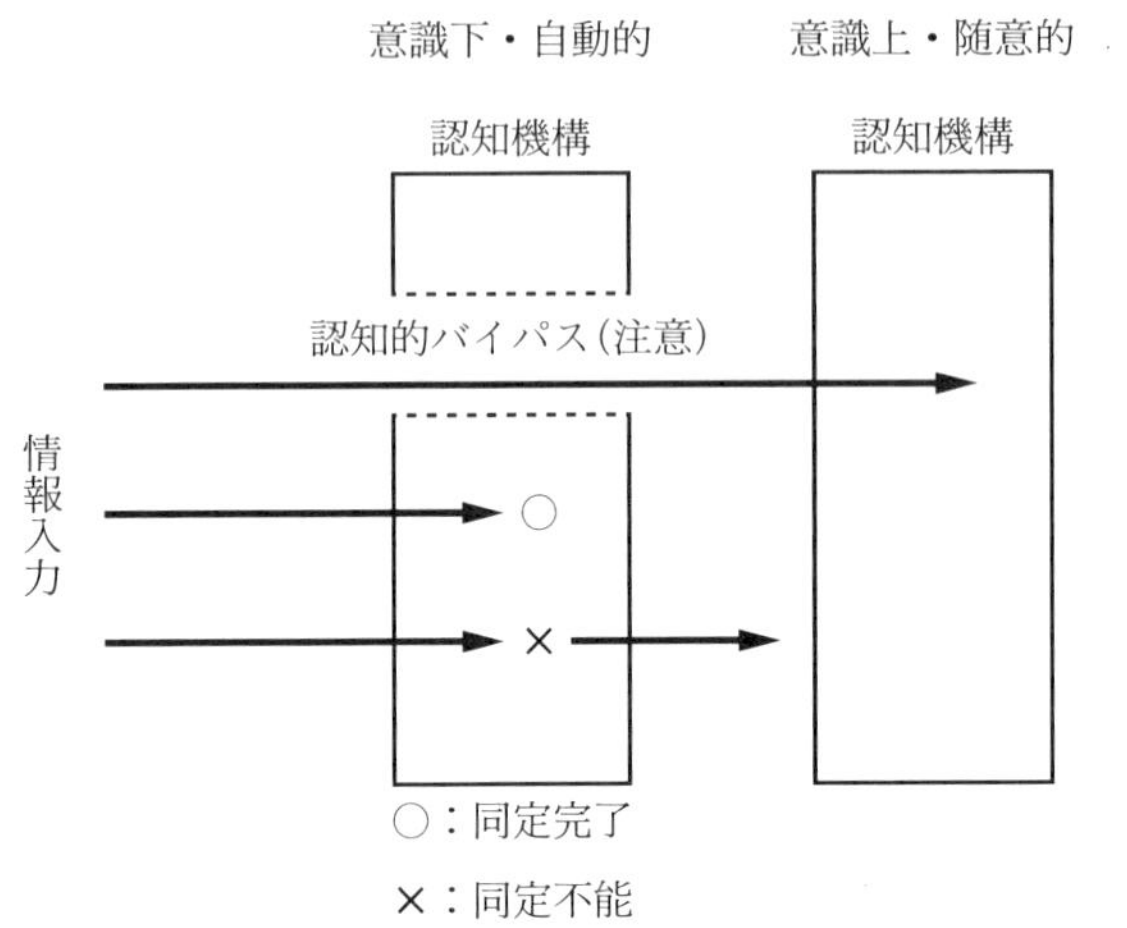

図 1　筆者による 2 段階認知機構仮説

当初より注意の向けられている知覚入力は意識下・自動的認知機構をへずしてバイパスを通って直接的に意識上・随意的認知機構へ送られ、迅速な処理が行われるが、注意の向けられていない知覚入力はすべてまずは意識下・自動的認知機構で処理をうけ、即物意味や状況意味の同定不能の際にのみ意識上・随意的認知機構へ転送され、その場合は即座にその新しい入力に対して認知的バイパスが開かれる（注意が向けられる）と考えられた。そしてこの認知仮説は我々の日常普段の経験から支持されるとともに、離断脳患者の知見から得られた非言語的・無自覚的認知（右半球）と言語的・自覚的認知（左半球）が筆者の認知機構仮説の意識下・自動的認知機構と意識上・随意的認知機構の各々に対応することによって、たんなる推論をこえて実体のある脳機能としても支持されることを述べた（誤解のないようにすぐに付け加えるが、こう述べたからといって筆者はただちに、二段階認知機構のうちの意識下・自動的認知機構が右半球に、意識上・随意的認知機構が左半球に局在していると言っているわけではない）。これらの議論をふりかえる時、知覚入力が意識上・随意的認知機構で処理される際には必ずや注意という機能が関与していると結論できるのであるが、ここで新たに一つの設問が浮かび上がってくる。その設問とは、注意の関与する意識上・随意的認知機構での知覚入力の処理は即、我々にその知覚入力の意識上・自覚的認知、すなわち体験を生じさせるのかどうかというものである。筆者がこの設問を立てたのは、以下のような事情があるからである。

筆者の仮説によれば注意とはたんなる認知的バイパス、すなわち知覚入力の抜け道にすぎないものである以上、当然ながらどの知覚入力に対してバイパスを開き、また開き続けるか（注意という概念で述べるならば、それは注意の転導と維持）という決定が行われる必要があると判断されるが、それは取りも直さずJaspersが対象意識の成立に際して述べた志向的作用、すなわち「対象化」（後述の、筆者のいう対象化と区別するために、Jaspersのそれにはカギ括弧を付ける。後述の「体験」も同様）にほかならず（図2：左）、つまり、筆者のいう認知的バイパスの決定とはJaspersのいう「対象化」と同一のものとなり、したがって前者から生じる意識上・随意的認知機構での知覚入力の処理（正確には、処理されたもの）（筆者）は後者から生じる対象意識（Jaspers）と同一であるということになるからである。

しかし、である。ここにおいてJaspersの対象意識はそれのみで独立して存する「体験」とされているのであるが、筆者が先に第一の補注で解説した、体験の定義の一節である「意識上・自覚的認知」には、例えば実際の我々の知覚体験（「私は○○を視た（聴いた、など）」、「私には○○が見えた（聞こえた、など）」）を取り上げてみるに、「○○を」、「○○が」というような対象意識とともに、必ずや「私は」、「私には」というように営為の主体の存在が内包されており（このことをJaspersの論に沿う形で述べるならば、たんなる物品や音声という素材が「対象」に転ずるのは「対象化」という志向的作用によるのであるが、この志向的作用はあくまでも

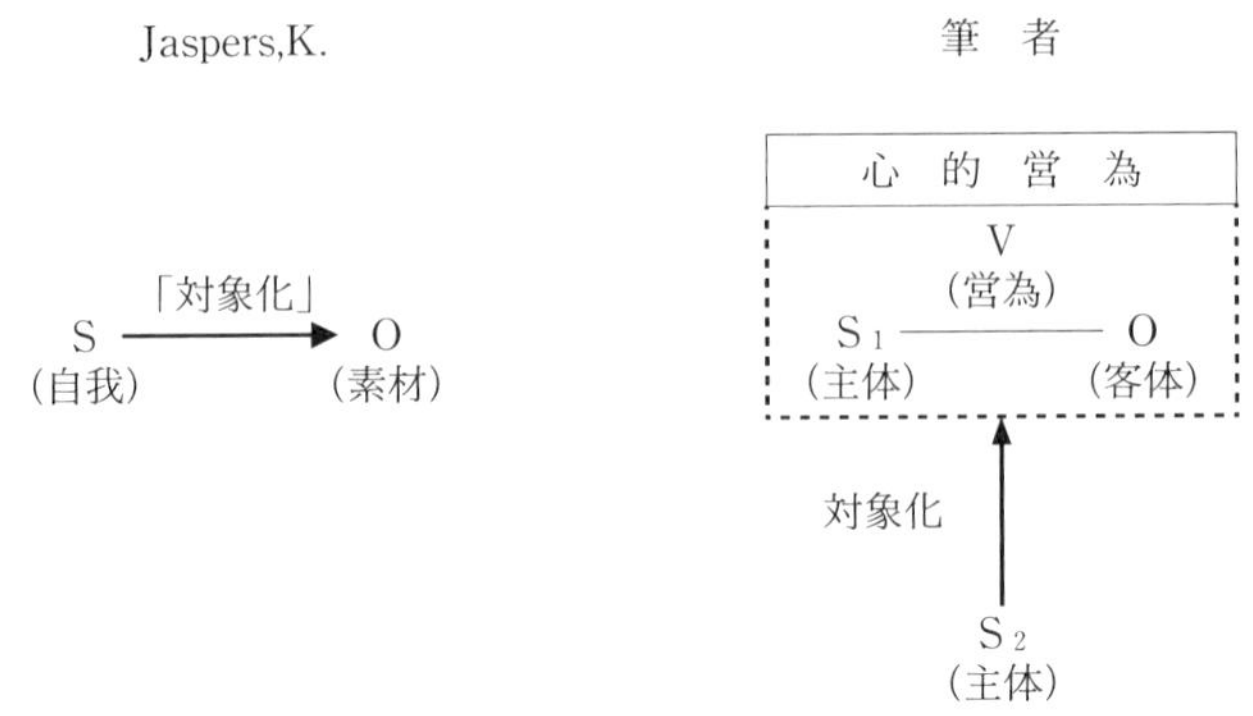

図２　Jaspers,K.のいう「対象化」と筆者のいう対象化との違い

主体に発するものであり、したがって対象意識の成立には明らかに主体が関与がある)、すなわち対象意識の背後には自我意識が潜在しているのであって、この点でJaspersのいう「体験」と筆者のいう体験（意識上・自覚的認知）とは異なっているのである。そもそもの設問に戻って結論を与えるならば、意識上・随意的認知機構での知覚入力の処理は決して意識上・自覚的認知とは同一ではなく、すなわち体験ではないと結論づけられよう。振り返ってみれば、Jaspersが「何かに、意味しつつ向けられていること」と述べた志向的作用を即「対象化」としたことが誤りであって、筆者の理解するところ、それはあくまでも注意にすぎず、したがってそれから生じるものを対象意識とし、かつそれを一つの「体験」としたことも誤りであると結論づけられよう。

それでは、真の意味での対象化とは何か。これを考える上で最も重要と筆者が考えるのは、上記した「対象意識の背後には自我意識が潜在している」ことであり、もっと端的に述べるならば、対象意識と自我意識とは一対のものとして存在していることである（先の、対象意識の表在・自我意識の潜在を述べた「　」内の表現は、対象意識を議論した論考ゆえにそうなったにすぎない）。

このことを考えるならば、真に対象化されるものは営為(後の議論のために、ここでは動詞 verb : V を用いる)によって互いに関係づけられた主体 (subject : S_1)と客体 (object : O) の総体、すなわち S_1－V－O であって、S_1の時間的後続体であるS_2がこれを対象化するのである (図2 : 右)。

図2 : 右にも、また後述の図3においても、主体SにはS_1とS_2の二種があり、本文においてS_2はS_1の時間的後続体である旨を述べたが、これには若干の注釈を施しておこう。従来の言い方によればS_2が主我でS_1が客我であり、両者は時間的に同一平面にあることが含意されているが、実際にはまず心的営為があり、それが対象化されて心的体験が形成されるという理解からは、このS_1とS_2との間には時間的落差がある、すなわちS_1が先でS_2が後という構造があることになる。ただ、これでも理解はまだ不十分である。この図3が心的体験が形成された後の(さらには体験陳述された後の)時点から作成されたものであることを考慮に入れると、心的体験が成立する以前、すなわち我々が心的営為を対象化する以前の時点においては、S_2はS_1の位置にあったと考えられる。このことを考慮すると、S_1とS_2の関係について結論的に言えることは、S_1はS_2の時間的先行体(S_2はS_1の時間的後続体)であるだけで、実は同一のものであるということである。

Jaspers のいう対象意識とはこの S_1－V－O の総体が客体の側に事寄せられて体験されたものであり、当然のことながら S_1－V－O の総体を主体の側に事寄せて体験しようとすると浮き上がってくるものがいわゆる自我意識である(ここでは Jaspers の用いた対象意識、自我意識という用語を用いて説明したが、対象化の概念が異なる以上、用語も変更されるべきであろう。以後は各々客体体験、主体体験という用語を用いる)。以上を要約するならば、意識上にて自覚的に認知されるもの、すなわち体験とは S_1－V－O という心的営為の総体であり、それは新たに定義し直された、上述の意味での対象化という作用によるものであるといえよう。

これまではもっぱら知覚を例にとって論じてきたが、上述の結論は思考や表象にもあてはまるものである。違いがあるとすれば、思考や表象の場合は知覚と違って、客体はその当初より存するものではなく、〝思考する〟、〝表象する〟という能動的な営為に伴って顕現してくるものであることである。

S_1－V－Oという形式の心的営為について述べてきたが、営為の在り方は必ずしもそれに尽きるものではなく、S_1－V（客体をとらない自動詞的営為）やS_1－V－C（C：complement, 感情状態など）もあるが、この場合も認知されるものはそれら自動詞的営為や感情状態の総体と考えられ（ただし、客体がない以上、主体体験がもっぱら浮き上がってくる）、それもまた対象化という作用によると考えられる。

(2) 記述現象学の対象としての心的体験

心的体験一般の記述としては上述につきるが、記述現象学の対象となる心的体験にはさらに二つの注釈が必要となる。

その一は、記述現象学の対象としての心的体験には「言語的に陳述された」という形容句が付くことである。すなわち、記述現象学が取り扱う対象は厳密には心的体験そのものではなく、その言語陳述である。心的体験の言語化に際しては、そこに主体の判断、思考という作用が働いていると考えられ、ここにおいて心的体験の言語陳述（体験陳述）を観念（想念、考想）Gedanke, thoughtと呼んでも差し支えがなかろう。

最後の一節には今少し説明を加えよう。というのは、ここに心的営為→心的体験→体験陳述という連鎖が考えられるのであるが、こと思考という心的営為にかぎっては、心的体験のレベルで即「思考されたもの」としての観念が形成されるのに対し、思考以外の心的営為の場合を想定して述べた上述の観念という用語の用い方は、連鎖の一段上の

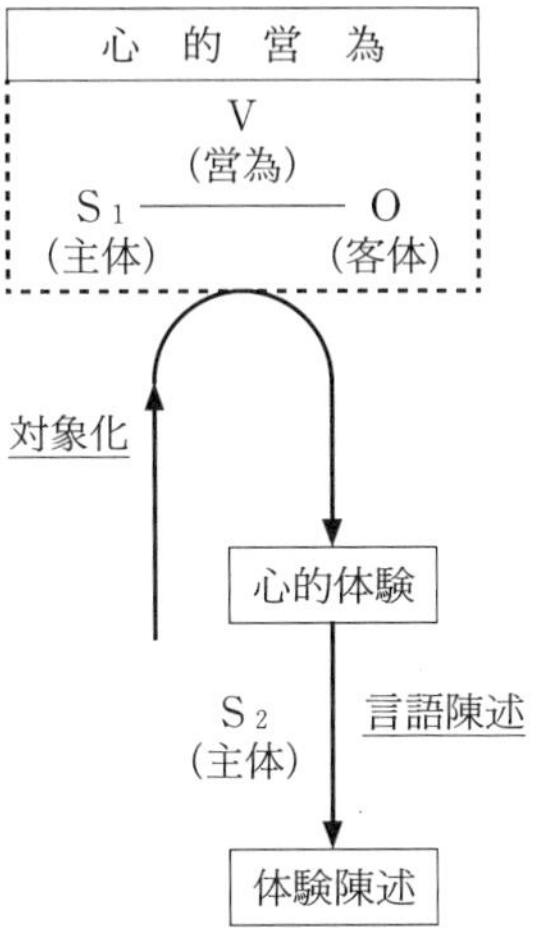

図3　心的営為の成立から体験の陳述へ至るまでの心的プロセス図

体験陳述のレベルでのことであるからである。しかし、上記した理由によって、筆者は後者にも観念という用語を当てることもまた妥当であると考える。ただし、前者を一次的観念形成、後者を二次的観念形成と呼んで、その区別をしておきたい。

その二は、心的営為は必ずしもそのすべてが心的体験として自覚されるわけではなく、また心的体験はその基をなした心的営為を必ずしも正確に反映するものではないということである。このことのごく単純な例証として知覚を取り上げよう。まず前段の例証であるが、我々はありとあらゆる瞬間において、すべての感覚器官を通して数多の事柄を知覚しているはずであるが、実際に自覚するのはそれらのほんの一部分であるという事実は、殊更に説明するまでもなかろう。初期分裂病者が時に訴える「知覚の洪水」は、逆の面からのこの事実の証左である。次いで後段であるが、幻覚において患者はそれを「聞こえる」、あるいは「見える」と述べ、知覚として体験するが、実際には当該対象は実在せず、したがってその心的体験の基をなした心的営為が知覚ではないことは明らかであろう。

以上、心的体験一般、ならびにそれを踏まえての記述現象学が対象とする心的体験について考察したが、これをまとめたものが図3：心的営為の成立から体験の陳述へ至るまでの心的プロセス図である。この図3が示すものは、まずは主体S_1と客体Oとが営為Vで関連づけられた総体としての心的営為があり、それが主体S_1の後続体である主体S_2によって対象化されて心的体験が形成され、そして最後に同じ主体S_2によって言語陳述されて体験陳述に至るというものである。

本節の最後に、上記図3に基づいて記述現象学が対象とするものを結論づけておくが、それは「直接的には心的体験の言語陳述、すなわち体験陳述、間接的には心的営為の意識上・自覚的認知である心的体験」と定義しえよう。

3　〈仮説―検証的記述〉とは何か

前節では記述現象学の対象について述べたが、本節ではその方法について概念とその実際的適用例を示したい。なお、この方法は記述現象学本来のものと思えるが、より明確にそれを示すために、筆者はその方法に〈仮説―検証的記述〉という名称を与えている。

⑴　概　念

前節で詳述し、また図3で明示したように、記述現象学の対象とはつまるところ患者による体験陳述であるが、この、対象たる体験陳述に至るまでには、①心的営為の成立、②心的営為の対象化による心的体験の形成、③心的体験の言語陳述の三段階のプロセスがあると考えられる。そして、筆者の理解するところ、いわゆる病的体験というものは上記三段階のいずれかに（複数もありうる）異常が生じ、ために正常状態とは異なる体験陳述がなされたものと思われる。ここにおいて、筆者の提唱する〈仮説―検証的記述〉とは、病的体験の理解にあたって上記三段階のいずれかに異常を仮定し、仮定された異常に基づいて発現する症状を推定し、そして実際の症例でそれを検証する（検証方法には、推定された症状の実在を確認することや、複数の症状が推定される場合にはそれらの症状間の症状変遷や症状複合を確認することなどが含まれる）ことである。

(2) 適用例

概念的記載はこの程度にとどめ、この〈仮説―検証的記述〉というものがどのようなものなのかを具体的に示すために、実際の適用例を一つ示してみよう。以下に示すものは、離人症の理解、および離人症と二重身、体感症、実体的意識性との関連性を、上記三段階のうちの②心的営為の対象化による心的体験の形成の異常、簡略にいえば対象化の異常に求めた、筆者の既発表の研究であるが[11、15]、ただし今回大幅な改訂を施した。あらかじめ改訂の要点を示しておくが、それは対象化に伴って対象化性質が付与されるものを旧稿の素材から心的営為へと改めたこと、およびその改訂に応じて、発現が予測される諸症状の推定の枠組みをWernicke, C.のいう体験の三領域（自己精神、身体精神、外界精神）から心的営為を構成する三要素（主体、営為、客体）へと変更したことである。旧稿において筆者が誤った原因は、今回図2を作成して明示したように、対象化されるものはJaspersのいう素材ではなく心的営為であると正しく認識していながらも、なおその認識が不徹底であったことであり、ために実際の適用においては不用意に、Jaspersに引きずられて対象化性質が付与されるのは素材であるとしたのであった（この重大な誤りの指摘は同僚の関由賀子氏による。記して感謝の念を申し上げる)。

離人症はDugas, L.[1]の dépersonnalisation（aliénation de personnalité：人格喪失感）の用語および原義以来、要素心理学的にはそれを自我意識の障害と見る向きがあるが、そうした見方は外界精神離人症(Haug, K.)[2]ないし現実感喪失（Mayer-Gross, W.)[8]という対象意識の異常の理解においてすぐに壁につきあたることになり、したがって自我意識の障害という理解が離人症の全体を説明するものではないことは明らかであろう。また体感症および実体的意識性は各々、体感、意識性という精神機能を想定しての理解であるが、そうした精神機能の存在自体、きわめて危ういものといわざるをえない。さらに二重身となるとどう理解すればいいのであろうか。ここでは、それに相応する精神機能を想定することすらおぼつかなくなってくる。以上のようにここで取り扱う離人症、二重身、体感症、実体的意識性という諸症状は、旧来の要素心理学的見方においてはそのいずれもがきわめて曖昧な症候学的位置づけしか与えられてこなかったものである。

これら諸症状およびそれらの関連性に関する筆者の理解は、離人症をその考察の出発点として与えられた。筆者は次のように仮説を設定した。

[仮　説]

①離人症の理解

離人症の典型においては、(i)異常は主体の側のみならず、客体の側にも、また時間体験にも、すなわちすべての領域に現れること、また(ii)その異常は対象ごとに種々異なって表現されるが、いずれも何ものかの脱

表 2　対象化性質の異常態（脱落態と幻性態）についての理論

	正常の対象化	脱落態	幻性態
心的営為	＋	＋	－
対象化性質	＋	－	＋

注：正常の対象化においては，心的営為に対象化性質が付与されると考えられる。

落態（例えば、自己能動感喪失、現実感喪失）として表現しうるものである、ことからは、離人症で障害されるのは個々の心的営為ではなく、それらを対象化するメカニズムの側にあり、かつそれは正常の対象化が心的営為に付与する対象化性質が脱落したものである。

なお、ここに対象化性質とは、上記したように失われて初めてその存在が知れる〝何ものか〟であり、その表現は個々の心的営為ごとに、また心的営為を構成する諸要素（主体、営為、客体）ごとに異なるが、敢えて表現すれば広い意味での「実感」とでもいいうるものと考えられる。

②離人症と二重身、体感症、実体的意識性との関連性

離人症が対象化に伴って心的営為に付与される対象化性質が脱落し、心的営為がその「形象」のみで、いわば〝むき出し〟で感知されたもの、すなわち対象化性質の脱落態であるとするならば、逆に心的営為が欠落しているにもかかわらず、対象化性質のみが感知されるもの、すなわち対象化性質の幻性態がありはしないか。そして、脱落態である離人症で失われるものが広い意味での「実感」であるとするならば、逆に幻性態では「実感」のみが現れてくる、すなわち旧来の用語でいえば、広い意味での実体的意識性が現れてくるのではないか（ここに、離人症は〝実感なき形象〟、広義の実体的意識性は〝形象なき実感〟ということになる）。

表 3　対象化性質の異常態（脱落態と幻性態）として，その存在が予測される症状

<table>
<tr><td colspan="2"></td><td>脱落態</td><td colspan="3">幻性態</td></tr>
<tr><td colspan="2"></td><td>離人症</td><td colspan="3">実体的意識性（広義）</td></tr>
<tr><td colspan="2">主体（S_1）</td><td>自己精神離人症（存在感喪失）</td><td colspan="3">二重心（存在感）</td></tr>
<tr><td colspan="2">営為（V）</td><td>自己精神離人症（実行感喪失）</td><td colspan="3">二重心（実行感）</td></tr>
<tr><td rowspan="5">客体（O）</td><td rowspan="3">自己身体</td><td rowspan="3">身体精神離人症</td><td rowspan="2">外部的形象</td><td>身体外空間</td><td>実体的意識性による二重身</td></tr>
<tr><td>身体内空間</td><td>体感による二重身</td></tr>
<tr><td colspan="2">内部的形象</td><td>体感症</td></tr>
<tr><td rowspan="2">外界</td><td rowspan="2">外界精神離人症：現実感喪失</td><td colspan="2">人ないしその類似物</td><td>実体的意識性（狭義）：者意識性</td></tr>
<tr><td colspan="2">事物</td><td>事物に関する実体的意識性：物意識性</td></tr>
</table>

注：　　をかけた症状はこれまでに報告されていないか，もしくは体験記載があるとしても，それとして十分に認識されてこなかった症状である。

上記の仮説を図示したのが表2および表3である。表2は、正常の対象化では心的営為に対象化性質が付与されるが、脱落態では心的営為（形象）のみが、幻性態では逆に対象化性質（実感）のみが現れることを示している。表3は表2で示した対象化性質の脱落態および幻性態の各々について、実際の症状としてその存在が推定されるものを心的営為（S_1－V－O）を構成する三要素、すなわち主体（S_1）、営為（V）、客体（O）に分けて示したものである。この表3の諸症状はあくまでも仮説に基づいて推定されたものであるが、　　をかけた二重心（存在感）、二重心（実行感）、および事物に関する実体的意識性：物意識性の三種を除いて、他はこれまでによく知られた症状あるいは十分に知られていないながらも文献上すでに報告された症状であり、この段階ですでに仮説の妥当性がある程度はうかがわれると思われる。以下、個々の症状がいかなる理由によって表3の各々の位置に分類されるのかを説明しよう。

　まず、対象化性質の脱落態、〝実感なき形象〟である離人症に関してであるが、主体という要素に関連して推定されるのは、自己の存在が知的には認知されながらもその実感が失われてい

るという体験であり、これは自己精神離人症のうちの存在感喪失に当たろう。次いで営為という要素に関連して推定されるものであるが、これは自己が何らかの営為をなしながらもその実感が失われているという体験であり、これは自己精神離人症のうちの実行感喪失に当たろう。最後は客体という要素に関連して推定されるものであるが、この際には客体を自己身体とそれ以外の外界とに二分して考えるのが妥当と思われる。そして、前者の自己身体に関連して推定されるのは、自己身体の存在が視覚あるいは触覚などの知覚によって感知されながらも、なおその実感が失われているという体験であり、これは身体精神離人症であろう。後者の外界に関連して推定されるのは、外界の存在が視覚あるいは聴覚などによって感知されながらもその実感が失われているという体験であり、これは外界精神離人症ないし現実感喪失であろう。

次に、対象化性質の幻性態、〝形象なき実感〟である広義の実体的意識性に関してであるが、議論の都合上、まずは客体という要素に関連した体験の推定から議論を始めよう。離人症の場合と同様に、ここでも客体を自己身体と外界とに二分し、さらに前者の自己身体は外部的形象と内部的形象とに、後者の外界は人ないしその類似物と事物とに各々二分してみる。さて、以上の操作によって四種に区分された客体の各々に関して体験を推定するに、自己身体―外部的形象で推定される体験とは、本来の身体とは別に（〝形象なき実感〟という幻性態の定義からして、形象を有する実際の身体をめぐって体験が展開するものでない）、自らの身体の全部もしくは一部の全体像がなんらかの知覚の媒介なく感知されるものとなり、これは十分に知られたものではないが、高柳(17)が記載した見えない二重身 unsichtbare Doppelgänger、あるいは後に石福(3)がそれをさらに細分して示した実体的意識性による二重身および体感による二重身（身体外空間に定位されたものが前者であり、身体内空間に定位されたものが後者である）であろう。次の自己身体―内部的形象で推定される体験とは、自らの内臓もしくはその類似物が知覚的媒介なく感知されるものとなり、これは体感症 Zönästopathie として広く知られているものである。外界―人ないしその類似物で推定される体験とは、外界に存する他者ないしその類似物（霊など）の存在が知覚的媒介なく感知されるものと思われるが、これはいうまでもなく旧来の（ここでいえば狭義の）実体的意識性であろう。最後の外界―事物で推定される体験とは、人ないしその類似物以外の事物、例えば物品の存在が知覚的媒介なく、ありありと感知されるものと推定され、症状名を与えるならば事物に関する実体的意識性となろうが、この存在はこれまでに知られておらず、その存否が検証の対象となるものである（狭義の実体的意識性を「者意識性」と呼ぶならば、この事物に関する実体的意識性は「物意識性」と呼びえよう）[15]。

客体に関する考察を終えて、次に主体という要素に関連した体験を推定してみよう。客体の考察において浮かび上がってきた体験が本来の自己身体とは別の自己身体、本来の外界とは別の外界であることを考慮すると、ここで推定される体験も本来の自分とは別の自分、すなわち〝もう一人の自分〟の心の存在が何らの知覚的媒介なく感知されるものと推定され、症状名を与えるならばこれは二重心 Doppelseele、後の議論を考慮してより詳しくいうならば二重心（存在感）ということになろうが、事物に関する実体的意識性：物意識性と同様に、これもまたその存否が検証の対象となるものである。

最後に残ったものは営為という要素に関連して推定される体験であり、ここでもやはり本来の自分でなく、〝もう一人の自分〟が「（○○を）している」という実行感が（この場合、実行感がある以上は二重心〈存在感〉の存在そのものは前提的事項となるが、二重心〈存在感〉とは違って実行感に強調点がある）何らの知覚的媒介なく感知されることとなり、症状名を与えるならば二重心（実行感）ということになろう。この症状もまた、その存否が問題となるものである。

さてその検証であるが、それには以下のような臨床的事実があげられるであろう。

［検　証］

①対象化性質の脱落態である自己精神離人症（存在感喪失）、自己精神離人症（実行感喪失）、身体精神離人症、外界精神離人症：現実感喪失、ならびに幻性態のうち、実体的意識性による二重身、体感による二重身、体感症、実体的意識性（狭義）：者意識性の存在はすでに知られているものであったが、上記の仮説によってその存在が推定された二重心（存在感）、二重心（実行感）、事物に関する実体的意識性：物意識性も実際に存在することが判明した。

②脱落態である離人症と幻性態の諸症状とは合併する率が高く、また幻性態の諸症状同士の合併率も高いことが、従来の文献から明らかである。

これにも説明が必要であろう。まず①で述べた二重心(存在感)の存在であるが、二重身 Doppelgänger に関する石福[3]や高柳[17]の文献を読むと、幻視による二重身(自己像幻視)、実体的意識性による二重身、体感による二重身のほかに(「ほかに」というよりも、「その奥に」、「その原基として」ということの方が妥当である)、いうならば〃一切の身体性を捨象したもう一人の自分〃をありありと感知するという体験があることがわかるが、この〃一切の身体性を捨象したもう一人の自分〃こそ、推定されていた二重心（存在感）であると考えられる。こうしてみると、二重心（存在感）という症状はあるにはあるが、きわめて微かにしか感じ取れないようなものと思われるかもしれないが、この症状は実は「身体内に分別して定位される二重心」（〃身体内に分別して定位される〟のであれば、一切の身体性を欠くとは言えず、したがって二重心とは呼べないのではないかという反論が予測されるが、この場合はあくまでももう一人の自分が定位される場が身体内ということであって、もう一人の自分そのものは決してなんらの身体性を帯びたものではないのである）の形をとって現れることが圧倒的に多く（井上[4、5]、吉松[20]、小波藏[7]、渡辺[18]、ならびに同僚の針間の症例[14]）、それを考慮すると決して稀な症状ではないと思われる。次に、同じく①で述べた二重心（実行感）の存在に関する議論であるが、仮説の段階でも述べたように、これが現れる場合には必ずや二重心（存在感）があるはずであり、したがって筆者は上記の二重心（存在感）を記載した文献にあたってみた。そして、記載は少なく曖昧なものながら、二重心（実行感）を表現したものとして次の二例の陳述を見いだした。一例は井上[4]の症例で「頭の前面と後面に二人の自分が存在し、後の自分が常に前の自分を観察している感じです」と述べ、他の一例は小波藏[7]の症例で「自分の体の左側は良い人間、右側は悪い人間であり、常に争っているので苦しい」（二つの陳述ともに傍点は筆者による）と述べており、ともに二重心（存在感）としては「身体内に分別して定位される二重心」であり、その営為は他の（本来の？）自分に向けられたものという特殊なものであった。本来の自分に向けられたものでもなく、また営為としてもより一般的なものは見いだすことはできなかったが、上記の陳述によって二重心（実行感）という症状が存在することだけは一応確かめられたことと思う。①の説明の最後は、事物に関する実体的意識性‥物意識性の存在に関してであるが、実体的意識性というとこれまでは往々、感知されるものは人間もしくはその類似物（例えば、霊）に限られていた傾向がある。しかし、実体的意識性という症状の存在を最初に指摘したJaspersの著書[6]の中にすでに、「私らを取り巻いて三、四メートル離れた所に環状の壁があるのが感じられ……（シュワープ）」という体験記載が認められ、また同僚の針間の症例[14]が「透明から白っぽい重い膜か磁場のようなものが、（頭の中の前三分の一から）目や耳のまわり五〜一〇cm位のところまでかかっている」と述べたように、実体的に感知されるものが人もしくはその類似物以外の事物であることも決して稀ではないのである。付言するならば、外界精神離人症において、外界の疎隔感が往々「膜を通して見える」などと表現されることがあるが、この場合にも「膜」がたんなる比喩ではなく、その存在が実体的に感じられている場合もあるようである。

次に②で述べた幻性態の諸症状と脱落態である離人症の合併、あるいは幻性態の諸症状同士の合併であるが、前者については二重身〈この中には自己像幻視、実体的意識性による二重身、体感による二重身、二重心（存在感）が含まれる〉と離人症（二重身の側からみると、高柳[17]によれば六例中四例、石福[3]によれば二一例中一八例、逆に離人症の側からみると、井上[4、5]によれば一一例中三例）、体感症と離人症（体感症の側からみると、小波蔵[7]によれば五例中四例、逆に離人症の側からみると、井上[4、5]によれば一一例中八例、清水[16]によれば二〇例中一二例）、後者については二重身と体感症（二重身の側からみると、高柳[17]によれば六例中三例、石福[3]によれば二一例中一八例）などの高い合併率が従来の文献においても指摘されている。

以上の臨床的検証をへて、仮説の段階ではいまだ一部に推定を残していた表3の諸症状のすべてが、実際にも存在することが確定されることとなった。筆者は改めてこの表3を見て、それまで喉につかえていたものが腑に落ちた感じがしたが、というのは、先にも述べたようにこれらの症状はいずれもが従来の要素心理学的見方ではその位置づけが困難な症状ばかりであったからである。表3に見るように、これらの諸症状は対象化性質の異常態という概念を導入して、はじめてその症状学的概念が明確となり、またそれらの臨床的合併が説明しうるものであることが判明したのである（追記するならば、離人症と広義の実体的意識性との臨床的合併は、記述現象的方法とは異なる、安永[19]のファントム理論に対する筆者[12]の批判的考察からも支持されるものであった)。

以上、離人症の理解、および離人症と二重身、体感症、実体的意識性との関連性についての〈仮説―検証的記述〉を紹介したが、表3に示された結論は、たんにそれが臨床の実際に資するだけでなく、同時に上記の諸症状からなる症候群の形成機序として対象化の異常というものをクローズアップさせるものともなった。筆者は記述現象学的記載を神経心理学的理解へとつなげる志向をもつ者であるが、対象化の異常という記述現象学的記載は、例えば離人症を自我の能動性の障害へと、あるいはまた体感症や実体的意識性を各々、その存否すら曖昧な体感や意識性の障害へと個々ばらばらに求める記載よりもはるかに神経心理学的接近を許容するものと思われ、ひいてはより一層の病態生理の追究にあたって有用であろうことは確かに推察できるのである。

4　おわりに

ともすると、体験のありのままの記述あるいは精神症候学と同義と見做されがちな記述現象学というものが、その本来のあり方である〈仮説―検証的記述〉に徹するかぎりにおいて患者の心的体験を理解する方法であり、ひいては精神疾患の病態生理の追究にも資するものであることを論じてきた。参考になれば幸いである。

文献

(1) Dugas, L.: Un cas de depersonnalisation. Rev. Philos. 45 ; 500, 1898.
(2) Haug, K.: Depersonalisation und verwandte Erscheinungen. In : (verg.), O. Bumke. Handbuch der Geisteskrankheiten. Erg. -Band I, Springer, Berlin, 1939.
(3) 石福恒雄：二重身の臨床精神病理学的研究。精神経誌、八一：三三―六一、一九七九。
(4) 井上晴雄：離人神経症に関する一考察。精神経誌、五八：六九六―七〇六、一九五六。
(5) 井上晴雄：精神分裂病における離人症の現象学的考察。精神経誌、五九：五三一―五四九、一九五七。
(6) Jaspers, K.: Allgemeine Psychopathologie. 5 Aufl. Springer-Verlag, Berlin, 1948.（内村祐之、西丸四方、島崎敏樹、岡田敬蔵訳：『精神病理学総論』、岩波書店、一九五三）
(7) 小波蔵安勝：異常体感を主徴とする青春期分裂性精神病の臨床的研究。精神経誌、八〇：一―二八、一九七八。
(8) Mayer-Gross, W.: On depersonalization. Br. J. Med. Psychol. 15 ; 103, 1935.
(9) 中安信夫：背景知覚の偽統合化―妄想知覚の形成をめぐって。高橋俊彦編：『分裂病の精神病理15』、一九七―二三一、東京大学出版会、東京、一九八六。（本書第二章）
(10) 中安信夫：「自我意識の異常」は自我の障害か―ダブルメッセージ性に着目して。土居健郎編：『分裂病の精神病理16』、四七―七六、東京大学出版会、東京、一九八七。（本書第三章）
(11) 中安信夫：離人症の症候学的位置づけについての一試論―二重身、異常体感、実体的意識性との関連性。精神科治療学、四：一三九三―一四〇四、一九八九。（本書第一八章）
(12) 中安信夫：ファントム理論に対する疑義。臨床精神病理、一二：七―一八、一九九一。（本書第一九章）
(13) 中安信夫：精神病理学における「記述」とは何か。臨床精神病理、一四：一五―三一、一九九三。（本書第二六章）
(14) 中安信夫：内因性若年―無力性不全症候群についての一考察―初期分裂病症状スペクトラムの一症状群として。村上靖彦編：『分裂病の精神病理と治療6　分裂病症状をめぐって』、二五九―二八四、星和書店、東京、一九九四。（本書第一一章）
(15) 中安信夫：分裂病性実体的意識性―その形成機序、現象形態、ならびに進展段階。花村誠一、加藤敏編：『分裂病論の現在』、一四七―一八六、弘文堂、東京、一九九六。（本書第一三章）

（16）清水将之：離人症の疾病学的研究。精神経誌、六七：一一二五―一一四一、一九六五。
（17）高柳功：二重身について―Capgras症状群、身体図式、自我障害および離人症についての一、二の検討。精神経誌、七三：四二一―五一一、一九七一。
（18）渡辺央、青木勝、高橋俊彦、大磯英雄他：「青年期セネストパチー」について―青年期に好発する異常な確信的体験（第五報）。精神医学、二一：一二九一―一三〇〇、一九七九。
（19）安永浩：『分裂病の論理学的精神病理―「ファントム空間」論』。医学書院、東京、一九七七。
（20）吉松和哉：セネストパチーの精神病理。精神経誌、六八：八七二―八九〇、一九六六。

（臨床精神医学、二八：一一九―一二九、一九九九）

第二九章　精神科臨床診断の思想

――臨床診断基準に求められるものは何か――

1　はじめに

近年、米国精神医学会の作成したＤＳＭ－Ⅲ[1]・Ⅲ－Ｒ[2]・Ⅳ[3]（以後ＤＳＭと略す）やＷＨＯの作成したＩＣＤ－10[19、20]（以後ＩＣＤと略す）などの操作的診断基準が、主として生物学的精神医学を専攻する研究者や一部の臨床家にもてはやされている。[7、9、11、13]筆者はこれまですでに四回にわたり、操作的診断基準のうちでも殊にＤＳＭに対して、その診断のあり方の基本から症状用語の細部に至るまで批判を展開してきたが、今回本成書に場を与えられたので、繰り返しを承知の上で改めて批判を行いたいと思う。

筆者は本批判論稿の主題名を「精神科臨床診断の思想」とした。それはなによりもＤＳＭが、作成者の無知のゆえか、近代精神医学が始まって以来築き上げられてきた精神科臨床診断の基本的あり方を無視し、その尊大とも思える喧伝効果のゆえもあって精神科臨床に破壊的な影響を及ぼしているからであり、ゆえにその流れに抗すべく、今一度精神科臨床診断の基本を確認しておきたいと考えたからである。

なお、論考を始めるに際して三点ほど本論の前提にあたることを述べておきたい。

第一の前提は、臨床診断基準そのものに対する筆者の立場である。すでに述べたように、筆者はＤＳＭに対しては明らかに批判派に属するが、臨床診断基準を作成するという、その精神については筆者はそれを擁護する立場に立っており、また病因もまた病態生理も確定されていない疾患に対してはそれが操作的とならざるをえないことも致し方のないことだと認めている。いま「擁護する」と述べたが、もっといえば、少なくとも筆者[8、12、15]が長年研究してきた初期分裂病の臨床においては臨床診断基準の作成を積極的に推進したいと考えているのであって、そうであればこそＤＳＭのような、形ばかりの、いわば括弧付きの「操作的診断基準」は認められないと考えているわけである。筆者が本稿に「臨床診断基準に求められるものは何か」という副題を与えたのは、以上述べたように基本的には臨床診断基準を擁護・推進する立場に立っているがゆえである。

第二の前提は、筆者の批判の対象に関するものである。筆者のこれまでの批判論文をお読みいただければわかるように、筆者の批判の対象はＤＳＭであってＩＣＤではない。というのは、周知のようにＤＳＭはそれ一つでもって研究用にも、また臨床用にも共通して用いられることが意図されており、かつ臨床用に用いる場合でも診断に必要な症状項目数や持続期間をきわめて厳密かつ硬直的に定めているが、ＩＣＤは研究用に用いられる「研究用診断基準 Diagnostic Criteria for Research：ＤＣＲ」[20]、いわゆるグリーンブックとは別に、臨床用には「臨床記述と診断ガイドライン Clinical Descriptions and Diagnostic Guidelines」[19]、いわゆるブルーブックを用意しており、そしてこのブルーブックでは各々の障害の確定診断に必要な症状項目数および持続期間が一応定められてはいるが、臨床の実際においてはそれらを十分に満たさなくとも個々の臨床医が自らの裁量のもとに当該の診断名を与えることを許しており、ここにおいて「臨床記述と診断ガイドライン」はその控えめな題名どおりに、診断にあたって参照すべき準拠枠を示したものであって、いうならば操作的疾患分類学 operational nosology を提示しているにすぎないからである。筆者がＤＳＭを厳しく批判する一方でＩＣＤには批判を向けないのは以上の理由からである。

第三の前提は、筆者がＤＳＭを批判しているといっても、そのうちの何を批判しているかという点に関してである。先にも述べたように、ＤＳＭは臨床と研究の両用に用いることが意図されているが、筆者はＤＳＭが研究用に用いられることには基本的には異議をさしはさんではいない。筆者が異議を申し立て、厳しく批判するのは、それが臨床用にも用いることができると主張され、かつ用いることが推奨されているからである。その理由は後の議論にかかわることなので、節を改めて詳述したいと思う。

2　疾患概念 vs. 臨床診断

近代精神医学の創始者ともいえる Kraepelin, E.が、進行麻痺をモデルとして原因―症状―経過―転帰―病理所見の一連の組み合わせによる疾患単位 Krankheitseinheit の概念を提唱したことは周知のことであるが、Kraepelin の指し示したこうした疾患単位の考え方は、彼の目論みとは違って今なお精神医学においては〈原因〉も不明でかつ〈病理所見〉の得られていない臨床単位が多数を占め、そうした臨床単位が症状―経過―転帰による取り敢えずの、いわば括弧付きの「疾患単位」に留まっているのが現状であるとしても、現在でもな

表1　疾患概念と臨床診断の考え方の対比

	対　象	時間的ベクトル	作業内容	
疾患概念	多数例	遡向的	事実認定	→疾患分類学 nosology
臨床診断	1　例	前向的	仮説設定	→診断基準 diagnostic criteria

お概ね妥当な見解であろうと思われる（現代においてはさらに、〈原因〉と〈症状〉の間に〈病態生理もしくは心理力動〉を介在させるべきである）。ここで本稿との関連で重要なことを指摘したいと思うが、それは疾患単位の成立には〈経過〉や〈転帰〉、さらに端的には〈病理所見〉を要件とすることに示されるように、疾患概念とは遡向的 retrospective な解析によって、そしてそれも一例の解析ではなく、類似した多数例の検討をへて与えられる事実認定であるということである。

疾患概念とは「多数例に基づく遡向的な事実認定」と述べたが、一方我々が日々臨床の場で行っている臨床診断とはいかなるものであろうか。臨床診断というものが個々の症例に対して、かつもっぱら治療方針の決定のために行われるものであることは論をまたないが、治療というものが、救急例を思い浮かべればすぐにわかるように、原則的には〝待ったなし〟のものであり、現在から未来に向かって行われるもの、すなわち前向的 prospective なものである以上、その方針を決定するための診断は、常にその時点その時点において、情報の多い少ないにかかわらず、得られているかぎりの情報に基づいて、暫定的であれ決められねばならないという性質を有するものである。ここに臨床診断とはその本性として仮説設定であり、その意味において臨床診断もまた治療と同様に前向的なものと言わざるをえないと思われる。「疾患概念とは多数例に基づく遡向的な事実認定である」という先の言い方を真似ていえば、「臨床診断とは一例に対する前向的な仮説設定である」と言えるであろう。もちろん、ある一例に対していかなる仮説を設定するか、すなわちいかなる臨床診断名を与えるかにあたっては、多数例から得られた事実認定としての疾患概念が最大の準拠枠になることは改めて述べるべくもないことである。

以上述べた疾患概念と臨床診断の違いを、対象、時間的ベクトル、作業内容に分けて、表1に示したが、疾患概念と臨床診断の考え方を対比すれば、上述の項目に関しては各々、「多数例に基づく―一例に対する」、「遡向的な―前向的な」、および「事実認定―仮説設定」となり、両者の考え方がまったく対極的なものであることがよくわかるであろう。なお、疾患概念を集約し、体系づけたものが疾患分類学 nosology であり、また臨床診断に基準を定めたものが臨床診断基準 diagnostic criteria であるが、その成り立ちからいってこの両者もその考え方において対極的といえるものである。

3　臨床診断基準に求められるもの

前節で述べた疾患概念と臨床診断との考え方の違いの認識は、診断基準の作成にあたって我々にどのような考慮を要求するものであろうか。臨床診断を行うにあたっての最大の準拠枠が疾患概念であることは先に述べたように当然のことであるが、しかし臨床診断が疾患概念とは違って前向的仮説設定である以上、診断基準を作成する、その考え方、思想もまた、この前向的仮説設定という思想に基づくべきであろうと考えられる。このことは、遡向的事実認定である疾患概念および疾患分類学をただスライドするだけでは決して臨床診断に資する真の診断基準は得られないということを意味している。

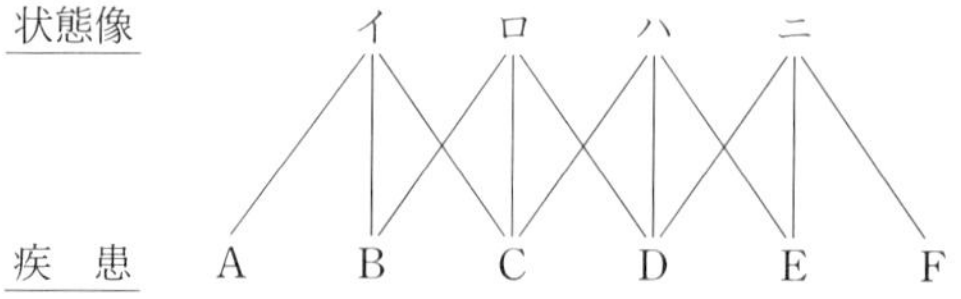
状態像
イ
ロ
ハ
ニ
疾　患
A
B
C
D
E
F

図 1　状態像と疾患との対応の模式図

状態像イを示すのは疾患 A，B，C のみであり，状態像ニを示すのは疾患 D，E，F のみであるとすると，状態像イを状態像ニと誤診すると疾患診断は遠く逸れてしまうことになる。

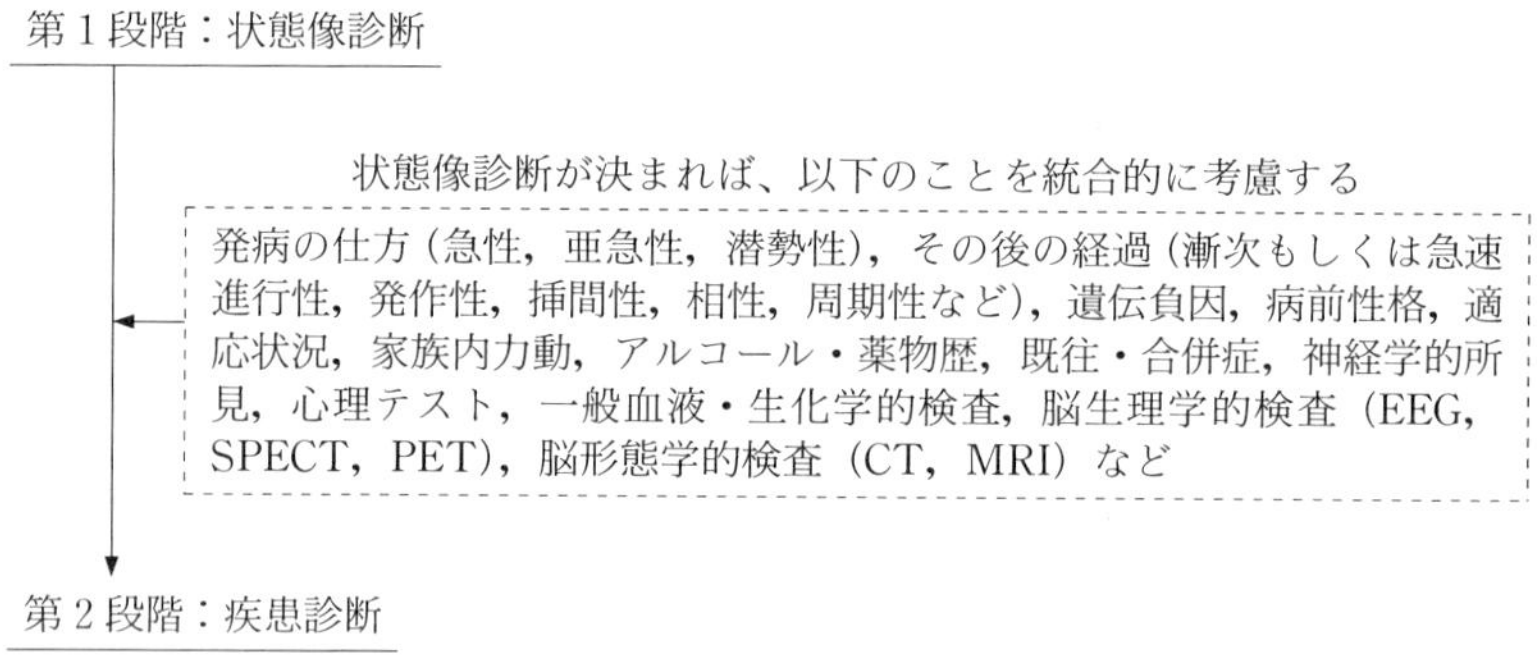
第 1 段階：状態像診断
状態像診断が決まれば、以下のことを統合的に考慮する
発病の仕方（急性，亜急性，潜勢性），その後の経過（漸次もしくは急速進行性，発作性，挿間性，相性，周期性など），遺伝負因，病前性格，適応状況，家族内力動，アルコール・薬物歴，既往・合併症，神経学的所見，心理テスト，一般血液・生化学的検査，脳生理学的検査（EEG，SPECT，PET），脳形態学的検査（CT，MRI）など
第 2 段階：疾患診断

図 2　精神医学における 2 段階の診断過程

それでは、前向的仮説設定という臨床診断の思想から導かれる診断基準とはいったいいかなるものであろうか。

(1)　状態像の診断基準を作成すること

筆者の考えるところ、その第一の要点は状態像の重視ということである。というのは、前向的仮説設定という場合の「仮説」とはとりもなおさず疾患診断名ということであるが、我々が診断名を仮説するのは一体何によってかというと、これは初診患者に対する実際の診察状況を思い浮かべればすぐにわかることであるが、患者が我々の面前で示している状態像だからである。患者が直接的に示すものは、いうまでもなく疾患そのものでもなく、また個々バラバラの症状でもなく、表出、体験、行動の三者が、またそれらに含まれる個々の異常が相互に関連しあいながら織りなす全体像、すなわち状態像であるということは、精神科臨床を少しでもかじったことのある人ならば、すぐにわかることと思われる。いま筆者は状態像に関して、それは患者が我々治療者に直接的に示すものであると述べたが、それが直接的であればこそ、患者の診察において我々はそれを判断の出発点とするのである。それは精神科診察におけるきわめて自然な流れと思われる。我々が状態像を重視するのには今一つの理由がある。それは、精神症状の発現は個々バラバラにではなく、通例ある一定のまとまりをもった状態像として見られ、かつ個々の状態像は複数の、しかし限定された疾患でしか見られないという観察があり、ここに状態像を特定化することが疾患診断に近づく第一歩であり、逆に状態像の特定において誤ると疾患診断は遠く逸れてしまう危険性があるからである(図1)。精神疾患の診断において、我々はまず第一段階として状態像診断を行い、しかるのちに発病の仕方、その後の経過、遺伝負因、病前性格等々を考慮して、当該の状態像を示す疾患群の中から蓋然性の高い疾患を選択するという第二段階の疾患診断を行うのである（図2)。

はなしはやや脇道にそれるが、状態像の特定はいかにして得られるのか、そのことをここで簡略に述べておこう。[14]表2には神経学と対比して、精神医学における診断手法を示したが、精神医学においても、また神経学においても、診断は二つの段階に分けて行われること、そしてその第二段階目の診断が疾患診断であることは共通しているが、第一段階目の診断の対象ならびに手法においては両者は異なっている。すなわち、その対象において精神医学においては状態像を、神経学においては病巣部位を特定することが求められるが、それらの診断手法は、精神

表 2　精神医学と神経学における診断プロセスならびに診断手法

	精神医学	神 経 学
第 1 段階	状 態 像	病巣部位
（診断手法）	即応的質問（精神医学的面接）	系統的検査（神経学的検査）
	パターン認知	ロジック判断
	↓＊	↓
第 2 段階	疾　患	疾　患

＊　発病の仕方（急性，亜急性，潜勢性），その後の経過（漸次もしくは急速進行性，発作性，挿間性，相性，周期性など），遺伝負因，病前性格，適応状況，家族内力動，アルコール・薬物歴，既往・合併症，神経学的所見，心理テスト，一般血液・生化学的検査，脳生理学的検査（EEG，SPECT，PET），脳形態学的検査（CT，MRI）など

医学においては患者の体験文脈に沿いつつ、その場その場で必要に応じて発せられる即応的質問、および患者の表出、体験、行動の一々を解析しつつ、全体に統合して得られるパターン認知を用いている（こうしたパターン認知を一回の診察の中で何度もくりかえしてやっと状態像の診断にたどりつくことは日常茶飯の事である。それは状態像のある局面のみを取り出して行われる印象診断 impression diagnosis とは異なるものである）。他方、神経学はその診断手法として最初から最後に至るまでシステマティックに構成された神経系の系統的検査、および神経解剖学の知識の上に立って行われるロジック判断を用いているが、精神医学と神経学の診断手法におけるこうした差異は、「即応的―系統的」、「パターン―ロジック」という表現に表されたように、対極ともいっていいほどにまったく異なるものである（日常臨床においては必ずしもこうではないと反論されようが、診断困難例や未知の疾患に出会った際には、必ずやこうしたプロセスが踏

まれているのである）。

さて、状態像を特定化することが精神科臨床における診断手続きの第一歩であることを述べたが、そのことを考えるならば、精神医学における臨床診断基準の作成にあたっては何が要求されるであろうか。それは診断基準の骨格をなす、きわめて重要なことであるが、筆者は臨床診断基準には第一段階として状態像の診断基準が、そして第二段階として疾患の診断基準が用意される必要があり、かつ各々の状態像ごとに、それが特定化された際に、次には複数の、どの疾患診断基準へと進むべきかを示すマニュアルが作成される必要があると考える。なお、パターン認知の結果得られる状態像を、そのすべての面にわたり、かつ細部まで、つまりその綾までを言語的に伝達可能な形で描写することは不可能に近く、他方診断基準というものは各々の治療者に共有されるものでなければならないということを考慮するならば、こと診断基準の作成においては、状態像のエッセンスを抜き出した、表出、体験、行動の各々からなる症状群を基準とするのはやむをえないことかと思われる。

(2)　初期診断の項目を設けること

前向的仮説設定という臨床診断の思想が診断基準に求める第二の要点は、臨床診断基準は疾患の完成形態の鑑別だけでなく、その萌芽形態の鑑別をも含むように作成されなければならない、ということである。というのは、我々が日々臨床の場で行っている治療とはただたんに現在の状態を改善するだけでなく、近未来の来るべき状態を予測・予見し、それを防止することにもあるからであり、そうであるならば疾患の完成形態がそれこそ完成するのを待ってからではなく、萌芽形態においてその完成形態を予測・予見しつつ、治療を始める必要があると思われるからである。このことは臨床診断基準が疾患の完成形態に対するものとは別個に、萌芽形態に対するものとして初期診断 early diagnosis の項目を設けるよう要求するものである。

さて、ここで初期診断の診断基準作成にあたって、是非考慮しておかなければならないことがある。それは、萌芽形態の症状は完成形態の症状に比して一般に未完成と考えられるが、「未完成」とは必ずしも症状がたんに軽症であるとか、あるいは部分的であることを意味するとはかぎらず、場合によっては完成形態の症状とはまったく異なっていることもありうるからである。一例をあげるならば、分裂病の場合がこれに相当すると考えられる。図3は筆者自身が自らの臨床の中で観察し、かつそれらの発現機序ないし発現過程を理論的にも考察して得られた分裂病の症状形成過程図(8、10、12)であるが、ここで同定された初期症状である自生体験、気付き亢進、漠とした被注察感、緊迫困惑気分などは、極期症状すなわち完成形態の症状である幻声、妄想知覚、自我障害、緊張病症候群などの軽症型であるとか一部分であるなどとはとうてい呼びえないものである。(16)

分裂病を一つの例として、疾患の萌芽形態の症状が完成形態の症状とはまったく異質なものである可能性を述べたが、以上のことは臨床診断基準が疾患の完成形態に対するものとは別に初期診断の項目を設けることと、その際の特別の考慮の必要性を例示するものと思われる。

(3) 疑診を採用すること

第三の要点は、臨床診断基準の作成にあたっては軽症の疾患の診断基準はできるだけ狭く、いわば確定診断 definite diagnosis のみを採用するようにし、重症の疾患の診断基準には確定診断のほかに広く疑診 probable

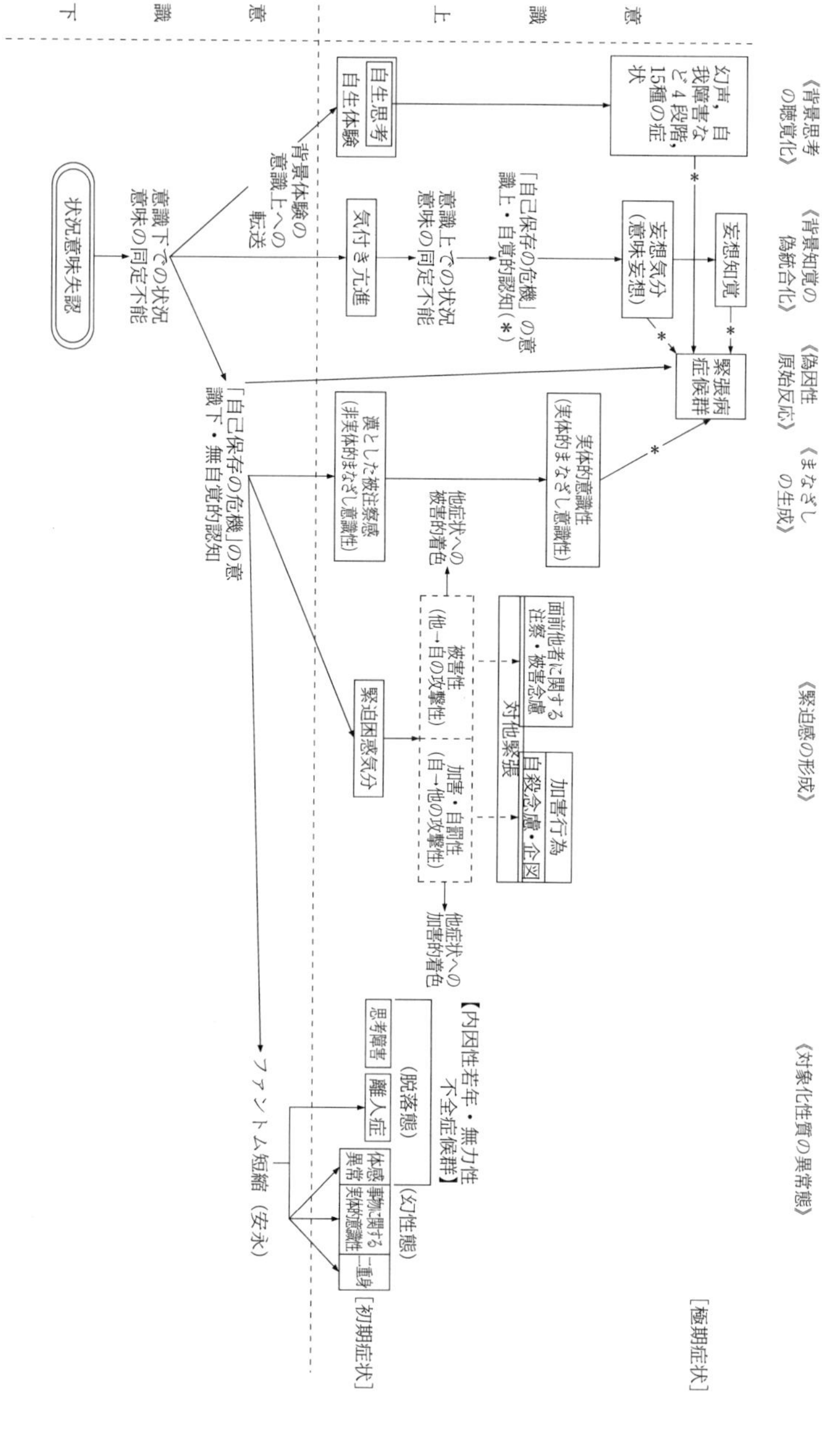

図3　状況意味失認を起点とする分裂病症状系統樹（1998）
（図中，点線の矢印は対人状況下において発動し，各々矢印の終点の症状が形成される）

diagnosis を採用すべきである、ということである。というのは、我々が患者を前にして臨床診断を行う際には、可能性のあるいくつかの鑑別疾患の中からまずは最重症の疾患の可能性を検討し、順次その手続きをより軽症の疾患へと及ぼしていくことが習い性となっているように、重症の疾患を見逃すことが患者に与える被害がいかに大きく、取り返しのつかないものになるかを我々が知っているからであり、したがって重症の疾患が疑われた場合にはより軽症の疾患である可能性を考慮しつつも、なお決然とそうと、すなわち重症の疾患であると疑診し、それに対応した治療を始めなければならないからである。以上述べた臨床診断にあたっての考え方を別の言葉で表現すると、より重症の疾患の診断に際しては偽陽性 false positive を含むのも致し方がない、あるいはそれは必要悪であるということであるが、もちろんこれは、診断は治療方針を立てるための仮説の設定であり、新たな情報の入手次第ではいつでもその仮説を、すなわち診断を変更するというスタンスのもとに初めて許される必要悪である。以上述べたことが、より重症の疾患の診断基準は広くとり、確定診断のほかに疑診を採用すべきであるという要求の根拠である。

4　ＤＳＭ批判

以上述べきたってきたこと、すなわち(1)状態像の診断基準を作成すること、(2)初期診断の項目を設けること、および(3)疑診を採用すること、の三点は、臨床診断が前向的仮説設定である以上は診断基準に必要とされる最低限のことと思われる。以下、この三点に関してＤＳＭがどのような態度を取っているかを見ておこう。

表3　DSM-IV における精神分裂病の診断基準

A．特徴的症状：以下のうち２つ（またはそれ以上），各々は，１カ月の期間（治療が成功した場合はより短い）ほとんどいつも存在。
(1) 妄想
(2) 幻覚
(3) 解体した会話（例：頻繁な脱線または滅裂）
(4) ひどく解体したまたは緊張病性の行動
(5) 陰性症状，すなわち感情の平板化，思考の貧困，または意欲の欠如

注：妄想が奇異なものであったり，幻聴がその者の行動や思考を逐一説明するか，または２つ以上の声が互いに会話しているものである時には，基準Aの症状１つを満たすだけでよい。

B．社会的または職業的機能の低下：障害のはじまり以降の期間の大部分で，仕事，対人関係，自己管理等の面で１つ以上の機能が病前に獲得していた水準より著しく低下している（または小児期や青年期の発症の場合，期待される対人的，学業的，職業的水準にまで達しない）。

C．期間：障害の持続的な徴候が少なくとも６カ月間存在する。この６カ月の期間には，基準Aを満たす各症状（すなわち，活動期の症状）は少なくとも１カ月（または治療が成功した場合はより短い）存在しなければならないが，前駆期または残遺期の症状の存在する期間を含んでもよい。これらの前駆期または残遺期の期間では，障害の徴候は陰性症状のみか，もしくは基準Aにあげられた症状の２つまたはそれ以上が弱められた形（例えば，風変わりな信念，異常な知覚体験）で表されることがある。

D．分裂感情障害と気分障害の除外：分裂感情障害と気分障害，精神病性の特徴を伴うものが，以下の理由で除外されていること。
(1) 活動期の症状と同時に，大うつ病，躁病，または混合性のエピソードが，発症していない。
(2) 活動期の症状中に気分のエピソードが発症していた場合，その持続期間の合計は，活動期および残遺期の持続期間の合計に比べて短い。

E．物質や一般身体疾患の除外：障害は，物質（例：乱用薬物，投薬），または，一般身体疾患の直接的な生理学的作用によるものではない。

F．広汎性発達障害との関係：自閉性障害や他の広汎性発達障害の既往歴があれば，精神分裂病の追加診断は，顕著な幻覚や妄想が少なくとも１カ月（治療が成功した場合は，より短い）存在する場合にのみ与えられる。

縦断的経過の分類（活動期の症状が初めて発症してから少なくとも１年を経過した後にのみ適用できる）

挿話性でエピソードの間歇期に残遺症状を伴うもの（エピソードは顕著な精神病症状の再出現として定期される。）；以下も特記せよ；**顕著な陰性症状を伴うもの**

挿話性でエピソードの間歇期に残遺症状を伴わないもの

持続性（顕著な精神病症状が，観察の期間を通して存在する）；以下も特記せよ；**顕著な陰性症状を伴うもの**

単一エピソード，部分寛解；以下も特記せよ；**顕著な陰性症状を伴うもの**

単一エピソード，完全寛解

他のまたは特定不能の型

なお、批判を展開するにあたって筆者は、議論をわかりやすいものとするために精神分裂病 Schizophrenia ならびに分裂病型人格障害 Schizotypal Personality Disorder についてのDSM-IV[3]（一九九四）の診断基準（表3、表4）を例にあげて論じたい。

(1) DSMには状態像診断が欠けている

筆者は表3を何度見ても、「A、特徴的症状」の症状項目を覚え込むことができない。その原因は一方で覚えようという気がないせいもあるが、今一つは日常臨床においてなんらかの診断を下す際に、DSMのごとく症状と疾患とをいきなり対比・対応させて判断するという習慣が筆者にはないからであろう。筆者が対比・対応させるのは症状と状態像であり、あるいは状態像と疾患

表４　DSM-IVにおける分裂病型人格障害の診断基準

A．親密な関係で急に気楽でなくなることとそうした関係を持つ能力の減少，および認知的または知覚的歪曲と行動の奇妙さ，の目立った，社会的および対人関係的な欠陥の広範な様式で，成人期早期に始まり，種々の状況で明らかになる。以下のうち５つ（またはそれ以上）によって示される。
(1) 関係念慮（関係妄想は含まない）。
(2) 行動に影響し，下位文化的規範に合わない奇異な信念，または魔術的思考（例：迷信深さ，すなわち千里眼，テレパシー，または〝第六感〟を信じること；小児および青年では，奇異な空想または思い込み）。
(3) 普通でない知覚体験，身体的錯覚も含む。
(4) 奇異な考え方と話し方（例：あいまい，まわりくどい，抽象的，細部にこだわりすぎ，紋切り型）。
(5) 疑い深さ，または妄想様観念。
(6) 不適切な，または限定された感情。
(7) 奇異な，奇妙な，または特異な行動または外見。
(8) 第一度親族以外には，親しい友人または信頼できる人がいない。
(9) 過剰な社会不安があり，それは慣れによって軽減せず，また自己卑下的な判断よりも妄想的恐怖を伴う傾向がある。

B．精神分裂病，精神病性の特徴を伴う気分障害，他の精神病性障害，または広汎性発達障害の経過中にのみ起こるものではない。

注：精神分裂病の発症前に基準が満たされている場合には，〝病前〟と付け加える。例：〝分裂病型人格障害（病前）〟。

であって、症状と疾患の間に状態像を介在させているのである。このことを診断の流れに沿って描けば、ｉ症状→ii状態像→iii疾患となる（前節において、臨床診断は状態像診断と疾患診断という二段階の過程をふむと述べたが、ｉ→iiが状態像診断、ii→iiiが疾患診断にあたろう）が、DSMに欠けているのはｉ→ii、すなわち状態像診断である。

DSMには状態像診断が欠けていると述べたが、これはDSM全体への批判としては正しくはない。というのは、DSM-IVにおいては〈気分障害〉の分類において疾患分類に先だって「気分エピソード」という形で不完全ながら四種の状態像（大うつ病エピソード、躁病エピソード、混合性エピソード、軽躁病エピソード）が、また〈不安障害〉の分類においてやはり疾患分類に先だってパニック発作と広場恐怖が定義づけられているからである。これらはいずれも、各々に分類される疾患群の中に、上記の状態像の継時的ないし同時的複合によって定義される疾患（例えば、〈双極I型障害、最も新しいエピソードが躁病〉、〈広場恐怖を伴うパニック障害〉）が含まれているゆえであろう（なお、DSM-III-R[2]においては、〈器質性精神障害〉の診断に際してまずはせん妄、痴呆など一一種の器質性精神症候群の診断が求められ、次いでそうした症候群を引き起こす個々の原因が検索されて種々の器質性精神障害という疾患診断に到達するように指示されていたが、ＤＳＭ-Ⅲ-Ｒでかろうじて明示されていたこの二段階の診断過程もＤＳＭ-Ⅳでは失われている。筆者は、器質性精神障害の領域ではBonhoeffer, K.[4]の外因反応型exogene Reaktionstypenの提唱に始まる、種々異なる原因が単一の状態像を形成するという病像形成論への理解が浸透しており、ＤＳＭ作成者もこのことを無視しえなかったものとそれなりに評価していたが、結局その評価は誤りであったということであろう）。

はたして、〔気分障害〕ならびに〔不安障害〕においては明示された状態像診断が、なにゆえに〔精神分裂病ならびに他の精神病性障害〕をはじめとして、その他の疾患の分類においては欠落したのであろうか。筆者は先に、精神科における診断には状態像診断から疾患診断へという二段階の過程があることを述べておいた。これは何も筆者独自のものでもなく、また目新しいことでもなく、近代精神医学黎明の先駆者であるKahlbaum, L.[6、18]以来の、精神科診断学における、いわば〝あまりにも自明な〟常識を改めて述べたにすぎないのであるが、ＤＳＭ-Ⅲ-Ｒの器質性精神障害の項でかろうじて残されていた、この二段階の診断過程がＤＳＭ-Ⅳでは失われ、また〔気分障害〕と〔不安障害〕の項に状態像診断があるとはいっても、それはそれらの項に含まれるいくつかの疾患を定義づけるうえで状態像の複合という観点を必要としたからにすぎないことを知るに及んで、ＤＳＭにおいて状態像診断の大半が失われている原因はただただ近代精神医学の歴史に対するＤＳＭ作成者の無知であり、状態像診断の欠如は〝無知ゆえのなせる業〟としか考えざるをえない。

筆者の見るところＤＳＭは臨床診断基準とはいいつつもたんに疾患分類学をスライドさせたもの、すなわち疾患分類基準にすぎないが（ここでは、ＤＳＭのもともとがFeighner, J.[5]の基準、ならびにそれを発展させた

Spitzer, R. L.[17]の Research Diagnotic Criteria：ＲＤＣであり、これらはいずれも研究用診断基準、正しくは研究用対象選択基準であることを指摘しておく必要があろう。というのは、研究用対象選択においては対象の均質性がなによりも優先されるのであって、偽陰性 false negative は犠牲にしても決して偽陽性 false positive は許してはならないのであり、そのためには定型的なものに狭く限定した疾患分類基準を必要とするからである。研究用対象選択の思想は臨床診断の思想とは対極の位置にあるものである）、事実上病因論を棚上げし、経過に対する若干の考慮を含みつつも主として症状群に焦点をあてて疾患を分類しようとするその基本的姿勢は、Griesinger, W.[18]以前の、一つの状態像、極端にいえば一つの症状をもって一つの疾患とした前近代への回帰にほかならず、これを退歩といわずして何と言いえようか。一五〇年も前の亡霊を見る思いである（症状群をもって疾患とすれば、実際の臨床の場では疾患の重複が認められること必定であり、これに対してＤＳＭは comorbidity という概念で処理しようとしているが、この comorbidity という概念もまた、一状態像をもって一疾患とするという分類に続いて、いわばその反作用として現れた単一精神病論に通じるものであり、これまた亡霊ではなかろうかと思える）。

(2)　ＤＳＭは初期診断を放棄している

表3の「Ａ　特徴的症状」に掲げられた五症状はいずれも、精神科以外の他科医でも、極端にいえば素人であろうともそれとわかるほど明らかな、分裂病の急性期もしくは慢性期の代表的な症状であり、加えてこれら五症状のうちの二種以上が一カ月の期間ほとんどいつも存在することが分裂病の診断のためには必要不可欠となると、ＤＳＭ-IVは分裂病の初期診断を完全に放棄したと言わざるをえないであろう（初期診断云々以前に、

こういう、間違いえようもないレベルにしか診断基準を設定できないとは、精神科医としての自らの専門性professionality を否定したも同然である)。振り返ってみて、ＤＳＭ-Ⅲ-Ｒ（一九八七）においては活動期に先行する前駆期の症状が具体的に九項目にわたって掲げてあり、初期診断への示唆が与えられていたが（それでもなお、分裂病の診断のためには活動期の存在が必須とされていて、その点ではＤＳＭ-Ⅳと同じであった)、ＤＳＭ-Ⅳに至ると「これらの前駆期または残遺期の期間では、障害の徴候は陰性症状のみか、もしくは基準Ａにあげられた症状の二つまたはそれ以上が弱められた形（例えば、風変わりな信念、異常な知覚体験）で表されることがある」と述べられているだけであって、初期診断に関して一層の後退を示している。

明々白々たる特徴的症状（活動期症状）でもって分裂病の診断を行おう、また初期診断に関してはもとよりその項目すらもなく、前駆期（初期）症状の同定に関しても一層の後退を示しているＤＳＭ-Ⅳの姿勢は、筆者の推測するところ、一方で前駆期症状の疾患妥当性 validity は低いと判断し、他方で活動期症状で診断することによって評価者間信頼性 reliability を上げようとしている結果であろうが、これでは〝診断はついたが患者は死んだ〟になりかねないものと思われる。ＤＳＭ-Ⅲ-Ｒでは前駆期との判定は九項目のうちの「少なくとも二項目を示すもの」とされていたが、個々の前駆期症状の疾患妥当性が低いならば、必要項目数を増やしてもなお前駆期での分裂病診断を行うように努めるべきであって、それが臨床的視点というものであろうと思われるが、先に述べたようにＤＳＭ-Ⅳではその方向ではなく、逆の方向へ改変、すなわち前駆期症状はより曖昧な形へと変更されている。

(3)　DSMには疑診がない

この批判には疑義を呈される方も多いかと推測する。というのは、DSM-IV[3]には暫定診断が許されているからである。確かに〔本書の使用法〕には暫定診断の項目があり、そこには次のように書かれている。

> 暫定という用語は、最終的には、その疾患の基準のすべてが満たされるだろうとはっきり予測されるが、診断確定にはなお十分な情報のない場合に用いられる。臨床家は、診断の不確実さを、その診断の後に〝(暫定)〟と記録しておくことによって示すことができる。例えば、大うつ病性障害があるように思われるが、全基準を満たすことを確認するだけの十分が病歴が得られない患者である。暫定という用語のもう一つの使用法は、鑑別診断が専ら疾患の持続期間にかかっているような状況についてである。例えば、分裂病様障害の診断にあたっては持続期間が六カ月未満であるという条件を必要とするが、寛解に達する前に診断を与えようとするならば、それは暫定的なものとならざるをえない。
>
> (下線部は訳書[3]の訳が不適切であるため、筆者が新たに訳出したものである。原文は For example, a diagnosis of Schizophreniform Disorder requires a duration of less than 6 months and can only be given provisionally if assigned before remission has occurred.)

要するに、DSM-IVでは病歴の聴取が不十分で症状が揃わないか、あるいは持続期間の条件が満たされないかの場合に暫定診断を与えようということであるが、筆者の考えるところ、こうした暫定診断と筆者が前節で述べた疑診とは大いに異なるものである。

まず後者の「持続期間の条件が満たされない」場合の暫定診断に関する批判であるが、上記引用文の一節「寛解に達する前に診断を与えようとするならば」という記述はまさに〝語るに落ちた〟ものであろう。というのは、言うまでもなく診断は治療方針を立てるためにこそあるのであって、寛解に達した後に、すなわち事後的に与えるものではないはずであるからである。

続いて前者の「病歴の聴取が不十分で症状が揃わない」場合の暫定診断に関する批判であるが、確かに実際の臨床の局面ではこういうこともありうるであろう。しかし、これはいわば仕方なしの診断であって文字通りの暫定診断であるが、筆者が前節で述べた疑診とは現時点において得られるかぎりの情報が得られた後においても、なお治療上の損得を勘案して行われる積極的な仮説設定であり、似て非なるものである。DSMの診断基準を借りて筆者のいう疑診を示してみよう。それは表4の分裂病型人格障害の診断基準に関してである。筆者はかつてDSM-Ⅲ-Rを批判した際に、分裂病の前駆期症状九項目と分裂病型人格障害の診断基準Aの九項目との間に表現の若干の違いがあるとはいえ、六項目において重なりがあることを指摘しておいたが、先に述べたようにDSM-Ⅳにおいては前駆期症状の曖昧化が図られたとはいえ、なお例としてあげられた二症状(風変わりな信念、異常な知覚体験)は分裂病型人格障害の診断基準Aに含まれるものであり、したがってこのことからはDSM作成者は分裂病型人格障害が分裂病の前駆期を示している可能性は高いと判断しているものと思われる(〔注〕に「精神分裂病の発症前に基準が満たされている場合には、〝病前〟と付け加える。例：〝分裂病型人格障害(病前)〟」とあるが、このことは上記の筆者の推測が当たっていることを示していよう)。そうであるならば、ある患者が分裂病型人格障害の基準を満たし、一方で精神分裂病の特徴的症状を一つも有さずとも、偽陽性となる危険性を考慮しつつもなお決然と、より重篤である精神分裂病の初期と診断し、分裂病としての治療を開始すべきであって、ただマニュアルに忠実に、より軽症の分裂病型人格障害と診断し、安閑としておくべきではないであろう（〃安閑となどしていない〃と反論されそうであるが、人格障害は疾患とは異なり、本来固定的なものであって治療を急ぐものではなく、そうした診断名を与えることは治療者の安閑性をいささかなりとも醸成すると考えられる）。

5　おわりに

本稿の最初に、筆者は診断基準を作成しようという、その精神についてはそれを擁護・推進する立場にあること、しかしながらＤＳＭに対しては厳しく批判の目を向けざるをえないことを述べておいた。それは、ＤＳＭが各々の疾患の完成形態にのみ特徴的な症状を取り上げ、それも診断に必要な症状項目数まで定め、併せてそれらの持続期間を定めていることに示されるように、本来の臨床診断基準にあらずして、遡向的事実認定を旨とする疾患概念の各々をまとめた操作的疾患分類学 operational nosology（病因論を棚上げしている点においては、正しくは操作的臨床単位分類学と呼ぶべきかもしれない）にすぎないものであり、また実際上、臨床診断の思想から必然的に導かれる最低限の三条件をＤＳＭが欠いていること、すなわち状態像診断を欠き、初期診断の項目もなく、また先に述べた意味での疑診の採用もないということにおいて、ＤＳＭが臨床診断基準とはとうてい呼び得ないものであるからである。実際、臨床の現場においてＤＳＭを使おうにも、それがいかに使えないかは第一線の臨床医の方であるならば先刻ご承知のことと思われる。

細部に及ぶならばＤＳＭに対する批判は多々あるが、議論の拡散を恐れて、敢えて精神科臨床診断の基本的あり方に限局して自説を展開し、またその観点からのみＤＳＭに対する批判を行った。

文　献

（1）American Psychiatric Association : Diagnostic and Statistical Manual of Men-tal Disorders. third ed., APA, Washington, D. C., 1980.
（2）American Psychiatric Association : Diagnostic and Statistical Manual of Men-tal Disorders. third ed. -revised, APA, Washington, D. C., 1987.（高橋三郎訳：『ＤＳＭ-Ⅲ-Ｒ　精神障害の診断・統計マニュアル』、医学書院、東京、一九八八）
（3）American Psychiatric Association: Diagnostic and Statistical Manual of Men-tal Disorders. fourth ed., APA, Washington, D. C., 1994.（高橋三郎、大野裕、染矢俊幸訳：『ＤＳＭ-Ⅳ　精神疾患の診断・統計マニュアル』、医学書院、東京、一九九六）
（4）Bonhoeffer, K. : Zur Frage der exogenen Psychosen. Zentralbl. f. Nervenheilk. Ps-ychiat. 32 : 499-505. 1909.（小俣和一郎訳：外因性精神病の問題について。精神医学、二六：一一二七―一一三一、一九八四）
（5）Feighner, J., Robins, E., Guze, S. B. et al : Diagnostic criteria for use in psyc-hiatric research. Arch. gen. Psychiat. 26 : 56-73, 1972.
（6）Kraepelin, E.: Hundert Jahre Psychiatrie-Ein Beitrag zur Geschichte der menschlichen Gesittung. Zeitschrift fur die gesamte Neurologie und Psychiat-rie. 38 : 161-275, 1918.（岡不二太郎訳：『精神医学百年史―人文史への寄与。改訂第二版』、創造出版、東京、一九九八）
（7）中安信夫：ＤＳＭ-Ⅲ（-Ｒ）「奇異な妄想 bizarre delusions」についての批判的検討―記述現象学とその妄想概念。精神科治療学、四：六〇七―六一三、一九八九。（本書第二四章）
（8）中安信夫：『初期分裂病』。星和書店、東京、一九九〇。
（9）中安信夫：ＤＳＭ-Ⅲ-Ｒに見る臨床的視点の欠落―精神医学における臨床診断のあり方に触れて。精神科治療学、六

：五一一—五二〇、一九九一。（本書第二五章）
(10) 中安信夫：『分裂病症候学—記述現象学的記載から神経心理学的理解へ』。星和書店、東京、一九九一。
(11) 中安信夫：臨床診断基準に求められるもの—初期診断と疑診。精神医学、三六：四七九—四八六、一九九四。
(12) 中安信夫：『初期分裂病／補稿』。星和書店、東京、一九九六。
(13) 中安信夫：臨床診断の思想—操作的診断基準に求められるものは何か。精神経誌、九九：七三六—七四二、一九九七。
(14) 中安信夫：状態像診断。「精神科治療学」編集委員会編：『精神科治療技法ガイドライン』、九—一一、星和書店、東京、一九九八。
(15) 中安信夫、針間博彦、関由賀子：初期症状。松下正明総編集：『臨床精神医学講座２　精神分裂病Ｉ』、三一三—三七四、中山書店、東京、一九九九。
(16) 中安信夫：面前他者に関する注察・被害念慮—初期分裂病に対する誤診の一要因。永田俊彦編：『精神分裂病—臨床と病理２』、一三六—一五七、人文書院、京都、一九九九。（本書第一五章）
(17) Spitzer, R. L., Endicott, J. and Robins, E.: Research Diagnostic Criteria (RDC) for a Selected Group of Functional Disorders. Third Edition. New York State Psychiatric Institute, Biometrics Research Department, New York, 1981.（本多裕、岡崎祐士監訳：『精神医学研究用診断マニュアル—Research Diagnostic Criteria (RDC)』、国際医書出版、東京、一九八一）
(18) 内村祐之：『精神医学の基本問題—精神病と神経症の構造論の展望』。医学書院、東京、一九七二。
(19) World Health Organization : The ICD-10 Classification of Mental and Behavioural Disorders-Clinical descriptions and diagnostic guidelines. WHO, Geneva, 1992.（融道男、中根允文、小見山実監訳：『ＩＣＤ-10精神および行動の障害—臨床記述と診断ガイドライン』、医学書院、東京、一九九三）
(20) World Health Organization : The ICD-10 Classification of Mental and Behavioural Disorders-Diagnostic criteria for research. WHO, Geneva, 1992.（中根允文、岡崎祐士、藤原妙子訳：『ＩＣＤ-10精神および行動の障害—ＤＣＲ研究用診断基準』、医学書院、東京、一九九四）

（松下正明総編集：『臨床精神医学講座24　精神医学研究方法』、六九—八一、中山書店、一九九九）

第三〇章　ＥＢＭ（統計証拠）／アルゴリズム（フローチャート）vs.経験証拠／治療適応

――治療方針の選択に際しての臨床医の決断――

抄録

近年提唱されてきた治療ガイドラインとはいうならばＥＢＭ／アルゴリズム治療ガイドラインであるが、そのなかに含まれる統計証拠／フローチャートという治療の考え方を旧来の経験証拠／治療適応という考え方から批判的に考察した。そして、実際的観点からは①ＥＢＭ／アルゴリズム治療ガイドラインはほぼ操作的診断基準によって与えられた診断病名のみによって属性を規定された、いわば特定度の低い患者に同一の治療を施すものであって、否応無く肌理の粗い治療とならざるをえない、②臨床現場においては臨機応変が要求され、またそれこそ臨床医の証しとも思われるが、ＥＢＭ／アルゴリズム治療ガイドラインはその対極とも思えるほどの硬直した治療である、③ＥＢＭ／アルゴリズム治療ガイドラインに従うかぎり、診断的見直しは最終段階の治療が無効と判定されるまで行われないことになるが、フローチャートの最初にある診断病名が誤診された場合には延々と誤治療が続くことにならざるをえない、と批判した。

1　はじめに

筆者は精神疾患の治療ガイドラインの作成そのものには基本的には賛成の立場に立っており、実際自ら提唱してきた初期分裂病に関しては治療ガイドラインを公表してきた。[3] しかし、近年になって急に論議の的となってきた「治療ガイドライン」とは、ある治療法（現状ではもっぱら薬剤選択に限定してのことであるが）と他の治療法との優劣を多数の症例を対象とした無作為割り付け比較試験 Randomized Controlled Trial によって得られた統計証拠によって判定する Evidence-based Medicine（ＥＢＭ）と、第一選択の治療をある一定期間施行し、有効の際には継続し、無効の際には第二選択の治療を施行するというような操作を順次重ねていくフローチャート式のアルゴリズムとの二点を基本骨子とする、いうならばＥＢＭ／アルゴリズム治療ガイドラインであって、それに対しては明確に反対の立場を表明せざるをえない。

ＥＢＭとアルゴリズム、この二つの方法、考え方を筆者は一概に否定するものではないし、またそれ以上にそれら各々の有用性は重々承知しているつもりである。またこれら両者を組み合わせるならば、科学的に確立された、いわば理想的な治療ガイドラインができるだろうという、その発想にもある程度は理解を有しているつもりである。しかしながら、実際のところ、現在発表されているＥＢＭ／アルゴリズム治療ガイドラインを見るならば、それはある特殊な領域、例えば副作用や難治例のガイドラインをのぞいてはあまりにも粗雑で硬直したもの、いわば「粗にして硬」であって、臨床の実際に際しては画に描いた餅でしかなく、到底臨床的使用に耐えうるものではないと思われる。今筆者は「現在発表されているＥＢＭ／アルゴリズム治療ガイドラインは『粗にして硬』」と述べたが、賛成・推進派からは当然のごとく反論が寄せられよう。例えば、粗雑なのはいまだこうした治療ガイドラインの作成が緒に就いたばかりであってＥＢＭのデータが少ないからであり、今後はおいおい精緻化されていくであろう、と。また硬直と批判されるのはアルゴリズムはあくまでも参照枠であることを知らないからであり、臨床の実際にあってはより柔軟に使用することによって対処すればいいのである、と。しかし、筆者は「粗にして硬」なのはＥＢＭ／アルゴリズム治療ガイドラインに本質的に内在している問題であって、もしも筆者が例としてあげたような反論がなされるとなると、それは詭弁であるとあらかじめ言っておきたいと思う。「詭弁である」とは不穏当な表現であるが、ＥＢＭ（統計証拠）に対しては経験証拠、アルゴリズム（フローチャート）に対しては治療適応という、旧来からの治療理念を定立して、ＥＢＭ／アルゴリズム治療ガイドラインが本質として「粗にして硬」たらざるをえないこと、そして想定される先の反論が詭弁であることを以下に詳しく述べていきたいと思う。

2　経験証拠／治療適応による従来治療

ＥＢＭ／アルゴリズム治療ガイドラインを批判するにあたって、まずは批判の立脚点ともいうべき、精神科治療に関する従来の考え方を示しておきたい。図１に筆者は「経験証拠／治療適応による従来治療の図式化」という表題を掲げたが、ここに経験証拠および治療適応の二点が従来治療の骨子ともいうべき理念と考えられ

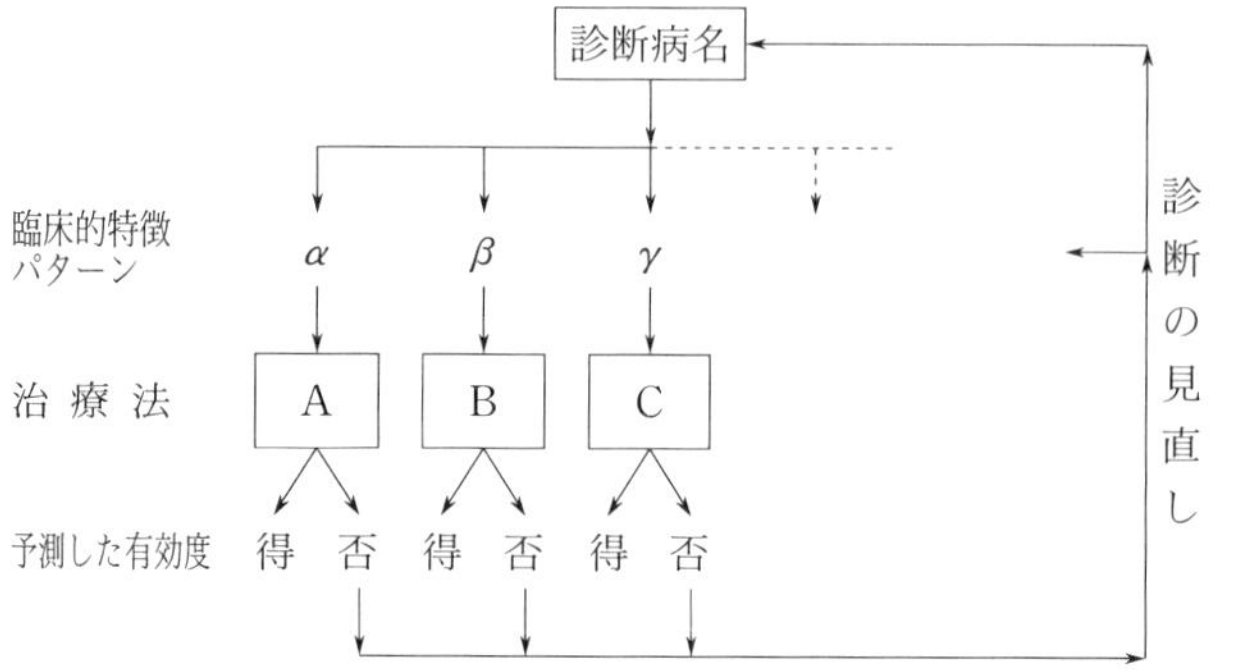

図1　経験証拠／治療適応による従来治療の図式化

1）治療法 A，B，C…の選択は診断病名＋臨床的特徴パターン（α，β，γ…）を経験証拠に照らし合わせて決定する
　：経験証拠に基づく治療適応
2）各々の治療法の効果は個々の症例ごとに予測した期間内に予測した有効度が得られたか否かで判断する
3）診断の見直し（診断病名，臨床的特徴パターン）は治療法 A，B，C…の各々において，予測した有効度が得られていない（否）と判定した場合に，そのつど行う

る。治療の流れの議論に入る前に、前提ともいうべきこれらの理念を説明しておこう。

まずは経験証拠 experiential evidence という用語に関してであるが、これはEBM／アルゴリズム治療ガイドラインの賛成・推進派が従来治療の恣意性の例としてよく引き合いにだす、出身医局の伝統や先輩医師の教え・見よう見まねを通しての臨床経験だけでなく、そうした、ある意味では狭い経験を超えてさらに広く成書や論文（それらの中にはEBMの論文も含まれる）を通して得た知識をも含めて、我々はそれらの治療法をただ盲目的に信じ、従っているわけではなく、主治医として担当患者に適用することを通して、その治療効果、副作用、適応症等々を一々その細部に至るまで、時として十分には言語化できなくとも知悉していくこと、一言でいえば「経験を通して身につけた技」をさしたものであるが、このことは医師というものが実地の技術者、より鮮明にいうならば職人である以上、自ら経験することこそが最良の〝腕を磨く〟場となるからである。Evidence-based Medicineという用語を初めて耳にした時、筆者は非常に奇妙な感覚に襲われ、次いで猛然たる怒りが込み上げ、さらには言いようのない憐れみが浮かんできた。というのは、その概念がいまさらに提唱されるからには提唱者には従来の治療はEvidence（証拠）に基づいていないという認識があると思われたからであり、実地の医療、職人の世界を知らないにも程があると思われたからであった。筆者の眼からみれば、ＥＢＭのいうEvidence（証拠）とはたかだか大数研究に基づく統計証拠statistical evidenceであって、それを統計的statisticalという形容詞なしに証拠evidenceと呼ぶなぞ僭称も甚だしいと思われる。

次いで今一つの治療理念である治療適応（簡略にたんに適応と呼ばれることが多い）Indikationについてあるが、これは改めて説明するまでもないことであろう。「この患者には〇〇が適応なんじゃないか」とかの会話は日常的に交わされるものであるが、上記の例で筆者が「この患者には」と述べたように、この治療適応とはたんに疾患や状態像をさしていう適応症という概念枠をこえて、経験証拠によって与えられる、種々の臨床的特徴に対するいわゆる〝診立て〟をもターゲットにして用いられているように思われる（なお、筆者は大学で教育的立場にいるものであるが、臨床研修のアルファでもありオメガでもあるものは状態像の診断と治療適応の決定の二点に尽きると考えている。というのは、前者は診断に、後者は治療にかかわるものであるが、この二点において間違えないかぎり診療は決定的な過失を犯すことなく、逆にこの二点のいずれかにおいて誤るならば、時に患者に取り返しのつかない損害を与えてしまうこともありうるからである）。

それでは改めて図1を見て、経験証拠／治療適応による従来治療の流れを見てみよう。最初に診断病名があるが、このことは診断病名が治療方針の決定にあたっての最大の準拠枠である以上、当然のことである。この点は後に述べるＥＢＭ／アルゴリズム治療ガイドラインとも共通しているが、ＥＢＭ／アルゴリズム治療ガイドラインが操作的診断基準による診断病名を要求しているのと違って、いわゆる伝統的診断病名でも、また操作的診断病名でもかまわないと思われる。さて、診断病名が決定すると、次に筆者が図1に仮にα、β、γと書いた臨床的特徴パターンの検討が始まることになるが、ここに筆者が臨床的特徴パターンと述べたものは、例えば状態像、病期、病勢、特定の症状の存在、年齢、性別、病前性格、初回発病か否か、治療歴が有るか無いか、病識が有るか無いか、患者が治療に積極的か拒否的か、単身で居住しているか家族と同居しているか等々の、診断病名以外のあらゆる臨床情報の総体によって構成されるパターンのことであり、当然のことながらこのパターンの認識にはそれ以前に経験した類似症例が示説例として参照されることになる。図1にはα、β、γの三つのパターンしかあげていないが、このパターンをどれだけ多く持ちえているか、それが臨床医の修練の一つの目標であり、いわば〝腕の見せどころ〟ということになろう。診断病名＋臨床的特徴パターンが決定すると、それは経験証拠に照らし合わせられて治療法が選択されることになる。図1にA、B、Cと書いてあるのが各々の治療法で、今これを薬物療法に限定して考えるが、A、B、Cは決して単一の薬剤を意味したものではなく、例えば分裂病患者にその治療の当初よりクロルプロマジンとハロペリドールを組み合わせて処方する、あるいは薬物療法に恐れを抱き、拒否的となっている分裂病患者には初回は睡眠導入剤のみを処方し、薬物療法一般に対する不安を減らした後に抗精神病薬を処方し始めるというような方法は筆者が折々取る治療戦略であるが、こうしたものの一々が各々の治療法A、B、Cということになろう。言い忘れたが、先に筆者は「治療法を選択する」と述べたが、これまでに経験のない臨床的特徴パターンに遭遇して、新たな治療法を創出しなければならないこともよくあることで、筆者の提唱している初期分裂病に対する治療の工夫はこういう例に入るものである。こうして治療法が選択あるいは創出されて当該の患者に適用されることになるが、経験証拠／治療適応による従来治療では効果の判定はどのようにして行われてるのであろうか。簡略に言うと、筆者はその判定は個々の症例ごとに予測した期間内に予測した有効度が得られたか否かで行われていると考えているが、これは後に紹介するEBM／アルゴリズム治療ガイドラインが診断病名ごとにあらかじめ定められた一定期間の後に有効―無効で判定するのとは対極的な判定方法である。従来治療がなにゆえにこういう効果判定方法をとっているのかといえば、ある治療法を適用し、それが効果を有する場合、同一の診断病名が与えられる症例であっても臨床的特徴パターンごとに、また一症例の中にあっては症状ごとに予測される効果の発現時期が異なるからであり、またその予測される効果も必ずしも有効―無効という絶対的な基準のもとでの有効を目標とするものではなく、いくばくかの改善でも得られれば良しとせざるをえないほどの難治例も多々あるからある。おりおり研修医の治療ぶり、それは筆者自身の若い頃の治療ぶりであるが、それを見ていると、予測される効果発現時期以前にすでにある薬剤を無効と判定して他剤に切り替えたり、あるいは予測される効果発現時期以後になっても漫然と同一薬剤を無効のまま使用している例に出会うことがある。また完全な有効性を求めて次々と薬剤を重ねていき、かえって副作用ばかりが出ている症例をも見かけるが、こうした誤った治療は治療効果の判定に関する先の基準が十分に体得されえていないからと思われる。以上のべたように、治療効果の判定は個々の症例ごとに予測した期間内に予測した有効度が得られたか否かで行われるが、予測した有効度が得られたと判定されればその治療法は継続され、得られなかったと判定されれば診断の見直しが行われることになる。この場合、診断の見直しには当初の診断病名のもとでの臨床的特徴パターンの見直しとそもそもの診断病名の見直しとの二種があり、そしてこの見直しのもとに、例えば診断病名には間違いがなく、臨床的特徴パターンがαではなくβであったと訂正されれば、治療法Bが改めて選択されることになる。

3　EBM／アルゴリズム治療ガイドライン

以上、経験証拠／治療適応による従来治療の流れを詳しく見てきたが、次にこれと対比しつつ、EBM／アルゴリズム治療ガイドラインを見ていこう。

図2にEBM／アルゴリズム治療ガイドラインの原理を図解したものを示す。先にも述べたが、フローチャートの最初に診断病名があるのは経験証拠／治療適応による従来治療と同じであるが、治療法の選択がEBMという大数研究による統計証拠に基づいて決定されている以上、それに合わせてここでの診断病名はDSMやICDなどの操作的診断基準による病名が要求されている。診断病名が決まれば、あらかじめ定められている第一選択剤である薬物Aが各々一定の幅を有してはいるが、定められた一日用量で定められた治療期間投与されることになる。なお、原理は以上のようであるが実際の治療アルゴリズム、例えば国際アルゴリズム・プロジェクト（IPAP）の精神分裂病のアルゴリズム[2]をみると、診断病名から第一選択剤へと至る矢印は二本引かれ、高力価NLと低力価NLのいずれかの選択が許され、そのいずれを選択するかにあたっては「老人と脳の器質的異常がある患者では低力価NLの使用を避ける。若年患者や不眠のある患者では低力価NLの使用を考慮する」との注釈が施されている。この注釈は先に経験証拠／治療適応による従来治療の説明の中で述べた臨床的特徴パターンの一部をなすものであるが、もちろんそれと比べるべくもない、ごく僅かな臨床情報にすぎない。次いで第一選択剤であるAによる治療があらかじめ定められた一定の治療期間後に有効と判定されれば

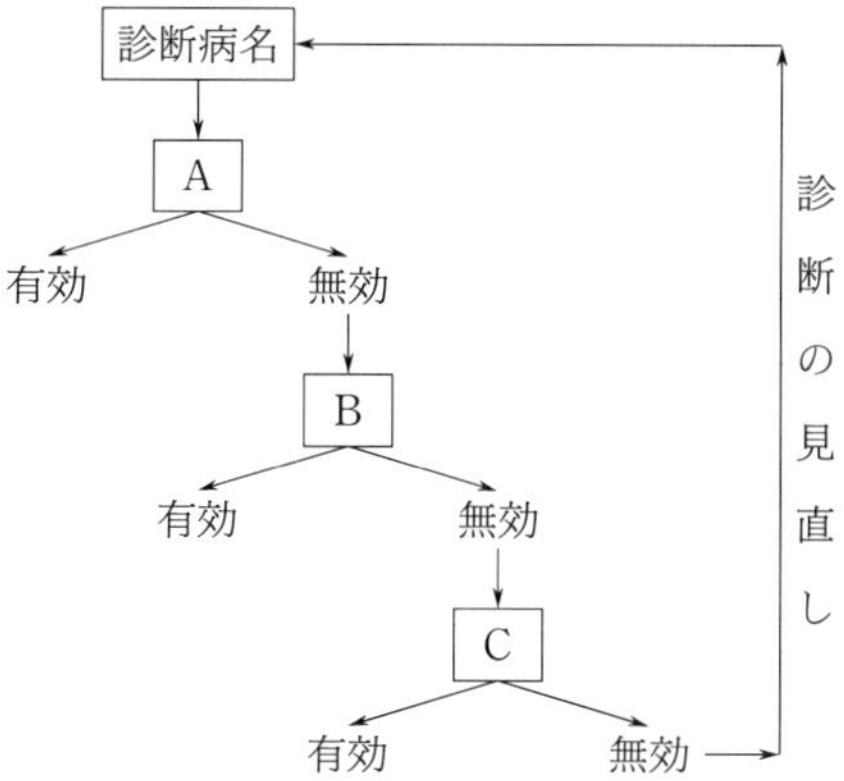

図2　EBM／アルゴリズム治療ガイドライン

1）治療法A，B，C…の各々の有効性はEBM（統計証拠）により証明されており，またそれらの選択順序はあらかじめ決定されている
　：EBMに基づくアルゴリズム
2）各々の治療法の効果は診断病名ごとに定められた一定の治療期間後に有効—無効で判定される
3）診断の見直しは最終選択である治療法Cが無効と判定されて初めて行われる

それを継続し、無効と判定されれば第二選択剤であるBによる治療へと進むように指示されている。ここで先に述べた経験証拠／治療適応による従来治療とこのEBM／アルゴリズム治療ガイドラインでの効果判定方法の違いを対比的に述べれば、前者が①個々の症例ごとに、②予測した治療期間内に、③いわば縦断的経過評価である、予測した有効度が得られたか否かによって判定しているのに対して、後者は①診断病名ごとに、②一定の治療期間後に、③いわば横断的病像評価である、有効か無効かによって判定しているということになろう。第二選択剤である薬剤Bによる治療でも薬剤Aと同じ手続きが踏まれ、無効の場合に第三選択剤、図2では最終的な薬剤であるCへと進み、ここでもなお無効の場合に初めて診断の見直しが行われることになるが、ただし、このEBM／アルゴリズム治療ガイドラインの場合には見直しされるのは診断病名に限られている。

以上、経験証拠／治療適応による従来治療と対比しつつ、ＥＢＭ／アルゴリズム治療ガイドラインに基づく治療の流れを概観したが、おおよその違いがおわかりいただけたことと思う。個々の内容もさることながら、図１につけた説明文書を筆者は能動型で書き、図２につけた文書は反対に受動型に書いたことにも眼をとめてほしいと思う。なぜならば、それは図２のＥＢＭ／アルゴリズム治療ガイドラインがただそれに従えば済むというような受身的、消極的な営為であるのに対し、図１で図式化した経験証拠／治療適応による従来治療は臨床医があくまでも自己決断のもとになす能動的、積極的な営為であるからである。

4　経験証拠／治療適応による従来治療の立場からみたＥＢＭ／アルゴリズム治療ガイドラインの問題点

最後に、経験証拠／治療適応による従来治療を批判の立脚点としてＥＢＭ／アルゴリズム治療ガイドラインの問題点を整理してみようと思う。

その一は、ＥＢＭ／アルゴリズム治療ガイドラインによる治療は若干の臨床的特徴こそ考慮に入れてはいるものの、ほぼ操作的診断基準によって与えられた診断病名のみによって属性を規定された、いわば特定度の低い患者を対象にして同一の治療を施すものであって、否応なく肌理の粗い治療とならざるをえない。最初にものべたが、これに対してはＥＢＭによるデータがまだ少ないからだと反論されそうである。確かに、対象群の包含基準に診断病名のみならず数々の臨床的特徴を盛り込んだ、いわば密な基準によるＥＢＭのデータが増えてくればこの問題は解決されるかに見えるが、ＥＢＭが大数研究であるという性格上、基準を密にすればするほど大数を得ることは困難となり、その統計証拠も薄弱とならざるをえなくなってくるという内部矛盾が露呈してくるだけのようにも思える。よしんば、二〜三種、あるいはもっと多く四〜五種の包含基準による対象群の選定を行い、ＥＢＭのデータが得られたとしても、経験証拠による治療適応の決定ほどの肌理細かい治療には到底到達しえないと思われる。

その二は、ＥＢＭ／アルゴリズム治療ガイドラインでは治療法、これはもっぱら治療薬剤の選択であるが、その選択順序があらかじめ定められ、ある幅のもとではいえ一日用量が定められ、さらには効果判定までの治療期間までもが定められているが、患者への告知同意のもとに行われる実験的研究ならいざしらず、これほどにも硬直した治療はほかには見当たらないであろう。臨床の場においては何が起こるかわからず、臨機応変がいかに必要か、それ以上に臨機応変こそ専門家の証しであることは経験をつんだ医師ならば自明のことであるが、このＥＢＭ／アルゴリズム治療ガイドラインの硬直さはその対極をいくものと思われる。これに対しても、ＥＢＭ／アルゴリズム治療ガイドラインはあくまでも参照枠であって柔軟な使用をすればいいという反論が予想されるが、柔軟な使用ができるのは経験証拠／治療適応による従来治療の経験があってこそ初めて可能になることであって、このことはＤＳＭなどの操作的診断基準によって教育された若い精神科医がただただ操作的診断基準の機械的な適用しかできないという先例をみれば、火を見るより明らかなことであろう。先の反論は机上の空論と思われる。

その三は、ＥＢＭ／アルゴリズム治療ガイドラインでは診断の見直しは最終的な治療が無効と判明するまで行われないことになる。このことは確かに見かけ上の難治例を減らし、真の難治例を見い出すことには有用であろう。しかし、こうした効用はあくまでもフローチャートの最初にある診断病名が正しい場合のことであって、もしも間違っていた場合、これは臨床の実際においてしばしばあることであるが、延々数カ月にもわたって診断の見直しがされることなく誤った治療が行われることとなろう。筆者はこうした、眼も当てられない惨状が臨床の場に頻々と現れることを恐れている。

5　おわりに

以上三点にわたって、ＥＢＭ／アルゴリズム治療ガイドラインの問題点、というよりもそれがまったく臨床の実際に適っていないことをのべたが、最後に総論的な批判を一つ付け加えておこう。

筆者の見るところ、近年の精神科診療は診断面における操作的診断、次いで治療面におけるＥＢＭ／アルゴリズム治療ガイドラインと、ただただひたすらにマニュアル化への道を突き進んでいるように思える。それは「マニュアル化強迫」とでも呼びたいほどのものであるが、マニュアルとはそもそも自己決定のできない非専門家に向けられたものということが忘れられているのではないかとしか思えない。臨床医という、基本は基本として十分にわきまえつつも、なお臨機応変的対応を自己決断のもとに行っていかなければならない専門的技術者の養成には、素人目にはおいそれとはわかりがたいものではあっても実地上有用な専門的技術を年余をかけてたたき込む必要があるのであって、〝一目見たその日から〟使えるような簡便なマニュアルで専門家が育つとは筆者には到底思えない。こうしたマニュアル作成者が、もしやそれを専門家に向けて発しているとお考えであるとするならば、筆者はそうした動きを「狂奔」と断じることにやぶさかではないであろう。

文献

（1）広瀬徹也、Sederer, L. I., 伊藤弘人：鼎談　精神科医療の新たな展開。週間医学界新聞（第二四〇三号：二〇〇〇・九・一一）、医学書院。
（2）久住一郎、小山司：精神分裂病の急性期治療。精神医学、三九：一一四五‐一一五二、一九九七。
（3）中安信夫：初期分裂病。「精神科治療学」編集委員会編：『精神科治療ガイドライン』、八八‐八九、星和書店、東京、一九九五。
（4）中安信夫：臨床診断の思想―操作的診断基準に求められるものは何か。精神経誌、九九：七三六‐七四二、一九九七。

（精神科治療学、一六：二二九―二三五、二〇〇一）

著者略歴

中安信夫（なかやす　のぶお）

1949 年　山口県宇部市に生まれる。

1975 年　東京大学医学部卒業，精神医学教室に入局。
東京大学医学部助手，群馬大学医学部講師，東京都精神医学総合研究所副参事研究員をへて，

1991 年　東京大学医学部精神医学講座（現：大学院医学系研究科精神医学分野）助教授，現在に至る。
医学博士。

専攻：　臨床精神医学，精神病理学

著書：『初期分裂病』（星和書店，1990）
『分裂病症候学―記述現象学的記載から神経心理学的理解へ』（星和書店，1991）
『対談 初期分裂病を語る』（星和書店，1991）
『初期分裂病／補稿』（星和書店，1996）
『宮崎勤精神鑑定書別冊 中安信夫鑑定人の意見』（星和書店，2001）

増補改訂 分裂病症候学

2001年10月2日　初版第1刷発行

著　者　中 安 信 夫

発行者　石 澤 雄 司

発行所　株式会社 星 和 書 店

東京都杉並区上高井戸1―2―5 〒168-0074

電　話　03（3329）0031（営業）／（3329）0033（編集）

FAX　03（5374）7186

　Printed in Japan　ISBN4-7911-0458-7